Maitland의 척추 도수치료학, 개정 6판

Maitland's Vertebral Manipulation, Sixth Edition

Maitland의
척추 도수치료학

개정 6판

Maitland's Vertebral Manipulation

sixth edition

Geoff Maitland, Elly Hengeveld,
Kevin Banks, Kay English

영문출판사

■ 옮긴이 (가나다 순)

권혜정	동남보건대학 물리치료과 교수	박지환	대전보건대학 물리치료과 교수
권혁수	대전성모병원 물리치료실	박흥기	김천대학 물리치료과 교수
김 경	대구대학교 물리치료학과 교수	배수찬	신구대학 물리치료과 외래교수
김근조	김천대학 물리치료과 교수	서현규	대구보건대학 물리치료과 교수
김명준	서울 우리들병원 물리치료실 신구대학 물리치료과 겸임교수	송명수	원광보건대학 물리치료과 교수
		윤홍일	김포 고려병원 물리치료실
김선엽	대전대학교 물리치료학과 교수	이완희	삼육대학교 물리치료학과 교수
김영민	청주과학대학 물리치료과 교수	정형국	안산1대학 물리치료과 교수
김지혁	경남정보대학 물리치료과 교수	최병옥	서울보건대학 물리치료과 교수
김택연	OPT 운동처방실	최해훈	OPI 연구소
김호봉	제주한라대학 물리치료과 교수	홍순미	(전)대구대학교 물리치료학과 외래강사
박윤기	대구보건대학 물리치료과 교수	황성수	신구대학 물리치료과 교수

Maitland의

척추 도수치료학 개정 6판

2006년 9월 1일 초판인쇄
2006년 9월 8일 초판발행

지은이 : Geoff Maitland, Elly Hengeveld,
Kevin Banks, Kay English
옮긴이 : 대한정형도수치료학회
발행인 : 박 병 조
발행처 : 도서출판 영문출판사
등 록 : 1987년 12월 21일 제2-419호
주 소 : 서울시 강남구 삼성동 69-1
전 화 : (02) 514-5590, 776-5590
팩 스 : (02) 756-8943
E-mail : yeongmunsa@empal.com
정 가 : 40,000원
ISBN 89-7224-091-5 93510

※ 파본은 교환해 드립니다.

목차(Contents)

역자 서문

임상에서 이제 정형도수치료를 적용하지 않고서는 근골격계 질환의 환자를 제대로 접근하기가 어려운 환경이 되었습니다. 특히 OECD의 의료시장 개방과 함께 의료계의 구조적 개혁 상황하에서 우리 물리치료 분야도 다양한 방향으로의 진로를 모색해야 할 시점에 놓였습니다. 그 중 한가지 경쟁력 있는 주요한 임상 분야로 도수치료가 주목받고 있습니다.

정형도수치료 분야에서 오스트렐리아 기법으로 잘 알려져 있는 G.D. Maitland는 정형도수치료의 세계적인 권위자입니다. Maitland는 임상증상에 따른 과학적 추론을 근거로 하여 체계적인 도수치료기법을 적용할 수 있도록 기초를 놓아준 훌륭한 물리치료사이며 정형도수치료사입니다. 오늘날 많은 선진 정형도수치료 학문의 기수로서 중심적인 역할을 담당하면서 유럽뿐만아니라 전 세계적으로 도수치료 발전에 기여하고 있습니다.

우리나라에서는 1991년 미국 Quinnipiac대학의 R.M. Woodman교수가 처음 정형물리치료 연수과정을 시작하면서 Maitland기법을 소개하였고 많은 정형도수임상가들이 Maitland기법에 관한 자세한 참고서를 기다리고 고대하던 차에 10여 년이 지난 오늘에야 Maitland' s Vertebral Manipulation, sixth edition이 대한정형도수치료학회로부터 번역되어 우리나라에서 처음 발간하게 됨을 정형도수치료를 사랑하는 모든 이들과 함께 무척이나 기쁘게 생각합니다. 아무쪼록 이 책을 통하여 많은 임상 선생님들이 도수치료에 더욱 흥미를 가질 수 있게 되고, Maitland의 기법을 충실히 이해하고 익히고 활용하여 통증과 기능장애를 가진 환자들에게 희소식과 기쁨을 선사할 수 있을 것으로 기대하고 확신합니다.

끝으로 이 책이 발간되기까지 물심양면으로 정열을 쏟으신 영문출판사 박병조 사장님과 편집부직원 여러분께 역자 대표로서 깊은 감사를 드립니다.

2006년 5월

대한정형도수치료학회장 김호봉

Korean Academy of Orthopaedic Manual Therapy, President Kim, Ho-Bong, P.T., M.S.

개정 6판의 서문
(Preface to the sitxth edition)

관절가동술과 도수치료법은 척추통증을 위한 증거에 근거하는 방법들로 지금 인식되어져 오고 있다. 많은 연구들에 있어서 Maitland 개념은 다른 치료법들과 관절가동술 그리고 도수치료를 비교하기 위해서 또는 환자군들의 관절가동술과 도수치료의 효과를 측정하기 위해서 연구를 위한 기초 자료로서 사용되어진다. 역학적, 생리학적, 신경생리학적 그리고 교감신경계의 효과들에 대해서는 단지 제안되어져 왔던 몇몇 작용기전들이 존재한다. 그러나 한손으로 통증을 부드럽고 강하게 조절하며 다른 한손으로는 기법들을 적용하는 것은 명백한 임상적 결과들을 유지하는 것이 된다.

마음을 열어 그들의 일에 반영하는 물리치료사들은 환자들에게 교재를 초월하여 제공하는 임상적인 문제점들을 해결할 수 있는 소견을 얻을 수 있다. 의료진들은 또한 지금 대부분의 요통은 특별한 병인을 가지고 있지 않다는 것을 인지하고 있고 병리적인 문제보다는 기능장애에 있다는 것을 인지한다. Maitland의 개념은 물리치료사로 하여금 근원 뿐만 아니라 환자의 증상에 관련되어 기여하는 요인들과 근원에 대한 원인을 파악하게 하는 것을 가능하게 해주며 건강과 질병에 대한 생의학과 심리 사회적 모델의 두 가지가 같이 고려되어지는 증거를 보여준다.

Maitland 개념의 초석들 중의 하나는 돌담벽(Brick Wall) 유추론이다. 즉, 물리치료사로 하여금 병리-생물학적 진단을 환자의 운동 장애에 대한 임상적으로 현존하는 징후와 증상들을 분리하게 한다. 이러한 관점은 40년 이상동안 Geoff Maitland에 의해 주창되어졌으며 물리치료 패러다임들의 동시대적 전망들과 신경-근 골격계 재활훈련들을 위한 근원적 기초가 되는 것이라고 입증되어져 왔다. 물리치료사들은 생물 심리 사회적 모델 안에서 지식에 대한 특수한 신체를 더욱더 정의하고 있다. 병리 생물학적 진단은 주로 물리치료사로 하여금 운동장애 또는 활동내성에 대해 재활에 영향을 줄 수 있는 주의사항을 인식하게 한다. 더구나 많은 비 특이성 요통장애에 대해 병리 생물학적이며 병리 물리학적인 과정을 치료하고 발견하는 데에 노력하는 순수 생 의학적 접근보다는 치료에 대한 재활접근을 필요로 한다.

G.D Maitland에 의해 기술되어지듯이 환자의 징후와 증상에 대한 철저한 평가는 항상 근대 물리치료 실행에 대한 기초를 형성할 것이다. 주관적 문제와 도수물리치료적 검사의 과정은 물리치료사로 하여금 손상과 같은 장애, 활동제한 그리고 참여제한들(ICIDH2)에 대한 근대적 분류들의 양상들을 통증과 운동장애를 가진 환자들의 평가와 재활로 협력하게 하는데 주력할 것이다. Brick Wall 유추론과 평가의 철저한 과정은 물리치료사에게 임상적 추론에 대한 모델을 제공하며 환자에게 최고의 치료접근을 나타내기 위해 수많은 가설을 검증하고 공식화하게 한다.

근대의 도수 물리치료사에 의해 요구되는 기술적인 방법들과 지식은 단지 훈련과 교육에 의해 완전하게 얻어질 수 있다. 다행히도 1974년에 IFOMT는 Stanley Paris, Geoff Maitland, Freddy Kaltenbon 그리고 후에 Gregory Grieve 에 의해 캐나다 몬트리올에 설립되어졌다. 이러한 조직의 일은 전문성 발달을 위해 세계적 포름(forum)을 만들었을 뿐만 아니라 도수 물리치료 기준에 대한 모니터링과 세팅을 이루게 되었다. 결과적으로 도수 물리치료는 IFOMT의 멤버 국가들에 따라서 지금 국제적 흐름으로 흘러가고 있으며 IFOMT에 연합된 국가협회는 교육적 프로그램을 발달시켰고 매 해마다 고도로 훈련되고 교육받고 동기가 확실한 도수 물리치료사들을 지금 양성해 내고 있다.

Maitland의 척추 도수치료에 대한 여섯 번째 출간물은 근본적으로 다섯 번째 출간물과 같다. 그러나 공동저자로서 우리는 초기 출간물의 확립된 모노그래프 스타일에서 새로운 내용을 통합하려고 시도해 왔고 또한 교재의 중요한 부분들은 독자로 하여금 각 장에서 핵심정보를 얻도록 하게끔 돋보이게 하였다. 예후와 동물물리치료에 대한 새로운 장들이 구성되어졌다. 예후에 대한 장은 분석적 평가에 대한 핵심중요성을 보완하였고 임상적 결정을 하게 되는 과정의 재평가를 상세하게 하였으며 특별한 장애에 대한 과정을 예견하는 부분에 대해서도 독자들에게 소개가 된다. 동물 물리치료에 대한 장은 인간 뿐만 아니라 동물들을 이해할 수 있는 가치를 강조하게 된다. 이러한 장은 또한 도수 물리치료 실행의 범위, 그리고 Geoff Maitland가 만들었던 생각의 패턴이 항상 넓어지고 있다는 것을 보여준다. 우리는 이 책이 검사와 치료기법 그리고 임상적 추론 과정에 대해서는 인정받는 상세한 설명으로 남기를 희망한다. Maitland 척추 도수치료의 새로운 공동 저자로서 이러한 출간을 하게 된 것을 Butterworth-Heinemann 출판팀에게 감사를 표하고 싶습니다.

Rotherham, UK	K. Banks
Medindie, Australia	K. English
Oberentfelden, Switzerland	E. Hengeveld

1판의 서문
(Preface to the first edition)

척추의 도수치료는 잘못된 진단과 폭력의 hit 또는 miss 방법들과 함께 종종 관련되어진다. 이러한 연관성들은 정규적 물리의학에서부터 도수치료를 배제해 왔지만 이러한 치료에 대한 주의 사항들과 염려하는 태도는 대부분의 환자들이 부드러운 절차에 의해 고통을 덜 받게 된다는 것을 인식하였다면 없어질 수 있을 것이다.

의식 있는 환자를 도수치료 하는 데에 두 가지 방법들이 있다. 첫 번째, 관절가동술의 개념은 범위의 제한 또는 범위 안에서 수행되어 수동성 리듬 진동에 의해 축으로 하여 운동을 부드럽게 수행하는 것이며, 두 번째는 갑작스런 트러스트에 의해 범위의 제한에서 운동을 강하게 수행하는 것이다. 이러한 두 개의 기법들 사이의 차이점은 강하게 적용되는 관절가동술을 부드러운 도수 트러스트와 비교할 때 대수롭지 않게 보일 수 있으나 실제로는 중요한 차이점이 있다. 관절가동술이 너무 통증이 있게 된다면 환자는 항상 관절가동술에 저항할 수 있으나 강한 도수교정의 갑작성은 환자에 의해 일부 조절을 하게 된다.

도수치료의 사용에서 실행적인 접근은 진단적인 것보다는 오히려 환자의 증상과 징후들에 대한 치료를 관련시키는 것이다. 그러한 계획은 진단적인 내용에 의해 유발되는 혼동과 병리학에 대한 논쟁 둘 다를 피하는 것이다. 사실, 병리학이 무엇인지를 아는 것은 불가능하다. 또한 한 진단 내용 하에서 추간판 병변의 징후와 증상들은 매우 넓게 변할 수 있으며 다른 치료들을 요구하게 되는 것을 동의하게 된다.

후두에서 천추까지의 척추관절들만이 이 교재에서 논의되며 독자에게 다른 추간 레벨들의 검사에서 각 케이스에 적용되는 관절가동술의 기법까지 이론적 결과를 이끌기 위해 계획되어져 왔다. 그 방법은 더 많은 강한 도수절차들과 적용으로 추후 발달을 위해서 준비되어지며 치료의 안내 원칙들이 이끌려지어 마지막 장에 특수한 케이스들로 적용되어진다. 물리치료사에 의해 행해지는 이 책에서의 모든 치료는 의학적 의뢰에 대해 수행되어지는 것이라고 이해하여야 한다.

이 책의 마지막 출간을 위해 헌신을 쏟아왔던 많은 사람들에게 나의 감사를 뜻있게 표하며 아울러 그림들에 대한 구조적인 도움이 없었더라면 이 책은 더욱 어려움에 있게 되었을 것이다.

원고를 상세히 읽고 정밀교정을 해주신 분들에게 감사의 뜻을 표하며 매우 상세하게 지시를 해주셨다고 생각하는 바입니다. 그리고 특히 이분들, Miss M. J. Hammond, AUA, MCSP, Miss J.-M. Ganne, MCSP, Miss M. Martin-Jones, MCSP, Dr A. W. Burnell, D Phys Med, Mrs H. S. Culshaw, BA, Dip Ed, Mr Lansell Bonnin, MCh, FRCS 와 Dr Bryan Gandevia, MD, BS, MRACP들에게 진심 어린 감사

를 표합니다. 이분들은 일의 다른 면들에 대해서 상당한 안내적인 개인적 고견과 비평을 주신 분들이며 또한 나의 아내에게도 진심어린 감사를 표합니다.

저자는 영국, 미국 그리고 캐나다에서 최근 연구시찰 동안 나에게 베풀어주신 예후에 대해서 진심 어린 감사를 표합니다.

Adelaide G. D. Maitland

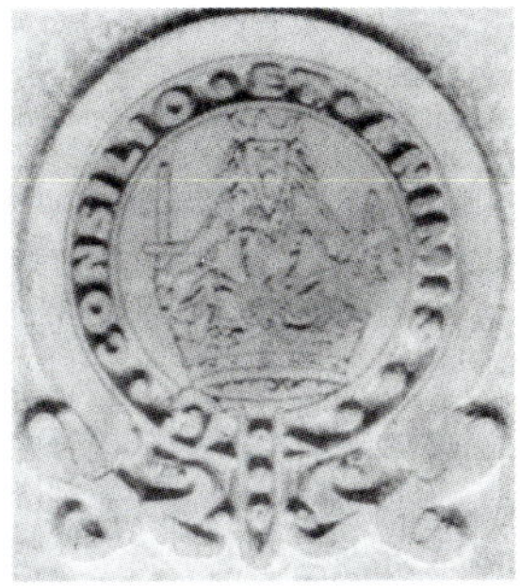

저자 소개(Biography)

Geoffrey Douglas Maitland MBE
AUA, FCSP, FACP(Monograph), FACP(Specialist Manipulative Physiotherapist), MAppSc(Physiotherapy)

G.D. Maitland(1924-)는 호주 아들레이드에서 태어났고 영국에서 2차 세계대전 동안 RAAF에서 군복무를 하면서 1946년부터 1949년까지 물리치료사로 양성되어졌다.

그의 첫 직장은 Royal Adelaide Hospital과 Adelaide Children' s Hospital에서 였고 주요 관심사는 정형과 신경학적인 장애에 대한 치료가 주 관심사였다. 후에 그는 파트 타임근무를 병원과 개인 클리닉에서 계속해서 하였다. 몇 년후에 그는 시간제 개인 임상가가 되었고 South Australian Institute of Technology(현 남호주 대학)의 물리치료과에서 시간제 임상강사가 되었다. 그는 계속해서 공부하였고 8주 동안 하루의 반나절을 Barr-Smith Library와 아들레이드 의과대학 최고의 도서관에서 보내게 되었다.

그는 신경-근-골격 장애들을 가진 환자들의 주의 깊은 임상 검사와 평가에 대해 관심을 나타냈다. 시간이 지남에 따라 특별한 수동운동에 의한 평가와 치료가 물리치료 실행 하에서 대표되어졌다. G.D Maitland는 Marlin, Jostes, James B. Mennell, John McMillan Mennell, Alan Stoddard, Robert Maigne, Edgar Cyriax, James Cyriax의 의학서적에서 뿐만 아니라 오스테오패딕, 카이로프락틱 그리고 접골 서적들로부터 기법들을 배웠다.

강사로서 그는 임상검사와 평가를 강조했다. 그는 학생들에게 매우 첫 시기부터 치료 기록을 작성하라고 자극했으며 1954년에 그는 도수치료 교육 세션을 시작했다.

1961년에는 그는 특별연구기금으로부터 상을 받았으며 그와 그의 아내인 Anne으로 하여금 연구시찰을 위해 해외에 나가는 것이 가능하게 되었다. 그들은 옛날에 전해서 듣고 책으로도 보았던 카이로프락터, 의사 그리고 물리치료 동료들을 방문했다. 런던에서 Geoff는 점심시간에 유익한 임상 세션을 가졌고 James Cyriax와 그의 스텝과도 함께 토론하게 되었다. 이 여행으로부터 G.D. Maitland는 Gregory P. Grieve와 친분을 두텁게 하였고 그들은 그들의 임상경험들에 대해 넓은 일치성을 가졌고 이러한 것을 수년동안 계속했다.

Maitland는 1962년에 호주물리치료사 학회에 척추 도수치료 교육의 문제점이라는 타이틀로 논문을 실었으며 도수교정과 관절가동술 사이의 분명한 구분을 나타냈고 가동범위를 증가시키기 위해서 사용되는 전통적 강한 기법들에 더하여 통증 치료에서 부드러운 수동운동의 사용에 대한 강한 지지를 하게 되었다. 이러한 상황에서 정형의학의 시조이며 물리치료사에 의해 제공되는 도수치료의 발달에 중요한 영향을 미친 James Cyriax를 인용하는 것이 적절할 것이다:

> … 호주 물리치료사인 Maitland는 최근에 적은 횟수이지만 강하게 반복적으로 트러스트를 사용한 적이 있다. 그것들은 관절가동술 기법과 다른 것이

며 관절술도 아니고 카이로 프락터 압력과 같은 것도 아니다. Mailand 일의 큰 본질은 그것의 절제이다. 그는 그의 도수기법들을 집단으로 퍼뜨리지 않았지만 그는 그것은 자동적인 효과가 아니라 만병통치라고 주장한다. 그는 이론적인 토론을 피하고 도수치료에 대한 실질적인 효과를 주장한다. 환자는 도수 물리치료사로 하여금 지금까지 치료 결과를 평가하게 하기 위해서 세션동안 자주 간격으로 검사를 받는다. 그는 그의 기법을 변경하기도 하고 계속하기도 한다. 이러한 관절가동술은 분명하게 물리치료사에게 유용한 부수적인 것을 제공하며 관절가동술의 소개를 제공하는 것이다. 그녀는 부드러운 가동법을 사용하면서 자신감을 얻고 케이스가 잘 반응한다면 더 이상의 것을 추구할 필요가 없다라고 생각할 것이다.

Cyriax J(1984) Textbook of Orthopaedic Medicine. Part II - treatment by manipulation, Massage and Injection. 11th Edition. (Ballière-Tindall, London. Page 40-41)

G.D. Maitland는 세계적 다른 의학과 물리치료 저널뿐만 아니라 Australian Journal of Physiotherapy에게도 실질적인 기여자가 되었다. Monica Martin Jones의 부추김으로 Maitland는 그의 저서를 출간하라고 요청받았고 첫 번째 출간물인 Vertebral Manipulation을 1964년에 출판하게 되었으며 그 이후에 1968년에 두 번째 출간물이 나오게 되었다. Peripheral Manipulation의 첫 번째 출간물은 1970년에 출판 되어졌고 그 해에 유명한 『Movement diagram』이 소개되어졌다. 초기의 공동출간은 1965년에 Ms Jennifer Hickling과 함께 작업을 하였다.

강의하고 출간하는 몇 년에 걸쳐 Maitland는 환자들을 자신의 개념에 맞추어 계속해서 치료했고 40년 이상동안 그의 개인 클리닉에서 환자들을 치료했다. 비록 그가 그의 개인 클리닉을 1988년에 닫았다 할지라도 1995년까지 환자들을 치료하는데 활동을 유지하였다.

1965년에 남 호주대학의 물리치료과 과장인 Ms Elma Caseley교수의 도움으로 척추도수치료의 첫 번째 3개월 코스가 아들레이드에서 열려지는 Maitland의 소망이 현실화되었다.

1974년에 이 코스는 1년 간의 졸업 후 교육 코스로 발달되어졌고 지금의 남호주대학에서는 석사학위과정을 의미하고 있다.

그는 1974년에 WCPT 분과학회인 IFOMT의 공동 창시자들 중의 한 명이며 1978년에 그의 첫 번째 코스들중의 하나를 유럽에서 가르치면서 Director of the Medical Clinic and the Postgraduate Study Centre in Bad Ragaz, Dr Zinn과 토론했고 자신의 일과 개념들이 생각과 활동에 대한 특수한 개념이라는 것을 인식하게 되었다. 도수 물리치료에 대한 Maitland 의 개념은 알려지게 되었고 사고의 특수한 방법을 강조하며 지속적인 평가와 사정 그리고 최고의 도수 물리치료를 강조하게 된다.

Maitland는 아주 다양하면서도 오랜 그의 경력들을 가졌다. 아래와 같다:

- Australian Physiotherapy Association(APA) where he was on the State branch committee for 28 years in various capacities and a State Delegate to Federal Council for 11years. In conjunction with others, he was responsible for the revision of the constitution of APA in 1964-1965. In 1977, he put forward a submission regarding Specialization in Manipulative Physiotherapy, a concept which was subsequently accepted in modified form.
- Inaugural President of the Australian College of Physiotherapists for six years and a member of the council for a further six years.
- Member of the Physiotherapy Registration Board of South Australia for 22 years.
- Chairman of the Expert Panel for Physiotherapy

for Australian Examining Council for overseas Physiotherapists(AECOP) for 11 years.

- Australian delegate to IFOMT for five years and a member of its academic standards committee for another five years.

그의 업적에 대해서 그는 몇 개의 수상 실적들을 가지게 되었다. 아래와 같다:

- Member of the Order of the British Empire in 1981
- Fellowship of the Australian College of Physio-therapists by Monograph in 1970, with a further Fellowship by specialization in 1984.
- Honorary Degree of Master of Applied Science in Physiotherapy from the University of South Australian in 1986.
- Honorary Fellow of the Chartered Society of Physiotherapy(GB)
- Honorary life memberships of the South African Society of Physiotherapy, including the Group of Manipulative Physiotherapy, Manipulative Physiotherapy, Manipulative Physiotherapy Association of Australia(MPAA), Swiss Association of Manipulative Physiotherapy (SVOMP), German Association of Manual Therapy (DVMT) and the American Physical Therapy Association(APTA)
- He received an award from IFOMT in appreciation of his service and leadership from its foundation.
- Mildred Elson Award by the World Confederation of Physical Therapy(WCPT) for his life's work in 1995.

1992년에 스위스에서 IMTA가 창립되어졌고 G. D. Maitland는 창립멤버이고 취임회장이다.

모든 이러한 업적은 John과 Wendy 두 아이의 엄마이면서 그의 아내인 Anne의 사랑스런 도움이 없었더라면 가능하게 될 수 없었을 것이다. Anne은 Maitland의 출간물에서 그래픽에 대한 거의 대부분을 행했고 원고를 만들고 코스에 대한 많은 것을 비디오테이프에 녹화하였다. 그들의 지속적인 피드백 훈련은 Maitland의 매우 강점들 중의 하나이다.

지속적 평가에 대한 생각과 과정의 유형을 통한 Maitland의 일은 모든 물리치료 과정의 근대적 정의 및 기술들의 발달에 대해 기초를 두게 되었다.

이러한 배경 안에서 Professor Lance Twomey, Vice Chancellor, Professor of Physiotherapy, Curtin University of Technology, Perth, Australia를 인용하는 것으로 결론 짓는 것이 적절한 것처럼 보인다:

> … 운동과 그 뒤를 잇는 그 운동에 대한 결과들의 평가에 의해 치료의 정확한 적용으로 이끄는 매우 주의 깊고 종합적인 검사의 Maitland의 강조는 근대 임상적 접근을 위한 기초를 형성한다. 이러한 것은 아마도 물리치료의 임상 실습 내에서 가능한 한 과학적인 방법에 가깝고 전문직의 다른 특별한 부분들에 대한 모델로서 역할을 한다.
>
> Foreword in Refshauge K & Gass E (1995) *Musculoskeletal Physiotherapy.* Butterworth-Heinemann, Oxford. Page IX

1987년 초기에 Twomey는 Maitland에 대해 이렇게 말하였다:

> 나의 관점에서 Maitland 치료접근법은 기법의 기전에서가 아닌 환자의 접근에서와 그의 특별한 문제점에 대해 다른 접근방법들과는 다르다. 독자들의 관심에 특별히 검사, 치료 그리고 반응이 있기에 다음 사항을 자세히 아는 것이 의미있다고 생각한다 :

- 평가와 치료의 개념에 대한 발달
- 기본적 생물학적 지식의 기초들에 대한 당신의 집념
- 상위 레벨 기술의 필요성
- 개념들의 전개
- 상세한 검사의 필요성과 검사/치료/재검사 접근에 대한 필요성

이러한 부분은 Maitland의 실제적인 부분이기 때문에 매우 상당한 가치가 있는 부분이다.

Twomey, L.T. and Taylor, J.R(1987) The Maitland Concept: Assessment, Examination, and Treatment by Passive Movement. Eds *Physical Therapy of the Lower Back*. Churchill Livingstone.

Elly Hengeveld
Kay English
Kevin Banks

용어해설(Glossary)

종속 운동(ACCESSORY MOVEMENT). (a) 수동 종속 추간운동. PAIVM; (b) 수동 늑간 운동. PAICM

평가(ASSESSMENT). 이 용어는 네 개의 정의들을 가지고 있다:

1. 진단을 하기 위해서 요구되는 정보를 검사자에게 주는 환자 검사에 대한 소견의 평가인 "evaluation"이란 용어를 사용한다.
2. 기법 사용의 결과로서 발생하는 변화들의 평가는 기법의 효과를 입증하고 장애에 대한 치료세션과 치료기법들의 결과를 결정한다.
3. 분석적 평가는 치료시 만들어지는 평가이거나 치료의 결론에서 만들어지는 평가이다. 그것은 환자의 과거와 현재 병력의 모든 세부사항들을 고려한다. 진단적 세부사항들과 다른 치료들에서의 반응들이 적용되어질 수 있을 것이다. 정보의 수집은 환자의 장애에 대한 예후를 이해하기 위해서 분석되어진다.
4. 현재 추간판 장애가 적응증이라면 잔존 효과가 매우 흔하다. 잔존 효과가 의미하는 바는 원치않는 태도에서 동작들을 수행할 때 여파를 바로 인식할 수 있는 것이 아니라, 다음날 아침에 그것에 대해서 알 수 있을 것이다.

별표(ASTERISKS). 각 환자의 검사소견들과 치료결과의 기록에서 별표의 사용은 하나의 목적을 가지고 있다. 발견되는 주요한 요소들을 강조한다는 것이다. 그것의 사용은 평가할 때 기록하는 시간을 절약하고 치료사로 하여금 빠르게 필수 포인트를 알게 한다는 것이다. 그러한 것은 치료에서 필수적인 것은 아니다.

압박(COMPRESSION). 이러한 것은 증상의 근원을 평가하고 치료기법으로 사용되어지게 하기 위해서 운동동안 또는 한 자세에서 관절면들을 맞대게 하는 압박에 해당된다.

감별(DIFFERENTIATION). 이러한 것은 한 관절 이상 또는 구조가 운동에 관련될 때 어떤 관절 또는 구조가 증상의 원인이 되는지를 평가하는 검사절차에 해당된다.

장애(DISORDERS). 특별한 진단은 결정하기 매우 어려운 부분이기 때문에 환자의 장애와 같은 기술적 용어는 이 교재의 여러 부분에서 사용된다. 그런 용어를 사용하는 이유는 신중하기 때문이다. 그것은 독자의 마음을 자유롭게 두는 데에 의도가 있으며 대안은 진단적인 용어를 말하는 것이지만 이러한 것은 관련된 교재의 충돌을 예상할 수 있으므로 역효과가 될 수 있다.

평가(EVALUATION). 이 용어는 이 책의 부분에서는 사용되지는 않지만 사정의 형태를 의미하기 위해서 이해되어진다(Assessment의 참조).

운동 등급(GRADES OF MOVEMENT). '운동' 참조.

과가동성(HYPERMOBILITY). '불안정성' 참조.
과가동성은 안정성을 제공하면서 완전하게 근육을 조절하는 지나친 운동 범위이다(예를 들면, 팔꿈치 또는 무릎의 과신전이 되는 것).

불안정성(INSTABILITY). 이 용어는 근육조절이 보호되지 않는 지나친 비정상적 운동의 범위를 의도하기 위해서 사용된다.

자극 감수성(IRRITABILITY). 자극감수성은 약간의 활동으로 해결하기에 상대적으로 오랜 시간이 걸리는 많은 통증을 일으킨다는 것을 의미한다. 많은 경우들에 있어서 자극감수성은 주의사항이 검사와 치료 절차들에 관해 요구된다는 것을 나타낸다.

1. 통증이 있게 되는 감수성
2. 얼마만큼의 통증이 있다는 것
3. 이러한 통증이 회복하는데 걸리는 시간

관절(JOINT). 이 단어는 매 수동적 그리고 능동적 운동시에 움직이는 모든 관절내 구조들, 관절낭 그리고 모든 비수축성 조직들을 내포한다. 관절 내는 인접해 있는 관절 면들의 (a) 연골하 뼈에서 연골하 뼈까지 그리고 (b) 관절강 안에 있는 모든 것을 포함하고 내낭을 포함하면서 구조들을 언급한다. 관절주위는 외낭을 포함시키고 인접해 있는 관절 밖의 구조들을 나타낸다.

잠재성 통증(LATENT PAIN). '통증' 참조.

리스트 (LIST). '보호적 변형' 참조.

도수교정(MANIPULATION). 이 용어는 두 개의 분명한 방식으로 사용되어진다:

1. 검사 또는 치료에서 사용되는 수동운동의 어떤 종류를 설명하기 위해서 보통 사용될 수 있다('수동운동'과 '관절가동술' 참조).
2. 제한된 정의로는 작고 빠른 진폭운동을 의미하기 위해서 사용된다(그것은 운동 제한 범위에서 반드시 수행되지는 않는다).

도수 물리치료사(MANIPULATIVE PHYSIOTHERAPISTS). 이 용어는 도수 물리치료사, 임상가와 치료사들을 포함시킨다.

관절가동술(MOBILIZATION). 이것은 또 하나의 수동운동이지만, 그것의 리듬과 등급은 환자가 수행하면서 예방할 수 있는 것들이다.

운동(MOVEMENT). 이러한 것은 MOTION이라는 용어와 동의어이며 운동등급: 운동리듬: 이러한 두 용어들은 단지 한 목적을 의미한다, 즉 그것은 수동운동치료의 질을 형성하는 것이지만 수동운동 치료의 실습에서는 필수적인 것은 아니다. 단지 빠른 기록과 의미의 수단들로써 사용되어진다.

운동 도표(MOVEMENT DIAGRAMS). 이러한 것들은 부록에서 상세히 설명된다. 그것들은 치료의 실습에서 필수적인 것은 아니지만 물리치료사로 하여금 찾고 있는 것을 분석하게 하는 분명한 장점들을 가지고 있으며 자체 학습과정이기도 하며 가르치는 매개체와 의사소통 수단이다.

장애의 특성(NATURE OF A DISORDER). 이러한 것은 검사와 치료 절차들의 고려사항을 요구하는 문제점의 면들을 나타낸다. 그것은 골다공증, 치유단계, 장애의 안정성과 상태 그리고 운동의 두려움과 같은 개인적 특징과 같은 요인들이 원인이 되면서 장애에 근원이 되는 병리생물학적 과정들을 포함시킬 수 있다.

신경학적 운동(NEURAL MOVEMENTS). 이 용어는 여전히 분명하게 정의되어 있지는 않지만 그것들은 다음과 같은 것을 통해서 지나가고 그러한 것들을 지지하는 결합조직에서 뿐만 아니라 신경들과 하부조직들에게도 관여된다:

1. 추간공
   a. 경막
   b. 다른 수막들
2. 추공
3. 말초 조직들
   a. 신경들
   b. 간질조직들
   c. 지지조직들
   d. 골 섬유관
4. 상지 긴장검사들, ULTT. 이것은 흔하게 사용되는 용어이지만 운동과 관련되는 다른 구조적 검사들과 혼동되어질 수 있다. 이런 단계에서 상지 신경운동 검사들 또는 상지신경검사들이 사용되어졌다면 의사들에 의해 더 잘 받아들여졌을 것이다.

과압박(OVER-PRESSURE). 모든 관절은 그것의 능동범위를 넘어서는 수동가동범위를 가지고 있다. 더 많은 정상 운동은 과압박의 스트레칭 적용에 의한 수동범위에 있어서 첨가될 수 있다. 이러한 과압발 범위는 불안감 또는 통증을 일으킬 수 있고 관절운동이 정상이라고 선언하기 전에 평가되어야 한다.

통증(PAIN). 이것은 이 교재에서 많은 종류의 통증을 표현하며 심지어 불안감, 비정상성, 무거움 등과 같은 다른 감각등을 포함시킨다. 많은 표현들이 존재하는 잠재성 통증은 운동이 일어나는 그 즉시 오지 않는 통증과 다른 감각 등을 의미하지만 오히려 운동 후 다양한 시간동안에 발생하거나 한 자세가 지속된 후에 발생된다. 연관통: 일부 통증, 불안감 또는 다른 감각은 통증의 근원지로부터 멀리 있는 곳에서 느껴지게 되는 것을 의미한다. 방사통: 이것은 연관통과 관련된 용어이며 일반적으로 신경근에 관련된 한정지점에서 인지된다. 가동범위 통증: 이것은 이용 가능한 가동범위에서 가장 먼저 초기에 느껴지는 통증이며 범위의 제한에 도달될 때까지 계속되는 통증이다. 끝 범위의 통증: 이것은 통증이 운동에 도달했거나 거의 도달했을 때에만 느껴지는 것으로 위의 것과는 다른 것을 나타낸다.

수동운동(PASSIVE MOVEMENT). 특별한 분절의 운동에 관련되는 특별한 근육들 이상의 방법들에 의해 생성되는 가동성 분절의 일부 운동이 수동 운동이다. 그것은 관절가동술과 도수치료 둘 다를 포함시킨다.

생리적 운동(PHYSIOLOGICAL MOVEMENTS). 이러한 것들은 능동적 그리고 수동 기능 운동들이다. 수동생리학적 추간 운동은 PPIVM으로 표기된다.

생성/재생(PRODUCE/REPRODUCE). 도수 물리치료적 검사의 목표는 검사운동과 함께 적절한 부분에서 비정상 반응 또는 장애에 적합할 때 증상들의 재생을 불러일으키는 것이다.

보호적 변형(PROTECTIVE DEFORMITY). 경추에서 흔한 보호적 변형은 비뚤어진 목이고 요추에서는 좌골 측만증이며 좌골측만증은 측만증이 좌골통이 없이도 일어날 수 있기 때문에 정확한 용어는 아니다. 더 나은 용어는 LIST 또는 SHIFT이다.

방사통(RADICULAR PAIN). '통증' 참조.

연관통(REFERRED PAIN). '통증' 참조.

좌골측만증(SCIATIC SCOLIOSIS). '보호적 변형' 참조.

심각성(SEVERITY). 통증의 강도 때문에 통증을 일으키는 활동이 차단되고 멈춰질 필요가 있다면 증상은 심각한 것으로 정의 내려지며 많은 경우에 있어 검사와 치료절차들에 있어 주의사항이 필요시 되는 적응성이 나타나게 된다.

이동(SHIFT). '보호적 변형' 참조.

1 개론(Introduction)

송명수 역

많은 사람들이 생각하는 것 같이 도수 교정은 경험적인 치료가 아니다. 이러한 큰 이유는 근대 기술, 특히 컴퓨터의 능력 때문이다. 도수 교정을 많은 저자들이 기술에 치우쳐서 기술만을 다루는 반면, 이 책의 *개념*에서는 다음과 같은 인용구에 맞추어 설명하고자 했다.

> 흔히 병리가 '블랙박스'와 같다고 하지만, 고통에서 해소시켜 줄 수 있는 일은 많이 있다. 도수 물리치료사는 대부분 아래 요통 치료 접근을 '블랙박스'의 결과(징후와 증상)를 보는 것으로 시작한다. 그 다음 조심스럽게 그리고 조직적으로 치료사의 기술(투입)을 적용하여 좋은 결과를 가져오려 한다. '블랙박스' 안에서 무엇이 일어나는 것에 대한 가정은 별로 중요하지 않다. 단, 믿을 수 있는 병리기록이 있을 경우에만 그렇다.

(*Low Back Pain. Prevetion, Treatment, Research Symposium,* The Manipulative physiotherapists' Association of Australia (MPAA), March, 1984)

이 책의 내용이 거의가 도수교정(예, 수동 운동)에 관한 것이라고 하더라도 도수교정의 대부분이 척추 장애 환자의 전반적인 치료 관리라는 뜻은 아니다. 그러나, 많은 의사나 물리치료사들에게 도수교정 기술 적용은 적절한 인정을 받고 있지 않다. 그러므로 중요한 것은 도수교정에 보다 많은 역점을 둘 필요가 있다. 그러므로 독자들, 가르치는 사람 그리고 사용하는 사람이, 도수교정을 올바른 경우에 그리고 완전하게 사용하게 하는 것이다.

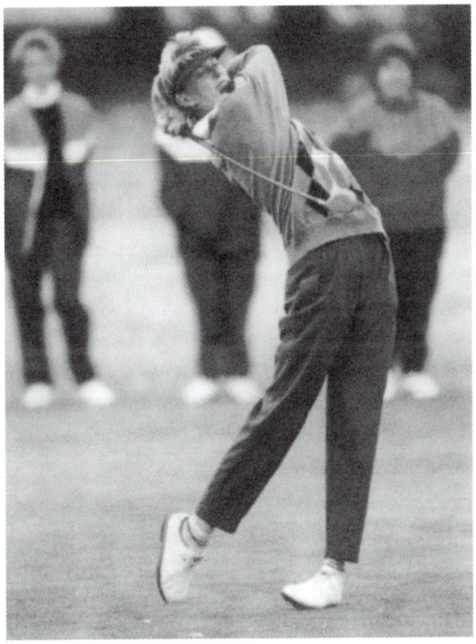

그림 1.1 골프의 기술

도수교정은 많은 사람들이 골프 게임(그림 1.1)에서처럼 선수가 기술을 사용해 원하는 방향으로 공을 치는 것 같은 방법으로 사용하려고 하지만 그렇지가 않다.

도수교정은 서양 장기 게임(그림 1.2)와 유사하다. 서양 장기 게임에서처럼 각기 다른 체스맨(chess man)이 다르고 특정한 길로 움직이면서 목적을 달성하는 것 같

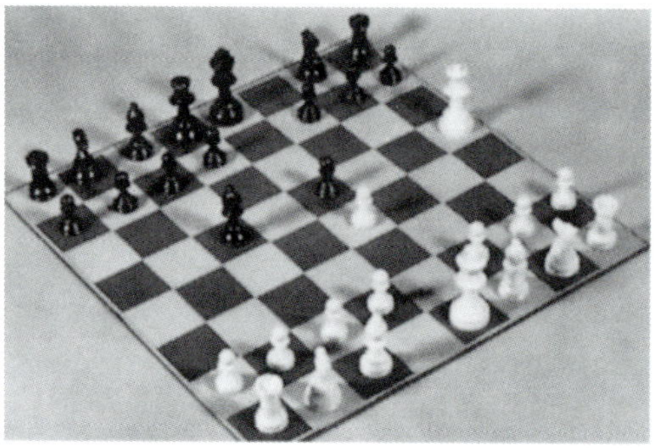

그림 1.2 체스(서양장기)

이 계획은 세워지고 허물어지고 또 변경된다.

더 좋은 유추는 컨트랙 브리지(Contract Bridge) 카드 게임(그림 1.3)이다. 이 게임에서 의사소통을 하는데 '비딩(bidding)' 박스 안에 카드가 중요한 역할을 한다. 그리고 어디에 중요한 카드가 있는지도 평가한다. 게임 하는데 있어 필요한 카드를 쓰는 것은 신중한 계획성을 필요로 한다. 각 면이 전반적인 면에 중요하고 각각의 다른 면들이 지식, 그리고 기술과 경험으로 통합되어야 한다.

이 책에서의 도수교정 치료 개념은 운동 그리고 자세에 따른 증상 반응을(부위, 질 그리고 행동) 진단하는데 있다. 개념의 근본의 반은 운동/ 통증 반응이고, 나머지 반은 분석적인 평가에 있다. 분석적인 평가는 통증/ 운동반응의 변화를 치료 도중 보여준다.

개념의 근본:

- 평가
- 운동/ 통증 반응 그리고 환자의 현재 상태에 따른 치료
- 주어진 진단명을 다루는 체계적인 생각체제

보수적인 의학계에서의 도수교정의 성장과 확장은 환자들에게 격려가 되고 있다, 특히 정부에서 승인한 대학 졸업후의 교육과정이 도수물리치료에서 실행되고 또 현재 오스트렐리아에서는 도수치료의 자격이 물리치료 직종 안에 있다. 의료진들 사이에서까지 도수교정('manipulation')이란 말은 조금씩 더 받아들여지고 있다. 보수적인 신경근골격계 장애 치료방법 쪽에서는 도수교정의 인식이 높아지고 있고 기술의 성장과 사용이 늘어나고 있다.

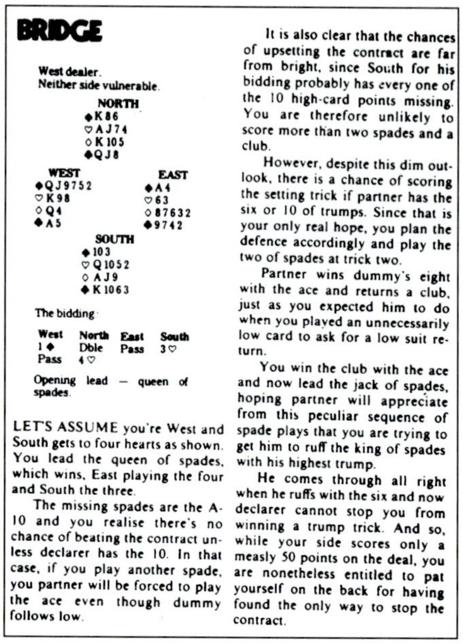

BRIDGE

West dealer.
Neither side vulnerable.

NORTH
♠ K 8 6
♡ A J 7 4
◇ K 10 5
♣ Q J 8

WEST
♠ Q J 9 7 5 2
♡ K 9 8
◇ Q 4
♣ A 5

EAST
♠ A 4
♡ 6 3
◇ 8 7 6 3 2
♣ 9 7 4 2

SOUTH
♠ 10 3
♡ Q 10 5 2
◇ A J 9
♣ K 10 6 3

The bidding:

West	North	East	South
1 ♣	Dble	Pass	3 ♡
Pass	4 ♡		

Opening lead — queen of spades.

LET'S ASSUME you're West and South gets to four hearts as shown. You lead the queen of spades, which wins, East playing the four and South the three.

The missing spades are the A-10 and you realise there's no chance of beating the contract unless declarer has the 10. In that case, if you play another spade, you partner will be forced to play the ace even though dummy follows low.

It is also clear that the chances of upsetting the contract are far from bright, since South for his bidding probably has every one of the 10 high-card points missing. You are therefore unlikely to score more than two spades and a club.

However, despite this dim outlook, there is a chance of scoring the setting trick if partner has the six or 10 of trumps. Since that is your only real hope, you plan the defence accordingly and play the two of spades at trick two.

Partner wins dummy's eight with the ace and returns a club, just as you expected him to do when you played an unnecessarily low card to ask for a low suit return.

You win the club with the ace and now lead the jack of spades, hoping partner will appreciate from this peculiar sequence of spade plays that you are trying to get him to ruff the king of spades with his highest trump.

He comes through all right when he ruffs with the six and now declarer cannot stop you from winning a trump trick. And so, while your side scores only a measly 50 points on the deal, you are nonetheless entitled to pat yourself on the back for having found the only way to stop the contract.

그림 1.3 컨트랙 브리지(Contract Bridge)(카드게임의 일종)

오늘날 도수교정이 받아들여지고 사용되는데는 아래와 같은 3가지 특징 때문이다.

1. 의료진들 사이에서의 도수물리치료가 **지속적이고 분석적인 평가**가 치료 도중 기술을 시행하기 전, 사이 그리고 후에 있어야하고 치료가 끝났을 때도 있어야 한다는 인식.
2. 치료를 부드럽게 시작한다. 단 치료의 진전이 있거나 보다 강한 치료기법이 필요하다고 판단될 때만 강한 치료기법을 적용한다.
3. 감별진단과 예후를 통해, 도수교정이 효율적이고, 정확한 치료기법임을 알 수 있다.

도수교정이 점점 더 인정을 받는 이유는:

- 지속적이고 분석적인 평가
- 부드러운 치료기술의 시작
- 이러한 치료효과와 정렬된 정보는 감별 진단과 예후에 의해 마련된다.

보편적으로 도수교정은 천천히 인정되어 왔고 지금도 모든 가능성을 발휘하지 못하고 있다. 그 이유는 두 가

지로 첫째, 도수교정을 하고 있는 사람들이 쓰고 있는 진단명이 많은 의료진들에게 인정을 받지 못한다는 것이고, 둘째, 도수교정을 하고 있는 사람들이 적절한 판단 없이 기술을 사용해서 사고를 가지고 왔다는 것이다 - 연구 논문이 이를 말해주고 있다. 그러나, Brewerton(1964)에 의하면 이런 일의 발생 염려에도 불구하고, 그 발생 비율을 생각해야 한다고 한다.

> American literature에 의하면, 10년 동안 겨우 5건의 일이 발생했다. 이 기간 동안 16,000명의 도수교정 하는 사람들이 하루의 한번은 목 도수교정에 의존했다고 하면 이것은 10,000,000 도수교정 중 1건인 것이다.

36년이 넘게 이것의 변함이 그다지 없다.

사고를 피할 수 있는 방법은 다음과 같은 3가지 법을 따르는 것이다.

1. 지속적이고 분석적인 평가는 시술할 때 그리고 치료 전반에 이루어져야 한다.
2. 치료기술의 시작은 부드러워야 한다.
3. 치료 도중 그리고 후에 증상적 반응을 나타냈을 때, 또 다른 시도 전 이것에 관한 평가와 분석이 필요하다. 꼭 인식해야 할 것은 처음 상담 때는 보이지 않는 증상의 악화가 잠재하고 있을 수 있다는 것이다. 그러므로 치료 기술을 선택하기에 있어 분명하게 할 필요가 있다.

도수교정 개념에 들어가기 전에, 도수교정이 무엇인지에 관해 설명할 필요가 있다.

수동 운동(Passive movement)

수동 운동이란 다른 사람 또는 기구가 어느 몸의 한 일부분을 움직이는 것을 말한다. 수동 운동이란 관절의 종속 운동 아니면 생리적 운동이라고 말한다. **생리적 운동**이란 환자 자신이 능동적으로 움직일 수 있는 것을 말한다. **종속 운동**이란 각자가 능동적으로 움직일 수 있는 것이 아니고 다른 사람을 통하여 가능한 것 예를 들면, 지절간관절을 능동적으로 돌리는 것은 불가능하다. 하지만 다른 사람이 하는 것은 가능하다. 그러므로 지절간관절을 돌리는 것은 그 관절의 종속 운동이다. 이 모든 운동은 천천히 또는 속도감 있게, 부드럽게 아니면 강하게 크고 작은 진폭으로 할 수 있으며 이것과 상관없이 모두 수동 운동이라고 말한다.

BREWERTON, D. A. (1964). Conservative treatment of the painful neck. *Proceedings of the Royal Society of Medicine*, **57**, 163-165.

> 수동 운동이란 관절의 종속 운동 또는 생리적 운동이라고 한다.

도수교정(Manipulation)

도수교정이란 단어는 널리 쓰이고 있다. 임상적으로는 막연히 아무런 수동적인 운동을 말한다. 영어 사전과 의학사전에서 나오는 해설이 있다. 의학에서의 해설은 실행하는 이들 마다 다르고 학교마다 다르다. 도수교정, 촉진 그리고 수동 운동은 때로는 그리고 자주 동의어로 쓰인다. 이 책에서는 도수교정의 뜻을 두 가지로 쓰이고 있다.

1. 신경근골격계 질환에 적용되는 치료기법의 한 형태이며, 수동운동기법의 일종이다.
2. 도수교정기법은 수행하는 동작을 멈출 수 없을 만큼 빠르게 적용되는 기법이고, 대개는 부드럽고, 작은 범위 안에서 강하지 않게 적용된다(1판 서문 참조).

> 도수교정이란 단어는 모든 종류의 수동운동을 포함하고, 속도감 있게 실행되는 작은 진폭의 도수적 트러스트(thrust)에서도 특별히 간주 될 수 있다.

관절 가동술 (Mobilization)

관절 가동술은 수동적인 운동으로 환자가 언제라도 원

한다면 환자의 능력으로 시술을 멈출 수 있는 방법으로 (특히 속도와 관련된) 실행되었다(첫 출판된 본론을 보시오).

> 관절 가동술은 환자가 원하면 방지 할수 있게 실행된다.

두 개 유형의 관절 가동술로:

1. 수동 운동으로 통증을 덜어주고 완전한 관절의 운동, 그리고 통증 없이 활동적인 운동을 되찾기 위해 실행된다. 두 개의 종류가 있는데:
   a. **수동 진동법**(Passive oscillatory movements)을 천천히 2초에 한번 또는 재빨리하면 초당 세 번, 부드럽게 또는 작거나 큰 진폭을 가지고 스타카토식으로 전반적인 운동 사이 어디에나 실행한다. 이러한 운동은 관절면이 신연 또는 압박되어 있는 상태에서 가능하다. 신연은 반대되는 관절의 두 개의 면이 갈라지는 것을 말하고 압박은 반대되는 관절의 두 개의 면이 가깝게 접근하는 것을 말한다.
   b. **지속적으로 신장된**(Sustained stretching) 수동 운동은 아주 작은 진폭의 진동법으로 운동의 범위 한계점에서 실행한다.
2. 수동 운동은 무의식 환자 아니면 진행되고 있는 류마티즘 같은 관절염을 위해 실행한다.

> 수동운동은 통증 해소, 완전 관절운동범위 그리고 통증 없는 기능적인 운동 되찾는 등 많은 목적을 위해 쓰인다. 이것은 진동적인 방법이나 지속적으로 신장하는 방법으로 실행된다.

도수교정 치료(Manipulative therapy)

사람들이 도수교정 치료를 얘기할 때는 과도하게 기술적인 측면을 강조하는 것을 피할 수 없다. 다른 저자나 실행자의 다른 실행 방법까지도 비교한다. 이것은 안되는 일이다. 왜냐하면 치료 개념의 전반적인 그림을 방해하기 때문이다. 조사나 연구까지도 특정한 단체의 기술에 무게를 실어주기 위해 요점을 잊어버릴 때가 있다. 이러한 잘못된 개념 때문에 첫 장에서 전반적인 관리에 대해 그리고 전체적인 기술 적용의 관계에 대해 설명하였다. 이러한 개념은 통증과 그것에 따른 증상에 많은 강조를 한다. 이런 강조는 다른 면의 개념과 아래에 나온 제목으로 설명된다.

기술과 평가의 관계 (The relationship between techniques and assessment)

도수교정 치료는 네 가지 부분으로 나눌 수 있다.

1. 환자 검사
2. 생각 그리고 계획 형식
3. 치료 기술
4. 평가

생각의 형식을 이 시점에서 빠뜨리는 것, 첫번째 개념에서 두드러지는 것은 도수교정 치료에서의 많은 다른 부분들이 서로 연관되어 있는가를 이해하는 것이다. 각 분야의 기술이 중요하지만 각 분야에서의 기술의 정도는 똑같이 않다. 모든 도수 물리치료사들이 항상 기억해야 하는 것은 가장 좋은 치료는 완벽한 검사와 치료 기술 없이는 할 수 없다. 그러나 기술이 모든 부분에서 가장 적은 중요성을 차지한다. **연속적이고 분석적인 평가**의 중요성은 가장 많은 무게를 차지한다. 특정 없이 누구의 기술을 환자에게 사용하기 위해 흉내내는 것은 도수교정에 대해 아주 잘못된 생각을 가지고 있는 것이고 기술만을 중점으로 교육과정으로 지도하는 것은 비난 받아야 한다.

위에서의 네 개의 분야는 오랜 시간의 연구 그리고 생각과 평가를 바탕으로 학습되어져야만 효과적이고 유익한 치료를 제공할 수 있다.

이 네 개의 분야는 그림 1.4를 통해 각 분야의 상대적

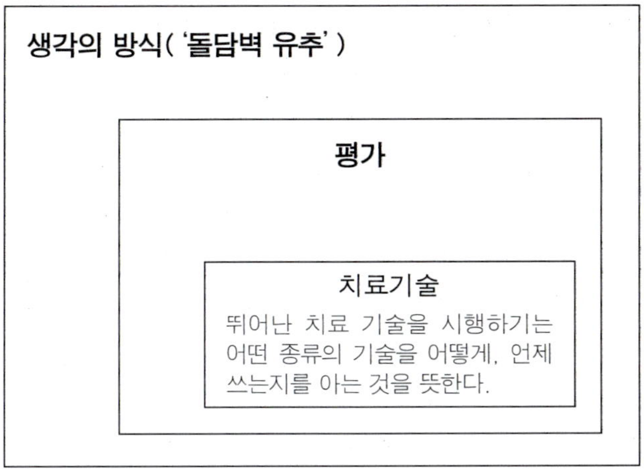

그림 1.4 치료기술, 환자의 검사, 평가 그리고 생각의 방식에 있어서 상호 중요성

중요성이 묘사되었다.

정확한 검사없이 도수교정 치료는 절대로 이루어지면 안된다. 정확한 검사없이는 정밀한 평가가 가능하지 않다.

평가는 치료를 통해 환자 증상의 변화 그리고 운동의 징후에 대한 검사이고 이런 치료가 유익한 치료의 근본이 된다. 평가는 숙달하기는 쉬운 일이 아니다. 그리고 대부분의 치료사가 이 부분에서 효과적인 치료와 예후를 할 수 있게 된다.

기술(Techniques)

치료 기술들은 그 기술자체의 중요성을 논의하는 나머지 어떤 사람들 어떻게 그리고 언제 이것들이 수정되고 쓰이는가에 대한 이해보다는 지속적으로 항상 새로운 기술 찾는 것에 대한 것이 중점되고 있다. 그림 1.4 치료의 적절성과 전반적인 치료의 연관성을 보여주고 있다.

CYRIAX, J. (1978a). *Textbook of Orthopaedic Medicine*. Vol. 1, 7th edn., p. 747. London: Bailliére Tindall.
RECAMIER, M. (1838). *Revue Medecine France*, **1**, 74.
CYRIAX, J. (1978b). *Textbook of Orthopaedic Medicine*. Vol. l, 6th edn., p. 709. London: Bailliére Tindall.

이 책의 개념을 바탕으로 제안 된 기술들을 적용할 때, 기술들은 끝이 없고, 앞으로도 끝나지 않을 것이다.

환자들이 다른 증상들과 검사의 징후를 나타내는 한, 환자들의 그러한 증상들을 완전히 치료하기 위한 기술의 변화가 반드시 있어야 한다.

Cyriax (1978a)에 따르면 이 책에 수록된 도수교정 기술은 프랑스에서 처음으로 실시되었고(Recamier 1838), 또한 '접골사'의 세기(bonesetters of centuries) 이전에도 확실히 실시되었다고 한다. 우리가 인식해야 하는 것은 태양 아래 새로운 것은 없다는 것이다(Ecclesiastes 1:9). 그리고 우리가 하는 것은 결국 다른 이들이 만들어 놓은 길을 걷는 것이다(중국 격언).

만약 백년을 거쳐서 설명된 많은 다른 기술들의 기록이 하나 위에 또 하나가 차곡차곡 쌓이게 된다면 그 높이는 놀라울 것이다. 그럼에도 불구하고, 모든 가능성은 고갈되지 않을 것이다. 헤아릴 수 없을 만큼 많은 다른 기술이 있고 고갈될 수 없는 다양성이 있다.

간혹 환자 치료를 보여줄 때, '작년에는 이 기술을 가르쳐 주지 않았습니다' 하고 말들을 하곤 한다. 이때, 나의 답변은 '내가 그때는 할 수 없었다. 전에는 이렇게 해 본적이 없기 때문에' 라고 한다. 그 이유는 기술은 항상 검사 결과에 맞추어야 하기 때문이다.

기본적인 기술을 반드시 배워야 하지만 도수교정 치료사의 **생각**은 굉장히 열려 있어야 원하는 목적을 얻고자 기술을 수정할 수 있다. 기초적 기술은 꼭 모든 운동 즉 생리적 운동, 종속 운동, 그리고 가능한 이 모든 합친 운동들을 포함해야 한다. 기술을 선택할 때는 첫째 어떤 수동 운동 아니면, 위치가 환자의 증상을 유발하는지 또는 경감하는지 알아야 한다. 증상을 쉽게 재연할 수 있으면, 선택된 **기술**이 증상을 가라 앉히는 운동 또는 증상을 유발하는 운동이다. 이것의 선택은 병의 종류, 증상의 심각성 그리고 증상의 민감도에 좌우한다.

기술은 생각의 완전함이다 (A technique is the brainchild of ingenuity)

변경할 수 없는 일정한 기술은 없다. 그러기 때문에, 절대로 이렇게 하면 안된다. 또는 이런 식으로 하면 절대로 안된다는 말은 우리 생각 또는 가르침에 있어 있을 수 없다. 기술은 꼭 시술할 때 그리고 시술하고 난 후 목적이 이루어져야 한다. 치료사의 마음은 항상 열려있어야 한다. 절대로 독단적이면 안된다.

첫째로 개념은 리듬, 속도, 범위의 위치, 그리고 힘의 폭의 기술이 어떻게 검사의 발견과 연관이 있는지 요구하고 있다(왜냐하면 운동의 스타일이 다른 폭 그리고 허락되는 범위 내에서의 다른 부분 치료 기술로써).

운동 등급이 개념의 중요성이 된다. 중요한 데는 3가지 이유가 있다.

1. 가르침 그리고 의사소통의 가장 기본 원리가 된다.
2. 시행하는 사람으로 하여금 좀더 기술에 대해 섬세히 생각하도록 한다.
3. 치료를 기재할 때, 중요한 약어를 쓸 수 있는 방법이 된다. 이 방법은 시간을 절약하고 도수 물리치료사로 하여금 종이에 기재하게 하므로써 기술에 대해 좀더 분석할 수 있도록 한다.

> 운동 등급이 가장 중요하다.
> - 가르침과 의사소통의 기본원리에 있어서
> - 기초에 대한 세부적 생각과 평가 과정을 위하여
> - 기록하는 치료에 있어서

기술의 리듬은 또 하나의 요인으로 수동 운동 치료기술과 관계를 생각해 보아야 한다. 통증이 굉장히 심한 병이 있는 환자일 경우 신체검사에서 통증이 운동 범위에서 나타날 것이다. 이런 경우, 시술을 다음과 같이 이루어져야 한다.

- 천천히 그리고 부드럽게
- 통증이 없는 범위까지만 아니면
- 운동의 범위를 약간의 불편한 정도로 통증까지는 움직이지 않는다.

이것은 기술에 관해 다음 요소를 생각하게 한다. 어디에서 천천히 그리고 부드러운 기술을 시행해야 하나? 우리가 환자의 통증이 굉장히 심한 병이 있다고 생각하면 처음에는 기술이 환자가 전혀 불편함이 없는 넓은 운동 범위에서 시행되어야 한다. 반대편에서 만약 환자가 만성 장애로 신장된 운동 범위 끝 단계에서 통증을 유발한다면, 이럴 경우 신장시킨 운동 범위 끝 단계에서 작은 폭의 운동 아마도 스타카토와 같은 운동을 하는 것이 필요할 것이다. 운동은 생각보다 위에서 말한 부드럽고 천천한 기술에 비해 빠르다. 이 뜻은 기술의 목적은 치료하고자 하는 척수 부위가 주위의 부위의 운동이 있기 전에 끝 범위에 도달하게 함이다.

> 치료기술에 있어서 리듬은 기술의 질을 위해서 필수적이다. 그것은 천천히-부드럽게(gentle-smooth)로 시작하여 신장-스타카토(streching-staccato)로 환자의 상태에 따라 다르다.

어떤 기술을 시행할 때, 도수 물리치료사는 마치 협주곡을 지휘하는 지휘자 및 그 오케스트라와 조화롭게 연주하는 솔로 연주자처럼 치료에 임해야 한다.

생각의 방식 : 주요한 임상 증거(The mode of thinking : the primacy of clinical evidence)

진단의 문제해결('돌담벽') (Dealing with problems of diagnosis(the 'BRICK WALL')

진단과 **진단명**과의 관계된 문제는 절충되었다. 의학계에서도 많은 진단명들이 어쩔 때는 적절하지 않고, 틀리며, 증상의 형태만을 보여주는 경우가 있다. 치료와의 관계를 볼 때, 많은 의료 치료는 처음에는 경험적으로 행하여지고 있다. 과학적으로 따라잡기 위해 노력할 때 비로소 이론이 밝혀진다.

오늘날 의학에서는 많은 것들이 알려져 있고 이해되고 있다. 그리고 또 하루하루 많은 것들이 과학의 발전을 통해 밝혀지고 있다. 그리고 아직도 많은 것들이 알려지지 않았다. 또 생각해야 하는 것은 – 우리 생각에 많이 안다고 하더라도, 과학의 발전에 따라 틀렸다고 증명될 수 있다는 것이다. 완벽한 예로는 관문조절이론이 증명한 것과 같이 신경생리학의 통증에 관한 지식의 변화이다. Gray의 해부학에서는 또 다른 분야의 어려운 점을 가리키고 있다.

많은 각 관절의 자세한 역학은 아직도 분석을 기다리고 있다.

이러한 요소들만을 보더라고 독단적이든지 완고한 생각을 검사할 때, 치료할 때, 아니면 환자를 판단할 때 하면 안될 것이다. 덧붙여서 우리가 아는 것 그리고 안다고 생각하는 것을 가지고 추측 또는 가정을 만들 수 있다.

요약을 하면:

1. 많은 것을 우리가 알고 있다.
2. 많은 것을 우리 생각에 알고 있다.
3. 더 많은 것을 우리가 알고 있지 않다.
4. 추측을 할 수 있다.
5. 가정을 세울 수 있다.

의학 지식 중 4개의 분야, 해부학, 생리학, 생체역학, 그리고 병리학은 도수물리치료에 적용된다. 이 모든 분야에서는 새로운 발견을 위해 과학적 조사가 계속해서 이루어지고 있다. 이 모든 분야에서의 의학 지식은 알려진 것, 알려지지 않은 것, 추측 그리고 가정들의 요소가 다 포함되어 있다. 진단의 결론은 환자의 임상 검사를 이 4가지의 의학 분야의 지식을 연관지어서 나온다.

어떤 때는 환자의 병력 그리고 검사 결과를 연관지어 뜻 있는 **진단**에 이르기가 어렵다. 뿐만 아니라, 위 두 가지의 상황 그리고 병리적 변화 그리고 관련된 생체역학이 내포하는 것이 무엇인지 확실히 이해하기 어렵다. Macnab(1971)에 따르면, 842명 추간판 수술 환자 중 68명이 수술실에서 생각과는 달리 추간판에 문제가 없다는 것으로 밝혀졌다고 하였다.

Gray's Anatomy (1981). 36th end, p. 438. Edinburgh: Longman.

표 1.1 **하나의 임상적 표현이 여러 개의 진단명을 가질 수도 있다.**

진단명	임상적 표현
한 개의 추간판 돌출	병력(H) 증상(S)과 징후(S)
2개	
3개	
4개	
5개	
6개	

표 1.2 **한 개의 진단명이 여러 개의 임상적 표현을 가질 수도 있다.**

진단명	임상적 표현		
신경근 자극을 유발한 추간판 돌출	H_1	S_1	S_1
	H_2	S_2	S_2
	H_3	S_3	S_3
	H_4	S_4	S_4

이런 결과로 추간판의 돌출이 아닌 5가지의 다른 원인들이 이 환자들의 증상들을 가지고 왔다는 것이 발견되었다. 이 예는 임상 검사를 통해 신경근(nerve root)에 자극이 생긴 증상을 갖은 환자는 위 (표 1.1)에서 말하는 6개 진단명 중에 1개의 장애를 갖고 있다는 것을 뜻한다.

문제는 또 반대 방향으로 생길 수 있다. 그것은 추간판 돌출과 신경근(nerve root) 자극의 장애를 가지고 있는 환자도 임상적으로 다른 많은 증상과 징후 중에서 하나로 나타날 수 있다(표 1.2).

명백한 것은 진단만 가지고 치료를 한다면, 정확하고 의미있는 치료가 어렵다는 것을 알아두어야 할 것이다. 그렇다면 물리치료사는 어떤 것에 의존을 해야하나? 이

Macnab, I. (1971). Negative disc exploration. An analysis of the causes of nerve root involvement in 68 patients. *Journal of Bone and Joint Surgery*, **53A**, 891-903.

표 1.3 진단에 있어서 생각의 분리와 물리치료사에게 있어서 임상적 표현

이론적 / 추론적인			임상적 표현
해부학	알려진		병력
생리학	알려지지 않음	진단명	증상
생체역학	추론		징후
병리학	가설		

표 1.4 투과할 수 있는 돌담벽

이론적 / 추론적인	임상적 표현
진단명	병력, 증상, 징후

것의 결정이 대부분 가능한 것은:

- 병의 진행이 없다는 것
- 신경근골격의 문제가 있는지 보고 이것이 수동 운동으로 물리치료사의 치료가 되는지 하는 것

이 경우에서 도수 물리치료사는 병리학적 그리고 생체역학적 변화가 있을 수 있다는 것을 이해하고, 이것을 바탕으로 치료의 기술이 이루어져야 하며 분석적인 평가가 환자 증상과 징후의 변화에 따라 시행되어야 한다. 이것을 생각하면서, 그리고 과학적 지식의 한계를 기억하면서, 물리치료사는 생각의 방법을 2가지 부분으로 하는 것이 도움이 될 것이다(표 1.3). 즉, 한 부분은 '이론적 그리고 추론적인, 그리고 또 하나의 부분은 '병력 그리고 임상적 표현' 제목 아래 구분한다.

이 두 가지 부분의 생각을 사용해야 하는 3가지 중요한 이유가 있다:

1. 도수교정 치료를 진단이 정확하지 않더라도 사용할 수 있게 함이다. 단 증상이 신경근골격계 장애에서 비롯된 것이고 심각한 병리적 문제가 아닐 때만 가능하다.
2. 도수교정과 분석적인 평가의 사용이 진단들의 분별을 돕기 위함이다.
3. 의사들 그리고 물리치료사들로 하여금 생각과 도수교정이 어떻게 작용하는지를 논의하게 하고 추론 또는 가정이 독단적인 확신으로 해석되지 않게 하기 위함이다. 중요한 것은 항상 제한되지 않는 방법에 관한 논의가 있어야 한다. 이러한 일은 앞으로 더 좋은 조사 그리고 연구를 가지고 올 것이다. 이 두 부분의 관계, 임상적인 부분 그리고 이론적인 부분은 필요한 지식 발전에 꼭 필요하다. 임상가들은 추론하고 가정한다, 그런 반면 이론적인 실행자들은 자주 임상적인 상황에서 멀어져서 그들을 도와 주려고 한다. 또 해로운 것은 임상가들이 그들의 가정을 독단적으로 믿는데 있다.

이론적인 부분에서는 잘못이 있을 수 있는 상당한 공간이 있지만 임상적인 부분에서는 검사자의 실력 부족으로 인한 잘못 외에는 있을 수 없다. 간혹, 검사 결과가 환자의 진정한 건강 상태를 잘못 나타낼 수 있다. 이론 설명이 맞으려면, 임상적인 상황에 맞아야 한다. 만약 이것이 맞지 않는다면, 이론 설명이 분명 틀린 것이다. 왜냐하면, 임상적 표현은 틀릴 수 없기 때문이다.

연결된 두 개의 부분을 나누어서 생각하는 방식은 상징적으로 반투과성의 돌담벽이 있는 것처럼 나타낼 수 있다. 이것은 많은 구멍이 있어 생각들이 자유롭게 다른 위치로 이동할 수 있다(표 1.3).

이론 (Theory)

표 1.3은 이론적 지식과 임상적 지식의 관계를 나타냈다. 다음 **개념**의 특징은 '이론적 지식 그리고 임상적 지식' 에 있다. 아직도 우리는 많은 것을 모르고 이론은 균형 있게 보아져야 한다. 두 가지 예로, 첫 번째는 여자의 6주된 증상과는 관계없는 방사선 사진 결과에 너무 많이 집중한다는 것 그리고 두 번째는 **이론적 내포**가 **임상적 상황**과 안 맞는다는 점이다.

> 상징적인 반투과성 돌담벽은 물리치료사들에게 생각의 방식을 안내하는 모델이다.
> 이러한 방법으로 물리치료사들은 그들의 생각, 숙고, 느낌, 가설 그리고 지식을 두개의 나뉘어진 그러나 독립적인 분야를 가진다. 동시에, 정보는 한곳에서 다른 곳으로 가는데에 있어서 자유로워야 한다.
> 한 분야는 치료를 위한 예방책과 금기증을 포함하고 있는 모든 이론적이고 추론적인 정보를 포함해야 한다.
> 다른 분야는 평가하고 진단하는 모든 임상적 증거(병력, 증상과 징후)를 포함해야 한다.
> 이러한 방식에서 생각의 장점은 이론적 지식이 임상적 사고를 제한하지 않는다는 것이다.

예 A－어깨 (Example A－shoulder)

74세 건강한 여성, 어깨 약화와 불편함으로 인해 6주 동안 머리를 빗을 수 없고, 또 등 뒷 부분에 손이 닿지를 않아 브래지어를 착용할 수가 없었다. 수술 또는 참고 사는 길 밖에는 선택이 없다는 소리를 들었다. 그녀는 수술을 거부했고 그냥 참고 살기를 선택했다. 왜냐하면 그녀의 여동생도 똑같은 증상이 있었으나, 물리치료사로부터 치료를 받고 좋아졌기 때문이다. 그녀도 똑같은 치료를 받기로 하였다. 진단은 '뚜렷한 골관절염' 이었다. 그녀는 전반적인 관절의 변화가 분명히 임상적으로도 그리고 방사선 사진상으로도 있었다. 신체적으로 35% 범위의 감소가 있었고 통증이 신장과 같이 있었으며, 상당한 통증이 없는 염발음이 능동 운동 때 있었다. 수동적으로 견관절이 눌린 상태로 움직였을 때 염발음이 증가했고 통증은 아니고 불편함을 유발할 수 있었다. 6주전 증상이 시작되기 전, 그녀는 어깨에 관절염이 있다는 것을 알았지만, 정말 장애가 있다고 생각하지는 않았다. 수술이란 선택은 방사선 사진 결과만을 가지고 학문적으로 해석된 것이다. 6주라는 시간동안 방사선 사진 결과가 변한다는 것은 비현실적이라고 생각되고 그녀의 증상은 아무리 근래의 것이라고 해도 오래된 것 일 것이다. 임상적 검사로는 그녀의 증상은 전반적인 범위(through range)서의 문제가 아닌 끝 범위(end of range)였다. 그녀의 어깨는 도수교정에 만족스러운 반응을 보였고 증상이 악화하기 전 단계로 되돌아 갈 수 있었다.

예B－경추 (Example B－cervical spine)

그림 1.5에서 73세 여자로 3주 전 넘어짐으로 인해 증상이 있는 경추의 방사선 사진이다. 2일 전에는 전혀 목에 문제가 없었던 사람이다. 그리고 수동 운동 치료에 좋은 반응을 보이고 있었다. 이 뜻은 통증은 없지만, 방사선 사진 상으로는 전반적인 변화가 있을 수 있다. 반대로 생각한다면, 심한 통증이 있지만 방사선 사진 상으로는 전반적인 변화가 없을 수도 있다.

> 통증은 없지만 전반적인 방사선 사진상의 변화가 있을 수 있고, 그 반대 또한 사실이다.

경추의 방사선 사진 결과는 다음과 같았다:

> 경추는 볼록한 면이 오른쪽으로 구부려졌다. 이것은 C4- 5의 앞쪽으로 각이 많이 있게 하고 약간의 앞쪽 불안 탈구가 C4가 C5 위에 있다. 또 굴곡과 함께, 탈구가 C3이 C4 위에도 있다. C2 아래로는 척추 사이에 추간판 공간이 모두 좁혀졌고 특히 C5-C6 그리고 C6-C7 사이에 심하다. 왼쪽 추간공의 C2-C3, C3-C4 그리고 C4-C5, C5-C6 사이들도 침입이 됐다. C2의 윗 척추관절돌기에 불균형이 좀 나타나는데 경추의 회전과 곡선에 책임이 있다. 소견: 심한 퇴행성 변화가 경추에 있다. 외상이 전에 있었나?

적절한 용어(Appropriate wording)

잘못된 말 또는 글은 즉 생각을 잘못한다는 것이다.

도수 물리치료사에게 이론적인 지식과 관련된 계획을 환자에게서 나타나는 증상과 징후를 연관시키는 일은 신중한 단어 그리고 구절 선택이 말을 할 때와 글을 쓸 때와 같이 또 다른 힘든 요구다. 문체에서처럼 표현된 글이 잘못되었을 때는 그 글을 뒷받침한 생각도 잘못되었기 때문이다.

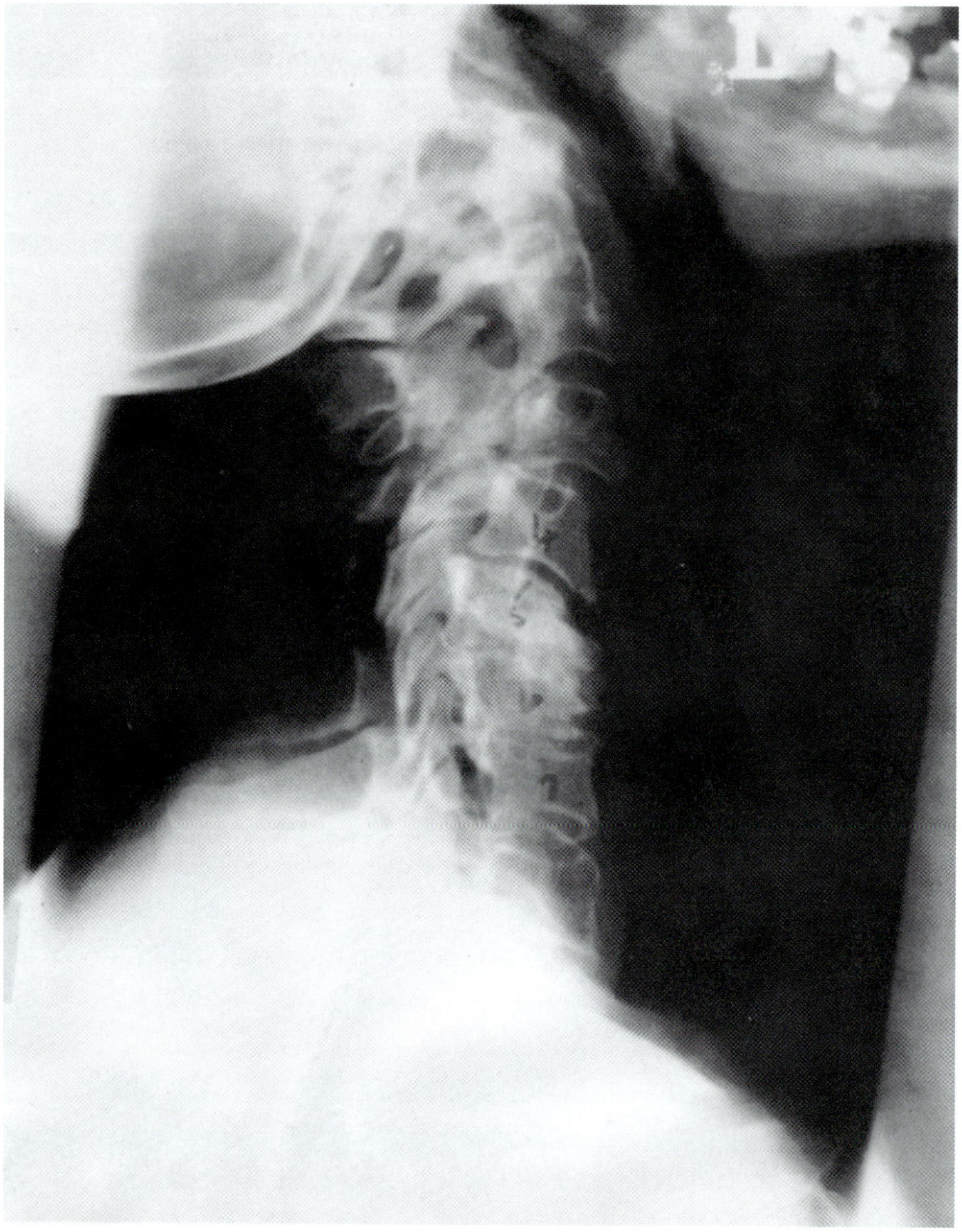

그림 1.5
예 B 경추의 방사선 사진

적절한 단어를 선택하는 것은 중요하고, 이것은 물리치료사의 생각하는 과정에 영향을 미칠 것이다.

쉬운 예로 물리치료사가 X씨라는 사람의 경우를 세미나에서 거론한다고 생각해 보자. 환자에게 **통증 부위**를 말하라고 했을 때, 환자는 천장관절에 손을 갖다 댔다. 치료사는 세미나 토의를 위해 X씨의 아픈 부위를 천장관절 통증이라고 말했다. 그러나, 이론적 / 추론적 부분과 임상적 표현으로 구분한 개념에 맞춘다면, 치료사는 자기 몸을 가리키면서 '이 부분에 있는 통증'이라고 이야기 했어야 한다. 천장관절 통증이라는 단어를 쓰는 것은 치료사가 통증이 천장관절의 장애로 왔다고 생각했었다는 것을 나타낸다. 명백한 것은 치료사가 이렇게 꼭 생각하고 있다는 것은 아니지만, 이렇게 생각하는 확률이 높을 것이다. 만약에, 치료사가 자기 몸을 지칭하면서 '이 부분에 있는 통증'이라고 얘기했으면 통증이 천장관절로부터 온다는 생각은 불가능했을 것이다. 이 점이 바로 개념에 중요한 핵심이다.

많은 사람들이 이런 것은 별로 중요하지 않다고 생각한다. 하지만 그 반대다. 신중하고 올바른 생각으로 선택한 단어는 생각의 정리 또한 올바를 것이다. 그리고 이것은 결국 전반적으로 가장 좋은 검사, 해설 그리고 치료를 가능하게 한다.

두 번째 예는 학생이 환자 검사 중 선생님이 질문을 할 때다. 학생이 환자가 왼쪽 엉덩이 부위에 그리고 대퇴의 후외측 부분에 통증이 왼쪽 옆 굴곡 그리고 신전이 유발되고 서 있었을 때는 왼쪽 엉덩이 부위의 통증이 30° 정도로 몸통이 굴곡된 상태에서 왼쪽 회전 시 다시 나타나는 것을 알게 되었다. 하지 직거상 검사(straight leg raising). 그리고 슬럼프 검사(slump test)들은 모두 정상이였고, 신경학적 변화는 없었다. 부드러운 PA 압력은 L4와 L5의 깊은 허리 중앙 통증을 유발시켰다.

선생님이 학생에게 자주 질문하는 내용들 중 하나는, '환자가 왜 아픈지 아는가?' 이다. (질문 1) 수업이 진단과 병리학에 초점이 맞춰졌다면, 아래와 같이 대답할 것이다 :

A1. L4/5 추간판의 좌측 후방 탈출로 인해 다섯 번째 요측 신경근이 자극되었다.

이것은 굉장히 제한된 접근 방법을 보여준다. 다음 질문은: '어떻게 치료하면 더 좋은 효과를 얻을 수 있을까?'

A2. 추간판을 중심화시키고 탈출된 것을 감소시킬 수 있는 운동을 할 것입니다.

A1. 그는 방사통이 아닌 왼쪽 엉덩이에 통증이 있고, 대퇴의 후외측 통증은 반대편 앞 굴곡과 관련이 있습니다.

그리고 두 번째의 질문의 답은:

A2. 통증 없는 수동 운동 기술을 통해 그의 굴곡, 좌측 측방굴곡 그리고 회전을 향상시키도록 하며 동시에, 방사통의 심각성을 줄이도록 희망한다. 계속되는 평가를 통해 답을 구해가며 장애의 시기와 현재 불변성에 관한 저의 생각이 맞다면, 저는 통증을 유발하는 쪽으로 수동 운동 기술을 끝낼 것입니다.

청취(Listening)

참 이상한 것은 의사나 치료사 뿐만 아니라, 사람을 다루는 모든 사람들이 환자의 말을 자주, 자세히 그리고 깊이 있게 청취하지 않는다는 것이다.

> 청취는 그 자체가 기술이다. 듣기하고는 다르다. 듣기는 수동적인 반면 청취는 능동적이다. 듣기는 무의식적이지만 청취는 집중을 요한다. 듣기는 자연스럽지만 청취는 훈련이 필요하다.
>
> (*The Age*, 21 8월 1982)

우리가 청취만 제대로 해도 환자의 문제에 대해 많은 것을 배울 수 있다. 특히 환자의 몸이 말해주는 것이 환자의 얘기를 듣는 것으로만 가능하다고 믿는다면 말이다. 우리의 생각은 자유로워야 환자의 지나치는 미묘한 얘기를 청취할 수 있다. 우리는 반드시 잘 듣는 청취인 이어야 한다. 그리고 환자가 얘기하는 미묘한 설명을 믿어야 한다. 또 우리 생각에 영향을 미치는 이런 설명이 있을 때는 다른 질문을 함으로써 확인할 필요가 있다.

학술적으로 아는 것으로 임상적인 판단을 누르고 학술적인 판단으로만 환자를 치료하려는 것은 정당하지 못하다. 당연히 청취는 말로 하는 것과 말로써 표현되지 않는 의사소통, 핵심 단어를 집어내고 친밀한 관계를 형성하는 것 등을 포함한다. 이 책 3장에서 이것에 관해

The Age. (1982). 21 August.

더 자세히 다루고 있다.

평가 그리고 이해에 도움이 되는 것은 환자의 몸이 장애에 관해 얘기해 준다는 것을 검사가 아닌 질문을 통해서 만이 알 수 있다는 것을 믿는 것이다. 예를 들면 :

1. 장애 때문에 아픈 것입니까? 아니면 치료 때문입니까?
2. 아니오, 당신의 허리 문제가 두통과 연관이 있냐고 물어보는 것은 바보 같은 질문이 아닙니다. 어떤 것들이 이런 느낌을 줍니까?
3. 우리 모두 당신의 운동이 나아졌다고 동의 하지만 당신의 증상이 더 나아진 것이 없다고 느낀다고요. 왜 더 좋다고 느끼지 않는지 얘기할 수 있습니까? 아니면 어떤 면으로 안 좋습니까?

질문을 통해 얻어진 정보는 가치 없는 정보를 보여줄 수 있다. 우리는 꼭 청취해야 하고, 찾아야 하고, 믿어야 한다.

검사 (Examination)

많은 임상 가들이 아는 것 보다 이 **개념**은 검사에 있어서 더 많은 깊이와 상세함을 요구한다. 예를 들면, 다음 목록은 검사의 중요한 면이다. 이 중 1번과 2번은 대부분 이들의 가치만큼 쓰이지 못하고 있다.

1. 정확한 환자의 **부위와 종류**
2. **기능적인 운동**: 환자가 증상을 재생시킬 수 있는 동작
3. 관절 그리고 신경 세포 운동의 조직 표준 검사
4. 짝운동(coupling movement), 순서 그리고 위치
5. 개별된 검사 방법으로 통증이 있는 운동에 연관된 세포 조직 그리고 운동의 구성을 알아내는 것
6. 종속 운동 그리고 촉진으로 찾아낸 것이 증상에 미치는 영향

검사 도중 그리고 나중에 도수 물리치료사는 모은 자료를 뜻있게 만들어야 한다. 이 자료는 치료를 위해 적절하게 쓰인다. Grieve (1988), 그 사람의 저서에서는 촉진 검사에 관해 적절한 강조를 한다.

어떤 때는 신체적인 그리고 기능적 운동 결과는 음성으로 나오고 촉진으로 찾는 징후가 전부 다가 될 수 있다.

운동 도표 (movement diagram)- 운동 도표는 이 책 부록에 포함되어 있다. 이렇게 한 것은 정확한 이유가 있다. 도수 물리치료사들은 운동 도표에 있는 운동들은 의무적으로 해야 하는 것은 아니다. 그러나, 이것이 기초적이긴 하나, 유능한 도수 교정자들은 운동 도표의 과정을 밟는다. 이 책에서 말하고자 하는 개념을 운동 도표를 통해서 알 수 있게 된다. 여기서 배움의 과정은 학생을 가르치는 것 그리고 본인 자신을 연습과 경험으로 가르치는 것 두 가지이다. 표면적으로 생각하기에 운동 도표는 쓸데없는 것이라고 생각할 수도 있지만, 이것은 잘못된 이해이다. 운동 도표의 값어치는 귀중하며 이것의 진정한 값어치는 사용자가 완전히 사용법에 능통해야 하고, 관여해야 하고, 환자의 증상과 징후에 맞게 등급 그리고 치료의 리듬을 선택해서 도표를 만들 때 가능하다.

의무적인 법으로 모든 운동의 검사는 **범위**와 **증상적 반응**의 관련이 있어야 한다:

- 증상적 반응없이 범위를 생각하면 안 된다.
- 운동 범위없이 증상을 생각하면 안 된다.

범위를 생각하지 않고 통증을 생각하면 안 된다.
통증을 생각하지 않고 범위를 생각하면 안 된다.

자세한 검사는 미세한 증상의 변화 그리고 각 방향의 운동 저항을 보여주는데 있다. 예를 들면, 통증이나 불편한 것이 전반적인 아니면 끝 범위에서 느끼는가? 허락되는 범위 안에 운동으로 인한 통증의 성격이 운동 저항

GRIEVE, G. P. (1988a). *Common Vertebral Joint Problems*, 2nd edn, p. 473. Edinburgh: Churchill Livingstone.

의 성격이 일치하는가?

저항의 성격과 짝 맞추듯이 맞는가? 등. 비정상적인 운동 성격의 조그만 차이의 중요성을 인정한다는 것은 치료 개념 적용에 절대적으로 필요한 것이고, 이것은 운동 도표의 값어치를 나타낸다. 또 다른 검사의 특징, 아니 어쩌면 가장 중요한 특징은 얼마 만큼의 검사에서 찾아낸 변화가 치료기술에 영향을 미치는지 이다: '치료를 당신이 부드럽게 할 수 있을 만큼 한다. 하지만 장애가 요구하는 만큼 강하게 한다' (Evjenth, O.,의 발표되지 않은 관찰이다). 그러나, 많은 도수 물리치료사들이 여전히 '부드러운' 것이 효과가 있는데도(p. 201 'fly' 참조) 이것을 인정하지 않고, 얼마 만큼 부드럽게 시행해야 하는지 때때로 환자가 불편하더라도 얼마 만큼 강하게 시행해야 하는지를 알지 못한다. 이러한 것들을 가르치는 것이 매우 중요하다.

하지만 또 하나 중요한 특징은 수동과 능동 운동들을 검사하고 이 운동들이 어떻게 환자의 증상을 유발하는 활동과 관련이 있는지를 아는 것이다. 예를 들면, 어떤 환자의 흉부증상이 골프 하는 중 14번 홀에 왔을 때만 있다고 한다. 앞으로 남은 4개의 홀에서의 그의 골프 에버리지는 감소될 것이다. 그가 통증이 있는 것은 이때뿐이고, 그 다음 날에는 없어지기 때문에 그의 신체검사 그리고 치료의 효과 결과는 골프 공을 치는 동작 그리고 14번 홀에 도달했을 때의 증상 반응에 좌우되어야 한다. 신체검사에서 짚어 내고자 하는 것은 어떤 운동 그리고 연합된 운동들이 통증을 유발하는지 그리고 장애하고 비교되는지를 알아보는 것이다.

검사 구분은 특수 검사(special test)로 환자의 증상을 유발하는 적어도 2개 관절의 운동과 신경조직의 운동으로 수동 운동검사 때에 쓰인다. 방법은 검사하는 운동의 범위가 증상을 유발하는 곳까지 간 상태에서 좀더 운동이 늘어나게 되면 두 개 중 하나의 부분의 연관성을 말해주는 동시에 다른 부분에서 줄어든다. 검사는 반대로도 시행한다. 증상적 반응은 (예. 증가, 감소)어떤 요소가 잘못 되었는지 확인해 준다(좀 더 상세한 예는 p.187 참조).

병력, 증상 그리고 징후를 치료에 연관하는 것 (Relating treatment to the history, symptoms and signs)

이론적, 추론적 정보는 병력, 임상적으로 나타나는 현상과 함께 물리치료사에게 장애의 원인이 되는 병리적 변화 상태를 말해준다. 이것은 치료 중 환자의 증상과 징후가 변하는 것에 대한 평가의 해석에 영향을 준다. 이 두 부분은 연결하면서도 분리한다. 그러면서 동시에, 치료 효과에 관한 평가를 환자 증상과 징후의 변화로 하는 것은 이 치료 개념에 주된 특징이다. 기술로써 영향을 받은 평가의 변화는 환자 장애의 각 다른 신체 요소들로 만들어졌다. '관절- 운동/ 통증- 반응' 요소, 근육 경직 요소, 그리고 제한된 신경 운동 요소 등 다 각기 고려해야 한다(4장 참조).

> 병리학에 대한 지식은 자세한 평가를 통한 증상과 징후에 있어서 변화의 해석을 도와준다. 게다가 반투과성 돌담벽으로 나뉜 두 부분은 물리치료사의 생각 안에 함께 존재한다.

환자의 통증은 생각하기에 수를 헤아릴 수 없이 다른 여러 방향으로 나타날 수 있다. 그리고 통증 또한 수를 헤아릴 수없이 다른 여러 방향으로 행동할 수 있다. 어떤 특정한 방향으로 관절을 운동시켰을 때 유발하는 통증에 관해 이해하는 것은 통증 반응의 한 부분만을 이해하는 것이다. 또 다른 부분을 알아야 하는 것은 다른 반응들이 무엇을 말해주는가 하는 것이다. 개념에서 중요한 것은 증상과 징후의 변화에 따라 어떻게 거기에 치료를 맞게 해주느냐에 있다. 환자의 통증 - 부위, 행동, 자세에 대해 변화, 운동 검사와 치료 때에 반응을 이해하고 아는 것은 긍정적인 정보로 치료하는데 중요한 기초가 된다. 통증이란 단어를 쓰는 것도 이곳의 중요성에 제한을 준다. 왜냐하면 많은 환자들이 그들이 소위 말하는 통증이 없기 때문이다. 그러기 때문에 어떤 특정한 부위에서 불편하다는 말, 무거움의 느낌, 아니면 다른 느낌들도 똑같이 중요하다. 어쩌면 불편하다

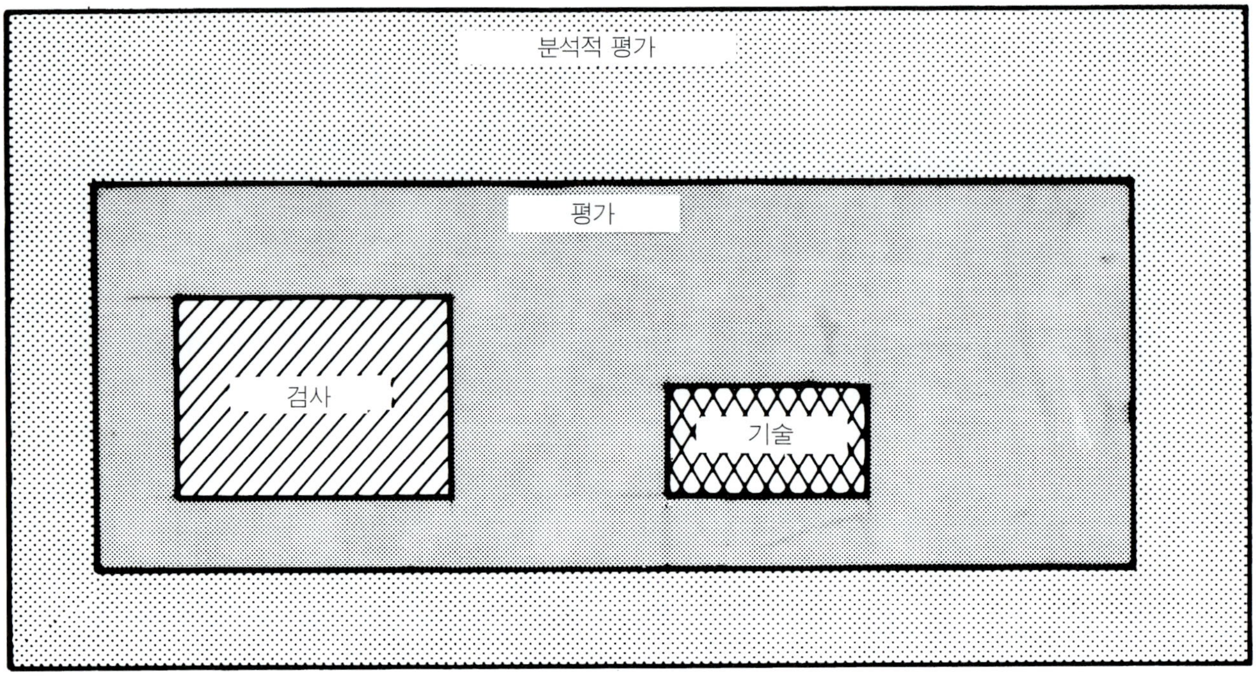

그림 1.6 분석적 평가, 평가, 치료기술 그리고 환자의 검사에 있어서 상호 중요성

는 말이 증상에 중요한 역할을 하는지에 관해 강조하기 위해 이 책에 쓰여졌다.

치료에 관해 기록하는 것은 치료의 절대적인 부분이다. 지난 번 치료의 효과, 치료 도중 통증의 반응, 그리고 바로 효과에 대해 꼭 기록에 언급되어야 한다(p. 88, 126, 267 참조).

평가 그리고 분석적인 평가 (Assessment and analytical assessment)

평가는 항상 이 책에서의 핵심이다. 1962년 이 책이 처음 나왔을 때도 그랬듯이, 평가는 항상 연속의 핵심이다.

평가는 도수 물리치료사들로부터 이런 생각을 요구한다:

1. 몸이 재빨라야 하고, 정보를 받아드리기 위해 생각은 열려 있어야 한다.
2. 적응성 그리고 창조적인 생각이 정보를 분석하는데 쓴다.
3. 훈련되고, 조직적이고, 논리적인 방법으로 정보를 사용한다.

평가와 분석적인 평가가 왜 필요한가요? 둘이 똑같은 것이 아닙니까? 아니오, 둘 다 평가이긴 하지만, 둘은 다릅니다. 분석은 기술을 향상시키는데 있는데, 분석적인 평가는 보다 더 넓게 조사하고 평가하는 것이다(그림 1.6). 그리고 '특징 일치시키기' 라는 제목 하에 위치할 수 있다. 특징들이 제대로 일치하지 않았을 때는 더 자세한 사항까지 조사하고, 재평가 해야 된다. 일반적인 용어로, 환자가 장애에 대해 무엇을 얘기하는지 그리고 보여주는지를 이해하는 것을 의미한다. 이것이 적용되는 것은:

DeBono, E. (1980). *Lateral Thinking*. Harmondsworth: Pelican Books

> 특징 일치시키기(Making features fit)는 평가의 중요한 양상이다. 특징이 일치하지 않는다면, 더 많은 평가가 이루어져야 한다.

1. 병력: 장애가 환자한테 미치는 영향과 도수물리치료적 검사에서 찾아낸 것들이 연관될 때 장애의 시작(onset)을 순서대로 제대로 맞추거나, 훌륭하게 또는 이치에 맞게 만든다.
2. 검사: 환자의 장애를 포함한 찾아낸 모든 것들이 조화롭게 되어야 한다.
3. 치료 도중 변화가 있을 때: 생각했던 치료가 왜 달성되지 못했는지 알아봐야 하고 다른 운동과 연관되어 좋아져야 할 증상이 왜 좋아지지 않았는지도 알아봐야 한다.
4. 다른 치료를 사용할 경우: 이런 이유 때문에 환자가 다른 치료, 예를 들면, 관절내 주사가 환자에게 더 도움을 줄 것이다 라고 결정하는 것.
5. 치료의 결과: 타협된 결과를 이해하는 것, 유지목적의 치료가 필요한지 결정하는 것, 증상과 징후가 조화로운지를 결정하는 것 그리고 이 모두가 환자가 전반적으로 얘기하는 불만에 맞는지를 결정하는 것.

분석적인 평가는 생각을 논리적으로 하는데 있다. 이것은 수평 사고 그리고 수직 사고, 귀납적인 논리 그리고 연역적인 논리가 포함된다. 이 부분에서 도수물리치료 전문가가 빛을 바랜다. Hunkin이(발표되지 않은 관찰) 말하듯이 성취는 수평사고와 논리적인 사고의 넓이에 따라 제한된다.

두 가지 신체가 가지고 있는 선천적 가능성 (Two inherent capabilities of the body)

신체의 적응 능력(The body' s capacity to adapt)

놀라운 것은 선천적 기형, 외상 그리고 평생 동안의 힘든 일이 강요됐을 때에 신체의 적응 능력이다. 이것에 대한 이해는 검사에서 찾아낸 것들을 평가할 때 도움이 된다. 다시 말해서, 환자가 사고나 장애가 전에 있었다면, 손상에 대한 신체의 보상작용은 완전할 것이고 현재의 장애에 영향을 적게 아니면 안 미칠 것이다.

정보를 아는 신체의 능력 (The body' s capacity to inform)

두 번째는 환자의 신체가 장애에 대해 얘기하는데 이것은 신체검사로도 발견되지 않을 때가 있다. 이러한 정보는 포착하기 어렵지만 대단히 값진 것이다. 도수 물리치료사가 이것을 찾아낼 수 있는 유일한 방법은 환자의 얘기를 듣는 것이다. 그리고 환자로 하여금 별로 중요한 것이 아니라고 생각되더라도 이야기를 하게끔 하는 것이 필요하다.

환자들 중 본인 몸에 신경을 쓰는 사람들로부터 이런

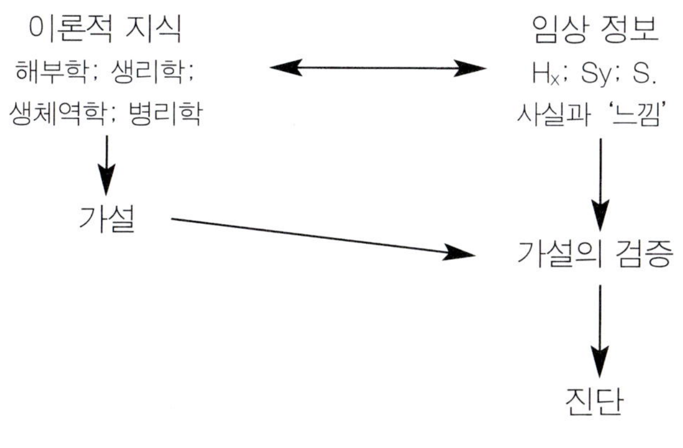

그림 1.7 연관된 가설에서 이론적이고 임상지식에 대한 관련과 상황을 묘사한 순서도

포착하기 어려우며 미묘한 것을 더 잘 알 수 있다. 이렇게 사소한 것이라도 기록하고 주목하는 것도 교육 과정이다. 예를 들면, 전 치료가 어떻게 영향을 주었습니까? 환자는 '잘 모르겠어요. 설명할 수가 없어요. 그냥 좀 다릅니다' 라고 말할 수 있다. 이런 얘기는 빠른 보충 질문이 필요로 한다(p. 39 참조). 다른 점이 좋은 것입니까? 아니면 좋지 않은 것입니까?

그러므로 장애가 무엇인지 그리고 환자한테 무엇을 해야 하는지 알 수 있다(그림 1.7).

요약: '개념' (Summary: the 'concept')

이 치료의 개념을 만드는 중요한 부분은 다음에서 말하는 10가지 사항이다. 이것들 중에 많은 것들이 다른 이들이 치료 도중이나 도수교정을 가르칠 때 사용하는 방법들을 포함하고 있다. 하지만, 이 개념의 중요한 바탕이 되는 생각은 획이 **굵은 활자**로 표기했다.

1. *진단:* 깨달아야 할 많은 것들이 의학에서 아직 밝혀지지 않았으나, 그리고 정확한 진단이 언제나 가능한 것이 아니나, **정확하고, 효과적이고 유익한 관절가동술**이 두 사항(돌담벽)방법으로 적용됐을 때 막아서는 안 된다.
2. '**반투과성의 돌담벽**' 으로 시각화함으로써 이론적 영역과 임상적 영역의 상관관계를 올바르게 유지한다.
3. *이론:* **이론적인 지식으로부터**(잘못된 것도 있을 텐데) 그리고 이론적인 지식이 없으므로 인하여 임상적으로 보는 것과 찾는 것에 장애를 주지 말아야 한다.
4. *평가 그리고 분석적인 평가:* **확인, 모든 단계**를 임상 상황에서 증명하는 것. **흠집이 없는 분석적인 평가**는 도수물리치료의 개념에 가장 중요한 요점이 된다.
5. *검사:* 이 개념을 쓰는데 있어 도수물리치료적 검사의 많은 특징이 있다:
   a. 환자의 **기능적인** 운동을 이용한다. 이 운동들은 환자의 장애와 질병을 말해준다.
   b. **적절한 증상 반응**을 나타내는 운동의 복합들도 중요시한다.
   c. **분별할 수 있는 검사**들의 이론을 이해하고 어떻게 하는 방법도 안다.
   d. 하나의 장애가 환자에게 **다른 여러 종류에 통증**을 줄 수 있다고 인정한다. **범위를 넘어선 통증, 끝 범위에서의 통증, 늦게 나타난 통증, 통증 억제** 등 여러 종류의 통증이 **암시**하는 것을 인정해야 한다: 장애의 자극성 그리고 어떻게 치료해 나가는 것에 적용되는지에 대한 이해가 있어야 한다.
   e. 운동 검사를 사용해서 **압박**이 관절 면에 주어졌을 때와 그렇지 않을 때를 똑 같은 운동 검사 때 비교하는 것도 중요하다.
   f. 연부 조직 그리고 종속 운동의 깊이 있고 자세한 **촉진** 검사가 있어야 한다.
   g. **운동 도표**(movement diagram)를 이용해서 신체검사에서 찾아낸 것을 분석한다.
6. *적절한 용어 사용:* 많은 이론들이 안 밝혀졌기 때문에, 전문가들이 물어보는 질문에 대해서는 **항상 융통성이 있어야 하고 절대로 독단적이면 안 되고** 상징적인 '반투과성 돌담벽' 용어는 설명을 한 후 사용해야 한다.
7. *청취:* 환자의 모든 말을 **주의 깊게 마음을 열고 편견 없이 청취**한다. 환자를 **믿지만** 질문해야 한다. 이것은 매우 중요한 기술로써 높은 자기-비판 수준을 필요로 한다.
8. *기술:*
   a. 치료기술에 마음이 열려있는 것이 중요하다. 그러므로 **자유롭게 쇄신하고 이론에 매달리지 않아야 한다**; 그러나, **기능적 방해** 그리고 **나타나는 징후**에 기술을 연관시켜야 한다.
   b. 기술을 운동의 등급, 리듬, 기술 도중 나타난 증상적 반응으로 **기록한다**. 기록은 정확한 의사소통을 위해 기술의 유형을 정량화하는데 도움을 준다.
   c. 통증을 **치료**하는데 있어 진동 기술은 **완전 통**

증이 없고 신장하는 것이 **전혀 포함하지 않은 것에** 분명한 이해가 있어야 한다. 이런 치료는 다른 개념에서 사용되고 있지 않다.

d. 비슷한 적용의 이해가 관절면의 **압박**도 진동 운동 기술과 같이 있어야 한다. 이 또한 이 개념에 특별한 것이다.

e. 이와 비슷한 이해가 어떻게 강직(stiffness) 치료에 기술이 적용하는지 그리고 이 기술을 근 경련으로 인한 제한된 운동이 있을 때는 어떻게 변경되어야 하는지에 관해 있어야 한다.

f. '등급' '리듬'의 기술을 임상적으로 찾아낸 것 그 리고 동반하는 병리와 연관해야 한다.

g. 환자가 주관적으로 얘기하는 것과 도수물리치료적 검사에서의 기록된 중요한 정보는 강조해 표기한다.

9. *치료와 역사, 증상 그리고 징후의 연관성*: 표제에서 치료 개념의 바탕을 얘기하지만, 치료는 또 환자의 진단에 영향을 받는다(p.6 참조). 치료 **도중 그리고 끝난 후의 효과**에 대한 세세한 기록이 있어야 한다. 이 점은 치료에 관해 중요한 점이다.

10. *선천적인 신체의 능력*:

a. 환자의 몸은 증상을 유발하지 않고 장애에 **적응하고 수용할 수 있는 어마 어마한 능력**이 있다는 것을 **믿는 것**이다.

b. **환자의 몸이 환자의 상태 말해준다는 것을 믿는 것이다.**– 그러므로, 환자나 물리치료사에게 포착하기 어려운 미묘한 정보도 장애를 평가, 치료 그리고 예후 하는데 중요한 정보이다.

이 개념에서는 열린 생각, 빠른 두뇌 회전 그리고 정신 훈련이 원인 그리고 결과를 찾아내려는 논리적이고 체계적인 생각이 요구되고 있다.

2 의사의 진단 그리고 척추 교정 처방의 역할 (The doctor's role in diagnosis and prescribing vertebral manipulation)

최병옥 역

척추 도수교정 또는 관절가동술을 물리치료사로부터 받을 환자는 의사의 진단을 받아야 한다. 여기서 의사도 치료사와 같이 진단하고 가장 좋은 치료를 결정하는데 책임이 있다. 그러므로, 이 첫 장에서의 목적은 의사가 어떤 종류의 환자를 도수교정 그리고 관절가동술 또는 척추 견인치료를 위해 물리치료사에게 보내야 하는지에 관한 것이다. 중요하게 강조할 부분은 이러한 치료를 하는데 있어 금기증이다. 불행한 것은 의사를 위해 주는 지침서들이 분석을 통해 증명되지 않은 사실이라는 것이다. 지금까지 적은 횟수의 치료에 관한 자세한 연구나 대조 실험이 있을 뿐이다. 이런 작업이 이루어지고 있고 앞으로도 더 많이 나오겠지만, 치료의 포괄적인 개요로 쓰이기에는 몇 년의 기간이 지나야 한다. 현재 많은 의사나 치료사들의 경험과 생각에 중요한 영향을 주고 있다.

물리치료사들은 꼭 치료 전 환자를 평가 그리고 검사해야 하고 치료 도중에도 반복해서 실시해야 한다. 이런 능력이 없을 경우 어떤 물리치료사든 Maitland가 설명하는 형식의 치료를 해서는 안 된다. 이 종류의 검사는 자세하고 전문적이지만 근골격계에 국한된다. 결과적으로, 두 번째 장의 목적은 의사들이 평가에서 넓게 생각해야하는 문제들을 물리치료사들에게 제공하는데 있다.

성공적인 치료는 의사와 물리치료사의 공조에 많이 좌우된다. 의사는 반드시 물리치료사에게 임상적으로 찾아낸 것을 설명해야 하고 치료 도중 발생 할 변화에 대해서도 논의할 준비가 되어 있어야 한다. 치료사는 치료의 자세한 지시가 필요한 것이 아니고, 폭넓게 보는 것이 반드시 필요하다.

척추를 포함하지 않은 기관의 장애(Organic disorders not involving he vertebrae)

의사의 임상적 병력과 검사는 척추 통증을 유발하는 넓고 다양한 장애를 제외하는데 필요하다(표 2.1). 척추 관련된 부위를 별 불편함 없이 자유롭게 움직이는 환자에게 특별한 관심을 갖어야 한다.

대부분의 교과서에 나오는 좀 더 심각한 병들은 진단의 어려움을 준다. 쓸개 장애, 열공 헤르니아(hiatus hernia) 또는 가슴 통증은 경추의 통증을 유발하고, 비교적 작은 소화성 궤양(peptic ulceration)은 요추의 통증을 가지고 온다. 대동맥(occlusion of aorta)이나 회장동맥(iliac artries)의 폐쇄는 걷을 때 요추에 통증을 준다. 등쪽의 통증이 있는 환자는 가슴 방사선 사진 없이 치료를 받아서는 안된다.

척추에서 관련된 통증이 아닌 경우 도수교정은 필요하지 않다.

표 2.1 척추 통증을 자극하는 장애들

경추 통증	요추 통증
악성림프종	소화성 궤양
판코스트 종양	신장장애
추골동맥증후군	췌장암
지주막하 출혈	대동맥이나 회장동맥의 폐색
관상동맥 질병	결장 또는 직장암
다발성 근육통류마티스	기타 골반암
흉추 통증	자궁내막 증식증
기관지암	임신
기타 폐장애	파종성 경화증
관상동맥 질환	척수 종양
대동맥류	고관절 장애
심장비대	짧은 다리
열공 헤르니아(탈장)	
담낭질병	
대상포진	

임신(Pregnancy)

어떤 저자들은 임신 마지막 개월 단계에서 도수교정을 금기증이라고 말한다. 임신이 역학적이고 기술적인 문제를 가지고 오는 것은 사실이다. 그러나, 만약 통증이 확실히 척추에서 시작되었다면, 도수교정을 조심스럽게 적용한다면 절대적인 금기증은 아니다.

마미 또는 척수의 질환 (Disease of the spinal cord or cauda equina)

마미 또는 척수의 장애 또는 이 부위에 압박이 있는 것이 목격되면, 어떤 도수교정 또는 관절가동술은 절대로 금하게 되어 있다. 이것은 약한 양발의 착감각 같이 아주 작은 증상이라도 적용된다. 척추 협착증이란 말은 임상적인 증상으로 대부분 추간판이 돌출해 마미를 누르므로 일어난다. 결과로 양다리에 통증이 있고 통증이 점점 악화되며, 저림과 약함이 걷는 것과 동반한다. 그리고 쉽게 말초적 동맥의 장애로 생긴 간헐적인 파행이라고 잘못 판단될 때가 있다.

추골 동맥(The vertebral arteries)

동맥경화, 또는 장애 또는 척추 기형으로 인해 추골 동맥이 막힐 수 있다. 어떤 아주 드문 비극의 경우가 막힌 추골 동맥를 가지고 있는 환자를 도수교정 했을 때다. 특히 목 회전으로 인해서 이다. 어떤 관절가동술이나 도수교정을 목 부위에 할 때 추골 동맥 장애를 말해주는 증상 즉, 목 자세에 따라 오는 현기증 또는 시력 장애에 관해 물어보는 것이 중요하다. 아무리 부드러운 도수교정이라도 시작하기 전에 물리치료사가 환자의 목을 양쪽 방향으로 돌린 상태를 몇 초 동안 유지하는 자세를 취해서 증상이 나타나는 가를 알아봐야 한다. 척추 뇌저 동맥의 기능 장애의 검사는 274쪽에 설명되어 있다.

척추 장애(Vertebral disease)

척추가 유발하는 척추 통증의 분류에는 많이 알려져 있는 병리적 장애들이 있다(표 2.2). 실질적으로 대부분의 환자들은 분류하기 힘든 변화를 가지고 있으며 보통 정확한 해부학적 진단을 하는데 불가능하다. 많은 경우 퇴행성 변화가 깔려 있고 어떨 때는 긴장 그리고 작은 외상에도 악화될 수 있다. 일반적인 의료 평가와 척추 방사선 사진이 척추의 부위의 도수교정을 하기 전 꼭 필요하다.

척추전위증(Spondyloisthesis)

척추전위증은 그 부위에 힘있는 도수교정을 금하지만 많은 경우 위 척추 부위에서의 통증을 제거하려는 치료는 효과가 있다.

골다공증(Osteoporosis)

골다공증은 도수교정에 있어 확실한 금기증이다. 그리고 스테로이드 치료 같이 골다공증을 유발할 수 있는 상태도 이 제한은 적용된다. 나이는 도수교정의 금기증에 들어가지 않는다. 몇몇 가치있는 결과를 나이든 환자에게서 얻을 때가 있다.

표 2.1 척추통증에 있어서 척추의 원인

발육상의	**감염**
척추전위증	포도상 구균상의
측만증	결핵성의
과가동성	말타열균
다양한 비정상적 장애들	
퇴행성의	**염증성**
(신경)근압박 없는 추간판손상	관절병증
(신경)근압박 있는 추간판손상	강직성 척추염
척추의 압박 또는 마미의 압박	Reiter 병
돌기관절의 고관절증	Crohn's 병
과골화증	건성
불안정성	
	대사성
외상	골다공증
골절	골연화증
스트레스골절	
아탈구	***알려지지 않은***
인대손상	파제트병
종양	
속발성암	
골수종증	

강직성 척추염 그리고 류마티스 관절염 (Ankylosing spondylitis and rheumatoid arthritis)

강직성 척추염 그리고 류마티스 관절염은 일반적으로 척추의 인대에 영향을 줌으로써 경추 관절의 불안전 탈구 또는 드물게는 갑작스런 죽음의 원인이 되기도 한다. 어떤 염증성 관절병증이던 발견되면, 목 부위의 도수교정을 금해야 한다. 이것은 경추에 임상적으로 또는 방사선 사진 상으로 없더라도 마찬가지다.

신경근 통증(Root pain)

추간판 돌출이나 부분적 퇴행성 장애로 있는 신경근 통증인 경우, 근본적인 이유보다 더 많은 통증을 유발하고 척추의 운동을 제한한다. 그래서 가장 먼저 신경근 통증이 있느냐를 치료를 하기 전에 결정하는 것이 중요하다. 쉬운 경우 착감각를 동반한 전반적인 신경근 분포에 통증이 있을 때이고 어려운 경우는 부분적으로 있을 때이다. 얼마만큼 전이가 되는가 가 도움이 된다. 전위가 팔꿈치나 무릎을 넘어 있다면, 근의 연관이 있을 것이다. 그리고 또 통증이 착감각이나 다른 신경 자극의 형태를 보여 주웠을 경우에도 마찬가지이다. 신경근의 연관은 생각과는 달리 멀리 전위되는 통증을 부드러운 척추 운동에 볼 수 있다. 그리고 통증이 있는 쪽으로 목을 회전한 자세를 10-20초 고정할 때도 신경근의 증상이 재발하는 것을 볼 수 있다.

도수교정 (Manipulation)

모든 전문가들이 신경근 증상이 있는 환자를 도수교정 치료를 해야 한다고 생각하지 않는다. 어떤 이들은 신경적 징후가 없으면, 치료가 타당하다고 하고 다른 이들은 전위가 팔꿈치나 무릎을 넘지 않는 경우에만 치료를 권장하고 있다. 나는 어떠한 신경근에 연관이 있는 환자는 힘이 들어간 도수교정은 피한다. 그러나 이것은 좀 더 많은 연구가 나올 때까지 논의의 여지가 있는 문제이다. 그 때까지 신경근 압박으로 오는 증상을 갈은 환자인 경우 힘이 들어간 도수교정은 피하는 것이 현명할 것이다. 그러나, 자신 있게 신경근의 연관이 없는 척추의 이상(derangement)이라고 진단할 수 있는 경우 약한 도수교정은 허락한다. 전문적인 치료사들은 신경적인 징후가 있음에도 불구하고, 엄청난 증상의 감소를 팔 통증 또는 좌골신경통으로부터 가져오는 것을 인정해야할 것이다. 또한 신경근 증상이 오랜 기간 동안 있으므로 인해 목이 뻣뻣한 환자들 아니면, 만성 신경근 통증과는 연관 없는 기계적 이상(derangement)으로 인해 허리 뻣뻣한 환자들은 제외하는 것이 옳다.

견인(Traction)

견인은 경추나 요추에 심한 근통증으로 인해 침대에 누어 있는 환자 또는 간헐적인 견인은 외래 환자에게 적용한다. 견인은 침대에 누어 있는 것만으로 치료가 안 되는 좌골신경통에 사용된다. 견인은 요추의 고정을 효과적으로 하고 신연은 통증 감소에 도움이 된다.

간헐적인 견인(Intermittent traction)

외래 환자들의 간헐적인 견인은 경추와 요추에 적용되며 매일 하는 것이 좋다. 신경근 압박으로 팔에 통증이 있는 환자들을 경추 견인을 한 연구(British Medical Journal, 1966)에서는 일반적으로 목이 굴곡된 상태에서 견인했을 때 두드러진 통증의 해소가 있었다고 보여주었다. 종종 몇 시간 동안 통증이 제거되었다. 그러나, 치료는 상태 자체와 장기간의 결과에는 영향을 미치지 못했다. 3/4의 환자들은 한 달만에 견인이 사용되든 안 되든 많이 나아졌다. 이 뜻은 간헐적인 견인은 심한 통증이 있는 환자일 경우 전반적인 쾌유는 나아지지 않는다 해도, 일시적인 통증 해소를 위해 사용되어야 할 것이다. 요추 견인은 좌골신경통증에 쓰이지만, 결과에 관한 적절한 통계적 검사는 없다.

돌출에 의한 신경근 압박 (Impending root compression)

급성 요추 또는 경추 통증이 발생한 15세에서 35세의 나이의 환자일 경우 나이든 사람보다 추간판 돌출일 확률이 높다. 어린 나이에서의 요추 통증은 미래에 좌골신경통증을 가지고 올 수 있는데 이 때 도수교정은 금기증이다.

기억해야할 것(The remainder)

척추의 통증을 호소하는 상당히 많은 환자들이 분류될 수 없고 진단될 수 없지만, 이런 복잡하게 섞인 집단 중에 있는 환자들에게 도수교정과 관절가동술은 가장 적절한 치료이다. 환자를 선발하는데 있어 환자의 통증이 척추에서 왔는가가 중요하고 그런 다음, 척수, 마미, 신경근 또는 추골 동맥 연관된 장애를 가지고 있는 사람, 그리고 척수 인대에 영향을 미치는 병을 가지고 있는 사람들을 배제(exclude)하는 것이다.

반드시 기억해야 할 것은 Maitland가 개설한(outline) 것 같이 올바른 기술을 선택한다면, 사실상 완전한 금기증이란 없다. 중요한 목적은 원하는 결과를 줄 수 있는 가장 부드러운 기술을 쓰는 것이고, 치료는 환자의 차도에 따라 그리고 물리치료사가 반복하는 재평가에 따라 조절하는 것이다. 부드럽게 시작하고 작은 진동의 관절가동술은 섞인 집단에 있는 모든 환자들에게 완전히 안전하다. 모든 것이 쓰이는 기술에 좌우된다. 누구도 급성 요추 허리 통증이 있는 환자에게 견인을 권하지 않고, 또 힘이 들어간 도수교정을 좌골신경통증 또는 신경학적 징후가 있는 상완신경병증 환자에게 권하지 않을 것이다.

몇몇 권위자들은 더 정확한 진단을 통한 확실한 치료의 적용을 주장한다. 그러나, 이런 정확성이 가능한지 의문이 된다. 통증이 올바른 척추 부위에서 왔다고 하더라도, 신경근 증상이 없을 많은 경우에는 퇴행 또는 추간판의 돌출로, 척추의 불안전성으로, 골단 관절의 퇴행성으로, 극간인대의 파혈로, 아니면 다른 진단으로 통증이 왔는지에 관해 짐작만이 가능하다. 더 나아가서는 이런 환자들에게 치료가 적용되어야 하는지 아니면, 적용되지 않아야 하는지에 대해 정립하기가 불가능하다. 또한 어떤 종류의 기술이 가장 뛰어나다고 얘기하는 것이 현명할까요? 다른 도수 물리치료사들이 자기만의 다른 기술들로써 가장 좋은 결과를 가지고 온다. 현재까지는 많은 환자들이 경험 있는 치료사에게 치료를 받는다면, 효과를 볼 수 있다고 만이 얘기할 수 있다. 유감인 것은 어떤 것이 더 명확하게 하기에는 더 많은 자세한 조사가 이루어질 때까지 기다려야 한다.

자세와 일(Posture and work)

척추 통증을 치료하는 물리치료사는 자동적으로 환자가 하루 매일 척추를 쓰는 것, 특히 자세 그리고 통증을

Original article (1966). Pain in the neck and arm: a multicentre trial of the effects of physiotherapy. *British Medical Journal*, **i**, 253.

증가시키는 운동에 대한 관찰이 필요하다. 좋지 못한 자세로 또는 직장에서 반복되는 활동으로 환자의 통증이 안 좋아졌다면, 척추 관절가동술에 신경 쓰는 것은 잘못된 것이다.

심리적인 요소(Psychological factors)

순수한(pure) 심리적 목 그리고 허리 통증은 흔하지 않다. 하지만 사실상 모든 만성 통증은 사회적 그리고 심리적인 것에 영향을 받는다. 그래서 의사의 진단이 신체적인 것에만 바탕을 둔다면 완전하지 못하다. 기회가 주어진다면, 이런 증상이 있는 많은 환자들은 자신들의 문제를 모두 털어놓으므로 써 우울증이나 불안증세에 시달리고 있고, 결혼 또는 사회적 문제가 있다는 것을 말해주기도 한다. 어쩔 때는 환자에게 척추의 관절염이 있다고 하면, 번지는 것과 불구가 되는 것으로부터 보호를 받고 싶다고 한다.

증상의 상당 부분이 심리적으로 오는 환자도 도수 물리치료사와 일반 물리치료사의 상담이 도움이 되는 것은 사실이다. 하지만, 이것은 심리적 도움을 받는 것을 대신해줄 수는 없다. 의사의 치료로써 장기간의 효과를 볼 수 있으며 환자 자신이 본인의 진정한 문제를 해결해 나갈 때만이 가능한 일이다. 더 나아가서는, 결과가 확실하지 않은 지속적인 치료는 환자가 치료가 힘든 기관의 병(organic disease)이라고 의심만 더 증가시킬 수 있다. 이러한 설명은 몇 년에 거쳐, 한 물리치료사에서 다른 물리치료사로 옮겨 다니며 성공적인 치료를 받지 못한 많은 환자에게 적용된다.

만성 척추 통증이 있는 환자들 중에는 중간 정도에서부터 심각한 정도의 우울 증세가 있는 사람들이 많다. 이런 사람들은 어떤 조언도 심리적이란 것을 암시하게 되면 금방 거부해 버린다. 그리고 보통 이들은 한 동안 항우울약을 복용하거나 다른 치료를 받게 되기 전 까지는 이들의 문제를 얘기하지 않으려고 한다. 이들에겐 이런 접근이 이들을 신체적으로 접근해서 다시 치료하는 것 보다 훨씬 좋은 방법이다. 만성 불안증세는 우울증의 한 형태일수도 있어 적절한 치료가 필요하기도 하고 성격 장애일 수도 있다. 명백한 것은 성격은 쉽게 바뀔 수 있는 것이 아니다. 하지만, 많은 경우 이런 환자들이 자신에 대해 통찰하고 있으며 이들이 긴장으로 인해 다른 증상들을 가지고 있다는 것도 알고 있다. 놀라운 것은 이들이 이들의 통증을 심리적 용어로 자발적으로 논의하고자 하는 것이다. 어떤 긴장된 사람들은 조화성 궤양이 생기게 되고, 한편으로는 다른 이들은 긴장된 목 근육 그리고 목 통증들이 생길 수 있다는 설명은 원인이 그리 심각한 것이 아니라는 안도와 함께 이해가 되고 받아 들여 질 수 있다.

때때로, 두 가지 접근법이 요구된다. 환자가 즉시 통증이 심리적 요인이라는 것을 받아들이지 못할 경우, 심리적 요인이 큰 비중을 차지하고 있으며 또한 적게나마 물리치료를 할 수 있는 기관의 상태(organic condition) 때문이라고 의견을 제시하면 환자는 이와 같은 방법을 수용할 것이다.

3 의사소통(Communication)

김지혁 역

1장에서 서술한 것처럼, 도수 물리치료의 개념 중의 가장 중요한 것의 하나는 평가이며, 평가는 어떤 주제에 대하여 분석적인 평가를 행함으로써 더욱 쉽게 이해할 수 있게 해 준다. 평가는 개념의 핵심(중심)이며, 만일 그 핵심의 정제가 필요하다면 그것은 재평가의 기술에 있다. 재평가에 있어서, 환장들의 증상변화에 대한 환자 인식의 평가가 가장 중요한 요소이다. 이러한 정보를 얻기 위한 유일한 방법은 의사소통 방법을 매개로 한다. 만일 진술하는 것을 요구한다면, 이 6판의 가장 중요한 부분은 치료를 통하여 환자를 재평가하면서 의사소통의 기술을 이해하는 것이다. 이러한 이유로 이 장에서는 이러한 세부적인 것에 대하여 서술하고 있다.

> 재평가에 있어서의 의사소통의 기술은 환자가 자신의 증상 변화를 인식하도록 기여해 주는 개념의 핵심이다.

Graham박사는 서론(개요)을 기술하면서 이 장의 중요성을 강조하고 있다. 그는 플린더스 메디칼 센터에서 통증과 심장혈관의 고혈압, 그리고 이 모든 분야에 있어서, 이 교재의 영역에서 벗어난, 의사소통의 그의 지식에 관한 영역에서 중요한 역할을 맡고 있는 전문의이다. 그의 이러한 폭 넓은 지식을 높이 평가하여 이 장(chapter)의 서론으로 그의 글을 시작하였다.

다행스럽게도 도수물리치료에 관련된 이 책을 보고 있는 여러분들은 이 책에서 언급하고 있는 여러 가지 명쾌하고, 정리된 내용들을 찾아볼 수 있을 것이다.

Maitland가 직접 또는 비디오테이프를 통해 평가하는 것을 볼 기회를 가졌던 사람 중의 하나로서 나는 한편으로 흥분되었고 다른 한편으로는 숙련된 전달자의 기술을 다시금 보기 위한 호기심이 발동했다.

여러분들은 이 책을 읽음으로 해서 이러한 의사소통의 기술을 배울 기회를 가지게 될 것이다. 여러분들이 독특한 평가방법을 계속 반복하여 읽기를 희망하듯이, 그렇게 나는 여러분이 이러한 매우 의미 있는 의사소통의 장(Chapter)을 읽고 또 읽도록 추천한다.

Maitland는 '나의 생각', '분석적인 평가', '유연성'에 대하여 이야기하고 있다.

그는 발명, 창조, 그리고 새로운 것에 대한 시도를 포함하는 사고(thinking)에 있어서의 유연성을 이해하지만, 항상 옛 것에 대해 새로운 방법을 평가하고 있다.

Maitland는 새로운 것을 시도하기 위해서 준비하고 있다. 그러므로 유연성이란 '굳어 있지 않은 것'을 의미한다. Maitland는 '지도(map)도 영역(구역:tertitorg)이 아니다'라는 것을 이해하고, 지도라는 것은 영역(구역:tertitorg)에 대한 설명이며, 또한 이름은 어떠한 것에 대한 설명이다.

Maitland는 돌담벽(brick wall)의 개념으로 다음과 같이 정리하였다. 돌담벽은 불투명하고(알 수 없고) 통과하기 어려운 특징이 있다. 돌담벽의 한 쪽에는 임상적 표현으로 병력, 증상, 징후(History, Symptoms, Sign: HSS)로 설명되고, 이 측면은 주의깊게 증상과 물리적 증상을 유도하고 더욱 정확한 병력 조사에 관한 내용이다. 이 임상적 표현의 반대측의 돌담벽 측면은 이론적인 부분으로 해부학, 물리학, 생체역학, 병리학적 측면으로 정의하였다.

의사소통의 장은 이 돌담 벽의 이러한 측면에 있다. 보여지는 정보를 확인하기 위해 조사된 명확한 병력, 증상, 징후(HSS)는 정보를 여러분들에게 제시하여 줄 것이다.

누구에게나 새로운 정보는 이미 그들이 생각하고 있는 것과 비교함으로써 이해된다.

Maitland는 환자들을 조심스럽게 대하려고 하는 여러분들에게 환자들을 조금 더 환자의 주관적인 입장에서 접근하라고 조언하고 있다. 그의 접근법은 환자를 돌보는 것에 대해 확실하게 효과를 성공적으로 거두었다.

그는 환자들에게 그때그때 접근했고, 순간마다 되먹임(feedback)을 주었다. 환자들은 그것을 인지할 수 있고 그렇기 때문에 치료에 더 협조적이게 되었다. 그는 환자들과 눈을 서로 마주쳤고, 웃음으로 응답할 자세로 임했다. 유머있고, 적절한 시기와 방법으로 접근하였으며 대화로 가능한 것과 비언어적인 것과 조화를 이루었다.

만약 그가 어려움에 부딪혔다면 분명하고, 명확한 질문을 준비하여 환자에게 더 쉬운 대답을 유도해 낼 것이다.

의사소통에서 그의 언어는 그 자신과 환자들에게 있어서 보다 나은 기술로 환자를 자극하는 것을 볼 수 있다. 예를 들면, "내가 할 수 있는 것들 중 하나는..." 이것은 그것과 다른 의미도 포함한다.

또한 그는 질문을 통해서 질문과 질문들 사이에 환자들의 조그마한 변화들을 감지할 수 있었다.

그가 세운 가정에 따르면 그는 확실성과 무효화에의 발견에서 자유로운 것을 볼 수 있다. 몇몇의 사람들은 절대 알지 못한다. 그래서 그들은 나아지지 않을 것이라는 것을 알지 못한다.

그래서 Maitland는 "기술을 사용하여"라는 말을 했다는 것을 당신들이 이런 방법을 사용하거나 실행할 때 알아 두어야 한다.

"환자는 더 많은 문제를 가지고 있었고, 환자들은 계속적으로 나아지고 있다."라는 문구를 주목해보면 그것은 정보의 다양성이 있기 때문이다. 보다 염세적으로나 비판적으로 생각하면 환자의 문제가 왜 생겼는가에 주목하는 것이 아니라 문제의 특수함이 있다고 제안하는 것을 알아야 한다. 그는 모든 경험과 방법을 준비하는 데에도 다른 방법을 사용하였다('슬럼프 검사' 참조).

여러분 스스로 'Maitland가 여기서 정확히 무엇을 했는가? 필요한 기술들에 대한 정보를 학생들에게 어떻게 이해시키겠는가? 나는 어떻게 그와 같이 하겠는가?' 라고 반문해보아라. 이 책은 앞으로 어떻게 그러한 목표를 성취할 것인가에 대해 서술하고 있다. 여러분은 경험과 사전지식을 Maitland에게서 공부하고 많은 것을 경험하게 될 것이다.

많은 사람들은 의사소통을 두 사람이 나누는 대화 같은 언어로 가볍게 이야기를 나누는 것이고 이것은 가볍고 정형화되고 자동적이며, 형식적이지 않다고 생각한다. 그러나 거의 모든 가정에서의 대화는 순간적이고, 알아듣지 못하는 경우가 많다. 결과적으로, 사람들은 어느 시점에 따라 대화의 초점을 잃을 때가 있을 것이다. 이러한 현상들은 다른 사람들에게 실망감을 안겨줄 것이고, 부분적으로 사람들에게 그룹 내에서 다른 관점으로 보게 한다. 대화의 화제는 종종 빠르게 바뀔 것이다. 그러기에 어떠한 부분에서는 대화가 단절되기도 할 것이다. 이것은 두 사람간의 대화에서도 발생할 수 있다. 그러므로 정상적인 대화는 그렇게 가볍고 직선적이지도 않은 것이다.

여기에 두 가지의 인터뷰 대화법이 있다. 치료사는 이들의 듣기와 보기를 주의해야 한다. 치료사는 환자의 말하는 것을 놓칠 수 있으므로 잘 기록해야 한다.

청취(listening)는 스스로 해야 한다. 단순히 듣기(hearing)와는 다르다. 듣기는 수동적이고 청취는 능동적이다. 듣기는 저절로 되지만, 청취는 집중을 요구한다.

The Age (1982). 21 August.

듣기는 자연적이지만, 청취는 훈련을 요구한다.

(The Age. 21 August 1982)

비슷한 경우로 치료사는 환자를 그냥 보지 말고 환자의 표현이나 몸짓을 관찰해야 한다.

관찰(looking)은 그 자체가 기술적이다. 단순히 보는 것과는 다르다. 보기(seeing)는 수동적이고 자연적이고, 관찰하기는 능동적이며, 훈련이 요구된다. 관찰과 청취(listening)는 의사소통에 필수적인 기술이다.

> 관찰과 청취는 의사소통에 필수적인 기술이다.

의사나 상담원, 심리치료사와 전문직종의 사람들은 환자가 가진 문제점에 대해 이해하고 의사소통의 복합적 문제점에 대해 이해하는 것이 필요하다. 명백하게 성공적 의사소통이란 어려운 목표일 수도 있다. 그러나 그것은 그다지 어렵지 않으며, 그것에 대해 생각하면 우리는 그러한 것을 개발해 나갈 수 있다. 단어순으로 예를 들었을 때, 의사소통의 첫 단계를 집중하면 높은 단계까지 기술이 향상되기까지 단계적으로 연습이 필요하다. 우리가 어원에 대해서 공부할 때, 단어와 단어의 뜻에 주목한 뜻이 우리가 가진 특별한 단어의 의미를 이해하는 것은 서서히 증가한다. 그리고 문맥상의 단어들의 의미도 찾게 된다. 대화의 다른 어떤 단계도 마찬가지로 단계적으로 나아질 수 있다. 우리가 두 단계의 기술을 가지고 있을 때 우리는 우리의 목적과 훨씬 안정적인 대화를 같은 시간에 이루어 낼 수 있다.

의사소통 전문가, 즉 Virginia나 Milton같은 사람들은 수천 시간을 관찰하고 연습하고 시간을 보냈다. 완벽한 생활 자체의 단어를 구사하고 많은 실수를 하는데(Zeig, 1980) 그들의 성공은 그들이 많은 공부를 기꺼이 하고 실수를 수정하고 그들의 환자와 의뢰인뿐만 아니라 친구들의 관계에서도 결과를 체크해 갔기 때문이다.

우리의 방법보다 좋은 방법이 있다면 비디오나 오디오 테이프로 녹음해서 우리에게 보여 달라. 그러한 것들은 우리가 가능성을 단어의 이해성과 미 이해성에 대해서

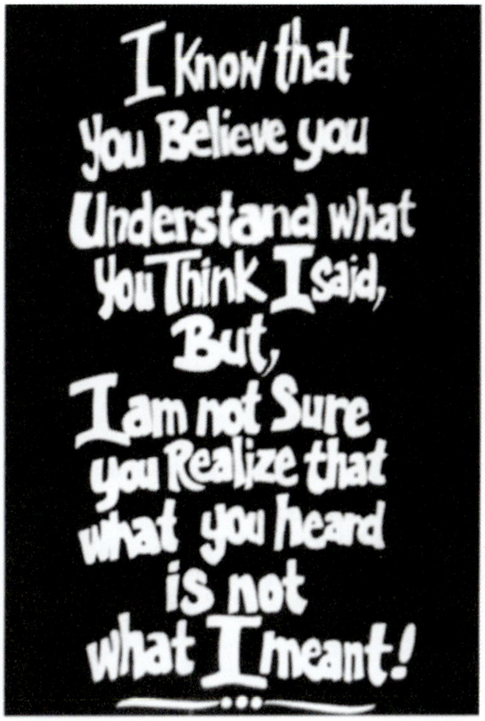

그림 3.1 의사소통의 문제에 대한 예

충분한 기회를 줄 수 있을 것이다. 기술은 환자의 문제가 이해되었을 때가 아니라면, 더 높은 단계로의 발전을 해야 한다. 의사소통의 기술은 환자의 말을 이해하지 못하는 것이 발생할 수 있으므로 단어의 뜻을 이해하도록 해야 한다. 의사소통의 장애는 학습 진보상태에서 발생함으로써 물리치료사들은 그들 자신의 실수를 잘 관찰해야 하며 실수를 비난하지 않아야 한다.

수년 동안 의사소통의 문제를 묘사한 많은 만화들이 등장하였다. 그림 3.1은 훌륭하고 명확한 예이다.
마지막 세 줄에서 최고의 중요함을 보여준다.

당신이 듣는 말이
내가 원하는 뜻의
전부가 아니다!

이것은 "내가 말을 너무 나쁘게 해서 내 마음의 것을 제대로 표현하지 못했다. 또는 말을 받는 사람이 잘못 알아들었다. 또는 단편적인 것만 이해했다. 나머지 부분을 무

ZEIG, J. (ed.) (1980). *A Teaching Seminar with Milton H Erickson*, p.159. New York: Brunner-Mazel.

시했다."는 말 일수도 있다. 그것은 역시 듣는 삶이 마음이 없이 듣는 데로의 집중을 하지 않았다고 할 수 있다.

그것은 읽기, 표시하기, 공부하기와 첫 줄에서도 중요하다.

나는 안다
너는 너를 믿는다
이해하는 것
내가 말한 것을 너는 생각한다

이들 단어들은 우리에게 두 가지 사실을 알려준다. 첫째로, 그 사람이 자주 누군가에게 말을 할 때 스스로 생각에 빠져 정확하게 듣지 않는 것을 말하는 것이고, 둘째는 종종 말뜻을 정확하게 이해하지 못한다는 것이다(그림 3.2의 첫 번째 과정을 보아라).

단어의 뜻으로 보면:

이해하라
내가 말한 것을 너는 생각한다

라는 말은 두가지 사실을 앞으로 전달해준다. 첫째 사실이 항상 사실일 수 없다는 것이다.

이해하기

말하는 것은 청취자의 생각에 사실상 작은 차이점, 약간의 차이점으로 말미암아 청취자에게 다른 뜻의 메시지를 전달할 수 있다는 것이다.

의사소통은 언어적인 것과 비언어적인 요소들로 이루어진다.

> 언어적과 비언어적 구성 요소들은 의사소통의 발달 기초에 꼭 필요한 것이다.

비언어적 구성은 물리치료사에 의해 해석되어지고, 환자들에게 사용되어지는 비언어적 구성에 의해서 관찰되어지는 행동의 표현으로 구성되어 있다.

언어의 구성요소는 질문을 체계화하기 위해 단어와 구의 선택 기술이 요구된다.

요약하면:

비언어적 구성이란 하나의 마음에서 다른 것으로 가능한 생각을 갖도록 하는 이러한 방식으로의 단어의 선택과 배열이다.

(Sir Ernest Gowers, 1979)

청취(listening)는 그 자체가 예술이다: 그것은 단지 듣기(hearing)와는 다르다. 듣기는 수동적이지만 청취는 주의집중이 요구된다. 듣기는 자연스러운 것이지만, 청취)는 훈련으로 얻어지는 것이다.

(*The Age*.21 August 1982)

관찰(looking)은 그 자체가 기술이다: 그것은 단지 보기(seeing)와는 다르다. 보기는 수동적이고, 관찰은 능동적이다. 보기는 자연적인 것이지만, 관찰은 훈련으로 얻어지는 것이다.

(G. Maitland, 1990)

비 언어적 의사소통 (Non-verbal communication)

의사소통의 첫 번째 양상으로 반드시 강조되어야 할 것은 구두로 하지 않는 또는 몸짓 언어이다. 말로 하지 않는 의사소통의 효과는 일반적으로 말로 하는 것 보다 더 정보를 주는 횟수가 많다. 그리고 메시지를 전달할 때 잠재의식을 표한하기 위해 최적의 단어를 선택하는 시간이 경과하기 전에 행동으로 표현함으로써 이익이 있다. 말로 하지 않는 구두 이외의 의사소통은 쉽게 통제되지 않기 때문에 그것은 더 사실적인 것으로 기대되어질 수도 있다. 그것은 말보다 어려운 메시지를 더 정결하고 독특하게 표한할 수 있는 장점을 가진다.

많은 비언어적 의사소통은 환자들에 의해 의식적으로

Gowers, E. (1979) *The Complete Plain Words*. Harmondsworth: Penguin Books.
Maitland, G.D. (1990) *Peripheral Manipulation*, 3rd ed. London: Butterworth-Heinemann.

사용되어 진다. 그것은 항상 그들이 말로 하는 언어와 일치하는 것은 아니다. 말로 하는 언어와 말로하지 않는 언어가 같이 조화될 때, 그리고 조화되지 않을 때를 알아두는 것은 아주 중요하다.

환자가 말로 하지 않는 의사소통을 만들어 내기 위하여 물리치료사들은 아주 관찰력이 예리해야 한다. 치료사는 처음부터 의식적으로 환자를 관찰하여야 하고, 신뢰의 기초는 환자와 함께 있는 단 몇 분 동안에 생겨날 수도 있다. 그럼에도 불구하고, 모든 사람들이 짧은 시간 내에 그러한 신뢰를 얻기는 힘들다.

만족스러운 치료를 받지 못한 사람들이 새로운 치료사를 믿지 않는 것은 당연할 수도 있다. 이러한 상황을 대처하는 방법은 다음과 같다.

이전에 내려진 처방들은 성공적이지 못한 것 같아 보인다. 나는 당신이 내가 당신의 도움을 필요로 하는 것을 알기를 원한다. 나는 당신이 나에게 말해 줄 수 있는 모든 것이 필요하다. 심지어 당신이 하찮게 여기고 중요하지 않다고 생각하는 그것조차도 또한 치료를 기대하지 않거나 내가 만약 실패의 길에 접어들게 된다면 당신이 실망 할 것이다. 그리고 난 후 당신이 요구하는 것은 '뛰어 오르기 전에 보라'는 듯 합리적인 요청이다.

환자 행동의 의도하는 바가 대단한 정보를 줄 수도 있고, 물리치료사의 행동들도 그럴 수 있다. 만약 물리치료사가 환자의 행동의 의미를 잘 읽을 수 있고, 자신의 행동의 의미도 잘 읽을 수 있다면, 빨리 환자의 자신감을 얻게 할 수 있고, 치료사가 환자에 대하여 걱정하고 있다는 것을 환자가 알 수 있도록 하는 것을 도와 줄 수 있다.

행동의 의미 이외에 비언어적 소통 요소로는 어조, 억양, 얼굴표정이 있다.

사람들은 다른 성향들을 가진다. 그리고 또 다른 특성들을 가진다. 또한 지능의 수준도 다르고 또 다른 요소들도 다르다. 모든 환자 한 사람 한 사람과 인터뷰를 하는 동안 손 기술이 뛰어난 물리치료사의 자신의 매너리즘을 환자의 것과 맞출 수 있다. 치료사는 환자의 패턴을 따라야 한다. 치료사가 환자를 바꾸려고 해서는 안되고 환자는 또한 치료사의 패턴에 응답하여야 한다. 그것은 우리의 머리와 환자의 머리가 같은 각도로 앉아 있는 것도 포함 할 수 있다.

손도 환자들의 위치와 같게 한다. 숨 쉬는 것과 말하는 크기, 어조, 템포 등도 이와 같아야 한다. 이러한 모든 행동들은 자연스럽고 편안한 방법으로 이루어져야 한다. 말로 하는 의사소통만 가지고 물리치료사들은 환자의 분위기를 정확하게 추정할 수 없다. 환자가 참고하는 틀이 물리치료사의 것과 상당히 다르기 때문이다. 또한 물리치료사는 치료사 자신이 가진 정신 상태와 육체적인 상태를 잘 알고 있어야 한다. 왜냐하면 그것이 환자의 말로 표현하지 않는 의사소통을 이해하는 데에 영향을 주기 때문이다.

환자의 얼굴 표정과 눈동자의 운동과 다리 팔, 그리고 손의 운동들은 자발적인 정보를 주는 데에 아주 유용하다. 그리고 물리치료사는 이러한 메시지들을 명백하게 하여야 하고, 해석을 잘 할 수 있도록 준비 되어야 한다. 말로 표현되지 않는 의사소통에서는 우리가 감상해야 할 부분이 많다.

위의 단락에서 말로 하지 않는 의사소통은 환자를 주로 진찰하는 동안 질문과 답변을 하는 상황과 관계 된 것으로 토론되어 왔다. 다음은 말로하지 않는 의사소통이 어떻게 환자의 관절의 운동을 진찰할 때 사용 될 수 있는지를 보여주는 보편적인 예이다.

환자의 운동을 진찰하는 동안 물리치료사는 환자에게 '등이 불편할 때까지 앞으로 굽히세요.' 라고 이야기 할 수 있다. 당신이 약간이라도 불편함이 느껴지는 순간 즉각 굽히는 것을 **멈추고** 몸을 펴십시오. 하지만 이런 상세한 설명에도 불구하고 환자들이 계속해서 몸을 점점 더 많이 굽히고 더 불편하게 느끼는 것은 흔한 일이다.

언어적 의사소통(Verbal communication)

환자의 증상을 표현하는 그림을 확보하거나 치료를 하

BANDLER, R. and Grinder, J. (1975a). *Patterns of Hypnotic Techniques*, Vol. 1, pp. 15-17. California: Meta Publications
MACDONALD, R. (1970). *Black Money*, p. 74. London: Collins-Fontana Books.
ARGYLE, M. (1975) *Bodily Communication*. London: Methuen.

는 동안의 짧은 상담은 언어적 의사소통이 얼마나 잘되는가에 달려있다. 어떤 사람은 쉽게 어떤 사람은 어렵게 의사소통 한다.

하지만 의사소통의 기술들은 학습 될 수 있다. 요약해서 말하면, 질문에 대한 환자의 응답들은 환자의 살아온 환경들에 의해 수정되어 질 수 있다. 환자의 언급에 대한 이해의 차이는 물리치료사 자신이 가진 고유의 해석의 틀에 따라 영향을 받는다.

인터뷰 기술(Interviewing skills)

환자와의 인터뷰 시 첫 번째로 중요한 것은 물리치료사들이 인터뷰를 항상 통제 가능한 수준으로 유지하는 것이다. 이것은 수다스런 환자들과의 인터뷰에선 어렵다. 하지만 수다스런 환자들은 자신의 모든 문제들을 드러낸다. 하지만 과묵한 환자들은 필요한 정보를 물리치료사들이 알아내기 상당히 어렵게 한다. 그럼에도 불구하고 몹시 어려운 것을 얘기할 때에는 필요한 부분에 대한 모든 정보를 제공받을 수 있다.

수다스러운 환자와 인터뷰를 할 때에는 신중하여야 한다. 대화할 때 다음과 같은 정보들을 가능한 빨리 줌으로써 수다를 멈추게 하는 것이 유용할 수 있다.

- 그것을 이해하는 것이 당신의 능력을 넘어서거나,
- 당신이 찾지 못한 관련된 문제를 변화시키는 주제와 관련성이 없는 대화에 변화를 줄 때

저에게 더 중요한 사항을 얘기할 것이 있습니까? 또는 내가 이일을 기억하는 것 같으면 Y, 그러나 내가 X에 관해서 더 세부적인 상황에 대하여 명백해 지면 이후에 응답을 하여야 한다.

물리치료사는 환자와의 대화에서 대화가 바뀌고 멈추고 하는 것을 여러 가지 방법으로 융통성 있게 잘하여야 한다.

또 다른 방법으로는 환자에게 물리치료사가 지속적으로 얘기하는 동안에 환자가 원하는 것을 얘기하도록 하는 것이다. 그러나 그때 분명한 것은 자발적으로 나타나는 유익한 정보는 바로 준비되어 있는 것은 아니며, 그가 많은 질문을 하는 가운데에서 제기 되며, 손이 올라가거나 그녀가 질문에 대한 답을 하기 전에 그의 팔을 접촉하는 것 같은 비언어적인 기술을 필요로 한다. 손끝으로 다루는 물리치료사는 개개인의 특성에 맞게 비언어적인 방법을 사용하는데, 그것은 '**접촉**(touch)' 이다.

과묵한 환자들에게는 친절하게 얘기를 하며 그의 불편함을 찾는 것이 중요하나 그것은 그가 그렇게 하기 위해 필요한 것이다. 그는 그가 오히려 자신의 불편함을 그녀에게 얘기하지 않는 일이 없도록 안심시켜야 한다. 그가 그녀에게 자신의 정보를 얘기하지 않는다면 그녀는 결코 알아 낼 수 없을 것이다. 인터뷰에서 모든 것은 환자로부터 얻을 수 있고, 물리치료사는 환자의 문제점에 대해 자신의 느낌으로 알 수 있다. 그녀가 확신을 가지지 못한다면 그녀는 그에게 보여 줄 것이다. 그녀에게 얼굴 표정이나, 목소리 등으로 그녀에게 신뢰가 생기고 공감할 수 있도록 이끌어 내야 한다.

물리치료사가 질문을 변경하는데 많은 방법이 있고, 그녀는 그들이 환자가 이해하기에 좀 더 쉬운 질문을 하기를 필요로 한다. 쉽게 한다면 좀 더 정밀한 방응을 보일 것이다. 한 가지 예를 들자면, 정확한 발음으로 얘기한다며, 어떤 것에 대해 묻고 답할 때에 보다 쉽고 빨리 그를 이해시킬 수 있다. 질문을 하지 않음으로써 기술적인 용어를 얻을 수 있는데, 우리는 퍼즐을 보는 것과 같이 동공이 팽창되는 것과 산만한 눈동자 또 변화하는 얼굴 표정 등을 통해서 환자의 적응과 의미를 찾는 것이 필요하다.

다음 4가지를 기억해 놓는 것이 중요하다.

1. 천천히 말하라.
2. 신중히 말하라.
3. 가능한 질문은 짧게 하라.
4. 한 번에 한 가지씩만 하라.

각각의 항목들은 질문을 쉽게 해주어 환자들이 질문에 정확한 답을 할 수 있도록 한다. 그것은 환자들이 익숙하지 않은 환경에 적응하도록 항상 잘 견디는 마음을 가지는 것이 중요하다.

초기의 인터뷰 시 환자가 그가 중요하다고 믿는 그가

가진 모든 문제를 적극적으로 설명하여 이야기 하고자 하는 것은 아주 당연한 것이다. 그러므로 환자는 자기 자신의 모든 문제를 설명할 수 있도록 손이 자유로워야 한다. 손을 꺼낼 수 있도록 자유스러운 넓은 장소가 없다. 환자에게 통제된 자유를 허락함으로써 물리치료사는 환자와 환자의 문제에 대해 많은 것을 알게 된다. 예를 들면, 두 명의 환자가 자발적으로 나타난 자신의 초기 증상에 대해 얘기 하고자 할 때에 각각에 따라 다른 양상을 나타낸다. 예를 들면, 만약 두 명의 환자가 자신의 어깨에 나타나는 문제점을 얘기한다면, 그 중 한 명은 자신의 팔이 너무 뻣뻣해서 바지 뒤로 셔츠를 집어넣지 못한다고 한다. 또 다른 한 명은 통증이 너무 심하여서 팔을 뒤로하여 셔츠를 바로 하지 못한다고 한다. 이와 같이 두 명의 환자들에게는 자신에게 맞는 각각의 다른 치료를 필요로 한다. 각각의 초기의 증상들은 그의 문제가 있는 쪽으로 태도를 보이며, 그것은 또한 그의 통증에 대한 역치와 통증에 대한 수용정도를 나타낸다.

환자가 질문에 대해 대답 할 때, 그는 질문의 범위 밖의 답변을 할 수도 있다. 예를 들면, 그는 "증상이 언제부터 나타났습니까?"라는 질문에, 환자는 대답에서 그가 언제 직업을 바꿨는지에 대한 대답을 할 수도 있다. 환자에게는 이렇게 말하는 몇 가지 이유가 있을 것이다. 아마도 직업을 바꾸는 것은 몇 가지 이유에서 그의 증상에 변화를 주었을 것이라고 보기 때문이다. 물리치료사는 그러므로 **'직업이 당신의 증상의 발현과 관계가 있습니까?'**, '그것은 언제였습니까?' 라는 질문을 삽입하여야 한다. 그 대화의 순간에 환자의 생각하는 과정은 직업을 바꾼 것을 연상시킬 것이다. 만약 위와 같은 질문이 이런 단계에서 삽입되어진다면 그 대답은 환자가 계속해서 그의 생각을 변화시키며 얘기하는 것 보다 더 정확하고 더 빨리 대답할 수 있을 것이다. 반대로 그러한 질문이 마지막 단계에까지 남아 있다면, 그 환자는 그가 대답하기 전에 그의 생각의 체계를 새롭게 잡기 시작해야 할 것이다. 이것은 불행하게도 '생각이 나지 않아' 잊어버려 언급하려 했던 생각과 여분의 시간이 필요하다. 환자들이 생각할 수 있도록 연결의 끝을 만들어주는 기술은 대단히 중요하다. 이러한 기술의 가장 위험한 점은 한 사람의 일련의 생각을 잃게 될 수 있다는 것이다. 환자의 정신적 과정에서 질문의 이러한 균형은 발전을 위한 중요한 기술이다.

질문을 정확히 이해하지 못해 환자와의 의사소통에 문제가 생길 경우 치료사는 자신을 탓해야 한다.; 치료사는 환자가 오해한 부분을 노트하고 그것을 따르도록 해야 하는데(예를 들면, 각각의 다른 방법을 얘기할 필요가 있다면, 질문을 고쳐서 얘기해야 한다.) 예를 들면, 물리치료사는 "죄송하지만 내가 진정으로 말하고자 한 것은 그렇게 하는 것이고 그렇게 할 수 있습니까?"는 말을 할 수 있어야 한다. 이는 최고의 물리치료사가 되기 위한 자기비판의 과정이다.

물리치료사는 이런 가르침을 위해 환자의 성향을 통찰을 할 수 있는 것이 최초 인터뷰의 가장 중요한 것이다. 인터뷰의 마지막은 물리치료사는 환자의 감수성과 신뢰성을 가질 수 있도록 할 수 있어야 한다.

단어사용 기술(Wording skills)

유사성(Paralleling)

앞부분에서 이미 언급되어 있다. 이것이 무엇을 의미하는가, 환자가 자신의 문제에 대하여 말했을 때 그의 마음은 생각의 일정한 선 위를 달리고 있다. 표현하려는 것은 한 가지 이상일 것이다. 사실 3개 또는 4가지가 될 수도 있다. 환자가 자신에 대해 이야기하는 것을 중단하지마라. 그러므로 환자가 너무 산만할 때를 제외하고는 물리치료사는 환자를 멈추게 하지 마라. 만약 당신이 방해한다면 질문 후에 환자가 실수한 부분을 되찾는 데에 대해 중요한 점들을 쉽게 잃어버릴 수 있다.

오류(Bias)

때로는 현재 상황을 설명하는 방법이 적합할 수도 있다. 다음과 같은 것을 아는 것은 특히 치료사에게 더 중요하다.

1. 몇몇의 사람들은 제안을 쉽게 받아들인다.
2. 몇몇의 사람들은 제안을 쉽게 받아들이지 않는다.

질문의 고유한 스타일은 사용함으로 수련되어 지는 것이다. 특유한 타입으로 질문을 했을 때 가르칠 수 있는 기술이 있다. 만약 평가가 최대의 효과로 이용할 수 있다면 질문의 말들을 이용한 기술이 물리치료사가 가르칠 수 있다.

첫 번째, 물리치료사의 질문은 주의를 기울이지 않고서는 선입견을 가지고 말할 수 있다. 그것은 바라던 방향으로 대답을 얻기 위해 선입견을 가지지 않는 질문이 중요하다. 사실 이 주장은 첫 번째 단계로 설명할 수 있다. 만약 물리치료사가 환자에게 정확한 대답인 예를 얻기 위한다면 평가는 질문이 '아니오.' 라는 대답을 얻기 위한 단어들을 제공하는 편이 더 좋다. 예를 들면, 환자가 세 번째 치료를 받으러 왔을 때나 물리치료사가 약간의 주관적인 향상을 보기 원한다면 그에게 '지난 치료가 당신에게 어떤 방향으로든 해가 됐나요?' 라고 물을 수 있다. 이는 환자에게 - 아니요, 그렇지 않아요. - 와 같은 대답을 듣기에 영향을 줄 수 있을 것이다. '지난 치료가 당신에게 도움이 됐나요?' 라고 묻는다면(특별한 문제가 없다면), 첫 번째 대답인 '아니요. 그렇지 않아요' 라는 대답보다 더 나은 '예 고마워요.' 나도 그렇게 생각해요 라는 대답을 얻을 수 있을 것이다.

간결성(Brevity)

질문을 하여 환자에게 대답을 요청할 때 각각의 단어 수를 최소화하여 물리치료사는 시간을 절약하고 촉진을 시킬 수 있다. 이것은 환자가 혼란해 하는 것을 피할 수 있고, 잘못 이해하는 것을 줄일 수 있으며 시간을 보존한다. 그러나 환자와의 관계를 성립하여 대화를 할 때 약간의 단어 수는 환자가 말을 하지 않고 표시만으로 대답할 수도 있다.

간단한 단어로 충분한 질문을 할 수도 있고 시간을 벌 수도 있지만 환자의 생각하는 과정이 빠른 대답을 해야 하는 상황으로 강요받기 때문에 대답을 급하게 서두르는 것이다. 예를 들면, 환자가 등의 양쪽으로 통증이 있다면 '같나요?' 라는 질문이 당신은 어느 쪽이 더 통증이 있나요? '보다는 더 신속한 대답을 얻을 수 있을 것이다. 그리고' 왜냐하면 좋은 단어이다. 예를 들면, '나는 30분 동안 걷지 못한다.' 이는 사실이지만 비교가 없다. '왜냐 하면' 을 이야기함으로서 비교가 된다.? 나는 30분 동안 걷지 못한다. '왜냐하면...?' '왜냐하면 통증 때문이다' 이는 비교를 할 수 있는 기술이다.

즉각적인 정보(Spontaneous information)

또 하나의 중요한 질문의 숙련은 환자의 대답을 적절한 시기에 자발적으로 유도할 수 있는 방법이다. 자발적으로 설명하는 것은 바로 묻고 대답하는 것보다 훨씬 가치 있는 것이다. 왜냐하면 이는 대답의 질을 향상시키는데 제공되지기 때문이다. 그 질은 환자의 인격과 통찰력에서 제공된다.

핵심 단어(Key words)

마침내 환자의 대답은 질문에 따라 바로 그에 맞는 의미에 포함된다. 그 의미는 환자의 마음으로 볼 수 있다. 환자의 생각의 선을 따르기 위해서는 자기 자신의 생각의 선을 따르는 것 보다 행동에 옮기는 것이 훨씬 더 좋다.

인터뷰기술의 요약:

- 인터뷰의 통제를 유지한다.
- 환자에 대한 정보를 확인하는 것이 물리치료사에게 중요하다.
- 환자의 언어와 단어들을 언제든지 가능한 이용한다.
- 천천히 말한다.
- 신중히 말한다.
- 질문은 짧게 한다.
- 한번에 한 가지 질문만 한다.
- 환자가 많이 아프지 않을 때에 대해 많이 말해준다.
- 같은 방향의 기술을 사용한다.
- 의사소통 과정 중에 가능한 잘못의 여러 가지를 알아챈다.
- 설명하고 깊게 이해해야 할 때는 되먹이 고리를 사용한다.

BATESON, g. (1980). *Mind and Nature, A Necessary Unity*, pp. 37, 38, 122. London: Fontana.

언어적 의사소통에서의 오류 (Errors in verbal communication)

사람들이 어려워하여 잘못 이해하는 것을 것은 명백하다. 그러나 그 과제는 우리가 생각을 따르는 것을 검토해 볼 때 이해하는 것이 훨씬 쉬어지는 건 사실이다:

그 지도는 영역이 아니고 이름은 이름자체가 아니다.
(Bateson, 1980)

진짜의 의미는 몇몇의 내부의 것(시각, 청력)의 표현이다. Adelaida의 지도는 Adelaid의 표현이다. 그것은 정확히 Adelaida가 아니지만 오직 Adelaida에 대한 자료의 부호화일 뿐이다.

인간 마음속의 정보는 지도와 같은 것이다. 그리고 오래되거나 새로운 정보의 감각을 만들어 내는데 사용된다.

어떤 것이 이해가 될 때 변화가 있다. 명명하기는 항상 분류하는 것이고 지도제작은 본래의 명명하기만큼 같은 것이다. 다음으로 중요한 점은 사람들의 표현감각이 바로 표출되는 것이 아니라 그들 내부의 지도의 표출로 작용된다. 그들은 오로지 새로운 정보의 감각을 비교함으로부터 만들 수 있다.

다른 시간 다른 방법으로 부호화한 정보는 인간의 관습 이래로 그들이 개개인의 각자 방법으로 함께 생각을 가지고 살고 있다.

사람들은 그들의 생각으로부터 그들이 단어를 들을 때 정보를 되찾는다. 그리고 의사소통은 수용자가 접근하는 것을 확인하는 것이 필요하다. 되찾는 것을 Banler와 Crinder(1975b)에 의해 '이끌어내는 연구'라 부른다. 사람들은 찾는 관점을 통해 기원을 만든다. 물리치료사는 인터뷰를 통해 옮기는 것을 찾아보도록 하자. 단어는 그들이 생각하고 묘사하는 방법이다.

일반적인 머리말이 말하는 것에 따르면 물리치료사는 문제의 설명을 듣는 것을 따른다. 그것은 물리치료사는 자신의 기술을 자신에서 환자로부터 정확하게 정보의 이동을 획득하기 위해 증가시킬 수 있다.

이 과정은 이해를 불러일으킬 수 있다. 그거나 그것은 올바른 의미의 입증을 환자와 함께 정확한 확인에 의존한다. 이것이 되먹이(feedback) 고리이다. 되먹이 고리 없이 사람들 사이의 의사소통은 매우 부정확할 것이다. 많은 동일한 범주에서 언제 어디서든지 의사소통의 실수가 생길 수 있다. 의사소통에 있어서 실수를 할 수 있다는 것을 증명할 많은 부분이 있고 또한 있을 수 있습니다.

그러한 실수는 환자에게 들리는 것을 듣고 이해하는 방식으로 질문할 것들 중에서 물리치료사의 생각에 따라 나올 수 있습니다. 실수는 환자의 반응을 준비하는 환자의 사고의 과정과 환자가 사용하는 말에 의해 더욱 증가됩니다.

결국, 실수는 물리치료사의 질문에 대한 환자의 대답을 해석하면서 물리치료사의 사고의 과정에서 나타납니다. **그림 3.2**는 물리치료사가 환자에게 질문하는 실수에 대한 예를 보여주고 있고, 환자가 대답하고 물리치료사가 해석하는 것을 나타내준다.

다음은 물리치료사가 인터뷰 동안에 실수 할 수 있는 세 가지 중요한 요소들이 있다. 첫째는 '당신이 들은 것은 내가 의미한 것이 아니에요.' 의 민요 어귀처럼 그들의 생각을 정확하게 표현하지 않는다는 것이다. 둘째는 질문에 대한 환자의 대답을 잘못 해석하는 것이다. 셋째는 환자의 대답의 의미를 **가정**(ASSUMING)하는데 있다. 환자에 의해 단어를 선택하고 사용된 억양은 완전히 오해하게 만든다. 그러므로 이러한 요소들은 시험관이 가장 중요한 주의를 요해야 하는 부분입니다. 그것은 지나가게 하는 것보다 환자와의 의미를 확인하는 것이 더 현명합니다. 이 '확신' 이라는 것은 가끔이 아닌 자주 요구되는 것입니다.

환자가 스스로 표현하는 방법 외적으로 나타나는 많은 영향이 있다. 비록 그들의 모두를 여기에서 확인하는 것이 불가능할지라도, 몇몇 공통적인 영향은 언급할 필요가 있다.

BATESON, g.(1980).*MInd and Nature*, A *Necessary Unity*, pp.37,38,122.London; Fontana.

BANDLER, R. and GRINDER, J. (1975b). *The Structure of Magic*, Vol. 1, Ch. 2. Palo Alto, CA: Science and Behaviour Books.

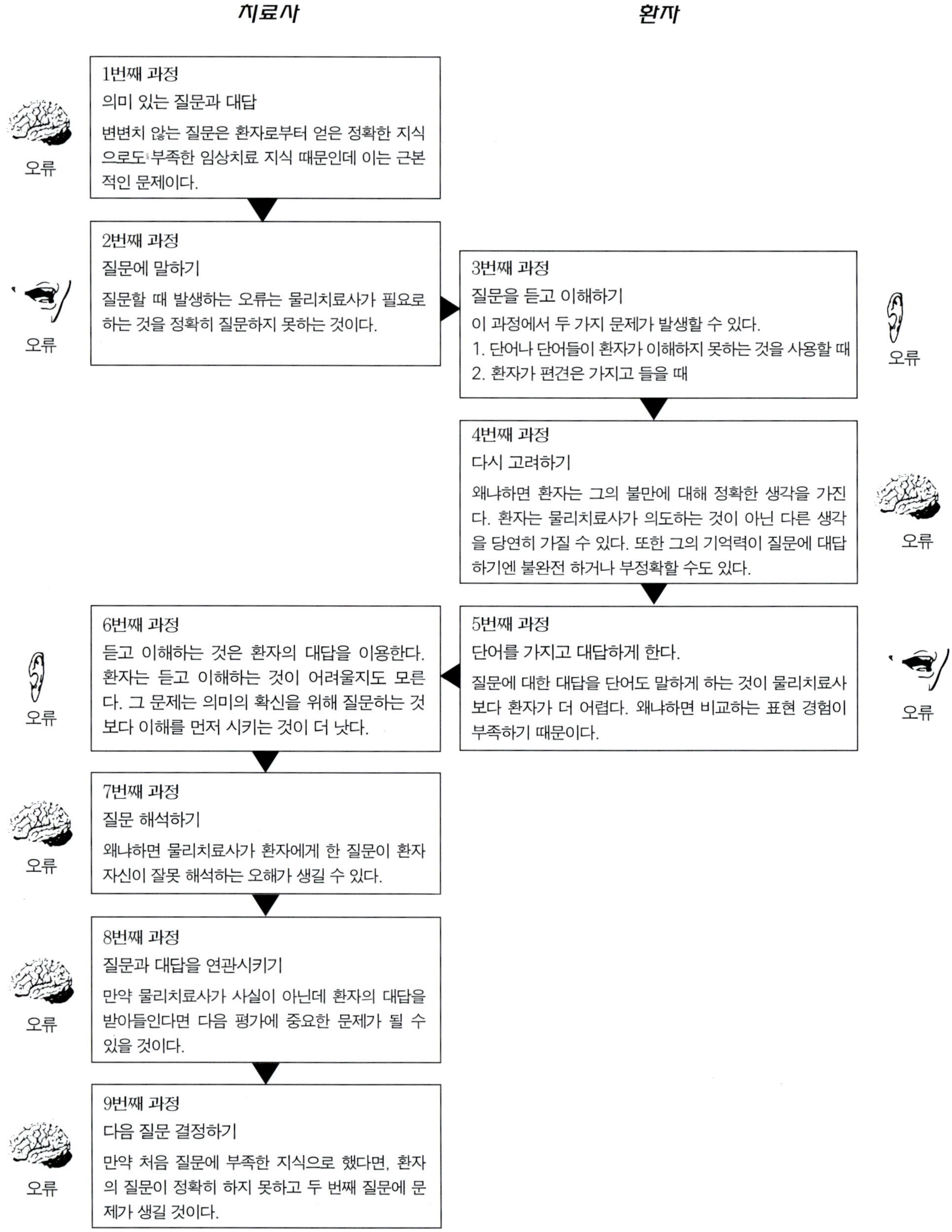

그림 3.2 언어적 의사소통에 있어서 실수를 대비한 영역

오해(Misinterpreting)

첫째, 만약 환자가 통증에 대한 내성이 높다면 환자는 자신의 실제적인 통증보다 통증의 정도를 낮게 표현할 것이다. 검사자가 환자와 상담하는 동안 환자의 내성이 높다는 것을 알지 못하게 되면, 환자에 대한 잘못된 판단을 할 수도 있다. 이러한 환자들은 보통 자신의 통증에 대한 이야기를 많이 하지 않는다. 반대로, 통증에 대한 내성이 낮은 환자가 자신의 통증에 비해 '견디기 어려울 정도', '괴로울 정도' 등과 같은 지나치게 과장된 언어를 사용하는 경우에도 검사자는 환자의 문제를 심각하게 받아들여 환자에 대한 잘못된 판단을 할 수도 있다. 통증에 대한 높은 내성은 문화, 동등한 그룹의 기대치, 그리고 증상에 대한 판단력이나 문제점의 증가 또는 감소 등 다양한 요소와 관계된다.

통증에 대한 낮은 내성 역시 다양한 요소와 관계되면, 환자가 '견디기 어려울 정도', '괴로울 정도'와 같은 과장된 언어를 사용한다. 이러한 언어적 표현은 환자가 손상으로 인한 정신적 충격(영향)이나 '심각성'을 나타내기 위해 감동적 표현을 할 필요가 있음을 시사하며, 손상의 결과로 환자의 생활 방식이 변화된다는 것을 뜻한다. 그렇지 않다면, 이러한 언어적 표현은 물리치료사가 검사, 평가, 치료에 있어 환자에게 상냥하게 대해 주기를 원하는 것을 시사한다.

보험청구와 같은 어떤 외면적인 문제에서는 증상이 심리적, 신체적 또는 의식적, 무의식적으로 진술되었는지에 따라 등급이 달라질 수 있다. 물리치료사는 환자가 이성적 자각이 있는지 없는지 또는 신체적, 정신적인 면을 가지고 있는지를 이해하고 인지하는 것을 필요로 한다.

따라서 물리치료사는 환자가 표현하는 방법을 결코 비판해서는 안 된다. 병력과 검사에 나타나는 많은 표현들은 다른 많은 결론을 유출하기 위해 필요한 메시지이다.

둘째, 환자의 치료법을 찾는데 제한이 될 정도로 환자가 증상에 대한 이야기를 충분히 하지 않는 경우이다. 만약 치료사가 환자의 특성을 제대로 인식하지 못할 경우 환자의 심각한 장애를 대수롭지 않게 오진할 것이다. 이러한 환자의 특성이 인식되어질 때 물리치료사는 환자가 증상에 대한 이야기를 충분히 할 수 있도록 지도할 수 있으며, 환자의 협조없이 설명을 하게 된다면, 잘못된 판단과 중요한 정보를 놓칠 수도 있다.

셋째, 환자가 물리치료사의 언어표현을 충분히 이해하지 못할 때, 환자는 그들의 증상이 얼마나 나쁜지를 설명하기 위해 손짓, 몸짓 등의 과장되어진 방법으로 의사소통을 하려고 할 것이다. 이러한 행동(손짓, 몸짓 등)의 의사소통이 언어로 자신의 증상을 충분히 표현하기 어려울 때 할 수 있는 비언어적 의사소통의 방법인 것을 물리치료사는 필수적으로 인지해야 한다. 왜냐하면 환자의 장애를 잘못 판단하기는 매우 쉽기 때문이며, 물리치료사가 인지(이해)하는 방법으로써 잘못된 판단이 완화될 수 있기 때문이다.

넷째, 환자의 민족특유의 배경으로 인해 나타나는 고정습관은 환자가 자신의 증상이나 문제를 표현할 때 영향을 끼치게 된다. 어떤 나라의 사람들은 강건하고 거친 반면, 또 다른 나라 사람들은 환자가 옷을 입거나, 걷는 등의 경우 신음하고 실없이 구는 동안에도 거기에 대해 도움을 주기를 원한다. 물리치료사는 환자의 이러한 언어적, 비언어적 형태의 메시지를 오해하지 않기 위해 그들의 민족적 특성을 잘 알아두어야 할 필요가 있다.

다섯째, 환자가 소송, 가족이나 사회적 상황 또는 재정적인 문제와 같은 요소를 갖고 있을 경우 장애 정도에 대한 환자의 잘못된 표현으로 판단에 오류가 생길 수 있다. 또한 환자의 정신적이 요소가 미치는 영향력에 따라 환자의 장애정도를 잘못 판단할 수도 있다. 의사소통에 있어서 이러한 실수를 피하기 위하여 검사자는 그리고 어떤 의심스러운 점을 발견하였을 때 그것에 대해 환자에게 알아듣기 쉽게 가르쳐 주어야 한다. 예를 들면, 정서적(요소)환경은 환자가 자신의 증상을 고집하는 주된 요인이 될 수 있다. 빈번히 이러한 판단은 단지 환자의 회상(상상)만으로도 가능하다.

Miller(1978)가 '환자는 유죄가 증명되기 전까지 순

MILLER, J. (1978). *The Body in Question*. London: Jonathan Cape.

결하다' 라는 성명서를 만든 것은 흥미롭다.

여섯째, 어떤 환자들은 단지 잔존하는 증상들만 이야기하고, 다른 측면에서 호전된 증상들은 이야기하지 않은 경우도 있다. 만약 주관적 첨부 내용을 활용한다면, 숙련된 물리치료사는 환자의 부정적 접근을 받아들이기보다는 증상의 변화의 긍정적 측면을 찾을 것이다.

마지막으로, 현재 나타나는 증상들이 악화된 경우 지속되어 나타나는 낮은 강도의 증상들을 환자가 이야기하지 않아서 오진이 발생할 수도 있다. 이러한 환자는 대부분 어떠한 부분의 불편함을 정상적인 것으로 받아들이게 된다. 따라서 이러한 환자는 똑같은 통증을 가지고도 정상적으로(정도에 맞게)증상을 표현하는 환자에 비해 더 낮은 등급으로 표현하기 쉽다.

정보의 오해는 다음 때문에 가능하다.

- 통증의 언어적이고 비언어적인 표현 차이로 인한 개인적인 통증의 수용차이
- 과묵한 환자(즉, 금욕주의 때문에 모든 관계가 있는 정보를 밝힐 마음이 없는 환자, 상태를 심각하게 생각해 정보를 알기를 두려워하는 환자, 또는 의학이나 관련된 직업에 대한 혐오감을 가진 환자)
- 어려운 언어적 의사소통으로 인한 과장된 비언어적인 의사소통
- 문화적인 차이
- 알려진 사회적이거나 심리학적인 문제
- 잔존하는 증상이나 증상의 호전에 대한 초점이 한쪽으로 치우친 경우
- 증상과 관련된 환자의 개인적인 경험

질문후의 논리적 설명 (The reason behind the question)

환자에게 질문을 하고 대답을 하도록 환자를 학습하는 단계 동안, 어디에서부터 시작해야 할지를 알기는 어렵다. 치료사에게는 피해야 할 질문이 있다. 예를 들면, 경추 장애와 관련된 환자의 현기증에 관한 질문이나 요추 장애과 관련된 (cauda equina: 마미총 손상) 가능성에 대한 질문들 이다. 기침, 재채기, 깊은 호흡, 앉기, 의자에서 30분 동안 앉아 있는 후에 일어나는 동작, 휴식과 활동의 효과에 관해 질문하는 것은 필요하다. 그러나 치료사는 항상 환자가 왜 이러한 질문을 하는지 이유를 알고 있는가? 그리고 해답을 얻으려 할 때 환자는 대답을 어떻게 해야 하는지에 관해 아는가? 바꾸어 말하며, 환자는 질문에 대한 이유(의도)를 학습해야 한다. 확실히, 치료사는 이러한 이유의 일부분은 가르칠 수 있다. 그러나 일체의 환경이 포함될 수 없다. 의사소통의 대한 이러한 요소는 아마 초보자가 풀어야할 대부분의 문제의 열쇠이다(그림 3.2 제1의 과정 참조)

하 요추부의 문제와 관련되어 환자에게 묻는 1개의 특정한 질문은 다음과 같다. '당신이 침대에서 나오기 전 아침에 깨어났을 때 처음 느낌은 어떠한가?' 계속해서 '그리고 당신이 첫 번째로 아침에 침대에서 나오는 때의 통증은 어떠한가?' 첫 번째 질문을 하는 이유는 치료사가 장기 휴식과 단기 휴식간의 비교되어 나타나는 증상에 대해 알고 있는지, 또한 환자가 증상에 의해 잠에서 깨어나는지, 아니면 환자가 잠에서 깬 후 증상이 나타난 것인지를 알아야 할 필요성이 있기 때문이다. 환자에 의한 두개의 공통된 답변은 다음과 같다.

1. 환자가 침대에서 자세(한쪽에서 다른 한쪽으로 돌아누울 때와 같은 자세)를 바꿀 때 날카로운 통증을 느끼는 경우:
   a. 통증을 느끼는 부위는 어디인가?
   b. 환자가 상당한 기간 동안 자고 있는 동안 증상이 나타났는가, 아니면 환자가 침상에 누울 때 자세를 바꾸려는 시점에서 증상이 나타났는가?
   c. 통증이 밤에 지속적으로 나타났는가, 아니면 빨리 사라졌는가? 이 질문의 답은 순간적인 자세와 동작을 판단할 수 있어야 하는 것을 가리킨다. 치료를 시행할 때, 환자의 어느 쪽에서 치료기술을 행할 것인지를 환자에 대한 치료사의 운동에 의해 결정된다.
2. 환자는 통증의 증가로 인해 잠에서 깨어날 수 있으며, 통증의 정도가 증가할 경우 주변을 산책하는 일은 그만두어야 할 것이다.

만일 치료사가 문제 뒤에 이유를 알고 있다면, 치료사는 답변을 얻은 것인가? 아니다! 즉, 치료사가 얻은 답변은 치료사의 추리(이유)에 기초를 두지 않고 있다. 그렇다면 치료사는 무엇을 해야 하는가? 치료사는 위의 답변을 믿지 않아야 하며, 다음에 해당하는 질문들을 계속 제시하여 해답을 얻어야 한다(이러한 질문으로 해답을 얻는 것은 상당히 쉬우며, 주관적인 검사의 정당성에 문제가 있음을 시사한다). '만일 당신이 다른 쪽으로 돌아누울 때도 같은 증상이 나타나는가?' 라는 질문을 환자에게 했을 때, 만일 대답이 '아니다' 라고 한다면 그것은 환자가 어떠한 문제없이 다른 측면으로 돌아누울 수 있으며, 그것은 자세에 따른 요인 때문이라고 할 수 있다. 만약 그 원인이 환자의 자세 때문이라면, 사지 검사를 통해 증상을 유발하고 완화시키는 어떤 일정한 자세의 동작을 알아낼 수 있을 것이다. 치료를 위해서, 증상을 유발시키든지, 주관적으로 신체적인 검사를 통해 얻어진 분리된 결정들은 아니다. 그러나 만약 환자가 눕는데 별 증상의 차이가 없다고 답하는 경우라면 - 환자는 여전히 통증의 증가로 깨어나며, 이러한 통증은 환자에게 침대에서 나올 것을 강요한다. - 그 다음 문제는 그에 앞선 장애나 최소한 더 크게 앞선 요소를 가지고 있을 수 있다는 것이다. 그러므로 질문해라! 다른 주관적인 질문으로 무엇을 물어야 하는가? '당신이(환자가) 침대에서 나올 때 무슨 일이 일어났는가?' 라는 질문에 대한 대답: 환자의 등은 두르러지게 경직되었으나 반드시 통증을 동반하지는 않으며, 서서히 사라지기 전에 통증이 1시간 초과되어 나타나며, 항상 완전하게 통증이 사라지지 않는다. 이러한 대답으로 치료사는 현재 최초의 문제에 대한 해답을 얻게 된다. 환자는 강직성 척추증이거나 척추내부 장애, 또는 아마도 고착된 관절을 가지고 있을 것이다.

가정(Assuming)

환자가 통증이 '지속된다' 라고 표현한다고 해서, 통증이 낮과 밤을 통해 계속해서 지속되는 것을 의미한다고 치료사가 가정한다면 이는 잘못된 생각이다. 환자에게 통증이 나타날 때, 지속적인 통증을 의미할 수도 있으나, 그것은 하루 종일 통증이 지속되는 것을 의미하지 않는다. 더 정확하게 의미를 파악하는 것이 중요하다. 예를 들면, '한결같은' 또는 '정도의 변화없이' 의미의 지속, 위치의 지속, 초과되는 시간이 지속되는 것인지?

비록 뒤따르는 문구가 문제점에 대한 극단적인 관점을 반영하더라도, 이러한 문구는 기억할만한 가치가 있다.

결코 어떤 것도 가정하지 말아라.

만일 우리가 언어 차이, 개성, 통증 등에 의해 표현되는 의사소통의 문제에서 설명되어지는 가능한 실수를 하다보면, 물리치료사가 어떻게 오해를 할 수 있고, 오해를 받을 수 있는지를 이해할 수 있다.

축어적인 예(Verbatim examples)

Macnab(1997)은 매우 흥미로운 그의 저서인『Backache』에서 축어적인 질문과 응답의 형태를 묘사하고 있는데, 이는 환자의 병력을 진술하는 대화로서 중요하게 생각되어진다. Macnab 덕분에, 그의 저서는 받아들일 만한 책으로서 인용할 만한 문구들이 많이 포함되어 있다. 정확한 병력을 얻는 것은 치료하는 동안 일어날 수 있는 주관적이고 객관적인 변화들의 정확한 평가를 하기 위해서는 매우 중요하다. 물리치료사가 좋은 평가를 하기위해 필요한 정확성과 섬세함을 갖추는 것이 중요하다. 이러한 이유로 축어적이라는 주제는 여기에서 가이드라인으로 제공된다. 좋은 평가를 위해서는 물리치료사들은 정확하고 세련미를 갖추는 것이 필요하다.

질문하는 방법과 확실한 답변을 얻고자할 때 자동적으로 뒤따라야 하는 질문으로, 무엇을 물어야 하는지에 관해 학습하는 과정은 뒤따르는 의사소통에서 나타나는 가이드라인을 이해하는 것으로 이해 할 수 있다. 가이드라인은 학습하는 동안 독자에게 가르치거나 설교하려고 해서는 안 된다. 치료사들은 '결코 어떤 것도 가정하지 않는다.' 는 원칙을 확실히 보여주어야 한다. 이와 마찬가지로, 치료사들이 잘못 해석하지 않도록 하기 위해 메

MACNAB, I. (1977) *Backanche*. Baltimore: Williams & Wilkins.

시지를 확인하는 과정을 보여준다. 가정이나 가설을 세우지 않도록 이해시키는 것이 현실적이거나, 우리가 스스로 가정이 확실하지 않다면 그들이 가정하는 것을 아는 것이 바람직하다. 치료사들은 환자가 자신을 바보로 취급되고 있다고 느끼게 하거나 질문의 과도한 반복에 의해 환자를 초조하게 하지 않고 목적을 이루기 위한 정확한 방법을 보여 줄 것이다. 사실 사람들은 정보의 많은 부분을 우리가 기억(mind)이라고 부르는 컴퓨터에 보관한다. 이것은 중요한 문제이며, 우리들의 의사소통에 도움이 된다. 의사소통은 주변상황에 긍정적인 연관성을 만들어주는 잠재성을 부여해 준다.

질문을 하기 전에, 물리치료사는 다음의 네 가지 사항을 분명히 염두 해야 한다.

1. 치료사가 알기를 바라는 것과 그 이유
2. 알고자 하는 사실에 대한 최적의 언어로 표현하는 방법이 무엇인지
3. 치료사가 바라는 다른 대답들
4. 치료사의 질문 방식이 다른 질문에 대한 치료사의 계획에 영향을 줄 수도 있다는 것

그것은 아마도 최소한의 노력으로 훌륭한 물리치료사를 고르는 결론이다.

비 훈련된 조직의 물리치료사에게서 나오는 실수는 그들의 표현이 막연하거나, 불완전하거나, 불충분함에도 불구하고 환자의 대답이 적절하다고 받아들이는 것이다. 부적당한 대답을 받아들이고 있는 물리치료사는 보통 치료사 자신이 문제를 묻고 있고, 따라서 치료사가 들어야 하는 분리된 대답의 수가 문제의 필요한 답변의 정도에 미치지 못하는 것을 알지 못하고 있기 때문이다. 이와 같은 이유는 일반적으로 물리치료사가 깨닫지 못한 채, 환자에 의해 치료사의 생각이 바뀔 수 있는 다른 실수를 야기할 수 있다는 것이다. 의사소통의 실수를 피하는 방법을 배우는 동안에 다음의 축어적인 교재로부터 얻을 수 있는 가장 중요한 것은, 물리치료사의 질문은 'Q' (question:질문)라고 표현 할 것이고, 물리치료사의 사고의 과정은 'ET' (Examiner' s thought:검사자의 생각)로 표현될 것이다: 그리고 환자의 응답은 답변 'A' (answer: 답변)로 표시될 것이다.

다음의 각각의 내용에 따르면 의사소통 기술은 특정한 면을 예시한다.

- 자기 몸의 상태를 알려주는 능력의 인식
- 환자를 자극하지 않는 것
- 간단한 질문
- 특징에 맞추어 질문하기
- 가정하지 않은 질문
- 인터뷰를 다루는 것
- 평준화된 질문
- 대답을 유도할 수 있는 질문
- 자발적인 대답을 유도하기
- 질문의 목적을 알기
- 요점을 강조
- 즉각적인 반응을 유도하는 질문

환자의 문제점이 동작의 제한의 유무에 무관하게 통증일 때, 특정한 질문에 대한 지침이 다음과 같은 항목에서 토의되어질 수 있다:

1. 즉각적인 반응을 유도하는 질문 - 환자의 어떠한 진술에 즉각적인 질문
2. 주요점 - 환자의 생각을 지시할 수 있는 말
3. 특성 - 환자가 의미 있는 평가를 만들어 내도록 보조하기
4. 첫 인터뷰에서 다음과 같은 질문
   a. 병력
   b. 증상에 대한 행동
      검사하는 동안 통증이 반응에 대한 질문
5. 차후 치료기간에서 증상의 변화에 대한 질문
6. 치료기간 동안 질문에 대해
   a. 검사한 운동을 재평가하는 동안의 통증 반응의 변화
   b. 치료 적용 시에 통증의 변화
   c. 치료기술 적용 후의 통증변화
7. 평가의 기간, 질문:
   a. 재평가하는 동안
   b. 3-5가지 치료 적용 후

c. 진행의 감소 또는 소실이 있을 때
d. 치료로부터 증상의 완화가 있는지에 따라

치료사의 환자 중에 높은 비율의 환자는 통증 때문에 치료를 원한다. 반면 그들이 염려하는 동안 그들의 문제점의 다른 면은 무의미하게 된다. 치료사의 환자 중에서 가장 낮은 비율은 기능상실로 인한 무통성 강직이나 이 점을 강조하는 목적은 거의 모든 것이 환자의 통증에 대한 증상을 참조하기 때문이다.

통증이 자기만의 생각이라면 첫 인터뷰에서 환자에게 한 첫 질문에 항상 "어디가 아프세요?"로 하게 된다. 그러나 환자는 "아픈 곳은 없는데요."라고 둔감하게 반응할지도 모른다. 그래서 훈련된 도수 물리치료사는 '이제 뭘 해야 하나?' 하고 어찌할 바를 몰라 할 지도 모른다. 그러므로 첫 질문은 '가장 우려되는…(쉼)…현재 상태에서…(쉼)…당신이 느끼는(쉼)…가장 큰 문제점은 뭐죠?

즉각적인 반응질문 (Immediate-response questions)

첫 인터뷰에서 환자에게 많은 질문을 해야 한다. 그리고 이러한 질문에 대해 환자의 대답은 있는 그대로의 증상에 대한 진술이다. 그러나 차후 치료기간에서 그것이 평가되어지는 치료의 효과이기 때문이다. 이러한 질문에 대한 대답을 듣고 있는 그대로의 사실에 대한 진술에서 비교의 진술로 바뀌어져야한다. 예를 들면, 환자가 '치마단을 손질할 때 손이 저렸어요.' 라고 질문에 대답할 수 있다. 이 진술은 사실의 진술이고 치료하기 전에 치마단을 손질하는 것에 무슨 일이 있었는지 알지 못한다면 평가로서 가치가 없다. 의사소통의 과정에서 강조되어야 할 점은 '치마를 손질할 때 저림이 있었습니다.' 그리고 '만약 우리가 치료를 시작하기 전에 치마를 손질했다면 어땠을 거라고 생각 됩니까?' 라는 이 진술이 즉각적인 반응 질문을 요구하는 것이다. 이 방법이 지속적으로 진행되지 않는다면 많은 시간이 낭비되고 유용한 정보를 잃게 될 것이다.

사실의 진술 비교로 전환시키기

치료사의 질문에 대해서 그것이 거짓 인상을 줄 수 있는 반응이라면, 사실적인 진술의 반응과 같은 많은 반응들이 있다. 예를 들면, '어떻게 지내셨어요?' 라는 질문에 환자는 '덕분에 나아졌어요.' 라고 대답을 할 수가 있다. 오히려 치료의 결과가 나아졌다고 뜻하는 가정보다 '더 낫다.' 라는 진술에 '언제보다 더 나은지', '무엇보다 더 나은지', '어떤 면이 더 나아졌는지' 라는 질문들이 수반되어져야 한다. 정확하게 보면 '더 나아졌어요' 는 치료후 하루 전 증상 보다 더 나아졌는지를 뜻할지도 모른다.

다음의 예들은 즉각적인 반응의 질문들을 자동적으로 사용해야 할 때 더욱 명백해야한다. 이러한 예들은 각기 다른 환자들의 대답을 묘사하기 위해 그룹별로 나타나야한다.

1. 첫 인터뷰
2. 주관적인 평가를 명백하게 하는 것
3. 주관적인 차이점
4. 차후 치료에서
5 구두 반응이 아닌 것

1. 첫 인터뷰(At initial consultation)

첫 인터뷰에서 환자는 경추 문제, 견관절 문제로부터 야기되는 증상을 가지고 있을지 도 모른다. 주관적 검사를 하는 동안 환자는 다음과 같은 말을 할 수 있다. '그게 빨리 움직이는 것처럼 느껴져요.' 치료사가 질문해야 하는 즉각적인 반응의 질문은 다음과 같다.

질문 '무엇이 빨리 움직이는 것 같아요?'

그리고 환자의 대답에 따라 다음과 같이 물을 수 있다.

질문 '어느 쪽으로 움직이나요?'
질문 '지금 그 빠른 운동은 보여 줄 수 있나요?'

환자는 그에게 무엇이 잘못되었는지에 대해 정확한 의견은 가지고 있을 수 있다. 그가 말한 요점이 오해받거나 주지되지 않도록 즉각적인 반응이 요구되어진다. 예를 들면, 환자가 '내가 통증을 느낄 때 신경을 꽉 죄이는 듯 한 느낌이 들어요.' 라고 하는 진술은 그러한 요점의 한 예이다.

즉각적인 반응의 질문은:

질문　'통증에 대해 꽉 조이는 듯 한 느낌이 들게 하는 것이 무엇입니까?' 그리고
질문　'어디가 꽉 조이는 듯한 느낌이 듭니까?'

치료사가 그의 엉덩이를 치료함으로써 증상이 완화되어지는 것으로 보아 이런 진술은 한 환자는 엉덩이 한 부분에 깊숙이 날카롭고 간헐적인 통증을 가지고 있었다. 허리와 엉덩이 통증을 호소했던 그의 병력을 통해 검사자는 환자가 허리 쪽에 신경이 꽉 조인다고 가정(assume)하였고, 환자의 엉덩이를 치료함으로써 증상을 완화시켰다.

2. 주관적인 평가를 명백하게 하는 것 (Clarifying subjective assessments)

마지막 치료의 효과를 예측할 때 첫 번째와 두 번째 인터뷰에서 모아진 특별한 것들, 즉 아침에 걸음으로써 생기는 통증이 있을 수 있다.

질문　'오늘 아침에 걸을 때 당신의 다리가 어땠습니까?'
답　'좋았어요.'

치료에 따라 다리의 증상이 어떻게 변화하는지 아는 것이 중요하다. 그렇기 때문에 '아주 좋았어요' 라는 말은 (완벽하게)명확해야 한다. 네 번째 즉각적인 반응의 질문은 무엇에 대해 물을 것인지에 대해 예를 들어보자.

질문　'오늘 아침은 어제 또는 다른 날 아침과 어떻게 다릅니까?'
질문　'100% 확신하십니까?'
질문　'오른쪽, 왼쪽 다리의 감각의 차이가 있습니까?'
질문　'다른 쪽 다리는 100% 아무런 문제가 없습니까?'

3. 주관적 차이점(Subjective differences)

'어떠셨어요?' 라는 질문에 대해 환자가 아직 분명히 설명할 수는 없지만 무엇인가 차이점이 있다고 나타내는 방법으로 종종 대답할 것이다. 비교를 함에 따라 즉각적인 반응의 질문은 항상 주어진 예문의 조건으로 할 수 있다. 틀에 잡힌 진술은 유용한 비교로 바꾸는 가치 있는 방법이다.

질문　'어떠세요?'
답　'내 허리 안에 변화가 있었던 것 같아요.'

즉각적인 반응의 질문

질문　'좋은 변화인 것 같나요? 안 좋은 변화인 것 같나요?'

환자들은 치료사들이 신체검사로 평가할 수 없는 것들을 느낄 수 있다. 그러므로 치료사들은 환자의 진술에 의존한다. 치료사들이 환자가 말하는 것을 받아들이고 잘 선택된 질문으로 유용하게 사용해야 이유는, 답변이 환자의 진술의 가치를 나타내는 것이기 때문이다.

질문　'어떻습니까?'
답　'변화가 느껴져요.'

변화를 줄 수 있는 다른 방법에 관해 제안하는데 시간을 보내는 것 대신에 '좋은 변화인 것 같아요?', '아닌 것 같아요?' 라고 간단히 물음으로써 시간이 절약될 수도 있다.

4. 차후 치료(At subsequent treatments)

다음의 예문 모두는 각 치료기간의 초기에 하는 첫 번째 질문에 대한 반응이다. - '어떻게 지내셨어요?', '어땠습니까?', '달라진 게 없습니까?'

환자가 기간마다 치료기간에 나타내는 (좋던지 나쁘던지 간에)변화의 평가에 있어 중요한 역할을 한다는 것을 이해하는 것은 필수적이다. 치료할 첫 기간에 환자에게 치료사가 필요로 하는 게 단지 사실의 진술이 아니라

비교라는 것이 설명되어져야 한다. 이 과제는 4장에서 더 중요하게 다루어 질 것이다. 그럼에도 불구하고, 다음의 대화를 잘 살펴보면 환자가 비교에 대한 필요성을 이해 할 수 있는 많은 예가 있다는 것을 볼 수 있을 것이다. 사실 환자는 치료사 환자 스스로 생각하는 것을 필요로 하고 있다는 것을 교육할 필요가 있다.

(1) 질문 '괜찮아요' 또는 '좋아요 감사합니다.'
답 즉각적인 질문으로는 '평상시와 다릅니까?' 또는 '어떤 것 같아요?'

(2) 환자가 2번째 치료기간에 '똑같다' 라고 말한다면 그의 진술을 강하게 확신하기 위한 교육과정의 부분으로 중요하다.

질문 '좋아지지도 나빠지지도 않았습니까?
답 '예'
질문 '지난번에 제가 치료했던 모든 것이 오히려 혼란스러웠나요?'
답 '그런 것 같아요'
질문 '치료를 받기위해 여기에 왔을 때와 비교해서 치료받고 나갈 때 차이가 있습니까?'
답 '비슷한 것 같아요'
질문 '그 뒤에 특별한 반응도 못 느끼셨나요?'
답 '예'

이러한 깊이 있는 질문은 환자가 대답을 상세하게 하는 것을 배우기 위해 첫 평가 시 필수적이다. 4 가지 질문 모두 필수적인 즉각 반응 질문들이다.

(3) 질문 '어떻습니까?'
답 '심한 첫 통증이 오전 3시에 있었어요.'

검사자의 생각 *이러한 응답은 사실의 진술이다. 규칙은 비교로 만드는 것이다. 이것이 이상한 것인지, 나의 치료와 관련되어 있는지 궁금하다. 내 즉각적인 반응의 질문들은 다음과 유사한 것들임에 틀림없다.*

질문 '평소에 당신이 느끼는 통증과 비교해서 어떻습니까?'

(4) 질문 '어떻습니까?'
답 '토요일은 훨씬 나아졌어요.'

여기서 요구되는 즉각 반응에 대한 질문의 종류는 다음과 같다.

질문 '보통과 다릅니까?' 또는 '치료시작하기 전 토요일처럼 훨씬 나았던 날이 있었습니까?'

(5) 질문 '어떻습니까?'
답 '놀라울 정도로 훨씬 좋아졌어요.'
검사자의 생각 *그가 상당한 진전이 있는지, 그것이 그 치료에 관계가 되었는지를 알아보는 것이 적절해 보인다. 나는 그가 치료가 되었는지 또는 더 많은 치료가 요구 되는지를 알아봐야 한다. 그러므로 즉각 반응이 다음과 같이 뒤따라야 한다.*
질문 '치료를 중단해도 좋다고 100% 확 신하십니까?' 그리고 '남은증상은 없나요?'

(6) 질문 '어떻습니까?'
답 '약간 강직이 있어요'

(7) 질문 '어떻습니까?'
답 '어제 밤에는 저런 느낌이 없어서 깨지 않았어요.'
즉각적인 반응의 질문은 ;
질문 '평상시와 다릅니까?'

(8) 질문 '어떻습니까?'
답 '나빠졌어요'
'나빠졌어요.' 는 항상 그 말의 의미를 명확하게 해석해야 한다. 이러한 반응이 환자에게 많이 나타날 때는 더욱 조사를 해야 한다. 더 나빠지는 것은 질병이 저절로 심해진 것 보다 오히려 통증을 치료해야한다.
질문 '어떤 면에서 더 나빠졌습니까?

(9) 질문 '어떻습니까?'
답 '좀 더 아픈데요'
질문 '치료 때문인 것 같습니까?'
답 '예'

질문 '언제 처음 더 아프다고 느끼셨습니까?'

검사자의 생각 관찰자의 생각: 치료 후 통증이 있다면 다음 방법으로 질문하는 게 더 자연스러운 반응을 이끌어 낼 수 있을 것이다.

답 '확실히 여기서 나가자 마자요.'

질문 '나가자 마자는 2분 정도 또는 한 시간 또는 더 이상을 말합니까?'

답 '15분 안에 아프기 시작합니다.'

검사자의 생각 아픔이 '치료적 아픔' 인지 또는 '다른 종류의 아픔' 인지의 결론이 필요하다. 즉 치료적 기술을 사용하여 (예를 들면) 손가락으로 눌러서 아픈지 또는 치료기법이 좋지 않아 더 아픈지를 구분해야 하는 것이다.

답 '단지 나의 손 때문에 아픈 건지 아니면 치료 때문에 더 아픈지 이야기 해 주시겠습니까?'

검사자의 생각 환자들이 항상 이 방식의 아픔에 대해 구별할 수 있는 것은 아니다. 그러나 적어도 환자중 2/3는 찾아낼 것이다.

답 '당신의 손 때문인 것 같아요.'

질문 '좋아요. 고맙습니다. 많은 도움이 되었습니다.'

(10) 질문 '어떻습니까?'

말이 많은 환자들은 오랜 시간 대답할 수 있다. 그러나 비교적 많은 정보를 주진 못한다. '어떻습니까' 라는 질문에 치료 후 습관적으로 느꼈던 즉각적인 증상만을 항목별로 묘사할 뿐이다. 질문에 대한 일관성을 잃지 않으려면 치료사의 느낌이 필요하다. 질문에 대한 즉각적인 반응을 빠르게 잡아내야 한다.

질문 '종합적으로 당신은 마지막 치료가 효과적이라고 생각하나요? 아니면 더 악화시켰다고 생각하나요?'

5. 비언어적 표현(Non-verbal responses)

예제 A(Example A)

모든 예에서 질문에 대한 즉각적인 반응은 언어적 의사소통과 관련되어 있다. 그러나 많은 예에서 치료사는 질문에 대한 비언어적 표현과 동작 검사를 통해 상태를 알아내야 하며, 치료사는 그러한 표현에 잘 대처해야 한다. 예를 들면, '어떻습니까?' 라는 질문에 환자는 간단히 코에 주름을 짓는 것으로 반응한다. 이에 대해 즉각적인 반응 질문은:

질문 '좋아 보이지 않군요? 어디가 안 좋으십니까? 등 …'

예제 B(Example B)

사지 검사 동안 환자의 동작을 잘 유도해야 하는데 환자가 눈을 찡그리거나 움츠리는 동작을 만들도록 한다. 치료사는 환자의 관절을 통증에서 자유로운 위치로 만들고 즉각적인 반응을 살핀다.

질문 '확실히 느꼈나요? 그리고 어디에서 그것을 느꼈나요?' … '그 밖에 다른 점이 있지 않나요?'

또한 통증의 강도를 증가시키거나 증상의 분포를 증가시키는지를 결정하는 질문이 필요하다. 질문에 대한 즉각적인 대답을 필요로 하는 또 다른 공통된 증상은:

눈을 꼭 감거나, 코에 주름을 지게 하는 첫 번째 동작: 머리의 위치를 변화 시키는 것; 이를 악물거나 주먹을 쥐는 것; 입술을 깨무는 것; 등등 더 많은 사항들이 있다.

핵심 단어(Keywords)

환자에게 질문하는 동안 번번이 환자는 특별한 의미가 담긴 단어나 문장을 사용한다. 이러한 의미를 파악하는데 실패한다면 평가 기준을 향상시키는 기회를 잃고 그 평가는 부정확하게 된다.

다음의 대화는 자신의 상태를 적절하게 인식하지 못한 특별한 환자와의 실제 대화이다. 환자의 주요 증상은 어깨 통증이다.

질문 '어떻습니까?'

답 '좋은 것 같아요.'

질문 '당신의 어깨는 어떻습니까?'

답 '월요일 통증과 비슷합니다.'

검사자의 생각 *두 가지로 파악할 수 있다. 하나는 '통증' 이고 다른 하나는 '월요일' 이다.*

질문 '통증이 비슷하다고요?

답 '네'

질문 '마지막 치료 후 다른 점은 없었나요? 어깨가 덜 아팠다든지 더 아팠다든지?'

답 '아니요 똑같았어요'

질문 '당신은 어깨의 통증에 대해 어제는 확실하게 통증이라고 호소했는데, 오늘은 아픔이라고 표현 하고 있군요. 이것은 서로 다른 표현인가요 아니면, 같은 느낌인데 다른 단어를 사용하는 것인가요?'

답 '모르겠어요. 단지 아플 뿐이에요.'

질문 '전에도 통증이 있었나요?'

답 '추측하건대 비슷했었던 것 같아요.'

지금 이 대화에서 환자는 아픔을 아주 사소한 걸로 인식하고 있다. 하지만 정확한 도수치료를 사용하는 치료사에게는 매우 중요하다. 왜냐하면 주관적 평가가 신체를 검사하는 것보다 더 명확하고 정확한 정보를 제공하기 때문이다. 지금까지 인용된 대화는 완벽하지도 만족스럽지도 못하다.

환자는 특별한 이유 없이 '통증' 을 '아픔' 으로 단어의 표현을 바꾸지 않는다. 환자가 '똑같다' 라고 주장함에도 불구하고 몇 가지 사실로부터 환자 자신은 증상에 몇 가지 변화가 있었다고 여기고 말하는 것이다. 그러므로 정확하게 알아내기 위해 질문을 계속해야 한다. 환자는 '통증' 대신에 '아픔' 이라는 단어를 사용했다는 것에 치료사는 증상의 변화가 있었다는 사실을 확신해야 한다.

증상의 표현을 바꾼 이 단어가 핵심어 역할을 한다. 치료사는 단어의 암시하는 의미를 질문을 통하여 정확하게 알아내야 한다. 환자는 첫 마디에서 월요일부터 어깨가 아팠다고 하였다. 환자의 불분명한 느낌과는 관계없이 왜 환자는 스스럼없이 월요일을 선택해 언급하였는지에 분명한 이유가 있을 것이다다. 그러므로 대화는 지속적으로 해야하며, 다음은 대화 내용의 사실 그대로의 기록이다.

질문 '당신의 어깨는 월요일부터 아프기 시작했나요? 월요일부터의 아픔과 관련 있게 만든 게 있습니까?'

답 '글쎄요'

질문 '일요일에도 통증이 있었나요?'

답 '아니요. 월요일부터 통증이 있었어요'.

질문 '월요일 중 언제 통증을 느꼈나요?'

답 '치료하는 동안 통증이 있었어요'

질문 '처음부터 치료받는 동안 통증이 있었나요?'

답 '네'

질문 '여전히 아픈가요?'

답 '네'

질문 '월요일에 통증이 있었나요?'

답 '네'

질문 '월요일 전에도 지금의 통증과 같은 느낌이었나요?'

답 '처음 치료 시작했을 땐 단지 통증 같은 느낌이었어요.'

다음 사항은 계속 행해야하고 그것 모두를 알기 위해 필요하다.

1. 얼마나 언어제한이 있었는지.
2. 특별한 질문으로 환자에게 얼마나 많은 정보를 얻었는지.

같은 증상의 통증을 갖고 있다고 주장하는 환자가 어떻게 인식하고, 표현하는지를 이해하는 게 꼭 필요하다. 왜냐하면 통증은 점차 증가하더라도 처음의 인식은 변화되지 않는다.

변화에 대한 주관적이 분석적 평가를 통해 획득한 가치는 다음과 같은 결정을 할 수 있다. 물리치료사는 지금 다음과 같은 두 가지 사실을 알고 있다.

1. 치료기술이 환자 증상을 줄이지 못했다.
2. 치료기술이 진정효과가 없이 통증을 일으킨다.

그러므로 잘못된 기술이 사용되었다는 명백한 증거 없이 치료사는 통증을 없애기 위해 치료 기술을 변화시켜야 한다.

'아니요. 많이 아프지는 않아요.' 또는 '아니요. 확실히는 잘 모르겠네요.' 와 같이 무언가 의미를 내포하는 핵심단어의 많은 실례가 있다. 만약 환자가 '오늘은 아주 좋아요' 라고 말한다면 어제는 안 좋았다는 것을 나타낸다. '확실하진 않네요.' 라는 것은 무엇인가 있다는 것을 의미하고 그것을 찾아내야 한다.

'중요한 것은 핵심어를 놓치지 말고 확실한 대답을 통해서 얻어낸 핵심어를 이해해야 된다.' 는 것이다.

특수성(Specificity)

다른 대체수단은 환자가 더 쉽게 정확하게 질문에 답변하도록 한다. 예를 들면, '다소 좀 나은가' 라고 환자가 질문을 받는다면 숫자상의 단계는 매우 큰 도움이 될 것이다. 또 치료사는 환자에게 자신의 현재 상태를 0부터 10까지의 단계로 표시하게 함으로써 평가를 더 구체적으로 만들 수 있다. 백분율 표시 또한 유용하다. 언어적 표현은 환자에게 더욱 구체적인 답을 요구하도록 할지도 모른다. 예를 들면, 단순히 기억해보는 식의 평가는 환자로 하여금 단순히 '더 좋다' 라는 의사표시를 하게끔 한다. 이것은 애매모호한 진술이므로 치료사는 환자가 더욱 더 구체적으로 답할 수 있도록 만들어야 한다. 환자는 '조금 좋아 졌나요' 라는 질문에 '아니오, 많이 좋아진 것은 아닙니다.' 라고 답할 것이다. 이와 유사한 예로, 애매하게 환자는 '몇 년 전에' 라고 말할지도 모른다.

반면에 수다스러운 환자는 '아마 내가 인도에 있었을 때이거나' 아님 '버마에 있을 때' 라고 답할지도 모른다. 더욱더 구체적으로 답하도록 하기 위해서 치료사는 (2년 또는 20년?)라고 제시할 수 있다.

최초의 상담(At initial consultations)

첫 번째 상담동안에서 발생할 수 있는 '질문-대답-질문' 라는 모든 상황을 만족시키기는 불가능하다. 그러나 환자가 자기의 이름을 말하는 것(환자가 말하거나 그 발음을 기록하는 것처럼)을 듣는 것과 한 번의 소개로 완전할 수도 있다. 만약 다음의 지침서가 유용하다면 처음 질문은 간결해 질 수 있다.

1. 만약 환자가 최근에 무감각 증상 때문에 도수교정을 받았거나, 보조를 없앴을 경우에 처음 질문은 다음과 같다. '지금 증상이 어떻습니까?'
2. 만약 환자가 받은 일정한 형식의 치료가 효과가 있었다는 것을 치료사가 안다면 환자는 다시 일을 할 수 있는 상태라고 생각할지도 모르기에 처음 시작하는 질문은 다음과 같이 한다. '여전히 무언가를 할 수 없나요'
3. 만약 환자가 만성적인 문제 또는 여러 군데에 혼합된 문제들을 가지고 있다는 것을 치료사가 안다면 처음 질문은 다음과 같이 한다. '현재 당신의 문제점들은 무엇입니까' 또는 '당신에게 가장 문제가 되는 것은 무엇입니까?'

검사자의 첫 번째 질문에 대한 대답은 다음 두 가지 방향의 다른 질문의 내용을 이끌어 낼 수 있다.

1. 문제의 병력
2. 증상의 양상

각각의 내용은 세부적으로 진술될 것이다.

병력(최초 상담) [History(initial consultation)]

병력에 관한 것은 다음 장(6장)에서 더욱 세부적으로 언급하기로 할 것이다. 이 장에서는 의사소통의 지침서와 연관되어 있다. 그럼에도 불구하고 병력은 환자를 두 가지 형태로 나누는데 필요하다. 첫 번째 환자 그룹은 외상성의 최근 병력을 가진 환자이거나, 두 번째 환자 그룹은 외상성의 병력이 없거나 있더라도 물건을 들어 올리는 동안 욱신거리는 사소한 증상을 가진 환자이다. 두 번째의 환자 유형이 매우 일반적이며, 이러한 유형은 환자의 문제를 잘못 이해하고 올바르지 못한 객관적 치료가 이루어지게 된다.

통증의 발생 병력에 대한 의사소통과정에서 두 번째 환자 유형이 가장 문제가 많다. 왜냐하면 문제를 일으키는 명확한 외상이 없고 원인 발생이 요소를 결정하는데 많은 자료가 필요하기 때문이다. 이런 상황에서 환자는 치료사가 요구하는 것에 대한 정확한 답변을 하지 못한다. 다음 내용은 두 번째 그룹 환자에게 병력에 대한 얘기를 할 때 필요한 내용들의 한 예이다.

검사자의 생각　*만약 치료사가 애매하게 질문할 경우, 환자는 가장 중요하다고 생각되는 것에 대한 병력들을 이해하기 쉽도록 설명함으로써 치료사를 도울 것이다. 그러한 것은 치료사에게 상당히 중요하고 만약 그렇게 병력들이 자연스럽게 나타나지 않는다면 치료사는 나중에 찾을 수밖에 없다.*

질문　'어떻게 통증이 시작되나요'

검사자의 생각　*이것은 언제 통증이 시작되었는지 묻는 것을 생략할 수 있다.*

답　'잘 모르겠어요. 약 3주전에 통증이 시작되었고, 지금도 그래요.'

검사자의 생각　*통증을 갑자기 야기 시킨 원인이 역학적인지 아닌지를 아는 것이 필요하다. 만약 그러한 사건이 갑자기 일어나면 그것이 매우 경미한 것일 경우 환자는 그것을 기억하지 못하거나 그러한 증상들과 관련을 짓지 못한다. 만약 환자가 명백한 원인을 가졌다면 이것을 치료사가 알아내는데 필요한 시간을 절약하게 된다. 만약 명백한 병력이 있다면 그 병력들은 특별한 문제의 근원을 인식하는데 중요한 단서를 제공할 것이다. 그리고 명백한 병력은 현재의 증상을 야기 시키는 실마리를 제공할 것이다.*

질문　'전에도 이와 같은 증상을 경험해 보았나요.'

검사자의 생각　*치료사는 여기서 환자가 '아니오' 라고 말했기에 환자가 관절염 또는 추간판 병변이라 불리는 현재의 문제들과 이전의 겪었던 섬유 조직염과 연관을 지우지 않는다라는 것을 확신해야 한다.*

답　'아니요.'

검사자의 생각　*대부분 가장 일반적이고 상식적인 측면에서 나의 직접적인 질문에 대해 답변할 수 있다. 현재의 생각이 과거의 경험에 의존하게 되는데 이를 부정할 수는 없을 것이다.*

질문　'당신은 일상생활에서 한 번쯤은 요통을 경험해 보신 적이 있죠?'

답　'음! 글쎄요.'

검사자의 생각　*'음, 글쎄요' 라는 표현은 무언가의 경험이 있다는 뜻으로 해석된다. 나는 의미의 해석을 더욱 명확히 하고자 한다.*

질문　'글쎄요 라고 하신 것에 대해 저는 요통을 경험해 보셨다고 해석하겠습니다.'

답　*'예. 정원 일을 많이 한 후 허리가 약간 뻐근해 지더군요. 그런데 그건 누구나 다 그런 거 아닌가요?'*

검사자의 생각　*나는 정원 일의 활동정도에 따른 허리 경직의 상관관계를 알고 싶다.*

질문　'정원 일을 하신 후 요통이 사라지는데 얼마나 걸립니까?'

답　'정원에서 주말을 다 보내고 난후 보통 2~3일정도 지난 후 정상으로 돌아오는 것 같아요.'

검사자의 생각　*매우 유용한 정보이다. 그것은 환자가 어떻게 요통을 견디어 내는지를 아는 것에 도움이 된다. 나는 그의 요통이 감소되는지 아직 그대로 잔존하는지 아직 알지 못한다. 하지만 나중에 잠정적인 결론을 내리기 전까지 시간을 벌 수 있다. 나는 반드시 알아낼 것이다. 병의 진전과 이에 대한 치료에 대해 도움을 줄 수 있기 때문 나는 이러한 점들이 알고 싶다. 정답은 연구의 과정에서 쉽게 찾아질 지도 모른다. 내가 이러한 대화를 어떻게 시작해야하는지 알기 위해 정말로 필요한 것은 궁금증일 것이다. 이제 내가 정답을 찾기 위한 질문들을 찾는 것이 필요하다.*

문제해결의 방법은 토의이고 각각의 대답에는 그것을 결정하는데 필요한 만큼이 시간이 소요될 것이다. 다음의 대화를 보자.

질문 '당신은 3주 전부터 라고 하셨는데요. 갑자기 시작되었나요?'

답 '예 상당히 빨리 나타났어요.'

검사자의 생각 *상당히 빨리라는 표현은 갑자기와 같은 의미이다. 나는 충분하지가 않기 때문에 더 정확한 답변을 요구할 것이다.*

질문 '처음에는 어떠했습니까?'

답 '조금 아프기 시작하더군요'

질문 '아침 에요? 오후에요?'

답 '잘 모르겠습니다.'

질문 '언제부터 아프기 시작했는지 기억하십니까? 정확히 말하자면 전혀 아프지 않았던 날과 아프기 시작한 다음날을 말씀해 주세요.'

잠시후 그가 한참을 생각한 후 대답을 한다.

답 '예 잘 알겠습니다'

질문 '그 날이 언제인지 기억해 낼 수 있나요?'

검사자의 생각 *어쩌면 잊어버렸을지도 모를 그의 기억을 되살려내어야 할 것이다.*

답 '아마 목요일쯤이었을 거예요.'

질문 '아침에 일어났을 때부터 아프기 시작했나요? 아니면 하루를 마치고 나서부터였나요?'

답 '내 생각에는 아침에 깨고 나서부터인 것 같아요. 예. 확실해요. 부인이 아침을 먹을 때, 내 허리가 아팠던 것이 기억이 나는군요.'

질문 '그럼 전날 밤에는 아프지 않으셨다는 거군요. 맞나요?'

답 '예. 맞습니다.'

그는 어쩌면 통증이 어떻게 시작되었는지 모른다고 할지도 모른다. 이때 또 다른 필요한 질문은 허리가 아프기 전에 느껴보지 못한 피로감이나 묵직한 느낌이 있었는가? 아니면 어떠한 느낌 같은 것이 있었는가? 다시 말하자면 당신이 인식하지 못할 정도로 서서히 요통이 시작되지는 않았는가? 그는 돌이켜 생각해보니 아마도 그랬던 것 같다고 할지는 모른다.

검사자의 생각 *대답을 얻는데 적어도 어느 정도의 시간이 필요로 할 것이다. 우선, 요통의 원인을 찾아야 한다. 먼저 그의 요통이 시작되기 전에 교통사고가 있었는지 알아보아야 한다. 마약 아니라면 병의 원인에 대해 알아보아야 한다.*

질문 '수요일에 어떤 일을 하다가 당신의 허리를 다쳤는지 기억이 나는가요?'

답 *'아뇨 기억해 보려고 해도 어떻게 다쳤는지 잘 기억이 나지 않아요.'*

검사자의 생각 *따라서, 나는 이미 언급된 발병소인을 찾아야 한다. 환자스스로 자신의 문제가 육체적인 활동이 문제라고 생각 할 때, 만약 내가 활동과 관련한 질문을 계속한다면 그의 대답은 아마도 빠르고 확실하게 정신이 육체의 활동에 영향이 미쳤다는 식으로 대답을 할 것이다. 발병이 소인(피로감. 질병)을 비육체적 활동이라는 식의 질문을 한다면 환자의 생각방향도 바뀔 것이다.*

다음의 질문들은 이러한 것을 시험해 볼 수 있다. 먼저 이렇게 하고 난 후 신체적 활동에 영향을 주는 소인들로 되돌아가는 것은 그의 생각을 재고시키는 결과를 얻게 될 것이다. 그것은 환자가 말하는 것에서 적절한 정보를 찾아내는데 어려움을 주는 결과를 가져올 것이다.

만약 크게 벗어나지만 않는다면 항상 환자의 입장에서 대화할 때는 어느 한쪽으로 치우치지 않는 질문법을 사용해야 한다.

질문 '수요일이나 그쯤에 어떤 평소와 다른 일을 하신 적이 있습니까?'

답 '아니요.'

질문 '보통 때보다 힘든 일을 하시진 않았나요?'

답 '아니요.'

질문 '당신은 보통 때보다 일을 더 긴 시간 하시지

않으셨나요?'

답 '아니요.'

검사자의 생각 그러면 통증의 명백한 원인이 되는 육체적 활동이 없었다고 할 수 있다. 다음 단계는 다른 통증의 소인을 조사한다. - 목요일 아침에 통증이 있었던 이유가 반드시 있어야 한다.

질문 '그때 몸이 안 좋았거나 피곤하거나 스트레스 받지는 않았나요?'

답 '예. 사실 상당히 피곤했습니다. 기억이 나네요. 동료 두 사람이 아파서 쉬었기 때문에 주말에 당직을 했습니다. 잠시 잊고 있었군요. 우리는 정해진 시간보다 더 많이 일을 했습니다. 나는 하루 종일 많은 물건을 들어 올리고 옮겼습니다.'

검사자의 생각 정보를 얻는 데에는(특히 상당히 유용한 정보일 경우) 많은 시간이 걸린다. 그래서 내가 요구하는 답변을 왜 더 일찍 말하지 않았는가라고 생각하는 것보다는 내가 꼭 필요한 정보를 놓치지 않겠다고 생각해야만 한다.

질문 '그럼 그것은 당신에게 일상적인 것이 아니었지요? 그렇죠?'

답 '예. 맞아요. 나는 물건을 드는 일을 상당히 많이 해야만 했고 또 노동시간에서도 매우 평소보다 과중하였습니다.'

검사자의 생각 바로 내가 찾던 내용이었다. 병력과 증상이 상호연관성을 가지고 있다.

이상의 내용은 환자의 병력을 청취하는데 전부는 아니지만 대화요령으로 적용할 수 있는 충분한 내용을 보여주었다. *'내가 질문의 내용을 잊지 않는 한'* 더 일찍 질문하였지만 답을 못 찾았을 때, 물리치료사는 최근 3주 동안 자발적인 회복이나 증상이 심해졌는지 알아내야 한다. 또한 환자의 병력에서 많은 소인을 찾을 수 있는 유용한 질문이 많이 있다. 이 장에서는 대화와 관련된 내용만 언급하므로 그것에 대해서는 9장에서 논의할 것이다.

또 다른 의사소통의 가이드라인 - 주어진 질문에 특이하게 대답하는 환자에 대해서 살펴보고자 한다. '이것은 언제부터 아팠나요?' '오래 전부터요' 라고 답하는 경우이다.

검사자의 생각 그의 대답으로 저번 주부터 아프기 시작한 것은 아니지만 통증이 있다고 추론할 수 있다. 가장 빨리 대답을 얻는 방법은 그에게 두 가지의 명백한 참고자료를 제시하고, 그에게 더욱 확실한 것을 선택하게 하는 것이다.

질문 '6주 전부터 입니까? 6년 전부터 입니까?'

답 '오! 아니요 2~3달 전인데요.'

이미 언급한 바와 같이 수다스러운 환자와의 인터뷰는 인터뷰를 조절하는 것이 매우 힘들 것이다. 병력을 청취하는 동안 이러한 환자들은 핵심에서 벗어나거나 관련이 없는 내용을 자세히 설명하는 경향이 있다. 예를 들면서 주어진 질문에 다음과 같이 대답을 하디고 한다.

질문 '언제부터 아프셨나요?'

답 '아니요. 나는 나이든 숙모님을 만나러 가고 있었어요. 그리고 나는 어디쯤 지나가고 있었는데...'

물리치료사는 그에게 그가 좋아하는 것을 계속할 것인지 그의 허리에 대한 답변을 얻을 것인지, 또 다른 질문을 할 것인지를 선택하는데 다음과 같은 두 가지가 있다. 첫째, 대화의 목적에 따라서 어느 정도의 양의 대화가 필요한지? 둘째, 환자로부터 얻어진 양질의 정보의 양에 따라 달라진다. 만약에 그대로 이루어지면 내용을 조정한다. 다음의 인터뷰 질문의 예는 물리치료사가 인터뷰를 조절 유지하는 데에 필요하다.

질문1 '무슨 일이 있었죠?'

질문2 '넘어졌습니까?'

질문3 '언제 그랬습니까?'

이러한 질문들에는 환자의 생각을 질문의 내용에 일관되는 방향으로 이끌어 나가기 위해 적절하게 기술적으로 단어의 사용을 점진적으로 늘리는 과정이 포함시켜야 한다. 여기에서 상담자가 환자에게 모욕감을 주거나, 당황하게 하지 않고 인터뷰를 자연스럽게 이끌어나가는 것이 중요하다.

정리하자면, 이와 같은 노력들이 환자가 불만을 느끼지 않도록 하는 것이 중요하다는 것이다. 게다가 환자들 알려주려는 내용을 귀담아 들어야만 한다. - '당신이 나에게 이야기 해주지 않은, 내가 모르는 것은 무엇이 있습니까?'

인터뷰를 더욱 잘하기 위한 가장 좋은 방법은 환자와 접촉하면서(그들의 무릎, 팔, 손 등), 동시에 '넘어졌어요?' 하고 말을 걸어보는 것이다. '접촉' 은 즉시 환자의 생각하는 방향을 바꾸는 효과를 가지고 오기도 한다. 어떤 사람들은 접촉해서 만지는 것을 싫어하기도 하는데 그들에게는 소매를 가볍게 잡아서 접촉을 하여야 한다(피부와 피부의 접촉을 최소화시키기 위해). 접촉은 짧고 가벼워야 한다.

증상에 대한 행동방식(최초의 상담)
(Behaviour of symptoms (initial consultation)

단어의 선택이나 질문을 구어체로 하는 경험이 없는 경우, 환자 증상의 반응을 판단하는데 많은 시간이 걸릴 수도 있다. 불행하게도, 그러한 기술을 익히는데 경험이 배우기 가장 좋은 방법이다. 환자 증상에 대한 행동방식과 관련된 다음과 같은 정보들이 요구된다.

1. 휴식, 활동과 자세의 관련된 증상들
2. 간헐적인 통증과 완화의 지속성, 주기, 지속시간과 강도의 변동
3. 질병의 안정된 상태

다음은 치료사가 인터뷰에서 실수하거나 부적절한 가설을 얻지 않고 이를 위한 시간과 노력을 줄이기 위해 단어와 말을 선택할 수 있도록 할 수 있는 하나의 예 이다. 다음은 상담자와 환자가 약 3주 동안 요통을 경험한 것의 상담에 대한 대화 내용이다. 주제는 오직 요통 시 행동양식과 관련된 것이다.

검사자의 생각 이전의 인터뷰에서 그는 요통이 지속적이라고 하였다. 지속적이라는 표현은 하루 24시간 지속적인 통증을 의미하거나 또는 순간적으로 날카로운 통증과 비교해서 현재 계속 지속적이라는 의미로 해석할 수 있다. 놀랍게도 많은 수의 환자들이 우선적으로 동작검사 전에 이미 그들의 통증이 지속적이라고 말한다. '이 동작에서 허리가 아프신가요(어떠한 느낌)?' 라고 물으면 환자들은 '아니오.' 라고 대답한다. 지속적인 통증과 증상 없음이라는 표현은 서로 모순이 된다. 이러한 지속적인 통증이라는 표현의 상담에서의 실수를 피하기 위해서는 상담이 명백하게 이루어져야 한다. 상반적인 인터뷰 방법이 좀 더 긍정적인 답변을 이끌어 낼 수 있다.

질문 '현재 상태에서 허리 통증 없어지는 때가 있습니까?'

답 '아니요. 항상 아픈데요.'

검사자의 생각 다음에 해야 질문은 환자에게 자다가 깼을 때도 아프냐고 물어보아야 하는데 이는 이때가 환자의 증상이 가장 감소될 수 있는 시간대이기 때문이다.

질문 '자다가 깨었을 때는 허리가 어떻습니까?'

답 '괜찮던데요.'

질문 '그럼 그때는 아프지 않았다는 뜻입니까?'

답 '예 맞아요.'

질문 '그럼 당신은 아프지 않을 때도 있다는 거군요.'

답 '밤에는 조금 괜찮은 것 같아요. 하지만 낮에는 하루 종일 아파요.'

'환자' 에 의해 계속 아프다는 표현은 항상 그 뜻을 명확히 할 필요가 있다.

검사자의 생각 이제 명백해 졌다. 그의 의견은 잠자리에서 증상이 없다가 낮에는 하루 종일 아프다는 것이다. 하루 종일이라는 답변에서 나는 다음과 같은 2가지 측면에서 알고자 한다.

1. 낮 동안 통증이 변화하지는 않습니까?(예를 든다면 통증이 잠잠해지는데 얼마만큼, 왜, 얼마나 오래 걸리는가?)
2. 아침에 처음 일어났을 때 허리에서 어떠한 경직감이 느껴지지 않습니까?
다음은 질문에 대한 환자의 답변이 즉각적으로 '하루 종일 아프다'고 표현하는 경우 환자의 생각을 유추하여 연결해야만 합니다.

질문 '낮 동안 통증이 변화합니까?'

답 '예.'

검사자의 생각 자, 답변은 별로 중요하지 않지만, 일할 때 어떠한 점을 피해야 하는지를 아는 것이 중요하다. 나는 다음과 같은 몇몇의 질문에 대해서 제지 할 수 있는 많은 방법을 알고 있다. 기본적으로 내가 알고자 하는 것은, 통증이 지속되는 시간이 증가하는지 또는 특별한 어떤 활동이나 자세가 그 통증에 연관이 있느냐는 것이다. 어떻게 하면 가장 빨리 답을 얻을 수 있을까? 나는 다음을 먼저 시도할 것이다.

질문 '더 악화시키는 것은 무엇인가요?'

답 '시간이 지날수록 더 악화는 것 같아요.'

질문 '증상이 악화되는 것이 무엇인지를 잘 모른다는 뜻인가요?'

답 '예. 그런 것 같아요.'

검사자의 생각 왜냐하면 평가는 환자가 통증을 증가시키는 것이 무엇인지를 안다면 나는 증상에 대한 추측이 쉬워지고 질문에 대한 답변을 쉽게 이끌어 낼 수 있을 것이다.

질문 '허리에 손상이 있을 것이라는 것을 알아서, 할 수 있는 것이 아무것도 없다고 생각 드나요?'

답 '글쎄요, 여기에 앉아 있을 때 허리 통증이 더 심해지는 것 같아요.'

검사자의 생각 환자는 앉아서 나를 기다릴 때뿐만 아니라, 통증이 나타나기 전에 여러 가지 활동을 했기 때문에 위와 같이 대답했을 것이므로 다음과 같은 질문을 더 해 볼 것이다.

질문 '평소에도 앉아있을 때 통증이 있나요?'

답 '예, 앉아있거나 TV를 볼 때 통증이 있어요.'

검사자의 생각 나는 통증을 일으키는 활동이 없었는지 궁금하다. 나는 또 얼마나 오랫동안 앉아 있을 때 통증이 증가하는지, 그리고 의자에서 일어설 때 어떤 어려움이 있는지 알고 싶다. 이와 같은 질문에 대한 답변은 환자의 문제점에 대한 문제점을 인식할 수 있는 중요한 정보를 나에게 제공할 수 있다. TV를 시청하는 동안에 통증에 대하여 생각할 때, 이러한 증상을 야기 시키는 동작을 찾기보다는 질문과 관련된 생각들을 따르는 게 더욱 현명할 것이다.

질문 'TV 시청 후 의자에서 일어설 때 문제가 있는지, 또는 즉시 바른 자세로 일어서거나, 정상으로 계속 일을 할 수 있나요?'

답 '아니요, 바로서는 동작에서 문제가 있어요.'

검사자의 생각 이 정보는 매우 소중하다. 왜냐하면 요추의 통증장애의 형태를 인지할 수 있는 적절한 하나이 사실이고 그리고 이것은 관절가동에 대한 반응이다. 이 형태에 대해서 수정되어지고, 다른 질문에 대한 환자의 대답은 기대(적합한 형태로 만드는 것)도록 적합해야 한다. 예상되는 상태 중 하나는 먼저 허리가 아침에 일어날 때 뻣뻣하게 되는 것이다. 그는 양말을 신거나, 씻기 위해 세면기에 몸을 굽히거나, 양치질할 때 매우 어려워 할 것이다. 강직은 경미하더라도 약 10~15분 정도는 유지될 것이다. 만약 환자의 활동성이 통증에 의해 제한될지라도 (환자는 통증에 의해 제한이 없다는 것을 이미 알고 있다.) 강직은 증가되거나 오랫동안 유지 될 것이다. 나는 자연스럽게 대답을 얻을 수 있는 방법으로 질문을 해야 한다. 왜냐하면 그 대답이 명확하게 강직의 정도와 특성

을 알려줄 수 있기 때문이다. 그러므로 나는 '당신이 아침에 침대에서 일어날 때 등 쪽에 강직이 있습니까?' 라고 질문해서는 안 된다. 만일 내가 이러한 것을 질문한다면 환자는 단지 "예 '라고 대답할 것이다. 이러한 대답은 환자 상태에 대해 나에게 중요한 정보를 주지 못한다. 그러므로 나는 더욱 세밀하게 질문을 해야 한다.

질문 '아침에 침대에서 먼저 일어났을 때 느낌은 어떠했나요?'

답 '나는 양말을 신을 때 약간의 어려움이 있었기 때문에 약간 강직이 있다고 느껴져요.'

이 질문에 대한 가장 큰 성과는 치료사가 강직이라는 말을 쓰지도 않았는데도 '통증은 없고 강직은 있다' 라고 말하였으므로 환자 스스로 "강직"이라는 단어를 사용했다는 것이다. 이는 또한 환자가 인식할 만큼의 자연스러운 강직을 느꼈기 때문이다. 환자는 그의 문제가 진짜라는 것을 나타내었다. 이러한 질문에 대한 자연스러운 대답은 정확한 강직의 정노와 특성을 나타낸다. 이러한 방식의 질문은 다른 면을 내포한다. 우리는 단지 '예.' 또는 '아니오.' 라는 답변이 나오도록 더욱 구체적인 질문이나 구체적이지 않는 질문 중에서 선택을 해야 한다.

질문 '강직이 얼마나 오랫동안 지속되었습니까?'

답 '몇 분 정도요. 내가 얼굴을 씻기 위해 세면기 위에서 구부릴 때, 아직도 약간 강직이 있어요. 이런 증상은 아침식사 전까지 나타났어요.'

검사자의 생각 활동성에 대한 질문으로 되돌아가서, 만일 다른 활동성이 어떤 다른 통증을 만들거나, 또는 침대에서 일어날 때 강직 등을 인식함으로서 만들어진다는 것을 알았다면 두 개의 기본적인 틀을 만들 수 있다.

질문 '많이 움직인 다음날 당신이 침대에서 일어날 때 어떤 문제가 있나요? 예를 들면, 만약 당신이 주말에 정원 일을 한다면 쑤시는 통증과 강직이 주일 내내 계속 되나요?'

답 '예. 일하고 나서 나는 오랫동안 잠을 잤고, 다음날 아침에 강직이 약간 나타났어요.'

검사자의 생각 좋다. 그 대답은 진단에 대한 나의 판단을 쉽고 확실하게 해 주었다.

어떤 독자들은 위의 대답이 너무 좋고 사실적이라고 여길 것이다. 그런데 치료사는 자연스럽게 대답을 이끌어 낼 수 있는 핵심적인 질문을 어떻게 이끌어내는 지를 배우고 그에 대한 답변은 환자와 그의 문제점을 이해하는데 적절하고 더 많은 정보들을 얻을 수 있다. 이럴 때 환자는 치료사에게 신뢰감을 가지게 된다. 또한 자발적인 답변은 정확한 판단을 이끌어 낼 수 있게 해준다. 평가는 자문의사에게 진행과정을 설명할 때 매우 유용한 가치를 가지게 된다.

강직과 같은 증상은 어떤 병리학적 문제가 관여하고 있을 때 중요하다. 예를 들면, 첫 진찰 동안 검사자는 환자가 강직성 척추염을 가졌다고 느꼈을 수 있고, 대화와 생각은 다음과 같은 것이 있을 수 있다.

검사자의 생각 나는 그가 아침에 일어날 때 허리에 딱딱한 느낌이 있는지를 알고 싶다. 만약 강직성 척추염이 있다면 허리는 전체적으로 뻣뻣하고 아마 심한 통증이 있을 것이다. 만일 심한 통증이 없을 지라도 강직은 움직임이 정산으로 돌아오는데 2시간이상이 걸릴 수 있을 것이다. 환자의 답변에서 최대한의 정보를 위해서라도 나는 다음과 같은 질문을 해서는 안 된다.

질문 '아침에 침대에서 일어나자마자 허리는 어떤 느낌 인가요?'

답 '그렇게 좋지는 않아요.'

검사자의 생각 그에게 강직성 척추염이 있다면 그는 허리가 뻐근하다고 얘기할 것이다. 다음과 같은 질문은 하지 않는다.

질문 '어떻게 좋지 않나요?'

답 '뻣뻣하다.'

검사자의 생각 이것은 진술이고 모든 진술들은 사실적인 것이 필요하다. 그 진술들은 증상의 경과의 평가를 위한 목적으로 사용되어야 한다.

질문 '어느 정도 뻣뻣한가요?'

답 '매우 뻣뻣해요.'

질문 '얼마나 지나야 이 강직이 사라지나요?'

답 '음. 강직은 정오나 되어야 완전히 없어지는 것 같아요.'

검사자의 생각 그의 직업은 움직이는 동작을 함으로 대략 5시간이상 강직이 지속되면 지속할 수 없다.

질문 '아침에 일어나는 시간은 몇 시입니까?'

답 '7시쯤 일어난다.'

검사자의 생각 그의 강직은 최소 4시간을 유지하며 역학적 척추문제는 보통 오래 지속된다.

동작검사 동안 통증의 반응(초기상담) (Pain responses during test movements(initial consultation)

환자증상의 양상을 평가하기 위하여 물리적인 검사 동안 어떤 질문들은 계속적인 반복이 요구된다. 이 때문에 환자에게 같은 단어로 사용한 같은 질문을 반복함으로서 짜증감이 들지 않도록 하는 세심함이 필요하다. 만약 환자가 국소적으로 척추 통증이나 연관통을 가졌다면 동작과 관련되어 알아내는 것은 필수적이다. 연관통과 척추 통증의 양상을 동등하게 추측하는 것은 위험하다.

그러므로 질문에 쓰이는 어휘가 아주 명확해야 한다. 왜냐하면 환자가 확신감을 가질 수 있도록 하는 것은 필수적이다. 환자의 확신감은 철저한 평가를 통해서 더욱 강화될 수 있다. 환자는 엉덩이와 오른쪽 넓적다리에서 종아리를 포함한 천장골 부위로부터 확산된 일정한 통증을 가졌다. 엉덩이와 종아리는 엄청난 통증 부위이다. 전 관절 가동범위의 모든 동작의 검사에 부작용이 없다는 것은 확실한 것이다. 동작 테스트 전에 증상의 상태를 아는 것은 필수적이다.

질문 '서있는 동안 당신의 등과 다리에서 어떤 것을 느꼈나요.'

답 '전체적으로요'

질문 '전체적으로 똑 같나요.'

답 '대퇴부는 그다지 나쁘지 않군요.'

질문 '당신의 엉덩이와 종아리가 더 많이 아픈가요?'

답 '예'

질문 '어디가 더 아픈가요?'

답 '다 비슷한 정도로 아파요.'

검사자의 생각 좋다. 명확하다. 이제 앞으로 구부리는 검사를 하자.

어떻게 검사가 이루어지는지에 대해서 세부적인 설명은 6장에서 설명할 것이다. 다음의 문장은 깊이 있는 질문의 좋은 예가 될 것이다. 다음의 내용은 증상의 양상을 명확하게 알기 위하여 치료사에게 요구되는 질문의 깊이와 이 과정을 촉진시키는 단어들을 보여주는 좋은 예이다. 환자는 앞으로 구부리라는 요청을 받고 바로 바른 자세로 되돌아온다.

질문 '통증의 변화는 있습니까?'

답 '예'

질문 '어떻게 나타납니까?'

답 '통증은 둔부 쪽이 심해지는 것 같아요.'

질문 '종아리에도 통증이 있습니까?'

답 '아니오.'

질문 '그 외에 다른 부분에서 변화 있는 곳이 있습니까?'

답 '아니오.'

질문 '좋습니다. 지금 둔부 쪽 통증이 주저앉을 때 허리까지 있습니까?'

답 '예'

질문 '그럼 일어서려고 할 때 통증이 즉시 나타납니까? 아니면 주저앉을 때 나타납니까?'

답 '완전히 앞으로 구부리는 동안 통증이 심하게 나타납니다.'

검사자의 생각 그것은 이상적인 대답이다. 나는 지금 앞으로 구부리는 동안 어떻게 증상이 나타났는지에 대한 확실한 변화를 알았다. 다른 동작을 하는 동안 어떤 현상이 일어났는지 보자.

질문 '자 허리를 펴보세요. 치료사가 환자의 동작과

의사표현을 지켜보는 동안 그는 허리를 폈다.'

답 '예'

검사자의 생각 *이 동작은 둔부와 종아리에 통증을 일으킬 것이다. 정확도와 시간은 통증에 대해 환자에게 사용되는 질문용어의 필수적 용어이다.*

질문 '어디에 통증이 있나요?'

답 '둔부에 통증이 있어요.'

질문 '당신은 아픈 부위를 나에게 보여 줄 수 있나요?'

질문 '종아리는 괜찮아요?'

답 '예'

검사자의 생각 *지금 난 두 가지 사실을 알 필요가 있다. 하나는 앞으로 몸을 구부리는 동안 통증이 심한지 아님 허리 펴기를 하는 것이 통증이 심한지를 아는 것이고, 두 번째는 앞으로 구부리고 난 후 나타나는 것처럼 뒤쪽으로 구부릴 때 통증이 사라지는가? 왜냐하면 '애매모호한' 양상(p. 73, 214 참조)은 환자에게 질문을 동해 주의 깊은 사고를 요구해야 한다. 나는 처음으로 물을 것이다.*

질문 '다시 주저앉는 동안 둔부통이 있는가?'

답 '예'

질문 '당신이 앞으로 허리를 구부릴 때도 마찬가지 입니까?'

답 '아니오 단지 주저앉을 때입니다.'

검사자의 생각 *그것은 유용한 정보이다. 난 그것을 기록해야 하고 내가그것을 잊기 전에 별표를 가지고 표시해야 한다.*

질문 '당신이 허리를 앞으로 굽히거나 뒤로 젖힐 때 둔부부위에 통증이 있는가?'

답 '나는 허리 펴기를 할 때라고 생각합니다.'

검사자의 생각 *'나는 ~라고 생각한다.'라고 대답하는 것을 그다지 주목할 만한 것은 아니다. 그의 대답이 증상을 이해하는데 지연시킬 수 있다. 그것은 허리를 펴는 것과 관계가 있다. 나는 치료하는 동안 더 자세히 평가할 것이다.*

이 예제는 관절의 운동에 의미가 있는 통증 반응에 주의를 기울여야 하는지를 보여준다. 이 분야에서 정확도가 결여되면 실수를 범하게 된다. 대체적으로 통증의 양상은 확립될 것이고 치료기술은 적절하게 변경되고 치료와 평가에 적절한 주의가 주어질 것이다.

환자의 억양에서도 많은 정보를 얻을 수 있다. 진찰하는 동안 모든 언어적, 비언어적 의사소통을 통해 무엇인가를 얻어야 한다. 환자를 많이 접하면 접할수록 더 빨리 더 많이 정확한 평가를 할 수 있다.

질문 '지금 허리를 왼쪽으로 구부려 보세요.'

그리고 평가는 계속되어야 한다.

주어진 예제는 시간의 낭비 없이 매우 정확하고 정밀한 정보를 어떻게 결정할 수 있는가를 나타낸다. 명백하게 주어진 예제처럼 항상 앞으로 구부릴 때가 통증이 있는 것은 아니다.

그러나 거의 정확하게는 할 수 있다. 일부 환자는 같은 사항에 같은 질문이 주어질 때 즉시 짜증을 내는 경우도 있다. 환자의 비언어적 의사표현에 조율을 맞추는 치료사는 재빨리 이러한 것을 알아차린다. 정확도를 잃음이 없이 질문을 다양하게 한다. 네 번째 동작을 테스트할 때 통증양상에 대해 물을 때 다음처럼 말한다.

질문 '둔부가 계속 아픈가요?'

답 '예'

5번 째 동작 검사 :

질문 '오직 둔부에만 그렇습니까?'

답 '예'

6번 째 동작 검사 :

질문 '비슷한가요?'

답 '예'

질문의 방식은 환자의 체질뿐 만 아니라 이해력도 고려해야 한다. 그리고 동시에 환자는 당신이 환자의 느낌을 알아차리고 판단한다는 것을 알게 될 것이다.

환자가 자신의 질병에 관해 판단을 할 수 있는 역할을 배울 수 있도록 해주도록 한다. 비언어적 의사소통에는 이 장에서 상세히 논의되어 있다.

빠르고, 정확한 신체 언어는 매우 중요하다. 그러므로 검사자가 지각 있고 빈틈없이 찾아낸다면, 충분히 이용할 가치가 있을 것이다. 다음에 나오는 예제를 살펴보면 언어적 의사소통이 조금 변형된 것을 알 수 있다. 천장골 부위부터 오른쪽 종아리까지 통증이 퍼져나가는 환자의 동작을 살펴보면 정확히 종아리와 천장골 부위부터 통증이 도달하는 곳까지 운동을 취해보라고 한다.

다음의 계속되는 주관적인 검사 그리고 전방굴곡 검사 시에 환자의 얼굴 표정을 보면서 환자에게 '통증이 있습니까?', '어디에 통증이 있습니까?', '아프면 말씀해 보세요.' 라고 이야기 한다. 치료사는 빈틈없이 환자의 표정 그리고 그에 따라 행동하라 했을 시에 거드름을 부리는지를 주의 깊게 살펴야 한다. 때로는 환자를 망치지 않고 올바른 정보를 필요한 결정의 중요성에 대한 균형을 유지하는 것이 필요하다. 중요한 결정 시에는 나중의 것이 더욱 중요하다, 즉각적으로 대답을 추측해 본다. 만약 그렇게 할 수만 있다면 나중의 검사는 조금 미루어 둔다. 검사자는 환자에게 '당신은 허리로 세 가지 동작을 할 수 있겠는가?' 라고 질문을 한다.

검사자의 생각 *나는 환자가 자극을 받거나 기분나빠할 수 있으므로 조심해서 다루어야 한다.*

질문 '뒤쪽으로 구부려보세요.'

검사자의 생각 *나는 재빠르게 그의 얼굴을 보면서 표정이 바뀌는 것을 검사한다. 일어서라고 한다.*

20° 후방으로 구부리고 난 후에 환자는 왼쪽 눈 주위를 찡그린다고 가정해보자. 즉각적인 반응을 보여야 한다.:

질문 '일어서세요(동시에 되돌아가는 것을 보조해줌으로써 격려하여 준다).'

검사자의 생각 *통증이(상처) 어디 있는지 물어본다. 비록 잘못된 원칙으로 만든 가정일지라도 말한 것을 제외해야 한다. 그 상황에서 만약 그 둔부에 아픔이 정확하다고 가정한다면 그것은 이 대답에 좋은 방책이 될 것이고 그는 대답에 '예' 또는 고개를 끄덕일 것이다.*

질문 '당신의 아픔이 종아리가 아닌 둔부라고 생각됩니까?'

답 그렇다고 고개를 끄덕거림

질문 '2번 더 움직이겠습니다. 당신을 눕히겠습니다. 왼쪽 방면으로 구부리세요. 오른쪽으로도 구부리세요.(같은 관찰과 질문사용)'

다음 이어지는 치료기간 (At subsequent treatment sessions)

증상의 변화(다음 치료기간) 〔*Changes in* symptoms (subsequent treatment sessions)〕

환자 엉덩이의 오른쪽 측면과 종아리 통증은 좋은 징후라고 추측할 수 있다. 처음 대화 시 질문에서 모든 반대되는 것과 지난 치료의 효과로 유익한 결정을 할 수 있다. 가장 최근의 치료는 2일전에 치료받은 바 있다.

검사자의 생각 *나는 가능한 가장 효과적인 방법으로 최종 치료의 효과를 볼 수 있도록 결정하기를 바란다. 나의 첫 번째 질문은 답변을 자발적으로 찾아야 한다. 왜냐하면 사실을 말하기 위해 환자들이 준비하기 때문이다.*

질문 '자 지금은 어떻습니까?' 또는 '지난 번에 비해서 지금은 어떻습니까?'

답 '매우 안 좋아요.'

검사자의 생각 아무말도 하지 않음..

질문 '차이가 있습니까?'

답 '예전과 어떻게 다른지 잘 모르겠어요. 하지만 몹시 피곤해요.'

검사자의 생각 *적어도 환자가 내게 이렇게 말한 것으로 보아 그의 증상은 많이 나쁜 것 같지는 않다. 왜냐하면 증상은 피로와 관계가 있고, 환자의 답변이 다음과 같은 반응을 보이는 것은 좋은 징후일 수 있기 때문이다.*

질문 '예. 그것은 사실상 흔히 있는 일이고, 좋은 반응일 수 있습니다. 당신의 허리와 다리는 어떻습니까?'

답 '약간 더 심해요.'

검사자의 생각 대부분 답변은 한정적인 부분이 필요하다. 하지만 '약간 더 나쁘다'라는 말을 분명하게 할 필요가 있다. 그러기 위해서는 다음과 같은 것을 알 필요가 있다;

- 어떤 식으로?
- 어느 부분이?
- 언제?
- 왜?

자발적인 답변이 여전히 중요하다. 그래서 나는 나의 질문을 가능 한 간접적으로 할 것이다.

1. 어떤 식으로?

질문 '어떤 식으로 심해 졌나요?'

답 '둔부의 통증이 더 심해요.'

질문 '날카로운 통증인가요? 아니면 더 심한 통증인가요?'

답 '침대에 있을 때 편안하게 있질 못해요.'

검사자의 생각 나의 질문에 정확한 답변이 아니다. 하지만 그 답변은 뭔가 긍정적인 부분을 나에게 주고 있으므로 나는 충분한 답변으로 받아들인다.

2. 어느 부분이?

검사자의 생각 그는 신경의 문제를 가지고 있을 수 있기 때문에 정해야 할 것이다. 종아리의 통증이 변화가 있는지를 확인 해야한다. 언제 그리고 왜 환자 둔부의 통증이 증가했는지를 알아내기 전에 종아리의 통증의 변화가 있는지를 알아보는 것이 좋다. 왜냐하면 나는 '예, 종아리 통증은 더 심해 졌어요.'라고 환자가 답변을 하도록 질문을 할 것이다.

질문 '종아리는 어떻습니까?'

답 '종아리는 예전과 비슷해요.'

검사자의 생각 이러한 답변은 내가 정확하게 이해하기 쉬운 답변이었다. 나는 세 번째 상황에서 치료로 인해 증상이 바뀐 것을 알았고 그것은 대단히 긍정적인 부분이다(70페이지 참조). 하지만 만일 자발적인 답변을 얻어내지 못한다면 나는 환자에게 이러한 세 번째 상황처럼 질문을 하지 않을 것이다.

3. 언제?

질문 '둔부 통증이 심해진 것이 언제인가요?'

답 '어제 밤에요.'

질문 '그 전날 밤에는 어땠습니까?'

답 '평소와 다르지 않았어요.'

질문 '치료받고 나서 여기서 갈 때부터 어제 밤까지 변화는 없었나요?'

답 '네. 별로 변화는 없었어요.'

4. 왜?

검사자의 생각 환자가 치료로 인해 통증이 증가하였다는 것을 느끼게 하는 것이 중요하다.

몇몇 환자들은 '당신이 더 심해졌어요.'라고 화난 듯이 말하는 사람들이 있다. 하지만 환자들이 치료가 통증을 더 악화 시켰다고 생각하고 있을 지라도 치료가 통증을 더 심하게 만든었다고 말하는 것은 좋지 않다.

환자들은 가능한 답변을 피하려고 많이 고민한다. 환자들을 더 악화시키거나 그런식으로 말하는 것을 좋아하는 사람은 없다. 그러나 지나치면 치료사 감정이 보다 더 많이 개입되고 증상을 보다 나쁘게 만들게 할 수 있다. 가장 좋은 방법은 질문을 할 때에 환자가 빠른 대답을 할 수 있도록 쉽게 전달을 하고 지나친 도움은 억제하도록 한다.

질문 '당신이 생각하기에 지난 번에 당신을 더 나쁘게 했던 것이 무엇 때문이었나요?'

답 "그저께 밤에는 괜찮았기 때문에 정확하진 않아요. 그리고 내가 치료받고 갈때는 훨씬 좋았어요. 그리고 제가 생가하기에 평소보다는 밤에 더 편했었던 것 같아요.'

검사자의 생각 *생각 좋은 답변이다. 그것은 놀랄 만큼 도움을 주는 좋은 증거라 할 수 있다. 나는 환자가 어제밤 그를 악화 시키지 않는 치료가 무엇인지를 알았다. 하지만 몇몇은 그를 악화시키는 것이 있을 수 있다.*

질문 '당신은 어제밤에 더 심해졌는지 이유를 알겠나요?'

답 '아마 저녁 만남때 불편한 의자에 2시간 30분 동안 앉아 있었기 때문일 거예요. 그때문에 둔부가 살짝만 스쳐도 아파요.'

검사자의 생각 *많은 도움이 되었다.*

질문 '오늘 아침은 평소 다른 때와 비교할 때 어떻습니까?'

답 '뒤쪽이 계속 불편해요.'

검사자의 생각 *만족할 만 하다. 이것은 질병의 현재 상태를 평가하는데 많은 도움을 주는 정보로서 훌륭하다. 나는 치료적으로 도움을 얻었고 치료에 자신감 얻었다.*

다음과 같은 검사는 환자에게 질문을 하고 대답을 하는 것이 아니다. 그것은 기억에서 정보를 찾는 것을 기억하는 것은 중요하다. 이것은 환자의 대답에서 무심코 나오는 말에서 중요한 핵심을 찾는다. 질문을 한다.

질문 '그것의 느낌이 어땠나요.' ('그것의'를 사용했으므로 명확하지 않다) '금요일 전의 치료와 비교해서 어떻습니까?'

답 '오른쪽 중앙으로 몹시 아파요.'

이것은 질문에 대한 대답이 아니다. 치료사는 정확하게 대반을 이끌어 내도록 해야한다. 계속되는 질문은 다음과 같이 한다.

질문 '네. 지금은 그러세요. 하지만 금요일 치료와 비교해서 어떻습니까?'

답 '비슷한 것 같아요.'

치료활동시(During a treatment session)

움직임검사의 재평가 동안의 통증반응 변화 〔Changes in pain response during reassessment of test movements (subsequent sessions)〕

재평가에서 움직임검사는 다음과 같은 두 가지를 제외하고 초기의 인터뷰와 같다. 첫째, 이미 시행했었던 검사는 비정상 이었으나, 요추굴곡과 수직으로 다리를 들어올리기(SLR)와 같은 특수한 움직임 검사를 확인하는 것은 중요하고, 때때로 이러한 검사에서 정상반응이 나타난다. 둘째, 환자의 움직임을 검사할 때는 치료사가 이전 검사에서 다음과 같이 질문하였을 때와 비교하여 움직임 검사에 대한 환자의 견해를 알아보는 것이 종종 도움이 될 수 있다.

질문 '지난번 치료를 위한 왔을 때와 비교해서 지금은 느낌이 어떤가요?'

답 '전과는 조금 다른데요. 더 수월한 것 같아요.'

검사자의 생각 나는 환자가 움직임에 대한 운동범위의 차이나 움직임에 대한 질적인 차이를 발견할 수 없었다; 그렇기 때문에 환자의 대답은 나에게 있어서 중요한 의미가 있다.

치료를 하는 동안의 통증 반응(치료 직후) (Pain response while one is performing a technique (subsequent treatment session)

치료를 할 때 통증반응이 나타나는 환자에게 언제 치료할 것인지를 정하는 것은 중요하다. 치료기술을 적용하는 동안에, 통증이 없을 수도 있고, 치료를 계속 할 때 통증이 시작되었다가 통증이 사라질 수도 있고, 환자 증상의 재 발현이나 통증의 증가가 나타나는 것과 같은 세 가지 중의 하나의 형태로 나타난다.

1. 증상이 줄어들거나 사라진다(증상이 처음 20-30초 동안은 증가 할 수 있으나 곧 통증은 줄어든다).
2. 증상이 치료의 적용에 따라서 리드미컬하게 심해졌

다가 줄어든다.
3. 치료적 적용에 무관하게 통증이 증가한다.

의사소통의 쟁점은, 환자가 우리에게 유용한 답변을 줄 수 있도록 그 차이점을 이해하도록 도움을 줄 수 있는, 치료를 수행하는 동안 증상의 양상을 결정하는 것과 관련이 있다.

검사자의 생각 *나는 치료를 시작해야 하고 환자의 증상이 나타나는 것을 정확하게 알아야 한다.*
질문 '제가 이렇게 하면 불편한 곳이 있나요?'
답 '아니오. 조금 스트레칭 되는 것 말고는 별로 불편하지 않습니다.'
검사자의 생각 *이러한 반응이 빨리 변할 수 있으므로 나는 10분 이내에 다시 질문할 것이다.*
질문 '아직도 큰 불편은 없나요?'
답 '예. 하지만 왼쪽 엉덩이 부근이 약간 불편합니다.'
질문 '치료를 시작하기 전에는 엉덩이는 불편하지 않았나요?'
답 '예. 그곳입니다. 항상 거기가 불편해요.'
질문 ''치료를 시작하고 나서 변화가 있나요?'
답 '예 조금 더 아픈 것 같아요.'
검사자의 생각 *나는 이 통증이 점점 증가하는지 또는 치료에 따라 통증이 증가했다가 줄어드는지를 알 필요가 있다. 환자가 두 가지 답변 중의 하나를 선택할 수 있는 방법으로 질문하는 것이 환자들은 더 쉽게 답변을 할 수 있다.*
질문 '움직일 때마다 리드미컬하게 통증의 증가나 감소가 나타납니까? 아니면 계속 아프십니까?'
답 '그냥 약간 아파요.'
검사자의 생각 *나는 치료를 적용함에 따라 통증이 증가 하는지, 비슷한 정도로 통증이 유지되는지, 아니면 통증이 사라지거나 줄어들 것인지를 가능한 빨리 결정해야할 필요가 있다.*

10초 후에 다시 다음과 같은 질문을 하라

질문 '통증이 조금 전과 비슷합니까? 조금 더 증가했습니까?'
검사자의 생각 *위와 같은 방식으로 질문을 해라. 왜냐하면 이러한 질문 방식이 증상이 감소할 것이라고 기대할 수 있고, 그것은 내가 원하는 방향으로 답변을 유도하기위해서라도 위와 같은 질문이 잘못 된 대답을 얻는 것 보다 더 원하는 대답을 할 수 있는 쪽으로 영향을 미치게 된다.*
답 '거의 비슷합니다.'

10초 후:
질문 '지금은 어때요?'
답 '제 생각에는 좀 나아진 것 같네요.'

다시 10초 후:
질문 '지금은 어때요?'
답 '괜찮은데요.'
검사자의 생각 *이것은 이상적인 반응이다.*

치료를 하는 동안에 이러한 통증의 깊이를 이해하는 것은 치료의 적절성을 증명하는 중요한 단서가 된다. 다음 환자(경추의 문제를 가진)는 좋은 예가 되지 못한다. 치료를 할 때, 그 환자는 다음과 같이 답변함으로서 질문에 반응한다.

답 '예. 당신이 그렇게 하는 동안 무엇인가를 느낄 수 있겠네요.'
질문 '당신이 느끼는 것이 통증 같나요?'
답 '글쎄요 좀 표현하기가 어렵네요.'
질문 '그러면 좋은 느낌인가요? 아니면 나쁜 느낌인가요?'
답 '잘 모르겠어요.'
질문 '당신 목에 이상이 있던 곳에 어떤 느낌이 있는 건가요?'
답 '예. 그것은 확실한 것 같아요.'

마지막 답변은 필요한 정보를 제공해 주며, 필요한 정보를 얻을 때까지 질문을 계속한다. 당신은 자신의 손을 이용하여 통증 부위를 치료하고 그리고 당신 손아래에서 환자가 반응을 보일 때, 환자가 어떤 느낌을 느끼는지를 질문할 때, 반응에 대한 즉각적인 질문을 해야 한다.

질문 '내 손이 압박하는 것을 느낍니까? 아니면 통증이 다시 나타납니까?'

답 '잘 모르겠네요.'

질문 '그 느낌이 표면에서 느껴지나요? 아니면 깊은 곳에서 느껴지나요?'

답 '확실하진 않지만 표면인 것 같아요.'

물론, 그 답변이 결정적이지 않다면 그 통증의 느낌이 변화할 수 있도록 당신의 손을 움직여 가면서 촉진할 수 있다.

치료가 수행된 이후의 통증반응(치료 동안) 〔Pain response after a technique is performed (during a treatment session)〕

치료의 효과를 결정하는 것은 주관적이고 물리적인 두 가지 측면에서 평가 되어져야 한다. 환자는 치료사가 동작의 재평가를 위해 일어나야한다. 동작 검사를 하기 전에 환자에게 치료에 따라 어떤 차이점을 느끼는지를 물어 보아야 한다. 아래의 대화 내용은 이러한 것들을 이미 알아낸 정보와 다르지 않는 정보를 빠르게 알아내는 지를 보여주고 있다.

질문 '당신이 저번에 서 있을 때와 비교해서 지금은 느낌이 어떤가요?'

답 '비슷한 것 같아요.'

검사자의 생각 주관적인 변화는 없다. 그러므로 지금부터는 동작을 체크할 것이다.

질문 '자, 이제 앞으로 구부렸다가 다시 일어나 봅시다. 엉덩이 부분이 지금은 어던가요?'

검사자의 생각 나는 5센티미터 정도 더 움직이는 것을 알 수 있었고, 환자의 동작이 더 좋아진 것을 알 수 있었다.

답 '이렇게 할 때는 엉덩이에 나쁜 느낌은 별로 없는데요.'

질문 '자 이제 일어나 봅시다. 앞으로 구부렸을 때 나쁜 느낌이 더 나타납니까?'

답 '아니요.'

질문 '전에 당신은 허리 쪽에서 문제가 있었는데, 얼마나 앞쪽으로 더 구부릴 수 있습니까?'

답 '제 생각에는 아프기 전처럼 구부릴 수 있는 것 같아요.'

검사자의 생각 그 동작에서 통증이 다시 유발 되지 않는 것으로 미루어 볼 때, 아마도 앞쪽으로 구부리는 것은 호전된 것으로 보인다. 자 이제는 다른 동작에서 무제가 나타나는지를 살펴보자.

환자가 그의 움직임 동작에서 양적으로나 질적으로 변화 한 것을 느끼는지를 물어보고 환자가 그의 증상이 변화 한 것을 느끼지 못한다면 그것은 괜찮은 것이다. 환자가 통증은 비슷하지만 양적으로 동작이 수월하다면, 이미 환자의 동작에 변화가 나타났다고 할지라도 환자는 그 전과 비스하게 느낄 것이다. 다른 동작을 환자에게 수행하도록 함으로서 환자는 이 동작에 더욱 의존하게 되고 이러한 동작 검사에 더욱 집중하게 될 것이다.

재평가(At review sessions)

재평가 동안의 질문 〔Questions during a retrospective assessment(after each three to five treatments)〕

세 번째, 네 번째, 또는 다섯 번째 치료는 환자의 통증과 증상을 처음 방문 했을 때와 비교해서 치료적 진행의 평가를 위해서 꼭 필요한 것 이다.

질문 '치료를 시작 할 때와 비교해서 지금은 어떻습니까?'

이 질문에 대답은 치료사가 더 나은 치료적 활동을 준비할 수 있기 때문에 아주 유용한 질문이 될 수 있다. 네 번째 치료에서 '예, 약간 나아진 것은 확실한 것 같아요.' 라고 환자가 더 호전 된 것과 같은 답변을 얻는다면 성공적인 치료를 위해서 이것은 일반적이지는 않다. 만일 환자가 첫 날과 비교해서할 수 있는지를 물어 보았을 때, 환자가 '음' 또는 '글쎄요' 라고 한다면 질문을 멈추어야 한다.

답 '글쎄요, 더 나빠진 것 같지는 않아요.'

이것은 재평가가 치료의 일반적인 단계이기 때문이다. 그러나 만일, 호전이 있다면 평가는 다음과 같은 방법으로 이루어 질 수 있다.

질문 '처음 시작 했을 때와 비교해서 몇 퍼센트 정도 호전이 있는 것으로 느끼십니까?'

환자는 이러한 질문에 대답을 어려워하기 때문에 다른 추가 질문을 해야 한다. 이렇게 질문 하는 것은 좀더 부정적인 대답 쪽으로 나타나는 경향이 있다.

질문 '그럼, 좋아진 것이 전과 비교해서 절반만큼도 안 되나요?'

답 '아뇨, 제 생각에는 절반 보다는 더 좋아 진 것 같아요.'

호전이 느리거나 호전되지 않을 때 (When progress has slowed or stopped)

처음 결과에서 더 이상 호전이 계속되지 않거나, 그렇다고 말하기 어려울 때 치료의 효과에 대한 재검토를 해야 한다. 치료에 관한 의사소통에 대한 내용은 이미 앞에서 언급했다. 문제는 치료사가 원하는 것을 찾는 것이다. 이러한 이유로 환자와의 대화는 서로 분리하여 생각해야 한다(p. 92 참조).

치료를 중단하고 재평가에서의 변화 (Changes in symptoms at review sessions following a break from treatment)

재평가는 치료 중간 중간에 발생하는 변화를 평가하기위한 것이다. 재평가는 여기에서 거론 할 환자 증상들의 변화를 평가하는데 관련이 있는 의사소통의 한 부분이다.

좋은 양상을 보이거나 종아리 쪽의 통증보다 오른쪽 엉덩이 쪽의 통증이 더 심한 남자환자들을 재검토해야 할 것이다. 이 환자는 이미 10일간의 치료를 받았던 환자이다. 초기의 농담 섞인 어조나, 질문과 답변들 다음에는 조금 더 환자가 신경질 적일 수 있다.

질문 '자, 이제는 어떻습니까?'

검사자의 생각 처음으로 질문을 할 때에는 환자가 자신 스스로 마음속에서 떠오르는 말을 할 수 있도록 너무 제한된 표현으로 질문하지 않는 것이 좋다. 이러한 것이 환자 스스로 문제들을 찾을 수 있도록 하는데 중요한 도움이 된다.

답 '좋아요. 기분이 좋은데요.'

검사자의 생각 시작은 좋았지만, 무엇이 더 나은지, 어떤 면에서 좋아졌는지, 치료를 얼마나 받았는지, 회복은 얼마나 되었는지를 판단해야 한다. 이러한 결정을 위해 치료사는 환자를 어떤 방식으로 치료를 하였고, 언제 즘 회복이 있었는지를 먼저 알아야 한다. 얼마나 좋아졌는지에 관한 질문은 즉각적인 언급은 피해야 한다. 증상들이 회복되고 치료의 마지막에 참고가 될 만한 문제점들을 확인하면서 환자의 증상과 관련된 질문들을 해야 한다. 하지만 순차적으로 나타나는 반응들은 동시다발적으로 일어 날 수 있다는 것을 숙지하고 있어야 한다.

질문 '아주 좋아요. 어떤 치료방법이 좋았는지 이야기 해 주시겠습니까?'

답 '이제 통증은 낮 시간에는 나타나지 않아서 아침에 침대에서 일어나서 양말과 신을 신을 때도 불편하지 않습니다.'

검사자의 생각 환자는 앉는 것에 대한 언급은 없었으나 '낮에는 통증이 나타나지 않았다' 는 말과 '불편하진 않았다' 는 말을 분석해 보면,

증상이 여전히 지속된다는 것으로 해석 할 수 있다. 그렇다면 무엇을 생각해 보아야 할까?

질문 '제가 판단하기로는 통증이 조금 감소하긴 했지만 낮 동안에 여전히 증상이 있는 것 같은 데 어떤 느낌인가요?'

답 '오래 앉아있으면 엉덩이에 통증이 있어요.'

질문 '얼마나 지속되나요?'

답 '한 2-3시간 정도 지속 되는 것 같아요.'

질문 '의자에서 일어나는 것도 힘들었나요?'

답 '아뇨. 지금은 괜찮아요.'

질문 '그 외에 다른 문제는 없나요?'

답 '예.'

검사자의 생각 *질문을 하지는 않았지만, 앉아있을 때의 답변이었다. 나중에 이것에 대해 더욱 자세히 할 필요가 있다. 이제 나는 두 가지 질문을 할 것이다. 첫째, 장딴지 통증과 관련된 부분과 둘째, 증상의 호전이 있었는지, 그리고 호전이 지속성이 있는지에 대해 질문을 할 것이다. 그 이후의 질문은 호전되기까지 기간은 길었는지, 장딴지 통증은 완전히 사라졌는지 등이 될 것이다.*

질문 '장딴지는 어때요?'

답 '장딴지 통증은 통증이 전혀 없어요.'

검사자의 생각 이것은 회복이 쉽게 이루어 졌는지, 특히 엉덩이와 장딴지의 증상이 직접적인 관련성이 있는지를 묻는 것에 대한 답변이다.

질문 '통증이 언제 없어졌나요?'

답 '4일 정도 지난 후부터 사라졌어요.'

검사자의 생각 *그 후 환자는 10일 동안 나를 찾지 않았다. 이것은 추가적인 것 없이도 10일간 증상호전이 지속된 것을 알 수 있다. 이렇게 추측하지 않았으면 엉덩이 증상에 대한 변화와 관련해서 질문을 했을 것이다.*

질문 '엉덩이 통증은 어떻습니까? 그리고 4일 후 앉는 것은 어땠습니까?'

답 '제 생각에는 조금 나아진 것 같아요.'

질문 '생각으로 만요?'

답 '글쎄요. 매일 앉아있는 시간이 길었지만 좋아지고 있다는 느낌이 들어요.'

검사자의 생각 이것은 환자가 치료를 계속하지 않아도 좋아지고 있다는 것을 의미하지만, 나는 환자에게 부정적인 측면도 언급해 줄 것이다.

질문 '10일이 지나고 호전되는 것을 느꼈거나, 처음 몇 일간만 나아지고 그 후에는 그대로 인가요?'

검사자의 생각 *주어진 상황에 따라 이렇게 질문을 하면 내가 기대하는 답변에 의도적인 영향을 배제할 수 있다.*

답 '아니오. 계속 좋아지고 있었다는 것을 확실히 느끼고 있어요.'

검사자의 생각 *나는 이 환자에 대해 더 이상 추적할 필요는 없다. 환자가 지속적으로 호전 되고 있다고 스스로 확신하고, 만족하고 있기 때문이다. 나는 환자에게 증상이 없어졌는지 또는 호전이 있는지 그렇지 않으면 나빠지고 있는지를 알아보기 위해 전화를 하여 약 3주간의 재검토기간을 제안 할 것이다. 하지만 검사를 통해 운동이 주관적으로도 개선이 있는지를 알아볼 것이다. 이러한 방법으로 재검토 계획은 한층 더 강화될 것이다.*

결론(In conclusion)

이러한 의사소통과 그 문제점들에 대한 논의가 길어졌거나 환자에 대해 수박 겉핥기 식이 되었을지는 모르지만 이 모든 것들은 반드시 인지하여야할 것이다. 저자의 관점에서 보았을 때 향후 재검토에 대한 단락을 읽으면서 독자들은 주관적인 사고가 포함될 수 있다. 나는 위에서 서술한 것들이 이해되고 받아들여지는 것을 기대하고 있는데, 손으로 치료를 하는 물리치료사들에게 있어서 신경근 기능장애를 가진 환자들에 대한 평가에 있어서 꼭 필요한 상담(interview)능력을 갖추어 그 치료에 대한 효과를 알아보는데 중요한 단서로서 활용될 것이다.

4 평가(Assessment)

배수찬 역

수 년 동안, 척추 통증 증후군들을 성공적으로 치료한 도수 물리치료사들이 어떻게 치료하였는지를 설명하기 위한 다양한 진단법들이 대두되었다. 이러한 문제들의 원인이라고 제시된 것들이, 전적으로 의료인들에게 받아들여지지 않고 있으며, 그로 인해 수동운동을 이용한 치료들이 완전히 적용되지 않고 있다. 만약에 수동운동 치료가 사용되고, 적절한 평가에 의해 조절이 된다면 신경근골격계 문제들의 전체적인 관리적 역할면에서 환자나 우리가 얼마나 더 좋아질 수 있을지를 배울 수 있을 것이다.

최근 수 년 동안, 수동운동은 효율적인 치료 방법으로 훨씬 더 많은 인정을 얻어왔다. 거기에다, 치료 기간동안 관절의 운동이 정확하게 평가된다면 관절 장애의 양상에 대한 정보를 획득하기 위해 사용하는 것이 좋다는 것이 몇몇 의사들도 알게 되었다. 평가 없이는, 치료는 지침이 없이 하나의 기법을 적용하는 것일 뿐이다. 이러한 개념 안에서 평가에 대해 제1장을 참조하시오. 이러한 정확한 정체성은 그림 4.1에서 더욱 쉽게 확인할 수 있다.

검사(Examination)는 제6장에서 서술하였다. 그러나, 평가를 위해 이 장에서 몇 가지를 세세히 짚고 넘어가는 것이 좋은데, 이는 정확하고 세부적인 진단 없이 평가를 내릴 수 없기 때문이다.

> 관절가동술(mobilization) 또는 도수교정(manipulation) 치료방법을 선택할지는 오직 진단(diagnosis)을 통해서 이다. 움직임에 대한 더 자세한 검사가 정확한 치료 방법을 선택하는데 필수적인 것이다.

2장에서 Brewerton 교수는 도수 치료의 진단, 적응증, 그리고 금기증에 대한 정보를 제공하였으며, 도수 치료를 하기 이전에, 진단이 필수적이라는 것은 명백한 사실이다. 이러한 진단은 환자가 신경근골격계 장애를 가지고 있다는 것과 관절가동술이나 도수 교정이 치료의 한 방법이 될 수 있다는 것을 의미하는 것이다. 그러나 물리치료사가 수동운동을 통해 치료를 하도록 의뢰를 받으면, 각각의 운동을 자세히 검사할 필요가 있다.

첫째, 가장 중요한 것은, 환자의 검사를 통해 그의 증상이 어느 특정 척추분절이나 또는 신경적 요소의 원인인가를 알아야하고, 환자의 운동이 장애에 어떠한 영향을 미치는지를 알아야한다. 이러한 운동을 정상적으로 회복하는 것을 통해 증상을 경감시킬 것이다.

두 번째, 비정상적인 운동의 잘못된 요소를 수동운동 검사와 각각의 척추간 관절 검사를 통해 찾아내면, 다음의 사항들을 발견할 수 있어야 한다:

검사(examination)의 두 가지 사고 과정(thinking process)이다. 첫 번째는 장애의 발병(source)을 찾는 것이고, 두 번째는 *발병(source)*의 *원인(cause)*을 찾는 것이다.

제 1 부

A. 증상들의 발병

1. 검사를 하여야 하는 환자의 증상이 어느 부분이라도 발병이 될 수 있는 가를 열거한다. 증상이 나타나는 부위에 있는 관절들
   증상이 나타나는 부위에 통증을 줄 수 있는 관절들
   증상이 나타나는 부위에 통증을 줄 수 있는 신경적/지지적 요소들 증상이 있는 부위에 있는 근육들

2. 반드시 점검을 하여야 하는 손상 부위의 위쪽과 아래쪽의 관절을 열거하시오(필요한 경우):
   ……………………………………
3. 특수 검사가 필요한가?
   a. 신경학적 검사 ……………………………………
   b. 기타 – 열거하시오 ……………………………………

B. 검사와 첫 번째 치료로 인한 증상과 병리적 영향

1. 통증이 심한가?*(예/아니오)* 혹은 잠복성(latent)인가?*(예/아니오)*
   답변에 근거하여 사례를 작성하시오.
   a. 국소 증상들
      i. 통증을 일으키거나 통증을 유발하는 정도로만 운동을 반복한다 ……………………………………
      ii. 통증의 강도가 발생한 원인은 ……………………………………
      iii. 통증이 가라앉기 이전의 기간 ……………………………………
   b. 관련/다른 증상들
      i. 통증을 일으키는 운동을 반복하거나 연관통을 유발하는 정도로만 한다 ……………………………………
      ii. 통증의 강도가 발생한 원인은 ……………………………………
      iii. 통증이 가라앉기 이전의 기간 ……………………………………
2. 장애가 본질적으로 위험한가?*(예/아니오)*
      i. 병리적/손상 –열거하시오 ……………………………………
      ii. 통증이나 급성 통증을 악화시키기 쉽다 ……………………………………
3. 금기증이 있는가?*(예/아니오)* 열거하시오 ……………………………………

C. 검사의 종류

1. 운동을 검사할 때 부드럽게 혹은 어느 정도의 강도를 두고 할 필요가 있다고 생각하는가?
2. 비교할 수 있는 징후를 찾기가 쉽다고 보는가 아니면 어렵다고 보는가? 이유는?

제 2 부

D. 증상들의 발병의 원인들: 관련 검사

1. 증상들의 원인으로 유도하는 신경/근육/골격/의학적 원인들을 유발한다.
   어떠한 관련 요소들을 검사해야 하는가?
   a. 왜 관절이나 근육 혹은 다른 구조물들이 증상을 유발하게 되었는지 그리고/혹은
   b. 관절이나 근육의 장애가 왜 재발하는가?(즉, 자세, 근육 불균형, 근력, 비만, 강직, 과가동성, 불안정성, 원위나 근위 관절의 기형 등) ……………………………………
2. 관절의 안정성에 대한 장애의 영향 ……………………………………

E. 치료

1. 어떠한 단기적 혹은 장기적 치료 계획이 있는가?
2. 통증, 저항, 약화 혹은 불안정성을 치료할 수 있을 것인가?
3. 우리가 따라야 하는 주의사항이나 금기증이 있는가?
4. 치료를 계획함에 있어(검사 후), 재발을 방지하거나 최소화하기 위하여 어떠한 조언을 하여야 하는가?

신경근골격계 검사와 기록 지침에서 인용함(1998), Adelaide의 Lauderdale 출판사의 허가를 얻음.

그림 4.1 초기 단계에서의 평가 : 사고 과정의 두 가지 부분들, 운동 장애의 발병을 찾고 발병의 원인을 찾아 치료 과정에 도움을 준다.

1. 가능한 범위 내에서의 통증의 유무와 양상
2. 제한이 오거나 과가동성이 있는 운동들
3. 운동을 하는 동안이나 끝 부분에서의 강직의 정도, 질 그리고 양상(관련 증상 반응들 포함).
4. 운동이 있는 동안 또는 끝 범위에서의 근경련의 정도와 양상

증상들의 양상이 가장 중요한 측면이 된다.

위에서 기술한 이러한 측면의 양상은 결함이 있는 척추간 관절의 운동과 연관이 있으며 치료 중과 치료 후의 증상과 관련된 반응과 관련이 있다.

척추관(vertebral canal)이나 추간공(intervertebral foramen)(즉, 경막, 신경근 소매와 신경근들)에 있는 통증 민감성 구조물들과 관련하여, 관절 가동 범위와 그로 인한 통증의 양상을 검사하여야 한다. 같은 운동의 평가를 신경 구조물들에 할 필요가 있다. 또한, 척추 장애의 일상 점검에 있어, 신경근 증상이 있는 환자들의 경우 신경 전달 상태를 아는 것이 필수적이다.

위에서 언급한 관절의 운동을 평가하기 위해 많은 검사들이 사용된다. 그 중에 가장 많이 사용되는 것이 척추의 촉진 가능한 부위에 압박을 주는 운동검사이다. 이들은 제 6장에서 설명하였다.

> 평가는 효율적이고 유익한 치료의 종석(keystone)이 된다. 평가없이는 치료의 성공이나 실패가 학습의 경험으로써 의미가 없다. 종석처럼, 평가는 치료의 정상에 있으며, 모든 것을 안전하게 연결해 준다.

청취와 믿기(LISTEN AND BELIEVE)

물리치료사는 반드시 환자의 말을 주의 깊게 신뢰하며 청취할 마음의 준비가 되어야한다. 아주 이상한 것은 의사나 물리치료사들이 환자의 말을 듣지 않는 것이 아주 흔하다는 것인데 특히 환자의 말을 깊이 공감하지 않는 것이다. 반면에 환자를 치료하기 위해 어떤 방법을 사용할 지 결정하는 것을 환자가 주는 정보에만 의존하는 것은 잘못된 학문적 판단이다. 74세의 건강한 여성노인이 관절와 상완관절의 약화와 불편감으로 인해 머리를 빗거나 또는 브라를 입는 것을 6주 동안 하지 못하였는데, 방법은 오직 '수술' 또는 '그냥 참고 지내는 것' 밖에 없다고 하였다. 이러한 판단은 방사선 사진을 통해 나타난 관절성 변화에 의한 것이다. 그녀는 수술을 거부하고 그냥 참고 지내는 쪽을 선택하였다. 이유는 그녀의 자매가 이전에 똑같은 문제를 가지고 있었고 물리치료를 받고 나았기 때문에 같은 치료를 받기 원하였다. 진단은 '퇴행성 관절염'이었으며, 상당한 관절의 변화가 있었으며, 이는 임상적으로도 그리고 방사선 사진 상으로도 아주 명백하게 나타나는 것이었다. 신체적으로는 관절 가동범위의 감소가 35%이었으며, 신장시 통증이 있고, 능동적 운동이 있을 때 상당한 탁한 염발음이 발생하였다. 관절와 상완관절을 수동적으로 움직일 때 상완관절와 관절 표면이 압박되고, 염발음이 증가되면서 불편감(통증이 아님)이 유발되었다. 6주 전에 증상이 나타나기 이전에, 그녀는 그녀가 관절와 상완관절에 관절염이 있다는 것을 알고 있었지만, 장애는 가지고 있지 않았다. 여기에서 '큰 수술'이라는 것은 방사선 사진상의 판독 결과를 학문적으로 해석한 것이다. 누구나 짐작하겠지만, 7주전에 방사선 사진을 판독하였더라도 똑같았을 것이라는 것은 의심할 여지가 없다. 임상적으로는 그녀의 문제는 '가동 범위 전체'(심각한 관절염)의 문제가 아닌 '끝 범위'의 문제이다. 그녀의 관절와 상완관절은 치료에 상당히 만족하게 반응하였다.

> 평가에 있어, 청취와 인지적 질문들은 다른 어떠한 형태의 검사에 의해 나타나지 않는 정보를 획득하는데 아주 중요하다

인간의 몸은, 여러 부분들이 다 결합되어 몸을 형성하고 있는데, 우리가 다른 검사 방법을 통해 찾을 수 없는 것들을 (1) 듣기 그리고 (2) 인지적인 질문들을 통해 환자가 관절와 상완관절이 어떻게 느끼는지(또는 신체 다른 부분이라도) 말을 들을 수 있다. 예를 들면, 환자의 몸(장애가 있는)은 여러 가지 다른 종류의 통증을 구분할 수 있어서, 환자에게 다음의 질문들

을 하는 것은 좋은 평가가 될 수 있다. '이것이 아플 때 그렇게 아픈 것입니까? 아니면 치료로 인한 통증 같습니까?'.

환자가 자기의 몸 상태가 어떠한지를 설명하기 위해서는 도움이 필요하다는 것을 알려주는 또 다른 질문의 예는, '우리가 둘 다 운동이 더 나아지기를 원한다는 것에는 동의한 것 같으나 당신은 증상이 나아진 것 같지 않습니다: 그러면 무엇이 안 좋은지를 설명할 수 있습니까? 이러한 질문을 통해 얻어진 정보들은 별로 가치가 없을 것이다. 우리는 반드시 잘 듣고, 연구를 하여야 할 것이다.

도수 물리치료사들은 진단과 치료의 이론적인 측면을 완전히 교육받아야 하지만, 임상적인 가능성에 대해서도 반드시 교육을 잘 받아야 한다. 인체는 몸에 가해진 충격이나 장애의 감염 등에 적응할 수 있는 상당한 능력을 가지고 있으며, 위의 여인은 이에 완전한 본보기가 된다. 또한 그림 4.2에 있는 경추 방사선 사진의 여성도 좋은 사례가 될 것이다. 그녀는 73세로 지난 72년 동안 단 하루도 목이 경직되는 날이 없이 살아왔다. 방사선 사진을 통해서 이는 거의 불가능한 것으로 보이지만, 그것이 사실임에는 틀림이 없다. 우리는 반드시 이론적 지식만으로 무엇을 하는 것은 주의를 하여야 한다.

평가는 주관적 그리고 도수 물리치료적 검사를 통해 이루어진다. 환자의 협조를 필요로 하며 환자의 언어적 그리고 상당한 부분을 차지하는 비언어적 신호들을 해석할 수 있는 기술이 요구된다.

> 흥미롭게도, 치료가 3회 정도 진행되면, 환자가 어떻게 생각을 하는지 그리고 어떠한 것을 주의하여야 하는지 교육받고 있다는 것을 알게 된다.

그 다음 환자는 질문에 대한 답변을 잘 할 수 있게 되며, 평가 과정이 빠르고 정확하게 진행된다.

도수 물리치료사는 환자의 몸이 아주 미세한 변화에 대한 정보를 주게되는 검사를 실시함으로서, 매번 결정을 한다는 사실을 물리치료사는 인식하는 것이 중요하며, 이를 인정하고 이야기를 들어 주는 것이 치료사의 책임이다. 그러므로, 처음 상담 시에 다음과 같은 사항을 알아 보는 것이 아주 중요하다:

1. '이야기를 하지 않으면, 저는 모릅니다.'
   '당신의 몸은 제가 검사를 통해 알아내지 못하는 것도 다 이야기해줄 수 있습니다. 그러므로 이야기를 하지 않으면, 제가 그것을 놓치게 되고 - 그것은 제가 중요한 것을 놓칠 수 있다는 것이 됩니다.' '내게 너무 많은 말을 해서는 안되지만, 너무 적게 이야기 해서도 안 됩니다.'
2. "별로"(증상을 이야기할 때)와 "전혀"는 아주 큰 차이가 있습니다.'
3. '제게 증상 또는 원인에 대해 불평하듯이 이야기 하지 마십시요. 당신이 갖게 되는 느낌은 정보를 주는 것이지 불평한다는 느낌이 들면 안됩니다.'
4. '당신의 문제와 상관이 없을 것이라고 또는 중요하지 않다고 생각하는 것이 있을 것입니다. 당신은 반드시 그러한 것에 대해서도 이야기를 해 주셔야 합니다: 판단은 제가 하겠습니다.'
5. '당신의 장애를 치료하는데 당신의 역할이 중요하다는 것을 알고 계십니까?'

도수 물리치료에서, 평가는 많은 측면을 가지고 있는데, 이러한 것에 대해 논의할 것이다. 그러나, 우리가 먼저 정의를 내려야 하는 두 가지 종류의 평가가 있다:

1. 환자를 초기에 검사하는데 있어 평가는 다음으로 이루어진다:
   a. 진단, 병력과 장애의 단계 그리고 현재 안정성 등이 포함된다.
   b. 환자에게 영향을 주는 방법
   c. 검사 운동에 대한 환자의 증상적 반응, 이는 전체 검사에 포함이 되어야 한다.
2. 치료를 하면서, 그로 인한 변화들을 평가하고, 판단은 그 정도나 관련성 그리고 치료에 미치는 영향에 따라 결정이 되며, 이는 치료에 변화를 주고 진단과 예후 판단에 변화를 주게 된다.

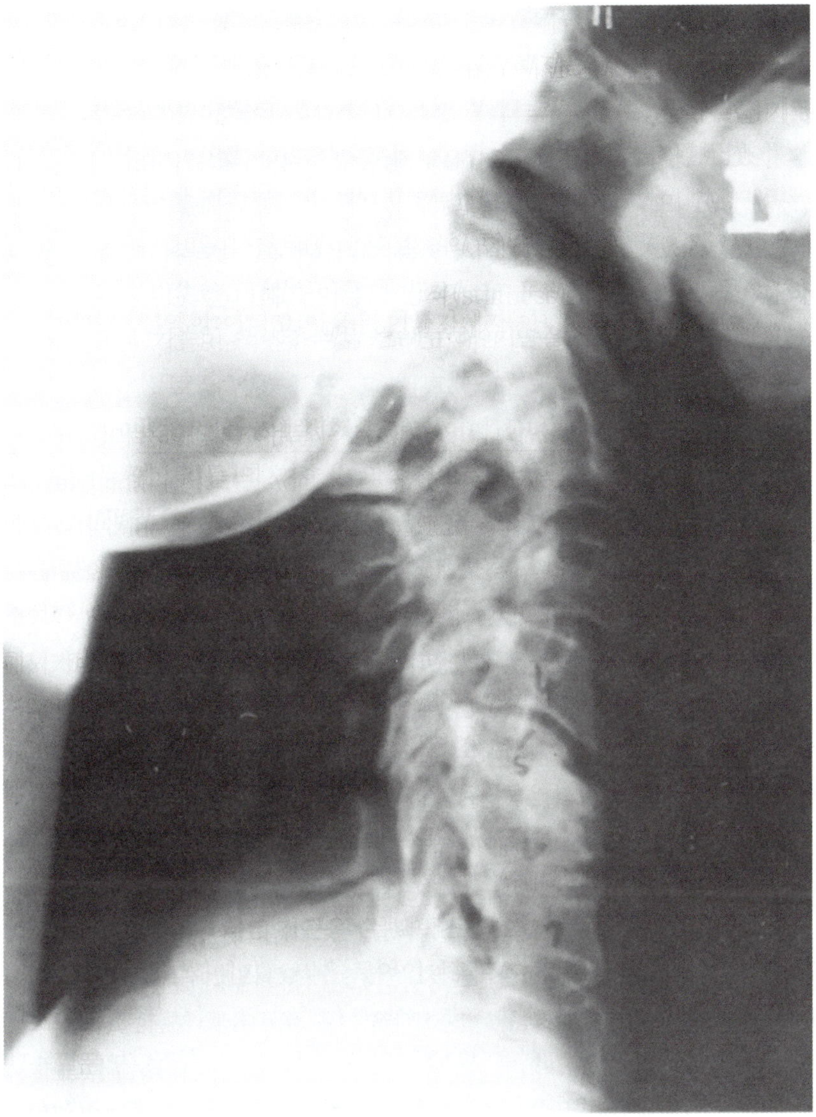

그림 4.2 73세의 여성의 경추 방사선 사진. 경추: 경추는 우측으로 볼록해진다. C4-5번 사이에서 C4가 C5에 대해 약간 전방 아탈구(subluxation)되면서 현저하게 전방각(anterior angulation)을 이루는 것을 볼 수 있다. 굴곡 시에 또한 C3가 C4에 대해 전방으로 아탈구되어 있는 것을 볼 수 있다. C2 아래 부위의 추간판 공간은 전체적으로 좁아져있으며 이는 특히 C5-6와 C6-7에서 현저하게 나타난다. 퇴행성 관절성 변화는 양측 C2아래에서 현저하게 나타난다. C2-3, C3-4, 그리고 C4-5, C5-6의 좌측에서 추간공 공간이 잠식된 것이 나타난다. C2의 상부 관절 표면에 비대칭이 나타난다; 여기에는 경추의 곡선과 회전이 일조하는 것으로 보인다.

느낌: 위에서 기술한 바와 같이 상당히 심각한 퇴행성 관절성 변화가 경추에서 보인다. 이전에 손상받은 적이 있는가?

환자의 근본적인 비정상적 운동을 다시 점검할 때(즉, 평가할 때), 장애의 특정 상태와 특정 관절에 적용된 기법의 가치를 평가할 수 있는 것이 가능하다. 이러한 것이 평가의 전체 목적이 된다: 각각의 치료 기법의 영향을 평가하는 것이다.

> 두 가지 종류의 평가가 있다:
>
> 1. 초기 환자 검사
> 2. 치료 기간 전체: 각각 치료 기간의 시작 단계, 기법을 적용할 때, 기법을 적용한 후에, 치료 기간이 끝 난 다음, 마지막 치료 후 24시간이 지난 후, 다시 돌아가서, 매 3/4 치료 기간 중, 치료 후 쉬는 기간, 치료 완료 후-분석적 평가

초기 검사 시의 평가 (Assessment at initial examination)

두 가지 적용 방법 중 하나인 이 방법은 이 책의 다른 곳에서도(제6장) 논의되었으나, 이 장과 관련되어 아주 중요한 한 가지 측면이 있는데, 이는:

특징이 들어 맞다.

이러한 특징이 들어맞는다는 개념은 검사와 치료 그리고 평가의 모든 측면과 관련이 있다.

> 특징이 들어 맞게 하라는 것은 평가의 가장 중요한 부분 중의 하나이다. 도수 물리치료사는 환자에게 그의 문제를 마치 조각 그림 맞추기처럼 설명을 해 주어야 하며, 이러한 모든 특징이 들어맞게 하는 것은 의무이다. 이렇게 하기 위해 환자의 도움이 있어야 하며, 환자의 문제를 돕는데 있어 도움이 될 수 있도록 의사소통을 하는 것은 치료사의 능력이 된다

진단을 내리는 데 있어 발병 병력은 아주 중요하며, 정확한 진단을 내리는 것과 발병은 반드시 들어맞아야 한다. 즉, 검사 동안 발견된 객관적 결정들과 맞아야 한다는 것이다. 여기에 대한 사례는 병력 청취에서 주어지는데, 이는 부인에게서 차 한 잔을 받기 위해 손을 뻗을 때 갑작스런 통증이 발병하여 심각한 장애를 가진 사람의 경우이다. 이러한 장애와 발병 소견은 들어맞지 않는다. 그러므로, 사소한 사건 뒤의 주요 장애가 있는 경우 거기에는 반드시 몇 가지 이유들이 있을 것이다. 거기에는 신체적으로 이러한 것을 잘 유발하는 요인이 있거나 또는 아직 결정되지 않은 진단의 장애 유형의 과정 중의 하나일 것이다. 이러한 해답을 찾을 수 있는 능력이 성공적인 평가의 기초가 된다.

진단과 관련된 또 다른 문제들이 있다. 예를 들면, 수동운동 치료를 통해 환자의 증상과 징후의 변화가 온 경우 거기에 비추어 초기 진단은 변경될 수 있다. 예를 통해 이를 더 명확히 보여주겠다.

추간판 탈출증으로 인해 C-7 신경근 증상과 압박 징후를 위한 도수 치료를 요청하는 정형외과 의사로부터 진료를 의뢰받은 여성이 있다. 검사를 통해, 경추의 운동 중 신전, 좌측으로의 측방굴곡과 회전이 현저하게 운동이 감소되었고 이들 운동에서 환자의 전완과 손에서 저린 느낌을 재발하였다. 그녀는 시지의 지절 종단 부위의 바닥에서 감각의 저하가 있었으며, 현저한 삼두근의 약화 그리고 상완 삼두근 반사의 약화가 있었다. 또한 상당한 통증을 가지고 있었다. 치료 방법으로 견인을 선택하였고, 지속적인 평가를 통해 처음 4일 동안 통증, 경추의 운동, 그리고 신경학적 변화가 현저하게 있었다. 그녀는 오직 10회의 치료만을 필요로 하였으며, 마지막 치료 기간동안 관절가동술과 도수교정을 추가적으로 하였다. 치료를 마치는 시점에서, 경추의 운동은 완전히 회복이 되었고 모든 신경학적 변화들은 정상으로 회복되었다.

환자를 다시 검사하고 나서 정형외과의는 만약에 처음에 내린 추간판 탈출증이 정확하지 않았다면 이렇게 빨리 치료되지 않았을 것이라고 감사하다고 하였다. 이전에 그는 이 환자의 증상들이 활액낭염이나 활액낭 관절의 염증으로 인해 추간공의 직경을 감소시켜 신경을 압박하는 것이라고 생각하였기 때문이다.

> 임상적 주의: 환자의 증상은 하나 이상의 발병에서 올 수 있는데(즉, 관절와 상완관절과 경추의 요소), 이는 모두 치료되어야 한다.

진단을 내리는 데 있어 또 다른 문제로는 몇몇 의사들은 환자들이 한 가지 진단만을 가질 수 있다고 생각하는 것이다.

그러나 주의 깊은 평가와 숙련된 수동운동 치료를 통해 환자의 통증이 목의 바닥 부위에서 시작해서 관절와 상완관절과 팔의 상박부 중간으로 내려가는지 그리고 관절와 상완관절의 문제가 관절와 상완과 팔의 통증을 일으키는지, 그리고 경추 관절의 장애와 같이 목과 관절와 상완관절의 문제를 일으키는지를 알 수 있을 것이다. 초기 검사 시에 경추와 관절와 상완관절로 인한 관절의 증상들과 징후의 검사가 반드시 정확히 평가되어야 한다. 만약에 관절 징후가 관절와 상완관절과 관련 추간관

표 4.1 병력 청취

현재 병력

1.

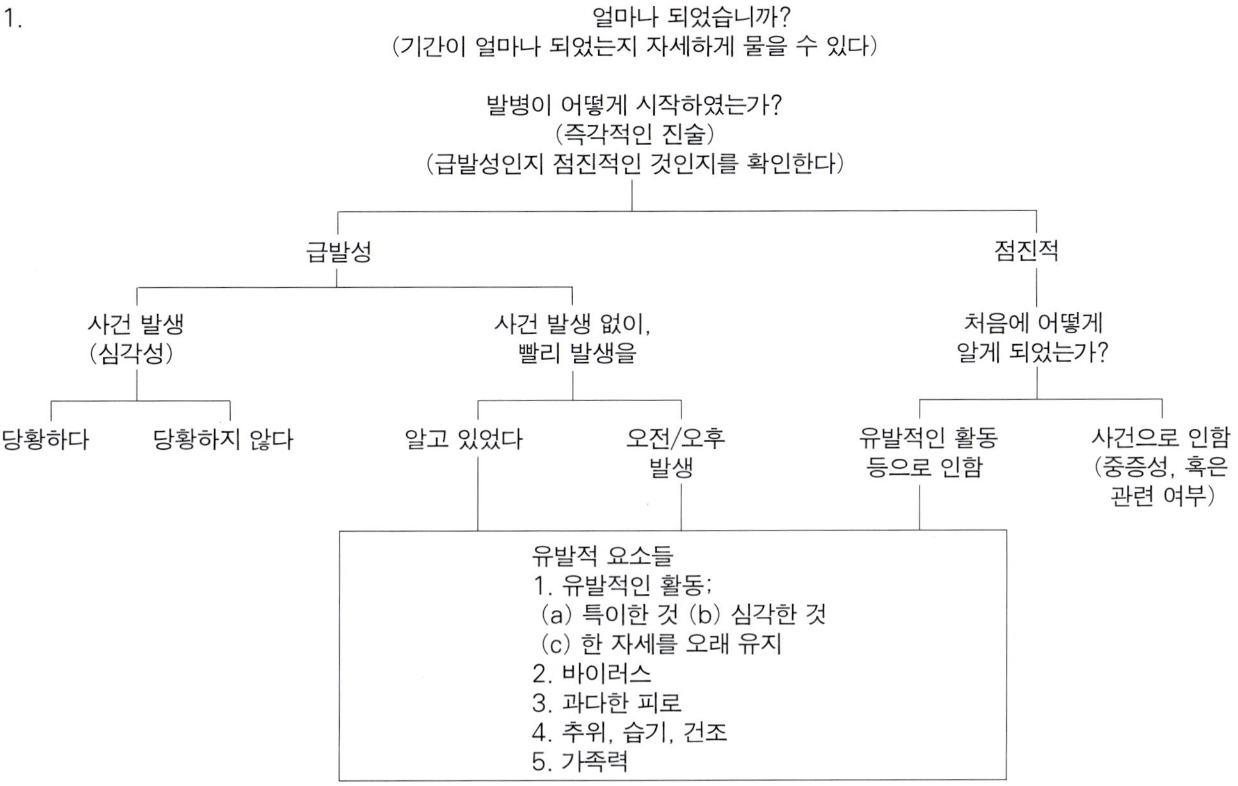

2. 사건의 중증도와 장애의 정도를 비교한다(심각한 병리적 문제들)
3. 국소 통증, 연관통의 병력(체지의 통증이 위로 가는지 아래로 가는지)
4. 증상이 완화될 때까지의 초기의 진행 상태

이전 병력

1. 처음 발병을 상세하게 : 원인
기간
치료
2. 이차 발병 : 빈도
원인 경감
회복: 비율(Rest, R, etc.)
3. 의학적 병력(그리고 사회-경제적)

절에서 발견되면, 처음에는 경추에만 치료를 적용하는 것이 이상적이다. 그러면 척추에서의 관절 징후들이 증진될 것이며, 그로 인해 목과 관절와 상완관절의 통증은 감소되지만, 관절와 상완관절과 팔의 통증은 가지고 있을 것이다. 관절와 상완관절의 재검사를 통해 관절와 상완관절의 징후들이 아직 변화가 없이 남아있는 것을 볼 수 있을 것이다. 이러한 상황에서 치료는 반드시 관절와 상완관절에 적용되어 관절의 징후들을 해결하려고 할 것이며, 이를 통해 관절와 상완관절과 팔의 통증의 개선을 얻을 수 있다. 각 환자마다 가지고 있는 여러 다양한 통증 유형과 증상들을 설명하기 위한 여러 관절의 관련에 대한 보기가 많이 있다.

환자의 통증을 설명하기 위한 여러 원인들의 사례는 허리의 통증과 다리 전체에 통증이 연관되는 경우이다. 이러한 부위의 통증과 관련하여, 피절(dermatome)을 배운 물리치료 학생의 입장에서는 딜레마에 빠지게 될 것이다.

어떤 표에서는 L4의 피절이 허리 부위에서 시작하여 둔부 전체와 발의 윗 부분까지 되어 있고(그림 6.4 참조), 또 다른 표에서는 L4의 피절이 슬관절 아래에서 시작하여 발의 정강이 부위로 지나가게 되어 있기 때문에 혼동이 오는 것을 이해할 수 있다. 이들의 발표 뒤에는 각각 상당한 이유들이 있다. 신경근의 압력이나 자극으로 인한 연관통에는 다양한 원인들이 있다 – 예를 들면, 추간판 수핵의 탈출이나 또는 탈출된 물질들이 신경근과 직접적으로 접촉을 하는 것일 수 있다(경막이나 신경근 소매(neural sleeve) 부위가 아닌). 이러한 상황에서 통증은 오직 슬관절 아래에서만 느껴질 것이다. 여기에서 중요한 것은 만약에 통증이 슬관절 아래에서만 느껴진다면, 그리고 통증이 허리에서 유발된 것이라면, 통증이 신경근에만 단독적으로 자극이나 압박을 받는 것으로 인한 것이다.

또 다른 예는, 훨씬 흔한 것으로, 환자가 L4에서의 연관통이 허리 중심부에서 둔부를 지나 다리를 거쳐 발의 위쪽으로 가는 것이다. 이러한 것의 이유는 추간판의 내용물들이 후종인대, 경막과 신경근 소매, 그리고 신경근 등의 척추관의 다른 통증 민감 구조물들을 자극하기 때문인 것이다. 이러한 경우에는, 우리가 환자의 통증에 기여하는 네 가지 인자들을 찾을 수 있다.

환자가 둔부에서 시작해서 다리를 지나 발 위쪽까지 가는 방사통을 가지고 있으면서 가장 심한 통증이 있는 부위가 하지이고, 특히 척추의 운동이 이러한 모든 통증을 재발시킬 경우(특히 원위부의 통증), 우리는 신경근의 문제라고 확신할 수 있다. 통증이 하부 척추에서 발까지 느껴지면, 추간판과 주위 후종인대가 이러한 근위부의 통증을 유발하며 신경근과 신경 소매는 원위 증상들의 원인이 된다고 본다. 그러므로, 한 가지 이상의 인자들이 환자의 통증을 유발하는 것이 된다. 이전에서 보듯이 진단과 관련되어 여러 가지 문제가 있으며, 의학에는 아직도 우리가 더욱 노력해야하는 부분이 많이 남아있는 것을 볼 수 있다. 그러나, 문제는 반드시 짚고 넘어가야 하며, 우리의 진단이 완전히 내려지지 않은 때에도 적절하게 두 가지 요소들을 잘 생각하는 것을 통해 정규의료 기관에서 도수 치료를 사용하는 것이 가능하게 되고, 치료는 좋은 평가를 통해 더욱 안전하고 정보에 근거를 둔 것이 될 것이다.

치료 중의 평가 (Assessment throughout treatment)

이는 아주 복잡한 분야이며, 특히 결과를 해석하는 것이 어렵다. 이는 최근에 도수 물리치료에서 개발된 것 중 최고의 분야이며, 나무에서 목재를 만들어내듯이 도수물리치료의 한 분야가 되고 있다. 평가의 측면 중 이 분야에서 가장 중요한 가치를 가지는 것들을 보면;

1. 의사소통(Communication)
2. 강직(Stiffness), 근육 경련(Muscle spasm) 그리고 통증의 양상
3. 정상과 비정상적 검사 결과의 비교

이러한 모든 필요사항들이 자세하게 논의될 필요가 있으나, 그 이전에 치료 중의 평가에 대한 전체적인 윤곽을 먼저 설명하도록 하겠다.

평가의 중요한 부분 중의 하나가 바로 증상들의 유형을 파악할 수 있는 능력이다. 또한, 치료를 통해 개선된 정도를 알고 있는 것이 중요하다. 이러한 숙달된 기술을 얻는 방법은 오직 정확한 비판적 평가에 근거한 임상적 경험밖에는 없다. 이러한 경쟁력을 갖추고, 하나의 팀의 일원으로서, 물리치료사는 환자 관리의 신체적 측면에서 의뢰한 의사에게 건설적인 제안을 할 수 있을 것이다. 이러한 경쟁력을 갖추는 것은 시간이 걸리는 과정이며 서둘러 되는 것은 아니다. 이 분야에서 각광 받고 있는 영국의 물리치료사인 Jennifer Hickling는 다음과 같이 이야기한 적이 있다:

> 도수치료는 사고의 명확성과 비판적 사고에 달려있다. 사람들은 가장 자세한 방법으로 훈련받아야 한다. 이것을 하는 것은 학부의 학생들이 대학원 이후의 학생들보다 더욱 쉬운데, 이는 후자의 경우 이미 사고의

습관이 다른 방식으로 되어 있어 이러한 습관을 제거하는 것이 더욱 어렵기 때문이다.

이러한 조직적인 비판적 사고 방법은 하나 하나를 쌓아 가는 과정이 아주 중요하게 된다. 초보자들은 숙련자보다 더 작은 결과를 얻는 것이 기대되며, 반드시 지름길로 가려는 유혹을 극복하여야 한다.

초보자들은 그들이 환자로부터 갖게 되는 아주 작은 지식들이라도 다 완전히 이해하고 있어야하며, 그러한 것이 무엇인지 그리고 그 결과가 어떻게 되는지 아주 명료하게 재단된 재료들을 쌓아나가야 한다. 이는 그 환자들에게만 유용한 것이 아니라 또한 앞으로 만나게 될 환자들에게도 유용한 것이 된다.

예를 들면, 경험이 있는 사람은 계산된 확률을 받아들이려고 하고, 비도덕적이나 비전문적인 방법이 아닌 지적인 방법을 사용하며, 바로 특정 기법을 사용하여 치료의 초기 단계에서 V자를 만들면서 좌측으로 회전하도록 하여 빠른 결과를 얻을 수 있을 것이다. 다른 이들은 결국은 이러한 V자를 만드는 것으로 치료의 끝을 장식할 것이지만, 이렇게 하기 위해 6에서 7회의 치료 기간이 걸릴 수 있다.

우리가 6-7회의 치료 기간이 걸리더라도 우리가 사용한 우측 회전 방법으로 가는 과정이 적절하다고 하는 것과 또한 용량도 적절하였다는 것이 훨씬 더 나은 방법이다. 우리가 막연한 기대만으로 어떤 결과를 얻는 것은 도수 치료를 처음 하는 초보자들이 앞으로 환자를 보는 데에 전혀 도움이 되지 않을 것이며, 반면에 올바른 결과를 좀 더 천천히 얻더라도 그 과정의 모든 단계가 올바른 것이 초보자들의 미래를 밝게 할 것이다.

> 환자 증상들의 변화의 평가는 치료 과정을 통해 일어난다.
> 1. 초기 검사
> 2. 각 치료 기간의 시작
> 3. 치료기법을 적용할 때
> 4. 치료기법을 한 후에
> 5. 치료를 마친 후에
> 6. 4/5회 방문 시마다 점검 평가를 한다
> 7. 치료를 완전히 마칠 때에

초보자가 가능한 이러한 정보들을 명료하게 나타나는 사실들을 분류할 수 있지 않으면 나중에 그들이 겪게 될 다른 상황의 환자들을 볼 때 아무 소용이 없는 잡다한 지식들만을 갖게 될 것이다.

치료 중의 환자의 증상과 징후의 변화는 다음과 같은 시기에 한다:

1. 각각의 치료 기간이 시작할 때(그러므로 오늘 어떠한 것이 시행되어져야 하는지에 대한 판단을 내릴 수 있다).
2. 각각의 치료 기법을 시행하는 중에(치료 기법을 하는 중에 각 기법이 환자의 증상에 대한 영향을 본다).
3. 기법을 시행하고 난 후에(기법의 즉각적인 영향을 결정하고 이제 무엇을 하여야 하는지를 결정한다).
4. 치료를 마친 후에(전체적인 치료의 효과를 알 수 있다. 이는 각 기법의 영향과는 구분한다).
5. 마지막 치료 기간 바로 이후에 24시간 동안의 기간(왜냐하면 이 기간이 가장 중요한 기간이 되기 때문이다).
6. 검토 평가
   a. 제4 또는 제5 치료 기간 시작 중에(매일 하는 평가 이외의 것들을 하기 위해 실시됨)
   b. 진행 정도가 느리거나 정지될 경우(이유를 결정하고 필요한 행동을 계획한다)
   c. 치료 중간에 평가를 위한 틈틈이(이후의 치료를 결정한다)
7. 치료를 마친 후에(예후와 예방을 위한 판단들을 한다).

별표(Asterisks)

이 제목 하의 평가를 논의하기 이전에, 검사과 치료의 기록에 있어 별표(*)의 사용과 가치에 대해 설명하고 적절한 정황을 알 필요가 있다. 검사와 치료 결과를 정확하고 적절하게 서류 작성을 하기 위해, 우리는 기록을 하지 않았을 때보다 더욱 명료할 필요가 있다. 별표 표시를 하는 것은 환자를 상담할 때마다 매번 그 현장에서 하여야 하며, 상담 마지막에 하기 위해 남겨두지 않아야 한다. 이러한 것을 준수하고, 그 다음 단계는 환자의 치료가 잘 된 경우 주관적 그리고 객관적인 결과를 기록하는 것이다. 이러한 별표 표시는 상담을 하는 중에 별표를 할 만한 가치가 있다고 하는 정보가 나올 때마다 기록을 하여야 한다(상담이 끝 난 후에 하는 것이 아니다). 이러한 주요 평가 표시는 눈에 띄도록 크게 하고, 또한, 다시 평가를 할 때 빠르고, 쉽게 그리고 좀 더 완벽하게 하는 것이 더욱 가치가 있다.

> 별표 표식은 평가에 있어 아주 중요한 보조 자료가 된다. 별표를 사용하여 다음과 같은 기록을 강조할 수 있다.
> - 주요 증상이나 장애/활동 제한
> - 환자의 증상들을 재발하는 징후들
> - 다른 중요한 정보들
> - 다시 점검하여야 하는 주요 사항들

표식을 구분하는 세 가지 수준이 있다.

1. 환자가 주요 증상들이나 장애라고 생각하는 별표 표식들
2. 환자가 주요 문제라고 보지 않더라도, 임상인들이 주요 문제라고 생각하는 별표 표식 정보들(예를 들면, 발의 외측연을 따라 저린 느낌이 간헐적으로 느껴지는 것).
3. 의심이 되는 장애나 병의 전개가 의심되는 경우 반드시 자세하게 보아야 한다. 이러한 것들은 우리가 별표를 표시하고 또한 적절한 기록 부위를 강조할 수 있다.

별표 표식은 끝을 향하는 것이지 그 자체로 끝나는 것은 아니다. 또한 도수 물리치료사들만이 알아보는 은어는 그럴 필요가 없다. 그러나, 그럼에도 불구하고, 평가에 있어 아주 중요하다. 별표 표식은 다른 정보들이 그러한 것처럼 반드시 기록되어야 한다. 이러한 방법을 통하여, 치료사는 별표 표식을 해야 할 것을 빨리 인식할 수 있을 것이다.

요소(Components - 1)

각각의 환자를 위해, 별표 표식은 환자의 척추 장애에 의해 손상된 부위를 환자가 아는 방식에 따라 구분하도록 사용되야 한다(주관적 표식). 환자가 언급한 지점에 따라, 다음과 같이 표식을 적용하여야 한다:

1. 환자 진단의 여러 가지 요소들과 관련이 있는 환자가 정상적으로 수행하지 못하는 모든 기능들. 예를 들면, 환자가 씩씩하게 걷지 못하는 데, 이는 필요한 보폭의 길이가 '척추관(canal)' 적 요소에 의해 제한이 되기 때문이다, 즉, 하지 직거상(straight leg raise)의 제한; 척추관적 요소와는 전혀 상관이 없는 추간관적 요소로 인해 환자가 똑바로 서지 못할 수 있다. 이러한 것 중의 하나만을 별표 표식을 하는 것은 장애의 한 가지 요소는 증진이 되었으나, 다른 것은 그렇지 않은 경우 이러한 것을 알 수 없다.
2. 환자가 '자세적' 요소를 가지고 있는 경우(즉, 환자가 우측으로 누울 수가 없는 경우) 그리고 '동작적' 요소를 가지고 있는 경우(사다리를 올라갈 때 날카롭고 찌르는 듯한 통증이 있다), 각각은 반드시 1.에서 나타난 이유와 같은 목적으로 별표를 하여야 한다.
3. 환자가 하나 이상의 통증을 가지고 있는 경우, 적어도 각각의 통증에 대하여 하나씩의 '주관적 표식' 을 한다.

어떤 환자들의 증상들은 간헐적인 느낌을 풍긴다. 처음에 이러한 질문을 하였을 때 환자들의 경우 진행을 점검할 수 있는 주관적인 표식을 하기는 어려울 수 있다. 이러한 상황에서는 다음과 같은 것들이 중점이 되어야 한다:

질문 '만약에 목이 나아지고 있다면 이것을 어떻게 구분할 수 있습니까?'
답 '잘 모르겠는데요.'
질문 '어떠한 것이 불편한 느낌을 유발하는지- 어떻게 알아내십니까?'
답 '우연히 일치하는 것 같은데요.'

질문 '얼마나 자주 그렇습니까?'
답 '정기적으로 그렇지는 않습니다.'
질문 '그것을 사용하지 않고 얼마나 지낼 수 있습니까?'
답 '저는 매일 사용합니다.'
질문 '아침에 주로 그렇습니까 또는 저녁에 그렇습니까?'
답 '아침에 일어날 때 주로 그렇고 가끔 잠잘 때 그렇습니다.'
질문 '이것이 정기적으로 그렇습니까?'
답 '아, 맞아요, 아마 이런 식으로 말씀하시는 것이 당신이 처음인 것 같군요.'

이러한 것은 도수 물리치료사가 반드시 중요한 사안에 도달하기 위해 연습하여야 하는 주요한 원칙 중 하나의 예일 뿐이다 - 이는 절대로 간과해서는 안 된다.

요소(Components - 2)

도수물리치료적 검사에서, 몇몇 관련 검사들은 환자장애의 다른 요소들과 관련이 있으며 다른 검사들은 다른 요소들과 관련이 있다. 별표 표식은 주관적 결과의 다른 요소들과 관련이 있으며, 그러므로 이들은 다른 신체적인 검사 결과의 다른 요소들과 동등하게 필요하다. 이러한 것은 방사통이 허리에서 발까지 내려가고 외측연을 따라 감각이 떨어지는 환자의 예에서 아주 명확하게 볼 수 있다. 다음의 사항들은 모두 별표 표식을 하여야 한다:

1. 허리에서의 통증만을 유발하는 동작
2. 연관통을 재발시키는 동작
3. 척추간 관절과 비교되는 척추관/추간공의 제한을 의미하는 동작들(하지 직거상 등등)
4. 관절 가동 범위 전체에서의 통증과 끝 범위에서의 통증(관절 가동 범위의 끝 부분에서만 일어나는 통증)

또 다른 여러 종류의 요소들이 있는데, 하나 이상의 요소들이 환자의 장애에서 발견될 경우, 이들은 각각 별표 표식을 하여야 한다.

환자의 운동에 대한 도수물리치료적 검사 후에, 주요 결과들은 반드시 별표 표식을 하여야 한다. 그러나, 이러한 것을 반드시 선택하여야 하는 것이 중요한데, 그 이유는 모든 것들이 다 표식할 가치는 없기 때문이다. 별표 표식을 가리지 않고 하는 것은 사고의 결여를 나타내는 것에 불과하다. 별표는 반드시 환자의 증상들의 다른 요소들을 강조하고 구분하기 위해 사용되어야 한다.

다음은 다른 요소들의 예이며, 이들은 몇몇 또는 전체가 환자에게서 나타날 수 있다:

1. 관절 징후로 인한 척추관 징후
2. 압박 통증(compress-pain) 징후로 인한 신장 통증(stretch-pain) 징후
3. '규칙적 유형' 운동 징후에서 '불규칙적 유형' 운동 징후를 찾아 구분한다.
4. 검사 시 끝 범위 통증과 관절 가동 범위에서의 통증이 둘 다 나타날 경우 이를 구분한다.
5. 환자가 그의 통증에 한 가지 이상의 요소를 가지고 있는 경우, 각각의 요소를 발생시키는 운동은 반드시 별표 표식을 하여야 한다. 이것의 예는 우측으로 경추를 회전하는 것이 견갑골 부위의 통증을 유발하고, 우측으로의 측방굴곡이 손가락의 시지에서 저린 느낌을 유발하는 것 등이 되겠다.

치료가 진행되면서, 별표 표식을 한 증상과 징후들은 변화가 올 것이며, 몇몇 증상은 사라지고, 몇몇은 특징의 변화가 있으며 새로운 것이 나타날 수 있다. 그럼에도 불구하고, 치료를 통해 주관적인 표식과 신체적인 표식이 반드시 일치하여야 하며 이는 특징이 들어맞게 하는 것의 다른 예가 된다.

평가 과정을 기계적인 과정처럼 진행하는 것이 아무런 가치가 없는 것은 아닐지라도, 질적인 면에서 부족한 것이 있다. 이는 감별을 하지 못하면 아무것도 아니다. 그러나, 만약에 결과가 치료 기법의 시행 후의 결과, 진단 병력과 예후, 그리고 기법의 선택의 활용도의 가능성 등과 관련이 있다면, 평가는 감별성, 현명성, 그리고 가치성이 있는 것이 될 것이다. 이러한 평가의 과정과 특징이 들어맞게 하는 것의 학습적인 가치는 아주 크다. 그리고 이러한 과정이 숙고를 하면서 이루어졌다면, 지

적 과정의 영역은 아주 넓게 된다. 이러한 것들이 평범한 평가를 분석적 평가로 변화시켜 준다.

이 장의 서두에서, 다음의 영역들이 평가에서 가장 많이 성장한 부분들이라고 하였다:

1. 의사소통
2. 통증, 저항, 그리고 근육 경련의 양상
3. 정상적 그리고 비정상적 결과를 확인하는 것

의사소통(Communication)

이 주제에 대해서는 제 3장에서 자세하게 기술하였다

통증, 저항, 그리고 근육 경련의 양상 (Behaviour of pain, resistance and muscle spasm)

통증의 양상 (Behaviour of pain)

> 통증은 운동과의 관계에 따라 여러 가지 방법으로 나타나는데, 여기에는 통증의 회복, 통증의 이완, 잠복성 통증 그리고 통증 이후 등이 있다. 같은 환자에게서 다른 운동에 따라 다른 통증이 나타난다.

통증은 주관적인 경험이며, 이는 아주 다양한 요소들에 의해 영향을 받으며, 여러 가지 다양한 방식으로 나타난다. 이는 도수 물리치료사들을 찾거나 의뢰되는 가장 흔한 이유가 된다. 기계적 학습(Rote learning)을 통해 통증에 대해 많이 가르칠 수 있으나, 통증을 직접 경험하거나 또는 대리적으로 동질감을 갖는 것이 훨씬 더 가치가 있다. 표 6.1에서는 심리사회-경제적인 요소들의 영향에 대해 언급하였으며 - 환자가 낫기를 바라는 것, 환자의 심리적 그리고 심리적 통증 역치(threshold) 그리고 통증 수용 수준 등의 다양성 등의 영향 - 이들은 각 사람마다 다를 수 있는 것이다. 환자의 통증의 역치는 환자의 정상적인 관절을 단단히 신장한 후에 그들의 반응을 보고 알 수 있다. Keele(1967)는 약 23%의 사람들이 심리적 저 역치, 17%의 사람들이 높은 역치, 그리고 60%가 평균적, 정상적 역치를 가지고 있다고 하였다. 임상인들은 환자가 표현하려는 것을 듣고, 믿고, 그리고 이해하려고 하는 마음을 갖는 것이 아주 기본적인 자격이 된다. 도수 물리치료사가 이러한 것을 배우지 못한다면, 시작도 하기 전에 포기를 할 것이다. 환자가, '팔이 무거워요' 또는 '제 허리가 아주 심한 병에 걸린 것 같은 느낌이에요' 라고 하면, 이를 받아들이고 몇 가지 기법으로 환자를 치료 한 다음에, 기법의 효과를 보기 위해, '지금 무거운 느낌이 어떠세요?' 또는 '허리는 좀 어떠세요?' 라고 물을 수 있다. 우리가 그들의 용어를 사용한다면, 그들은 이를 쉽게 인식하고 질문에 답을 할 수 있으며 우리는 누구라도 할 수 있는 간단한 평가를 할 수 있을 것이다. 우리가 환자의 용어(그리고 억양)을 사용한다면, 평가는 빨라지고, 좀 더 정확해지며 환자가 자신을 이해하고 있다는 느낌이 들게 할 것이다. 환자는 더 이상 이상한 증상들에 의해 바보가 된 느낌이 들지 않을 것이며, 증명이 되지 않은 상태에서 환자의 증상들을 심리체성 장애(psychosomatic)로 보는 것은 아주 좋지 않은 것이기 때문이다.

이전의 진술을 반복하면, 환자의 정신적인 것은 유죄로 판정을 받기 이전에는 무죄이며, 유죄로 판정이 나더라도 그를 탓할 수는 없다.

국소적 그리고 연관통에 대해서는 제8장에서 자세하게 다루고 있으나, 후관절(facets)의 통증은 여기에서와 달리 구분하여 다룰 필요가 있다.

회복 통증(Recovery pain)

이러한 범주는 환자가 다시 그의 몸을 시작 자세인 기립 자세로 돌릴 때 통증을 느끼는 것을 나타내는 것이다. 예를 들면, 허리 중앙 부위의 통증이 있는 환자의 체간 굴곡을 가지고 체간의 운동을 검사한다고 하자. 전 범위에 걸쳐 통증이 없을 수 있지만, 완전히 굴곡한 상태에

KEELE, K. E. (1967). Discussion on research into pain. *Practitioner*, 198, 287

서 다시 기립 자세로 돌아올 때 환자는 다시 돌아오는 동안 통증을 느낄 수 있다. 평가적인 측면에서 보면, 치료를 마친 후에, 다시 기립 자세로 돌아오는 동안 통증이 감소하거나, 덜하다면, 또는 통증이 느껴지는 범위가 감소한다면, 이는 개선되었다는 것을 의미하는 것이다.

이완 통증(Release pain)

이러한 현상은 경추에서 회전을 동반하면서 아주 흔하게 나타나며(때때로 흉추), 요추에서는 측방굴곡과 동반하는 경우가 많다. 이는 거의 노인에게서 많이 나타난다. 위에서 제시한 방향으로 척추를 제한점이 되는 부위까지 움직이고 과압박(over-pressure)을 가하면, 이러한 운동이 아주 통증이 없게 된다. 그러나 환자가 스스로 운동을 하려고 하면, 아주 극심한 통증을 경험하게 된다. 이러한 반응은 반드시 비정상으로 구분되어야 하며, 치료는 이러한 것을 제거하는데 중점을 둔다.

잠재성 통증(Latent pain)

대개의 잠재성 증상들은 우리가 도움이 되지 않는 장애들로 인해 나타나기 때문에, 우리의 평가는 아주 세세한 변화들도 감지할 수 있어야 한다. 잠재성 통증에는 여러 가지 다양한 변형들이 있다.

1. 검사하려는 운동을 지속하는 경우 통증이 일어난다. 예를 들면, 견갑골과 상완삼두근 부위에 통증이 있는 환자가 있다. 검사 시에, 일반적인 경추 동작 검사에서는 관절 가동 범위가 다 일어나고 통증이 없는 것으로 나타났다. 그러나, 경추의 신전을 유지하고 (약 10초 동안), 끝 범위에서 약간의 과압박을 주고 있게 되면, 오직 10초가 끝나가는 동안에만 통증이 일어나게 된다. 또한, 환자의 머리를 다시 기립 자세로 돌아가게 되면, 통증이 가라앉는데 몇 초가 걸릴 수 있다. 이러한 양상의 종류는 아주 정확한 측정이 있어야 한다. 치료가 성공적일 경우, 통증을 재발시키기 위한 시간이 증가될 것이며, 증상을 가라앉히는데 걸리는 시간은 감소될 것이다. 치료의 목적은 신전을 오랫동안 유지하더라도, 그리고 심지어는 아주 강한 과압박을 적용하더라도 증상이 나타나지 않게 되는 것이다.
2. 운동을 지속한 후에 몇 초가 지나서 통증이 유발된다.
3. 검사 자세나 운동검사를 지속하거나 유지하는 경우 통증이 누락될 수 있다. 또한 반복적으로 진동 운동을 주는 것으로 인해 발생할 수 있다.
4. 통증의 상승이 몇 가지의 운동을 검사한 다음에 발생할 수 있다. 이러한 통증의 상승은 종종 발견되는 것인데, 사례를 들어 이를 설명하는 것이 쉬울 것이다. 좌측 견갑골의 통증이 팔의 상후방으로 방사통이 일어나는 환자가 있다고 하자. 검사를 하는 동안 환자의 경추의 운동은 모두 전범위에서 일어나고 통증이 없었다. 그러나, 환자의 운동을 검사하고 난 바로 직후에, 환자가 갑작스런 통증이 견갑골과 팔에서 나타나는 것을 호소한다. 이러한 것이 처음 일어난 경우 어느 운동의 검사로 인해 이러한 잠재통이 발생하였는지 알기가 어렵다. 이러한 현상이 나타나는 경우 검사자는 검사를 하는 동작들을 부드럽게 하여야 하고 더 그 횟수를 줄여야 할 것이다. 환자가 머리를 움직이지 않고 가만히 앉아 있을 수 있다면, 이러한 잠재 통증은 사라질 것이다. 이러한 악화된 상태가 사라지는 데 걸리는 시간은 환자마다 다를 것이지만, 한 환자에게서는 그 시간이 일관적일 것이다(이것은 증상이 사라지는데 소요되는 시간이 하나의 좋은 기준이 되는 예이다). 이러한 운동 검사를 반복해서 할 때에는, 똑같은 통증의 양상을 유발하기 위한 각각의 운동 방향을 약간 다른 방법으로 하여야 할 것이다. 경추의 측방굴곡을 먼저 예로 들어보자. 이러한 운동은 통증이 있는 쪽을 검사하여야 하며, 관절 가동 범위에서 통증이 발견되지 않는다면, 과압박을 가하여야 할 것이다. 그런 경우에도 운동에서 통증이 나타나지 않는다면, 짧은 시간동안 그 자세를 유지한다(10초 정도). 그 다음 환자의 머리를 기립 자세로 다시 회복한다. 그 다음 환자는 10초나 그 이상을 앉은 자세를 유지하도록 하여, 그 운동으로 인해 급작스런 통증의 증가가 있는가를 본다. 그 검사에서 아무런 통증이 나타나

지 않으면, 같은 방법으로 잠재통이 나타날 수 있는 시간을 고려하여 그 방향으로의 회전 운동을 검사한다. 이러한 운동의 검사들이 음성으로 나타나면, 다른 운동을 검사하여야 하는데 (a)미리 계산된 순서대로 그리고 (b)각각의 운동의 검사 사이에 정확한 평가를 위하여 충분히 시간을 둔다. 그 다음 어떠한 특정 운동이 잠재성 통증을 일으키는지가 결정되면, 그 다음 단계는 얼마만큼의 운동이 어느 정도의 잠재성 통증을 일으키는지를 결정하는 것이다. 즉, 통증의 강도와 부위를 결정하는 것이다. 또한 잠재성 통증이 가라앉는 시간도 알아야 할 것이다. 이러한 통증의 양상에 대한 세밀한 평가는 지루하게 느껴질 수도 있으며 시간을 많이 소모한다고 생각할 수 있다. 그러나, 이것은 아주 중요하며, 통증의 양상이 각각 다른 방법으로 나타나는 것을 잘 아는 것은 검사자가 이러한 운동을 할 때 솜씨좋게 할 수 있다. 평가는 급격한 통증이 일어나게 하는 것과 그 정점에서의 강도와 그리고 회복되기 위한 시간으로 이루어진다.

5. 통증이 오래 가는 것, 운동이나 다른 자세를 유지한 것에 의해 유발된 통증이 30초에서 5분이 지난 후에 가라앉는 것.
6. 잠재통 악화 - 치료 후 30분에서 5시간 사이에 통증이 증가되면서 나타나는 형태.

위에서 논의한 처음 5 가지 형태의 잠재성 통증의 변화를 평가하는데 있어 각각 세 개의 판단을 내려야 한다. 증상이 처음 발병하기 시작한 시간과 증상이 감소하는 것을 초로 기록하고, 증상이 최고조로 달하는 시간을 초로 기록하고, 마지막으로 세 번째로 증상이 일어나는 것의 질을 측정한다. 이 두 가지는 지극히 사적인 판단으로, 환자의 비언어적 대화를 알아낼 수 있어야 한다. 이러한 세 가지 판단은 반드시 상세하게 검사 운동이나 자세를 일으키는 것 - 즉, 그 강도와 진폭, 유지 시간 그리고 기간, 그리고 검사를 하는 동안 발생한 모든 통증 반응들과 연관되어 있어야 한다.

'이후' 통증('After' pain)

통증 반응이 원인 '이후'에 나타나면, 몇몇 독자들은 아마 이것이 잠재성 통증과 관련이 있다고 생각할 수 있다 - 그리고 '잠재성'이라는 단어의 사전적인 의미를 보면, 이 단어가 '이후' 통증을 나타내는데 사용할 수 있는 것을 볼 수 있다. 그러나, 이 통증은 치료 기간 중의 어느 단계에서도 일어나지 않으며 그리고(더욱 중요한 것은) 치료로 인해 발생할 수 있는 따로 구분된 것이기 때문에, 이러한 것에 따른 제목을 붙일 경우 더 쉽게 기억되고 구분될 수 있을 것이다.

'이후' 통증은 치료 후 다음 날 아침에 일어나기까지 일어나지 않는 통증 반응이나, 또는 침대에서 일어날 때 한 시간 이내에 일어나는 통증이다. 치료 후 2-4시간 또는 그 이상의 시간이 경과한 후 발생하는 통증도 이러한 종류의 통증 반응에 속하는데, 이러한 것은 치료로 인해 발생하는 것이라고 평가하기가 쉽고 명확하다. 그러나 다음날 아침에 이러한 통증이 발생하는 경우, 이러한 것은 이해하기가 어렵고 또한 치료와 관련을 짓기가 좀 더 어렵다. 그러나, 이러한 것은 아주 흔하게 일어나는 것이다. 환자가 가지고 있는 여러 가지 척추 통증의 발병 중에, 우리가 아주 흔하게 일어나고 이것이 '이후' 통증이라고 할 수 있는 병력 결과가 한 가지 있다. 환자가 하루의 신체적인 작업을 마치고 난 후, 약간의 쑤시는 듯한 통증을 느끼거나 또는 약간의 통증을 느낄 수 있는데, 증상은 금방 사라졌다. 그러나, 그 다음 날, 환자가 운동이 심각한 통증을 유발하기 때문에 침대에서 일어날 수 없었다. 이러한 것을 평가와 관련시켜보면, 치료로 인해 이러한 종류의 통증을 유발하였다고 보기는 어렵다. 그럼에도 불구하고, 이러한 '이후' 통증은 실제로 존재하는 것이며 치료를 계획하고 수행하는데 그리고 마지막 치료의 효과를 결정하는데 있어 반드시 기억하여야 하는 것이다.

통증을 일으키는 어떠한 운동 검사를 하는 동안, 운동과 그 통증 반응은 완전히 평가되어야 하며, 다시 검사를 하는 동안 치료로 인해 오직 1%의 증상의 호전이 있었다고 하더라도 증상의 개선이 있었는지를 보아야 한다. 충분하게 세밀한 관찰이 있어야 하는 것의 사례는 환자가 좌측 목에서 중간 경추 부위의 통증을 호소한다고 하자. 검사를 하는 동안 환자에게 처음 증상이 느껴질 때까지 머리를 좌측으로 돌리도록 한다. 이 범위를 측정하여 기록한다(예를 들면, 70° 라고 하자). 그 다음 물리치료사는 운동을 유도하여 5° 를 더 돌리도록 하여, 더 움직였을 때의 통증의 양상을 보도록 한다. 환자의 통증이 변화가 없다고 하면, 더 운동을 주어서, 가능한 관절 가동 범위의 끝 부분에서 과압박을 주도록 한다. 이러한 운동을 주었을 때 좌측 경부의 통증이 현저하게 증가할 것이다. 아마 몇몇 독자들은 그러한 자세한 운동의 검사가 필요한가에 의구심을 가질 것이다. 이러한 의구심에 대한 답변은 이러한 결과가 물리치료사가 하게 되는 치료기법을 결정하고, 이는 우리가 선택한 치료 기법이 어느 정도의 효과를 가지는지를 평가하기 위해 사용되는 것을 알아야 한다. 예를 들면, 위에서 시행한 대로 자세하게 회전의 처음 평가를 하게 되면, 물리치료사는 선택된 기법을 시행하게 되고, 그 다음 회전을 재평가하기 위해 환자를 앉힌 다음, 회전 검사의 세 가지 관절면을 주의해서 보게 된다. 다음의 결과 중 어느 것이 나타나더라도 위의 사례에서 우리가 선호할만한 변화가 있다고 보게 될 것이다:

1. 환자가 좌측으로 머리를 돌릴 때에 환자는 처음 검사에서 한 것과 같은 통증을 느낀다. 과압박을 가하여, 통증을 증가시키지 않고 운동을 더 유발할 수 있는지를 본다.
2. 환자가 증상이 나타나지 않는데도 능동적인 좌측 회전의 범위가 변화가 없고, 과압박에 대한 반응이 처음 검사와 같다면, 환자가 능동적으로 통증이 없이 움직일 수 있는 사실은 환자의 상태가 좋아진 것을 의미한다.
3. 환자가 그의 머리를 좌측으로 회전하여 통증이 없고, 부드럽게 과압박을 적용하여도 통증이 나타나지 않는다. 그러나 더 강하게 과압박을 주었을 때 처음 검사 시보다 통증이 증가된다. 이러한 결과는 목에서 느끼는 통증의 강도는 같다고 하더라도 (2)에서 보다 더 많은 상태의 호전을 의미한다.
4. 환자가 통증없이 머리를 회전할 수 있고 과압박을 주어도 통증을 유발하지 않는다면, 환자의 증상이 분명하게 좋아지고 있는 것이 된다.

치료 기법이 도움이 되지 않는다면, 재검사 시 발견된 증상들의 변화가 없을 것이다.

치료 기법이 상태를 악화시킨 경우는, 둘 중의 하나이다:

1. 환자의 목을 좌측으로 회전하는 것에 약간 더 제한이 올 것이고 통증은 관절 가동 범위보다 조기에 일어날 것이다. 혹은
2. 능동 관절 가동 범위와 관련 통증은 변화가 없을 수 있으나, 운동에 약간의 과압박을 추가하더라도 처음 검사보다 통증이 증가할 것이다.

처음 기법을 부드럽게 적용하였을 때, 징후의 악화가 적고 해가 없으면, 그로 인한 변화는 많은 정보를 줄 것이다.

두 개나 또는 그 이상의 통증(Two or more pains)

환자의 운동과 그 통증에 관한 세심한 검사와 관련된 또 다른 문제들이 있다. 환자가 두 개나 또는 그 이상의 통증을 호소할 수 있다. 한 운동(또는 여러 개의 복합적 운동)에서 환자의 특정 부위에서 특정 증상을 유발할 수 있으며, 다른 운동을 할 때 다른 운동이 다른 부위에서 나타날 수 있다. 이는 특히 우리가 같은 부위나 바로 인접한 부위에서 하나 이상의 통증이 나타나는 것이 흔하다는 것을 받아들이더라도 특별한 의미가 있는 것이다. 이러한 차이를 검사 시에 우리가 놓치지 않기 위해서 이러한 것의 가능성을 우리가 항상 인식하고 있어야 한다. 예를 들면, 환자가 두 개 이상의 구분된 두통을 호소하는 경우는 아주 흔하다. 환자는 이 두 가지 차이를 결정하기 위해 충분히 질문을 받아야 하며, 각각의 통증을 검사하여, 따로 치료하고 평가를 하여야 할 것이다.

환자가 통증을 표현하는 것은 아주 다양한데, 그럼에도 불구하고 그들이 아주 비슷한 용어들을 사용하고, 이들은 대개 우리가 쉽게 알아들을 수 있는 것들이다. 이러한 것은 다른 나라 다른 문화의 환자들의 경우도 마찬가지이다. 환자들의 통증이 묵직한 것으로 바뀌었다면, 그

것은 좋은 것이다. '제가 좀 더 똑바로 서 있는 것 같아요', 또는 '좀 더 안정적인 것 같아요' 등은 좋은 진술이 된다. 또한 환자가 '테니스를 치고 난 후 더 빨리 좋아지는 것 같아요' 라는 것도 우리가 선호하는 진술이 된다. 그러나, 환자들이 우리가 하는 '좀 어떠세요?' 라는 질문에 단지 '잘 모르겠어요, 설명하기 힘이 들지만 그냥 이전과는 좀 다른 것 같아요' 라고 답변을 하는 경우가 있다. 그런 경우에는 자동적으로 '그러면 그 차이가 좋은 쪽으로 가는 것 같아요?' 라는 질문이 나와야 하며, 이런 경우 환자는 거의 분명하게 이들을 구분할 수 있다.

차도를 평가할 때에는, 물리치료사는 반드시 증상과 징후의 증진이 동시에 일어나지 않는 경우에는 반드시 이를 주지하고 있어야 한다. 특히 환자가 극심한 통증을 가지고 있을 때에는, 환자가 증상에는 아무런 변화가 없지만, 징후는 좋아지는 것을 볼 수 있다. 심각한 신경근 통증이 이러한 범주에 속한다. 이러한 상황에서 운동의 징후에 약간만이라도 변화가 있을 경우에 같은 치료를 반복하여야 하는 것을 의미한다. 그럴 경우 증상의 개선되는 것을 조만간 볼 수 있을 것이다. 이와 반대로, 증상은 아주 드라마틱하게 좋아지지만, 관절 징후의 차도는 없는 경우가 있다. 성인의 추간판 손상이 이러한 것의 좋은 예이다. 주관적 또는 도수물리치료적 검사에서 증진된 것이 나타나면, 이는 한 가지 예외를 빼고는 호전되는 것으로 보아도 좋다.

이러한 법칙에서 제외가 되는 것은 환자가 극심한 신경근 통증이나 신경학적 변화들이 있을 경우이다. 이러한 환자들은 물리치료사에 의해서 매일 신경학적 검사를 받아야 하며, 신경학적 변화가 악화되거나 또는 이전에 나타나지 않던 신경학적 변화가 있을 경우 이는 즉각적으로 의사에게 보고되어야 한다. 이러한 환자들의 경우 1-2일 후에 드라마틱한 변화가 오는 것이 아주 흔하며, 종종 아주 증상이 사라지는 경우도 있다. 이러한 경우에 통증이 현저하게 빠르게 감소되고, 반면에 신경학적 변화들이 나타나거나 상당히 악화될 수도 있다. 이전에 언급한 대로, 이런 환자들의 경우 수술을 필요로 할 수 있기 때문에, 의사에게 즉각적으로 보고하여야 한다.

환자가 척추에서 발생하는 통증이 국소적으로 나타나는 경우, 환자는 골프를 칠 수 없으며 또한 통증에 변화가 없다고 할 수 있다. 그런 경우 물리치료사는 다른 별표 표식들을 점검하여야 한다. 환자가 이전에 할 수 없었던 침대에서 몸을 돌리는 일 등을 할 수 있다.

다시 말하면, 커다란 요구(골프 치기)는 아직 증진되지 않았지만, 작은 요구(침대에서 몸을 돌리기)는 좋아지고 있기 때문에 실제적으로 장애가 개선되고 있는 것이다. 대체적으로 환자가 호소하는 자그마한 문제들은 주요 증상이 나타나기 전에 좋아진다.

통증 변화의 평가(Assessing changes in pain)

잠재성 통증 변화의 평가와 '통증의 종류' 들을 평가하는 것에 대해 언급하였지만, 기록하여야 하는 두 가지 다른 상황이 있다.

첫 번째는 환자가 치료를 시작하기 이전에 미리 그의 증상들에 변함이 없다고 보고할 수 있다. 그러나, 그의 운동을 평가하였을 때, 특정 운동이 더욱 자유롭게 움직이는 것을 볼 수 있다. 환자가 변함이 없다고 한 것은, 예를 들면, 환자의 머리를 45° 좌측으로 회전할 때, 통증으로 인해 더 이상 갈 수 없고, 통증의 강도도(그리고 그러한 통증이 일어난 위치) 그전 치료 때와 같다. 좀 더 자세한 검사를 통해, 25°에서 35° 사이에 느껴진 통증이 그 전의 치료 때보다 덜한 것을 볼 수 있었다. 평범한 국소적 통증은 위에서 나타난 것처럼 환자가 인식하지 못하지만 좋아지는 경우들이 많다. 위의 사례를 동작 도표와 관련시켜보면, **그림 4.3**은 월요일에 좌측 경추 회전 시에 나타난 통증을 도표화한 것이고, **그림 4.4**는 환자가 '변화가 없다' 고 한 수요일의 통증을 도표화한 것이다.

두 번째는, 치료 기간의 처음 시작 중에, 증상의 변화가 없거나 치료를 시작하였을 때와 같은 통증이 운동이 있을 때 나타나거나, 마지막 치료 때와 비교하여 환자가 증상의 변화가 없다고 한 것이다. 그러나, 통증이 있던 운동을 검사하였을 때, 변함이 없는 통증이 마지막 방문 시보다 더 이후의 관절 가동 범위에서 나타나는 경우나 (**그림 4.5**) 또는 처음 통증을 느끼는 가동 범위가 이전보다 더 나중에 나오는 경우이다(**그림 4.6**). 이 두 가지

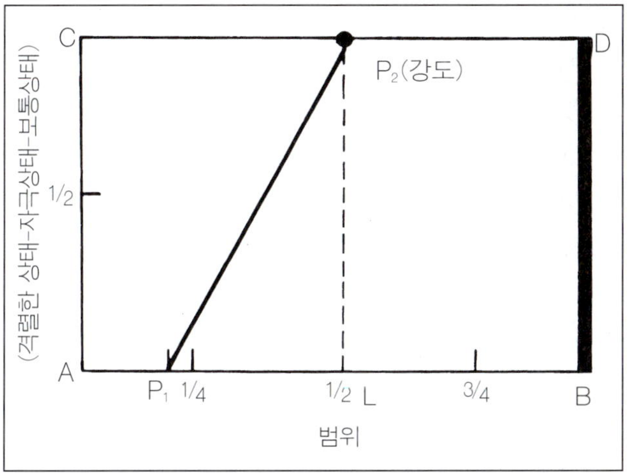

그림 4.3 월요일에 경추의 좌측 회전 시 느껴지는 통증을 나타냄.

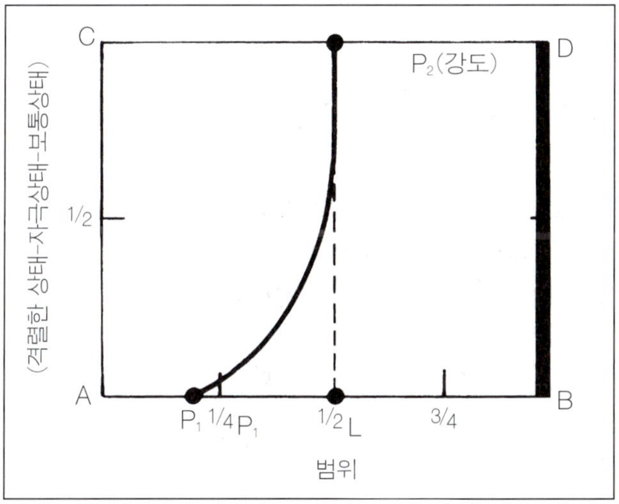

그림 4.4 수요일에 경추의 좌측 회전 시 느껴지는 통증에 변화가 없다고 하는 것을 나타냄.

위치의 호전이 있고 운동이 있을 때, 통증 양상의 증진이 있는 경우에도 (그림 4.7), 환자는 통증의 강도에 변화가 없기 때문에 변화가 없다고 할 수 있다. 그의 진술은 맞는 것이며, 우리가 여기에 대해 논쟁을 할 필요도 없으며, 동시에 우리가 하는 검사가 이러한 좋은 변화를 평가할 수 있을 정도로 정확하여야 한다.

증상들의 변화를 평가할 때, 장애의 변화와 운동의 질과 수적인 변화를 평가하는 것이 정당하다.

위에서 주어진 세 가지 상황과 운동 도표를 연관하여,

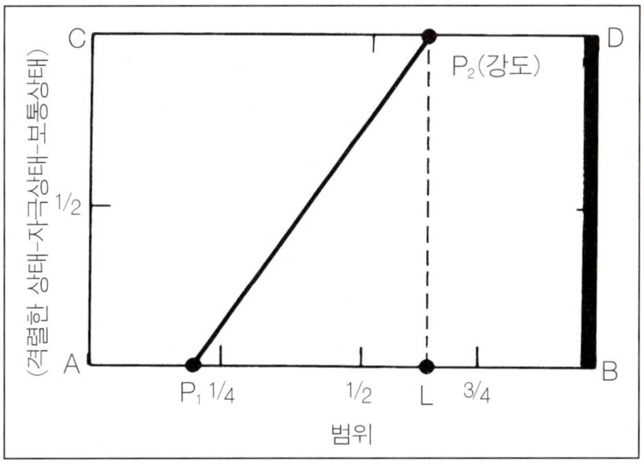

그림 4.5 수요일에 경추의 좌측 회전 시 가동 범위의 나중 부위에서 느껴지는 통증에 변화가 없다고 하는 것을 나타냄.

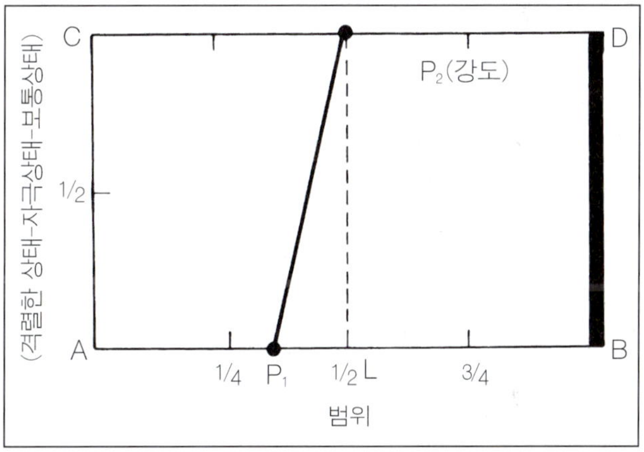

그림 4.6 수요일에 좌측 경추 회전의 마지막 범위에서 처음 느껴진 통증을 나타냄.

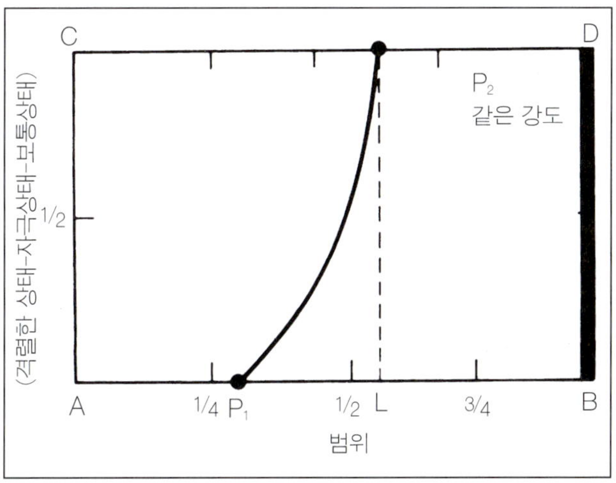

그림 4.7 수요일에 좌측 경추 회전의 마지막 범위에서 나타난 통증의 호전을 나타냄.

그림 4.4의 도표를 처음 제시한 것으로 보면, 운동은 국소적 통증에 의해서 제한이 있으나 P_1과 P_2의 위치의 변화가 있으며, 또한 P_1과 P_2의 통증의 양상에도 변화가 있다.

그림 4.4 - 4.7은 환자가 전혀 인식하지 못하는 호전을 보여주는 것의 예이다. 환자가 그러한 변화를 인식하지 못한다고 하더라도, 그 중요성은 환자와 도수 물리치료사들이 해석에는 차이가 있는 것이다. 만약에 도수 물리치료사가 평가를 통해 상태가 훨씬 더 좋아졌다는 것을 인식하게 되면, 이를 통해 환자를 대하는 태도에 도움이 될 것이다.

> 운동 도표의 부수적인 변화는 환자가 인식하지 못하는 호전의 예가 될 수 있다

통증에 익숙해지는 것(Getting used to pain)

증상의 변화를 평가하는데 있어, 환자는 종종 다음과 같이 이야기한다. '그냥 비슷한 것 같아요-이제 완전히 익숙해진 것 같아요'. 치료를 비교적 짧게 한 경우에, 환자가 통증에 익숙해지지는 않는다. 그러므로 이러한 반응들은 우리가 약간 호전된 것으로 간주할 수 있다.

날씨의 변화(Weather changes)

'관절' 장애가 있는 환자들은 그들 자신이 아주 신뢰할 수 있는 기압계(barometer)로 여기는데, 이는 그들의 증상들이 날씨의 변화에 따라 변화하기 때문인데, 이는 실제로 환상이 아니다. 실제 일부 환자의 증상은 날씨가 변화하기 바로 직전에 증가하고, 반면에 다른 증상들은 날씨가 변화할 때 또는 날씨 변화 직후에 증가한다. 이것은 평가를 하기 어렵게 한다. 그러나 환자의 증상들이 증가되더라도, 관련된 운동의 징후가 거기에 상응하는 변화를 일으키지 않는다면 평가를 내릴 때 도움이 된다.

치료로 인한 아픔과 장애로 인한 아픔 (Treatment soreness and disorder soreness)

환자가 종종 이전의 치료 후에 아픔을 호소하는 경우가 많다. 이는 반드시 항상 명확하게 하여야 한다. 장애가 아픔을 일으킨 것인지, 또는 치료 기법 중의 도수 조작으로 인한 아픔인가? '이것이 손아래에서 느껴지는 타박상으로 인한 것인지, 또는 이것이 당신이 잘못한 것으로 인한 아픔이 나타나는 것인지?' (이는 또 다른 '자동적인 추후 질문' 의 또 다른 예가 된다).

잘못된 기법(Wrong technique)

종종 환자의 증상들이 이전에 치료로 인하여 악화된 것이라고 결정이 되는 경우, 이는 항상 잘못된 기법이 적용되었기 때문은 아니다 - 너무 기법을 강하게 하였거나 너무 많은 운동을 주었거나 너무 길게 또는 잘못된 자세에서 주었기 때문일 수 있다. 그러므로, 우리는 환자에게 이전에 시행한 기법 중 어느 부분이 잘못되었는지를 확인하는 것이 아주 중요하다. 이는 이전의 기법을 사용하여 이상적으로 호전이 된 경우 특히 더 중요하다.

저항의 양상(Behaviour of resistance)

> 운동에 대한 저항은 강직의 범위를 지날 때, 마찰력이 없는 느낌으로 나타날 수 있으며, 관절 가동 범위로 갈 수록 더욱 증가한다.

관절 강직(stiffness)의 양상의 차이를 비교하여 보자. 정상인의 경우, 한 관절면의 다른 관절면에 대한 운동은 완전히 마찰력이 없는 운동이 된다. 그러나, 환자의 관절의 검사를 통해 관절 가동 범위는 완전하지만, 이 범위에서의 진동운동(oscillatory movement)을 통해 관절 강직의 느낌이 결여된 것을 볼 수 있다. 항상 그렇지 않지만, 저항이 염발음(crepitus)과 동반될 수 있다. 물리치료사는 이러한 관절강직의 느낌이 결여된 것을 잘 파악해야 한다.

관절이 강직에 의해 제한이 오면, 이러한 저항의 양상에는 두 가지 방법이 있다;

1. 처음 관절의 운동을 실시할 때 약간의 마찰력이 없는 운동의 제한이 느껴지고 이러한 것이 상당 부분 지속되다가 관절 가동 범위의 끝 부분에서 현저하게

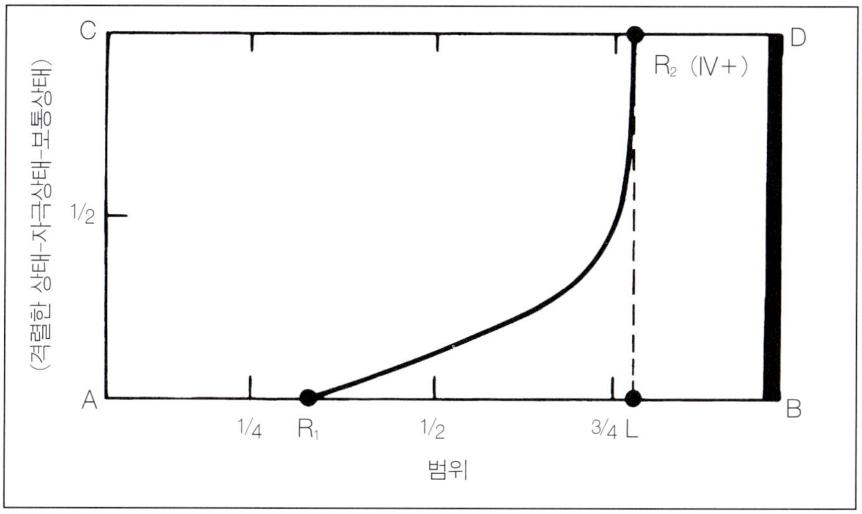

그림 4.8 주로 관절 가동 범위의 한 계점에서 관절의 강직이 증가된다.

증가된다(그림 4.8).

2. 저항이 관절 가동 범위의 초기에서 나타나고 더 운동을 가져갈 경우 더욱 저항이 강해지면서 물리치료사가 더 이상 관절을 신장할 수 없게 되는 지점에 다다른다. 다른 말로 하면, 저항의 강도의 증가 비율이 관절 가동 범위에서의 운동과 비례하는 것이다(그림 4.9)

물리치료사는 반드시 이러한 관절의 강직의 변화가 존재하는 것과 이를 인지할 수 있어야 한다. 이러한 차이의 평가를 능숙하게 하는 것은 오직 임상 경험을 통해서만 올 수 있는 것이다.

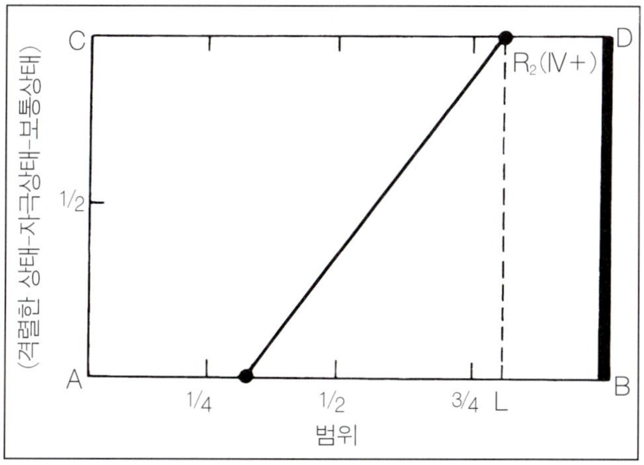

그림 4.9 관절 가동 범위 내에서 비례적으로 관절의 강직이 증가된다.

근육 경련의 양상 (Behaviour of muscle spasm)

> 근육 경련은 오직 통증에 대한 빠른 반사 반응이나 혹은 강한 불수의적 보호 수축에 의해 느껴질 수 있다

관절 운동의 검사에서 볼 수 있는 근육 경련에는 크게 두 가지 기본적인 범주가 있는데, 이는 부록 1(Appendix)에서 자세하게 설명하였다.

첫 번째는 운동에 의해 유발되는 통증에 대한 반사 반응의 영향으로 인한 근육의 수축이다. 통증이 유발되는 이유는 운동이 부드럽지 않게 수행되었거나 또는 관절을 잘 지지하지 못한 경우에 일어난다. 그러나, 만약에 관절을 잘 다루게 되면, 경련이 분명하게 나타나지 않게 된다. 그럼에도 불구하고, 이러한 것이 발생하게 되면, 이는 통증의 강도를 나타내는 지표가 된다. 이는 운동을 유발하는 근육의 수의적인 수축과는 속도에서 다르며, 반사적 경련은 수의적 경련보다 훨씬 더 빠르게 수축하게 된다.

근육 경련의 두 번째 범주는 직접적으로 통증의 반응과

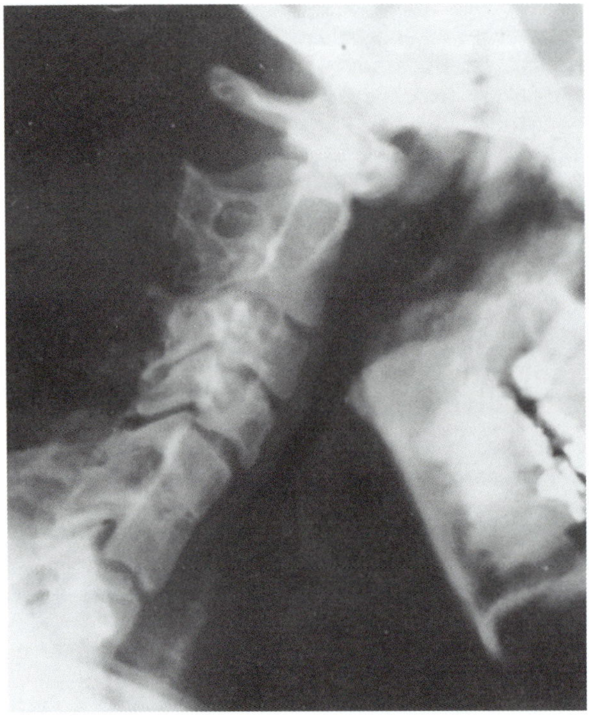

그림 4.10 76세 노인 여성의 경추 방사선 사진, 제2와 제3 경추 사이에 선천적인 융합이 있는 것이 보인다. 경추: 제2와 제3 경추, 제6번과 7번 경추, 그리고 제1흉추와 제2 흉추에 선천적 융합이 있다. 굴곡에 전체적인 제한. 양측 제3-4 경추의 추간공이 아주 좁아 보인다. 제6-7번 경추의 우측 추궁에 선천적 분열이 보인다.

의 관계보다는 관절의 문제가 무엇인지와 관계가 있다.

대개 이들은 근육 섬유들에 강한 수축이 오고, 관절이 특정 방향으로 움직일 때 제한을 주는 요소가 된다.

이러한 두 가지 경련들의 운동 도표에 나타난 것에 관심이 있는 사람들은, 부록 1을 참조하기 바란다.

관절의 운동을 검사하는데 있어 우리가 가끔 찾을 수 있는 다른 형태의 근육의 반응이 있는데, 이는 경련이라기보다는 근육이 '붙들기(holding)'를 하고 있는 것이다. 아주 소수의 환자들만이 관절에서 운동이 일어나지 못하게 능동적으로 근육을 수축하고 있지만, 이런 경우에는 수의적인 근육의 수축을 통해 명확하게 볼 수 있다. 이와 비교하여 '붙들기'는 아주 다르다. 이는 갑작스런 근육의 수축도 아니며, 오히려 환자가 근육을 이완하는 능력이 없는 것이다. 이러한 '붙들기'가 나타나는 환자는 대개 이러한 이완되지 못하는 상태를 자각하지 못한다.

관절 가동 범위에 제한을 주는 근육의 경련이나 '붙들기' 근육 반응들은 검사 시에 통증의 강도 감소나 관절 가동 범위의 증가 등이 나타나는 변화를 보인다. 또한, '붙들기'의 경우에는, 그 근육이 잡고 있는 범위에서의 운동의 질적 변화를 통해 증진되는 것을 볼 수 있다.

정상적 그리고 비정상적 검사 결과 확인 - 무엇이 정상인가? 비정상인 것은? 이를 어떻게 정의를 내릴 수 있나?(Identifying normal and abnormal findings - What is normal? What is abnormal? How can they be defined?)

우리가 척추를 볼 때 유용하게 사용되는 가설적 범주에는:

- 이상적 - 모든 면에서 정상인 경우
- 보통 - 약간의 결함은 있으나 증상이 명백하게 나타나지 않는 경우(즉, 임상적으로 나타나지 않는 경우)
- 비정상 - 결함이 있고 증상이 나타나는 경우

한 사람이 다리가 약간 짧거나 한 팔이 다른 쪽보다 짧은 것은 많이 알고들은 있지만, 이는 비대칭적인 것이기 때문에 비정상적인 것이다. 약간 다른 체질을 갖고 있어도, 원인 불명의 측만증을 가질 수 있는데, 이는 척추로 인한 통증이 있지 않다고 하더라도 분명히 보기에도 비정상이다. 또한 척추장애나 관절의 문제가 있는 경우에도 통증이 없을 수 있다. 그림 4.10은 76세의 여자 환자의 경추의 방사선 사진으로 이 사진을 촬영하기 일주일 전까지도 약간 목이 뻣뻣하다거나 또는 통증 등의 아무런 증상도 나타나지 않았다. 그러므로 관련이 없는 결과들과 관련이 있는 결과들을 구분하는 것은 정말 어렵다.

다음은 이상적인 척추와 보통 척추 그리고 비정상적 척추의 정의이다.

이상적인 척추(Ideal spine)

'이상적'인 척추는 일련의 척추간 운동 분절들(즉, 추체간 그리고 척추 관절 돌기들과 그 주위의 보조 인대와 운동성 구조물들)이 모든 면에서 정상인 것을 나타낸다. 이는 손상이나 마모, 구조적 비정상 또는 장애 등의 결함이 없으며 – 각각의 운동성 분절이 완전한 것을 나타낸다.

보통 척추(Average spine)

'보통' 척추는 '이상적'인 것은 아니다. 또한 일련의 완벽한 운동성 분절들로 이루어지지도 않았다. 그로 인해 어떤 증상이나 그 결과 나타나는 주요 문제들은 없으나 하나나 그 이상의 비정상적인 것이 있는 것이다.

'보통' 척추는 주요 증상이나 그 결과 나타나는 주요 문제들이 없는 것이라고 정의를 내렸지만, 이는 검증될 필요가 있다. 어떤 이들은 아무런 증상들이 없을 수 있으나, 다른 이들은 약간의 증상이 있는 것을 '정상'이라고 받아들이는 경우가 있다. 보통 척추의 세 가지 종류의 결함들은 다음과 같이 설명할 수 있다:

1. 선천적 또는 구조적 기능 이상
2. 퇴행성 변화들
3. 장애 과정 또는 외상으로 인한 변화들

선천적 또는 후천적 구조 이상 (Congenital or acquired structural anomalies)

척추가 선천적 또는 후천적으로 구조적 이상을 가지고 있는 사람들이 있다. 여기에는 극돌기가 모자란 이분 돌기(bifid)나 좌측이나 우측으로 기울어진 극돌기, 그리고 흔하지는 않지만 2번과 3번 척추가 선천적으로 융합된 것 등이 있다(그림 4.10). 이러한 이상들은 그 자체로는 통증을 유발하지 않지만, 비대칭을 나타내거나 또는 좀 더 많은 긴장들이 주위 척추간 분절에 가해지게 된다.

신경적 요소의 비정상도 역시 고려되어야 한다. 의학적 자료에 척수나 그 신경근에서 척추관을 통해 나오는 여러 가지 차이점에 대한 자료들이 있다. 이러한 비정상적인 이상이 있는 경우 환자의 연관통을 분석할 때 반드시 이러한 것을 고려하여야 한다. 그림 8.2는 좋은 예가 된다.

전 고정(Pre-fixed) 또는 후 고정(Post-fixed) 신경총(plexus)들도 이러한 구조적 이상에 포함된다. Brain과 Wilkinson(1967)에 따르면, 12.1%의 사람들이 전 고정된 신경총을 가지고 있으며 10.7%가 후 고정된 신경총을 가지고 있다고 한다.

정상적 또는 일반적이라도 그리고 비정상적인 경우에도 치료를 필요로 하지 않는 경우가 있다:

1. 많은 사람들이 발가락을 잡지 못하는 경우가 있는데 이는 어린 아이들의 경우에도 나타난다.
2. 각각 다른 형태의 몸이 형태에 따라 다른 정상적 관절 운동의 범위가 있다.
3. 척추관 구조물들의 다른 가능한 관절 가동 범위를 검사할 때(6장에 수록된 슬럼프 검사), 통증을 일으키지 않더라도 상당한 관절 제한이 있는 경우가 있다.

퇴행성 변화들(Degenerative changes)

세 가지 분류 중의 처음 것(즉, 선척적 또는 후천적 구조적 이상)은 다른 두 종류와 상당히 다르며, 그렇게 고려되고 보아져야 한다. 첫 번째 분류에 속하는 사람들의 척추는 오직 '결함이 있는' 것으로 분류되는데, 이는 나머지 다른 분절들은 모두 '이상적' 그룹에 속하기 때문이다.

노인들은 대개 일반적으로 관절 가동 범위에 감소를 가지고 있는데(이는 경추의 회전과 신전 운동에서 가장 흔하게 볼 수 있다), 이는 굳이 치료를 할 필요는 없다. 이러한 진술은 여러 환자들에게 적용될 수 있기 때문에 질적 양적으로 그 폭을 넓힐 필요가 있다.

BRAIN, L. and WILKINSON, M. (1967). *Cervical Spondylosis and Other Disorders of the Cervical Spine*, p. 73. London: William Heinemann.

노인의 경우 경추의 증상은 없지만, 제한이 있는 부위를 신장되는 쪽으로 회전할 경우 불편감이 느껴질 수 있다. 이러한 것은 또 다시 불편감이 느껴진 반대쪽으로 머리를 회전하였을 경우 신장 시 불편감이 느껴진 경우, 이는 완전히 정상적인 것이다. 그러나, 회전되는 쪽으로 신장하였을 경우 반대쪽의 통증이 나타날 수 있다. 이도 또한 신장이 반대쪽으로 너무 강력하게 일어난 경우 반대쪽의 통증을 유발할 수도 있기 때문에 이도 역시 정상이라고 볼 수 있다. 우리가 정상적이라고 받아들이지 않는 것은 통증이 신장하거나 반대쪽으로 신장하는 경우에도 불편감이 나타나는 경우이다. 다른 비정상적인 통증 반응은 '이완 통증(release pain)'으로 한쪽으로의 운동이 과압박을 놓았을 때 느끼는 통증이다.

경추 회전의 신장에 의해 발생되는 감각의 질은 이전에 언급하였으며, 이를 통해 정상과 비정상을 구분하여 평가를 내리는데 도움이 되어야 할 것이다. 운동을 신장하였을 때, 불편한 것은 정상이며 '아픈' 것도 정상이거나 비정상일 수 있지만(이는 환자의 통증 역치, 통증 수용도, 성격 등에 따라 다르다), 환자가 '물리는 듯한(bite)' 통증을 느끼는 것은 정상이 아니다.

외상으로 인한 질환 과정이나 또는 변화들(Disease processes or changes resulting from trauma)

이러한 사람들은 질환이나 외상으로 인해 척추의 관절 변화가 나타나고 그로 인한 증상들이 있거나 이를 치료받거나 치료받지 못한 상태에서 정상적인 삶에 지장을 받으면서도 이러한 증상들을 정상이라고 받아들이는 경우이다. 검사시에, 이러한 관절의 운동은 신장시에 통증이 나타나며, 그리고 촉진을 통해 명확하게 드러난다.

비정상적인 척추(Abnormal spine)

'비정상적'인 척추는 환자가 치료를 받기 위해 오게 되는 증상이 나타나는 척추를 의미한다. 검사시에, 아주 유의한 차이를 보이는 징후들이 관련 척추 분절에서 촉진을 통해 나타난다.

'비정상'이라는 제목은 이전에 언급한 바 있는 전혀 통증이 나타나지 않는 비정상적인 관절을 나타내는 것이 아니라 비정상적인 정도의 증상들이 나타나는 것을 의미하는 것이다.

이렇게 각 그룹으로 나누는 것은 전혀 우스꽝스러운 일이 아니다. 이러한 것이 이상적인 것이며 우리가 평가할 수 있는 검사 결과와 증상과의 임상적인 관련성을 중요시하는 것을 강조하는 것이다. 각각 다른 그룹으로 나누는 것의 가치는 우리가 환자의 증상과 관련이 있는 검사 결과와의 차이와 관련이 전혀 없는 것을 구분할 수 있는 능력에 있다. 예를 들면, 이는 결과의 해석을 통해 이상적인 치료 목표가 아주 최소한의 증상만이 있는 '보통' 상태인지 또는 '이상적'인 상태가 아니라 통증이 없는 '보통' 상태인지를 우리가 인식할 수 있는 것이다.

불행하게도, 40세 이상에서는 '이상적' 척추간 관절에 딱 들어맞는 척추를 가지고 있는 사람은 드물다. 대개의 경우, 하나나 다른 이유로 인해 대개 '보통' 척추 그룹에 속하게 된다. 만약에 40세 이상의 사람이 통증이나 불편감이 없고, 촉진을 통해 목이 정상이더라도 거의 모든 사람에게서 비정상적인 것이 나타날 것이다. 그렇다면 이런 사람이 갑작스럽게 경부의 통증이 나타나서 치료를 받으러 온다고 하면, 현재 나타난 문제와 이전에 갑작스럽게 발병이 되기 이전 상태의 결과를 어떻게 구분할 것인가? 하는 의문을 갖게 된다. 비슷한 문제가 장애의 정도를 결정하는데 있어 발생될 수 있는데, 최근의 문제로 인한 손상과 이전에 '보통' 척추에 존재하던 문제가 어느 정도 기여하는지를 결정하려고 할 때 비슷한 문제가 발생한다.

신생/구조직 변화들(New/old tissue changes)

척추간 관절이 분명한 이유도 없이 갑자기 통증을 유발하기 시작했다면 여기에는 반드시 다른 무엇인가가 발생하였을 것이고, 그러므로 어떠한 조직의 변화가 나타날 것이다.

이러한 최근 조직 변화가 '이상적' 척추에서 나타난다면, 촉진 검사를 통해 나타나는 모든 결과들은 처음 발생한 것이나 또는 최근에 나타난 것일 것이며, 이러한 것의 예는 발목의 염좌 등이 있다.

이러한 최근의 조직의 변화들이 증상이 전혀 없던 '보통' 경추에서 나타났다고 하면, 촉진을 통한 검사에서 이전의 '보통' 조직 변화 이외에 새로운 조직의 변화가 있을 것이다.

신생/구 조직 변화를 구분하는 것을 성공하면 예후를 결정할 수 있게 되며, 이는 치료의 성공이나 미래에 재발하게 될 가능성 등도 평가하기가 쉽게 된다.

이러한 최근의 조직 변화들이 증상이 있는 '보통' 척추에서 발생한 경우, 이전에 신장이나 촉진 시에 통증이 있거나 불편감이 있던 것 이외에 추가적으로 최근의 조직 변화가 가중될 것이다. 환자가 더 악화되기 이전에 증상을 가지고 있었기 때문에, 우리가 촉진 가능한 조직 변화는 통증이 없는 '보통' 척추 그룹처럼 오래되지는 않았을 것이다. 이러한 '신생/구' 조직 변화를 구분하는 것은 이런 경우 더욱 어려워진다.

촉진을 통해 우리가 찾는 이상들은 다음의 종류가 있다:

1. 연부 조직의 변화
2. 뼈의 이상
3. 운동 이상

연부 조직의 변화(Soft-tissue changes)

이들 변화들은 인대성, 관절낭성, 근육성 그리고 결합성 조직들이 비후가 되거나 근육의 경련 등을 통해 볼 수 있다. 이들을 촉진하면 압통점이 나타날 것이다.

'느낌' 이 이상한 인대성, 관절낭, 그리고 결합 조직의 이상들은 오래되었을 수록 더 느낌이 단단할 것이며, 최근 것일 경우 더 부드러운 느낌이 들 것이다. 예를 들면, 관절돌기 관절의 오래된 관절낭의 비후를 촉진하면 마치 가죽을 누르는 느낌이 들 것이다. 또한 이러한 가죽을 누르는 느낌에도 여러 가지 차이들이 있을 것이다. 최근의 자극으로 인한 비후가 있을 이전의 오래된 가죽의 느낌 이외에 좀 더 부드럽거나 스폰지를 누르는 느낌이 있을 것이다.

근육 조직의 비후는 좀 더 퍼져있고 절대 가죽 같은 느낌이 들지 않는다. 그럼에도 불구하고, 비후가 있고 오래된 경우 섬유질의 느낌이 들고 새롭게 발생된 경우 좀 더 부드럽게 느껴질 것이다.

뼈의 이상(Bony anomalies)

이 제목 아래에서 우리가 촉진을 통해 결정할 수 있는 것들은: 척추의 회전이 있거나 없는 상태에서 중심선에 대해 극돌기가 비정상적으로 편위된 경우; 이분돌기에서 한 극돌기가 없는 경우; 한 경추의 다른 경추에 대한 자세의 이상; 관절돌기 관절의 가장자리에서 골관절염성 골편이 생기는 경우.

극돌기의 비정상적인 편위와 척추의 위치의 이상은 방사선 사진을 통해 확인할 수 있다. 만약에 자세적 결과가 오래된 것이며, 주위 척추들의 모양이 대칭적인 외양에서 적응된 다른 모양으로 변해있는 것을 볼 수 있을 것이다.

골관절염성 결과를 나타내는 관절기둥(articular pillar)의 이상은 촉진을 통해 쉽게 구분할 수 있으며, 이도 역시 방사선 사진을 통해 확인할 수 있다. 만약에 변화들이 오래된 것이고 아무런 활동이 나타나지 않는다면, 외골증(exostoses)의 골 가장자리 부위는 부드럽거나 가죽 같은 느낌이 없이 단단하고 깨끗할 것이다.

운동 이상(Movement abnormalities)

이러한 운동의 이상은 다음과 같다: 과가동성(hypermobility) 또는 저가동성(hypomobility); 비정상적인 운동 그리고 강직(stiffness)과 경련(spasm)은 관절 가동 범위에서 일어난다. 이러한 이상들은 척추간 관절의 운동을 검사하여 우리가 결정할 수 있다. 운동의 이상은 오직 가능한 관절 가동 범위만으로 그 질을 결정하는 것이 아니라, 가능한 범위까지 가는 동안의 운동이 정상적인 자유도의 어떠한 변화도 다 포함되는 것이다. 이는 관절적 변화나 주위의 지지하는 역할을 하는 관절낭이나 인대 구조물 또는 보호성 근육 경련 등의 요소들에 의해 지장을 받을 수 있다.

'오래된' 저가동성은 관절 가동 범위의 끝 부분에서 딱딱한 끝느낌이 있으며, 관절 가동 범위의 제한 부위에 다다르기 이전에는 부드러운, 마찰력이 없는 운동이 일어난다. '새로운' 저가동성은 이와 달리, 관절 가동 범위의 초기 부위에서 강직이 나타나고, 관절 가동 범위의 끝부분에 다다를 때까지 저항의 강도가 점점 증가된다. 그러므로 관절 가동 범위 전체에서의 저항이 나타난다.

운동이 일어나는 동안 염발음(crepitus)이 일어날 수 있는데, 이는 현재 나타나는 증상과 관련이 없는 경우 통증이 없을 것이며, 통증이 있는 경우 관련이 있다.

'이상적'인 관절에서는, 활액 관절 표면이 심하게 압박되어 움직이게 되면, 운동에 통증이 나타나지 않는다(Maitland, 1980a). 통증이 관절 가동 범위의 상당한 부분에서 경험되는 경우, 관절 표면을 단단히 압박하고 똑같은 범위를 움직여주게 되면 이러한 통증이 더욱 강해진다.

통증 반응(Pain response)

조직과 운동의 촉진 검사 시에 환자에 의해 느껴지는 통증 반응은 가장 중요하다. 통증이나 불편감은 관절 가동 범위 전체에서 느껴지거나 또는 끝 범위에서 느낄 수 있다. 이는 아주 깊이 느껴질 수 있으며, 또는 환자의 증상을 재현할 수 있다.

표층과 심부의 국소적 통증은 새롭게 또는 이전의 상황에서 둘 다 발생할 수 있다. 부드러운 압력을 연부 조직에 가하거나 또는 운동을 유발할 때 환자가 심한 통증을 느끼는 경우는 항상 새롭게 형성된 경우가 된다. 촉진 검사를 통해 연관통을 유발할 수 있으면, 이도 역시 '새로운' 장애와 관련이 있다는 것이 된다.

MAITLAND, G. D.(1980). The hypothesis of adding compression when examining and treating synovial joints. *Journal of Orthopedics and Sports Physical Therapy*, **2**, 7-14.

평가(Assessment)

치료를 처음 시작할 때 (At the beginning of each treatment session)

각각의 치료를 시작할 때 증상이나 징후들의 변화에 대한 평가를 특정한 방식대로 수행할 필요가 있다. 환자가 치료의 효과에 대해 해석하는 것(즉, 환자가 느끼는 증상)이 가치가 있을 때가 세 번 정도 있다:

1. 치료가 끝난 바로 다음
2. 치료를 받은 날 저녁이나 그 날 밤
3. 다음 날 아침에 침대에서 일어났을 때

이러한 정보들에 대해 환자에게 직접적으로 처음부터 묻지 않는 것이 아주 중요한데, 그 이유는 환자가 자발적으로 흘려주는 이야기를 막기 때문이다. 질문은 물리치료사가 자연스러운 반응을 유발할 수 있도록 계획되어져야 그 정보들이 아주 유용할 것이다.

치료를 시작할 때, 평가를 할 때의 첫 번째 질문은, '어떠셨어요?'가 되어야 한다. 만약에 환자가 이를 일반적인 인사로 받아들이고 '좋았습니다, 선생님은요?'라고 하면 이는 별 가치가 없다. 그러나, 환자가 '훨씬 좋습니다. 감사합니다'라고 하면 이는 아주 유용한 정보가 환자로부터 얻어진 것이다.

만약에 첫 번째 질문이 가치가 있었다면, 그 다음 질문은, '저번 치료가 어떤 영향을 주는 것 같아요?'가 되어야 한다. '좋았다', '심했다' 등은 더 자세하게 물어야 한다. 예를 들면, 환자가 현재의 통증을 강조하기 위해 '더 아팠다' 라고 하게 되면, 그것에 대한 느낌을 전달한 후에, 더욱 자세한 질문을 통해 환자가 치료를 받고는 좋았으나 활동을 한 후에 더 나빠졌다는 것을 알아낼 수 있다. 이러한 경우에는, 치료가 환자를 악화시킨 것이 아니라 호전시켰다는 것을 알 수 있다. 이러한 종류의 정보들은 다음과 같은 질문들을 통해 얻을 수 있다.

'어떻게 통증이 더 악화되었나요' (더 심한지, 날카로운지, 쑤시는 듯한(throbbing) 통증으로 변하였는지, 또는 부위가 더 늘어났는지, 등?)
'언제부터 더 심해지기 시작하였나요?'
'무엇 때문에 더 심해진 것 같아요?'
'치료와 관계가 있는 것 같은지 또는 뭔가 상황을 악화시킬만한 일을 하였습니까?'

반드시 물리치료사는 기법을 너무 강하게 했을 가능성을 항상 받아들일 준비가 되어 있어야 한다.

환자가 기분이 좋지 않아서, '어제 나에게 한 치료를 받고 더 아프게 되었다' 라고 한다면, 초보자는 당황하게 되고 많이 낙담하게 될 것이다. 만약에 치료사가 그를 받아들이면 다음과 같이 답변을 하는 것이 나을 것이다. '좋습니다 - 제가 악화시킬려고 한 것이 아닙니다. 그러나, 그것이 정확하게 제가 무엇을 어떻게 해야 할 지를 알려줍니다. 또는 다음과 같이 말을 할 수 있다.' '제가 척추에 너무 강하게 또는 너무 세게 관절가동술을 실시하여 더 아프게 되었다면, 이제 증진시킬 수 있는 확률이 더 커진 것입니다.'

환자의 증상이 언제, 왜 악화되었는지를 결정하기 위한 질문을 하기 위한 순서가 아주 중요하다.

처음 질문은, '언제부터 더 악화되기 시작하는 것을 느끼셨습니까?' 그리고 '혹시 뭣 때문에 그렇게 악화되었는지 아세요?'

위의 질문을 통해 우리가 원하는 답이 명확하게 밝혀지지 않았다고 가정하면, 그 다음 단계는 시기(when)와 관련된 문제로, '아침에 일어났을 때 더 아팠어요. 아니면 오후부터 아프기 시작했나요?' 대개 환자들은 이러한 질문에 대한 답변을 한다. 만약에 답변이, '아침에 일어났을 때 아주 더 아팠어요' 라고 하고 그것이 치료를 받고 난 다음 아침이면, 치료로 인한 것일 가능성이 많다. 두 번째 단계는 이유(why)와 관련된 것으로, 이것은 시기와 관련된 질문이 답변이 된 다음에 시작되어야 한다. 평가의 목적은 악화된 것이 치료로 인해 악화된 것인지(우리가 알고 있는 질적 요소) 또는 다른 요소로 인한 것인지를 알려는 것이다. 다른 요소로 인해 악화된 것이라면, 원인의 정도를 결정하여 악화되는 정도와 관련을 지어야 할 것이다. 이를 통해 장애의 안정성과 관련된 정도를 알 수 있을 것이다. 만약에 시기에 대한 환자의 답변이, '내가 다음날 아침에 일어날 때라면', 그 다음 자동적으로 나오는 답변은 '이전에도 이렇게 이유없이 아침에 아픈 적이 있었는지, 아니면 이런 것이 처음입니까?'. 만약에 답변이, '아니요 이전에 그런 적이 없었는데요' 라면, 다음과 같은 질문을 하여야 한다. '어제 악화될만한 다른 일을 한 것이 없습니까?', '그것이 어제 한 치료 때문이라고 봅니까?'.

이러한 질문들이 다 중요한 것이라는 것이 밝혀지고 난 다음에야 다음과 같은 질문들을 할 수 있다: '치료를 받고 나갈 때와 치료를 받으러 올 때를 비교하면, 느낌이 어떻던가요? 그 다음,' 치료를 받고 나서 어떻게 느끼셨나요? 그리고 마지막으로, '잠자리에 들 때에는 어땠나요?' 라는 질문을 한다.

다음은 우리가 원하는 정보를 찾기 위해 또한 환자의 반응을 해석하는데 얼마나 질문이 잘 이루어져야 하는가를 보여주는 하나의 예가 된다. 환자는 젊은 남자로, 우측 둔부와 우측 후측방 대퇴에 연관통으로 심한 요통을 호소하는 환자다.

저번 금요일날 처음 환자가 내원한 이후, 그가 받은 검사는 이것이 적절한 치료인가를 보기 위해 오직 요추회전을 충분한 기간 동안 주어 증상이나 징후의 변화를 유발하였다. 작지만 확실한 변화가 있었으며, 이는 이 기법이 적절한 기법이라는 것을 보여주는 것이었다.

두 번째 치료는 월요일에 하였으며, 치료의 영향을 결정하기 위해 다음과 같은 대화가 있었다.

질문 '어떠셨어요?'
답 '토요일에는 아주 많이 아팠는데 지금은 좋습니다.'
검사자의 생각 이는 아주 부적절한 답변이므로 반드시 정보를 제공할 정도의 비교적인 것으로 변화되어야 한다.
질문 '언제와 비교하여 좋다는 것입니까?'
답 '토요일보다는 좋다는 것입니다. 그러나 제가 아무런 일도 하지 않았습니다.'
검사자의 생각 아직도 환자가 금요일의 치료 전보다 좋다는 정보를 가지고 있지 않다.

질문 '금요일에 치료를 받으러 오기 전과 비교하여 어떻습니까?

답 '잘 모르겠어요 … 거의 비슷하거나 … 또는 약간 나은 정도입니다.'

검사자의 생각 *아직까지 내가 원하는 답변이 나오지 않은 상태이며 질문이 아직도 한참 남은 상태가 된다. 아직 치료의 영향에 대해 알지 못하고 이제부터 '토요일에 무지 아팠다' 라는 부분에 초점을 두어 원하는 정보가 나올지를 보기로 한다.*

질문 '토요일에 아팠다고 하셨는데, 토요일 언제부터 아팠습니까?

답 '모르겠는데요'

질문 '토요일 아침에 일어나면서부터 아팠습니까 아니면 오후부터 아팠습니까?'

답 '잘 모르겠지만, 아침에는 좋았던 것 같습니다. 제 생각에는 오후부터 그런 것 같아요.'

질문 '상태가 나빠질 만한 다른 일을 한 것이 있습니까?'

답 '아니요, 그냥 계속 쉬었는데요'

검사자의 생각 *환자는 결정적인 답변을 하지 않았다. 이는 아주 힘든 일이다.*

질문 '오후에 무슨 일을 하셨나요?'

답 '그냥 쉬었어요'

질문 '전혀 일어나지 않았다고요?'

답 '아, 그렇게 이야기하시니까 생각이 나는데, 오후에 우리 집사람이 외출을 해서 집에 혼자 있었습니다. 전화가 네 번이나 와서 제가 전화를 받아야 했습니다. 전화가 바닥에 있었기 때문에 전화를 받으려고 몸을 구부려야 했습니다.'

환자가 이런 이야기를 하고 전화를 받기 위해 어떻게 몸을 구부렸는지를 보여주는데, 그 행동이 상당히 불편해 보였다.

질문 '감사합니다.'

검사자의 생각 *드디어 우리는 원하던 답을 찾았지만, 확실히 하기 위해 좀 더 많은 질문이 필요하다.*

질문 '그러면 전화를 받기 이전부터 아팠습니까, 아니면 그 후부터 아팠습니까?

답 '맞아요, 전화를 받고 나서부터 그랬어요'

질문 '일요일에는 어떠셨어요?'

답 '일요일 아침에는 약간 아프다가, 시간이 지나면서 좋아졌어요'

질문 '지금은 금요일 날 치료를 받기 이전과 비슷하다는 것이지요, 맞습니까?

답 '예, 그렇습니다'

검사자의 생각 *그것을 명확하게 한 다음에는 다음 평가를 위해 계속 진행하여야 한다.*

질문 '금요일 날 치료를 받고 난 다음에 치료를 받기 전과 비교하여 어땠습니까?

답 '그때에는 확실히 약간 다른 느낌이 있었습니다'

질문 '그러면 치료를 받기 이전보다 더 통증이 심했습니까?'

답 '그러지 않았는데요, 거의 비슷했던 것 같아요'

질문 '그런데, 그전보다 확실히 약간 다른 느낌이 있다는 것은 무엇입니까?'

답 '좀, 느낌이 달랐습니다'

질문 '어떤 느낌이 달랐는데요?'

답 '제 허리가요'

질문 '그럼 무엇이 다르던가요?'

답 '약간 아픈 느낌이 있었어요'

질문 '얼마나 그 느낌이 오래 가던가요?'

답 '약 5분 정도 그런 것 같아요'

질문 '그런 다음에는 어떠셨어요?'

답 '다시 평상시와 같아졌어요.'

검사자의 생각 *이것 역시 힘이 든다. 문제와는 아주 멀리 떨어진 느낌이다.*

질문 '금요일 날 치료를 받는 동안 옆으로 누워있을 때 허리를 돌리던 것을 기억합니까?'

답 '그럼요, 기억하지요'

질문 '그 당시에는 저에게 좀 낫다고 한 것으로 기억하는데요'

답 '예, 맞습니다'

질문 '5분 정도 아픈데도 불구하고요?'

답 '예'

질문 '그 나은 느낌이 얼마나 오래 갔는지요?'

답 '잘 모르겠습니다. 우리 집사람이 집까지 저를 차로 데려다주었는데 그동안 뒷 자리에서 계속 누워있었는데, 별로 좋지는 않았습니다.'

검사자의 생각 *드디어, 나는 가능한 한 정확하게, 환자의 증상과 관련하여 치료가 어떻게 진행되어 있는지를 알게 되었다. 그리고 환자의 운동을 검사하는데 있어 더 악화가 되었더라도, 그 가치를 알기 위해서 회전 운동을 한 번 더 치료에 포함시켜야 한다는 것을 알게 되었다. 치료기법을 바꾼다면, 이는 잘못된 것이 되는데, 왜냐하면 회전의 가치가 아직 효과를 발휘하는 정도까지 도달되지 않았기 때문이다.*

주관적 검사의 정도나 깊이가 어떤 이들에게는 지루하고 의미 없는 시간의 소비로 보여질 수 있다. 지루한 것은 인정하지만, 시간 낭비는 아닌 것이다. 치료의 해석에 있어 이는 아주 중요한 것이며 환자의 입장에서는 치료의 영향을 이해하는데 있어 아주 필수적인 것이다. 이는 지루하지도 않고 도전적이고 자극적인 것이다.

즉각적인 정보들은 항상 준비되어 있는 것이 아니라 직접적인 질문을 하여야 할 때가 있다:

'마지막 치료를 받으러 왔을 때와 다음날 일어났을 때 느낌이 어떠셨어요?'

'그리고 그 날 하루 종일 어떠셨어요?'

'다음 날 아침에 일어났을 때 어땠어요?'

답변이 명확한 정보를 주지 않을 때에는 물리치료사는 다음의 질문들을 할 필요가 있다. '치료를 받고 나서도 전혀 통증에 변화가 없었습니까?' 환자가 답변을 하기 이전에 주저한다면, 그동안 환자의 증상에 많은 변화나 전혀 변화가 없던 것을 의미한다.

환자가 치료를 받고 좋았다고 한다면, 상태의 호전이 된 것과 어떤 면에서 좋아진 것을 확실하게 하여야 한다.

이는 특히 환자가 연관통이 있을 때 관련이 있다.

각각의 치료 기간동안, 주관적 변화의 초기 평가를 할 때, 도수 물리치료사는 이전의 치료를 명확하게 이해하여야 한다. 환자가 사실을 왜곡하거나 상반되는 정보를 주는 경우, 치료사는 반드시 환자에게 다음의 질문을 한다. '그러면 전체적으로 저번의 치료가 어떤 효과가 있었다고 생각하십니까?' 또한 다음과 같은 질문을 할 수 있다. '이전에 치료를 받으러 왔을 때와 받고 나서 나갈 때 느낌이 어떠셨어요?' - 다시 말하면, '치료를 받고 나서 즉각적인 효과에 대해 어떻게 생각합니까?'. 이러한 질문을 통해 두 치료 기간 동안의 특정적 시기에 대한 특정한 질문을 하는 것보다 전체적인 치료의 영향에 대해 더욱 균형이 잡힌 평가를 할 수 있다.

환자에 의해 기록된 문서 (Written records by the patient)

환자의 현재 증상의 양상에 대해 기록을 남길 필요가 있을 때가 있다. 예를 들면, 환자에 대해 기록을 잘 하지 못하는 사람이라면, 치료 후의 느낌, 그리고 그 날 저녁, 그리고 다음날 아침에 일어났을 때 등을 적도록 할 수 있다. 또한 특정 치료 이후에 처음 4시간 동안 환자의 증상에 어떠한 변화가 있었는지 꼭 알아야 할 필요가 있다.

환자가 다른 일이나 또는 이유들로 인해 치료를 계속 받을 수 없다면, 마지막 치료를 받은 후 처음 48시간 동안의 증상들의 양상을 적도록 할 필요가 있다. 몇몇 독자들은 우리가 환자를 심기증 환자(hypochondriac)로 만드는 것이 아니냐고 생각할 수 있는데, 이는 그렇지 않으며, 어느 정도의 결함이 있더라도 이는 문서 기록의 장점이 훨씬 더 큰 것을 볼 수 있다.

문서 기록을 이용할 때, 이는 도수 물리치료사에 의해 특정 순서대로 조절되어야 한다:

1. 환자에게서 기록을 받고 나면, 반드시 이를 덮어놓아야 한다.
2. 환자에게 지난번 치료의 영향에 대해 전반적인 의견을 묻는다.
3. 최근 치료의 주관적인 영향에 대해 결론을 지어져야

한다.

4. 그 다음 기록된 문서를 평가하여 차이점이 있을 경우 이를 명확하게 한다.

기록된 문서가 잘못된 것은 아주 흔한데, 이는 아마도 다른 중요한 평가의 요소들을 잘 해석하지 않아서일 것이다. 환자가 실제로 호전되었는데도 불구하고 더 아픈 것으로 해석할 수도 있고, 반면에 환자의 중요한 사실들을 기록하지 않을 수 있다(물어보지 않아서).

그러므로 이러한 것을 해석할 때에 도수 물리치료사는 더욱 능숙하여야 하며, 처음 상담 챠트에 별표 표식을 한 것을 사용하여야 하는 때가 있다.

환자 기록(Patient records)

주관적 평가 질문을 마친 다음에, 이는 반드시 사례 기록을 남겨야 한다.

모든 치료 기간 동안의 처음 시작 부분은 항상 주관적 변화의 평가로 시작되며, 여기에는 특히 영향을 받은 변화에 대한 환자의 의견이 포함되어야 한다. 그러므로 도수 물리치료사는 환자가 그 효과에 대해 자기의 의견을 표현하는 데로(필요한 경우 약어를 사용한다) 기록 하는 습관을 들이는 것이 좋다. 이때 반드시 의문부호를 사용하여 이것이 환자의 의견이라는 것을 표시해주어야 한다. 이는 도수 물리치료사의 의견과 일치하지 않을 수 있지만, 이는 전적으로 환자의 의견이라는 것이다. 만약에 둘의 의견에 차이가 있고, 이것이 해결되지 않을 경우, 이는 반드시 기록되어야 한다.

종종 환자가 최근의 치료에 대해 이야기를 할 때에 환자가 아주 극심한 피로감을 느껴서 3시간 이상 잠이 들었다고 말할 수 있다. 이는 우리가 선호하는 치료 반응이다.

지금까지는 우리가 이전의 치료에 대한 영향을 주관적으로 평가하는 것이다. 그 다음에 이전에 비정상적인 운동을 다시 검사하고 치료로 인한 변화의 질을 평가하여야 한다. 그 다음 이 평가를 통해 주관적 평가의 결과와 일치한다고 하면, 이는 서로를 확실히 해주는 것이 된다. 이를 통해 전체적 평가를 좀 더 신뢰할 수 있게 해준다.

치료 기법을 수행하는 동안의 평가 (Assessment during the performance of a treatment technique)

여기에서는 두 가지가 중요하다. 첫 번째, 기법의 의도와 두 번째로 영향을 통해 일어나는 변화의 종류이다.

> 기법 중의 평가는:
> - 목표가 달성되었는가?
> - 원하지 않는 부작용이 발생하였는가?

기법의 의도(Intention of technique)

환자의 장애에 대한 검사와 평가 후에 어느 지점에서 (2) 또는 그 아래나 반대쪽에서 조절된 환자의 증상들을 유발하는 자세와 치료 기법을 결정하려는 의도를 가질 수 있다(이러한 의도는 우리가 치료를 한 다음에 평가를 할 때 반드시 기억하여야 한다).

변화의 종류(Kind of change)

우리가 기법을 시행할 때 두 가지 통증 반응이 일어날 수 있다. 첫 번째, 진동기법을 실시할 때 통증이 주기적으로 느껴질 수가 있다. 두 번째, 기법을 실시하는 동안 통증이 나타날 수 있다.

기법을 하는 동안 주기적으로 통증이 느껴지는 경우 즉, (3) 다음과 같은 변화들이 올 수 있다:

1. 통증이 없는 상태에서 시작을 해서, 장애는 기법적용시 주기적으로 나타나기 시작한다. 기법은 다음과 같은 변화가 일어나지 않도록 계속 적용하여야 한다:
   a. 속도
   b. 리듬
   c. 진폭
   d. 관절 가동 범위의 위치

   이러한 것들을 다 완벽하게 하기 위해서는 전체적인 집중이 필요하다. 10초가 지난 다음에, 기법을 계속 해가면서, 주기적 통증에 대한 비교를 한다. 만약에 이것이 증가되면, 기법을 적용할 때 주의를 계속 기울여서 증상이 더욱 악화되지 않도록 한다. 만약에 그런 경우에는 기법을 반드시 중지하여야 한다.

2. 주기적인 통증(rhythmic pain)은 기법을 지속적인 속도와 리듬, 진폭, 그리고 관절 가동 범위의 위치를 일정하게 하면 감소된다. 우리의 판단은 적용한 기법의 종류와 영향으로 인해 변화에 영향을 미친 것과 관련된 양과 변화의 비율에 따라 한다. 이를 통해 우리가 예후와 특히 24시간 이후의 얻어진 증진의 비율과 치료 종류에 따라 내릴 수 있다.
3. 주기적인 통증은 처음 10-30초 정도에 증가되고 점차 감소되기 시작한다. 통증은 점차 감소하고 결국에는 없어진다. 만약, 처음에 증가된 통증이 최근에 시작한 장딴지의 통증이라면, 기법을 30초 정도 사용하지 않는다. 그러나, 이것이 국소적인 척추 통증이거나 또는 인접 부위의 연관통(특히 만성적인 경우)인 경우, 하는 순간마다 통증이 증가하지 않는다는 전제 하에 지속적인 속도와 리듬, 진폭 그리고 관절 위치에 의해 지속된다. 만약에 환자가 통증이 최고도에 다다르지 않았는데도 통증의 강도를 참을 수 없는 경우(또한 도수 물리치료사는 반드시 이를 환자와의 의사소통을 통해 알아야 한다), 잠시동안 주위의 통증이 덜한 관절을 먼저 치료할 수 있다. 그 다음에 통증이 심하던 관절을 치료하면 덜 아픈 경우가 많다. 이러한 변화를 평가하는 것은 언어적 의사소통 이외에 비언어적인 행위의 미묘한 차이 그리고 환자가 더 몸을 이완할 수 있는 것과 기법을 적용하기 쉬운 것 등이 다 포함된다. 이러한 경우 어느 정도의 집중과 숙련이 요구되며, (a)관절과의 대화 (b)관절을 느끼는 것 등은 어떤 면에서 피아니스트가 오케스트라와 협연을 하면서 동시에 작곡가의 감정을 느껴야 하는 것처럼 비슷한 면이 있다.
4. 마지막 주기적 통증 반응은 통증이 기법을 계속 진행되면서 악화되는 통증이 있을 경우이다. 이러한 경우에는 (3)과 같이 어느 정도의 관리가 필요하며, 이는 장애(disorder)가 도수 물리치료사에게, '나는 이런 식으로 움직이기 싫어요, 제발 멈추세요 - 이것은 저를 더 악화시키는 것입니다' 라고 말을 하거나 혹은, '당신이 너무 빨리 저를 움직이고 있어요', '통증이 있는 부위로 너무 빨리 밀고 있어요' 또는 '너무 갑자기 움직이고 있어요' 라고 하는 것이다. 이러한 것은 우스운 이야기가 아니며, 이 정도의 깊이 있는 정보들을 주위 깊게 기법을 변형하면서 귀를 기울이고 평가해야 한다. 만약에 통증이 계속 악화되면, 이는 진짜로, '손을 떼세요. 당신이 나를 더 악화시키고 있어요' 라고 하는 것이다.

물리치료사가 환자에게 수동운동 기법을 수행할 때, 치료사는 환자의 자세를 잡을 때 통증이 있는지를 먼저 확인하여야 한다. 객관적 변화를 평가하기 위해 환자의 운동을 검사하기 이전에, 먼저 환자에게, '지금 여기 서 있을 때 제가 운동을 검사하기 이전에 먼저 어떤 느낌인지 말씀해 보세요' 라고 질문을 한다. 똑같은 질문을 환자에게 치료 기법을 마친 후에 선 자세에서도(평가를 목적으로) 한다: '제가 기법을 하기 이전과 비교하여 지금 어떠세요?' 그 다음 신체 평가를 위한 운동을 검사한다.

잠재성 장애나 숙환 등이 있는 경우에는 특히 세심한 주의가 요구된다. 이때에는 기법을 어느 정도 설정한 상태에서만 시행해 주고, 환자에게 치료 기법을 한 이후, 증상에 어떠한 변화가 있는지를 묻는다. 이러한 정보들은 다음과 같은 세 가지 관점에서 필요하다:

1. 환자가 치료를 위해 자세를 잡을 때 연관통이 나타날 수 있다. 치료 기법을 시행해 나가는 동안, 이 통증이 점진적으로 감소되다가 사라질 수도 있으며, 또는 전체적으로 같을 수 있으며, 또는 더 악화될 수 있다. 기법을 하는 동안 평가는 우리가 기법을 계속할 것인지 아니면, 좀 더 부드럽게 할 것인지 또는 기법을 상황에 맞게 변형시킬 것인지 등의 결정을 내려야 한다.
   a. 예를 들면, 다리에 방사통이 있는 환자의 초기 치료 단계에서, 통증이 약간의 장딴지 통증을 일으킨다면(특히 이러한 장딴지 통증이 기법을 하면서 더욱 증가된다면), 물리치료사는 반드시 기법을 중지하여야 한다. 치료사는 반드시 환자를 다시 일으켜 세워서 다시 다른 기법으로 넘어가기 이전에 환자의 다른 운동 징후들을 재평가하여야 한다.

b. 이와 달리, 만약에 근본적으로 상태가 만성적인 경우, 상태를 호전시키기 위해서 이러한 장딴지 통증을 유발하는 기법을 사용할 필요가 있다. 재평가 시, 통증을 유발하는 것을 통해 능동적 관절 가동 범위의 증가를 가져올 필요가 있다.
c. 치료 기법을 시행할 때, 오직 허리의 통증(연관통이 아닌 경우)만이 다시 발생될 수 있다. 이 기법을 반복하는 것은 그 영향의 평가에 따라 다르다.

2. 환자가 기법을 시행하기 위해 자세를 잡을 때 통증이 없다가, 나중에 기법을 수행할 때 허리 중앙부에서의 통증을 느낄 수 있다. 이는 반드시 통증이 재현되는지 또는 느껴지는 것이(종류나 부위가) 환자의 증상과 어떻게 비슷한지를 결정하여야 하며, 또한 통증이 누르는 압력으로 인한 것인지 또는 운동이 발생하면서 나타나는 것인지를 결정하여야 한다. 치료사는 같은 기법을 같은 강도로 지속적으로 시행하면서, 환자에게 이 기법을 시행하는 동안 허리 중심부의 통증이 같은지, 나아지는지 또는 더 악화되는지를 수 차례 반복하여 문의할 수 있다. 만약에 증상의 변화가 없거나 또는 진전이 있으면, 치료사는 기법을 더욱 확실하게 할 필요가 있을 것이다.
3. 치료를 하는 동안 결정하여야 하는 다른 반응들이 있다. 치료사와 환자 사이에 서로를 이해하기가 쉽지 않기 때문에 이러한 결정은 내리기가 힘이 든다. 기법을 시행할 때 오직 통증이 진동의 끝 부분에서만 유발되는 것을 아는 것이 중요한데, 이러한 평가를 치료사가 쉽게 내리는 방법은 치료 중에 환자에게 다음과 같이 말을 하면서 하는 것이다. *'제가 - 이렇게 - 밀 때마다 - 통증이 - 있나요?'* 또 다른 방법은 '제가 할 때 계속 주기적으로 나타납니까 아니면 똑같아요 아니면 점점 더 증가됩니까?'. 이탤릭체로 기록된 문장의 단어들은 치료 기법의 강한 부분에서 리듬감 있게 이야기를 한다. 그러면 환자가 이 질문을 쉽게 이해하고 명확하게 이야기 할 수 있게 된다.

치료 기법을 시행하는 중에 나타나는 것을 평가하는 것은 반드시 치료 기록에 기록하여야 한다.

치료 기법을 시행한 후(치료 기법의 즉각적인 효과를 결정하고 이제 무엇을 하여야 하는지를 결정하는 것) [After the technique has been performed (to determine the immediate effect of a technique and make a judgement about what should be done now)]

이 제목 하에서 우리가 가장 중요한 점은 이미 각 치료 기간의 치료 시작 지점에서의 평가 부분에서 이미 다루었다(p. 101 참조). 처음에 질문을 하는 방법, 그리고 둘째로 기본적인 비교를 형성하는 운동 검사의 정확도를 주의해서 하여야 한다.

치료사가 선택한 기법을 통해 예상되는 결과를 나타날 정도로 충분히 치료 기법을 시행한 경우, 물리치료사는 환자에게 평가를 위해 앉게(또는 선 자세) 한다.

처음에 하는 필수적인 질문은, '지금은 어떠세요?' 이다. 즉각적인 반응이 없으면, 치료사는 '아무런 차이가 없으세요?' 라고 묻는다. 다시 말하지만, 질문을 정확하게 하고 해석을 잘하는 것은 주관적 평가를 하는데 아주 중요하다. 이러한 질문들에 대한 반응으로 나온 진술들은 반드시 비교를 거쳐 명확하게 분석되어야 한다.

환자의 운동을 다시 검사하고, 그리고 치료 기법을 하기 이전과 비교한다.

운동 징후를 다시 평가할 때, 매번 같은 운동 검사의 순서를 사용하여야 한다. 이렇게 하는 이유는 통증을 유발하는 운동이 있는 경우 다른 운동을 검사할 때 나타나는 징후에 변화를 줄 수 있다. 이와 비슷하게, 만약에 처음에 선 자세에서 경추의 운동을 검사한다면, 이는 반드시 선 자세에서 검사하여야 한다. 운동을 검사할 때, 한 번은 선 자세에서, 그 다음은 의자에 앉은 자세로, 그 다음은 치료 테이블에 발이 땅에 닿지 않은 상태에서 검사를 하는 것은 일관성이 없는 것이다.

주관적 검사와 신체 평가가 일치되는 것이 좋다.

원칙적으로, 물리치료사가 수동운동을 통해 치료 단계를 결정할 수 있게 되는데, 이러한 평가는 반드시 모든 기법의 사용 후에 내려져야 한다.

경험이 많이 늘수록, 치료사는 어떤 치료 기법의 특정 운동이 특정 장애에 적용되는 경우 어느 정도의 개선이 나타날 것이라는 것을 예상하는 방법을 배우게 된다. 예를 들면, 만약에 치료사가 관절 가동 범위의 끝 부분에서 제한이 나타나는 강직이 온 노인의 일반적인 목의 통증을 치료한다면, 치료사는 두 번 정도 치료를 한 다음에는 어느 정도 유의한 변화가 있을 것이지만, 처음 치료를 통해 많은 변화가 없을 것이라는 것을 예상할 수 있다. 이러한 상황에서는 각 기법을 시행 한 후에 각각 평가를 내리는 것이 무의미하며, 처음 치료를 시작한 때와 두 번 정도 치료가 끝이 난 후에 증상을 비교하여 평가를 내려야 한다.

치료사가 증상과 징후의 변화가 아주 빨리 판단할 수 있을 것이라고 하면, 치료사는 각각의 기법을 적용한 후에 평가를 내려야 할 것이다. 이러한 과정은 치료를 하는 동안 전반적으로 지속되어야 하며, 가장 빠르고 최고의 개선을 가지고 올 수 있는 각각의 기법에 따라 변화를 줄 수 있다.

치료 기간이 끝난 다음의 평가(이를 통해 치료의 전체적 영향을 알 수 있으며, 이는 각각의 기법에 따른 변화와는 구분되는 것이다) 〔Assessment at the completion of the treatment session(so that the present effect of the whole treatment session is known, as distinct from what may appear to have changed with each technique)〕

하나의 치료를 통해 우리가 할 수 있는 치료의 양은 다음에 의해 결정된다:

1. 환자의 통증의 정도
2. 환자의 통증을 유발하는 장애의 안정성과 본질성
3. 통증이 있는 장애의 '자극도'

앞서 말한 요소들로 인해 치료 시 더욱 많은 주의가 요구되며, 한 번의 치료동안 할 수 있는 것이 한계가 있다. 치료의 양에 한계가 오면, 치료에 변화를 줄 수 있는 횟수에도 한계가 있게 된다. 이러한 경우에는 24시간 평가가 아주 중요하며, 이는 치료를 과다하게 한 경우 환자가 증상의 악화를 경험할 수 있는 기간이기 때문이다. 악화되는 징후는 치료시 나타나지 않을 수 있다.

환자가 위의 범주에 속하게 되면, 평가가 치료 기법의 효과에 대한 것만을 하는 것이 아니라 또한 치료가 끝난 다음에 치료를 시작할 때의 주관적 도수물리치료적 검사에 대한 평가와도 비교를 하여야 한다. 이런 면에서 환자가 주관적 변화를 정리하는 것이(전체 치료 기간 동안) 도움이 되며, 이는 특정 치료 기법이 도움이 되었는지 또는 나중에 어떠한 반응이 나타날 것인지를 예상하는데 도움이 된다.

한가지 운동만이 특정 국소 부위에서의 통증을 유발하고 다시 그 운동을 하지 않으면, 통증이 사라지는 범주에 속하는 환자들의 경우, 앞에서 말한 환자들처럼 전체적 치료의 영향을 평가 할 필요가 없다. 그러나, 환자가 어떤 특정 기법이 다른 면에서도 도움이 되었는지를 아는 것이 아주 유용한 경우가 많다. 또한 환자가 어떤 기법이 다른 기법보다 더 그 장애를 해결하는데 도움이 되었는지를 진술할 수 있다.

마지막 치료를 한 후에 24시간 동안의 평가(이는 대개 가장 중요한 정보를 주는 기간이다)와 다음 치료 기간 이전의 24시간 동안의 평가 〔Assessment over a 24-hour period immediately following the last treatment session(because this is often the most important information period) and subsequent 24-hour periods up to the next treatment session〕

환자의 통증이 척추 주위에서 국소화 되었고, 한 운동의 끝 범위에서만 나타나고(또는 두 가지 운동), 그 운동을 하지 않을 경우 완전히 해소되면, 두 가지 기법(또는 한 가지)을 이용하여 그 효과를 평가하기 충분할 것이다.

환자가 통증과 관련된 징후가 전혀 없고, 밤에도 통증

이 없고, 완전히 안정적인 장애이며, 반복적인 통증 운동에 증상의 증가가 없으면, 한 번의 치료 기간 동안 여러 가지 기법의 반복을 할 수 있으며, 24시간 동안의 평가가 덜 중요하게 된다.

위의 범주에 속하지 않는 환자들의 경우, 치료 후 24시간 동안의 치료의 영향에 대하여 평가를 하는 것이 아주 중요하다. 치료 후 다음 날 아침에 일어났을 때 더 악화된 것을 느끼는 것은 치료로 인한 것이며, 치료의 영향에 대한 마지막 판단을 내리기 이전의 24시간 동안의 평가를 내려야 할 것이다.

이 기간동안의 주관적인 변화에 대한 분석적 평가의 세세한 부분들은 이미 언급한 바 있다. 도수물리치료적 검사의 분석적 평가, 특히 환자의 장애의 다른 요소들과 관련성도 기술하였다.

소급적 평가(전체적인 평가를 3-4회의 치료 기간에 걸쳐 할 수 있다)
〔As a retrospective assessment(so that an overall assessment can be made over three or four treatment sessions)〕

현재까지 상태의 호전이 된 것을 확실하게 신체적 평가를 통해 나타낼 수 있다고 하더라도, 환자도 역시 호전이 되고 있다고 느끼는 것을 확인하는 것은 아주 가치가 있는 일이다.

> 치료의 영향에 대해 재평가를 하는 것은, 신체 검사 결과와 함께 환자의 입장에서 호전되었는지를 확인하는 것이 필수적이다.

증상들에 대해 질문을 할 때, 환자의 답변은 그의 직업, 환자의 가정 문제, 보상, 그의 만족성, 환자가 물리치료사를 기분 좋게 해주려고 하는 것 등의 요소들에 영향을 받을 것이다. 그러므로 물리치료사는 환자가 정확한 답변을 하는지를 확실하게 하여야 하며, 환자가 의미하는 바를 정확히 해석을 하여야 할 것이다. '질문과 답변' 의 측면에서 절대로 치료사는 추측을 하여서는 안 된다. 치료의 시작 단계에서 환자가 매일 조금씩 나아지고 있다고 하는 것은 아주 흔한 일이다. 그런 다음 나중에, 예를 들면, 4번의 치료를 한 다음에, '우리가 치료를 시작하기 전과 비교해서 어떤 것 같아요?' 라고 하면, 환자는 주의 깊게, 오래 생각을 한 다음에, '제가 나아지긴 한 것 같아요; 최소한 더 악화되지는 않았으니까요' 라고 대답을 한다. 이러한 소급적 답변을 통해 물리치료사는 생각한 것만큼 환자가 호전되지 않았다는 것을 깨닫게 해 준다.

환자에게 다음과 같이 물어보는 것이 도움이 된다. '우리가 치료를 시작하고 나서 백분율로 따져서 어느 정도 좋아진 것 같아요?' 종종 환자가 백분율을 사용하는 것이 어렵다고 느껴질 때가 많지만, 환자는 다른 동등하게 효율적인 비교를 통해 답변을 하기가 수월할 수 있다 - 예를 들면, 0에서 10까지 등급을 매기는데, 0은 제가 당신을 9월 23일날 처음 보았을 때이고 10은 통증이 하나도 없는 것이라고 하면, 당신은 어느 정도의 등급을 매기실 것입니까?

물리치료사는 환자에게 이러한 질문을 하기 이전에 먼저 자신이 백분율 등급을 정해놓는다. 이러한 판단에 일치가 되면, 환자와의 의사소통과 평가가 잘 된 것이다.

때때로 주관적인 평가와 도수물리치료적 검사 상의 평가가 일치하지 않는 경우가 있다. 예를 들면, 환자가 증상이 좋아진다고 느끼는 것과 징후의 개선에 완전히 반영되지는 않는다. 이와 반대의 상황도 일어날 수 있다. 그러나 이러한 일반적으로 약간의 예외는 있을 수 있을지언정 종국에 치료가 끝나 가는 시기가 되면 이러한 것이 일치될 것이다.

환자에게서 명백하게 객관적인 징후에 대한 평가가 내려질 수 있을 때에도, 환자가 어떻게 좋아지고 있다는 것을 알아내는 것이 중요하다. 이러한 '소급적 평가(retrospective assessment)' 없이 환자를 계속 치료하는 것은 별로 좋지 않은 방침이다. 불필요한 치료를 하는 것은 쉬운 일이며, 이는 관절의 장애를 영구화하게 된다.

이러한 상황을 피하기 위하여, 치료 기간의 간격을 두 배 정도로 띄어서 증상적 반응들을 명확하게 할 수 있으며 또한 도수 물리치료사의 사고 과정을 확실하게 할 수 있다.

진행의 양이나 비율이 느려지거나 정지된 경우(그에 대한 이유를 결정하고 필요한 활동을 계획한다)〔(When the amount or rate of progress has slowed or stopped(to determine the reasons and plan the action required)〕

이는 특수 도수 물리치료사가 하는 일들 중에 가장 중요한 평가 기술이 되는데, 특히 목표가 상담원이 되는 것이라면, 반드시 완벽하여야 한다. 이는 정신적 명민함, 자각, 그리고 모든 도수 물리치료 방면에 대한 원칙이 있어야한다.

> 소급적 평가에서, 환자의 측면에서 변화를 결정하기 위해서 그리고 이후의 치료 목표를 (재)결정하기 위해서는 대화가 가장 성공적으로 이루어져야 한다.

이러한 소급적 평가에서, 가장 중요한 역할을 차지하는 것은 주관적 평가이다. 이 분야는 의사소통이 가장 성공적으로 이루어져야 하며, 또한 경험을 통해 판단이 좀 더 쉬워지고 또한 신뢰성이 높아가게 된다. 질문을 하는 기법, 그리고 왜 이러한 질문이 이루어져야 하는지는 그 중요성을 보고 목격한 사람이라면 그리고 환자와 함께 하려는 사람이라면 누구나 배울 수 있다.

3장의 관련 부분에서 소급적 평가를 위한 의사소통이 생략되어 있는데, 이는 이러한 정보가 나오는 단계에서 더욱 더 중요하다고 생각하였기 때문이다. 우리가 알아보아야 하는 정보에는:

1. 언제 환자가 자기의 증상이 호전되는 것이 정지되었다고 생각하는가?
2. 환자는 왜 상태의 호전이 정지되었다고 생각하는가?
3. 초기의 치료에는 상태가 좋아졌었다고 생각하는가?
4. 환자는 치료를 통해 상태의 호전이 있었다고 생각하는가?
5. 상태의 개선이 치료의 어느 단계에서 이루어졌다고 생각하는가?
6. 상태의 개선이 진행성이었는가?
7. 만약에 치료가 환자를 도와주었다면, 다른 것보다 더 환자에게 도움을 준 다른 기법이나 시간들이 있었는가?
8. 어떤 특정한 방법으로 한 치료들이 도움이 되었는가?
9. 어떤 특정한 치료 기법이나 또는 특정한 방법으로 한 기법들이 어느 단계에서나 환자의 증상을 악화시킨 적이 있는가?
10. 환자가 치료를 시작하기 전과 어떻게 비교를 하는가?
11. 환자가 지금과 발병되기 이전과 비교를 하면 어떠한가?
12. 환자가 다시 정상으로 회복되었다고 보는가?
13. 앞으로 어떠한 치료 목표가 이루어져야 한다고 보는가(특별히 특정 결함이나 장애의 증진)?

위의 질문들과 관련하여 환자의 의견을 결정한 다음에는, 새 환자를 보는 것처럼 주관적 도수물리치료적 검사를 다시 완벽하게 할 단계가 된 것이다. 이때에 하는 질문은:

'지금 이 단계에서 문제가 무엇입니까?'
'언제 가장 힘이 드세요?'
'지금 어떻게 할 때 증상이 재현되는지 여기에서 저에게 보여주실 수 있으세요?'
'제가 당신의 문제를 이해하는데 당신이 생각할 때 도움이 되는 증상들에 영향을 주는 다른 면이나 방법들이 있습니까?

위에서 개략적으로 묘사한 소급적 평가는 처음 초기 검사에서도 이루어질 수 있다(A retrospective assessment as outlined above can take as long as, if not longer than, any initial examination) 이 시점에서는 세밀한 부분들을 찾는 것이 더욱 중요한데, 이는 장래 환자 장애의 관리에 대한 결정은 아주 크고 중요한 결정이기 때문이다. 이를 통해 그의 미래의 삶에 영향을 주기 때문이다. 이러한 것이 아주 드라마틱한 주장이라고 보일 수 있으나, 이는 오직 소수의 환자에게만 해당되는 것이다. 그럼에도 불구하고 결정이 내려지게 되면, 이는 환자 본인이나 물리치료사에게 모두 중요하다. 그 이유는 치료사의 평판과 관련이 있으며 또한 그러한 결정이 치료사가 임상인으로서의 능력에 따라 달라지기 때문이다.

치료를 하다가 평가를 위해 잠시 치료를 멈추는 것을 계획하기(차후 치료를 위한 토대 마련)[(Following a planned assessment-break from treatment(to establish the place of further treatment))]

도수 물리치료사들은 많은 환자들에게서 자신이 완전히 정상으로 할 수 없는 장애를 가진 것을 알게 된다. 이러한 상황에서는, 치료의 마지막 결과 자체가 '보상적인 결과'가 될 것이다. 이러한 보상적 결과가 어느 정도 이루어졌는지를 결정하는 것은 쉽지 않으며, 오직 이를 결정하기 위한 한 가지 방법이 있다. 처음에, 그 시기는 환자가 더 이상 증상이나 징후의 진전이 없을 때이며, 또한 이런 경우 치료가 환자의 증상을 영구화 할 수 있게 된다. 두 번째 단계는 환자에게 2주마다 치료를 잠시 쉬게 하고, 그때마다 증상과 징후에 대한 평가를 다시 하는 것이다. 3단계는 더 이상의 진전을 위해 또 다시 3-4회의 치료를 받아야하는지를 보는 것, 또는 평가를 다시 한 다음에 2주 동안 치료를 쉬도록 하는 것이다. 다음은 이러한 과정의 예를 든 것이다.

사례(Example)

이는 낮은 강도의 활동성 관절염으로 인해 증상이 나타나는 환자와 관련이 있는 것으로, 완전히 통증이 없는 관절의 운동이 불가능하다고 알려진 경우이다. 여기서 우리가 할 수 있는 질문은, 언제까지 치료를 계속할 것인가? 하는 것이다.

이러한 환자를 위한 초기 단계의 수동운동 치료에서, 운동과 통증에서 만족할 만한 증진이 예상된다. 치료의 나중 단계에서, 환자의 증상에 변화가 없고 관절 가동 범위도 약간의 증진이 있는지 없는지 결정하기 힘들 정도가 되는 시점에 다다르게 된다. 물리치료사는 이 시점이 언제인지를 잘 알아야 하며, 또한 관절가동술(mobilizing)을 시행하여도 문제는 잔존하게 된다. 이 시점에서는 반드시 환자에게 직접적으로 질문을 하여야 한다. '지난 3-4회의 치료 동안 좀 나아지는 것 같아요?'. 만약에 대답이 '아니요' 라면, 약 2주 동안 치료를 잠시 멈추고, 환자의 증상과 징후들을 재평가한 다음, 다음과 같은 행동을 취하여야 한다.

1. 증상들의 개선이 있으면, 환자는 2-3주 더 치료를 받도록 한 다음에 다시 재평가를 하여야 한다. 추가적인 진전이 있으면, 더 이상 치료를 받지 않아도 증상이 좋아진다는 가정 하에 환자를 퇴원시켜야 한다.
2. 만약에 증상이나 징후에 변화가 없으면, 환자는 4-5회의 치료를 더 한 다음에 약 2주 동안 치료를 쉬도록 권한다. 이 기간이 끝나갈 무렵 추가적인 치료가 도움이 되었는지를 결정할 수 있으며, 또한 수 차례의 치료를 더 할 것인지를 결정할 수 있다.

이러한 유형의 관리는 반드시 아주 정확하게 평가되어야 하며 특히, 건설적인 방향으로 이루어져야 한다. 또한 우리가 여기에서 재발에 대해 논의하는 것도 중요하다고 본다(재발되는 것은 아주 흔한 일이다). 일반적으로:

1. 악화되고 초기에 다시 치료를 받으러 온다.
2. 치료에 더 잘 반응한다.
3. 악화되는 기간의 간격이 길어진다.
4. 치료를 받지 않고도 아주 빨리 회복이 된다.

치료 종료 시(예후와 예방법에 대한 판단을 내린다)([At the completion of treatment(to make judgements on prognosis and prophylaxis]

치료의 마지막 단계에서의 평가와 관련하여 우리가 고려하여야 하는 것은, '이 환자에게 통증과 운동에 있어 어떠한 것이 정상인가?' 하는 것이다.

사람들은 정상이라는 것이 아주 평이하게 차이가 난다. 예를 들면, 선 자세에서 체간을 전방으로 굴곡하는데 있어 어떤 사람은 무릎까지만 구부릴 수 있는 사람에서부터 손바닥 전체를 바닥에 붙일 수 있는 사람까지 다양하다. 이러한 차이는 다른 운동에서도 나타난다. 이러한 일반적인 차이를 항상 염두에 두어야 정확한 평가가 이루어질 수 있다.

사례 1. 요통으로 인해 온 환자를 한 번 보기로 하자.

전방 굴곡 검사에서 환자가 오직 슬관절까지 움직일 때, 다시 허리에서의 통증이 재현되는 것을 발견하였다. 처음에 이러한 것을 본다면, 굴곡이 현저하게 제한이 오고 통증이 심하기 때문에 환자의 상태가 아주 좋지 않은 것으로 생각할 수 있다. 그러나, 환자에게 '통증이 있기 이전에 어느 정도 구부릴 수 있었어요?' 라는 질문에 환자가 '저는 원래 무릎 아래로 내려가 본 적이 없어요' 라고 하였다 하자. 이 정보를 통해 우리가 굴곡 장애를 다른 면에서 볼 수 있는 것이다.

사례 2. 목의 통증이 있는 노인 환자가 방사선 사진상으로 전체적인 퇴행성 변화를 보인다. 이러한 환자에게 수동운동 치료가 아주 많은 도움이 되지만, 평가 시에 고려하여야 하는 것은 절대 어느 쪽으로나 90°의 회전이 일어나지 않는다는 것이다. 이는 다른 경추 부위의 운동을 평가할 때도 마찬가지로 적용되어야 한다. 그러므로 이러한 환자에게서 정상이 될 수 있는 운동의 범위를 평가 시에 고려하여야 한다. 치료의 역할은 관절 운동을 할때 통증이 있는 것을 제거하는 것이다. 마지막 결과는 모든 방향에서 운동의 제한이 있더라도 약간 운동이 증진되는 것이다. 중요한 것은 목의 통증이 사라지는 것이다.

이 부제 하에서 우리가 지적하여야 하는 것이 치료의 영향은 마지막 치료 기간이 끝나고 2-3주가 될 때까지는 명확하게 알 수 없다는 것이다. 환자가 모든 가동 범위에서 통증이 없는 운동을 회복하였고 이 기간동안 증상이 나타나지 않았다면, 치료의 효과는 명백한 것이 된다.

그다지 많지는 않지만 만성적인 증상이 있는 환자가 치료를 받고도 운동 검사에서 전혀 증상의 차도가 없는 경우가 있을 수 있다. 그러나 이 환자가 치료를 중단하고 2-3주 후에 증상이 사라지는 경우도 있다. 이는 아주 흔하게 나타나는 것이다.

마지막 치료와 평가시에, 도수 물리치료사는 어느 정도의 영향을 미쳐서 어느 정도 환자를 개선시킬 수 있는지, 그리고 이러한 마지막 결과와 이상적인 결과가 어떠한 차이를 가지는지를 반드시 알고 있어야 한다. 또한 얼마나 쉽게 이러한 증상이 재발될 수 있는지도 알고 있어야 한다. 이러한 판단에는 환자의 병력과 장애의 진단 그리고 치료 중의 장애의 안정성 등에 기초한다. 이러한 판단에 근거하여, 치료사는 환자가 그의 척추 문제를 얼마나 주의를 가져야 하는지를 예상할 수 있게 된다. 여기에서 우리가 예방적 차원에서의 치료인 재교육, 안정성 또는 가동성 운동 등을 고려하게 된다.

예방에 대해 이야기하는 것은 이 책의 범주를 넘어서는 것이지만, 많은 사람이 심각하게 고려하지 않는 부분이 있다. 역학적 척추 통증을 종종 겪는 사람들 중 여러 사람들이 통증이 없을 때처럼 관절의 운동이 회복되지 않는다는 것이다. 환자의 증상을 없애주는 것은 오직 2-3회의 치료만으로 끝이 나지만, 비록 증상이 유발되지는 않더라도 관절의 징후는 그대로 잔존하게 되어 환자들은 증상의 재발을 가지고 올 수 있는 여러 복합된 요소들을 그대로 간직한 채 살게 된다. 그러나 만약에 이러한 다른 운동들에서 증상이나 징후가 나타나지 않는다면, 관절이 좀 더 나은 상태에 있는 것이기 때문에 또 다시 아프게 되기 위해서는 더 강한 자극이 필요하게 될 것이다. 이러한 것은 평범한 도수 물리치료사들에게 치료를 받고 많이 호전된 사람들에게서 아주 쉽게 볼 수 있는 것이다. 그러한 도수 물리치료사가 증상이 나타나지 않더라도 그 이상 치료를 해서 동작시에 징후들이 나타나지 않게 되면, 다시 재발할 수 있는 빈도가 현저하게 변화될 것이다.

감별 진단에 도움이 되는 평가(Assessment assisting in differential diagnosis)

환자의 초기 검사시, 의사들은 확정적인 진단을 내릴 수 없을 것이다. 근골격계의 문제라고 하면, 몇몇 경우에는 수동운동 치료를 통해 감별 진단을 하는데 도움이 될 것이다.

예를 들면, 환자는 관절와 상완관절의 문제가 있다고 하고, 그를 의뢰한 의사는 통증이 환자의 관절와 상완관절에서 나오는지 또는 그의 목에서 문제가 있는지 확실하지 않을 경우가 있다. 환자가 도수 물리치료사에게 의뢰될 때 환자의 진단을 형성하는데 도움이 되는 방법으로 치료를 해 달라고 올 수 있다.

이를 성공적으로 하기 위해서 물리치료사는 이 장의 전반부에서 언급한 바와 같이 목과 어깨를 모두 검사하여 모든 관절징후 즉, 경추와 관절와상완(glenohumeral) 관절을 자세하게 검사하여야 한다.

물리치료사는 먼저 경추를 치료하고 그 다음 경추와 관절와 상완관절의 징후에 어떠한 영향을 미치는지 평가를 하게 된다. 경추를 치료한 다음 경추나 관절와 상완관절에서 만족할만한 결과가 나타나면, 계속 경추의 치료를 한다. 그러나, 경추에 적용할 수 있는 모든 기법을 적용하여 3회 정도를 치료하였는데도 관절와 상완관절의 징후에 변화가 없다면, 이 부위에 하는 치료는 중단되어야 한다. 그런 경우 관절와 상완관절을 치료 한 다음 그 반응을 평가하여야 한다. 이러한 방법으로 치료에 대한 반응을 통해 경추의 문제인지 아닌지를 결정하여, 진단에 도움이 될 수 있도록 한다.

분석적 평가(Analytical assessment)

평가는 효율적이고 정보를 주는 치료의 종석이 되며, 이러한 평가 없이는 치료의 성공과 실패가 아무런 학습적 경험이 되지 않는다. 평가는 하나의 기계적 과정으로 이루어질 수 있으며, 기법의 가치를 검증하는 것이 된다. 분석적 평가는 한 단계 더 나아가는 것이다. 문자적으로는 명확하게 정의된 답안에 도달하기 위해 환자의 장애와 치료에 대한 모든 생각의 면들을 분석하는 것을 의미한다. 원칙을 그대로 적용하는 것 이외에, 기민하고 회의적이며 방법론적인 사고가 요구되며 마음을 열은 상태에서 어떠한 원칙과 반대가 되더라도 '원인과 결과'를 수용할 수 있어야 하며, 자아 비판의 자세와 '당신이 그렇게 생각한다면 증명해 보세요' 라는 태도가 있어야 한다. 여기에는 사고(THINK), 계획(PLAN) 그리고 증명하기 위한 실행(EXCUTE TO PROVE)의 과정이 포함된다.

이는 우리가 항상 환자의 장애의 특정 단계에서 이 가치를 증명하기 위해 기법을 실행한다는 것을 의미하는 것은 아니다. 이는 다음과 같은 의미를 가질 수 있다:

1. 문제가 없는 것을 검증하기 위해, 예를 들면, 문제가 없다는 것을 증명하기 위해 특정한 강한 방법을 사용하여 치료를 한다.
2. 상태가 호전되고 있는 환자를 그냥 집으로 보내는 것은, 자가적인 회복이 아니라 치료의 결과로 나타나는 것을 증명하는 것이다.
3. 두 번째 치료를 하려는 유혹에서 벗어 나려는 것은 다음 평가에서 혼동되거나 헷갈리는 해석을 하지 않기 위한 것이다.

이 마지막 지적은 치료 기간의 계획을 세우는데 아주 중요하다. 가장 중요한 목표(환자의 증상을 경감시키는 것 이외에)는 다른 치료를 혼용하지 않고 계획한데로 치료를 하여 다음 질문 '어떠셨어요?' 에 혼동이 일어나지 않도록 하기 위한 것이다. 비록 환자가, '견인 치료가 도움이 된 것 같은데, 당신이 내 허리를 돌린 것은 좋았는지는 모르겠어요' 라고 하더라도 이러한 진술이 정확하다고는 볼 수 없는 것이다. 그런데 견인의 효과를 평가할 때 즉각적으로 주관적 또는 신체적인 변화가 나타나지 않았다고 하더라도, 분석적인 사고를 가진 사람은 이들 사이의 상대적인 가치를 생각하고 결정하여야 할 것이다.

1. 즉각적인 변화가 있는지를 결정하기 위하여 내가 치료 기법으로 회전 기법을 사용하여야 할 것인가? 좋은 결과가 나올 수도 있지만 그렇지 않을 수 있다. 아마 견인 후의 위치와 똑같은 위치가 나올 수 있을 것이다. 그 다음 자신에게 묻기를, '음, 내가 이 기법과 이와 유사한 기법을 해야 하는지, 또는 이것이 더욱 더 깊은 혼동 속으로 나를 빠뜨릴 것인가'

또는

2. 내가 이 시점에서 치료 기법을 멈추고 견인의 영향을 24시간 동안 볼 것인가? 내 생각에는 내가 회전을 시키면, 상당한 변화가 올 것이다. 한 가지 확실한 것은 내가 지금 이 사람을 견인만 하고 보낸다면, 내일 다시 이 환자를 볼 때 혼동이 되지는 않을 것이라는 것이다.

분석적 평가에서 한 가지 중요한 사고 과정은 내일의 평

가를 염두에 두고 오늘의 치료를 하는 것이다. 다른 말로 하면,

내일의 평가에 혼동을 주지 말아야 한다.

이러한 목적을 위해 환자를 치료하지 않고 집으로 귀가시키는 것의 예를 보기로 하자. 이 사람은 우측 둔부 통증과 전방으로 굴곡 시에 약간 좌측으로 몸이 기울어지며, 그런 경우 통증이 유발된다. 우측 발을 배측 굴곡할 때 둔부의 통증이 재현되는 슬럼프 검사에서 양성 반응이 나타난다.

다시 그 환자를 세 번째 방문 시에 검사할 때, 그가 70 % 정도 좋아졌다고 하였다. 그는 첫날 치료를 받은 것과 같은 치료를 두 번째 받은 다음에 별로 많은 반응이 나타나지 않았다. 두 번째 치료를 받은 다음, 그는 약 30분 정도 아픈 다음에 다시 통증이 없어졌다가 그 이후로 돌아오지 않았다고 하였다.

이는 그렇지 않을 수도 있지만 치료로 인해 통증이 좋아진 것으로 생각할 수 있다.

절대 아무 것도 추정하지 말아야 한다.

다음과 같은 질문을 즉각적으로 한다. '치료를 받고 나간 다음에 증상이 좋아지게 된 특별한 활동이나 일상적이지 않은 것을 하신 것이 있습니까?'.

한참을 생각한 후에 그가 답하기를, '별로 그런 것은 없는 것 같습니다'. 이전에도 이렇게 자유로운 기간이 있었느냐는 질문에 그는 '예' 라고 하였다. 그 다음 바로 즉각적으로 질문하기를, '치료를 받고 많이 좋아진 것 같습니까?' 라고 하였다. 답변은, '잘 모르겠는데요' 였다. 이는 여러 가지 사실과 대립되는 것이기 때문에 아주 놀라운 것이다. 환자가 의기양양하게 70% 정도 좋아졌다고 한 것과 호전이 된 시기, 그리고 두 번째 치료에 반응의 감소 등을 통해 호전이 치료를 통해 이루어졌다고 보아야 하는 것이 타당하다. 환자는 반드시 즉각적으로, '예' 라고 하여야 한다. 검사를 통해 슬럼프 배측 굴곡 검사에서 약간의 호전이 있었으며, 똑바로 선 자세에서 측방 굴곡되면서 굴곡 시의 통증의 질도 약간 변화가 있었다. 다른 증상들 즉, 아침에 침대에서 일어날 때 강직 등에 대한 질문에서도 호전이 있었으나, 이는 아직 변수가 있는 증상들인 것이다.

'내일의 진단에 혼동을 주지 말라' 를 생각하면서, 오늘 이 환자를 치료했을 때 내일 반응이 그다지 좋지 않은 경우, 현재의 '원인과 결과' 에 대한 혼동이 있을 경우 더 많은 혼란만을 줄 것이다.

'그다지 좋지 않은 것' 이 치료로 인한 것입니까?
저번에 좋아진 것은 '용두사미(flash-in-the-pain)' 인가?
'그다지 좋지 않은 것' 이 치료를 받지 않아도 그대로 일 것인가?

가장 평가를 정확하게 하기 위해서, 4일 정도 치료를 하지 않고 환자를 다시 보기로 하였다. 이러한 계획을 실행하는 것은 증상에 대한 혼동되지 않은 평가를 통해 치료와 관련이 있는지 없는지를 명확하게 할 수 있게 되는 것이다.

실제로 환자가 3 일째 되는 날 전화를 하여 이전보다 좋지 않다고 하였다. 그렇다면 답은 명확하며 치료는 계속 되어야 한다.

사고 과정과 **계획 과정**들은 다음을 항상 생각하여야 한다:

1. 환자의 장애(병리적인 문제이면 그 병리적 문제, 그리고 현재 상태).
2. 특정 기법에서 기대되는 영향, 기대되고 지속될 수 있는 변화의 양과 변화의 비율 등의 두 가지 면.
3. 하나의 인간으로서의 환자

비판적인자가 분석과 확실성의 추구를, 모든 환자의 치료에 성실하게 적용한다면, 소중한 경험의 축적을 이루게 되며 상담가로의 신뢰성을 획득하게 된다. 이러한 목표는 우리가 환자로부터 받아야 하는 책임이 있으며 의료인으로서 반드시 가져야 하는 것이다.

결론(In conclusion)

정상적인 의사소통에서도 말한 것과 말하지 않은 것을 해석하는데 의사소통에 문제가 있는 것처럼, 환자의 치료에 대한 주관적인 반응들을 평가하는 것도 마찬가지이다. 이러한 문제들이 있기 때문에, 환자의 증상들의 변화를 평가하기 위한 질문들을 할 때 주의를 기울여야 한다.

환자의 통증에 대한 어떠한 느낌도 절대 추측되어서는 안 된다. 예를 들면, 환자를 전방으로 굴곡하도록 하였을 때, 환자가 그대로 하다가 '으윽!' 한다면, 물리치료사는 반드시 '아팠어요?' - '예' - '어디가 아팠어요?' 라고 물어야 한다. 검사를 계속하는 동안 환자가 모든 운동에서 통증을 호소한다면, '지금 어디가 아파요' 라고 계속 묻는 것은 환자를 자극하는 것이 될 수 있다. 이러한 경우에는, 환자가 운동을 검사하는 동안 움찔거린다면, 물리치료사는 '같은 부위가 아파요?' 라고 할 수 있다. 이러한 질문을 통해 적절한 정보를 반복하지 않으면서 얻을 수 있다. 아무 것도 가정하지 마시오. 단지 같은 부위가 아프세요? 라고 물어보았을 지라도, 환자는 통증이 바뀐 부위가 있다면 그 곳을 알려줄 것이다. 물리치료사와 환자 사이의 이러한 세밀한 의사소통을 통해 평가에서 얻은 정보가 아주 유용하고 가치가 있게 되며, 또한 이를 통해 치료가 더욱 특정적이고 효과적으로 될 것이다.

혹자는 이를 두고 너무 시간이 소비된다고 할 수 있지만 성공적이고 가치가 있는 치료를 위해서는 이 정도의 정확성이 필수적으로 요구되는 것이다. 물리치료사가 이러한 치료 상황을 조절하는 것이 아주 중요하다. 주어진 연습과 경험을 통해, 이러한 과정을 단축시킬 수 있다.

5 예후(Prognosis)

이완희 역

이 장의 모든 수기치료에 관한 내용은 도수 물리치료사(manipulative physiotherapist)가 직접 쓴 것이다. 본 내용이 의학적 예후를 대신한다거나, 핸디캡을 백분율로 표시할 수 있는 방법을 제공해주지는 못한다. 또한 핸디캡의 심리학적/의학적 면에 대한 정의를 내리고 있지도 않다.

> 예후란 질병 또는 손상이 앞으로 진행되어갈 과정을 미리 예측해 보는 것이다. 즉 예상하는 기술이다.
>
> (Shorter Oxford Dictionary, 1980)

도수 물리치료사가 예후에 관해 글을 쓰기란 쉽지 않다. 그리고 일부 예후를 논하는 것은 도수 물리치료사의 몫이 아니라고 생각하는 독자들도 있을 것이다. 그러나 환자와 보다 많은 접촉을 갖는 쪽은 의사가 아니라 오히려 도수 물리치료사이다. 그리고 종종 환자의 가족들이 보는 앞에서 치료가 이루어지기도 한다. 이러한 기회를 통해 얻어지는 많은 유용한 정보는 의사가 최종적으로 예후를 내릴 때 영향을 미치기도 한다. 도수 물리치료사와 환자간에 상호 의사 표현의 정도, 공감대의 형성, 환자가 느끼는 데로 '느낄 수 있는' 능력, 그리고 예후를 내리는 기술뿐만이 아니라 언제나 열정적이고도 긍정적인 자세 등에 따라 그 영향을 미치는 정도는 달라지게 된다.

이 책은 환자의 증상의 변화 및 도수 물리치료적 검사에 대한 반복적인 평가의 중요성을 강조하고 있다. 이 장의 목표는 증상을 보이는 행동 및 병력의 특징들을 의학적 검사 결과를 들어 보다 객관화시킨 다음, 단일 모덜러티(modality)치료(또는 수동 운동치료기법)가 환자 및 환자가 가지고 있는 핸디캡에 어떤 영향을 미쳤는지를 보여주는 식으로 의학적 접근을 하고자 하는데 있다.

도수 물리치료사는 항상 개방된 자세로 모든 새로운 정보를 받아들여야 하고 환자의 증상을 함께 느끼고 이해하며, 또 열정적이고도 긍정적인 자세를 유지해야 한다. 첫 검사에서 명확한 예후를 내리려 한다면, 너무 성급한 일이 된다. 도수 물리치료사는 3~4회에 걸친 치료를 마치고, 회고적 평가에 들어갈 때, 비로써 예측에 필요한 정보들을 얻을 수 있다.

그러므로, 치료가 계속 진행됨에 따라 보다 정확하고 의미 있는 예측을 가능하게 해주는 정보들을 얻을 수 있게 된다. 도수 물리치료사는 과정에 대한 평가와 그 결과로서 내려지는 예후를 통해 환자 스스로가 자신의 핸디캡에 대처할 수 있도록 도와줄 수 있는 정보를 얻게 된다.

도수 물리치료사가 위와 같은 평가과정을 수행할 때

Shorter Oxford Dictionary on Historical Principles, 3rd edn. Oxford: Oxford University Press

는 수년 간의 자기-비판적 평가 및 임상 경험에 비추어 그 분야 내에서 유용한 법률에 관한 판례집을 보유하고 있어야 한다. 이는 환자의 장차의 예후에 긍정적인 영향을 미칠 수 있고 의사가 최종적으로 내리는 예후의 질 또한 높아지게 된다. 도수 물리치료사의 최종평가 분석 시에 그 판단의 정확도는 검사 및 치료의 능력, 그리고 이에 더하여 자기 분석 및 임상에서의 경험이 어느 정도인가에 따라 달라지게 된다.

이번 장과 함께 반드시 읽어보아야 하는 책으로 Euring Jeffreys이 쓴 "Prognosis in Musculoskeletal Injury"(Jeffreys, 1991)가 있다. 이 책은 주로 상해에 대한 내용을 다루고 있고 전문의와 변호사를 위해 쓰여진 책이지만, 보고서, 의견 또는 제안 등을 내야하는 도수 물리치료사에게도 또한 유용하다. Jeffreys는 예후를 다음과 같이 정의해 놓았다:

> 예후란 과학이 아닌 솜씨와 기술이다. 그것은 **확실성(certainties)이 아닌 개연성(probability)에 관한 것**이며 대중적인 것이 아닌 **개인적인 것**이다. 다행히도, 개개인마다 손상에 대한 반응은 다르지만, 그 병이라는 것이 일정한 형태를 따르고 있어서, 병의 자연사에 대한 **일반적인 예측**을 가능하게 해준다

도수 물리치료사는 신중한 반복 평가를 통하여 최종 분석평가 단계에서 예후에 관한 다음과 같은 질문들에 답을 하는데 유용한 정보들을 수집할 수 있다.

예후에 관한 질문 (Questions regarding prognosis)

진단이란 무엇인가?(What is the diagnosis?)

진단이란 예후에 있어 중요한 부분을 차지하지만, 우리는 종종 환자의 이상에 대해 정확한 진단을 내리기가 불가능한 경우도 있음을 알아야 한다(Grieve. 1988b). 예를 들면, 이미 류마티스성 관절염 진단을 받은 환자일지라도, 호소하는 증상의 일부는 골 관절염으로부터 비롯된 것일 수도 있다. 류마티스성 통증을 경감시키기 위한 치료보다는 골 관절염으로 인한 통증 경감 치료가 더 효과적일 수도 있다. 또 다른 진단 상의 어려움으로는 경추, 신경조직, 견관절 이상으로 어깨, 상박, 견갑골과 목 등에 증상이 있는 환자를 예로 들 수 있다. 증상이나 징후의 원인으로 한 가지 구조나 일련의 구조를 따로 떼어내어 구분 짓는 것은 매우 힘든 일일 수 있다. 바로 이러한 경우 도수 물리치료사들은 수기 기술과 지식을 동원하여 의사들이 예후를 내리는데 도움을 줄 수 있는 부분이다. 대부분의 독자들은 우리가 자주 경험하는 일반적으로 딱 들어맞는 진단을 환자에게 알려주는 경우를 제외하고 요통을 경험한 환자들에게 진단을 내릴 때의 곤란함을 잘 이해할 것이다.

Grieve (1997)는 척추의 근골격상태의 진단에 대해 '도수치료(Manual Therapy)' 의 편집자에게 다음과 같은 글을 보냈다. "내게 있어 진단이란 말은, 조직 내에서 병적인 변화가 발생한 부위와 그 성질 그리고 그에 따른 기능적 이상을 병리 해부학적으로 확인하는 것을 의미한다. 이는 발생 부위가 어디인지뿐만 아니라 원인이 무엇인지도 말해준다. 이 주제에 관한 최근의

JEFFREYS, E. (1991). *Prognosis in Musculoskeletal Injury: A Handbook for Doctors and Lawyers*. London: Butterworth-Heinemann.
GRIEVE, G. P. (1988b). Diagnosis. *Physiotherapy Practice*, **4**, 73-77.
BREWERTON, D. A. (1986). The doctor's Role in Diagnosis and Prescribing Vertebral
Manipulation. In: *Verrtebral Manipulation*, 5th edn. (G. D. Maitland, ed.), Ch. 2. London: Butterworth-Heinemann.
DURRELL, S. (1996). Expanding the scope of physiotherapy: clinical physiotherapy specialists in consultant's clinics. *Manual Therapy*, **1(4)**, 210-213.
GRIEVE, G. P. (1997). *Letters to the Editor*. *Manual Therapy*, **2(2)**, 106--107.
JULL, G., BOGDUK, N. and MARSLAND, A. (1988). The accuracy of manual diagnsis for cervical zygapophyseal joint pain syndrome. *Medical Journal of Australia*, **148**, 233-236.
PHILLIPS, D. R. and TWOMEY, L. T. (1996). A comparison of manual diagnosis with a diagnosis established by a uni-level spinal block procedure, *Manual Therapy*, **1(2)**, 82-87.
TWOMEY, L. T. and TAYLOR, J. R. (1987). The lumbar spine, low back pain and physical therapy. In: *Physical Therapy of the Low Back* (L. T. Twomey and J. R. Taylor, eds), p. 303. New York: Churchill Livingstone.

정보(Twomey and Tayler, 1987: Jull et al, 1988: Durrell,1996: Phillips and Towmey, 1996)를 보면, 짚고 넘어가야 할 필요가 있는데, 본인의 의견으로는 위와 같은 많은 저자들은 진단에 대해서는 전혀 쓰지 않고 오로지 부위만을 언급하였는데, 이것이 필요하기는 하지만, 진단이라고 볼 수는 없다. 단순히 부위만을 찾는 것은 진단이 아니다. 도수 물리치료사들과 함께 일한 경험이 많고 특히 임상에서 문제가 되는 것이 무엇인지에 대해 잘 이해하고 있는 류마티스 전문 상담가인 Brewerton(1986)은 다음과 같이 말하고 있다.

> 임상의들이 통상적으로 쓰는 말로, 척추통증을 가지고 있는 대다수의 환자들은 분류하거나 진단을 할 수 없다.

도수 물리치료사들에게 의미 있는 용어로 진단을 내리기 위해서는 돌담벽의 은유를 기억하고 임상에서의 검사결과와 평가를 일반화되어 있는 의학 지식의 영역과 연관지어야 하겠다.

도수 물리치료사들은 다음과 같은 결정을 내릴 필요가 있다.

1. 어떤 구조에 문제가 있다고 생각하는가?
2. 어떤 질병(Disorder) 단계에 있는가?
3. 질병의 안정도는 어떠한가?
4. 질병으로 인한 행동에 영향을 주는 요인은 무엇인가?
5. 질병의 '근본적 원인' 은 무엇인가?

어떤 구조에 문제가 있다고 생각하는가? (What structure(s) does she think is at fault?)

도수 물리치료사는 초기 검사를 통해 다음과 같은 결과를 얻을 수 있다.

1. 통증이 있는 부위의 관절들
2. 직접적인 통증을 유발시키지는 않지만 다른 부위로 통증을 유발시킬 수 있는 관절
3. 관련 통증과 연관이 있는 신경원인들
4. 통증이 유발되는 부위의 근육들

표 5.1 구조의 분류

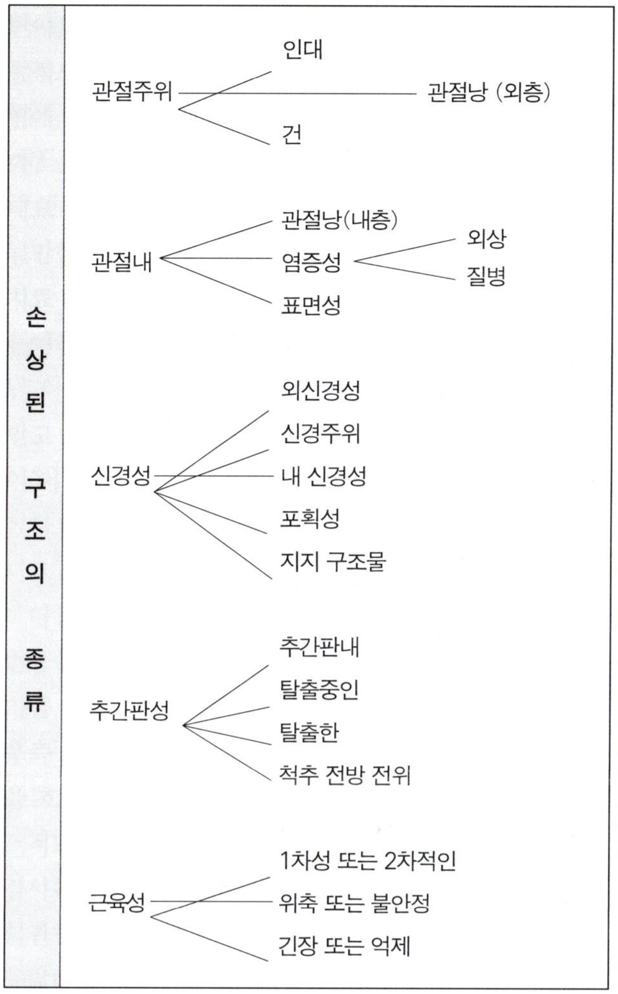

표 5.1 구조의 분류 표 참조.

3~4 차례 치료 후 분석평가 후에 위에 들어 놓은 네가지 가능성을 한 두 가지로 줄일 수 있다.

사고의 과정을 살펴보면 다음과 같다.

- 어느 운동에서 어떻게 통증이 다시 재현되는가?
- 그러한 운동시에 스트레칭이나 압박이 일어나는가?
- 관절표면이 엉겨있거나 비정상적인가?
- 감별검사(6장 참조)로 신경 또는 근육 요소들이 연관이 있는지, 연관이 있다면 그 정도는?
- 한가지 이상의 구조물이 연관되어 있는가?

주의 깊은 평가를 통해 이와 같은 질문들에 대해 답을

할 수 있다. 척추 중에서 특히 요추의 경우, 주로 추간판이 통증의 원인이 된다(그 일반적인 특징에 대해서는 이 장의 뒷부분에서 다루고 있다).

어떤 질병 단계에 있는가?
(What is the stage of the disorder?)

어느 구조물에 질병이 있는지를 밝힐 수 있다면, 질병의 정도가 어느 단계에 해당하는지 생각해 보아야 하고, 특히 그 진행 정도에 대한 분석도 해 보아야 한다. 이렇게 함으로써 예후를 결정하는데 큰 도움이 될 수 있다.

자세한 병력은 증상이 확산되거나 악화된 경우 유용한 역할을 한다. 다음의 사항을 고려한다.

- 병의 발생 빈도가 잦거나 환자를 무능하게 하는가?
- 가족의 병력이 있는지, 그리고 증상이 치료의 유무에 따라 악화되거나 완화되는가? 만일 치료를 받았다면, 어떤 치료를 받았는가?
- 일반적인 의학지식으로 환자의 병력을 이해할 수 있는가?
- 주관적 손상인가 아니면 구조적인 손상인가?

비외상성 발병의 경우 그 자연사에 따라 처치를 하는 것이 바람직하다. 우리의 목표는 그 과정을 보다 가속화시켜 주는 것인데, 신체의 자가 치유능력을 자극하여, 운동을 회복하여 통증 없이 완전 관절 운동범위를 회복시킬 수 있다면 이상적이라 할 수 있겠다.

> 이 개념을 숙지하고 있는 도수 물리치료라면 질병의 진행 경로의 이해에 대해 배우면 된다.

반복적인 질병은 손상의 원인이 되며, 앞으로의 예측에 커다란 영향을 미칠 수 있다.

질병이 유발되는 일정한 양상이 있는가?
(What is the stability of the disorder?)

현재의 발병에 대한 자세한 병력 체크는 치료사에게 얼마나 쉽게 문제가 발생했다 사라지는지에 대한 정보를 제공해 준다. 예를 들면, 3일 동안 잔디를 파서 일구고 다시 심은 것이 환자의 증상을 자극해 다음날 침대에서 일어날 수 없게 한 것 일까? 또는 허리를 숙여 바닥의 물건을 집는 동작이 허리를 상하게 했을까(제6장 참조)?

과거 병력 역시 많은 도움을 준다.

- 앞의 경우에서 허리에 통증이 유발될 만큼 많은 일을 한 것인가?
- 원인이 될 만한 요인들을 찾아낼 수 있는가?
- 통증이 유발되는 지점이나 강도가 증가하는가?
- 3차례의 치료로, 그 증상이 감소되거나 중앙 쪽으로 모아지는지, 아니면 그 반대인가?
- 현재 그 증상들이 더 쉽게 자주 유발되는가?
- 요통은 심하지만 다리의 증상은 없어 졌는가?

요추 하부에 질병이 있더라도, 완전굴곡에서 완전신전의 범위에 이르기까지의 반복적인 동작을 취하는 동안에 척추를 자유롭게 움직일 수 있다면 그것은 척추의 안정성을 말해주는 것이다. 일단 완전 관절가동 범위가 획득되면, 척추의 완전 굴곡에서 완전 신전되는 운동을 관찰한다.

질병이 악화되지 않도록 똑바로 선 자세로 움직이지 않고 선다. 중간 범위에서는 쉬지 않고 동작을 계속하고, 이때 움직이는 속도를 빠르게 하는 식으로 진행한다. 마지막으로, 완전굴곡 상태를 보다 길게 유지함으로써(약 20초) 효과를 증대시킬 수 있다.

주의 : 위의 방법은 최초 평가단계에서 이루어지는 검사 동작이 아님!

질병으로 인한 행동에 영향을 주는 요인은 무엇인가?
(What factors are affecting the behaviour of the disorder?)

질병의 발병(The onset of the disorder)

만약 발병이 특정 손상에 의한 것이라면, 자연 발병의 경우에 비해 질병으로 나타나는 행동의 예측력이 떨어지게 된다.

자연 발병인 경우, 두 가지 유형으로 나타난다. 첫 번째는 기억해낼 만한 아무런 이유 없이 증상이 서서히 시작되는 그룹이다. 그들의 병력을 추적해 보면, 과거 수년동안 손상(염좌, 좌상)으로 고통스러웠다는 것을 알

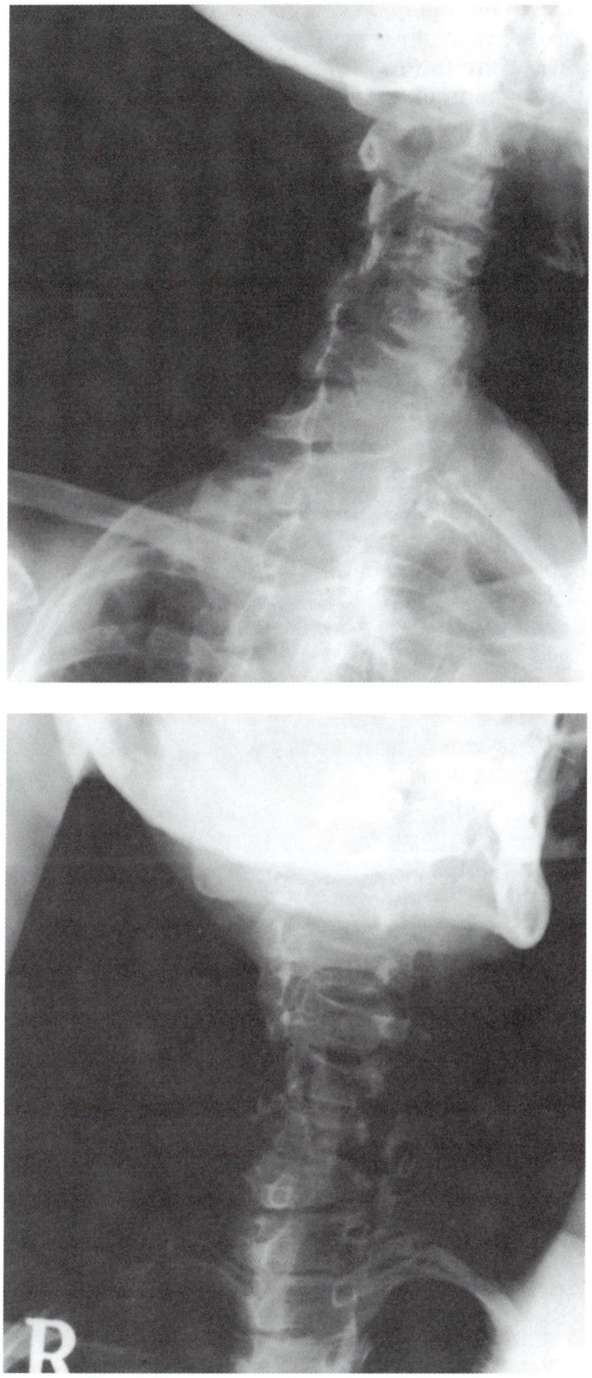

그림 5.1 증상이 없는 74세 환자의 방사선 사진

게 된다. 그 당시에는 치료에 좋은 반응을 보였을지 몰라도, 이는 점차적으로 퇴행성 관절 변화의 기질이 된다. 현재 발병은 잠행성으로 시작되므로 환자들은 정확히 언제 발병했는지를 기억할 수 없다. 이러한 형태는 보통 45~55세 사이의 환자에게서 흔히 볼 수 있는데, 평생 아무런 증상도 느끼지 못한 74세 된 환자의 방사선 사진의 변화가 비슷하다(그림 5.1).

> 어떤 이들은 골관절성 퇴행이 일반 방사선 사진에서 분명히 확인됨에도 불구하고, 따로 증상이라 불릴 만한 어느 것도 경험하지 못하곤 한다.

두 번째는 신체가 적응할 수 있는 범위 이상으로 반복되는 일이나 운동의 결과 나타나는 증상을 갖는 환자들의 그룹이다. 무리한 사용(overuse), 새로운 사용(new use), 잘못된 사용(disuse), 남용(abuse) 등을 예로 들 수 있다. 만약 이전의 손상(유년기도 가능하다)에다 퇴행으로 인한 변화까지 더해진다면, 예후에 운동과 스트레칭이 포함된 장기적 관리 프로그램과 함께 보다 많은 치료 회수가 필요할 것이다.

마지막으로, 외상, 수술, 또는 기타 다른 손상(예. 신경학적 변화를 동반한 신경근압박) 등으로부터 회복 단계에 있는 혼자들을 들 수 있다. Jeffreys(1991)는 이 마지막 그룹에 대해 논하였다.

손상의 특징(The nature of the injury)

손상의 특징은 얼마나 격렬하게 또는 힘을 써서 했는가의 견지에서 볼 때 아주 중요하다. 손상의 종류 그 자체가 하나의 요인이 된다. 예를 들면, 자동차 충돌 시 차량의 위치, 양쪽 차량의 속도와 진행 방향, 차에 타고 있던 사람의 위치, 운전시의 자세 등 모든 것이 핸디캡에 따르는 행동에 영향을 준다. 또 다른 예로, 조립 라인에서 일하는 노동자의 경우에는 반복되는 동작을 통해 손상을 입게 된다. 도수 물리치료사는 위와 같은 두 가지 예에 대한 예후를 논하게 될 때 각각의 경우에 따라서 서로 다른 방향으로 생각하게 된다.

선재한 징후와 증상
(Pre-existing signs and/or symptoms)

선재한 징후와 증상간에는 "그 연관성이 약하기" 때문에, 여기에 경미할지라도 외상이라는 힘이 가해져야 발현이 가능해진다.

비외상적인 범주에서 볼 때, 과거에 반복적인 발작이 있었다면 그 출현 빈도 및 또는 심각성이 점차 커졌을 것이므로, 현재의 상태는 보다 심각해 질 수밖에 없다. 연속된 발작과 함께 염증 소견을 보일 수도 있고, 아니면 이전의 잠복성 염증 요소가 외상성 에피소드와 함께 나타날 수도 있다. 치료반응에 대한 평가 및 적용했던 치료 방법(운동의 범위 및 정도) 등은 예후를 명확히 하는데 도움이 된다.

나이(Age)

18세 소년이 요통이 없는 상태에서도 골프채를 휘두를 수 없는 경우라면, 그의 예후는 같은 문제를 호소하는 60세의 남자의 그것과는 사뭇 달라지게 된다.

일반적인 건강 상태(General health)

보통 근골격계 이상이 아닌 다른 핸디캡을 겪고 있는 사람이라면 전신적인 건강 수준은 평균 이하일 것이고, 이는 대단한 취약점으로 작용한다.

성별(Gender)

일반적으로 남성의 체격은 비슷한 연령대의 여성과 비교했을 때 차이가 있으므로, 신체적 스트레스를 다루는 방법도 달라야 한다.

직업(Occupation)

환자의 핸디캡이 지속되는 원인이 직업에서 기인되는 경우라면 환자의 직업 또한 고려해보아야 한다.

도수 물리치료사는 세밀한 평가를 통해 환자의 신체적 능력을 이해하고, 이를 작업 환경과 연관지어 생각해보아야 한다. 예를 들면, 오른쪽으로는 아무런 문제없이 머리를 90°로 돌릴 수 있지만 왼쪽으로는 70°이상을 돌릴 수 없는 환자가 있다고 하자. 그의 사무실에는 컴퓨터가 키보드 왼쪽에 놓여 있고 인터뷰용으로 고객에게 제공하는 의자 또한 그의 왼쪽에 놓여 있는데, 이와 같은 상태로 하루에도 여러 차례에 걸쳐 고객을 맞고 있다. 두 번의 치료 결과 좋은 예후를 보였지만, 운동범위에 있어서는 매 치료에서 25%이상 좋아지지 않았다. 컴퓨터와 인터뷰에 사용하는 의자의 위치를 달리한 후 5번째 치료 전에 실시한 평가에서 징후와 증상은 완전히 사라졌다. 많은 경우에 있어서, 아주 작은 변화가 자극이 되는 반복적 동작의 패턴을 바꿔놓아 이를 통한 상태의 호전을 볼 수 있다.

일단 자극을 제공했던 자세 또는 동작이 제거되면 손상된 구조물(들)은 치유 된다.

> 물리치료를 필요로 하는 진단의 경우 운동 핸디캡과 관련이 있으므로, 움직일 때 손상을 유발시키는 방향 및 기능적 제한이 일어나는 방향을 확실히 알아야 한다

가족병력(Family history)

유사한 장애, 염증성 장애 또는 좋지 못한 치유능력 등은 예후에 영향을 미친다.

다음은 반드시 고려해야 할 질문들이다(표 5.2):

- 환자의 상태에 있어서 특이할 만한 점이 있는가?
- 진단에 영향을 미치지 않을 것 같은 요인은 어떤 것인가?

발병의 '원인'은 무엇인가? (What is the 'cause' of the source?)

치료를 종결하고 예후에 이르기 위해서는 왜 해당 구조물이 증상의 원인으로 작용했는지에 대한 근원적 이유를 이해해야 한다. 즉, 다른 말로 '발병의 원인'이 무엇인지를 알아야 한다는 것이다(표 6.3 참조, Part Two). 외상뿐만이 아니라 자세, 근 약화나 긴장, 척추간(intervertebral) 분절(segment)에서 어느 한 쪽의 과가동성(hypermobility)으로 인한 반대쪽의 보다 과도한 작용, 아니면 침범된 분절의 위 또는 아래 분절로의 유사한 침범 등도 고려해야 한다. 고려해야 할 내용 중에 포함되는 몇몇 부분들은 증상의 원인이 되는 구조물과 관련 있다(그림 5.2).

검사 시에는 운동 범위와 증상을 중점적으로 보는데,

JEFFREYS, E. (1991). *Prognosis in Musculoskeletal Injury: A Handbook for Doctors and Lawyers*. London: Butterworth-Heinemann.

다음과 같은 검사를 한다:

1. 생리적 운동 검사
2. 기능적 운동 검사
3. 복합적 운동 검사
4. 수동적 종속운동 검사

> 척추에서, **촉진**은 가장 중요하면서도 가장 익히기 힘든 기술이다. 이 기술을 얻기 위해서는 촉진을 통해서 정상 또는 비정상, 만성 또는 신생, 저가동성 또는 과가동성 등과 같은 척추 분절간에 차이를 **느껴 본** 다음 반응, 위치, 깊이 그리고 관련성 등을 환자의 증상(구조물, 원인)과 연관지어 설명할 수 있어야 한다. 이와 같이 하기 위해서는 정직함과 자기 비판적 자세가 요구되고, 또한 기능적 운동 검사와 복합 생리적 검사 운동 등에 적용해야 한다.
> **임상의**(선천적으로 능력이 있더라도)가 **양손과, 통증 반응 그리고 마음간에 관계를 터득하는데는 최소한 10년이 걸린다.**

많은 도수 물리치료사들이 다시 다음과 같이 강조하였다:

> 관절이 강직하다고 해서 반드시 통증을 수반하고 있는 것은 아니다.

다시 말해서, 어느 한 구조물의 운동 범위에 제한이 있다고 해서 반드시 그 부분이 증상의 원인이 되는 것은 아니라는 것이다. 반면에, 이로 인해 관련 다른 구조물의 과사용을 초래하여 증상의 원인이 되게 할 수는 있다.

이 사실을 예후와 관련지어보자면, 환자의 앞으로의 생활 양식(예를 들면, 에피소드의 재발: 표 5.2)을 평가할 때는 관절 강직도 고려해야 한다.

치료의 효과는 예후에 어떻게 영향을 미치는가? (How does the effect of treatment influence the prognosis?)

어떠한 특정 치료 기법의 효과에 대한 평가를 할 때, 치료의 반응에 대해서 개방된 마음을 가져야 한다. 그래야만 평가의 정확성을 보장할 수 있으며, 이는 각 치료 기법의 효과를 증명하는데 있어서 필수적인 것이다. 평가 과정에 대하여는 제 4장에서 자세하게 설명하고 있다.

표 5.2 현재의 질병에 대한 뚜렷한 특징

질병이:	H
병리학적으로 확인할 수 있는가?	Y
	P
일반적 또는 특징적인 양상을 보이는가?	O
	T
외상성(염좌/좌상)인가?	H
	E
	S
	I
질병과 그 특징이 잘 맞는가?	Z
	I
질병의 발생이 이치에 맞는가?	N
	G
문제가 되는 부위를:	C
과하게 사용했는가?	O
	N
오용했는가?	J
	E
새롭게 사용했는가?	C
	T
혹사하였는가?	U
	R
너무 사용하지 않았는가?	I
	N
한 가지 질병의 요소가 포함되는가?	G

치료에 대한 반응으로 주당 3~4회씩 3~4주 동안 치료를 받으면서 점차로 통증의 발현 없이 완전 운동 범위로 회복해 간다면 이상적이라 하겠다. 치료에 대한 반응이 빨라서, 한 번의 치료 후에 완전 회복이 이루어진 경우에는 관절에서 나타나는 징후가 '완전히 사라지지' 않았거나 아니면 아주 미미한 자극에도 재발될 가능성이 있다. 치료에 대한 반응이 너무 느린 경우라면, 도수 물리치료사는 치료 기법의 선택이 잘못된 것은 아니었는지, 적용 방법(강도와 기술)이 잘못된 것은 아니었는지, 환자와의 의사소통 및 평가의 기술에 실수가 있었던 것은 아닌지, 또는 자신의 영역 밖의 이상인지에 대해 끊임없이 자문해보아야 한다.

운동과 마찬가지로, 치료 기법 또한 평가 과정을 거쳐 그 가치를 증명해나가야 한다. 스트레칭이나 운동요법을 처방하기에 앞서 먼저 그 유효성에 대한 평가가 이루어져야 한다. 대부분의 경우 스트레칭이나 운동요법의 유효성이 입증될 때까지 위와 같은 과정이 계속되고 있다. 도수물리치료사들은 그들의 가치를 입증해 보여야 하고, 환자를 통해 그 효과를 다시 한 번 확인할 수 있어야 한다. 언제나 문제를 찾아낸 다음에 그에 필요한 행동을 취해야 한다. 예후에 있어서도 이와의 특별한 관련성을 찾아볼 수 있는데, 운동(특별한 것 또는 일반적인 것)과 스트레칭 모두 생활양식을 바꿔나가는데 있어 필요한 일부분이 되기 때문이다. 만일 치료의 효과가 좋고 관절에 징후가 '완전히 사라졌다면', 예후는 좋을 것이고 환자도 안정감을 찾을 것이다. 환자는 무엇이 이상을 가져오는지를 이해해서 그렇다면 피해야 할 것은 무엇인지를 알아야 한다(아래의 질병을 초래하기 쉬운 요인들 참조 바람). 환자에게 통증을 완화시켜주는 방법(운동, 온열, 휴식 등)을 알려주는 것도 좋다. 재발되는 수가 많으니 말이다.

질병을 가져오기 쉬운 요인들이 어떻게 예후에 영향을 미치는가?(How do predisposing factors influence the prognosis?)

대수롭지 않은 사고 후에 심한 통증이 생겼다면, 이를 척추에 문제를 일으킬만한 요인이 내재해 있는 것으로 볼 수도 있다. 병력 청취를 통해 이와 같은 요인을 찾아내어 환자와 도수 물리치료사는 문제의 가능성을 인식하고 나면 환자는 요인이 자극되지 않는 식으로 생활 양식을 바꿔나갈 수 있고, 도수 물리치료사는 발견한 이상에 대해 보다 완전한 이해를 바탕으로 증상을 객관화시킬 수 있다. 그러므로 이러한 요인의 발견은 앞으로의 예견에 영향을 미치게 된다.

우리는 환자 및 환자의 손상에 대한 반응을 어떻게 이해해야 하는가?(What do we understand about the patient and his response to injury?)

사실 도수 물리치료사에게는 환자에게 심리학적 및 의학적 견해를 제공할 자격이 주어져 있지 않다. 하지만, 경험이 있는 치료사가 서너차례의 치료만 해보면, 환자의 반응과 의사소통의 능력을 파악할 수 있고, 환자가 의사표현을 위하여 주로 사용하는 언어를 이해할 수 있게 된다. 이는 분명 의학적 소견으로서 가치가 있다. 우리가 다른 사람의 자세나 행동을 마음대로 할 수는 없지만, 스스로에 대해서는 100%조절이 가능하다. 그러므로 주어진 상황에서 최선의 결과를 얻기 위해서는 항상 다음과 같은 면들을 주의해서 보아야 한다.

1. 환자의 입장에서 상황을 이해한다.
2. 질문의 내용은 명확한 것이라야 한다.
3. 환자가 하는 말을 믿는다.
4. 언어 대신에 비언어적 표현을 쓴다.
5. 환자와의 의사소통에 문제가 있는 경우 그에 대한 책임을 진다.

치료 결과가 좋지 않을 때 그 책임을 자신의 기술 부족으로 돌리기 보다는 이 외의 다른 요인을 탓하기가 쉽고, 그 결과 나쁜 예후를 내리게 된다.

이에 대한 이해와 함께, 도수 물리치료사는 치료를 종결할 때 다음과 같은 사항들과 연관지어 예후를 내려야 한다:

1. 생활양식에 제한을 줄 수 있는 것.
2. 질병의 재발 가능성, 환자가 재발로 인한 심각성을 최소화시키기 위하여 주의해야 하는 초기의 징후들, 그리고 이때 환자가 취해야할 조처 등.
3. 현재 꼭 필요한 운동, 상태유지를 위해서 이따금씩 받아야 하는 치료, 또는 후속평가

Jeffreys (1991)는 '예후에서 크게 빗나가는 질병은 거의 없다' (나는 환자를 준비만 시킬 뿐, 그를 치료하시는 분은 하나님이시다)라고 하였다.

도수 물리치료사는 수집한 정보들을 가지고 자신이 치료하고 있는 환자의 앞으로의 상태에 대해 예측할 수 있다. 물론, '세상에 꼭 같은 허리는 하나도 없다' 고 하더라도 Jeffery가 말한 대로, '질병의 자연사에 대한 일

반적인 예측은 가능하다'. 이 말을 넓은 의미에서 보자면, 우리는 사고(thinking)를 진행시켜 나가는데 필요한 지침을 찾을 수 있다는 것이다.

예후 설정의 임상적 적용(The clinical application of prognosis making)

경추(Cervical spine)

두통과 상부 경추 (Headaches and the upper cervical spine)

경추성 두통(현기증)에 대한 논의를 위해, 독자들에게 Lance(1993)와 Boguk(1994a)를 추천한다.

많은 경추성 두통은 상부 경추에서 발생하고, 가장 흔히 침범되는 추간분절은 제2경추/제3경추이다. 그렇지만, 이 부분은 도수물리치료적 검사를 할 때 제1경추/제2경추와 잘 감별해야 한다. 제2경추/제3경추가 두통의 원인이라면, 2차적 요소가 되겠지만 제3경추/제4경추도 침범됐을 수 있기 때문이다. 주관적 검사에서, 목은 증상 부위에 포함되지 않을 수도 있다.

촉진은 검사에 있어서 중요한 부분을 차지하며 이를 통해 매우 유용한 정보를 구할 수 있다.

> 촉진은 검사에 있어서 중요한 부분을 차지하며 이를 통해 매우 유용한 정보를 얻을 수 있다.

촉진을 통해 다음과 같은 주요 결과들을 알 수 있다:

- 관절 기둥(articular pillar) 주위 조직의 비후, 흔히 일측성
- 추궁판 사이 조직의 비후. 추궁판간 부위는 정상적인 경우 얕게 들어가 있어서, 두껍고 단단하거나(그 정도에 따라 나이를 알 수 있다), 부드럽고 스폰지 같거나, 또는 낭종성으로 돌출된 부위가 느껴진다면 비정상이다.
- 제 3경추의 극상돌기의 돌출
- 제 2경추/제 3경추의 분절간 운동에의 제한, 특히 일측성 PA기법을 동측에서 안쪽으로 30~40°도 움직일 때
- 많은 위와 같은 촉진 검사 과정에서 최소한 한번은 경추성 두통 증상, 또는 국소 심부통(deep pain)이 재현된다.

> **심부통**은 정상적인 반응이 아니다.

경추성 두통은 후두/제2경추에서도 발생할 수 있는데, 앞에서 언급한 것 이외에 중요한 다른 검사 기법(압박)을 통해 '고위' 경추 증상을 유발시켜 운동 범위 또는 질의 제한을 알아낼 수 있다. 이 방법은 제2경추/제3경추와 후두/제1경추 중에서 어디가 침범부위인지를 감별해내는데도 도움이 된다.

압박기법을 정확히 시연하면(제2경추 이하로는 거의 또는 전혀 운동이 일어나지 않는다), 치료사는 측방 굴곡 방향으로 운동에 제한이 있는 경우 이를 느낄 수 있다. 같은 자세에서, 측방 굴곡의 제한은 회전, 굴곡/신전, 전방견인/후방견인 굴곡에서의 제한보다 평가하기가 쉽다. 이와 같은 검사 동작은 환자가 이미 알고 있는 증상을 유발시키므로, 자발적으로 이에 대해 이야기를 하게 된다.

병력은 외상성일수도 있고 비외상성일 수도 있다. 외상이 요인으로 작용하고 관절 징후(일차 촉진)가 '없다면', 재발의 가능성은 줄어들게 된다. 그러나, 일단 한번 두통을 겪게 되면, 치료를 통해 그 심한 정도 및 빈도는 덜하겠지만, 재발하기가 쉽다. 두통을 일으키는 원인의 근원을 찾아내는 일이 중요하다.

시각 장애 및/또는 어지러움을 호소하는 경우라면, 좋은 예후를 바랄 수만은 없다. 전반적으로, 일반적인 테스트가 유용하지만, 압박 기법이 가장 유용할 수 있다.

JEFFREYS, E. (1991). *Prognosis in Musculoskeletal injury: A Handbook for Doctors and Lawyers*. London: Butterworth-Heinemann.

BOGDUK, N. (1994a). Cervical cause of headache and dizziness. In: *Grieve's Modern Manual Therapy*, 2nd edn., pp. 317-332. Edinburgh: Churchill Livingstone.

LANCE, J. W. (1993). *Mechanisms and Management of Headache*, 5th edn. London: Butterworth-Heinemann.

여러 가지 종류의 두통에 대한 설명(Lance, 1998)은 경추성 두통을 이해하는데 도움이 된다. 두통으로 고생하는 많은 사람들은 경추에서 그 문제가 비롯되는 경우가 많은데, 이를 진단학적으로 '경추성 두통(cervical headache)' 이라 부르지는 않는다. 우리는 인정하긴 싫지만 이러한 사실 또한 받아들여야 한다.

신경성 요인에 의한 두통 (Headaches with a neural component)

두통을 앓는 사람들은 그 아픈 정도 및 지속되는 시간(경미하더라도, 오랫동안 지속된다면)이 약으로도 해결되지 않거나, 얼굴, 눈 그리고 혀, 또는 집중력, 기분, 현기증 등에 문제를 느낄 때 치료를 받게 된다. 신경성 증상은 근골격 계통의 증상 및 통증/불쾌감을 수반하는 다른 증상들과 질적인 면에서 다르다.

이런 두통의 원인은 척추관의 통증에 민감한 구조물에서 찾을 수 있다. 여러 자세(앉은 자세, 바로 누워서 경추를 굴곡 시킨 자세, 엎드린 자세, 왼쪽 및 오른쪽으로 옆으로 누운 자세)에서 경추의 운동을 검사하고 비교해가며 그리고 여기에 '길게 앉은 자세' 에서 슬럼프 검사(slump test)를 추가해서 증상의 반응에 차이가 있는지 그리고 운동 범위간에 차이가 있는지를 감별해 나간다(Breig, 1978).

최종분석평가로서 예후의 정확도는 도수 물리치료사의 검사와 치료 기술 그리고 비판력 있는 여러 해 동안의 경험에 따라 달라진다.

치료의 이상적 목표는 두통의 증상을 호전시키고 착수단계에서는 비정상이었던 신체징후(특히 신경계징후)를 가능한 정상의 상태로 회복하는 것이다. 경부 두통의 병력은 일반적으로 길고 이에 대한 최선의 해결 방법은 아마도 절충안을 찾는 것이 될 것이다. 손상이라고 할 수도 있다.

LANCE, J. W. (1998). *Mechanism and Management of Headache*, 5th edn. Oxford: Butterworth-Heinemann.
BREIG, A. (1978). *Adverse Tension for the Central Nervous System. An Analysis of Cause and Effect*. Stockholm: Almqvist and Wicksell.

손상, 장애, 핸디캡의 국제 분류법 (International classifi-cation of impairments, disabilities and handicaps(ICIDH))

국제 보건기구는 1980년 다음과 같이 ICIDH를 제정하였다(WHO.1980):

- 손상이란 정신적, 해부학상 구조적, 기능적으로 정상의 기능을 손실하는 것
- 장애란 정상인으로 여겨지는 범위 안에서 행할 수 있는 활동에 대한 어떤 제약이나 능력이 결핍된 상태
- 핸디캡이란 손상이나 장애로 인하여 나이, 성별, 사회와 문화적 요소에 따라 주어지는 역할의 수행에 제한을 느끼거나 할 수 없게 되는 개인의 불편한 상태

1997년 ICIDH의 개정판(ICIDH-2)이 간행되었는데(WHO.1997), 여기서는 '손상' 을 기능의 손상으로 그리고 '장애' 와 '핸디캡' 은 '활동' (개인활동의 정도)과 '참여' (사회적 역할의 고려)라는 용어로 바꿔서, 결손보다는 수단적인 측면에 더 초점을 두었다. ICIDH-2는 장애의 정도를 건강의 다른 차원의 관점인 생물학적 그리고 사회의 수준으로 설명하려 노력하였다.

많은 도수 물리치료사들은 주로 손상을 평가하는데 관심을 둔다(Van Baar 등, 1998).

손상이란 말은 Jeffreys에 의해 약간 변형되었다. (Jeffreys, 1991). 손상은 구조적 손상과 주관적 손상으로 세분화되며, 단일하게 또는 동시에 장애(disability)에 영향을 미친다.

- 만일 두통의 치료 결과가 개선되는 수준에서 신체적 징후로만 남는다면, 환자는 주관적 및 구조적으로 모두 '손상' 의 수준으로 남게 된다.
- 만일 증상이 비정상 운동징후(적절한 정도에서는 아직 신경계징후인)에 의해 자극되지 않는다면, 그 환자는 '구조적 손상' 으로 남는다.

만일 또 다른 합병증이나 구성요소가 없고 2년 간의 비외상성(non-traumatic)병력을 가지고 있는 30살 이하의 환자라면, 그는 더 이상 문제가 없다 할 수 있다. 하

지만 과가동성, 불안정성 또는 반복되는 나쁜 에피소드 등과 같은 징후가 있다면, 최종 예후는 다음과 같을 것이다:

- 장애나 활동의 제한이 아닌 구조적 손상을 포함한 주관적 손상의 향상
- 주관적 손상의 재발이(아마도) 가능한 구조적 손상
- 만일 두통이나 목운동의 제한에 의한 일상생활에 제약이 있다면, 그 환자는 핸디캡 또는 참여 활동에 제한을 받을 것이다.

환자의 예후에 대하여, 도수 물리치료사는 자신의 경험과 다른 지식을 통해 일어날 수 있는 일에 대해 알려줄 수 있다. 예를 들면, 만약 마지막 치료에서 예후를 할 때, 시간이 지나면서 증상이 호전될 수 있고 주관적 손상도 사라질 것으로 기록할 수도 있다. 구조적 손상은 향상될 수 있는데 그 이유는 환자의 신체는 통증이 덜해지면서 제한된 운동에 적응해가기 때문이다.

이상의 요소에 대한 주기적(3~6개월 마다)인 평가가 요구된다. 보다 신뢰도 질적인 예후가 필요할 때는, 2년 이상의 기간에 걸쳐 주기적인 평가를 행해야 한다. 이를 통해 장애의 상태에서 손상의 상태로 변화해 가는 과정을 볼 수 있다.

만일 운동 징후가 상당히 호전되었음에도 불구하고 증상에 발전이 없는 경우라면, 상당 부분 경추성 요소를 갖고 있는 것이다.

World Health Organization (1980). *The International Classification of Impairments, Disabilities and Handicaps*. Geneva: WHO.
World Health Organization (1997). *ICIDH-2, International Classification of Impairments, Activities and Participation. Beta-1 Draft for Field Trials*. Geneva: WHO.
Van Baar, M. E., Dekker, J. and Bosveld, W. (1998). A survey of physical therapy goals and interventions for patients with back and knee pain. *Physical Therapy*, 78, 33-42.
Jeffreys, E. (1991). *Prognosis in Musculoskeletal Injury: A Handbook for doctors and Lawyers*. London: Butterworth-Heinemann.

흉추(Thoracic spine)

견갑골증상(Scapular symptoms)

견갑골증상이 경추부에서 기인하는 것일 때는, 증상이 견갑골 전체로 퍼질 것이다.

- 견갑골의 중간, 아래 그리고 위쪽 (제7경추 수준일 것임)
- 견갑골 위쪽 (제4경추) 또는
- 만일 견갑골 중간에서 아래 부분까지 연관이 있으면, 제 5경추–제7경추에 걸쳐 경미하게 침범되어 있는 것이다.

견갑골증상의 원인에 대하여 명백한 경추요소(cervical component)를 찾을 수 없다면, 이제는 그 원인을 흉추에서 찾아보아야 하겠다. 흉추 검사에서, 도수 물리치료사는 증상을 재현시킬 수 있다. 증상의 재현을 위해서 여러 방향으로 촉진을 해보아야 한다.

흉추에 원인이 있는 경우가 경추에 있는 경우보다 훨씬 예후가 좋다.

위의 박스 안에 내용이 갖는 의미로는 경추가 원인인 경우 일부 추간판내(intradiscal)에서 원인이 생기는데 반해, 흉추가 원인인 경우는 관절 주변부위(periarticular)에 원인이 있다는 것이다. 관절 주변부위의 이상은 최종 예후가 주관적 손상 수준에서 끝나기 쉽지만, 경추내 추간판의 질병일 경우에는 주관적 손상과 함께 악화될 가능성이 있다. 추간판은 관절 주변부위의 조직처럼 완전하게 또는 빨리 회복되지 않으므로, 경추의 추간판성으로 비롯된 두통은 치료를 통해서도 일시적인 효과만을 볼 수 있으며 재발의 가능성이 있다.

좋은 예후를 위한 유용한 정보를 제공하는 두 가지 검사가 있다:

1. 첫째로, 만일 경추를 적절한 각도로 같은 방향으로 측방굴곡과 회전한 자세에서 미추방향으로 4++ 압박을 가할 때 통증이 없었다면, 재발의 가능성은 상

당히 줄어들게 된다. 재발이 되려면 더 강한 원인이 작용해야 하고, 재발을 하더라도 심한 정도가 덜 할 것이고, 그리고 치료에도 보다 쉽게 반응할 것이다.

2. 둘째로, 압박과 함께 통증 없이 완전 경추 신전이 가능한 경우에는 예후가 좋다. 이 검사를 제대로 하려면, 환자는 경추의 최대 신전 범위까지 움직이고, 도수 물리치료사는 이를 촉진시켜주기 위하여 이마 부위를 반복해서 신전 방향으로 쓸어주어야 하고, 끝에 가서는(잘 조절된 스타카토식의 운동으로) 운동 범위의 최대 지점에서 세차게 강한 압력을 주어야 한다. 환자가 이러한 과정을 끝까지 잘 수행해내면 이상적이라 하겠다.

환자의 일상 생활에서 새로운 사용, 과사용 또는 혹사 등을 하게 될 때도 있기 때문에 재발의 가능성은 여전히 남아있게 되고, 예후를 할 때도 핸디캡에 관해서도 고려해 보아야 한다.

상지와 경추의 증상들 (Upper limb and cervical symptoms)

이 증상들은 아주 복잡한데, 그 이유는 다음과 같은 부위에서 발생하기 때문이다.

1. 경추, 추간판성, 또는 후방 관절(posterior joints)
2. 신경조직, 방사선상에 신경 내적인 또는 신경 외적인 요소
3. 신경근을 자극 또는 압박하는 요인, 과 사용, 새로운 사용 또는 혹사
4. 흉곽출구 증후군 등등

통증이 척추로부터 원위부로 전달되면, 그 가능한 원인에 대하여 세밀히 감별해 내야 한다.

통증의 근원이 추간판성 및 신경관의 통증에 예민한 구조물에서 기인한 것이 아니라 후방 관절이 원인이라면, 예후를 예측하기가 훨씬 쉬울 것이다. 운동과 자세 교정으로 증상을 완화시킬 수는 있지만, 완전히 없앨 수는 없다. 추간판성이나 신경성인 경우보다 통증의 정도도 덜하고 활동에서의 제한도 덜하다. 근원의 원인을 찾아 적절하게 변화시켜주면, 예후는 좋다. 생활양식을 달리해서 재발을 방지할 수 있다.

팔의 통증의 원인이 단지 추간판성이고, 주말 내내 천장에 페인트를 칠하고 목과 팔의 통증으로 일요일 밤에 깨어났다는 식의 자연적인 것이라면, 처음에는 그 예후에 대해서 장담할 수 없다. 예후를 분명히 하기 위해서는 질병의 단계와 일률적으로 보이는 패턴에 대한 결정을 내려야 한다. 과거 병력에 대해 아는 것이 있다면 도움이 될 것이다. 치료의 결과와 평가는 예측을 하는데 있어 중요하다. 만일 원위부의 증상을 경감시켜주는 자세나 운동을 찾을 수 없다면, 예후는 좋지 않을 것이다. 손상 받은 쪽의 관절을 벌려주는 회전이나 견인이 유용하다. 만일 원위부의 통증이 이와 같은 방법으로 3번 정도 치료를 받고 많이 경감되어 이따금씩만 발병한다면 예후는 좋은 것이다. 신전(손상 받은 동작)은 마지막으로 치료한다. 좋은 예후를 보기 위해서는, 신전 능력을 최대한 회복시켜야 한다. 그 기법에 대해서는 앞에서 이미 설명하였다.

신경조직과 흉곽출구 부분이 침범 부위라면, 예후는 좋지 않을 것이고 예측하기도 힘들어진다. 만일 치료가 진전을 보여 치료의 나중 단계에 가서는 환자 스스로 매일 스트레칭을 할 수 있도록 성공적으로 가르칠 수 있게 되면, 향상된 징후와 증상을 24시간 이상 유지토록 할 수 있어, 예후도 좋아지게 된다.

요추(Lumbar spine)

요통(Low lumbar pain)

사람이라면, 특히 노동자들에게 있어 요통의 경험은 일반적인 것이다. 손상이 없더라도 많은 경우 요통에 대한 예후는 많은 신뢰를 주지 못한다. 영상(x-ray, CT, MRI)과 주사 등과 같이 우리의 결정에 도움을 주는 수단의 도움을 받더라도, 정확한 예후에 도달하기는 힘들다.

추간판과의 관련성을 명백히 하고 난 다음에는 예후를 하기가 쉬워진다.

허리에 문제가 있는 환자에 있어서 자세한 병력 청취

는 예후를 하는데 있어 기본이 된다. 허리를 숙인 채 평상시보다도 지속적으로 심하게 일을 하고 나서 다음날 아침이 되어서 통증을 느끼게 될 때까지 통증의 심각성을 알아차리지 못하는 일은 흔히 보게 되는 경우이다. 이런 경우라면 추간판성 이상으로 믿어도 무방하겠다.

추간판성 이상의 경우에는 많은 뚜렷한 특징들(예를 들면, 아침에 일어나서 허리를 구부려 양말이나 신발을 신기가 힘들고, 치료에 반응이 느리고, 기침이나 재채기시에 요통이 있다)을 보이는데, 이외에도 여러 가지가 있으며, 이런 경우라면 추간판성으로 볼 수 있다. 또한, 이러한 증상들이 점점 더 많아지게 되면, 수술을 요하고 장애를 일으키는 신경학적 변화를 수반한 신경근 통증(radicular pain)으로 진행될 가능성이 많아진다.

예후의 측면에서 볼 때 임상의는 다음을 알아두어야 한다.

1. 전날 일의 활동력(활력)
2. 원인이 되는 손상/장애의 정도
3. 환자의 전반적 건강 및 안녕 상태
4. 과거의 자세한 병력
5. 유사한 허리 장애에 대한 가족병력 조사
6. 환자의 나이
7. 증상의 심각한 정도와 연관통을 느끼는 부위와 관련된 징후 및 증상의 양성 보다 원위부이고 심각할 수록, 치료 효과 또한 그 만큼 좋지 않고, 예후 역시 그렇다.

그러므로 다른 관련된 원인 없이 추간판성 문제로만 진단된 요통은 아주 다른 문제이다 – 진단상으로는 추간판성 문제로만 보면 간단하지만, 그 예후에 있어서는 그리 간단하지가 않다. 예후를 위해서는 다음의 질문에 대하여 답을 할 수 있어야 한다:

1. 환자가 증상과 핸디캡으로 부터 자유로워 질 수 있는가?
2. 추간판을 구조적으로 고치거나 안정성을 회복시켜 환자가 호소하는 증상을 제거시킬 수 있는가?
3. 증상이 둔부나 허벅지 뒤쪽으로 퍼져 나갈 정도로 문제가 심각한가?
4. 증상이 발가락으로도 퍼져 나가는가?
5. 신경학적 변화가 일어날 수도 있는가?

만일 추간판을 고려에 넣지 않는다면, 예후에 관한 결정을 보다 간단해진다.

방사선사진에 광범위한 변화와 대수롭지 않는 사고로 고생을 하는 나이든 환자의 경우에는 치료적 성공을 거두기가 매우 어렵다. 이 때는 몇몇 가벼운 치료만이 가능하다. 보통 치료가 끝나더라도 핸디캡은 계속 남게 된다.

요통은 후관절, 인대, 관절낭, 근조직 그리고 다른 구조적 손상(척추관에 있는 통증에 민감한 부분까지 포함한) 등에 의해서도 생길 수 있다.

신체 계통의 일부분에 유전적으로 약점이 있는 선수들은 치료로 통한 지속적인 좋은 결과를 얻는데 문제가 있다. 선수의 나이, 징후의 원인(잘못된 사용, 새로운 사용, 과용, 남용 등) 또한 문제 및 그의 예후을 말해주는 인자가 된다. 18개월 동안의 병력의 변화에 따라 예후는 명확해 진다.

다음은 수요일날 같이 요통이 발생한 두 환자에 관한 극단적인 예이다. 금요일날 이들 중 한 명은 더 이상 아무 증상도 느낄 수 없었으나, 다른 한사람은 엄지발가락까지 통증이 내려가고 장모지신근의 약화와 함께 엄지발가락 전면부의 감각이 50% 소실되었다. 18개월 후 허리 증상만을 호소했던 사람은 더 이상의 에피소드가 없었던 반면, 다른 한 사람은 수술을 통해 좋은 결과를 보았다.

우리는 정확한 평가에 의한 철저한 치료를 통해서 예후를 명백히 할 수 있는 기회를 제공할 수 있다.

> 치료를 통한 정확한 평가는 예후를 명확히 하는 기회를 제공한다.

6 검사(Examination)

최해훈 · 김선엽 · 김호봉 역

지적인 도수치료는 환자의 호소 증상의 병력과 검사 결과 해석의 이해에 근거한다. 수동운동을 이용한 치료에 금기증인 환자들이 환자를 의뢰한 의사에 의해 치료에서 제외되는 것이 당연시 되어왔다. 그렇지만 역시 모든 종류의 위험 신호를 인지하는 것은 치료사의 책임이다. 척추 관절의 역학적 문제들에 대해서, 검사는 어떤 척추의 분절이 그 증상을 유발하는지, 그리고 관절의 운동이 어떻게 영향을 미치는지에 중점을 두게 된다.

명확하고 방법론적인 검사를 조장하는 계획(plan)은 검사의 주관적 검사부분(subjective section)과 도수물리치료적 검사 부분(physical section)을 통해 진행되며, 또한 그 중간 지점에서 "계획 단계(plan stage)"가 자리를 잡는다. 경험이 많지 않은 사람들은 계획 단계에서 검사가 필요한 환자의 병력 중 여러 부분을 정신적인 문제와 연관시키게 된다. 이러한 과정들은 경험이 있는 물리치료사의 경우 자동적으로 수행되지만, 이러한 계획을 유연성이 있게 운용하는 것을 고수할 필요가 있다. 그러나 경험이 부족한 사람들은 명백하고 체계적인 접근을 조장하기 위해서 출발점이 반드시 필요하다.

> 주관적 검사 이후에, 도수 물리치료적 검사가 시행되기 이전에 신체 검사 과정의 계획이 만들어져야 할 필요가 있다.

이 책의 전반에 걸친 그림들에 나오는 환자나 치료사가 모두 남성인 것을 볼 수 있는데, 환자나 치료사를 모두 "그"라고 표현하면 내용을 묘사하는 데 있어 어려움을 갖게 된다. 몇몇 독자나 검토자들이 이러한 분별의 필요에 대해 중요한 문제는 아니지만 지적을 하였다. "그녀"라는 표현이 신중하게 채택되었는데 이는 수동운동의 치료 기법들이 아주 부드러운 과정이라는 사실과 남성 도수 물리치료사들의 강한 도수 치료가 필요 없다는 것을 강조하기 위해서이다. 저자의 의도 중 하나는 도수 치료라는 것이 힘보다는 기술을 요한다는 것을 표현하고 싶은 것이다.

주관적 검사(Subjective examination)

주관적 검사가 환자의 주된 증상의 호소와 이전 병력과 관계가 있다. 질문의 방법은 환자에 따라 다를 수 있는데 이는 어떤 환자는 진술을 아주 잘 할 수 있으나, 또 다른 환자들은 질문을 잘 이해하지 못하거나 또는 간단하게 대답할 수 없기 때문이다. 적절한 정보를 얻어내는 것은 주의, 인내, 그리고 비판적인 태도 등이 요구된다. 만약에 기법이 좋은 경우, 질문에 대한 대답 이외의 것이 얻어질 수 있다. 환자가 치료사에 대한 신뢰를 가질 수 있으며, 이는 결국 환자의 문제를 이해 할 수 있게 해준다. 유전적 환경적 영향도 반드시 고려되어야 하는데,

표 6.1 주관적 검사 과정 중 가설을 산출시키고 실험하는 단계들

가설 추정

- 전형적인 형태인가?
- 잘 알려진 증상들인가?
- 외상으로 인한 상황인가?
- 잘 알려진 병리적 문제인가?
- 비 전형적인가?
- 특징들이 맞는가?
- 한 가지 요소 이상인가?

주관적 검사에서의 호소
(환자의 입장에서의 질문)

관찰/소개/임상적 단서
(진행하면서 별표*를 붙인다)

"환자"에 관한 질문.
첫 번째 질문

|

질병의 종류
(예. 외상성, #, 만성적 진행성)

|

추적 질문(명백히 하고 가설을 세울 수 있는 질문)
증상 양상(시연) 병력, 자극성

|

목적이 있는 질문(검증/비검증)

|

특수 질문들, 관례적 질문들, 위험한 질문들
질병의 단계, 현재 질병의 안정성, 질병의 자극도

|

"질병"
(신체적 진단)

|

환자는 운동을 시연하고 치료사는 운동을 감별 진단한다.

|

치료 계획과 예후에 관한 생각

손상된 구조물들의 종류

- 관절 내
  - 관절낭(내측)
  - 염증성
    - 질병
    - 외상
  - 표면 부착(surface apposition)
- 관절 주위
  - 인대
  - 관절낭
  - 건
- 신경
  - 신경 외측(extraneural)
  - 신경 주위(perineural)
  - 신경 내측(intraneural)
  - 신경 포획(entrapment)
  - 지지 요소들(supportive elements)
- 추간판
  - 추간판 내(intradiscal)
  - 탈출되고 있는(herniating)
  - 탈출되어 있는(herniated)
  - 척추 전방 전위증(spondylolisthesis)
- 근육
  - 일차적 혹은 이차적
  - 약화나 불균형
  - 단축이나 억제(inhibition)

이것이 결국 환자나 치료사의 생각에 영향을 끼칠 수 있다는 것을 기억할 필요가 있다.

> 검사 기법이 좋은 경우, 질문에 대한 대답 이외의 것이 얻어질 수 있다. 환자는 치료사에 대한 신뢰를 가질 수 있으며, 그 결과 환자의 문제를 이해 할 수 있게 해준다.

의사소통(communication)은 어렵고 함정이 많은 것이다. 물리치료사가 정말 자신이 환자에게 묻고 싶은 것을 명확하게 표현하는 데 있어 적합하지 않은 단어를 사용할 수도 있으며, 질문에 사용된 단어들의 의미가 치료사와 환자에게 있어 다를 수가 있으며, 또는 환자가 질문을 잘못 이해 할 수도 있다. 환자는 자신에게 중요한 문제들을 가질 수 있으며, 또한 질문들이 그러한 쪽으로 유도된다고 잘못 생각할 수 있다(그림 3.2 참조). 그러므로 비교적 간단한 토론 과정이라고 생각되어지는 것에도 이러한 것을 망칠 수 있는 여러 가지 다양한 형태의 문제점들이 있을 수 있다.

환자에게 답변을 쉽게 하기 위해서, 오직 한번에 한 질문만을 하여야 하며, 답변을 얻어낼 때까지 질문의 일관성이 있어야한다. 환자가 명확하게 이해를 하지 못하였다면, 질문을 다른 방향으로 할 수 있는데 이 때 답변에 영향을 줄 수 있는 단어의 사용을 가급적 피해야 한다.

환자가 질문에 적합하지 않은 답변을 한다면, 과실은 질문의 방법에 있을 것이다. 물론 환자에게 문제가 있다 하더라도 질문을 다시 반복하는 것보다 말을 바꾸어 해주거나 질문에 대해 잘 설명을 하는 것이 훨씬 좋은 방법이다. 환자를 대할 때 접근 방법에 있어 어느 정도 인간적이고 자애로운 마음을 가지는 것은 필수이다.

> 환자에게 답변을 쉽게 하기 위해서, 오직 한번에 한 질문만을 하여야하며, 답변을 얻어낼 때까지 질문의 일관성이 있어야한다.

주관적 검사은 5개의 부분으로 나누어 볼 수 있다.

1. 질병의 종류
2. 증상의 부위
3. 증상의 양상
4. 특별한 질문들
5. 병력

각각의 척추 부위에서의 이러한 것들의 특정 주제들의 내용은 표와 각 관련 척추 부위의 각 부분의 본문에 수록해 놓았다. 각 주제의 일반적 내용들은 아래와 같다.

첫번째 질문은 바로 환자가 느끼는 가장 큰 문제가 무엇인지 이고 검사자는 이 때 약간의 제한이 있다고 생각하기 시작하며, 질병에 대한 가능한 추측들을 하게 된다. 그 다음에 하게 되는 주관적 검사의 질문들은 이러한 추측들과 관련이 있는 것들이 될 것이며 3 가지의 고려 사항이 있을 수 있다.

1. 손상이 온 구조물의 종류
2. 질병에 대한 추측을 확실히 한다.
3. 질병의 단계, 현재의 안정성, 자극성, 그리고 중증도 (표 6.1)

질병의 '종류' ('Kind' of disorder)

첫 번째 질문 (First question)

첫 번째 질문(Q1)의 목표(표 6.1)는 환자의 주된 문제가 무엇인지 환자 자신의 용어로 설명하게 하는 것이다. 환자에게 질문을 할 때에는 치료를 찾는데 있어 환자의 생각을 전부 표현할 수 있는 기회를 제공하여주는 것이 중요하다. 예를 들면, 첫 번째 질문이 :

'당신 생각에는' … 하고 잠깐의 여유를 준다 … (이렇게 잠깐 쉬는 동안에 환자는 치료사가 환자의 의견에 특별한 관심이 있다는 것을 자각하게 된다) … '좀 어떠세요?' ... 쉬고 ... '지금 가장 큰 문제가 뭐지요?'

치료사가 질문에 '지금 아프세요' 등의 질문을 포함시킬 수도 있다. 환자가 말이 지나치게 많은 환자에게 이러한 질문을 한다면, 이 환자는 대답을 할 때 미리 현재 시제만을 사용하여야겠다고 생각할 것이며 그의 의견을 표현하는데 제한을 두게 될 것이다.

환자의 자발적인 응답이 나오게 질문을 잘 선택하는 것

은 환자가 치료를 찾는데 있어 그에게 우선권을 주는 것이다. '특별히 무엇을 하지 못하게 하는 것이 있나요?' 등은 초기에 아주 유용한 질문들이다. 질문이 '예' 라면, 다음과 같은 질문들을 할 필요가 있을 것이다.

'무엇이 어떻게 안되게 하나요?'
'어떤 것이 안되게 하나요?'
'그것을 하려고 할 때 어떠한 반응이 있나요?'

환자가 통증이 그의 주요 문제라고 강조를 하지 않고 그의 활동에 제한이 있는 것이라고 명백하게 지칭을 하는 경우에는, 다음 질문은 : '통증이나 불편한 감이 있나요?'

여러 질병의 '유형' 이 있는데(아래 참조), 처음 하는 질문에 대한 답변은 대개 '나는 여기가 아프다' 이다. 이러한 답변이 나올 경우, 질병의 병력에 대해 물어 보는 것보다 그 부위의 증상을 먼저 확인하는 것이 나을 경우가 많다.

질병의 '종류' 에 대해 설정한다. 왜 환자가 치료를 받으러 왔는지 또는 치료를 의뢰 받게 되었는가? 처음의 질문들을 통해 자연적으로 질병의 종류가 나타나지 않으면 직접적 또는 유도하는 질문들을 할 수가 있다.

처음의 질문들에 대한 답변에서, 환자는 다음의 질병들의 '유형' 에 대해 반응을 보일 것이다.

1. 통증(Pain)
2. 강직(Stiffness)
3. 무너짐(Giving way)
4. 불안정성(Instability)
5. 약화(Weakness)
6. 기능 손상(Loss of function)
7. 외상-이후(Post-trauma):
   a. 수술(Surgery)
   b. 마취를 한 상태에서의 도수 교정(Manipulation under anaesthesia)
   c. 병원 내에서의 견인(Hospitalized traction)

주관적 검사 중의 사고의 형태(pattern of thinking)(표 6.1)은 질문을 심문으로 묘사할 수 있지만, 법정에서의 심문과는 다른 것이 질문에 감정 이입(empathy)이 되는 것이다. '심문' 이 되기 위해서는 질문의 심도가 가설의 형성을 할 정도이거나 손상된 구조물들의 유형을 알 정도의 세세한 정보를 얻을 수 있어야한다. '감정이입' 이라는 표현은 질문의 깊이가 환자 자신이 질병을 어떻게 느끼는지 이해를 하여야 한다는 것이다.

> 주관적 검사는 '감정이입된 심문' 이다. 이는 질문의 심도를 나타내며 치료사로 하여금 환자가 그들 자신의 질병을 어떻게 느끼는지 그리고 질병이 그들의 삶에 어떠한 영향을 주는지에 대한 느낌을 갖게 해준다.

주관적 검사의 주요 사항을 종이에 적는 것은 그 자체만으로 소중한 학습적 경험이 될 수 있다. 이것은 중요한 점이 무엇인지 확인하여 기록을 하게 만들어주며, 환자로부터 얻어진 정보들 중 별로 중요하지 않은 것을 제외시켜준다.

> 얻은 정보를 체계적으로 기록하는 것은 소중한 학습적 경험이며, 앞으로의 검사와 치료를 위해 주요 사항들을 알 수 있게 해준다.

치료사는 다음과 같이 말을 하여 확실히 해 둔다. 하찮은(silly) 것이라도 이야기 하세요. 당신이 신체를 통해 느끼는 증상은 이야기를 하셔야 알 수 있습니다. 너무 많이 말씀하지는 마세요. 그렇다고 너무 조금 말씀하지는 마세요. 알아야 할 것과 몰라도 될 것은 제가 판단하겠습니다.

별표(*)나 강조를 하는 것의 타당성은 여기에서 소개되는 것이 적절할 수 있는데, 이는 주관적 검사와 도수물리치료적 검사에서 기록을 하는 것의 중요한 요소가 될 수 있기 때문이다. 별표는 두 가지 중요한 기능을 가지고 있다. 첫 번째, 치료사가 환자의 증상이나 임상적 결과의 변화들을 측정할 때, 다시 조회를 할 때 쉽게 찾아낼 수 있는 지점을 표시해준다. 이를 통해 평가 과정을 빨리 진행할 수 있게 해주고 또한 정확하게 해준다. 두 번째, 이는 치료사가 긴장감을 놓지 않게 하는 좋은 교육 과정이 될 수 있는데 즉, 주관적 검사에서 나타나는 중요하고 좋은 정보를 주는 단어들이나, 문장들, 또는 기능들을 놓치지 않게 해주는 것이다. 이와 비슷하게, 도수물리치료적 검사 중에 치료사에게 주요 사항들에 대해 알 수 있게 해준다. 그러나 중요한 것은 별표가 기록하는데 있어 그 순간만 사용하는 것이지 검사를 완성하기 위해 다시 조사하기 위한 것은 아니다. 그래서 표 6.1에서 별표는 '진행해 나가면서 하시오' 라고 한 것이다.

정보를 기록하는데 있어 별표를 사용하는 것은 중요하다. 이것은 두 가지 기능을 한다:
- 환자의 진행 상태를 재평가할 때 중요한 지점을 표시할 수 있게 해준다.
- 중요하고 정보를 주는 단어들을 놓치지 않게 해주는 교육 과정의 역할을 한다.

특징 일치시키기(Making features fit)

표 6.1에서 보는 바와 같이 질문을 할 때에는 병력의 특징과 증상의 양상이 맞아 들어가는지 평가하는 질문을 하는 것이 필요하다 : 또한 증상의 양상이 우리가 인식하고 있는 증상이나 병리적 문제와 일치하는가 평가하여야 한다.

특징 일치시키기 :
- 병력의 특징과 현재 증상의 양상과 맞아 들어가는가?
- 증상의 양상이 우리가 인식하고 있는 증상이나 병리적 문제와 일치하는가 평가하여야 한다.

질병의 단계, 안정성과 자극성
(Stage, stability and irritability of the disorder)

제일 처음 환자를 보는 순간에, 치료사는 환자가 어떤 문제가 있는지, 환자의 특성이 어떠한지 알 수 있는 데 도움이 되는 것들에 대한 것 등의 처음 실마리를 줄 수 있는 미묘한 차이에 주의를 기울여야 한다. 환자와 두 번째 만날때는 상담을 시작하기 전에 처음의 의견이나 환자를 마음을 편하게 해주는 것들과 관련이 있는 것이다. 이 기간동안 치료사는 상담 중에 판단을 내리는 데 있어 도움이 되는 몇 가지 임상적 단서들을 알아낼 수 있을 것이다.

'진행 중에 별표 표시를 하라' 에 대해서 위에서 논의하였는데, 이것은 검사자가 치료로 인한 변화의 측정에 사용되는 주요 문제들을 잡아 낼 수 있어야 한다는 것을 의미하는 것이며 환자나 치료사의 입장에서 중요한 문제들을 강조할 수 있다는 것이다. 이것은 상담이 끝날 때에 반드시 다 마쳐야 한다.

'진행 중에 별표 표시를 하라' 는 것은 가설을 창출해 내는데 있어 중요한 요소이며, 상담이 끝날 때에 반드시 다 마쳐야 한다.

질병의 병력에 대한 질문은 그 질병의 단계(stage)나 원인을 결정하기 위해 해야 한다(특히 얻어진 정보들이 우리가 알고 있는 병리적 발달과 관련이 있는 경우). 질병의 단계가 설정된 경우, 현재 질병의 안정성(stability)이 반드시 결정되어야 한다. 증상들의 심한 정도에 있어 상당한 차이가 있는 경우, 또는 매일 증상이 나타나는 부위가 상당한 차이가 나는 경우, 이 질병이 불안정하다고 볼 수 있으며, 거기에 따라 도수 물리치료적 검사도 악화되는 것을 방지하기 위해 변형되어야 할 것이다.

질병의 병력과 관련된 질문의 목적 :
- 질병의 원인이 될 수 있는 것이 무엇인가?
- 질병의 단계(stage)는?
- 질병의 안정성(stability)은?

질병이 '불안정' 하다고 여겨지면, 도수 물리치료적 검사는 악화를 방지하기 위해 변형되어야 할 것이다.

증상의 양상이 활동과 관계가 있다면, 이는 질병의 자극성(irritability)이 높기 때문에, 악화가 쉽게 되며 안정이 되는데 시간이 걸리는 것을 의미한다. 이러한 검사 동작을 수반하는 도수 물리치료적 검사는 반드시 증상이 나타나는 부분까지만 시행하여야 한다. 그럼에도 불구하고, 더 이상의 운동이 있을 때 증상의 강도가 강해지는지 또는 증상의 분포가 넓혀지는지 알기를 원한다면 최소한의 범위만 넘어가는 것이 현명할 것이다.

검사 동작은 증상을 유발하는 활동이 통증의 강도로 인해 중단될 정도의 통증을 유발할 경우는 증상의 발현이 있을 때까지만 하는 것이 좋다. 징후들이 즉각적으로 가라앉는다면, 이 질병을 자극성이 높다고 할 필요는 없으나, 검사 동작을 할 때 주의를 충분히 기울여야 할 필요가 있을 것이다.

> 환자의 증상이 자극성이 있거나 심한 경우, 도수 물리치료적 검사나 검사 동작은 증상이 발현되는 지점까지만 실시하여야 한다.

구조물에 관한 가설

(Hypotheses regarding structures involved)

표 6.1의 우측을 보면 검사자가 마음에 담아 두어야하는 구조물들의 종류를 기록해 놓았다.

검사자는 더 나아가 그 구조물이 어떻게 사용되어 왔는지 그리고 여러 가지 손상이 그 결과로 인해 어떻게 일어났는지 고려해 보아야 한다(표 6.2).

이 목록에 추가되어야 할 다른 요소들(예로, 근육적, 자세적, 생체 역학적, 인간 환경 공학적, 위치적 등)이 있다. 이들은 현재 우리의 논의에서 빠져 있는데, 이는 이들이 주로 이차적인 것으로 간주되거나 또는 증상이 일어나는 구조물들의 한 원인이 될 수 있는 환경을 주는 상황이라고 간주하기 때문이다(표 6.3의 D부분 참조). 또한 증상들을 유발하는 원인이 되는 구조물들(또는 원인의 이유)- 관절 주위, 관절 내, 신경적, 또는 추간판으로 인한 것인지 등도 고려하여야한다.

관절 주위 구조물들(Periarticuar structures)

여기에는 인대, 외측 관절낭과 건이 포함된다.

비교적 최근에 발생한 인대 질병은 신장 시 또는 인대를 비틀 때에 통증이 나타난다. 그러므로, 인대의 손상으로 인해 환자의 기능적 동작들에 제한을 줄 수 있으나 이때 신장이나 비트는 것을 완화시키면 증상들이 멈출 수 있다. 또한 인대를 통증이 없는 위치로 두는 것도 가능하다. 이러한 질병에 예상되는 병력으로는 염좌

표 6.2 구조물의 사용의 형태와 각기 다른 손상의 원인

손상 방법	손상 형태
오용(Misuse)	긴장(stress)
새로 사용(New use)	좌상 (strain)
과다 사용(Over use)	염좌(sprain)
남용(Abuse)	
사용 안함 (Disuse)	

(sprain), 좌상(strain), 또는 경한 외상(minor trauma)등이 있지만, 피로에 겹쳐진 과다한 사용 또는 다른 유발 환경 등도 포함될 수 있다.

아주 최근의 인대 질병(1주 미만)은 증상들이 더 심하게 나타날 것이며, 기능적 활동들에 제한을 많이 줄 것이다. 이 증상들에 기여하는 다른 요소들도 있을 것이다(예 염증, 부종).

또 다른 한편에서는, 만성적 인대 손상들이 신장이나 비틀림에 통증을 유발하지만, 최근에 발생한 것들보다는 더 많은 힘을 받을 수 있다. 이러한 구조물들에서 통증이 없는 자세를 찾는 것은 비교적 간단하다. 증상의 발병이 급성일수록, 손상이 온 부위에서 증상들이 나타날 것이며, 질병이 만성일수록, 어느 정도의 관련 증상(referred symptoms)을 유발할 수가 있다. 이러한 것을 염두에 두면, 그 부분의 인대 손상으로 인해 아무 증상들이 나타나지 않는 경우에도 만성 인대 질병이 관련 증상들의 원인이 되는 경우가 흔치 않다는 것을 알 수 있다. 관절의 활액낭의 외층도 위에 기술한 내용과 상당히 같은 방식으로 나타난다. 건도 증상이 나타날 수 있으며, 한 가지 차이점을 제외하고는 거의 같은 방식으로 나타난다.

질병이 근건 접합부(tenomuscular) 또는 건골막(tenoperiosteal) 접합부의 문제이고, 질병에 염증성 요소가 없다면, 신장이나 압박의 경우 인대와 같이 나타날 것이다. 건과 인대를 감별하는 방법은 등척성 긴장이 건에 가해졌을 때에는 통증을 수반하나 그와 비교해서 인대는 통증이 나타나지 않는다.

표 6.3 도수물리치료적 검사 계획 (Planning the physical examination)

검사 시 두 가지 사고 과정(thinking process)이 있다. 첫 번째는 질병의 발병이며, 두 번째는 발병의 원인이다.

제 1 부

A. 증상들의 원인(들) The Source(s) of the symptoms

1. 환자의 증상들 중 어떠한 부분이라도 검사를 반드시 해야 하는 원인이 될 수 있는 것들을 다 열거한다.
   증상이 나타난 부위(들)의 관절 증상이 나타나는 부위(들)로 전이되는 관절
   증상이 나타나는 부위(들)로 전이되는 신경/지지 구조물
   증상이 나타나는 부위(들)의 근육
2. 손상의 위쪽과 아래쪽의 반드시 점검하여야 하는 관절을 기록한다(적절한 경우):
   ……………………………………………………………………
3. 특수 검사(special tests)가 필요한가?
   a. 신경학적 검사 ……………………………………
   b. 다른 것 - 적으시오 ……………………………………

B. 검사 후 치료가 징후들과 병리에 미치는 영향

1. 통증이 심한가?(예/아니오) 혹은 잠복기(latent)인가?
   다음 질문에 맞는 예를 준다.
   a. 국소 증상
   (i) 반복했을 때 통증을 유발하는 동작 - 혹은 통증을 약간만 느끼는 부분은……………………
   (ii) 상당한 통증이 오는 원인은……………………
   (iii) 통증이 가라앉기까지의 기간은……………………
   b. 관련/기타 증상들
   (i) 반복했을 때 통증을 유발하는 동작 - 혹은 약간 넘었을 때 관련 통증이 나타나는 부분은……………………
   (ii) 상당한 통증이 오는 원인은……………………
   (iii) 통증이 가라앉기까지의 기간은 ……………………
2. 질병의 성질이 경계해야 하는가?(예/ 아니오)
   (i) 병리/손상 - 적으시오……………………
   (ii) 악화시키기 쉽거나 혹은 급성이다……………………
3. 금기증이 있는가? (예/ 아니오) 적으시오 ……………………

C. 검사 종류(The kind of examination)

1. 검사 동작이 부드럽거나 적절한 강도로 시행되어져야 할 필요가 있다고 생각하십니까?
2. 유사한 증상이 찾기 쉽거나 어렵다고 생각하십니까? 왜?

제 2 부

D. 증상들의 원인의 이유 : 관련 검사

1. 신경/근육/골격/의학적 유발 인자들로 인해 증상들의 원인이 된다.
   관련 인자들 중 반드시 검사하여야 할 것은 :
   a. 관절, 근육, 혹은 다른 구조물들이 왜 이러한 증상을 일으켰는지 추론해 본다.
   b. 관절이나 근육 질병이 왜 일어나는가?(즉, 자세, 근육 불균형, 근력, 비만, 강직, 과가동성(hypermobility), 불안정성, 근위 혹은 원위부의 변형 등등) ……………………
2. 관절 안정성에 대한 질병의 효과 ……………………

E. 치료

1. 어떤 단기 혹은 장기간의 치료 계획이 추구될 것인가?
2. 통증, 저항, 약화 혹은 불안정성 중 어떤 것을 치료할 것인가?
3. 특별히 주의할 점이나 금기증 등이 있는가?
4. (검사 후에) 치료를 계획함에 있어, 재발을 방지하거나 감소하기 위해 어떤 조언을 해 주어야 하는가?

신경근골격계의 검사의 기록 안내서(1998)에서 발췌, Adelaide의 Lauderdale 출판사의 허가를 받음.

관절 내(Intra-articular)

대개의 관절 내 질병들은 관절 주위 구조물들에서 나타나는 증상들과 질적으로 다른 증상들을 가지고 있다. 그 증상들은 끝 범위에서 아픈 인대성 질병(end-of-range ligaent disorder)들과 달리 일정하며, 좀 더 환자가 약해져있다. 통증이 없이 쉴 수 있는 자세는 존재하지 않거나, 또는 환자의 증상이 나타나지 않는 시간이 한 시간정도 밖에 안 된다. 자세의 변화가 필요하거나 또는 편안하게 움직일 수 있는 기간이 필요하다. 다른 자세보다 더 편안하게 움직일 수 있는 자세가 있다. 통증 부위는 항상 깊이 위치하거나, 환자가 실제적으로 손으로 만질 수 없다. 그러나 치료사가 관절을 앞뒤로 움직이면, 환자가 통증 부위를 확인할 수는 있다. 이 질병의 경우 대개 어느 정도의 염증을 동반하지만, 이것이 이 질병의 원인이라고는 볼 수가 없다.

질병이 만성인 경우, 한쪽으로의 운동이 다른 쪽보다 더 자유로운 것이 흔하며, 또는 한쪽으로 운동이 있을 때 날카로운 통증을 수반하나 그와 동시에 다른 방향으로의 운동의 경우, 약간 아플 수는 있으나, 날카로운 통증을 유발하지 않거나 더 이상의 운동을 방해하지도 않는다. 그러나 어떤 방향으로의 관절의 운동도 완전히 통증에서 자유롭지는 못하다. 낮은 폭의 진동 운동(oscillatory movement)을 중립 위치에서 실행하면(종속적인 것이거나 또는 생리적인 운동인가에 관계없이) 관절 내에서 통증을 유발할 것이다. 계속 움직여주면, 통증은 진동 운동을 해준 기간에 비례해서 증가될 것이다. 통증이 심하면 심할수록, 제한은 더 커질 것이다. 발병은 점차적으로 이루어질 것이며, 환자는 원인이 무엇인지 알 수 없을 것이다.

관절 표면을 압박한 채로 같이 유지를 시키면 대개의 경우 증상들을 증가시키게 된다. 그러나 이 경우는 질병이 관절 표면적 요소가 있을 때에 한한다. 그러나, 만약에 질병이 만성인 경우, 압박하는 기간과 강도를 좀 더 늘릴 필요가 있다. 이러한 감별 진단에는 약간의 주요 동작(cardinal movement)이 추가되거나, 압박을 해제하였을 때와 압박을 가해서 유지하였을 때의 주요 동작을 비교하면, 답이 나올 것이다. 증상들(통증/ 불편감)은 '범위 내에서(through range)' 나타날 개연성이 높다. 염증 구성 요소들이 질병 과정의 능동적 인자라면, 소염제(anti-inflammatory medications)를 복용하는 것이 증상의 수위를 낮출 수 있다. 그러나, 염증이 기계적인 과정의 결과 나타났다면 결과는 다르다.

염증은 기본적으로 두 가지 중 하나의 형태로 나타난다. 첫 번째는 이전 손상의 결과로 인한 것으로(수 해 이전에), 방사선 상에서 퇴행성 관절염적 변화(osteoarthritic changes)가 분명하게 나타날 것이다. 활동성 퇴행성 관절염이나 또는 다른 형태의 관절염, 즉 건선성, 류마티스성 관절염 같은 경우(이들 질병은 통증이 없는 경우가 드물다)와 달리 통증이 없는 기간이 상당히 길게 나타날 수도 있다. 기계적 문제 그룹의 환자들은 지속적인 통증이나 불편감을 가질 것이며, 관절 가동 범위 내(pain-through-range)에서의 통증이나 끝범위에서의 상당한 증상의 증가를 유발한다. 이러한 것들이 염증성 질병과 구별시켜 주는 주요 임상적 근거가 된다 : 이런 경우 관절이 가동 범위에서 움직일 때 통증의 강도가 점진적으로 증가 될 것이다. 이러한 동작에 반응하는 통증의 다른 면이 있다. 병리적 문제가 더 활동적일수록, 동작을 멈춘 후에 통증이 악화가 되는 기간이 길어진다. 이 두 가지 염증 구분 사이에 임상인들이 볼 수 있는 것이 잠재성 관절염(subclinical arthritis)이다. 증상이 나타나는 양상은 손상된 관절 부위에서의 지속적인 통증이 활동을 할 경우 통증의 강도가 증가된다. 도수물리치료적 검사(physical examination)에서 관절 범위에 걸쳐 통증이 나타나지만, 증상이 급격히 감소하는 자세가 있다. 혈액검사 또는 방사선 사진 등의 어떠한 의학적 검사에서도, 질병의 활동이나 병리적 변화를 찾아 볼 수가 없다. 이 책에서 정리한 수동운동 치료에 대한 반응은 기계적으로 다양한 종류의 염증(또는 관절염) 에서 나타나는 것과 다르다. 수동운동은 잠재성이라는 상황을 밝히는 것 이외에는 아무런 역할이 없다.

신경(Neural)

신경적 증상들에 대해서 할 수 있는 말 중 중요한 것은 근골격계 증상들과 다르다는 것이다. 일반적인 합병증이 없는 근골격계 질병에서 나타나는 증상은 통증이 주된 증상이라는 것으로 확연히 구분할 수 있다. 이에 반해서, 신경 질병들은 통증을 수반하지만 일반적으로 생각할 때 이상한 증상들을 나타내며, 환자가 증상을 제대로 표현하는데 어려움을 느낀다. 신경계가 통증을 일으키면, 이상한 다양한 증상들을 반드시 일으키는데, 아주 드물지만, 통증만을 나타내는 경우도 있다. 환자 자신도 일반적으로 자신이 신경증이 있는지 또는 히스테리성인지 또는 문제가 마음에서 오는 것이라는 생각을 하게 된다. 통증의 질적인 면에서도 이상하며 일반적으로 사람들이 이야기하는 통증과도 차이가 많다. 부위에 있어서도 구분이 명확치 않으며 때로 손, 팔, 다리 전체에서 나타날 수도 있다. 다른 증상들은 전체 사지가 손상이 오는 경우로, 무겁고, 원위 부위가 차가우며, 정신적 혼란 상태, 눈이 흐릿해지는 것이다. 종종 환자가 호소할 때에는 모든 증상들이 한쪽에서 나타난다고 말할 것이다.

이러한 특이한 증후군에 대한 상당히 유용한 책은 Breig (1978), Grieve(1981) 그리고 Butler (1991) 등이 있으며, 나중의 두 권은 꼭 읽어보기를 권하는 바이다.

수동운동에 의한 신경 질병 치료에 대한 반응은 관절 질병의 반응과는 다른 경우가 많은데 이는 신경 질병이 이차적이라기 보다는 일차적인 경우가 많다. 관절 구조물들에 결함이 있고 신경 조직들을 자극하는 경우, 만약에 관절의 문제가 해결된다면, 이차적인 신경의 자극이 일차적인 관절 요소들과 같이 좋아질 것이다. 그러나, 원인이 신경 포획(nerve entrapment)이라면, 전형적인 치료법으로는 포획을 변경시키기는 힘이 들 것이다.

신경 내 질병(intraneural disorder)이 뒤에서 차가 충돌한 경우처럼, 외상에 의해 일어났다면, 치료가 만족할 만큼 되기까지는 관절이 자극되었을 때보다는 시간이 더 오래 걸리기는 하지만 이 경우 수동운동 치료에 잘 반응한다. 반복 스트레인(repetive strain)의 경우도 이것이 증상에 대한 주요 인자일 경우 거의 같다.

현 단계의 임상적 그리고 이론적 지식에서, 척추관(vertebral canal)의 통증 감각 구조물들에 대해 생각해 보는 것, 특히 경막(dura mater)의 경우 신경 현상의 하나로 보는 것이 타당하다. 두 가지 구조물들에 대한 도수물리치료적 검사 방법이 같은 경우가 많지만, 경막의 구조와 기능은 다르다. 이것은 아주 단단하고, 강한, 인대와 유사한 조직이며, 경막 자체가 증상의 원천일 경우, 다시 완전한 범위의 통증이 없는 수동운동을 회복하기는 힘이 드는 구조물이다. 그러나, 경막이 환자의 증상을 일으키는 이차적 성분으로 나타나는 것이 대부분이다. 즉, 분절간의 운동(intersegmental movement)의 어떤 다른 결함으로 인해 경막이 자극을 받게 되고 이것이 원인이 되는 경우가 많다. 이러한 상황에서, 분절간의 증상적 상황을 정상으로 회복하는 것이 경막을 직접 치료하지 않고도 경막 징후군을 제거할 수 있는 효과를 얻을 것이다.

경막으로 인한 연관통(referred pain)은 분절 외적인 것으로 상세히 기록되어 있다(Butler, 1991 ; Cyriax and Cyriax, 1993), 그리고 그에 따른 도수물리치료적 검사(슬럼프 검사)에서 쉽게 손상이 온 것을 찾을 수 있다.

추간판성(Discogenic)

추간판성 질병들은 15-20년 전에 생각했던 것보다 징후들의 원인인 경우가 더 작다. 그러나 아직도 이러한 질병이 L4/5, L5/S1, 그리고 C5/6, C6/7추간판에서 아직도 비교적 흔하게 나타나며, 요추 추간판이 경추 추간판보다 더 쉽게 탈출되는 경향이 있다.

BREIG, A. (1978). *Adverse Mechanical Tension in the Central Nervous System. An Analysis of Cause and Effect*. Stockholm: Almqvist and Wilksell.

GRIEVE, G. P. (1981). common Vertebral Joint Problems. Edinburgh: Churchill Livingstone.

BUTLER, D. S. (1991). *Mobilisation of the Nervous System*. Edinburgh: Churchill Livingstone.

BUTLER, D. S. (1991). *Mobilisation of the Nervous System*. Edinburgh: Churchill Livingstone.

CYRIAX, J. H. and Cyriax, P. J. (1993). *Cyriax's Illustrated Manual of orthopaedic Medicine*, 2nd end. London: Butterworth-Heinemann.

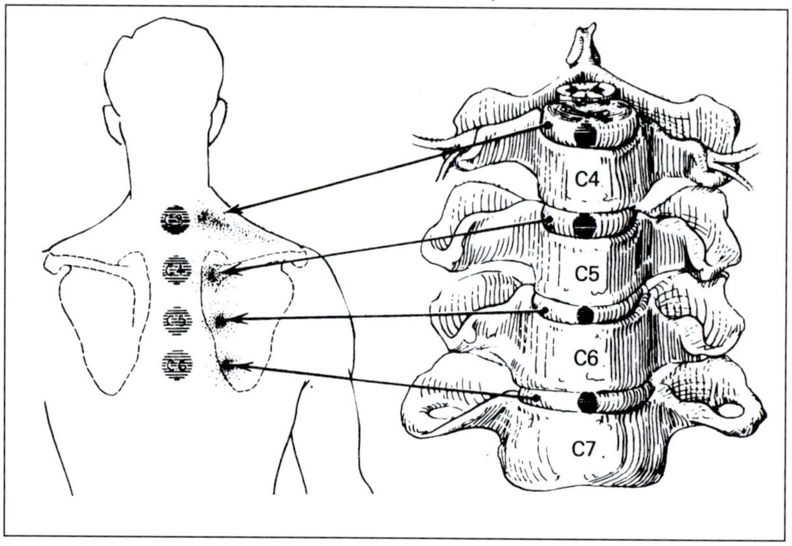

그림 6.1 추간판성 통증, 하부 경추 추간판의 전면에서의 연관통(Cloward, R.B. (1959) *Annals of Surgery*, **150**, 1052-64, with kind permission of author and publishers.)

요추부의 아래쪽 두 분절에서의 외측 윤상섬유(annulus fiber)가 손상이 받지 않은 상태에서의 내측성 추간판 질병(Intradiscal disorder)들은 증상이 발현되었을 때의 병력과 증상의 양상을 통해 쉽게 구분할 수 있다. 병력은 대개 굴곡과 회전된 자세에서 무엇을 들어 올리는 것이다. 환자는 대개 허리에서 무엇이 일어난 것을 느끼는 경우가 많지만, 그 당시에는 통증이 심하지 않은 경우가 많다. 그러나, 나중에 허리가 불편하고 아플수 있으며, 운동이 통증으로 인해 제한을 받게 된다. 환자가 다음날 일어나기 전에는 어떠한 중요한 통증을 느끼지 못하는 경우가 많다(또는 침대에서 일어나지 못한다). 통증은 상당하나, 어떤 한 부분에서만 나타나는 것이 아니라 한 지역에서 나타난다. 그 부위는 대개 허리 부분에서 나타나며 한 쪽이 다른 쪽보다 더 통증이 심할 수가 있다. 이것은 추간판 질병이 안쪽에서 그 쪽으로 더 향해 있다는 것을 의미한다 ; 만약에 손상이 중심부이면, 통증은 좀 더 중심부에서 느껴질 것이다. 추간판 질병의 부위는 수핵이나 내측 윤상섬유 부분이 되거나 두 곳이 다 될 수가 있다.

물론, 현재 병력이 세 번째 경우라면, 수핵과 윤상 섬유가 다 손상되었을 것이다. 추간판의 돌출(bulge)로 인해서 둔부 부위(gluteal area)에서 관련 통증이 나타나지 않으면 외측 윤상섬유가 손상되었다고 보지 않는다.(약해진 외측 윤상 섬유 표 6.1). 증상이 대퇴부위까지 내려가지 않으면 약해진 윤상 섬유가 탈출(herniating) 되는 단계로 가는 상태로 보지 않는다. 탈출(herniation), 돌출(prolapse), 분리(sequestration)등의 단계들은 통증의 부위가 방사통이 있거나 신경적 변화들이 있어야 하는 것이다.

내측성 추간판 질병(Intradiscal disorder)으로 인한 양상 징후는 다음 중 하나, 몇몇 또는 다음의 것이 모두 나타날 수 있다.

1. 기침이나 재채기를 할 때 허리의 통증 유발
2. 앉아서 구부린 자세(slumped sitting position)에서 일어나기나, 똑바로 서기가 힘이 들거나 (또는 심한 경우 전혀 똑바로 서지 못한다).
3. 아침에 침대에서 일어나지 못한다.
4. 양말이나 스타킹을 신을 정도로 구부리지 못한다.
5. 양치질 시 세면대까지 허리를 구부리지 못한다
6. 잠자리에 들기 위해서, 환자는 요추가 약간 굴곡된 위치에 놓기 위해서 무릎 밑에 베개를 고여서 허리를 낮춰 주어야 하거나, 증상이 한 쪽에서만 나타나는 경우, 환자는 한쪽으로 누워서(대개 덜 아픈 쪽으로) 위쪽의 고관절이나 슬관절을 굴곡시키거나, 심

MAITLAND, G.D. (1961). Some observation on sciatic scoliosis. *Australian Journal of Physiotherapy*, 7, 84-87.

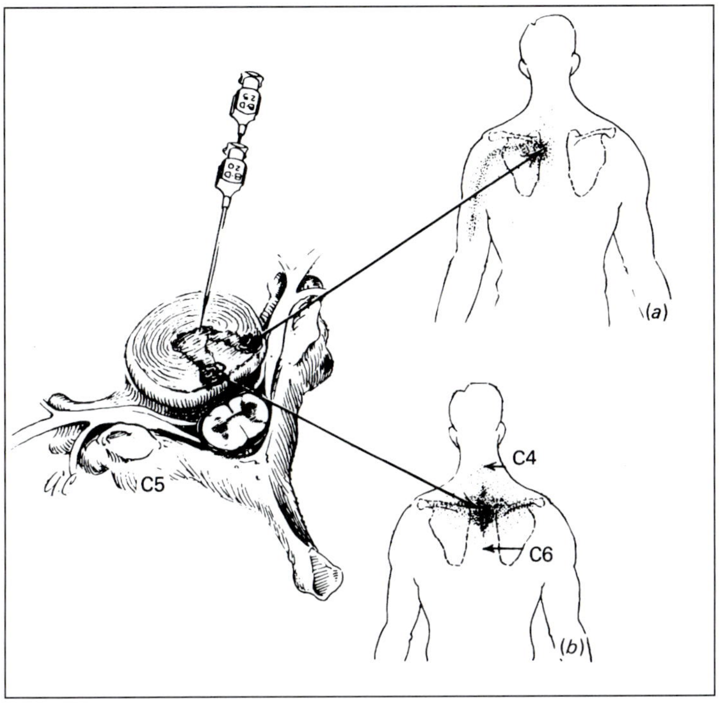

그림 6.2 추간판성 통증 (a) 경추 추간판의 후외측 면에서의 연관통 *(b)* 추간판 중심부의 파열 (Cloward, R.B. (1959) *Annals of Surgery*, **150**, 1052-64, with kind permission of author and publishers.)

지어는 태아 자세(fetal position)를 취하기도 한다.

7. 서거나 주방에서 약간 구부린 자세 등을 취하는 것을 싫어한다.
8. 선 자세에서 요추 전만증(lumbar kyphosis)이 나타나거나, 후방에서 봤을 때 한쪽으로 기울여진다 (좌골 신경성 측만증; Maitland, 1961). 기울어진 방향(list)이 내측성 추간판 질병(intradiscal disorder)의 반대측이 되는 경우가 많다.

이후 영향(after effect)은 상당히 흔한 편이고, 이것이 나타나면 추간판질병이 있는 것을 나타내는 것이다. '이후 영향'은 바람직하지 못한 방법으로 어떤 동작을 수행한 후에, 환자가 그 영향에 대해 잘 인지하지 못하다가, 결국 다음날 아침에 알게되는 것이다.

경추에서는, 요추에서 나타난 것같이 진행이 되지 않는다. 실제적으로 경추의 추간판은 요추와 상당히 다르다(Twomey, 1992). 추간판 탈출증의 경우 편측 편위(list) 가 나타나는 경우가 많으며, 이러한 편측 편위가 항상 반대쪽이다.

경추 내측성 추간판 질병은 일반적인 생각보다 더 흔할 수 있는데, 이는 Cloward의 연구(Cloward, 1959, 1960)와 일치하는 경우가 많은데, 특히 통증이 견갑골 부위에서 느껴지는 경우가 그렇다(그림 6.1과 6.2 참조). C6 신경근(C5/6 추간판)보다 C7 신경근(C6/7 추간판)이 손상된 경우가 더 흔하며 이 때는 상완 삼두근의 약화가 거의 매번 일어난다.

최근의 조사들(Tmowey and Taylor, 1992)에 의하면 편타증(whiplash) 손상이 있을 경우 경추 추간판가 상당한 손상을 받는다고 한다.

이 부분은 약간 지나치게 단순화시킨 것이며, 이는 더 흔한 양상을 안내하기 위한 것이다. 더 자세한 내용을 원하시는 분들은 Bogduk(1987)을 참조하시오.

TWOMEY, L. (1992) Anatomy of the Cervical spine. International Federation of Orthopaedic Manipulative Therapists) Vail, USA, p. A 43
CLOWARD, R.B. (1959) Cervical Discography; a contribution to the aetiology and mechanism of neck, shoulder and arm pain. Annulus of Surgery 150, 1052-1064
CLOWARD, R.B. (1960) The Clinical significance of the sinu-vertebral nervein relation to the vervical disc syndrome. Journal of Neurology, Neurosurgery and psychiatry, 23, 312-326.

가설의 확증(Clarifying the hypotheses)

이 부분에서는 구조물의 손상에 관한 부분과 같은 방식으로 '첫 번째 질문' 을 따를 것이다. 여기서는 다른 환자들의 병력을 듣는 것에서 얻어진 경험들이 사용될 것이다(표 6.4).

환자의 질병은 두 가지로 나뉘어 질 수 있다.

1. 환자가 기억할 만한 심각한 외상이 없이 서서히 증상들이 발달한 경우
2. 증상들이 높은데서 떨어지거나, 교통 사고 또는 심한 손상 또는 수술 등의 외상으로 인해 발병한 경우

질병의 첫 번째 유형인 발병이 서서히 오는 경우, 대개 증상들이 흔히 볼 수 있는 것들이며 검사 결과와 일치하는 경우가 많다.

환자들은 병력에서 가족적(유전적 경향) 환경 또는 이전에 다친 경험이 있는 등의 유발 인자들(predisposing factors)' 이 있는 것을 볼 수 있다. 그러므로 임상에서 우리가 알고 있는 증상이 나타나는 양상이 있을 것이다. 그럼으로 인해 치료사는 아직 환자가 이야기하지 않은 증상의 다른 양상들에 대해 확인하려는 질문들을 할 것이다. 이러한 과정을 통해 치료사는 증상의 유형을 맞다고 하거나 틀리다고 할 것이다.

> 임상인들은 최고의 치료 전략을 결정할 수 있는 진단 결과의 유형을 인식할 수 있을 것이다. 그러나, 검사자는 항상 다른 전형적인 유형에도 맞는 질문들을 할 수 있는 유연한 자세를 견지해야 할 것이다.

'인식할 수 있는 병리(recognizable pathology)' 는 표 6.4에서의 '전형적인 유형' 과 거의 같은데, 이것은 증상의 징후들과 검사 결과들의 양상에 유형에 대한 것만이

BOGDUK, N. (1987). Innervation, pain patterns and mechanism of pain production. In : *Physical therapy ofthe Low Back*(L.T. Twomey and J.R. Taylor, eds), Ch. 3. New York: Churchhill Livingstone.
TWOMEY, L. and Taylor, J. (1992). Pathology of whiplash, *Proceedings of the International Federation of Orthopaedic manipulative Therapists*. Vail, USA, p.84.

표 6.4 가설 확증

질병이 A:		가
	인식할 수 있는 질병인가?	설
	전형적인 형태인가?	
	혹은	추
	비 전형적 유형인가?	
	외상으로 인한 것인가?	청
	특징들이 맞는가?	
	한 가지 요소 이상인가?	
	특징들이 일치하는가?	
	이치에 맞는가?	
질병이 :	과다 사용인가?	
	오용인가?	
	새로 사용 하였나?	
	남용인가?	
	사용하지 않은 것인가?	
한가지 이상의 요소를 가지고 있는가?		

아니라는 점만 다르다. 예를 들면, 여기에는 환자의 연령, 병력, 방사선상의 이상, 일반적 건강 상태 등이 다 포함된다. 이의 한 예가 강직성 척추염의 초기에 진단이 되겠다. '인식할 수 있는 질병' 은 더 질문이 깊게 들어가서 질병의 상태와 관련 임상적 양상에 대한 지식을 요구하는 것이다. 여기에서 우리가 보는 것은 추간판 질병들로, 처음에 요통으로 시작해서 나중에 신경학적 증상들이 나타나는 신경근 통증을 나타내는 단계로 진행될 것이다. 이를 예로 해서, '질병의 단계' 와 환자가 치료를 받으러 왔을 때의 '질병의 안정성' 에 대해 직접적으로 연관된 질문의 중요성을 우리가 알 수 있다. 만약에 증상이나 징후들이 하루 하루가 다르다면, 질병 자체가 다양하다고 할 수 있으며, 이는 질병이 안정성이 없다는 말이다. 이러한 경우에서는 치료는 반드시 부드러워야 하며, 평가 작업이 매 치료 기간 중에 항상 맨 처음에 시행되어야한다.

'외상의 경우' 는 완전히 다른 경우인데, 이 때에는 반드시 하나 이상의 요소들이 현재의 증상들을 일으킨다고 생각하여야 한다. 그러므로 이러한 경우 '인식할 수 있는 질병' 으로 구분되지 않으며, 그 나타나는 양상에

있어 '전형적인 유형'을 보이지도 않는다. 그러나, 이것을 굳이 '비 전형적(atypical)'으로 구분할 필요도 없다. 이러한 진술에 대한 배경적인 이유는 만약에 외상으로 인해 '전형적인 유형' 그룹에 속하지 않는다 하더라도, '인식할 수 있는 증상들' 그룹이나 '병리적' 그룹의 경우에는 병력, 증상과 징후에서 우리가 알아볼 만한 것이 있을 것이다. 치료사는 반드시 이러한 가능성들을 인지하는데 있어 자각하고, 유연한 열린 마음을 가지고 있어야 하며, 이러한 문제들을 분류해 내는데 있어 치료사의 지식과 경험을 통해 문제를 아주 잘 잡아낼 수 있는 '자아 비판적인' 임상인의 자세를 가져야 할 것이다. '특징이 부합하는' 기술이 이러한 분류 과정에 아주 중요하다. 특징이 어디에 부합하는지 보는데, 2회 또는 3회 정도의 치료횟수가 소요될 수도 있으며, 환자가 치료사가 찾으려고 하는 문제가 무엇인지 이해하는 것은 3회 또는 4회 이상이 걸릴 수 있으며 그때부터 치료에 도움을 주게 된다.

> 발병이 외상으로 인한 것이라면, 대개 한가지 이상의 요소의 문제를 갖게 되므로 임상에서 나타나는 양상의 유형을 제대로 인지하기가 힘든 경우가 많다. '특징에 맞추어 가는' 기술이 이러한 각기 다른 가설을 분류해 나가는 과정에 있어 중요하다.

환자의 질병이 완전히 '비전형적' 일 수 있으며, 감별진단을 내리는 데 있어 도움이 되기 위한 문제들을 분류해 내기 위해 환자를 치료사에게 의뢰할 수 있다. 이것은 도수 물리치료사가 필요한 가장 중요한 이유이다. 이러한 도전을 잘 처리하기 위해서 필요한 기술은 위에 논의한 모든 요소들이 다 포함되며, 두 가지 요소들과 관련이 있다.

1. 환자는 자기의 문제들을 관리하는데 있어 자신의 역할을 이해하여야 한다. 여기에는 증상의 모든 변화들을 비교하여야 하며, 아주 세세한 것이라도 환자가 느끼는 것을 다 기록하도록 하여야 하며(0의 1%의 반이라도), 특히 환자가 생각할 때에 관련이 없다고 하는 것들도 다 포함을 시키게 하는데, 이는 치료사가 판단을 하게끔 하기 위한 것이다. 이는 반드시 이런 식으로 되어야 한다.
2. 치료사는 반드시 환자와 잘 대화할 수 있어야 하며 좋은 평가 기술을 가지고 있어야 한다. 치료사는 세세한 문제들에도 꼼꼼해야하며, 관심을 가져야하며, 그리고 자신의 비판에 있어서도 정직해야 한다. 치료사는 반드시 확실한 이유를 기초로 치료를 하여야 하며, 그 효과에 대해 상세히 증명하여야 한다.

첫 번째 질문은 환자에 대한 것이다. 환자를 상담할 때 기록한 것들이 어떠한 것이라도 환자를 위해 도움이 될 것이다. 우리는 환자를 본의가 아니게 문제를 갖게 된 한 인간으로 인식할 것이다. 첫 번째 질문은 앞에서 언급되었으며, '당신 생각에는' … 쉬고 … 등으로 시작된다.

그 다음에 하는 질문(명확히 하고 가설을 만드는)은 두 가지가 있다:

1. 질문의 의도에 맞게 답변을 하기 위해서 상당한 깊이의 정보를 필요로 하는 것들
2. 검사자가 새로운 접근방법을 시도하게 하는 질문들로 이 때 환자의 생각에도 의의가 있다고 여긴다.

병력(History)은 이 단계에서 도입되는데, 어떤 단계에서도 결정되어질 수 있다(이것은 주로 환자의 생각에 의해 조절된다). 이 주제는 뒤에서 다루기로 한다.

증상들의 양상(Behavior)은 대개 초기의 주관적 검사에서 도입되는데, 이는 첫 번째 질문(Q1)에 대한 답변이 적합하기 때문이다. 데모(demonstration) 시에도 마찬가지인데 이는 환자가 자신의 '주요 문제'를 설명할 때 자연스럽게 도입이 되기 때문이다. 그렇지 않은 경우, 환자에게 '어떻게 하거나, 어떤 자세를 취할 때 아픈 증상이 나타납니까?'라고 물어보아야 한다. 또는 '지금 어떻게 할 때 아픈지 해 보실 수 있어요?'(이는 환자의 통증이 주요 증상 중의 일부분이라고 가정한다).

목적이 있는 질문(Aimed Qs)은 가설을 증명하거나 부정하기 위한 것이다. 대개의 경우, 질문이 환자의 생

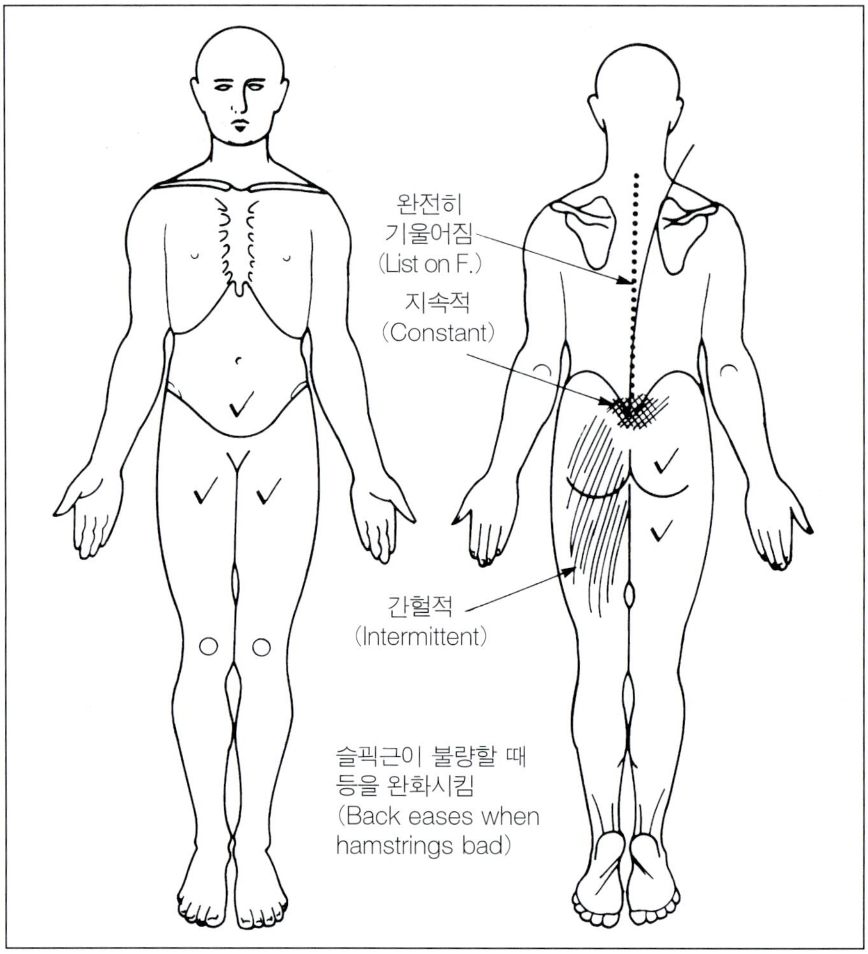

그림 6.3 검사 결과를 기록하는 예

각과 동일하게 진행될 것이다. 이러한 때에는, 검사자는 손상이 온 구조물에 대한 정보를 얻을 것이며 가설을 형성하게 될 것이다. 그러나, 가설을 확증하기 위해서(또는 가설이 잘못되었다는 질문을 할 때가) 그리고 구조물이 문제를 일으키는 원인 요소가 맞는지에 대한 특정 질문을 하여야 할 때가 올 것이다.

증상의 부위(Site of symptoms)

첫 번째 단계는 증상의 부위, 깊이, 성질, 양상과 연대(chronology)를 알아내서 인체 도표(body chart)에 기록하는 것이다. 감각의 이상이 온 부위도 반드시 포함되어야하며, 통증이 가장 심하게 나타나는 부위와 통증의 형태에 대해서도 짧게 언급하여야 한다(그림 6.3). 이러한 인체 도표를 참조하는 것이 환자의 증상들에 대한 빠르고 확실하게 상기시켜 주게 된다.

> 증상들의 부위, 깊이, 성질, 양상과 연대 그리고 증상이 나타나는 부위와의 관계가 반드시 인체도표에 기록되어야 한다.

연관통(referred pain)의 부위와 깊이는 피절(dermatomes), 근절(myotomes), 그리고 경절(sclerotome)들과 연관이 있을 수가 있으며, 감각 이상이나 무감각증이 있는 부위는 특정 신경근의 손상이 있음을 나타낼 수 있다. 연관통에 관한 더 많은 정보는 뒤에 올려 놓았다.

통증 분포 양상만을 가지고는 문제가 있는 구조물을 정확히 알기는 어려우며, 또한 각각의 통증-감각 구조물들에 의해 발생되는 통증의 분포나 종류에 관한 의견이 일치되지도 않는다. 또한 정상적인 구조물들에 대한 학문적 연구 결과와 환자가 증상을 표현하는 데에 차이가 있다. 어떠한 환자라도 현재 가지고 있는 증상이 하나의 구조물에서 나오는 것이라고 구분하기는 힘이 든다고 말하는 것이 옳을 것이다. 증상들은 항상 원인들이 복합적으로 조합을 이루어서 나타나는 것이다. 이러한 것을 인지하고 나면, 증상들의 부위와 양상이 통증 감각 구조물들 중 손상이 온 것들에 대한 지침을 제공할 수도 있을 것이다; 또한 도수물리치료적 검사를 통해 손상의 정도를 알 수 있을 것이다. 경추와 요추 부위에서는(특히 각 부분의 하위 분절), 추간판이나 신경근 소매(nere root sleeve)의 통증-감각 구조물들이 관련되었는지 보는 것이 중요하다. 임상인들은 Bogduk과 Twomey(1991) 그리고 Twomey and Taylor(1994)의 책을 개인적으로 소장하는 것을 권한다.

도수 물리치료사들은 통증의 원인을 도수 검사를 통해서는 진단을 할 수가 없지만, 통증 감각 구조물들이 손상된 척추간 부위에 대해 좋은 견해를 가질 수 있다.

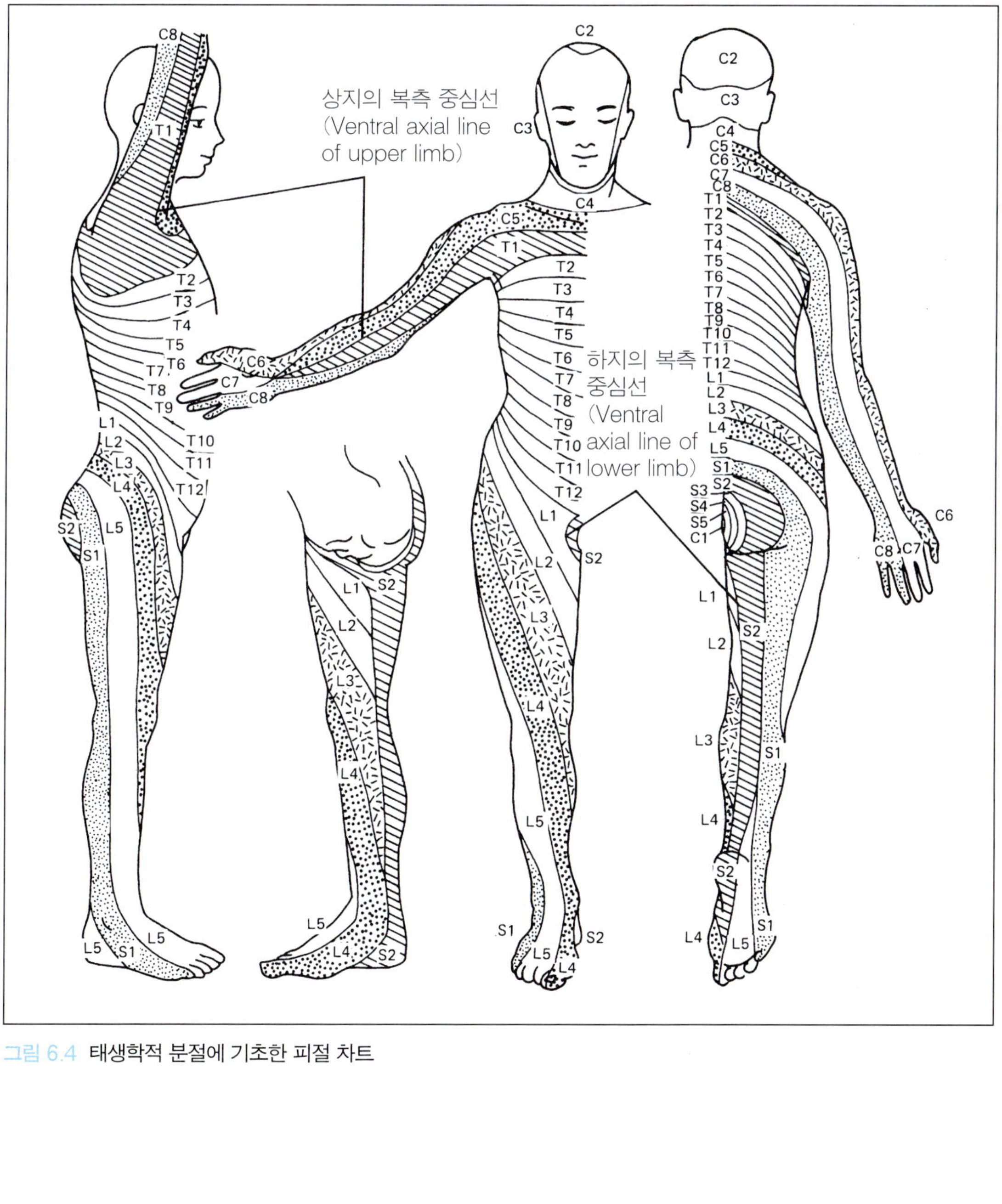

그림 6.4 태생학적 분절에 기초한 피절 차트

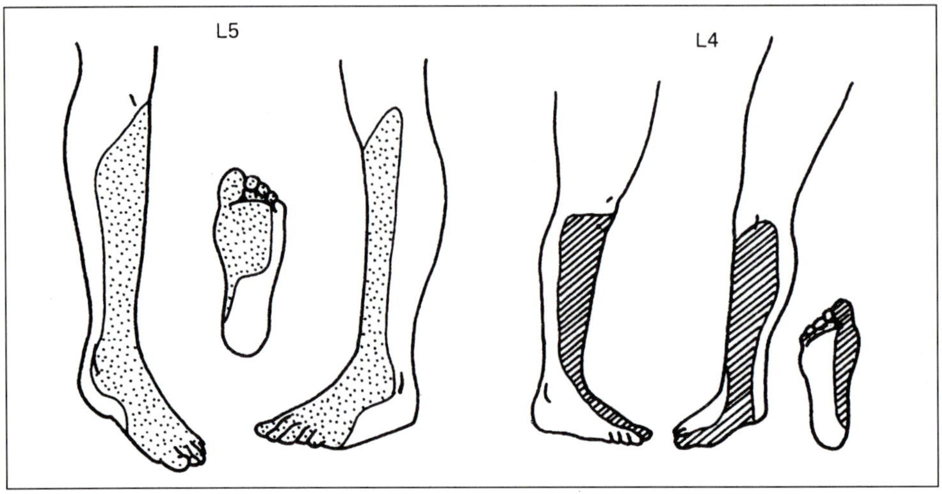

그림 6.5 신경근 분포에 근거한 피절 차트

피절(Dermatomes)

세 가지 종류의 피절 차트(dermatome chart)가 있다 :

1. 해부학 책에서 볼 수 있는 이론적(태생학적) 묘사(그림 6.4).
2. 신경근의 손상이 통증을 일으킬 때의 통증 부위(그림 6.5).
3. 환자에게서 신경근 증상이 나타낼 때 연관통이 나타나는 부위. 이러한 일반적인 경우, 다른 통증 감각 구조물들이 통증 기전(신경근 소매, 경막, 그리고 윤상 섬유증의 후방 섬유들)에 연관이 있는 것이다. 이러한 배분에 대해서는 그림 6.6에 묘사하였다.

'신경적' 증상들의 분포나 신경역학적인 변화를 나타내는 증상들은 대개의 경우 피절을 따르지 않는다. 이들은 위에 있는 세 부위와 다르게 나타나며, 이들에 대해서는 뒤에서 언급한다.

두 개의 신경근이 요추의 근 골격계 질병이 있을 경우 손상이 나타날 수 있다. 두 개의 인접한 후외측 추간판 탈출이나 두 개의 신경근의 이상이 경추의 근골격계 질병과 다른 점이다. 어떤 특정 신경근이 원인이 되어서 신경학적인 변화들이 나타날 때 어느 척추간 분절이 손상이 되었는지를 결정할 때, 앞쪽(pre-fixed plexi)이나 뒤쪽의 신경총(post-fixed plexi)의 연관에 대해서도 항상 고려하여야 한다. 예를 들면, 제5 요추 신경근이 추간판 탈출로 인해 손상을 받으면 이는 L4/5나 L5/S1의 추간판간 공간(intervertebral space)의 영향을 받는 것이라는 것 등을 기억하여야 한다.

어떤 저자들은 모든 심부의 통증이 경절(sclerotomes)에 의한 것이라고 하였다. 그러나, 환자들은 근육이나 관련된 조직들로 인해 심부에서 느끼는 통증과, 심부에서의 뼈나, 관절과 인대에서 느끼는 통증을 구분할 수가 있다.

근절(Myotomes)

연관통을 가지고 있는 환자들 중 대부분이 증상의 경계를 명확히 하기 힘이 드는데 이는 그 통증이 깊고 명확하지 않기 때문이다. 그럼에도 불구하고, 표층의 통증과 심층의 통증을 구분할 수 있다. 이 책에서 사용하는, 근절 차트는 통증의 부위를 나타내는 것이지(Paintal, 1960), 운동 지배를 나타내는 것은 아니다(그림 6.7).

BOGDUK, N. and Twomey, L.T.(1991). *Clinical anatomy of the Lumbar Spine*, 2nd edn.
Edinburgh: churchill Livingstone.
TWOMEY, L. T. and Taylor, J. R. (eds) (1994). *Physical Therapy of the Low Back*, 2nd edn.
New York: Churchill Livingstone.

PAINTAL, A.S. (1960). Functional analysis of Group III afferent fibres of mammalian muscles. Journal of Physiology (London), 152, 250-270

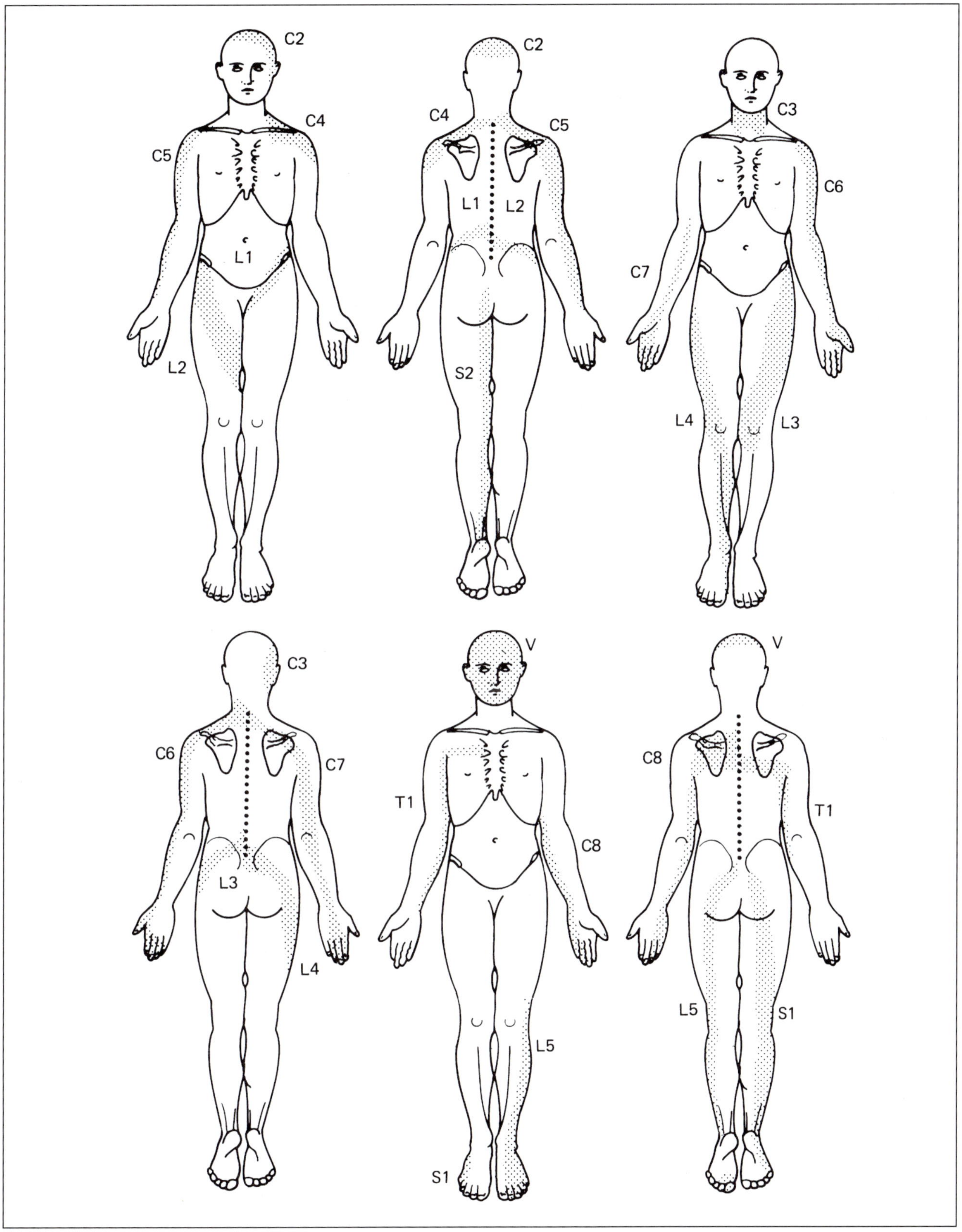

그림 6.6 연관통의 부위에 근거한 피절 차트

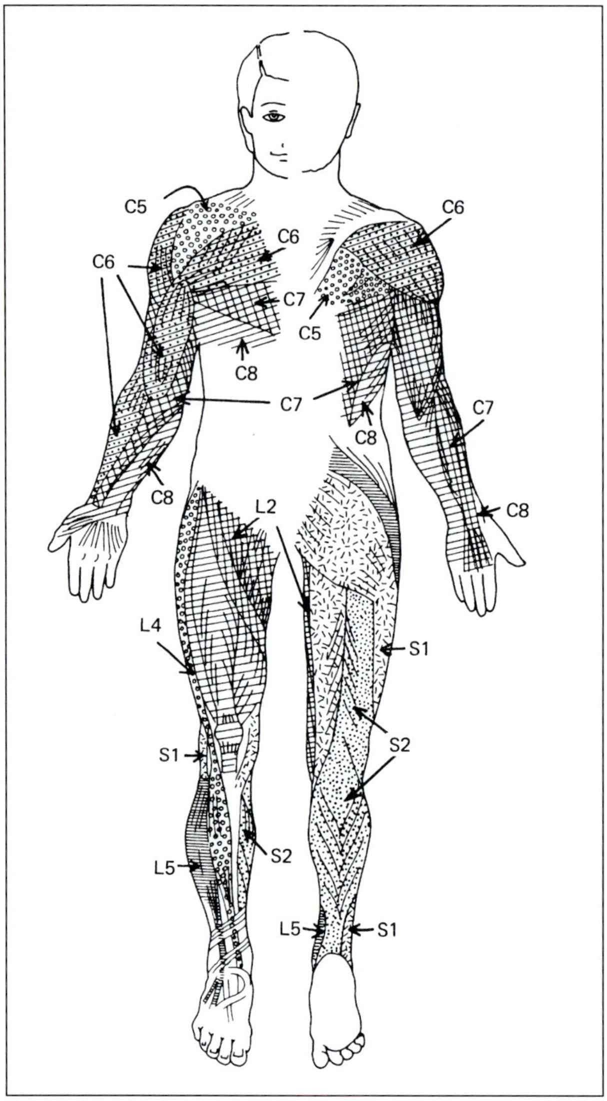

그림 6.7 근절 차트

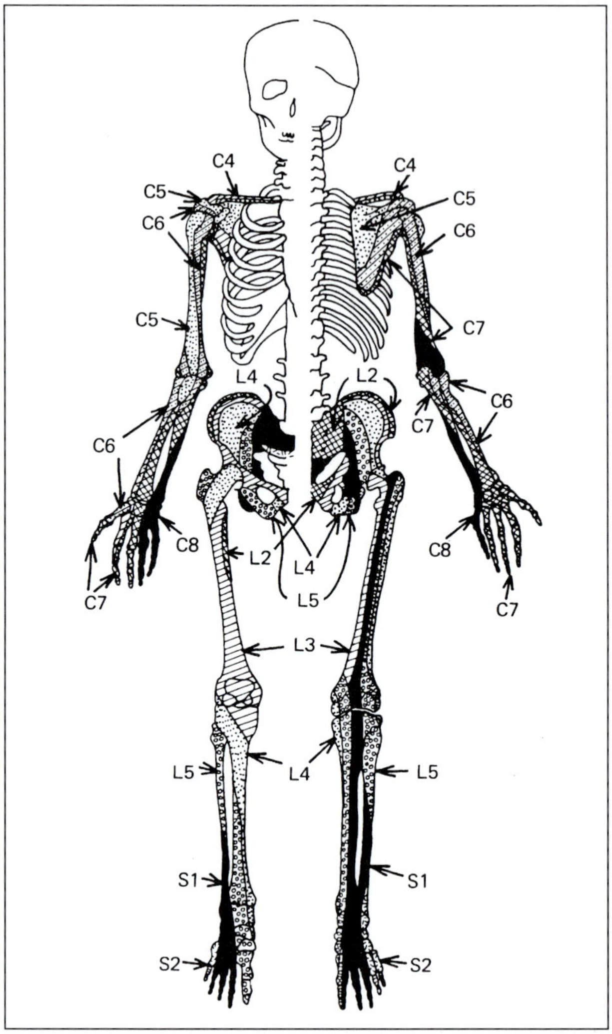

그림 6.8 경절 차트

경절(Sclerotomes)

'뼈 속에서' 심부에서 느껴지는 통증의 두 가지 임상적 양상에 대한 구분이 반드시 이루어져야 한다. 첫 번째는 골간(shaft of the bone)과 연관된 심부 통증이 나타나는 것과 또 다른 하나는 말초 관절과 연관된 심부 통증이 있다(그림 6.8).

클로워드 부위(Cloward areas)

1958년 이후 클로워드는 연관통의 특정 부위들의 인식에 상당한 기여를 하였다(Cloward, 1958, 1959, 1960). 이 부위들의 중요성은 환자의 증상과 발병 병력이 일치하게 되어 추간판성 질병의 진단을 가능하게 할 뿐 아니라 질병의 경과까지도 알 수 있게 한다는 사실에 있다.

CLOWARD, R.B.(1958). Cervical discography; technique, indications and use in diagnosis of ruptured cervical discs), American Journal of Roentgenology, 79, 563.
CLOWARD, R.B.(1959). Cervical discography; a contribution to the aetiology and mechanism of neck, shoulder and arm pain) . Annulus of Surgery,150, 1052-1064.
CLOWARD, R.B.(1960). The clinical significance of the sinu-vertebral nerve in relation to the cervical disc syndrome. Journal of Neurology, Neurosurgery and psychiatry, 23, 312-326.

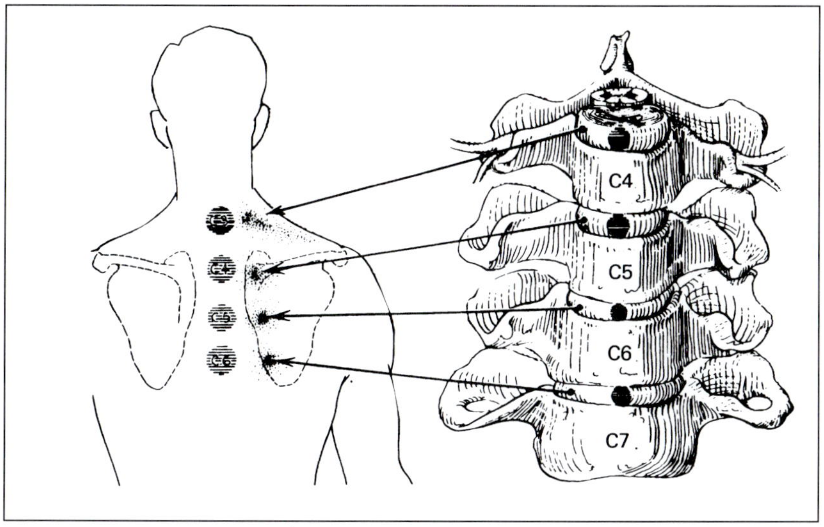

그림 6.9 하부 경추 추간판의 전면에서의 연관통으로 인한 추간판성 통증(Cloward, R.B. (1959) *Annals of Surgery*, **150**, 1052-64, with kind permission of author and publishers.)

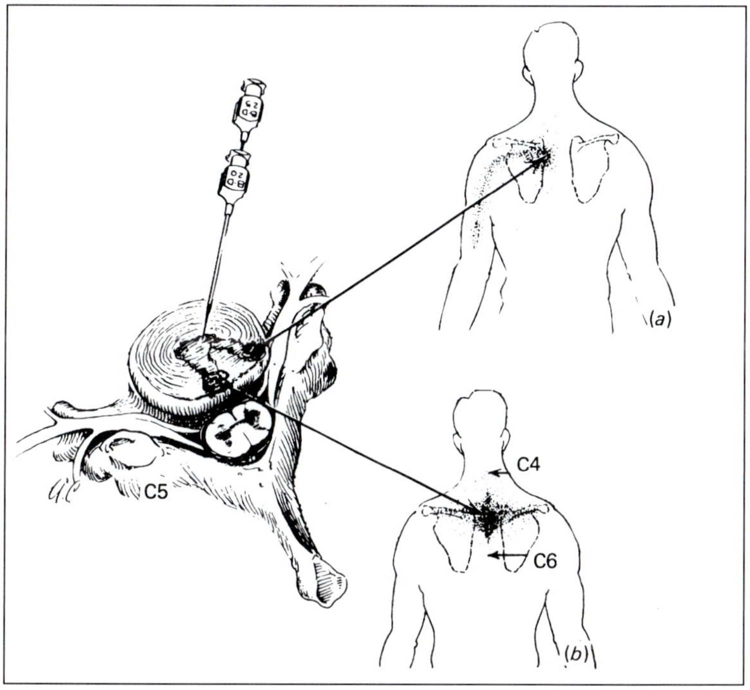

그림 6.10 추간판성 통증 *(a)* 하부 경추 추간판의 외측면에서의 연관통 *(b)* 중앙부 추간판탈출로 인한 연관통(Cloward, R.B. (1959) *Annals of Surgery*, **150**, 1052-64, with kind permission of author and publishers.)

가장 흔하게 증상이 나타나는 두 부위를 그림 6.9에서 볼 수 있다. 증상들은 대개 며악하지 않으며, 심부에서 애리는 듯한 아픔(gnawing ache)이 있거나 통증이 있다. 이러한 두 부위에 여러 가지 다양한 변화들이 있을 수 있으며, 그림 6.10에서 가능한 변화들에 대한 유용한 지침들을 제공하고 있다.

흉부 통증(Thoracis pains)

흉추 부위에서 느껴지는 통증에 대해서만 인체 도표를 만들 수 있는데, 이는 국소적 척추 통증이나 신경근 통증의 연관통이 나타나는 부위 이외에도 통증이 나타나기 때문이다. 후방 흉추 부위는 특별히 후방 일차 분지(posterior primary ramus)와 연관된 감각의 변화들이 있는지 항상 주의하여야 한다. 이들은 항상 척추와 근접해 있기 때문이다.

신경근 통증은 척추에서 늑골을 따라서 늑곽(rib cage)주위에서 연관통이 나타난다. 척추에서 기인한 통증은 허리를 따라 수평하게 나타날 수 있으며, 뒤쪽을 통

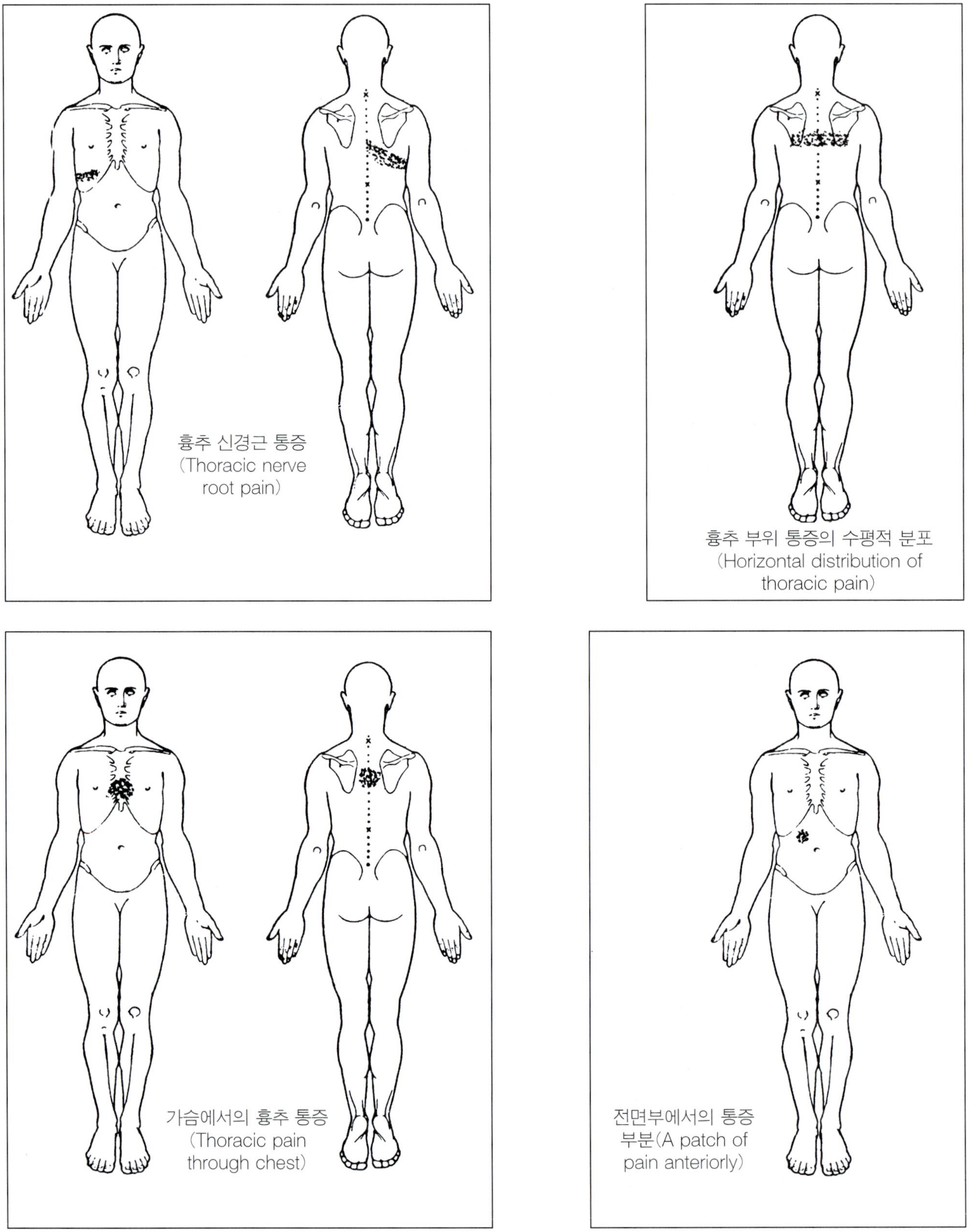

그림 6.11 흉추 척추에 기인한 통증들

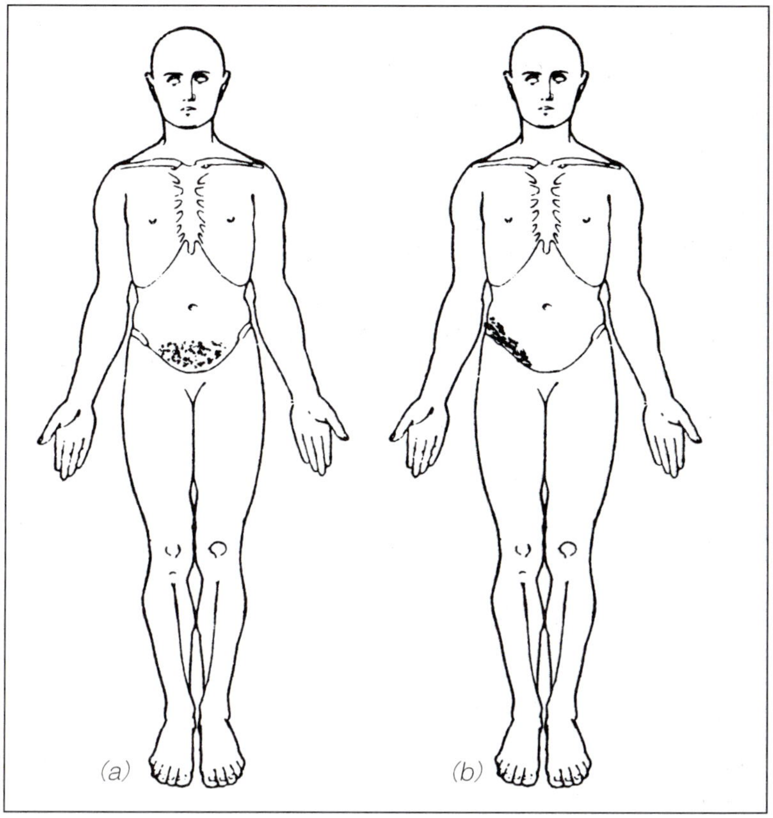

그림 6.12 *(a)* 하부 요추 혹은 *(b)* 제 1 요추 신경근 질병으로 인해 전이된 하복부 통증

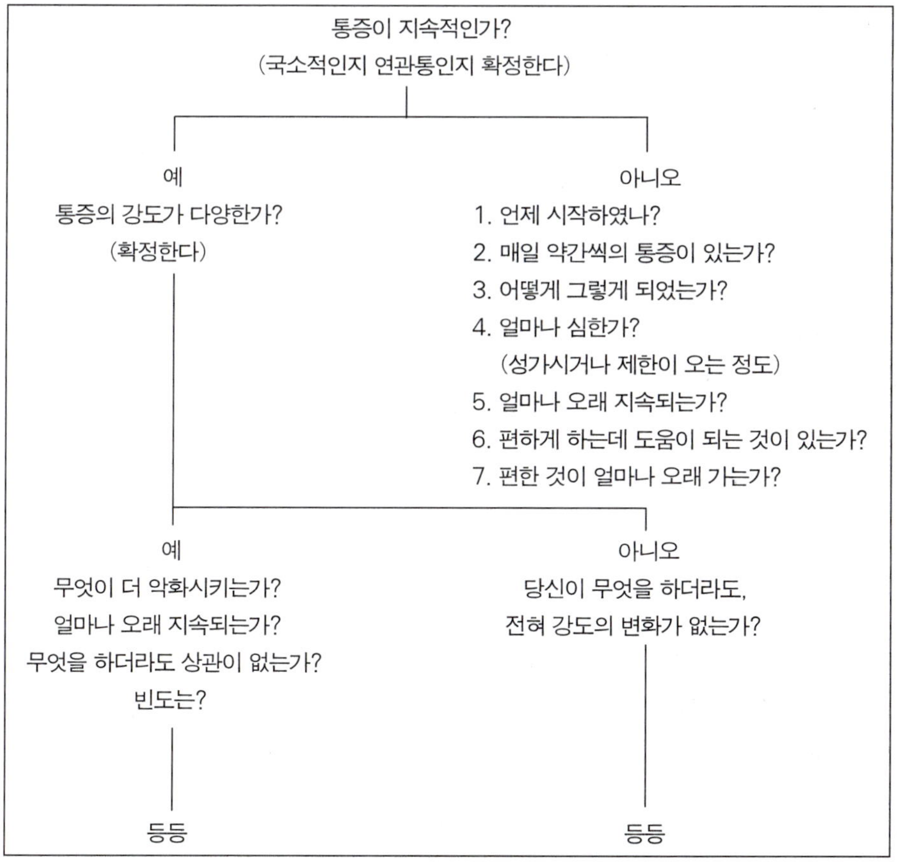

그림 6.13 증상들의 양상을 확립하기 위한 일반적인 질문들

과해서 앞쪽 흉중으로 통증이 나타날 수 있으며, 이는 아마 내측성 추간판(intradiscal orgin)에 원인이 있을 수 있다. 또 다르게 나타나는 것은 한 부위나 부분이 뒤쪽의 통증이 없이 앞쪽에서만 나타나는 것이다(그림 6.11). 하복부에서의 통증도 두 가지인 것을 기억해야 한다: 하부 요추 부위에서 오는 것과 L1 신경근 질병에서 전이되어서 서혜부에서 통증이 나타나는 경우(그림 6.12).

아주 소수의 임상가들만이 환자의 증상들의 정확한 부위를 찾는 것에 상당한 중요성을 두어야 한다는 것을 자각하는 사람들은 드문 것 같다. 정확성은 나머지 다른 검사들에 아주 중요한 기초가 되는 것이다.

1. 검사자는 반드시 환자가 통증 부위를 가르키는지 보아야하며, 부위를 정확하게 확인하기 위해서 치료사의 손가락이나 손을 이용하여 환자의 손이 가르키는 부위를 찾아낸다.
2. 환자가 뒤쪽이 아프다고 할 경우, 검사자는 반드시 '등의 반대쪽인지 아니면 그 반대쪽인지' 물어보아야 한다. 환자가 손가락이나 손을 이용해서 아픈 부위를 가리키면, 환자가 질문에 비언어적인 의사소통을 하는 것이다. 손을 사용하는 경우 부위를 나타내는 것이며, 손가락을 사용할 경우 한 선을 의미하는 것이다.
3. 비언어적인 의사 전달과 언어를 이용한 반응 그리고 접촉 부위가 같을 경우 정보의 정확성을 한층 강화시키는 것이 된다.
4. 어떤 환자는 정확히 통증 부위를 지적할 수 있으며 어떤 사람들은 손 전체를 사용해서 지적할 수 있는데 이에 반해 어떤 이들은 넓은, 정확하지 않은 부위를 가르킬 것이다. 한 부위를 정확히 집어낼 수 있으면 이는 그곳이 정확히 통증의 원인이 되는 부위이다(아래의 5 번을 참조).
5. '아픈 부위를 만질 수 있어요? 또는 그보다 깊은 곳입니까?' 라는 질문을 반드시 해야 한다. 이 질문을 통해 심부의 근절과 경절을 구분할 수 있다. 넓고, 정확하지 않은 부위는 다른 구조물의 질병이 있는 것을 나타내는 것이다.
6. 요추 하위부의 통증은 상부 요추 부위에서 문제가 있는 것일 수 있다.
7. 환자는 근골격계의 하복부 통증을 가질 수 있는데 이는 하위 흉추 신경근의 질병보다는 하위 요추부의 추간판성 질병에서 올 수가 있다.

> 환자의 증상들의 정확한 부위를 설정하는 것이 좋은데, 이는 여러 가지 가설의 발생에 영향을 미치며 나머지 검사들에 중요한 영향을 미치기 때문이다.

우리가 인식할 수 있는 통증의 여러 양상들은 손상이 있는 부위만 나타내는 것이 아니라 결함이 있는 척추간 부위를 알 수도 있다. 정확성은 나머지 진단에 대한 소중한 기초를 제공한다.

Cyriax와 Cyriax(1993), Butler(1991) 그리고 Grieve(1988)의 책을 더 읽으시면, 포획 신경 징후군(entrapment neuropathy)들, 말초 관절들, 신경 질병들, 자율신경계 질병들과 다른 원인들로 인한 연관통에 대한 임상인들의 지식을 넓혀 주리라 본다.

증상(통증이 아님)의 여러 종류와 부위에 의해 원인이 되는 곳에 대한 정보를 주게 된다. 예를 들면, 환자가 마비가 오는 느낌(numbness)을 호소할 때, 더 질문을 계속함에 따라, 이는 실제로 감각이 떨어지는 것이 아니라 '마비된 듯한 느낌' 인 것을 알 수 있다.

이러한 경우에, 소위 말하는 무감각한 부위가 신경근 압박으로 인한 감각 손실의 양상을 따르지 않거나 말초신경 압박의 양상을 따르지도 않는다. 환자가 팔 전체가 무겁거나 차다고 할 수 있으며, 가벼운 접촉(light touch)에도 민감하게 느끼는 부위가 있다고 할 것이다. 이러한 것은 척추 신경이나 신경의 문제를 가질 수 있다. 여기에서 중요한 것은 :

1. 환자가 말하는 것을 귀 기울여 들어야 한다.
2. 환자를 믿는다.
3. 제공된 정보를 기록한다.
4. 이상한 증상들의 가능한 원인들을 구분하라.
5. 신경적 근골격계적 해부학과, 증상들을 일으키는 변화들(병리적인 변화일 필요는 없다)에 대해 알아야 할 것은 다 알아야 한다.

David Butler는 근골격계 질병의 범주 안에서 임상인들이 이전에 불명확한 증상들 중 다른 원인들에 대해 이해할 수 있는 기회를 제공하였다. 우리는 환자에게 귀 기울이고 그들을 믿으며, 주의를 기울이고 기록할 때에 적절한 곳에 표시를 하여, 증상 안에서 그것들을 이해 할 수 있다. 우리가 고려하여야 할 부분에 신경계도 포함이 되며, 또한 제목도 '신경근 골격계(neuromusculoskeletal system)'으로 바뀌어야 하며 도수물리치료적 검사에 있어 '감별 부분'에 포함이 되어야 한다. 이전에 언급한 대로, 환자들이 앞에서 언급한 어떠한 것에도 맞지 않는 증상이 나타나는 부위를 가질 수 있다.

통증이라고 구분하기 힘든 이상한 증상들을 가질 수 있으며, 또한 질문을 하기 전에는 언급하지 않을 수도 있으며, 또는 환자들이 치료를 받기 원하던 일차적 증상들에 호전이 오는 것과 같이 이상한 증상들이 사라진 것을 깨닫기 전까지 알아차리지 못할 수도 있다. 경추/상위 흉추 부위에서 흔하게 나타나는 예로는 팔 전체가 무겁다던가, 체지의 장갑이나 스타킹 신는 부위의 이상 감각(glove-stocking parasthesia), 시각이 어두어진 것(blurred vision), 머리가 너무 무거워서 들지 못할 정도라던가 등등이 올 수 있다. Butler(1991)는 신경 질병의 통증에 대해서, 다음과 같이 언급하였다 :

> 임상적 특징은 … 분명하지 않으며, 증상들이 약간 분명하지 않을 때 신경계를 생각하라는 제안은 좋다 … 하루는 목이 아팠다가, 다음 날은 주관절, 다음 날은 손의 장갑 끼는 부위에서 나타나는 등 증상은 여기 저기로 돌아다닐 수 있다.

그는 또한 '통증선(lines of pain)'과 통증의 '덩어리(clumps)'에 대해 언급하였다. 이러한 특징은 치료사들에 의해 신경의 원인이라고 아주 불분명하게 그룹 지어져 왔으며, 여기에는 신경병(neuropathy)도 포함이 된다. 이러한 주제들에 대한 기본적인 책은 Butler(1991)와 Grieve(1988a)이며, 이 두 책은 모두 Maitland 개념에 있어 필수적인 지식으로 구분된다.

증상의 양상(Behaviour of symptoms)

환자의 증상의 강도나 부위의 변화는 활동이나 위치들과 관련되어야 하며, 휴식기간의 장단에 따라 다르다(휴식이 긴 경우는 밤에 쉬는 것을 의미한다). 질문을 하는 동안 국소적으로 나타나는 통증과 연관통의 양상을 구분하는 것이 중요하다. 이 두 가지가 같이 나타날 수도 있고 또는 완전히 다른 양상으로 나타날 수도 있는데 이는 통증의 원인들이 다른 것을 의미한다. 그림 6.13에 반드시 해야하는 일반적 질문들이 나와 있다.

여러 가지 활동에 따라 나타나는 환자의 통증의 양상은 환자가 어떻게 영향을 받았는지 그리고 그 정도가 어느 정도인지 등을 알 수 있게 해 준다. 더 나아가서, 질병(disability)의 정도를 나타내는 지표가 되며, 이는 손상(impairment), 질병(disability)/활동 제한(activity limitation), 그리고 핸디캡/참여 제한 (participation restriction)(ICIDH, WHO 1980, 1997)등의 용어로 나타낸다. 질문들은 반드시 그 다음에 어떤 것들이 평가되어야 하는지를 이끌어내어야 한다. 예를 들면, 환자가 현관까지 다리의 통증이 심해지기 전까지는 걸을 수 있다고 했다고 하자. 만약에 치료 중 이라면, 이러한 사실은 환자가 현관까지보다 더 많이 걸을 수 있는 단계에 도달하게 되면 진전을 평가하는 기초가 된다. 이러한 주관적인 평가들이 객관적인 사실이 되는 것이다.

환자의 연관통의 원인들과 원천을 이해하는 것은 하나의 결론에 도달하는 경우는 드물다. 그러기가 상당히 어렵다. 여러 가지의 다양한 영향을 주는 요소들이 있다. 입증된 과학적 인자들은 그다지 많지 않다. 이러한 것에 대해 Grieve의 책(Grieve, 1988a)보다 더 좋은

Butler, D. S. (1991). *Mobilization of the Nervous System*. Edinburgh: Churchill Livingstone.
Cyriax, J. and Cyriax, P. (1993). *Cyriax's Illustrated Manual of Orthopaedic Medicine*, 2ed. Oxford: Butterworth-Heinemann.
Grieve, G. P. (1988a). Common Vertebral Joint Problems, 2nd edn, Edinburgh: Churchill Livingstone.
Butler, D.S. (1991). Mobilization of the Nervous System. Edinburgh: Churchill Livingstone.
Grieve, G. P. (1988a). Common Vertebral Joint Problems, 2ed, Edinburgh: Churchill Livingstone.

책은 드물다. 환자에게서 나타날 수 있는 또 하나의 실제적인 측면은 '기억된 통증'(또는 컴퓨터 언어로, '프로그램화된 통증' 인데, 이것은 확인할 필요가 있다. 이러한 것의 예는 환자가 둔부의 통증이 대퇴의 종아리의 외측부로 내려가며, 가장 심한 부위가 하지의 아래쪽 1/3 부위이다. 어느 정도 주관적 검사를 진행 해 나갔을 때에는 이것이 신경근 질병이 원인이라고 볼 수 있다. 그러나, 환자가 20년 전에 경골과 비골의 아래쪽 1/3 지점에 골절을 입었을 때, 이것이 통증을 일으킨다고 하면, 이때에는 프로그램화 된 통증의 가능성을 반드시 생각해 보아야한다. 그로 인해 얻어질 수 있는 효과는 검사자가 증상들의 원인에 있어 우선권을 다시 한 번 생각하게 하는데 있다.

질병의 자극성(Irritability of the disorder)

환자의 증상이 환자의 활동에 의해서 얼마나 쉽게 악화되는지 그리고 얼마나 쉽게 통증이 가라앉는지 등을 결정하기 위한 질문들을 반드시 하여야 하며, 그래서 과다한 검사로 인한 증상들의 악화를 막을 수 있다. 이를 우리는 나중에 '자극성' 이라고 하며, 이는 '계획서(planning sheet)' 에 항목이 들어가 있다(표 6.3을 참조).

질병의 자극성을 검사하기 위해, 환자의 증상들의 양상의 세 가지 측면이 특정기능이나 활동과 연관이 되어야 한다 :

1. 환자의 통증을 유발하는 활동이 무엇인지 보고, 그 활동의 활동력(vigor)을 알아야 하는데, 특히 도수물리치료적 검사나 치료적 운동과 관계가 있는 것을 본다.
2. 특정 활동에 의해 증상들이 증가되는 강도와 질을 본다.
3. 증상을 유발하는 활동을 하기 이전의 수준으로 증가된 증상들이 감소되는 데 얼마나 걸리는가 본다.

30분 동안 다리미질을 하는 정도의, 비교적 사소한 활동이 상당한 통증을 일으켜서 환자가 다리미질을 하지 못하게 되고, 그러나 30분 정도 쉬었을 때, 다시 또 30분 정도 다리미질을 할 수 있으면 이 질병의 자극성이 작다는 것이다. 이러한 경우 전체 검사와 함께 첫날 더 악화될 가능성이 없는 상태에서 어느 정도의 치료도 할 수 있을 것이다. 그러나, 증상이 환자가 잠을 자고 일어나서까지 감소되지 않을 경우, 이 질병이 자극성이 있다고 할 것이고 검사와 치료는 환자에 맞게 짜여져서, 자극성을 인지한 상태에서, 악화되는 것을 피할 수 있을 것이다.

환자의 통증이 지속적이거나 간헐적이던 간에, 휴식 시에 나타나거나 활동 시에 나타나는 것과 상관없이, 통증을 악화시키거나 약화시키는 운동, 자세들, 또는 활동들이 있을 것이다. 이러한 자세들이나 또는 활동들은 주의를 기울여 살펴야 하는데, 이는 치료 중에 취하거나 피하여야 할 자세의 선택에 도움을 주기 때문이다.

통증에 대한 휴식의 영향에 대해 평가를 내릴 때 주의가 요구된다. 종종 환자가 통증이 잠자리에 들 때에 심해진다고 할 수 있는데, 이는 사실상 증상이 첫 한 시간 동안만 심해질 수 있는 것이며 또는 하루 동안의 활동의 결과로 인한 것일 수도 있다. 더 자세히 질문을 하게 되면, 통증이 다음날 아침 상당히 감소된 것을 발견할 수 있을 것이다. 그러나 통증이 밤에 너무 심해서 잠에서 깰 정도인 경우, 세심한 조사를 요구하는데 이는 대개 물리치료를 필요로 하는 역학적인 문제보다 더 심각한 병리적 문제일 수 있기 때문이다.

> 자극성(Irritability)은 약간의 활동도 많은 통증을 일으키며 안정되는 데 긴 시간이 소요되는 것이라고 정의를 내릴 수 있다. 증상을 일으킨 활동이 통증의 강도로 인해 중단된다면, 환자의 증상을 '중증' 이라고 하는 것이 아주 유용할 수 있다. 자극성이나 중증성의 모든 측면들이 검사를 시행하는데 있어서나 치료를 진행 중일 때다 고려되어야 한다.

WORLD HEALTH ORGANIZATION (1980). *The International Classification of Impairments, Disabilities and Handicaps*. Geneva: WHO. WORLD HEALTH ORGANIZATION(1997). *ICIDH-2, International Classification of Impairments, Activities, and Participation. Beta-1 Draft for Field Trials*. Geneva: WHO
GRIEVE, G. P. (1988a). *Common Vertebral Joint Problems*, 2ed, Edinburgh: Churchill Livingstone.

환자의 통증의 중증도를 평가하려고 할 때 상당한 어려움을 만날 수 있다. 통증에 관한 주제들은 너무나 복잡해서 (Melzack and Wall, 1984), 완전히 알려진 지식도 있으나 많은 주제들이 아직 알려지지 않았고 가설만 세운 것도 많이 있다. 환자들은 다양하게 많은 이유들에 의해서 증상들을 여러 다른 방법으로 표현할 수 있으나, 거기에는 어느 정도의 일관성이 있어서, 임상인들이 알아볼 수 있는 유용한 표현을 할 수가 있다. 항상 마음에 두어야 할 가장 중요한 사실은 증상들이 생리학적 기초를 가진다는 것이다(알려졌건 아니건 간에), 그리고 거기에는 심리학적으로 영향을 받는 측면이 있다는 것이다. 물리적 검사들에 의한 생리학적 통증 역치가 다른 것에 대해 논의한 Keele(1967)에 의한 연구는 아직도 가치가 있다. 임상에서 상당히 자주, 아직 밝혀진 이론적 지식이 없는 특이하거나 또는 이상한 증상을 환자들이 호소할 때 거기에 대한 의구심을 가지고 환자를 치료하지 않는다. 치료가 전혀 효과가 없을 때, 이런 불행한 환자들은 그들의 통증이 심리적인 것이라는 꼬리표를 붙이게 된다. Grieve(1981)와 Butler(1991)는 임상에서 볼 수 있는 증상들에 대해 가능한 이유들에 대한 유용한 정보들을 제공하였으며, 임상인들에게도 타당하게 여겨진다. 이러한 지식적 단계에서의 가장 중요한 요점은 환자의 말을 들어주는 것과 믿어주는 것인데 이는 (a) 환자가 표현을 하는 것이 치료사가 그들의 무엇으로 인해 고통을 받는지 알 수 있게 해주고, (b) 환자의 성격에 관한 것을 알게 해주며, 그리고 (c) 치료를 통해 환자의 상태를 증진시킬 수 있는 기회가 많아지게 해주기 때문이다.

환자의 정상적인 관절의 한 두 부위를 신장하여 환자의 반응을 관찰하는 것으로 통증의 평가를 하는데 도움이 될 수 있다. 이러한 정보들을 환자의 병력과 통증으로 인해 환자가 할 수 없는 것들을 표현하는 것과 비교해 보는 것 등이 모두 평가에 도움이 될 수 있다.

질문들의 목적은 환자의 증상들과 문제들을 완전히 알아서 치료사가 환자들에게 치료사로써 서기 위한 것이다. 그 다음 이와 관계된 병력을 물어보는 것보다 환자의 발병과 현재 증상의 병력에 대해 물어보는 것이 자연스러운 단계가 된다. '병력'을 이 순서의 맨 끝 부분에 놓는 것이 경험이 없는 물리치료사들에게 건설적인 질문들을 할 수 있게 하는 데 도움이 된다.

MELZACK, R. and WALL, P (1984). *The challenge of Pain*. London: Penguin Books.
KEELE, K. E.(1967) Discussion on research into pain. Practitioner, 198, 287.
GRIEVE, G. P. (1980). *Common Vertebral Joint Problems*, Edinburgh: Churchill Livingstone.
BERTLER, D.S. (1991). *Mobilization of the Nervous System*. Edinburgh: Churchill Livingstone.

특별한 질문들(Special questions)

이 부분은 도수교정에 고유한 위험 요소가 있거나 치료에 제한을 줄 수 있는 요소들에 대한 것을 볼 때 반드시 해야 하는 질문들을 다루고 있다[추골기저 동맥 부전증(vertebrobasilar insufficiency), 골다공증 (osteoporosis) 등등]. 각 척추의 부위마다 질문이 다르며, 이는 관련 장에서 논의되고 있다.

특별한 질문들, 관례적 질문들, 그리고 위험한 질문들이 반드시 질문해야 하는 특별 질문들에 속한다. 특별한 질문(Special Qs)은 장기간 동안의 휴식의 영향(하루밤 동안 쉰 것과 30분 정도의 휴식을 비교한다), 활동의 영향, 하루를 마칠 때와 아침에 잠자리에서 일어났을 때 그리고 활동시의 증상의 정도 등등.

관례적 질문들(Routine Questions)은 일반적 건강상태, 체중 감소, 피로 정도, 가정과 직업적 관계, 이전의 수술이나 질병, 투약 등등.

위험한 질문들(Danger questions)은 추골기저 동맥 부전증(vertebrobasilar insufficiency), 마미 신경 증후군(cauda equina syndrome), 골다공증, 수술 등과 관련된 질문들이다.

병력(History)

경추와 흉추 그리고 요추의 주관적 검사에서 보여지는 것과 같이, 병력에 관한 것은 어느 단계에서나 질문을 할 수 있으며, 가장 적절하다고 생각될 때 질문의 어느 단계에서나 할 수 있다. 만성적으로 특별한 사건이 없는 질병을 만나게 되면, 병력은 맨 끝에 남겨지는 것이 좋으며 증상의 위치(area)와 양상(behavior of symptoms)이 질문을 가르쳐 주며, 환자의 진술에서 관련이 없는 정보들을 제외시킬 수 있다. 대개의 경우 통증으로 인해 치료를 받으러 오는 경우가 많기 때문에, 환자의 질문에 대한 답변이 '나는 여기가 아파요' 일 경우 질문을 하는 동안 적절한 예를 제공하는 것이 필요하다.

병력을 조사하는 것은 지식과 경험을 필요로 하는 기술이다. Macnab의 병력에 관한 장을 반드시 읽어보아야 하며(Macnab, 1977), 모두가 이해해서 적용하여야 할 것이다. 현재 발생한 증상과 관련된 세밀한 사항과 초기의 병력만으로도 - 정확한 진단을 내릴 수 없다고 하더라도 - 문제가 있는 구조물들의 상태에 대한 소중한 정보를 얻을 수 있을 것이다.

환자의 증상이 '점진적으로' 온 경우 이것을 아는 것은 충분하지가 않은데, 이 경우 점진적이라는 것이 무엇을 의미하는지 명확하지가 않기 때문이다. 환자에게 질문을 할 때 '언제부터 아픈지 몰랐다는 것입니까?' 라고 했을 때, 답변이 '예' 라면, '점진적' 이라는 것은 환자가 증상을 1-4주에 걸쳐 아픈 것을 조금씩 느끼기 시작했다는 것이다. 두 가지 대조되는 질문을 함으로써 더 나은 정보를 얻을 수 있다 - '조금씩 며칠 전부터 아프기 시작했어요, 아니면 몇 주 동안 아팠어요?'.

이러한 점진적인 것을 종류별로 나눌 수가 있는데 또한 하루동안 점진적으로 온 것과 구분할 필요가 있다. 환자에게 '아픈 것이 어떤 날부터 아팠는지 기억할 수 있습니까, 그것이 아주 미약하더라도 그전에 완전히 아프지 않은 적이 있었습니까?'. 만약에 대답이 '예' 라면 다음의 것들을 알 필요가 있다.

1. '아파서 깬 적이 있나요?' - 이는 대개 어떤 일이 그 전날 낮에 일어난 것을 의미한다. 이 때에는 질문을 특별히 다른 활동을 하였거나 또는 잊어먹은 사소한 사건이 있었는지 등의 유발 인자를 결정하는데 초점을 맞추어한다.
2. '낮에 아팠나요?' - 이것은 증상을 유발하는 사소한 사건이나 또는 심하게 일을 하거나 다른 작업을 한 것이 없는 것을 의미하며, 어떤 것이 증상이 나타나지 않은 채 점진적으로 발생된 것을 의미하며, 그 날 그냥 운이 나쁘게 증상이 나타난 것으로 본다.

MACNAB, I. (1977). *Backache*. Ch. 7. Baltimore: Williams & Wilkins.

경미한 사건으로 인해 다음 날 증상이 나타난 경우, 증상의 중증도, 사건의 정도와 환자가 일을 계속할 수 있었는지 없었는지 등이 손상이 온 구조물의 손상 정도에 대한 귀중한 정보가 된다. 이와 비슷하게, 어떤 사건이 있은 다음 날 아침에 증상과 잠자리에 들기 전의 증상을 비교하는 것은 경미한 사건으로 인한 그 영향에 대해 손상 받은 조직의 질병의 정도와 관계된 정보를 제공한다. 이러한 질병은 연관통을 포함한 국소적 통증에서 진행된다.

그 다음 통증이 점진적으로 진행되었거나 또는 발단부터 연관통으로 인한 것일 수도 있다.

> '점진적으로' 발생한 증상들은 더 분류할 필요가 있다.

환자의 증상의 병력들에 관한 질문을 하는데 있어, 환자가 두 가지 질병을 가질 수 있다는 것을 인식하여야 한다. 새로운 문제가 이전의 문제 또는 장기간동안 지속되던 문제와 중복될 수 있으며, 환자의 질병을 형성하는데 기여한 각각의 것을 구분할 수 있어야 한다.

> 환자들은 두 가지 질병에서 오는 증상들을 가질 수 있다. 환자의 질병을 형성하는데 기여한 각각의 것을 구분하려는 모든 노력을 경주하여야 한다.

때로 환자는 연관된 병력이 있는 것을 알지 못한 채 특정 질병의 상당히 진전된 단계의 증상들을 보일 수 있으며, 도수 물리치료사들은 환자가 처음 나타났던 증상들에 비해 상당히 특이하다는 것을 알 수가 있다. 이러한 경우에, 우리는 정상이라고 생각하는 것을 환자가 이

표 6.5 병력 조사(Taking the history)

현재 병력

1. 아픈지가 얼마나 오래 되었나?
('이번에 얼마나 아팠는지' 조사를 할 필요가 있다.)

이번에 어떻게 아프게 되었나?
(무의식적인 발언)
(갑자기 발병되었는지 점진적인지)

- 갑작스런 경우
  - 사건이 있는 경우 (중증도)
    - 힘든
    - 안 힘든
  - 사건이 없는 경우 빨리 온다
    - 자다 깼다 경우
    - 동안 오전/오후
- 점진적인 경우
  - 처음에 어떻게 알게 되었는가?
    - 질병을 유발하는 활동으로 인함
    - 사건으로 인함 (중증도나 혹은 있는가?)

유발 인자들
1. 유발성 활동들 :
   (a) 일상적이지 않은
   (b) 힘든
   (c) 한 자세를 유지함
2. 바이러스
3. 과로
4. 냉기, 습기, 풍기
5. 가족력

2. 사건의 중증성과 질병의 정도와 연관시켜 비교해 본다(중증의 병리)
3. 국소 통증의 병력, 연관통의 병력(체지 통증이 위로 혹은 아래로)
4. 처음 기간부터 증상들이 '안정' 될 때까지의 진행

이전 병력

1. 처음 발병에 대해 자세하게 : 원인
기간
치료
2. 그 다음 발병 : 빈도
원인 경감
회복 : 률(휴식, 등등)
3. 의료 병력 (사회-경제적)

전에 자기가 가졌을지도 모르는 이전 증상에 대해 강하게 말한 것이 된다('당신은 나에게 너무 많이 말하지도 말아야하고, 너무 조금 말을 하는 것도 안 됩니다; 그 연관성에 대해서는 제가 판단하게 해 주십시오' 라고 한 것을 기억하라).

정도가 심한 외상(교통 사고 등으로 인한 것들)이 증상의 원인인 경우, 다음의 것들을 알 필요가 있다 :

1. 외상의 정도 - 타박상의 범위, 색상과 기간, 차의 손상 정도 등을 확인하여야 한다.
2. 환자가 충돌될 것이라는 것을 알고 있었는가 - 즉, 환자가 충돌에 대비하고 있었는지 아니면 무방비 상

태로 충격을 받았는지(항상 후자의 경우가 더 많은 위험을 내포한다)?

병력에서 주로 다루어지는 것은:

1. 현재 증상의 발병과 발달.
2. 현재 질병의 단계.
3. 현재 질병의 안정성.
4. 증상의 발달을 포함한 이전 병력과 유전적 요소의 가능성.

질병이 자연적으로 생긴 질병 중, 도수 물리치료사들이 가장 많이 보는 척추 질병들은 :

1. 잘못된 자세, 과사용, 오용, 또는 남용으로 인한 자극이 축적되어 오는 인대성 또는 관절성 질병
2. 경미한 염좌(sprain)로 인한 인대나 관절의 질병.
3. 잠기거나 운동에 제한이 온 관절
4. 척추관(verteral canal)이나 추간공(intervertebral foramen)의 구조물의 질병들
5. 역학적 손상이 온 관절염(관절증) 질병들
6. 추간판성 질병들

이러한 모든 것들은 모두 발병과 전개에 있어 우리가 알아볼 만한 양상을 가지고 있다.

척추의 인대와 관절염(-증, -의) 질병들은 말초 활액관절의 같은 질병들과 같은 병력 양상을 가지고 있다. 인대 질병을 가지고 있는 환자들의 병력 검사에서는 반드시 그 부분이 어떠한 것에 의한 것인지 결정하는데 주력을 기울여야 한다 :

- 스트레스(stress)
- 좌상(strain)
- 염좌(sprain)
- 과용(overuse)
- 오용(misuse)
- 신용(new use)
- 남용(abuse)
- 무사용(disuse)

관절 질병들은 장기간동안 지속적인 불편함이 자주 악화되는 상태가 오는 것을 환자가 인식할 때가 많다. 어떤 환자들은 이 질병이 이전의 외상과 연관이 있거나 다른 이들은 가족력의 관계 등이 있을 수 있는데, 어떠한 경우에도 운동의 범위에서 통증이 있으며, 염발음이 있을 수 있다. 추간판성 질병의 병력은 신경근이나 다른 구조물들과 연관이 있을 수도 없을 수도 있으며, 뒤에서 자세히 기술하여 놓았다. 잠긴 관절(locked joint)의 병력은 아주 특정하게 나타난다. 연관통은 어디에서 통증이 오는지 나타내는 특징이 있다.

현재 질병의 병력 조사를 통해 전체적인 병력을 조사할 때 좀 더 정확하게 질문을 할 수 있게 해준다. 만약에 첫 번째 질문이, '얼마나 오래 아프셨나요?' 그러면 환자는 20년 전에 제가요 ...,'라고 하면 환자에게 다음과 같이 이야기해서 중단시키는데,' 아니요, 미안합니다, 제 말은 지금 아픈 것이 얼마나 오래 되었는가를 말하는 것입니다. 언제인가를 안 후엔, 어떻게 시작되었는지 그리고 원인이 무엇인지에 대해 질문을 하여야 한다. 환자가 '갑자기 아프기 시작했어요' 라고 하면 도수 물리치료사들은 어떤 특정한 시점부터라고 말할 수 있지만, 환자는 이틀이나 그 이상의 기간을 이야기하는 것일 수도 있다. 점진적인 발생은 대개 자기도 모르게 발병되는 것이지만(위에서 논의한 것처럼), 어떠한 용어를 환자가 사용하던지 반드시 명확하게 할 필요가 있다. 발병이 점진적이라면, 환자가 그 증상이 왜 시작되었는지 아는가를 확인할 필요가 있다 - 환자가 무엇인가 잘못되었다는 것을 느끼게 한 것이 무엇인가 하는 것이다.

모든 질문들은 진단을 내릴 수 있도록 하여야한다. 그러므로, 각기 다른 질병에 대한 병력의 양상을 검사자가 확실히 알고 있다면, 진단을 확실히 하기 위한 정확한 질문을 함으로써 더 많은 정보를 얻을 수 있다.

질병을 일으킨 특정한 사건이 있던 환자는 다음 3가지 중 하나의 범주에 속하게 된다.

1. 넘어지거나 손상을 입은 사람들.
2. 경미하거나 사소한 사건이 있었으나 다음 날 아침까지 알지 못하는 사람들.
3. 그냥 비틀거나 구부리기만 했는데도, 갑작스런 통증

으로 인해, 정상적인 자세로 돌아가지 못하는 경우의 사람들.

특징을 잘 맞추는 것이 아주 중요하다.

예를 들면, 아주 건장한 45세의 농부가 식탁에 앉아 아침 식사를 하다가 부인이 건네 주는 차를 받으려고 식탁 건너편으로 팔을 펼치다가 갑자기 움직일 수 없게 만드는 통증이 오게 되었다. 어떠한 동작에서도 심한 통증이 나타난다. 그는 침대로 옮겨져서 진료를 받게 되었다. 그는 농장에서 평생동안 힘든 일을 하였지만, 이전에 허리가 아픈 적이 전혀 없었다. 이와 별개의 사소한 사건들이 몇 번 있었지만, 지금 나타나는 증상과 상관이 있다고는 할 수 없는 것들이다. 척추가 이러한 사소한 사건으로 인해 이런 강력한 반응이 나타나는 경우 반드시 이유가 있을 것이다. 그 원인으로는 척추에 심각한 병적인 문제가 있거나 또는 척추가 '힘이 빠지기(giving way)' 쉽게 하는 요소가 반드시 있을 것이다.

유발 인자들(predisposing factors)을 고려할 때에, 각각의 요소들이 다 합쳐져서 환자가 컵을 잡으려고 했을 때 문제가 생긴 것과 맞아 떨어져야 한다. 흥미로운 사실은, 이런 컵 사건이 있기 2주 전에, 농장에서 환자의 작은 차가 펑크가 난 적이 있었다. 잭(jack)이 없어서, 농부는 차의 구석 부분을 들어 올리는 동안 그의 아들이 바퀴를 갈아 끼운 적이 있다. 그 당시에는 아무런 허리의 문제가 없었다. 일주일 후에, 그는 송아지 한 마리를 끌어다가 그의 트럭에 실어야 했는데, 이때에도 아무런 허리의 증상이 나타나지 않았다. 그리고 일주일이 있다가, 황당하게 차 한잔을 마시려다 변을 당한 것이다. 이 때의 차 한잔의 사건은 더 이상 견디지 못하게 되는 마지막의 부담(last straw)이 되었다.

> 환자의 문제에 대한 병력 조사를 할 때 '유발 인자'에 대한 조사는 필수적인데, 이는 환자의 문제의 특징을 이해하는데 도움을 주고, 치료의 진행과 예방 방법의 선택에 도움을 준다.

환자의 발병의 원인을 조사하는데 있어, 증상이 처음에 어떻게 나타났는지 알 필요가 있으며 그 이후에는 그와 맞아떨어지는 납득할만한 원인을 찾을 수 있어야 한다. 이렇게 연관을 짓는 것은 환자가 자세성 요통을 갖고 있던지, 추간판 손상으로 인한 경우이던지, 또는 '관절' 질병의 악화이던지 다 똑같은 중요성을 가진다.

때로는 아주 세심하게 조사를 해야 할 필요가 있는 경우가 있는데, 심지어는 조사 기간을 두 번째 환자를 볼 때까지 연장해야 할 필요가 있는데, 이때에는 병력의 특징과 환자의 호소 증상의 특징이 맞아야한다. 그러나 반드시 '특징이 맞아야 한다'.

질병의 진행을 이해하기 위해서는, 특히 처음 시초의 발병과 관련해서는 과거 병력의 조사는 필수적이다. 말이 많은 환자의 경우 이러한 과정이 지난 20년의 병력에서 무엇을 버려야할지 또는 무시해야 할 지를 알아야 되는 초보자에게는 조금 지겹게 여겨질 수 있다.

그러나, 처음 시초의 발병을 분류한 후에, 그 사이에 일어난 일은 다음의 질문들을 통해 다룰 수 있다.

'아프지 않은 기간이 얼마나 오래 되었나요?'
'아픈 적이 몇 번이나 됩니까?'
'아픈 빈도가 최근 2년 동안 바뀌었나요?'
'그것 때문에 입원하신 적이 있어요?'
'어떻게 그렇게 아프기 시작했어요?'
'지금까지 어떤 치료가 가장 도움이 되었는가요?'

현재의 병력과 발병한 순간부터 현재까지의 증상의 진

표 6.6 주관적 검사의 계획

(처음 질문)
질문의 종류

병력 | 증상들의 부위 | 증상들의 양상 | 특별한 질문들

진단
이전 병력의 양상들
현재 병력의 양상들
질병의 단계
질병의 안정성

행을 아는 것, 그리고 이전에 실행한 치료의 효과를 아는 것이 중요하다. 또한 의학적 병력이나 사회-경제적 병력들도 반드시 물어보아야 한다. 표 6.6에서 언급해야 할 일반적인 요점들에 대해 참조할 수 있도록 하였다; 관련장에서 특정병력에 대해 나중에 논의할 것이다.

계획(Planning)

주관적 검사의 계획 (Planning the subjective examination)

환자가 처음 방문했을 때 하는 질문들과 관련된 주관적인 것들을 기록한 표들이 있다. 이전에 언급한바와 같이, 상황에 따라 병력을 질문하는 순서가 다를 수가 있다. 치료사가 환자를 상세하게 검사하는 과정과 환자와의 대화 기술에 있어 경험이 생길수록, 진단에 이르는 개인적인 질문을 하는 유형이 상당한 차이가 있을 수 있다. 초보자에게 있어, 질문을 하는 순서의 변화를 주는 것은 확신이 설 때에만 하여야한다. 어떠한 단계에서도 물리 치료사가 일련의 생각(train of thought)을 잃지 않는 것이 중요한데, 일련의 생각이 흐트러지면, 중요한 질문이 아주 쉽게 잃어버려지게 된다. 표 6.6에서는 주관적 검사의 계획에 대해 제시해 놓았다. 주관적 검사를 계획하는데 있어, 환자의 운동이나 태도 그리고 상담이 이루어질 장소에 안내되어 들어올 때의 행동의 미묘한 차이 등의 모든 측면에 대한 관찰이 제일 처음에 하는 것이 된다. 두 번째 단계가 진찰하기 위한 초기의 질문들이 된다. 검사와 직접적인 연관이 있는 처음 질문은, '지금 당신의 가장 큰 문제가 무엇이라고 생각하나요?'. 이러한 질문에 답변에 이어서, 우리의 계획은 환자가 호소하는 '질병의 종류'를 세우는 것이다.(이러한 것들이 표 6.6의 항목들과 관계가 있다).

질문을 하는 동안, '자동적 즉각 반응이 나타나는 추후 질문들(automatic immediate response follow-up questions)'을 필요로 하는 핵심 단어들(key words)과 진술들을 잡아내기 위해서 상당한 주의를 기울이면서, 이와 동시에 어떠한 순간이라도 환자의 생각과 보조를 맞추는 질문을 하는 것이 상당히 중요하다. 목적은 환자가 말하는 모든 것을 논리가 맞게 하여서 '특징이 들어맞게' 하려는 것이다.

질병의 종류를 설정한 후에, 질문의 유형은 3 가지 중에 하나로 집중될 수 있다. 3 가지의 경로로는 :

1. 병력
2. 증상의 부위(area)
3. 증상의 양상(behavior)

만약에 환자가 급성으로 발병된 경우, 또는 통증이 심한 경우, 병력이 맨 처음에 올 수 있다. 그러나, 만약에 증상이 만성인 경우에는 치료사가 문제 부위가 어디인지 파악한 후에는 증상의 양상이 어떠한지 반드시 알아보아야 한다. 세 번째 가능성은 환자가 연관통이 체지에 있는 경우이며, 이러한 통증이 방사통인지 아닌지 결정해야 할 필요가 있으며, 병력이나 증상의 양상을 알아보기 전에 증상이 나타나는 부위를 명확히 할 필요가 있다.

어떠한 부위가 먼저 선택되던지, 마지막 목표는 유익한 진단에 도달하는 것이다(표 6.7).

주관적 검사를 계획함에 있어 물리치료사는 다음의 것들을 항상 같이 생각하여야 한다

1. 진단에 대한 의사의 생각과 제휴하는 생각을 하여야한다.
2. 환자가 치료실에 들어 왔을 때 환자를 관찰한 것과 생각을 맞춘다.
3. 환자가 고생하고 있는 질병의 유형과 관계가 있는 생각을 하여야 한다.

도수물리치료적 검사의 계획 (Planning the physical examination)

주관적인 검사가 끝난 후 도수 물리치료사들은 (a) 진단적 주관적 결과들, (b) 도수물리치료적 검사들 그리고 (c) 치료의 예후, 평가와 마지막 결과를 만드는 것과 관련해 어디로 갈 것인가를 확실히 알고 있어야 한다(표 6.8).

도수물리치료적 검사를 계획 할 때 물리치료사는 세가지의 확실한 생각을 가지고 있어야 한다:

표 6.7 이론적, 임상적 지식과 관련된 가설과의 관계와 정황을 설명한 표

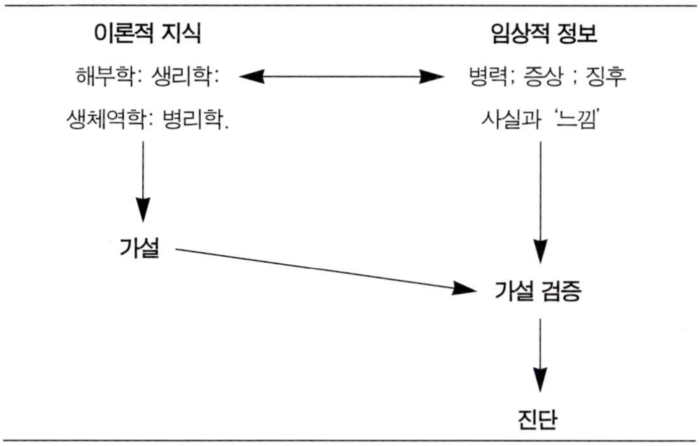

1. 환자의 증상의 원인이나 또는 원인을 결정하는데 있어 반드시 어떤 구조물을 검사하여야 하나?(표 6.8의 A를 참조)
2. 질병의 병리적 문제, 자극성, 또는 중증도, 다른 질병의 구조적 결함이나 증상의 양상으로 인해 검사에 제한이 있는가?(표 6.8의 B 부분을 참조)

> 물리치료사가 도수물리치료적 검사를 시작하기 전에, 치료사는 어떤 구조물을 검사하여야 하는지 그리고 고려해야 할 구조물이 무엇인지 확실한 계획이 서 있어야 한다. 질병의 병리적 문제, 자극성, 혹은 중증도, 다른 질병의 구조적 결함이나 증상의 양상으로 인해 검사에 제한이 있는가? 더 나아가서, 질병의 가능한 원인들과 질병의 발전에 기여하는 인자들에 대한 추측을 할 필요가 있다.

이러한 두 가지 측면에 관한 결정을 내린 후에, 치료사는 사용할 검사 과정의 종류에 관한 그녀의 의견을 결정하여야 한다(표 6.8의 C 부분을 참조). 그 다음 단계는 다른 관점에서 나머지 도수물리치료적 검사를 고려하는 것이다.

3. 증상의 원인과 별개로, 도수물리치료적 검사의 어떤 측면이 증상의 원인이 왜 이런 증상을 가지게 되었는지 가능한 이유로 보아야 할 것인가? (표 6.8의 D 부분을 참조)

임상적 근거와 실험 연구를 통해서 근육의 손상으로 인한 통증은 강도가 증가될수록 부위가 넓어지지만 손상이 있는 부위에서 국소적으로 제한된다고 나타났다. 활액 관절들이나 지지적 내부 구조물(supportive inert structure)들의 손상의 경우, 이와 달리, 관절에서 약간의 거리가 있는 곳까지 통증을 줄 수 있다. 활액 관절의 손상들은 그 지역의 관절의 아무런 통증이 없이 연관통의 원인이 될 수 있다. 예를 들면, 고관절의 퇴행성 관절염이 무릎의 통증을 일으키며, 척추(vertebral column)의 통증이 복부와 흉곽의 연관통을 유발하는 것은 잘 알려진 사실이다. 임상 연구를 통해 추간판이 탈출되거나 신경근 압박의 증상이 없는 상태에서도 국소적 통증이나 연관통을 일으킬 수 있다는 것을 보여주었다. (Cloward, 1959) 이러한 통증은 절대 근절의 원위부(distal segment of dermatome)에서 더 심하게 나타나지는 않는 것처럼 보인다. 그러나, 추간판의 탈출로 인해 신경근을 압박하였을 때 장딴지나 전완 부위같은 원위 지역에서 통증이 대개 더 심하게 나타난다. 증상들은 표층으로 전이될 수도 있는데, 이때 감각과민(hyperesthesia)이 된다(Glover, 1960). 근육으로 가면, 통증을 유발하고; 관절로 가면, 움직일 때 통증을 유발하게 된다(Brain, 1957).

계획은 아래에 언급한 네 부분으로 나눌 수 있는데, 이들의 경우 두 가지 목표를 가진 것으로 생각된다. 표 6.8에서는 도수물리치료적 검사의 두 가지 목표를 가진 것으로 나타난다:

표 6.8 도수물리치료적 검사 계획 Planning the physical examination

A. 증상들의 원인

1. 환자의 증상의 어떠한 부분이라도 원인이 될 수 있는지 검사해야 할 모든 관절과 근육을 열거하시오.

증상이 나타나는 부위에 위치한 관절들	특정부위로 증상을 전이하는 관절들	증상이 있는 부위에 위치한 근육들

2. 반드시 검사하여야 하는 손상 부위의 위쪽과 아래쪽의 관절을 기록하시오.
   ……………………………………………………………………………
   ……………………………………………………………………………
3. 특수 검사를 적용하여야 하는가?
   (a) 신경 검사 ……………………………………………………………
   (b) 기타 -열거하시오. ……………………………………………………
4. 추골 동맥 부전증(vertebral artery insufficiency)을 검사할 것인가? 예/아니오
5. 척수 징후(cord sign)를 검사 할 것인가? 예/아니오

B. 증상들과 병의 상태가 진단과 첫 번째 치료에 미치는 영향

1. 통증이 심한가? 예/아니오
2. 주관적 검사를 통해 질병의 자극성이 심한 것을 볼 수 있는가?
   국소적 증상들 예/아니오. 관련/기타 증상들 예/아니오
   (a) 국소적 증상들
      (i) 부분 반복적 동작에서 통증을 일으킨다 ……………………………
      (ii) 부분 아래와 같은 원인으로 심한 통증이 일어난다 ………………
      (iii) 부분 통증이 가라앉기까지의 기간은 ……………………………
   (b) 관련/기타 증상들
      (i) 부분 반복적 동작에서 통증을 일으킨다 ……………………………
      (ii) 부분 아래와 같은 원인으로 심한 통증이 일어난다 ………………
      (iii) 부분 통증이 가라앉기까지의 기간은 ……………………………
3. 질병의 '특성'이 주의를 요구하는가? 예/아니오
   (i) 병의 상태/손상 – 열거하시오 ………………………………………
   (ii) 쉽게 악화되거나 혹은 급성인 경우 …………………………………
   (iii) 특징 ……………………………………………………………………
4. 금기증이 있는가? 예/아니오
   열거하시오 …………………………………………………………………

C. 검사의 종류

1. 검사 동작의 사용에 있어 부드럽게 하여야 한다고 생각하는지 아니면 적절한 세기를 주어야 한다고 생각하는가?
2. 유사한 징후를 찾기가 쉬울 것이라고 혹은 찾기 어려울 것이라고 생각하는가?
3. 어떠한 동작이 '유사(comparable)' 하다고 생각되는가?

D. 관련 검사

1. 유발성 '신경/근육/골격/의학적' 인자들이 증상들의 원인이 된다.
   어떠한 관련 인자들이 검사되어야 하나?
   (a) 왜 관절, 근육 혹은 다른 구조물들이 증상을 가지게 되었나 생각해 본다.
      그리고 혹은
   (b) 왜 관절과 근육의 질병이 재발하나?(즉, 자세, 근육 불균형, 근력, 비만, 강직, 과가동성, 불안정성, 근위 혹은 원위 관절의 변형 등등)
2. 관절의 안정성에 대한 질병의 영향

E. 치료

1. 어떠한 단기적 그리고 장기적 치료 목표가 추구될 것인가?
2. 통증, 저항, 약화 혹은 불안정성 중 어떤 것을 치료할 것인가?
3. 주의를 기울여야 하는 주의사항이나 금기증들이 있는가?
4. **치료**를 계획함에 있어(검사 후에) 재발을 방지하거나 감소시키기 위해서 어떠한 조언을 하거나 어떤 방법을 사용할 것인가?

1. 첫 번째 부분은 증상들의 원인이 되는 구조물을 결정하고 비정상적인 운동의 방향을 찾아서 치료하는 것과 관련이 있다.
2. 두 번째 부분은 현재 나타나는 질병의 원인이 되는 구조물의 원인들이 되는 인자들을 결정하는데 중점을 둔다.

첫 번째 부분과 두 번째 부분은 같은 것을 의미하는 것이 아니다. 두 번째 부분은 첫 번째 부분과는 다른 생각의 선상에 있다. - 왜 이러한 구조물들이 증상을 일으키는 단계에 도달하게 되었는가? 첫 번째 부분은 어디에서 증상이 나오는지 찾기 위한 검사를 하는 것이다.

이 둘은 상당히 다른 것이며 검사의 다른 부분으로 구분되어야 한다. 같이 취급되어서는 안되며 같은 것으로 생각해서는 안 된다.

도수물리치료적 검사를 계획하는데 있어 고려하여야 하는 네 가지 부분들이 있다.

1. 근육들, 추간판, 활액 관절, '신경적' 그리고 신경근들에 영향을 미치는 질병들에서 나타나는 통증의 유형을 알고 있으면, 통증의 원인으로 검사하여야 할 관절들, 신경들과 근육들을 나열할 수 있다:
   통증이 있는 부위에 있는 관절들
   통증이 있는 부위에 놓여있지는 않지만 그 부위에 연관통을 줄 수 있는 관절들
   신경적 요소들
   통증이 있는 부위에 놓여 있는 근육들
2. 두 번째 고려해야 할 부분은 환자에 대한 통증의 영향이다.
3. 세 번째는 필요한 검사의 종류(예를 들면, 검사 동작의 정도와 강도 등)이다.
4. 환자의 통증이 발병하게 된 유발 인자의 이유가 되는 근원적인 이상을 확증하는 것이 검사의 마지막 측면이며, 이러한 것이 고쳐지지 않을 경우 재발을 유발 할 수 있는 것이다.

CLOWARD, R. B.(1959). Cervical diskography. A contribution to the etiology of neck shoulder and arm pain. *Annals of Surgery*, 150, 1052.
GLOVER, J. R. (1960) Back pain and *hyperaesthesia*. *Lancet*, i, 1165
BRAIN, R.(1957). The treatment of pain. *South African Medical Journal*, 31, 973.

표 6.8에서 '검사의 계획'을 예로 보여준 것이다.

이 다음에 논의할 것은, 일반적 건강, 자세, 근육의 균형, 그리고 다루지 않은 다른 유사 인자들과 관련된 검사들이 논의될 것이다. 이러한 것들이 치료와 관계가 있지만, 치료시에 사용될 관절 가동과 도수 교정의 선택과 그들의 효과 평가가 아주 중요하다는 측면을 강조하기 위해서 의도적으로 생략한 것이다.

이러한 예를 통해 '계획'이라는 측면이 명확해질 것이며, 여기에서 사용된 '관절'이라는 단어는 (이 책에서 전반적으로 사용되어지는) 수동운동의 영향을 받는 내부 구조물(inert structure)를 의미한다.

C6에서 T6의 중심부에서 나와서 외측으로 후방 흉벽을 지나 어깨의 위쪽에서부터 견관절의 하각(inferior angle)까지 가는 통증을 가진 환자가 있다. 통증은 우측 삼두근 부위로 퍼져나가면서 전완과 손목의 뒤쪽으로 나간다(그림 6.14). 통증이 관절들, 근육들, 또는 신경근 손상으로 인한 것이라는 생각을 하고 있으면, 이들 증상의 부분이나 전체적인 것의 원인이 될 수 있는 다음과 같은 구조물들을 검사해야 할 필요가 있다:

1. 통증이 있는 부위에 위치한 관절 : C6-T6
   T1부터 T6까지의 우측 늑추관절(costovertebral joint)
   우측 첫 번째 늑골부터 6번째 늑골사이의 늑간 운동
   우측 견갑흉부 운동(scapulothoracic movement)
   우측 관절와 상완관절(glenohumeral joint)과 회선근개(rotator cuff)
   우측 주관절
   우측 수근 관절
2. 통증이 있는 부위에 놓여있지는 않지만 그 부위에 연관통을 줄 수 있는 관절들
   (전 - 또는 후 - 쪽에 위치한 신경총과 통증 부위를 잘못 해석할 수 있기 때문에 이런 관절들을 포함시킬 필요가 있다):
   C4-6

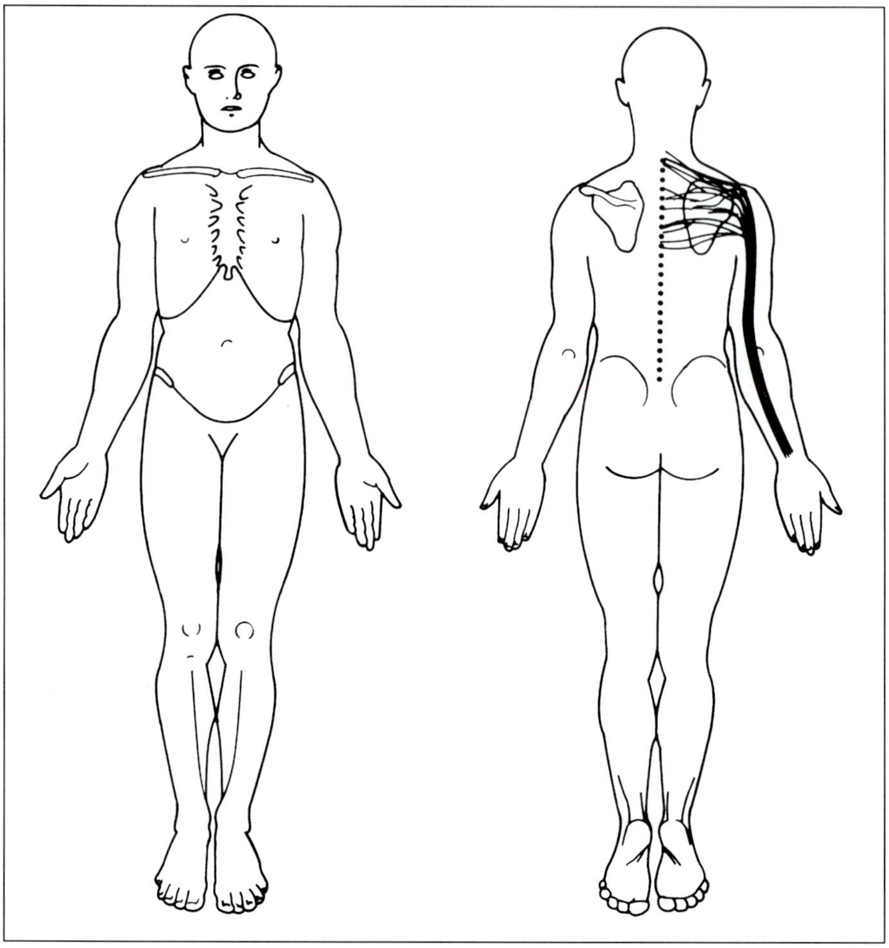

그림 6.14 통증 분포

T6-8, 늑추관절(costovertebral joint)과 늑골 사이의 운동을 포함한다.

3. 신경/지지 요소(neural/supportive)들이 증상이 있는 부위(들)에 전이할 수 있다.
   C3-C9 관절들(articulations)
   첫 번째와 두 번째 늑골들
   포획(entrapment)과 견인(traction)
4. 통증이 있는 부위에 있는 근육들
   견갑골의 거상근(elevator)과 후인근(retractor)
   주관절의 신전근
   수근관절과 손가락의 신전근들

경험이 있는 물리치료사라면 여기에 있는 구조물들을 아주 짧게만 검사할 것인데, 이유는 통증의 유형과 병력을 통해 이러한 구조물들이 통증을 일으키지 않을 것이기 때문이다. 그러나, 이러한 검사들은 구조물들이 통증에 기여하지 않을 것이라는 가정 하에 완전히 제외되어지지는 않아야 한다.

도수 물리치료적 검사(Physical examination)

사고의 배경에 있어 정형외과 수술의(surgeon)와 일반의(physician), 도수 물리치료사와 환자들은 상당한 차이가 있으며, 이 4인조는 의견이 같을 수가 없다. 그러나, 이들이 하나의 팀으로서 같이 일하고, 생각하고, 논의하지 못할 이유는 없다. 정형외과 수술의와 일반의가 서로의 사고 과정을 서로 이해하는 것을 보는 것은 흔한 일이다. 도수 물리치료사와 환자가 서로의 사고 과정을 이해하는 것도 흔히 볼 수 있다. 그러나 전자의 두 사람의 생각과 후자의 두 사람의 생각을 합치기는 쉽지가 않다. 그렇게 될 수도 있겠지만, 이는 전문직업인으로서가 아니라 개인적으로 서로를 이해하는 것에 기초할 경우이다.

그들의 근거는 상당한 차이가 있다. 오케스트라 단원이나 또는 독주가가 지휘자나 작곡가와 같은 사고 과정을 갖는다는 것은 사리가 맞지 않는 것이지만, 그로 인해서 이 네 분야의 사람들이 같이 협력하여 좋은 결과를 가지지 못하게 하는 것은 아니다. 그들의 근거는 같지 않은 것이다. 겸손하게 다른 사람을 인정해서 받아들이는 것이 서로 서로 이루어진다면, 다시 한 번 말하지만 개인적인 차원에서, 다른 사람들의 생각을 이해하는 문을 여는 것이 될 것이다. 분명히 전문 직업인들도 이러한 이해를 가질 수 있다. 서로를 받아 들이는 것이 합의를 이루는 기초가 될 것이다. 그러나, 서로를 인간적으로 이해하는 것이 가장 바람직하고 성공적인 결과를 가져올 수 있으나, 이 모든 것의 궁극적인 목표는 환자를 위한 것이라는 것이다. 도수 물리치료사는 오직 도수물리치료적 검사(자연적으로 훈련과 경험에 의해 제한을 받는)와 그리고 다른 직업과 비교해서 좀 더 기능이나 운동과 연관이 있는 신체적 예후를 제공할 수가 있는 것이다. 이것은 항상 염두에 두어야한다.

물리치료사의 도수 물리치료적 검사의 목적은 첫째로, 환자가 가지고 있는 그의 질병의 개념을 증상을 일으키는 근육들, 관절들, 그리고 신경들로 해석하는 것이다. 그리고 두 번째로 환자의 질병을 발병하게 하는 신체적 요소를 결정하기 위해서이다. 등척성 수축 저항 검사와 수동 검사를 통해 근육들과 관절들에서 나오는 통증을 구분할 수 있다. 또한 능동운동의 평가를 통해서 질병으로 인한 기능적 제한을 알아내고 환자가 움직이려는 의지를 볼 수 있다.

관절의 내부 구조물(inert structures)들에 통증이 있을 때에는, 관절의 수동운동에서 가동 범위의 한 부분에서 통증이 나타날 것이다. 통증을 유발하기 위해서는 손상이 의심되는 관절의 한쪽 끝을 잡고 관절의 관절면을 누른 상태에서 고정한 후에 관절을 움직여 다른 쪽의 종속운동(accessory movements)을 검사할 필요가 있다. 손상이 근육에서 일어난 경우, 근육이 신장되거나 물린 것이 아닌 경우이면 수동 관절운동에 의해 통증이 나타나지 않을 것이다. 그러나 손상에 관련된 섬유들이 강력하게 수축되도록 하면 통증이 항상 유발될 것이다. 그러므로 수동운동에 의해 관절들의 문제가 결정되고, 관절의 운동을 최소화한 등척성 근육 수축 검사를 통해 근육의 손상을 결정할 수 있다.

등척성 검사는 항상 명확한 답을 주지는 않는데, 이유는 등척성 검사가 관절면의 압박을 유발하기 때문이다. 이와 비슷하게, 요추와 경추 부위의 등척성 검사는 상당한 양의 척추간의 운동을 유발한다. 이러한 상황에서는, 등척성 검사시 관절의 운동으로 인해 통증을 일으킬 수 있다. 그러므로, 관절 가동 범위 내에서 여러 가지 다른 자세에서 근육을 등척성으로 검사할 필요가 있으며, 저항적 능동운동과 수동운동으로 인한 통증의 정도를 비교할 필요가 있다.

관절 검사를 통해 통증을 일으키는 원인이 추간판 사이(intervertebral disc), 후관절(apophyseal joint), 관절낭(capsule), 그리고 다른 인대들에 의한 것인지는 구분되지는 않는다. 그러나, 어떤 운동에 제한이 있는지는 알 수가 있다. 또한 운동을 고려하는데 있어 추간판이나 후관절의 것으로만 보면 안된다. 척수와 그 위의 막들 그리고 신경근들과 신경 소매(sleeves)들도 척추관(vertebral canal)과 추간공(intervertebral foramina)에서 자유롭게 움직일 수 있어야 한다. 이러한 구조물들에 대한 검사가 반드시 물리치료사의 도수물리치료적 검사 부분에 포함되어야 한다.

척추간 분절의 검사는 다음과 같은 순서로 나눌 수 있다.

1. 능동 검사들
   a. 능동운동들 – 환자의 통증을 다시 유발하는 환자가 할 수 있는 운동들
      생리적 운동(physiologic movements)
      복합 운동(combined movements)

b. 능동 검사들과 같이 할 수 있는 보조 검사들(auxiliary tests), 예를 들면, 관절 압박 검사들이나 추골 동맥 부전증(vertebral artery insufficiency)을 위한 검사.

c. 신경적 검사, 신경 요소들의 검사에 주요한 부분을 차지하는 검사.

2. 수동 검사들

a. 척추관(vertebral canal)의 통증 감각 구조물들, 추간공 그리고 신경과 관계가 있는 운동들에 대한 검사.

b. 생리적 척추의 운동들.

c. 종속운동을 포함한 촉진.

d. 하나의 척추 분절의 생리적 수동 가동 범위

e. 감별 검사들(Differentiation tests)

능동 검사들(Active tests)

주관적 검사와 계획 이후에, 검사 동작들이 가능한 범위 이내에서 도수물리치료적 검사를 시행할 것인가, 또는 통증이 유발되기 시작하거나 강직이나 통증이 증가되는 시점까지 할 것인지를 결정할 필요가 있다.

> 검사를 시작하기 전에, 검사 동작들을 가능한 범위 이내에서 할 것인지 혹은 통증이 시작하거나 증가되는 범위까지 할 것인지 등을 결정하여야 한다.

통증이 증가하는 경우, 통증이 시작하는 범위나 또는 통증이 증가하는 범위를 지나서까지 범위를 증가시켜서 통증의 유형을 평가하여야 한다.

통증이 환자의 질병의 주된 증상일 경우, 검사 동작들은 오직 통증이 시작되는 범위까지만 시행된다(그리고 약간만 넘어서 통증의 유형이나 번지는 양상을 평가할 수 있다). 만약에 강직(stiffness)이 통증보다 더 중요한 경우, 검사 동작들은 가능한 범위를 지나서 수행되어야 하며, 만약에 필요한 경우, 과압박(overpressure)을 적용할 수도 있다.

제한점으로의 운동 - 부드러운 또는 단단한 과압박이 다음의 것들을 결정하기 위해서 적용될 수 있다.

- 동작의 끝 부분에서의 느낌
- 과압박에 대해 반응해서 나타나는 증상

통증으로의 운동 - 환자가 극심한 통증을 가지고 있을 때에는, 종속운동 검사(accessory movement tests)가 생리적 중립 위치에서 완전히 지지된 상태로 가능한 한 완전히 편안한 상태에서 관절면의 압박이 제거된 상태에서 시행되어야 한다. 이는 또한 종속운동 검사가 통증이 처음 느껴지는 부분까지만 시행되어야 한다는 것(또는 통증이 증가하기 시작하는 것을 느끼는 부분)을 의미한다. 평가가 내려진 상태에서는, 동작을 부분으로 나누어서 이 부분을 지나서 얼마나 빨리 통증이 증가되는지 또는 퍼지는지 등을 평가할 필요가 있다.

가동 범위가 능동적인 것과 수동적인 것이 모두 다 통증이 없기 이전에는 어떤 동작이 정상이라고 구분되지(또는 기록되지) 않는다. 또한 과압박(OP)이 범위의 끝 부분에서 적용되었을 때 정상적 반응이외의 통증을 유발하지 않아야 한다. 굴곡 범위가 정상인 것을 F ✓✓으로 기록하는데, 첫 번째 ✓ 표시는 범위를 나타내고 두 번째 (✓) 표시는 통증의 반응들을 의미한다.

> 과압박(OP)이 능동 범위의 끝 부분에서 적용되었을 때와 능동적으로, 수동적으로 모두 다 통증이 없기 이전에는 어떤 동작이 정상이라고 구분되지 않으며, 정상적 반응이외의 통증을 유발하지 않아야 한다. 정상적인 운동과 이의 가동 범위, 질, 그리고 증상의 반응과 관련된 기록은 ✓✓을 사용하는 것을 권장한다.

능동운동(Active movements)

환자의 증상을 재현하는 동작을 환자가 실행하는 것 – 기능적 실행 검사들

이는 가장 기본적인, 환자의 문제 원인을 구별해 내려는 첫 번째 선상의 접근 방법이다.

이것은 'Maitland 개념'의 가장 기본적이고 필수 불가결의 사고 과정이며, 아무리 강조해도 지나치지가 않다. 이것은 치료사의 마음 속에 항상 자리잡고 있어야 하며 자연적인 과정이 되어야 한다.

환자는 증상을 유발하는 동작을 해 보이도록 한다. 물리치료사는 증상과 관련해서 이러한 운동의 요소들을 분석하여야 한다.

하나의 예를 주는 것이 분석 과정을 이해하는데 도움이 될 수 있다. 골프 선수가 골프 스윙을 하는데 통증을 일으킨다. 환자에게 스윙을 해 보라고 하고, 통증이 시작하는 부위에서 멈추라고 하면, 명확하게 통증이 일어나는 부분을 찾기 위해 여러 번 동작을 반복하여야 할 것이다. 이러한 경우, 골프 선수가 끝까지 휘두르는 동작(follow-through)에서 아프다고 할 수 있을 것이다. 치료사는 스윙을 반복하는 동안 환자의 척추를 지켜보면서(증상이 나타나는 부위), 어떤 동작의 방향에서 아픈지 결정하려 할 것이다. 치료사는 이 경우, 흉추의 좌측 회전과 신전과 우측 측방 굴곡이 같이 일어날 때 라고 보았다. 이러한 생각을 검증하기 위해서, 골프 선수는 그 자세로 자세를 취하고, 이 때 치료사는 치료사가 문제가 있다고 생각하는 방향으로 과압박(OP)을 가해 준다. 한쪽 방향이나 다른 방향에서의 통증이 증가되면 치료사의 생각이 맞았는지 아닌지를 알 수가 있다. 만약에 어떤 방향에서도 통증이 증가되지 않으면, 치료사가 생각하는 것이 증명이 될 때까지 다시 전 과정을 실시한다.

환자의 증상을 일으키는 활동을 실행하는 것은 문제가 있는 요소들을 분석하는 데 도움이 되며, 치료해야 할 비정상적 동작의 방향을 찾게 해 준다. 더 나아가서, 이러한 활동은 치료를 재평가하는데 있어 조절 기준이 된다. 후자의 경우가 특히 더 중요한데, 이는 치료사가 환자에게 해부학적인 면에 기인한 굴곡이나 측방 굴곡 검사를 하게 요구하는 반면, 환자가 하게 되는 동작은 치료사의 인식에 근거하기보다는 환자가 인식하는 그의 정상적인 운동이 반영되는 운동이기 때문이다.

생리적 운동(Physiological movements)

관절이 통증의 원인이라고 판명되었을 때에는, 주의를 기울여서 능동적 그리고 수동운동이 만들어져야 한다. 능동 검사가 먼저 선행되는데 이는 환자가 이러한 운동을 통증이 없는 부분까지만 할 것이기 때문에 훨씬 더 안전하기 때문이다. 이러한 운동의 평가는 질병의 정도를 나타내어주며 또한 검사자로 하여금 이 관절이 얼마 만큼의 수동적 조작을 견딜 수 있을 것인지 알려준다. 흉추와 요추의 능동운동은 앉은 자세에서도 시행하여야 하는 회전을 제외하고는 모두 선 자세에서 시행된다.

또한 앉은 자세는 경추의 운동을 검사하는데 가장 이상적인 자세인데, 이는 체간이 훨씬 더 안정되기 때문이다.

통증으로의 운동(move to pain) – 척추의 각 부분의 도수물리치료적 검사표를 보면, '통증으로의 운동 또는 제한으로의 운동' 등이라고 적은 것들이 있다. 이것은 환자의 능동적인 운동을 검사하는 두 가지 방법을 말하는 것이다. 만약에 환자의 증상들의 자극성이나 중증도가 심한 경우나 또는 질병의 본성으로 인해 증상을 일으키는 경우(계획표 표 6.8을 참조)들은 검사 동작을 실행할 때 주의를 하여야 하는데, 환자는 첫 번째 단계로, 증상이 시작하는 부분 또는 증상이 증가되는 부분까지만 움직이게 한 후 바로 멈춘 후에 다시 기립 자세로 돌아가게 한다.

제한으로의 운동(move to limit) – 이와 달리, 환자의 증상의 중증도나 자극성 또는 질병의 본성으로 인해 증상을 일으키는 경우 운동이 관절 범위의 제한점까지 가서 신장시킬 수 있으며(stretched), 이것은 실제로는 각 운동의 모든 방향으로 실행하여야 한다. 통증이나 제한으로 가는 운동을 검사할 때, 이차적 방법으로, 통증이나 제한이 나타나는 지점을 지나서 더 많은 운동을 유발하여야 증상의 양상을 볼 수 있을 것이다.

운동을 검사하기 전에, 환자의 현재 증상이 먼저 평가되어야 한다. 운동이 시작하기 전에 통증이 없다면, 통증이 느껴질 때까지 검사하려는 방향으로 움직이게 해야 한다. 움직이기 이전에 통증이 있다면, 통증이 증가될 때까지 움직이게 해야 할 것이다.

관절 가동 범위의 측정이 반드시 이루어져야 하며, 이 때 운동에 의해 통증이 발생하는 부위를 주의해서 보아야한다. 통증이 심하지 않거나, 악화되지 않는다면, 환자에게 더 넓은 범위를 움직이게 하여서, 통증의 강도가 강해지거나 또는 부위가 달라지는 것들이 있는지를 봄으로 인해, 운동을 더 많이 했을 때의 통증의 중증도나 양상이 결정될 수 있다.

검사 동작들에 있어 제한이 전혀 없는 경우, 환자로 하여금 가능한 범위를 다 움직이게 한 후에 물리치료사가 운동의 '끝느낌(end-feel)'과 증상들의 질적인 변화가 있는지 보기 위해 적절히 조절된 과압박(over pressure)을 가하게 된다. 이러한 과압박은 운동에 제한이 없거나 통증이 나타나지 않을 경우 아주 중요하다. 약간의 진동의 운동을 유발하는 상당한 압박(firm pressure)이 통증이 없이 가동 범위의 끝까지 적용되었을 때를 제외하고는 운동을 정상이라고 하는 것은 적당하지 않다. 어떠한 운동들에 대해 이러한 과압박을 적용할 때는 상당한 주의가 요구된다. 경추 신전의 경우, 턱 아래를 밀어주거나 또는 머리의 앞쪽을 눌러서 압력을 가할 경우, 견인이나 압박 같은 운동이 일어나지 않게 하기 위해 상당히 주의를 기울여서 실시하여야 한다.

능동운동을 검사하는데 있어 세 가지 사항을 언급할 필요가 있다. 이것은 통증이 운동에서 많이 나타나지 않을 때 적용되는 사항들이다.

1. 때로는 전 범위의 운동이 평상시의 속도로 했을 때 유발되지 않는다면 환자가 검사 동작을 빨리 할 필요가 있다. 예를 들면, 환자가 머리를 돌릴 때 통증이 아직 있다고 할 경우, 정상적인 속도에서의 운동을 검사하면 운동이 정상으로 나오고 가동 범위의 끝 부분에서 과압박을 가하여도 통증이 나타나지 않았다. 그러나, 환자에게 머리를 빨리 돌리라고 하면, 통증이 유발 될 것이다.
2. 환자가 요추부의 굴곡이 그다지 심하게 아프지는 않지만, 운동에 제한이 있다면, 이때 증상이 나타나기 이전에 얼마나 많이 굴곡을 할 수 있나 보아야한다. 어떤 사람들은 정상일 때에도 발까지 굴곡할 수 없는 사람도 있고, 어떤 사람들은 무릎까지 구부릴 수 없는 사람도 있다. 경추 회전의 경우, 척추염으로 인한 변화들이 심할 때에는 미리 이전의 가동 범위를 아는 것이 도움이 되는 경우이다. 이러한 경우의 척추의 강직은 현재 환자의 상태의 주된 신체적 징후가 아닐 수가 있다.
3. 흉추와 요추의 굴곡이 정상으로 나타날 경우, (특별히 여태까지의 검사에서 별다른 사항이 발견되지 않은 경우) 반사 망치(reflex hammer)나 손가락 끝으로 각각의 극돌기를 아주 세게 두들기는 것이 효과적일 수 있다. 이러한 두드리기 검사에서 통증 반응이 나타나는 경우 통증을 일으키는 관절을 찾을 수가 있다.

관절 가동 범위와 통증을 검사한 경우, 환자는 (통증을 참을 수 있는 범위 내에서) 처음 중립 자세에서 시작해서 앞뒤로 움직이고 이 때 물리치료사는 척추간의 운동의 리듬에 이상이 있는지를 본다. 통증이 심한 경우 반복 동작은 피하여야 하는데, 이때 적절하지 않게 환자의 불편감을 유발하거나 증가시킬 수 있기 때문이다. 경험이 있는 도수 물리치료사는 이전에 묘사한 가동 범위와 통증의 운동을 평가하는 동안 운동의 리듬을 평가할 수 있을 것이다. 그러나 처음에는 치료사가 환자에게 여러 운동을 하게 요구할 수도 있다.

흉추와 요추의 굴곡과 측방굴곡의 척추간의 정상적인 운동 리듬의 질병은 뒤에서 쉽게 볼 수가 있다(그림 6.15와 6.16). 체간의 회전의 이상은 훨씬 더 보기가 힘이 든다. 요추 신전 시 척추간의 운동을 볼 때에, 물리치료사는 환자의 뒤에 무릎을 꿇고 앉아서 환자의 양어깨를 보조해 주어서 환자가 균형을 잃는 것을 방지한다(그림 6.17).

그림 6.18에서 보여진 것과 같이 요추 신전 검사가 실행된다면, 한 분절에 대한 과압박이 강조될 것이다. 이 기법을 통해 검사자는 '끝느낌'의 차이와 증상의 반응들을 볼 수 있을 것이다.

요추의 운동에 통증이 있을 때 국소적으로 과압박을 주면 검사자가 '끝느낌'의 차이와 증상 반응을 볼 수 있게 해준다.

모든 척추 운동은 상위 척추를 하위 척추에 대해서 움직이거나, 또는 하위 척추를 상위 척추에 대해서 움직이는 것을 통해 검사한다. 실은 이 두 가지 운동 유형을 같이 사용할 수도 있다; 예를 들면, 환자가 기립자세인 상태에서, 치료사는 오른쪽으로 최대한 회전하게 한 다음,

(a)
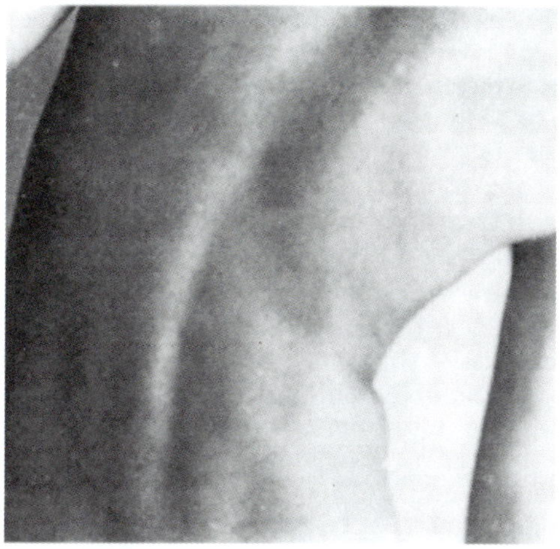
(b)
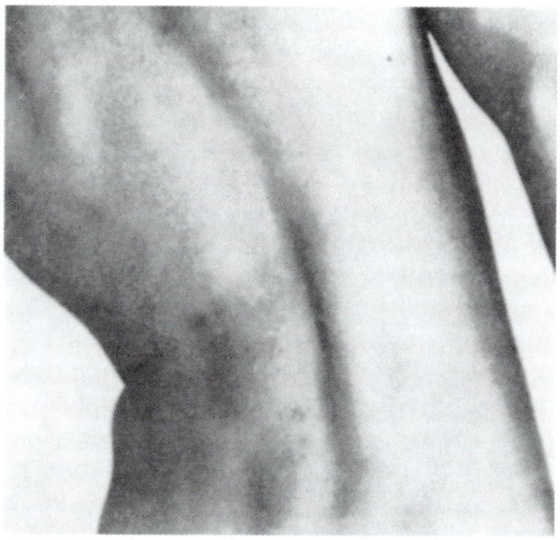

그림 6.15 (a) 와 (b). 검사 시, 환자는 양측으로 각각 똑같이 구부리게 한다. 이 두 그림에서는 요추의 모양에 차이가 있는데 척추가 좌측으로 굴곡 되었을 때 운동에 제한이 있는 것처럼 보인다. 환자가 연속적으로 측방 굴곡을 양쪽으로 하게 되면 좌측으로 운동이 있을 때, L1에서 L3 사이의 척추 부위가 움직이지 않고 곧바로 서 있는 것을 보게 된다. 이러한 강직 현상은 고무 호스 안에 1인치에서 2인치 정도 길이의 시멘트 덩어리가 있는 상태에서 구부릴 때의 모양과 같다. 우측으로의 측방 굴곡을 할 때에는 그러한 강직이 보이지 않는다.

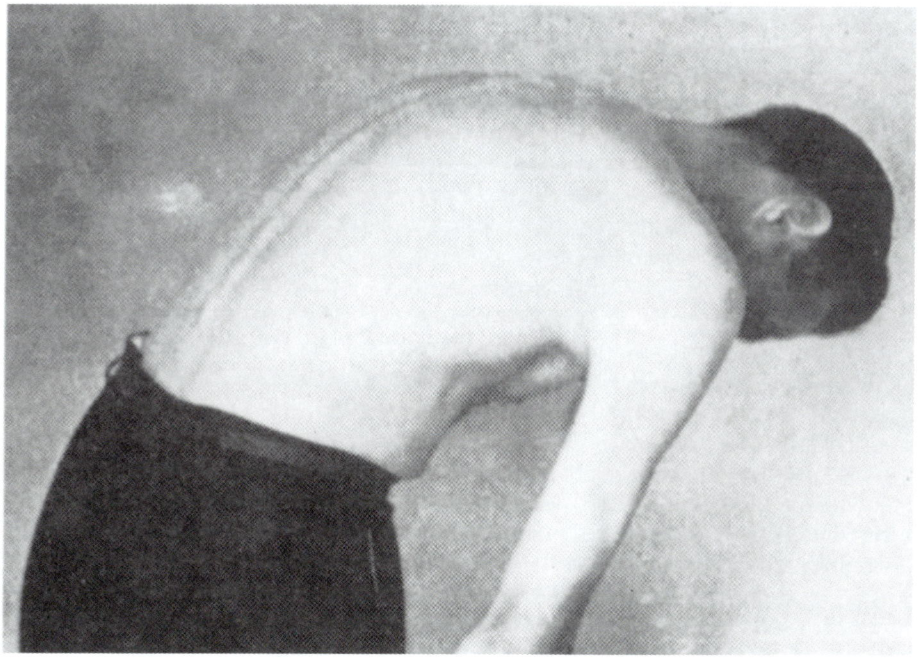

그림 6.16 이 그림은 흉추 부위에서의 전방 굴곡 가동 범위에 제한이 있는 것을 보여준 것이다. 대략 T5에서 T8 사이에서 전방 굴곡에 제한이 많이 와 있으며, T10에서 L1까지의 운동이 작은 것으로 보인다. T5 위와 L1 아래 그리고 T8에서 T10까지는 운동이 정상으로 보인다.

환자의 흉곽이 이 상태로 물리치료사에 의해 고정한 후에, 환자의 골반을 좌측으로 회전한다. 관절을 움직이는 방향이 같더라도 방법을 다르게 하는 것은 전혀 다른 통증 반응을 유발할 수 있고, 이는 반드시 검사하여야 한다.

위에서 아래로(top down)의 운동과 아래에서 위로(bottom up)의 운동을 비교할 수 있으며, 이들은 상당히 다른 통증 반응을 유발한다.

또한 체중부하 상태에서 일어나는 운동은 체중제거 상

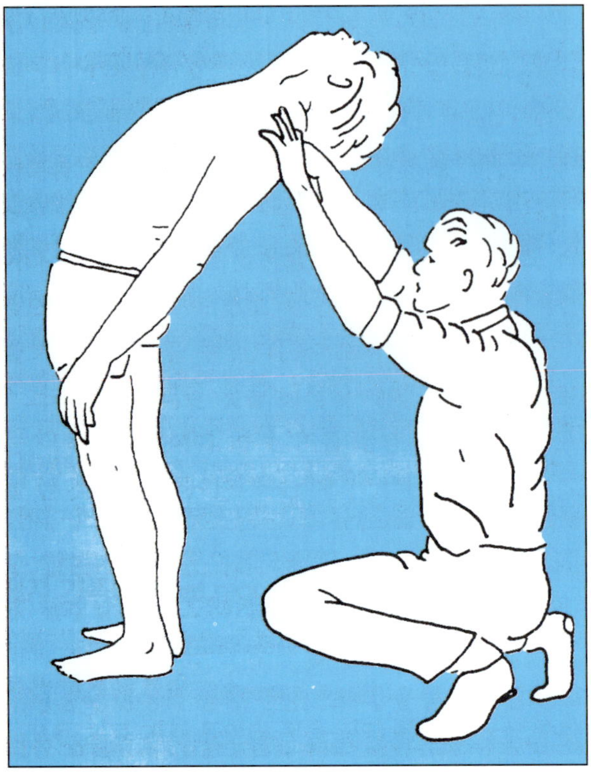

그림 6.17 요추 신전 관찰

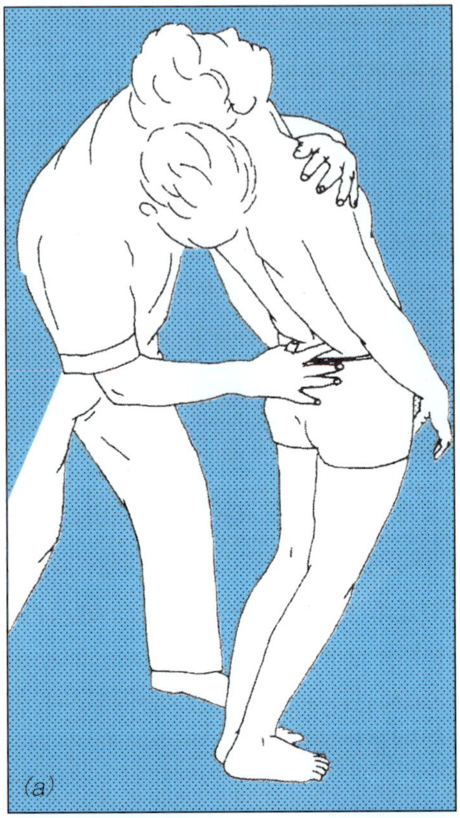

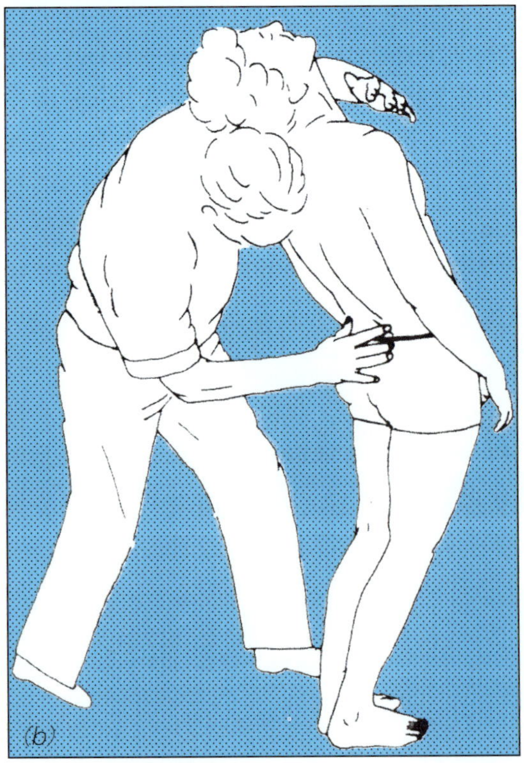

그림 6.18 과압박을 이용한 요추 신전의 평가 *(a)* 준비자세 *(b)* 과압박을 가한 경우

태에서 일어나는 운동과 비교할 때 다른 통증 반응을 일으킬 수 있다는 사실을 유념해야 한다.

> 체중부하 자세에서와 체중제거 자세에서의 운동을 검사하여 그 반응을 비교한다.

모든 경추 운동은 앞쪽에서부터 주의를 기울여 관찰하여야 하는데 이는 각각의 경추의 운동이 유용한 정보들을 제공하기 때문이다(그림 6.19). 그러나, 경추를 완전 굴곡했을 경우 목의 곡선은 뒤쪽이나 위쪽에서 가장 잘 볼 수 있다. 환자는 한 방향으로 경추 회전을 할 때 그 반대방향으로 할 때보다 경추를 더 크게 굴곡한 상태로 회전하는 경우가 있는데, 이는 경추 상부나 중위부에 통증성 손상이 있을 수 있음을 나타내는 것이다. 검사 과정에서 발견된 비정상적인 운동은 정확한 판단을 위해서 그러한 운동을 반복하여야 한다. 운동을 반복해서 관찰해야 하는 이유는, 어떠한 운동이 통증을 유발하는 범

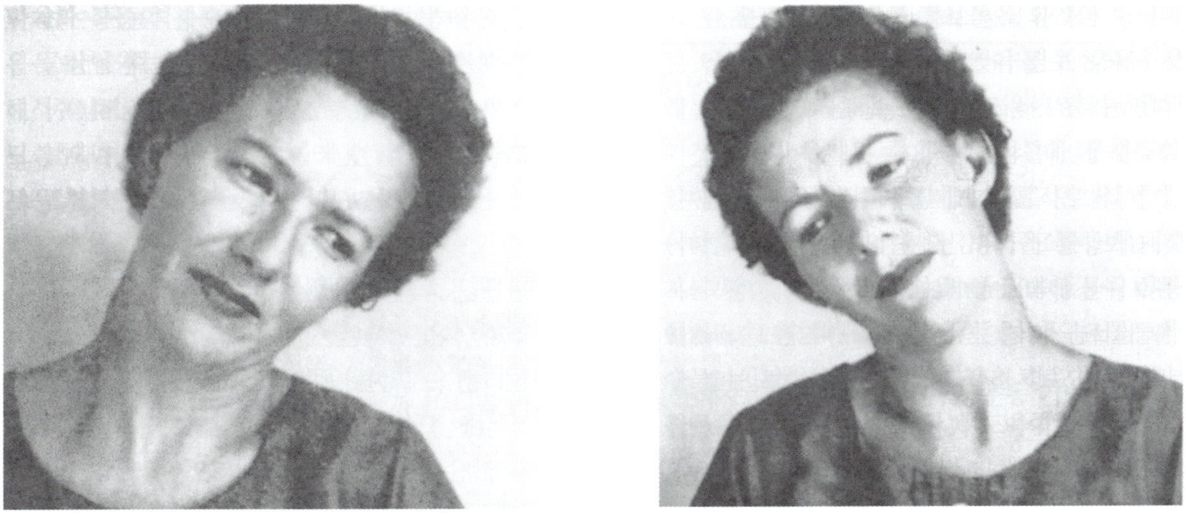

(a) (b)

그림 6.19 *(a)*와 *(b)*. 여기에 나타난 두 그림은, 처음에 비교해 보면, 각각의 방향으로의 측방 굴곡에서 정상적인 관절 가동 범위를 보이는 것처럼 보인다. 그러나, 경추 중위부 이상에서 일어나는 각각의 측방 굴곡의 범위가 차이가 나는 것을 볼 수 있다. 좌측으로 측방 굴곡 할 때에 경추 중위부 위의 부분에서 우측 경추부의 외형이 곡선이 약간 모자라게 나타나는 제한이 보여진다 *(a)*. 우측으로 움직일 때 좌측 목의 외형과 비교해 보라*(b)*. 이 면에서 환자가 이 동작을 반복하면 제한을 쉽게 볼 수 있다.

위까지만 검사를 한다면, 이는 척추(vertebral column) 전체적인 운동(gross movement)만을 보는 것이며, 각 분절에서는 어떠한 운동이 일어나는지 알기 어렵기 때문이다.

> 척추의 전체적인 운동과 증상이 나타나기 시작하는 것만을 관찰하지 말고, 각 척추 분절에서 나타나는 운동의 질적인 면도 관찰하도록 한다.

보호성 기형(protective deformity). 통증성 손상이나 통증이 없는 관절 강직 등의 비정상으로 인해 비정상적인 리듬을 가지는 운동이 나타나기도 한다. 만약 통증성 손상으로 인해 일어난다면, 운동이 일어나는 동안 나타나는 비정상적인 운동을 방지하여도 통증이 유발 될 것이다; 관절 강직이 원인이라면, 통증 반응은 없을 것이다. 예를 들면, 환자 머리가 우측 회전보다 좌측 회전 상태에서 경추가 더 많이 굴곡되면서 통증을 더 느낀다면, 물리치료사는 환자 머리가 좌측으로 회전하는 동안 목이 굴곡되지 않도록 지지해 주어야 한다. 이 검사 도중 통증 반응이 나타나지 않는다면, 기형적인 문제는 환자의 통증을 유발하는 손상과 관련이 없다. 환자의 통증이 다시 발생한다면, 이것이 보호성 기형(protective deformity)의 예가 될 것이다.

> 이것이 보호성 기형을 나타내는지 보기 위해서 동작의 이상을 교정하여야 한다.

정적 보호성 기형(static protective deformity)의 일반적인 예로 다음과 같이 두 가지, 좌골 신경통성 측만(sciatic scoliosis)과 비뚤어진 목(wry neck)을 들 수 있다. 이러한 기형을 수동적으로 교정하려 하면 통증을 일으킬 수 있다. 이러한 이상을 표현한 명칭들은 대부분 잘못 해석하기가 쉽다. 예를 들면, 좌골신경통성 측만은 대개 일반적으로 좌골 신경통이 없고 허리만 아픈 사람에게서 나타난다. 이런 경우 이 질병은 좌골 신경통성 측만이라고 불러서는 안 될 것이다. 가장 확실한 방법은 이를 명명할 때에 환자의 흉곽이나 머리가 기울어지는 방향과 통증이 있는 곳에 따라 동측 또는 반대측 경사(ipsilateral or contralateral list)라고 하는 것이다.

동측 경사(ipsilateral list)는 환자의 흉곽이나 머리가 통증이 있는 쪽으로 전위된 것을 말하고, 반대측 경사(contralateral list)는 환자의 흉곽이나 머리가 통증 반대쪽으로 전위된 것을 말한다. 통증이 있는 부위와 경사의 관계도 중요하지만, 이보다 중요한 것은 운동이 일어나는 동안 경사가 어떻게 일어나는가 하는 점이다. 간혹 전위가 없어질 때도 있고, 다른 경우엔 이 전위가 커지면서 더 많은 동작이 일어나지 않기도 한다. 운동을 할수록 경사가 증가하는 환자는 경사가 감소하거나 사라지는 환자보다 보존적 치료에 더디게 반응할 것이다.

검사를 통해 어느 척추의 한 분절에서 변형이 확실시될 경우에는, 이것이 비정상적인 운동인지 아니면 정적 보호성 기형(static protective deformity)이던지, 비정상적인 것을 검사하여서 환자가 호소하는 것과 관련해서 그 중요성을 결정할 수 있다. 환자의 기형에 반대하는 자극을 주어서 통증을 유발하여 통증 발생의 정도를 평가하는 것은 중요하지만, 이 평가는 변형과 이전 병력을 연관시켜 설명하려고 해야 한다. 보호성 기형(protective deformity)이 과거부터 있었고 완전히 회복하지 못했을 수도 있다. 그럴 경우 현재의 보호성 기형(protective deformity)은 그 중요성이 작아진다. 예를 들면, 환자가 서 있을 때 요추의 후만(kyphosis)을 보인다면, 특히 과거 요통의 경우와 비슷한 강도를 보인다면, 이 변형은 다소 오래 진행된 것이다. 이러한 변형은 완전히 없어지지 않으며 현재 환자가 가지고 있는 요추 후만의 50% 이상은 현재의 통증과 상관이 없을 수 있다. 예전 것과 새로운 것이 복합적으로 나타나는 것의 흔한 예로 요추 굴곡 시 나타나는 경사호(arc of list)를 들 수 있다. 그러나 치료를 통해 완전히 제거한다면 나타나는 경우는 드물다.

보호성 경사(protective list)에 대해 설명할 것이 더 많지만, 이는 단순히 통증성 신경근이나 경막 부위를 보호하기 위한 것 이외에도 여러 가지 이유들이 있다. 또한 어떠한 경우에는 역학적인 질병도 있을 수가 있는데, 이 질병은 때론 불가역적이다(Maitland, 1961).

팔의 통증 (Arm pain). 팔에 나타나는 통증의 원인이 의심스러우면, 경추의 운동을 통해 통증을 재현해보는 것이 필요하다. 그러나 심한 신경근 통증이 있는 경우, 이러한 시도는 현명하지 못할 뿐더러 불필요하다. 일반적인 경추 운동 검사를 통해서 통증이 재현되지 않는다면 경추 회전, 측방굴곡(특히 통증이 나타나는 방향), 신전을 특정 방법으로 실시한다. 머리를 가동 범위가 제한되는 부근이나 통증이 시작되는 부근까지 움직인다. 만약 통증이 없거나 목에서만 느껴진다면, 부드럽게 힘을 주어서 운동을 증가시키고, 이 상태를 10분 동안 유지해서 통증이 어느 부위까지 퍼지는지 확인한다. 때론 자세를 유지할 때는 연관통이 나타나지 않지만 운동을 풀면서 통증이 나타나기도 한다. 이와 비슷한 검사를 요추의 신전과 (아픈 쪽으로의) 측방 굴곡을 같이 해서 적용할 수 있다. 경추 연관통의 원인이 척추간(intervertebral)에 있는지 확인하기 위해 더 구체적인 검사가 있다. 경추를 아픈 쪽으로 측방 굴곡하고 약간 신전한 상태에서 머리에 압력을 가하는 방법이다. 이 경우 압력은 반드시 천천히 주어야 하고, 처음엔 약하게 주어서 통증이 나타나지 않으면 그때부터 강하게 주도록 한다.

연관통이 나타나면 통증의 원인이 경추에 있음을 의미한다. 이와 비슷한 압박 검사를 흉추와 요추에도 적용할 수 있으나 이 부위에서는 연관통이 잘 나타나지 않는다.

복합운동(Combined movements)

검사하려는 운동의 결합은 환자의 증상을 감소 또는 증가시키는 결합을 찾기 위해 행해진다. 검사용 운동을 만들기 위해 일상적인 생리적 운동을 결합하는 내용이 이 책에서 많은 부분을 차지한다. 검사에 관하여는, 척추 사이의 분절의 한 쪽을 열거나 닫는 방향으로 운동이 만들어진다. 이러한 방법으로 운동을 시키면, 통증을 일으키는 운동의 '유형'을 찾을 수 있다. 유형을 찾지 못한다 하더라도, 환자의 증상을 감소시키거나 증가시키는 유형이 어떠한 것인지 찾으려는 노력을 하여야 할 것이다. 즉, 만약 환자가 체간을 굴곡했을 때 요천골 부위에

MAITLAND, C. P. (1961). Some observation of 'sciatic scoliosis'. *Australian Journal of Physiotherapy*, 7, 84

서 통증을 느낀다면, 검사자는 굴곡된 자세에서 환자가 왼쪽과 오른쪽으로 측방 굴곡할 수 있도록 도와준다. 이 과정 중에서 환자가 왼쪽으로 측방 굴곡 할 때 통증을 느끼면 환자가 굴곡과 좌측 측방 굴곡이 일어나 있는 상태에서 왼쪽과 오른쪽으로 회전을 추가한다. 이는 복합 운동의 한 순서에 지나지 않고, 이는 우리가 찾으려는 정보를 얻기 위해 운동을 어떻게 결합시킬 것인지에 대한 아이디어를 제공한다. 복합 운동은 각 척추를 다루는 장에서 논의할 것이다.

> 검사 동작의 복합은 환자의 증상을 감소시키거나 증가시키는 복합을 찾기 위해 실시된다.

운동의 유형(Movement patterns)

by B. C. Edwards, OAM, BCc(Anat), BAppSci(Physio), Grad Dip Manip Th, MMPAA, FACP, Hon DSc(Curtin) (Specialist Manipulative Physio-therrapist)

척추(vertebral column)의 운동은 완벽하지만, 아직까지 전부 이해되지는 않고 있다. 각 척추분절이 움직이면, 각 분절에서 세 개의 관절의 운동; 2개의 후관절(zygapophyseal joint)과 1개의 추간판(disc)에서 일어난다. 경추에서는 루시카의 갈고리돌기 관절(uncovertebral joint of Luschka)도 한 부분을 담당하며, 흉추에서는 늑골 관절로 인해 운동이 보다 복잡해진다. 각 레벨에서 가능한 운동의 크기나 유형은 관절 모양뿐만 아니라 관절 사이의 연부 조직들이나 신경공과 척추관 내 구조물의 영향도 받는다.

척추(vertebral column)의 운동은 단독적으로 일어나지 않고 복합적으로 일어난다. 이러한 측면의 일부분은 이미 조사되어졌다(Farfan, 1975; Rolander, 1966; Troup et al., 1968; Loebl, 1973) Gregerson과 Lucas(1967)는 환자가 왼쪽으로 측방 굴곡하면, 왼쪽으로 요추의 축회전(axial rotation)이 일어나고 우측으로 측방 굴곡하면 우측으로 축회전하는 것을 발견하였다. 흥미로운 사실은 이들은 이 반대의 경우를 보이는 환자를 만나기도 했다. Stoddard(1959)는 요추와 흉추가 측방 굴곡하는 동안 일어나는 회전방향은 척추 전체가 굴곡된 상태에서 측방 굴곡이 일어났는지 또는 신전된 상태에서 일어났는지에 따라 다르다고 한다. 그는 척추가 굴곡된 상태에서는 회전이 측방 굴곡 방향으로 일어나지만 척추가 신전된 상태에서는 회전이 측방 굴곡 반대 방향으로 일어난다고 생각하였다. 그러나 Kapandji(1974)는 회전은 측방 굴곡 반대방향으로 일어난다고 설명하지만, 척추가 굴곡 또는 신전 상태에서 일어나는 경우 등의 다양한 경우는 언급하지 않았다.

방부 처리를 하지 않은 요추 표본(사후 24시간 내에 적출해서 얼린)을 개인 연구실에서 관찰한 결과 척추의 굴곡, 신전 또는 중립위 등에 상관없이 요추 회전은 측방 굴곡 반대 방향으로 일어났다. 약간의 차이가 있기는 하지만 후관절(zygapophyseal joint)이나 추간판의 퇴행성 변화 유무의 영향을 받는다.

FARFAN, H.F.(1975) Muscular mechanism of the lumbar spine & the position of power & efficiency. *Orhopedic Clinics of North America*, 6, 135-144

ROLANDER, S.D.(1966) Motion of the lumbar spine with special reference to the stabilizing effect of posterior fusion. Acta *Orthopaedica Scandinavica*, supplement 90

TROUP, J.D.G., HOOD, C.A. & CHAPMAN, A.E.(1968) Measurements of the sagittal mobility of the lumbar spine & hips. *Annals of Physical Medicine*, 9, 308-321

LOEBL, W.Y.(1973) Regional rotation of the spine. *Rheumatology and Rehailitation*, 12, 223

GREGSON, G.C. & LUCAS, D.B.(1967) An invivo study of the axial rotation of the human thoraco-lumbar spine. *Journal oof Bone and Joint Surgery*, 49A, 247-262

STODDARD, A.(1959) *Manual of osteopathic technique*. London: Hutchinson

KAPANDJI, A.I.(1974) *Trunk & vertebral column.The Physiology of the Joints*. Vol. 3, 2nd Edn. London: Churchill-Livingstone

LYSELL, E.(1969) Motion of the cervical spine. *Acta Orthopedica Scandinavica*, Supplement 123

PARKE, W.A.(1975) *Applied anatomy of the spine. The Spine Vol. 1.* Philadelphia: Saunders, pp. 19-47

MESTDAGH, H.(1976) Morphological aspects & biomechanical properties of vertebro-axial joint(C2-C3). *Acta Morphologica Neurologica Scandinavica*, 14(1), 19-30

PENNING, L.(1978) Normal movements of cervical spine. *American Journal of Roentgenology*, 130(2), 317-326

경추(C2-C7) 회전 방향에 대해 약간의 논란이 있다. 이에 대해 몇몇 학자들이 연구를 계속해 오고 있다(Lysell, 1969; Kapandji, 1974; Parke, 1975; Mesdagh, 1976; Penning, 1978). 굴곡이나 신전에 관계없이 회전은 측방 굴곡 방향으로 일어난다. 지금까지의 조사들은 측방 굴곡과 회전의 결합은 항상 같은 방향으로 일어나고, 이는 후관절의 운동과 관련이 있음을 나타냈다. 그러나 이미 언급했듯이, 연부조직, 근육, 인대, 척추간과 신경공 속의 구조물들도 각 레벨에서 일어나는 운동 유형을 만드는데 한 부분을 차지한다.

척추(vertebral column)에서 일어나는 복합적인 운동 때문에, 환자의 운동을 검사할 때에는 이러한 원리(원칙)를 혼합하는 것까지 확장시킬 수 있다(간혹은 꼭 그래야 한다). 다시 말하면 굴곡, 신전, 측방 굴곡, 회전의 기본적인 운동을 검사하는 것이 부적합 할 경우에는 이러한 기본적인 운동을 혼합한 다른 운동을 검사해야 한다. 이것의 일부는 이미 기술되었다(Edwards, 1979, 1980).

척추가 중립위치를 유지한 상태에서 회전이나 측방 굴곡을 검사할 때 발생하는 증상이나 징후들은 척추가 굴곡 또는 신전된 상태에서 회전이나 측방 굴곡함으로 나타나는 증상이나 징후와 다를 수 있다. 척추가 굴곡 또는 신전인 상태에서 운동을 검사하는 것은 증상이 악화하거나 감소하고, 척추의 국소통에서 연관통으로 그 증상을 변화시키기도 한다.

> 굴곡이나 신전같은 다양한 자세에서 척추 회전과 측방 굴곡을 검사하는 것은 현재 나타나는 운동의 유형을 결정하는데 도움을 준다.

복합운동은 척추가 똑같은 운동을 굴곡 또는 신전상태에서 실행하였을 때 나타나는 증상과 징후의 변화가 어떻게 일어나는지 볼 수 있게 해준다. 예를 들면, C2-C3 사이에서 일어날 수 있는 회전의 각도는 운동이 일어나는 경추가 굴곡상태인지 신전상태인지에 따라 다르다. 비슷하게, 요추에서는 측방 굴곡의 정도는 척추가 굴곡상태인지 신전상태인지에 따라 측방 굴곡의 정도가 달라진다. 위와 같은 이유로 인해 경추 회전과 요추 측방 굴곡 운동에서 나타난 증상은 상당히 다를 수가 있으며, 이는 운동이 어느 정도의 굴곡이나 신전된 상태에서 실행되었는지에 따라 영향을 받는다. 다시 말하면 경추 중립 위에서 좌측 회전은 좌측 상견갑와 통증(suprascapular fossa pain)을 유발 할 수 있다. 그러나 경추 신전위에서는 통증을 악화시킬 수 있고, 경추 굴곡위에서는 경감시킬 수 있다. 요추 중립위에서 좌측 측방 굴곡은 좌측 둔부통을 유발할 수 있다. 그러나 요추 신전위에서는 통증을 악화시킬 수 있고, 요추 굴곡위에서는 경감시킬 수 있다.

위에서 언급한 운동들은 두 가지 운동이 결합한 형태이지만, 세 가지 운동이 결합한 형태도 있을 수 있다. 예를 들면, 측방 굴곡과 회전을 굴곡이나 신전된 상태에서 실시할 수 있다. 이러한 운동들은 특정 척추 분절에서 행할 수 있다. 운동을 실행하는 순서도 다양할 수 있으며 다른 증상 반응들을 유발한다는 것을 이해하는 것도 중요하다. 이는 어떠한 운동을 먼저 실시하게 되면, 두 번째 운동이 일어나는 범위를 감소시킬 수 있으며 또한 세 번째 운동도 분명히 감소될 것이다. 운동을 검사할 때, 이러한 복합운동을 사용할 때 다음 운동을 실행할 때 각각의 자세를 유지하여야 한다. 경추 좌회전 상태에서 경추 굴곡을 하면, 해부학적 자세에서 경추 굴곡을 하는 것처럼 턱을 가슴으로 잡아당기는 것이 아니라 목과 머리가 돌아간 쪽으로 목과 머리를 더 많이 움직인다는 점 또한 이해해야 한다. 경추에서 좌측 측방 굴곡과 회전의 순서를 할 수 있는 다양한 순서를 예로 볼 수 있다.

1. 첫 번째 굴곡, 두 번째 좌측 측방 굴곡, 세 번째 좌회전
2. 첫 번째 굴곡, 두 번째 좌회전, 세 번째 좌측 측방 굴곡
3. 첫 번째 좌측 측방 굴곡, 두 번째 굴곡, 세 번째 좌회전
4. 첫 번째 좌측 측방 굴곡, 두 번째 좌회전, 세 번째 굴곡

EDWARDS, B.C.(1979) Combined movements of the lumbar spine, examination & clinical significance. *Australian Journal of Physiotherapy* 25, 4.

EDWARDS, B.C.(1980) Combined movements in the cervical spine(C2-C7). Their value in examination & technique choice. *Australian Journal of Physiotherapy* 26, 5.

5. 첫 번째 좌회전, 두 번째 굴곡, 세 번째 좌측 측방 굴곡
6. 첫 번째 좌회전, 두 번째 좌측 측방 굴곡, 세 번째 굴곡

척추의 여러 운동(굴곡, 측방 굴곡 한 방향, 회전 한 방향)은 그 운동이 일어나는 추간관절에서 신장 또는 압박과 비슷한 운동을 유발할 수 있다. 시상면에서 굴곡이 일어나면, 후관절의 관절면은 서로에 대해서 활주(glide)가 일어나는데, 상위 척추의 하관절면이 하위 척추의 상관절면에서 머리쪽으로 미끄러지고, 추체간격은 앞쪽이 좁아지고 후면이 넓어진다. 좌측으로 회전을 하면 좌측 측방 굴곡에서처럼 오른쪽 관절간 돌기에서 유사한 운동이 나타난다. 이는 관절을 열어주는 운동을 유발하는데, 추간관절의 오른쪽에서 일어나는 것과 유사하다. 운동은 오른쪽이 열린다는 점에서 유사하지만 똑같은 것은 아니다.

복합운동의 세부적 분석에 관한 요소는 움직일 때 통증을 보이는 환자와 관련지을 수 있다. 통증이 나타나는(또는 나타나지 않는)운동의 결합은 인식되는 유형을 따른다. 기본적으로, 역학적인 질병을 가지는 환자의 운동을 검사할 때 발견 가능한 운동 유형에는 두 종류가 있다. 규칙적 유형과 불규칙적 유형이 그것이다. 규칙적 유형은 신장유형과 압박유형으로 나뉜다.

복합운동의 규칙적 유형에는 신장유형과 압박유형이 있다. 이 둘은 추간관절에서 비슷한 운동을 일으키며 비슷한 증상을 나타낸다.

규칙적 유형(Regular patterns)

이들 유형은 운동들이 추간관절에서 증상의 질과 정도에 차이가 있음에도 불구하고 비슷한 증상을 발생하는 유형을 말한다. 만약에 증상들이 움직이는 방향과 같은 쪽이라면 압박 유형이고-다시 말하면 압박시키는 운동이 - 증상을 일으킨다. 운동의 반대방향으로 증상이 나타나면 신장 유형이다.

규칙적 압박 유형의 예 :

1. 경추 우회전은 오른쪽 상견갑통을 유발한다. 경추 신전과 함께 우회전하면 통증은 악화되고, 굴곡과 함께 우회전하면 통증은 경감된다.
2. 경추 신전은 오른쪽 상견갑통을 유발한다. 경추 신전과 함께 우회전하면 통증은 악화되고, 여기에 우측방 굴곡을 더하면 통증은 더 악화된다.
3. 요추의 오른쪽 측방 굴곡은 오른쪽 둔부통을 유발한다. 요추신전과 함께 측방 굴곡하면 증상은 악화되고, 굴곡과 함께 측방 굴곡하면 증상은 경감된다.

규칙적 신장 유형의 예):

1. 경추의 오른쪽 측방 굴곡은 왼쪽 상견갑통을 유발한다. 경추 굴곡과 함께 측방 굴곡하면 증상은 악화되고, 신전과 함께 측방 굴곡하면 증상은 경감된다.
2. 경추 굴곡은 왼쪽 상견갑통을 유발한다. 경추 굴곡과 함께 오른쪽 측방 굴곡을 하면 증상은 악화되고, 여기에 우회전을 더하면 증상은 더 악화된다.
3. 요추 오른쪽 측방 굴곡은 왼쪽 둔부통을 유발한다. 요추굴곡과 함께 측방 굴곡하면 증상은 악화되고, 신전과 함께 측방 굴곡하면 증상은 경감된다.

압박 유형과 신장 유형 외에도 다른 여러 유형들이 있다. 아직도 이해해야 할 생체역학적 요소들이 있음에 대해서는 의심의 여지가 없다. 순간적인 회전축 변화가 주는 영향은 여러 혼란을 주는 요소들 중 하나이다.

지금까지 주제를 이해하기 쉽게 단순화하기 위해 생리적 운동만을 언급하였다. 그러나 생리적 운동과 함께 종속운동(accessory movement)을 포함하는 운동 패턴들도 있다.

규칙적 패턴의 두 가지 예는 다음과 같다:

1. 하부 경추 신전운동의 통증과 제한은 C5 극돌기에 후전(postero-anterior) 방향으로 압박을 가할 때와 비슷한 통증과 제한을 갖는다.
2. 하부 경추 신전과 오른쪽 측방 굴곡 운동의 통증과 제한은 C5-6 사이의 관절기둥(articular pillar)에 후전 방향으로 압박을 가할 때와 비슷한 통증과 제한을 갖는다.

다른 복합운동은 생리적, 종속운동의 결합을 포함할 수 있다.

주의 : 책 전반에 걸쳐 촉진의 중요성을 강조하였다. 촉진 검사기술은 통증을 일으키거나 재연시키는 모든 복합운동 검사에 포함되어야 한다. 촉진은 생리적 운동 사이에서 보다 운동의 끝 위치에서 행하는 것이 가장 좋다.

촉진 검사 기법은 모든 복합운동 검사에 반드시 포함되어야 한다.

불규칙 유형(Irregular patterns of movement)

규칙적이지 않은 모든 유형은 불규칙 유형이라 한다. 불규칙 유형은 규칙 유형과 유사성이 없다. 신장과 압박 운동은 우리가 인식할 수 있는 유형(recognizable pattern)을 따르지 않는다. 압박이나 신장 복합운동의 검사 결과와는 상관관계를 보이지 않는다. 비슷한 역학적 효과를 가지는 운동들의 결합임에도 불구하고 증상은 불규칙적으로 재연된다.

불규칙 운동 패턴의 예:

1. 경추 오른쪽 회전(압박 운동)은 오른쪽 상견갑통을 유발한다. 경추 굴곡(신장 운동)과 함께 오른쪽 회전하면 통증은 악화되고, 신전(압박 운동)과 함께 오른쪽 회전하면 통증은 경감된다.

동작 조합들의 불규칙 유형들은 추간관절에서 신장이나 압박같은 인식하고 있는 유형을 따르지 않는다.

2. 요추의 우측 측방 굴곡(압박 운동)은 오른쪽 둔부통을 유발하며, 요추 굴곡(압박 운동이 아닌 신장 운동)과 함께 측방 굴곡하면 통증은 악화되고, 신전(압박 운동)과 함께 측방 굴곡하면 통증은 경감된다.
3. 요추의 좌측 측방 굴곡(신장 운동)은 오른쪽 둔부통을 유발하면, 이 운동은 똑같은 운동을 요추 신전(압박 운동)된 상태에서 하면 통증은 악화되고, 굴곡(신장 운동)과 함께 측방 굴곡하면 통증은 경감된다.

불규칙 패턴과 통증을 일으키는 운동들과의 조합같은 예들은 이런 경우 대개 질병에 한 가지 요소 이상이 있음을 나타낸다. 예를 들면, 후관절, 추체간 관절(interbody joint) 그리고 척추관, 추공 구조물(foraminal structrers)등이 포함된다. 일반적으로 외상성 손상 - 예를 들면, 편타성 손상(whiplash injury) - 나 다른 통증의 외상성 원인은 운동의 규칙적 유형을 갖지 않는다. 비외상성 후관절이나 추체간 관절(interbody joint) 질병은 규칙적 운동패턴을 갖는다. 왜냐하면 굴곡, 신전, 측방 굴곡, 회전운동은 관절에 비슷한 영향을 주기 때문이다.

복합운동에 대한 상세한 설명이 Brian Edwards의 연구에서(1992)에서 나오는 데 좀 더 구체적인 설명이 필요하다면 그의 책 '복합운동의 책자『Manual of Combined Movements』'를 읽어보도록 한다. 이 책 또한 치료기법의 선택에 대한 구체적인 내용을 포함하고 있다.

능동운동 검사와 같이 관련 있는 부가적 검사들 (Auxiliary tests associated with active movement tests)

이들 검사들은 관절면이 서로 압박이 되면서 일어나는 운동을 실행하는 것이다. 추골기저 동맥 불충분(vertebrobasilar insufficiency) 검사나 신경적 통합성 검사들은 이러한 범주에 속한다. 이들 검사들은 각각의 관련 장에서 설명하였다.

신경적 검사(Neurological examination)

신경적 징후(sign)와 신경적 변화(changes)와는 차이점이 있는데, '변화'는 객관적인 신체적 기능 저하를 의미하며, 이에 반하여 '징후'는 도수물리치료적 검사 시 결정될 수 있는 주관적인 이상이지만 이는 환자의 진술에 근거하며 신뢰성이 없을 수도 있는 것이다.

EDWARDS, B. (1992). *Manual of Combined Movements*. London : Churchill Livingstone.

검사시, 검사자가 끝이 뾰족한 물건(핀이나 바늘)으로 콕콕 찔렀을 때, 특히 이때 찌른 것으로 인해 보일 정도의 함몰이 일어난 상태인데도 환자가 아파하지 않는다면 발의 외측연의 감각 손실이 온 것이며 이는 신경학적 변화이다. 그러나, 환자가 화장지로 증상이 나타나는 발을 살짝 문질렀을 때, 정상인 쪽을 문질렀을 때와 감각이 다르다고 한다면, 이는 주관적인 검사 결과가 되는 것이다. 즉, 환자가 말하는 것에 의존하는 것은 객관적인 검사가 아닌 것이다. 그럼에도 불구하고 감각이 떨어지는 특징이 다른 검사 특징과 부합된다면 검사자는 그렇게 볼 수도 있는 것이다.

물리치료사는 의사에게 치료 중에 일어나는 신경적 변화에 대해 반드시 알려주어야 한다. 이는 물리치료사가 각각의 치료 기간마다 시작 시에 가능한 신경적 변화들을 반복적으로 반드시 검사하여야 한다는 것을 의미한다.

연관통(Referred pain)

신경근이나 신경세근(rootlet)으로 인한 연관통을 신경근 통증(radicular pain)이라고 부른다. 다른 구조물들로 인한 연관통은 단순히 연관통이지 신경근성 통증은 아니다. 연관통이 신경근의 압박(Smith와 Wright, 1958)이나 척추간 분절의 다른 부분으로 인해(Feinstein 등, 1954) 올 수 있다는 것은 잘 알려진 사실이다. 신경근으로 인한 연관통과 다른 구조물들에서 오는 연관통을 구분하기는 힘이 들 것이다. 신경근성 통증은 그 특징으로 인해 구분할 수가 있다. 이는 그냥 아픈 것이 아니라 통증이며 때로는 아주 심할 수가 있다. 통증의 정도는 환자의 얼굴 표정이나 통증의 표현 방식 또는 환자가 팔을 어떻게 들고 있는지 등으로 볼 수 있다. 이는 아주 사람을 힘들게 하는 통증이며, 피절(dermatome)의 원위부에서 가장 심하게 나타나는 경우가 많다.

통증은 정상적인 동작 검사들에서 반드시 통증이 재현되지는 않을 수 있으나, 특정 운동을 한 후에 통증이 증가하는 것이 흔하다. 그러나, 연관통은 특정한 운동을 가능한 범위를 넘어서 하였을 때 몇 초간의 통증이 나타나는 경우가 있다. 다른 원인으로 인한 연관통은 이렇게 반응하지 않는다.

모든 신경근의 통증이 다 심하지는 않지만, 그럴 경우에는, 환자에 대한 세심한 신경 검사와 치료를 할 때 반드시 부드럽게 하여야 악화되는 것을 방지할 수 있으며 이를 통해 최선의 치료 결과를 얻을 수 있다.

여러 다양한 피절(dermatome)의 표를 참조하는 것은 각 구조물의 연관통의 차이점에 대한 이해가 없으면, 상당한 혼란을 줄 수 있다. 신경근이 환자의 증상의 원인이 되면, 증상이 오직 피절의 원위부에서만 느껴진다.

이것이 Cyriax(1975)에 의해 만들어진 표의 형태를 잘 설명해준다. 임상 사례들로는 통증이 원위부에서 시작하는 환자들이나, 또는 환자의 허리나 목의 통증이 사라지고 원위부의 사지(limb)에서 통증이 나타나는 경우이다. 그러나, 척추에서의 통증이 체지에까지 이어지는 경우도 많이 있으며 원위부의 통증이 심할 수도 아닐 수도 있다. 이의 이유는, 신경근이 체지의 통증을 유발하는 동안, 추간판의 질병으로 인해 다른 통증이 나타날 수 있기 때문이다(Cloward, 1959). 추간판은 척추관에 있는 구조물들, 신경근 소매(nerve root sleeve)나 경막(dura)같은 통증에 민감한 구조물들을 자극할 수가 있다(Cyriax와 Cyriax, 1993). 추간판의 손상으로 인해 타격을 받은 지지 근육들이나 인대들, 그리고 후관절들이 국소적인 통증이나 연관통을 일으킬 수 있다. 이러한 종류의 연관통은 통증을 국소적으로 그리고 전체 사지(limb)에 분포하는 표를 필요로 한다는 것이다.

신경근의 압박으로 인한 근육의 약화는 각각의 신경근이 하나 이상의 근육을 지배함에도 불구하고, 어떤 근육들은 주로 한 신경근에 의해 지배를 받는 경향이 있기 때문에 등척성(정적)검사를 통해 가장 잘 평가할 수 있다. 신경근이나 여기에서 인용된 신경근들은 상당한 임

Smyth, M. J. and Wright, V. (1958). Sciatica and the intervertebral disc. An experimental study. *Jourrnal of Bone and Joint Surgery*, 40A, 1401.

Feinstein, B., Langton, J. N. K., Jamieson, R. M. and Schiller, F. (1954). Experiments on pain referred from deep somatic tissue. *Journal of Bone and Joint Surgery*, 36A, 981.

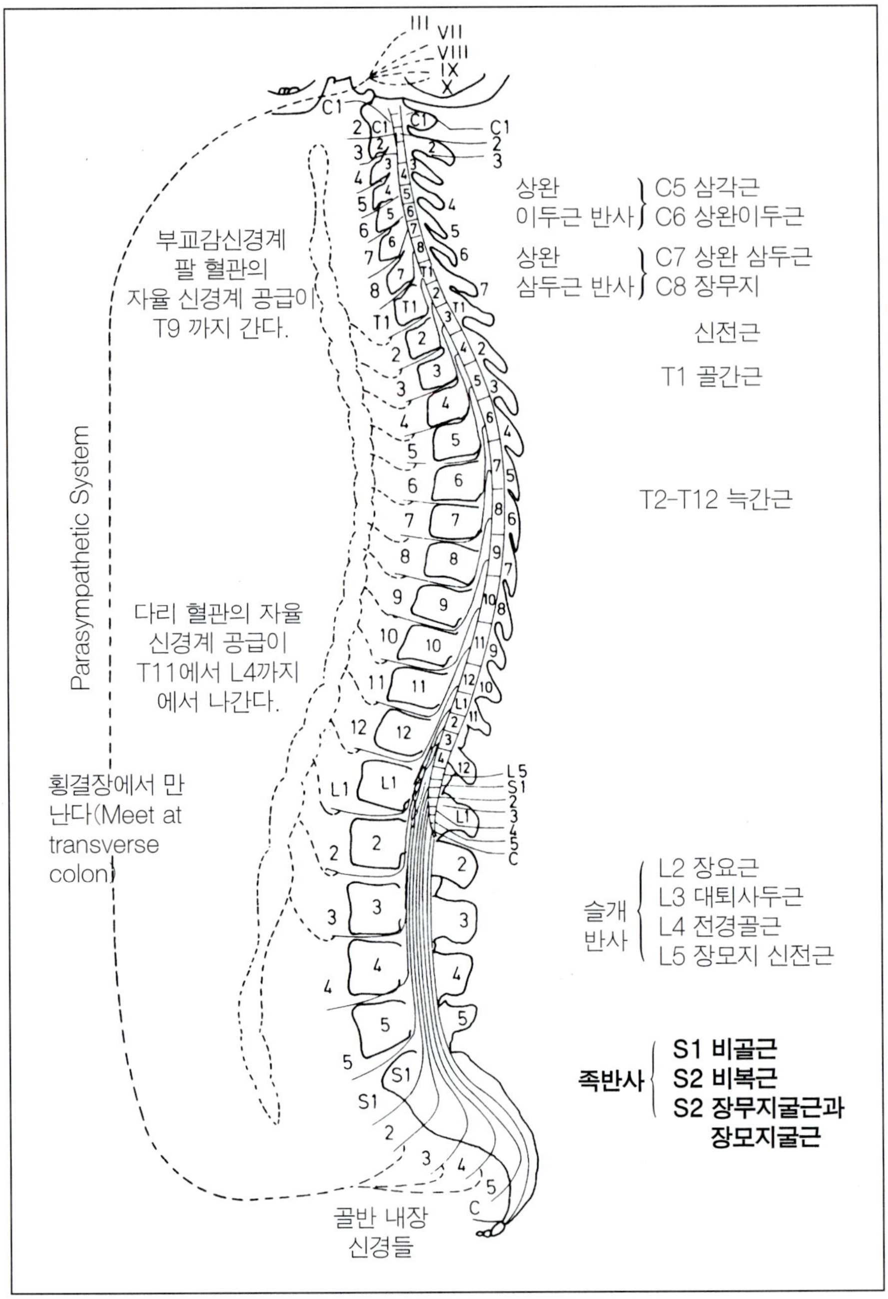

그림 6.20 신경근과 척추

상적 중요성을 가진 것이다(그림 6.20). 환자가 누운 상태에서, 가능한 팔의 근육의 근력을 표 6.9에 나타낸 순서대로 빨리 평가할 수 있다. 그러나 신경적 근육의 약화를 평가하는데 있어서, 약화의 정도와 손상 신경의 정도까지를 검사하여야 할 것이다. 표 6.10에서는 상지와 하지의 근육의 목록이며, 운동 공급(motor supply)을 하여 주는 기원이 되는 신경근과 관련 말초 신경 지배를 보여 준다.

신경근 손상과 감각 질병과의 관계는 다음의 것들을 암기하여 간단히 해결 할 수 있다. 엄지와 검지는 C6, 검지와 중지 그리고 약지(ring finger)는 C7, 그리고 약지와 시지는 C8의 지배를 받는다. C5와 T1의 피절은 손목을 기준으로 외측과 내측에 있다. 발에서는, 발등의 내측에서부터 엄지 발가락까지 L4의 지배를 받으며, 발의 등쪽에서 위쪽 전체와 발바닥 앞쪽까지 L5, 그리고 발의 외측에서부터 새끼 발가락까지가 S1이다(그림 6.4를 참조).

상완이두근 반사와 삼두근 반사는 신경근의 압박으로 인해 발생한 질병을 검사하는 팔의 주요 반사이며, 이외에도 신경근 압박 검사를 회외근(supinator), 수지 굴곡근(finger flexors), 그리고 삼각근(deltoid)에도 할 수 있다. 상완이두근 반사를 검사하기 위해서 환자가 팔을 약간 굴곡한 상태에서 전체를 지지하여 완전히 이완이 되어야 한다. 엄지를 주관절에 있는 상완이두근 건에 완전히 올려놓은 상태에서, 검사 망치로 두드려준다. 삼두근 건 반사는 삼두근 건을 주관절 뒤쪽에서 두드려 검사하는데, 이 때 환자는 약간 주관절을 굴곡하고 손을 배 위에 올려놓은 상태에서 굴곡한 주관절은 치료사의 손으로 지지를 받는다(그림 6.21).

슬개 반사를 검사하기 위해서 환자를 눕히고, 물리치료사는 환자의 무릎을 약 30° 정도 굴곡시켜서 슬개건을 두드리기 전에 사두근이 완전히 이완되게 한다. 반응이 약할 경우, 환자에게 두 손을 모아서 강하게 당기게 함으로서 더 강한 자극을 줄 수 있다.

족관절 반사(ankle jerk)가 환자를 엎드린 자세(prone)에서 검사한다면, 경골의 원위단을 지지한 상태에서 슬관절을 30° 정도 굴곡하여야 한다. 그런 후에 아킬레스건을 두드려준다.

이러한 반사 활동은 환자가 발을 침대의 가장 자리 위에 두어 완전히 하지를 지지한 상태에서 무릎을 끓고 선 자세로 두면 더 증가한다.

정상적인 반사활동은 두드리는 것을 반복하는 것이 없는 상태에서는 완전히 이루어지지 않는데, 반응의 피로 정도를 확실히 보기 위해서는 최소한 6회 이상을 반복해야 한다.

CYRIAX, J.(1975). *Textbook of Orthopedic Medicine*, Vol. 1, 8th ed. London: Balliere Tindall.
CLOWARD, R. B.(1959). Cervical diskography. A contribution to the aetiology and mechanism of neck, shoulder and arm pain. *Annals of Surgery*, 150, 1052-1064.
CYRIAX, J. and CYRIAX, P. (1993). *Manual of Orthopedic Medicine*, 2ed. Oxford: Butterworth-Heinemann.

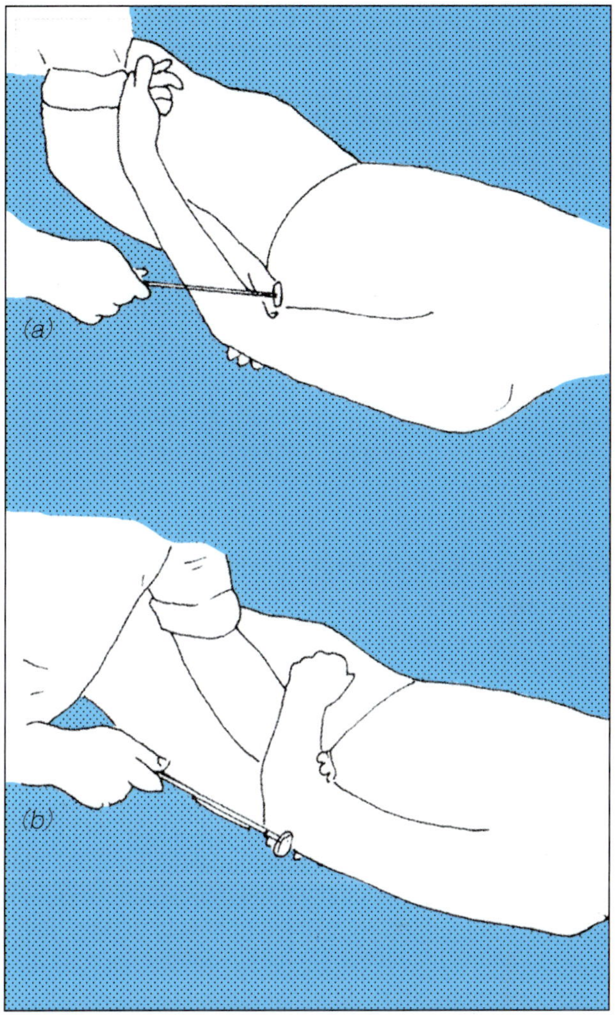

그림 6.21 *(a)* 상완이두근 건 반사검사 *(b)* 상완상두근 건 반사검사

반복은 신경적인 손상이 온 근육의 근력을 검사할 때나 반사 활동을 검사할 때나 마찬가지로 중요하다.

마지막으로, 신경 검사에 대한 해석의 결과, 우리는 요추 부위에서는 양성적 병리로 인해 두 개의 신경근이 손상되는 신경근 징후가 나타날 수 있지만, 경추 부위에서는 두 개 이상의 신경근 징후가 나타나면 이는 양성적인 문제는 아닌 것이다.

표 6.9 등척성 검사를 이용한 팔과 다리의 근육 평가

근육	신경근과 반사	방법
상위 경부에 대한 머리 굴곡, 전두직근(rectuscapitus anterior)	C1	물리치료사의 손을 턱과 이마에 올려놓고 저항에 대해서 환자가 상위 경부를 이용하여 머리를 굴곡시키려 한다.
상위 경부에 대한 머리 신전, 대후두직근(rectus capitus posterior major), 소후두직근(rectus capitus posterior minor), 상두사근(obliqus capitis superior)	C2	환자는 목을 이용하여 머리를 신전하려고 할 때 물리치료사는 이 운동에 대해 한 손으로는 후두부를 잡고 다른 손으로는 턱을 잡아 고정한다.
측방 굴곡, 사각근(scalene)	C3	환자가 머리와 목을 측방 굴곡 하려고 할 때 물리치료사는 한 손은 어깨에 대고 다른 손은 동측의 환자 머리와 얼굴에 손을 대서 운동에 대해 저항을 준다.
견갑골 거상, 승모근과 견갑거근	C4	환자가 견갑대를 들어 올리려고 할 때 물리치료사는 견봉쇄골 관절 부위에 저항을 준다.
팔의 외전, 삼각근	C5 상완 이두근 반사	**바로 누운자세**에서, 환자는 팔을 45° 외전을 하여 유지한 상태에서 물리치료사는 주관절의 바로 위쪽에서 팔의 외측에 저항을 준다.
주관절 굴곡, 상완 이두근	C6 상완 이두근과 상완 요골근 반사	환자는 전완을 회외한 상태에서 주관절을 90° 굴곡하여 유지한다. 손목 바로 위 부분의 전완 전면부에서 저항을 가한다.
주관절 신전, 상완 삼두근	C7 상완 삼두근 반사	환자는 주관절을 90° 굴곡하여 유지한 한 후 저항을 손목 바로 위쪽에서 전완의 등쪽으로 가한다.
엄지의 신전, 장모지신근(extensor pollicis longus)	C8	환자는 주관절을 90° 굴곡한 후 전완을 회외하여 중립 위치에 가져다 놓은 다음 엄지를 신전하여 손바닥에서 얼굴을 향하여 가리킨다. 저항을 엄지손톱에서 새끼손가락을 향하여 가해준다.
손가락 굴곡, 심수지굴근(flexor digitorum profundus)	C8	환자는 주관절을 90° 굴곡하고 전완을 회외하여 중립 위치(mid-position)에 가져다 놓는다. 물리치료사는 환자의 전완을 고정하여 손가락을 바닥으로 말아 놓아서 환자가 주먹을 꽉 쥐어서 치료사의 손가락들을 쥐어짜게 한다. 물리치료사는 환자의 지절 굴곡의 끝부분에 저항을 주어 장굴곡근들(long finger flexor)의 힘을 검사한다.
손가락의 내재근들(Intrinsic)의 작용	T1	환자는 주관절을 90° 굴곡한 후, 손목을 신전하여, 지절 관절들의 손가락을 신전 한 후 중수지절 관절(metacarpophalangeal joint)에서 굴곡하게 한다. 환자가 그의 신전된 손가락들을 모으려고 하는 것에 대해 물리치료사가 손가락들을 벌리려고 한다. 다음 환자는 손가락을 벌려 놓은 상태에서 치료사가 모으려고 한다.
다리의 운동 공급(motor supply)은 기립 자세와 바로누운 자세 그리고 엎드린 자세에서 검사한다.		
저측 굴곡(plantar flexion), 비복근(Gastrocnemius)	S1	**기립 자세** 환자는 한쪽 다리로 서서 발끝을 이용하여 몸을 들어 올렸다가 내리고 치료사는 환자의 손을 잡아서 균형을 잡아 준다.

표 6.9 계속

근육	신경근과 반사	방법
고관절 굴곡, 장요근	L2	**바로누운 자세**에서, 환자는 고관절과 슬관절을 90°로 굴곡하여 유지한 다음, 무릎 바로 위쪽에서 저항을 준다.
슬관절 신전, 대퇴 사두근	L3 슬개 반사	물리치료사는 한 팔을 환자의 아래쪽 대퇴부에 밑으로 집어넣고 손을 반대쪽 대퇴부에 올려놓는다. 환자는 다리를 완전히 신전시키지 않은 상태로 자세를 잡고, 저항을 발목 바로 위 부분인 다리의 앞쪽에 가해 준다.
내반을 동반한 배측 굴곡, 전경골근	L4 슬개 반사	환자는 발을 내반을 동반한 배측 굴곡을 하여 유지한 후 물리치료사는 첫 번째 중족골의 근위단(proximal end)의 배내측(dorsomedial)에 저항을 가한다.
엄지 발가락 신전, 장모지 신전근 (extensor hallucis longus)	L5	환자는 그의 발과 발가락을 배측 굴곡한 상태에서 저항을 모지(big toe)의 발톱에 준다.
발가락 신전, 장수지신근 (extensor digitorum longus)	L5(그리고 S1)	환자는 그의 발과 발가락을 배측 굴곡한 상태에서 저항을 모든 발가락의 배측에 준다.
외전(eversion), 장비골근과 단비골근 (peroneus longus and brevis)	S1 과 반사 (ankle jerk)	환자는 뒤꿈치(heels)를 모으게 한 후 발바닥을 각각 바깥쪽으로 향하게 한다. 물리치료사는 발의 외측연(lateral border)에 저항을 주어서, 양쪽 발이 모아지게 밀어준다.
발가락 굴곡	S2	환자는 물리치료사의 손가락 바닥에 대해 발가락을 굴곡시킨다. 치료사는 환자가 발가락을 최대한 굴곡하는 것에 대해 저항을 준다.
슬관절 굴곡, 슬괵근	L5와 S1	**엎드린 자세**에서, 환자는 그의 무릎을 90° 굴곡한 후 유지한 상태에서 물리치료사가 뒤꿈치에 저항을 준다.
고관절 신전, 대둔근	L4와 L5 (S1과 S2)	환자는 무릎을 구부린 상태에서 고관절을 신전한 후 물리치료사가 무릎 바로 위쪽에서 한 손으로 아래쪽으로 저항을 주고 다른 손으로는 조직의 단단한 것을 평가하기 위해 둔부 근육들을 안쪽에서 촉진한다.

다른 신경적 검사들(적용할 수 있는)
1. 바빈스키 2. 간대성 경련(Clonus)

경추에서 둘 이상의 신경근 징후는 양성적인(benign) 원인은 아니다.

수동 검사들(Passive tests)

검사의 일부분을 이루는 검사들에는 여러 가지 수동운동들이 있는데, 여기에는 :

1. 척추관(vertebral canal)과 추간공(intervertebral foramen)에 위치한 통증에 민감한 구조물들의 운동과 신경적인 연계가 있는 운동들.
2. 생리적인 척추의 운동
3. 연부 조직의 긴장과 추간 관절(intervertebral joint)의 동작의 질을 촉진하여 종속운동(accessory movements)을 평가한다.
4. 단일 추간 관절의 생리적 수동 가동 범위.

표 6.10 운동 지배(M)에 대한 신경근 기시와 그와 관련된 말초 신경 지배(P)

운동	근육			경수								흉수
				1	2	3	4	5	6	7	8	1
호흡	횡경막					P	M	P				
경부:	단굴곡근			M	P	P						
굴곡	장굴곡근			P	P	P	P	P	P	P	P	
	흉쇄유돌근			P	M	M	P					
	단신전근			M								
	장신전근				P	P	P	P	P	P	P	P
신전	승모근	상부			P	M	M					
		중앙부			P	M	M					
견갑골		하부			P	M	M					
	견갑거근+능형근					P	M	M				
	전건근							M	M	P		
상완관절와												
외회전	극하근						P	M	P			
	극상근						P	M	P			
외전	삼각근	후방						M	P			
		중앙부	C					M	P			
		전방						M	P			
굴곡	오훼상완근		MC						P	M		
	대흉근	쇄골부						P	P	P	P	P
		흉골부						P	P	P	P	P
내회전.	견갑하근							P	M			
내전과	대원근							P	M	P		
신전	광배근							P	P	P		
주관절												
신전	상완삼두근		R						P	M	P	
굴곡	상완근		MC + R					P	M			
	상완요골근		R					P	M			
회외	상완이두근		MC					P	M			
	회외근		R					P	M	P		
회내	원회내근		M						M	P		
	방형회내근		M							P	M	P
손목												
신전	요측수근신근		R						M	P		
	척측수근신근		R						M	M/P	P	
굴곡	요측수근굴근		M							M	P	
	척측수근굴근		U							M	P	
	장장근		M							M	P	P
손가락												
신전	지신근		R							M	P	
	천지굴근		M							P	M	P
	심지굴근 외측		M								M	P
굴곡	심지굴근 내측		U								M	P
	충양근 1,2		M							P	M	P
	충양근 3,4		U								M	P
	대립근+굴곡. 5		U								M	M
	소지외전근		U								M	M
외전	배측골간근		U								M	M
	장측골간근		U								M	M
내전												
엄지												
	장모지신전근		R							M	P	
신전	단모지신전근		R							M	P	
	장모지외전근		R							M	P	
외전	단모지외전근		M								M	M
	모지대립근		M							P	M	M
굴곡	장모지굴근		M								M	M
	단모지굴근		M + U								M	M
내전	모지내전근		U								M	M

표 6.10 계속

운동	근육		흉수	흉수	요수					천수		
			1-6	7-12	1	2	3	4	5	1	2	3
호흡	횡경막 C3,4,5		P	P								
	골간근		P	P								
체간												
신전	판상근 흉부		P	P								
	판상근 요부				P	P	P	P	P	P	P	P
측방굴곡	요방형근				P	P	P	P				
회전	외복사근		P	P								
	내복사근		P	P								
굴곡	복직근		P	P								
	복횡근		P	P								
고관절												
외전	외전근	O				P	M	M/P				
	장요근				P	M	P					
굴곡	봉공근	F				M	P					
외전과	대퇴근막장근	SG						P	M	P		
내회전	중둔근과 소둔근	SG						P	M	P		
외회전	외회전근	O						P	M	P		
신전	대둔근	IG							P	M	P	
슬관절												
	반막장근	S						P	P	M	P	
굴곡	반막건근	S						P	P	M	P	
	대퇴이두근	S							P	M	P	
	대퇴사두근	F				P	M	M/P				
신전	내측광근	F				P	M	M/P				
족관절												
	장지신근	DP						P	M	P		
발가락과족관절	단지신근	DP							M	P		
배측방 굴곡	장무지신근	DP							M	P		
	단무지신근	DP							M	P		
	전경골근	DP						M	P			
내반	후경골근	T						P	P			
	비복근	T								M	P	
저측방 굴곡	가자미근	T								M	P	
	장비골근 & 단비골근	SP							M	M/P	P	
외반	제3비골	DP							M	P		
	장지굴근	T								P	M	P
발가락 굴곡	단지굴근	T								P	M	P
	충양근										P	M
외전과 내전	내족저근										P	M
	외족저근										P	M

C=순환신경; DP=심비골신경; F=대퇴신경; IG=하둔신경; M=정중신경; MC=근피신경; O=폐쇄신경; R=요골신경; S=좌골신경; SG=상둔신경; SP=천비골신경; T=비골신경; Th=흉추, U=척골신경

척추관(vertebral canal)과 추간공(intervertebral foramen)에 위치한 통증에 민감한 구조물들의 운동과 신경적인 연계가 있는 운동들

완전히 척추를 굴곡하여 발가락을 손으로 대는 것은 척수(spinal cord)와 요천신경근(lumbosacral nerve roots)과 그들이 위치한 부위의 자유로운 운동을 필요로 한다. 전방 굴곡의 제한이 있으면, 추간 관절에 제한이 온 것이거나 척추관(canal)이나 추간공 내의 구조물의 운동에 손실이 있는 것이다. 추간관절을 움직이지 않으면서 척추관 내의 구조물들만을 움직일 수 있는 검사는 아주 적다.

하지 직거상검사(straight leg raise)는 하부 요추와

천추의 신경근들과 척추관과 추간공의 신경근 소매(sleeve)들의 자유로운 운동을 보는 것이다.

하지 직거상 검사에서 40°에서 제한이 나타나는 경우 추간판 탈출로 인한 신경근의 제한을 의미할 수 있지만(Charnley, 1951), 전 범위에서 통증이 나타나는 경우 척추관이나 추간공의 구조물의 통증이 없는 운동에 질병이 있는 것을 의미한다. 환자가 엎드린 자세로 있는 상태에서 수동적으로 슬관절을 굴곡하였을 때 전체적인 제한이 나타나는 것은 요신경총의 신경근 중의 하나의 운동에 제한이 있는 징후가 될 수 있으며, 거의 전 범위에서 통증이 나타나는 경우 약간의 제한이 있는 것일 수 있으며 이러한 것들은 반드시 치료사가 알고 있어야 한다. 경추와 상부 흉추 부위의 척추관(canal)의 경우, 서서 앉은 자세에서 머리와 목의 굴곡이 통증을 일으킨다면, 골반 굴곡과 허리를 구부리는 것을 통해 경추와 상부 흉추의 척추간 관계를 변화시키지 않고 척추관 내의 구조물을 아래로 당길 수 있을 것이다. 하지 직거상 검사를 할 때에는 상당한 주의를 기울여야 하는데, 이는 만약에 검사가 정확하게 실시되지 않거나 빠른 속도로 2-3회 정도 연속적으로 시행하지 않을 경우 또한 이 때 비정상적인 골반의 운동이나 다른 정상측 다리와의 운동에 있어 긴장도의 차이 등을 잘 보지 않으면 미세한 제한을 놓칠 수가 있기 때문이다. 다리를 들어 올릴 때에는, 무릎을 구부리지 않아야 하며 골반도 검사 침대에서 들리는 것을 허락하면 안되고, 검사하는 쪽으로 골반이 어깨를 향해 올라가지 못하게 하여야 한다. 검사하는 다리는 약간의 고관절 내전을 유지하여야 하여, 내측과(malleolus)가 내측 시상면(medial sagittal plane)보다 약간 외측으로 가있는 상태를 유지하여야 하며, 이 때 고관절의 외회전은 방지되어야 한다. 하부 요추와 천골의 신경근 그리고 신경세근(rootlets)(Macnab, 출간되지 않은 관찰 Unpublish-ed observation)그리고 신경근 소매(sleeves)들의 긴장을 증가시키는 것은 가능한 데 이는 하지 직거상 검사를 할 때 거상을 최대한 한 시점에서 다리를 유지한 후 환자의 발을 수동적으로 배측 굴곡을 하는 방법이다. 긴장을 더 증가시키는 방법은 다리를 들어 올린 상태에서 발목을 배측 굴곡한 후 머리와 목을 완전히 굴곡시키는 것이다.

하지 직거상 검사와 관련이 있는 또 다른 측면 중의 하나는, 환자가 누워 있을 때보다 앉은 자세나 선 자세에서 추간판 내압이 증가되는 것인데(Nachemson과 Morris, 1964), 이것이 아마 선 자세와 누운 자세에서 직거상의 제한의 범위에 차이를 줄 것이다. 그러므로 두 자세에서의 검사가 아주 중요한 의미를 갖게 될 것이다.

척수의 경막 외피의 운동도 환자가 바로누운 자세에서 머리와 목을 수동적으로 굴곡하는 것으로 인해 영향을 받을 수 있다. 예를 들면, 검사 결과에서 그 원인이 척추나 고관절이 원인이라고 나타나지 않는 둔부의 통증을 호소할 수 있다. 만약에 환자가 바로 누운 상태에서 수동적으로 머리와 목을 굴곡시킬 때 둔부의 통증이 나타난다면, 특히 관절 가동 범위가 통증으로 인해 제한이 온다면 척추관 내의 구조물의 통증 민감 구조물의 운동에 제한이 있는 것이다. 이 검사는 흉추와 요추의 검사에도 사용할 수 있다. 만약에 환자가 턱을 가슴에 대고 앉아서 구부린 자세로 있는다면 최대한의 긴장이 가해진다.

경추 또는 흉추 신경근이나 신경근 소매들을 긴장을 가해서 검사하기는 쉽지가 않다. 그러나, 경추에서는, 환자가 그의 손을 머리에 올려놓았을 때 증상들이 완화되거나(제5 경추 신경근의 긴장을 완화시키는 방법), 또는 환자의 주관절을 다른 손으로 지지하여 팔걸이처럼 했을 때(제7 신경근의 긴장을 완화시킬 수 있다) 긴장이 완화된다면 이러한 비슷한 성질의 정보들을 얻을 수 있다. 거꾸로, 견관절을 앞으로 당기거나 팔을 몸의 앞쪽으로 신장시켜서 긴장이 증가될 수 있다.

Breig(1978)의 연구는 척추관의 구조물들의 운동과 자세에 관한 상당한 사고의 범위를 제시하였으며, 제10장에서 이에 대해 논의하였다. 이 책의 제 5판의 서문에서, Elvey의 경추 부위에서의 신경의 운동의 연구

CHARNLEY, J.(1951). Orthopedic signs in the diagnosis of disc protrusion. *Lancet*. i, 180

NACHEMSON, A. and MORRIS, J. M. (1964). In vivo measurements of intradiscal pressure. *Journal of Bone and Joint Surgery*, 46A, 1077

BREIG, A. (1978). *Adverse mechanical tension in the Central Nervous System*. Stockholm: Almqvist and Wiksell.

에 대한 참고 문헌에 대해 언급하였는데, 이것도 역시 제 10장에서 논의되었다.

척추관 내와 추간공의 구조물들의 두측/미측의 운동에 대한 연구에 대한 검사가 있는데, 이러한 검사 동작은 전체 척추의 길이에서 시행되는 것이다. 이 검사를 슬럼프 검사(Slump test)라고 부른다.

슬럼프 검사(Slump test)

이 검사를 슬럼프 검사라고 부르는 데는 두 가지의 이유가 있다. 첫 번째는 환자가 앉은 자세에서 아래에 묘사한 동작(2번)을 하게 하기 때문인데, 대개의 경우 환자들이 정확히 빨리 이러한 구부리기 동작을 잘 수행한다. 두 번째 이유는 이러한 검사 자세에서 사용하는 동작이 건축가나 기술자들이 콘크리트의 수분 농도를 보는 검사에서 하는 동작과 일치하며 이도 역시 슬럼프 검사라고 불리기 때문이다.

환자는 검사대에 앉은 상태에서, 치료사는 다음과 같이 진행한다.

1. 환자는 검사대의 가장자리에 무릎의 뒷부분이 닿을 때까지 뒤쪽으로 가서 앉아서, 검사할 때의 자세의 일관성이 유지되게 한다. 똑바로 앉은 자세에서, 환자는 통증이나 불편감이 있으면 말을 하게 한다(그림 6.22)

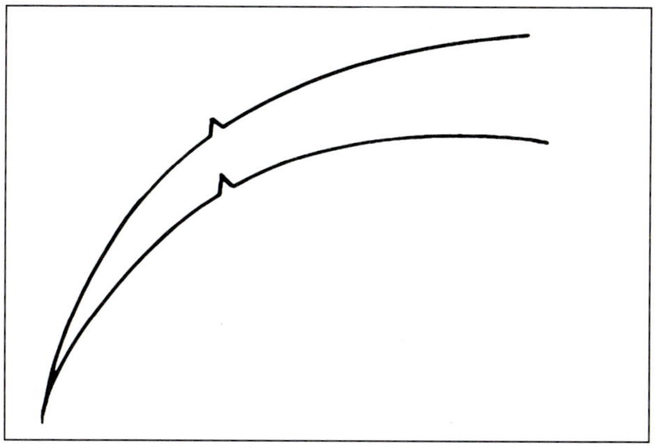

그림 6.23 슬럼프 검사 시 척추에 부가된 과압박의 영향

2. 그 다음 환자는 흉추와 요추가 완전히 굴곡되게 등을 구부리게 하고, 이 때 머리와 목은 굴곡하지 못하게 한다. 환자가 이 자세에 있게 되면, 단단히 과압박을 견관절 부위에 가해서 흉추와 요추를 완전히 굴곡되게 한다. 압박의 방향은 마치 활의 줄을 당겨서 활의 볼록한 면이 증가되는 것같이 T1에서 좌골결절(ischial tuberosity)쪽으로 직선 방향으로 가한다(그림 6.23). 볼록한 면이 현저하게 증가할 때 그러한 것처럼 고관절의 신전이 일어날 수 있는데, 이는 환자의 견관절을 슬관절쪽으로 가깝게 가져감으로

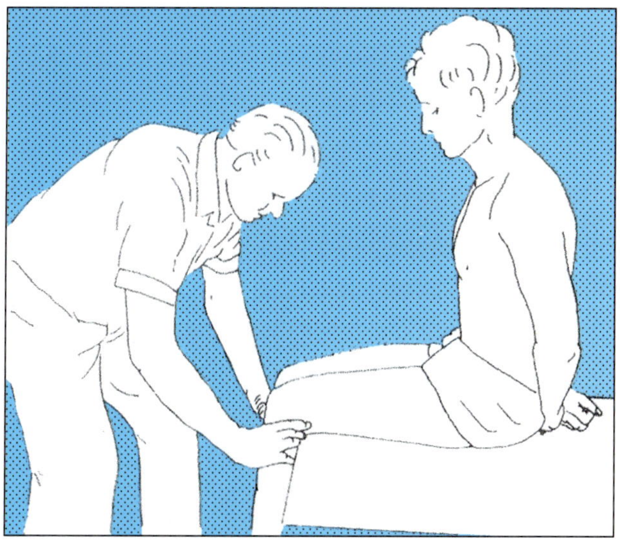

그림 6.22 슬럼프 검사: 뒤로 앉은 상태에서 통증 반응을 본다.

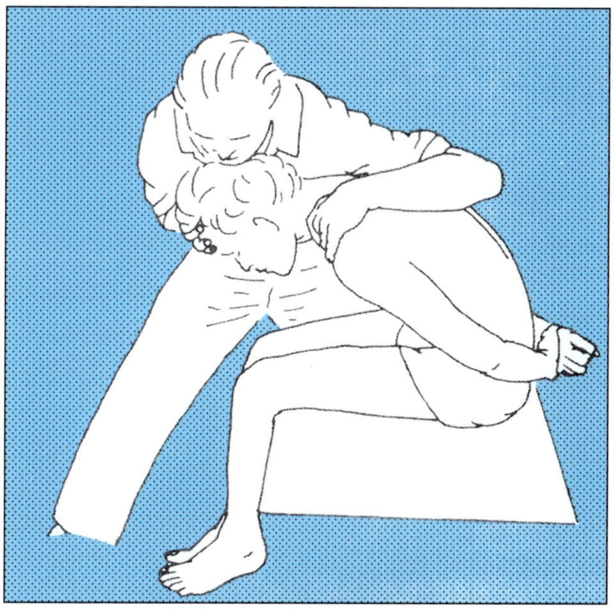

그림 6.24 T1에서 천골까지 완전히 굴곡된 척추.

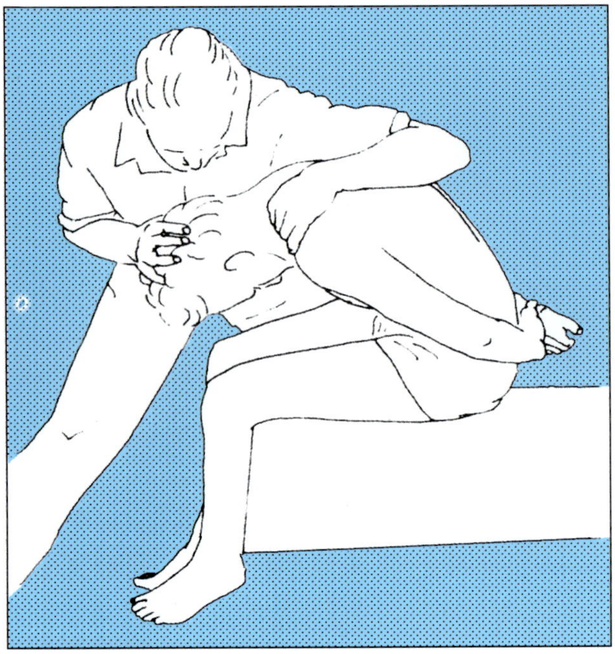

그림 6.25 머리에서 천골까지 완전히 굴곡된 척추

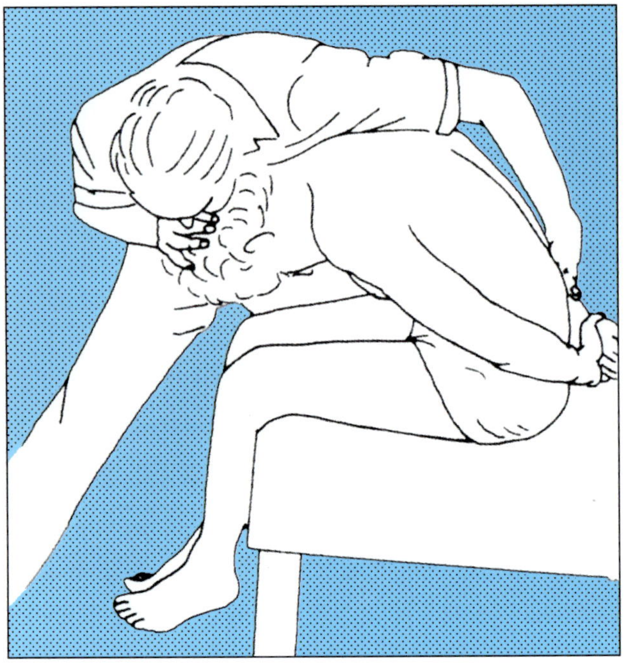

그림 6.27 과압박을 유지한 상태에서 척추를 촉진한다.

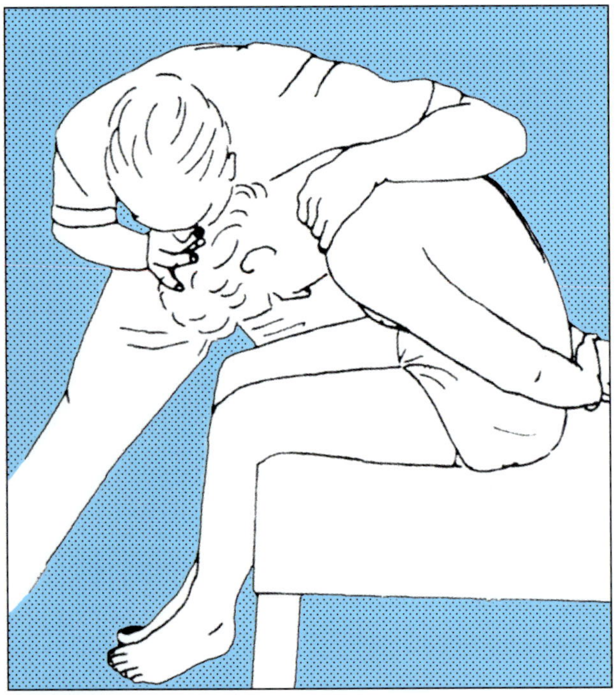

그림 6.26 과압박을 물리치료사의 턱으로 유지한다.

방지하여야 한다. 이 자세에서 통증의 증가가 있는지 본다(그림 6.24).

3. 90° 고관절 굴곡 각도를 유지한 상태에서 환자는 머리와 목을 완전히 굴곡하게 하여, 환자의 턱이 흉골에 가깝게 가게 한다. 경부를 굴곡한 상태에서 충분한 과압박을 가하여서 머리에서부터 좌골 결절까지 똑같이 신장되게 한다. 통증 반응이 나타나는 범위를 기록한다(그림 6.25). 그 후에, 머리와 목 부분에 가하던 과압박을 환자의 턱으로 계속 가해준다(그림 6.26). 그러면 치료사의 왼손으로 환자의 척추를 자유롭게 촉진할 수 있다(그림 6.27).
4. 척추에 과압박을 가한 상태에서 굴곡된 상태에서, 환자는 좌측 무릎을 가능한한 최대한 신전시키게 하여, 이 자세를 유지한 상태에서 통증 반응이 나타나는 범위를 주의해서 보라(그림 6.28).
5. 그 다음 단계는 슬관절을 신전한 상태에서 능동적으로 발목을 배측 굴곡시켜 통증 반응을 본다(그림 6.29).
6. 경부 굴곡과 슬관절 신전이 유지된 상태에서, 증상이 안정적이고 지속적인 상태에서, 물리치료사는 똑같은 압력을 흉추와 요추를 굴곡시킨 상태에서 가하고 이때 경부 굴곡을 풀어줘서, 환자의 머리가 중립

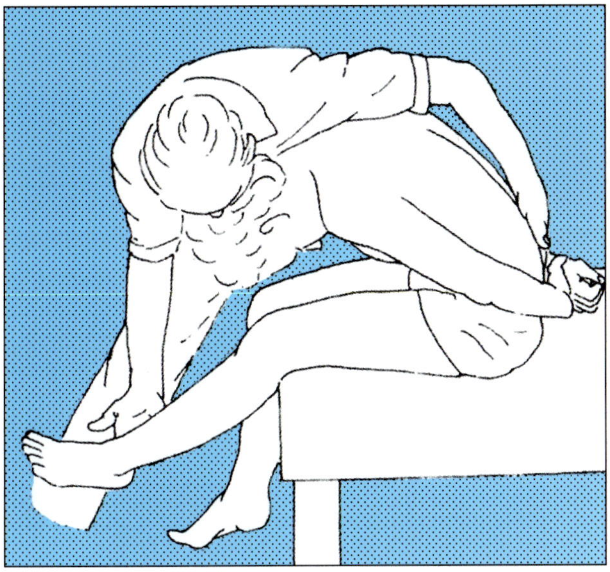

그림 6.28 슬럼프 검사를 하는 동안 전체 척추에 과압박을 가한 상태에서 슬관절을 신전한다.

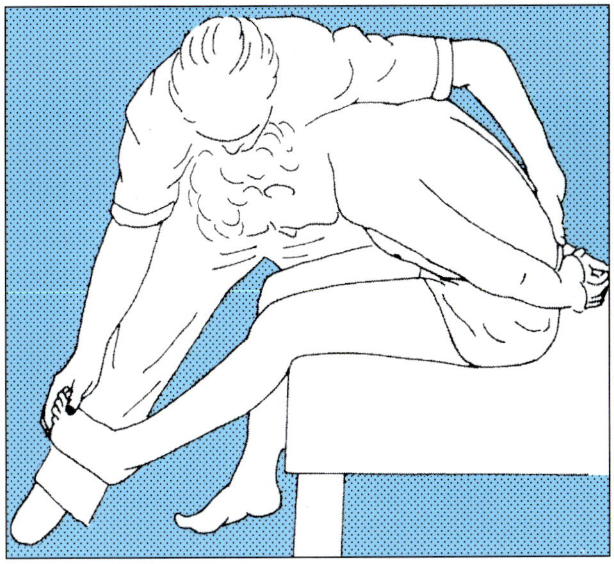

그림 6.30 슬럼프 검사에서 목을 다시 중립 위치로 들어 올린다.

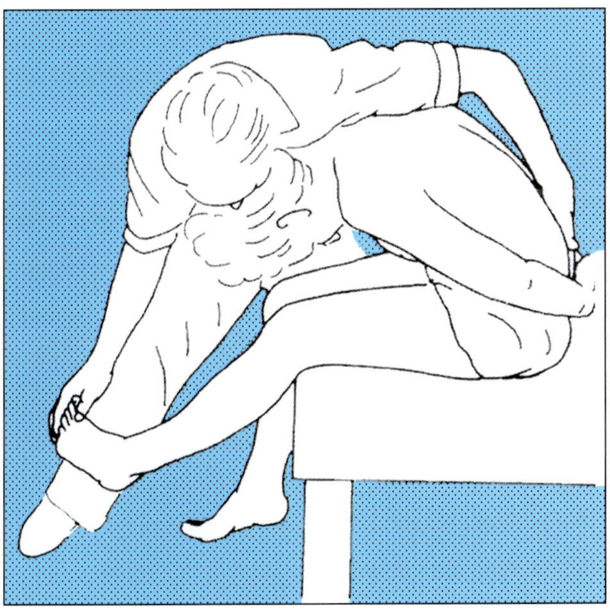

그림 6.29 척추에 과압력을 유지하고 슬관절을 신전한 상태에서 능동적으로 발목을 배측 굴곡을 한다.

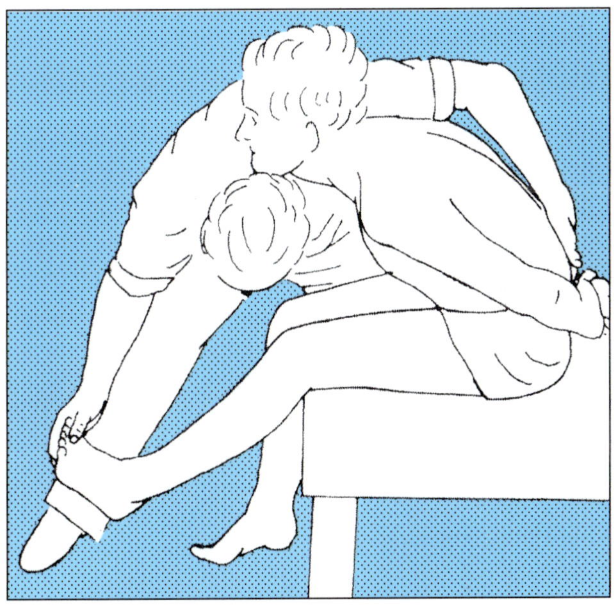

그림 6.31 슬럼프 검사에서 머리와 목을 신전시킨다.

위치로 돌아오게 하거나(그림 6.30) 신전되게 한다(그림 6.31). 환자는 이때 증상의 변화가 있는지 명확하게 진술하게 한다. 완전히 굴곡된 자세에서는 환자가 완전하게 슬관절을 신전하지 못할 수도 있다. 만약에 환자가 그의 슬관절을 완전히 신전 시키지 못하면 환자에게 경부의 압력이 제거된 상태에서는 무릎을 더 신전시킬 수 있나 보게 한다. 이런 새로운 자세에서 관절 가동 범위를 보고 나타나는 통증 반응을 기록한다(그림 6.32).

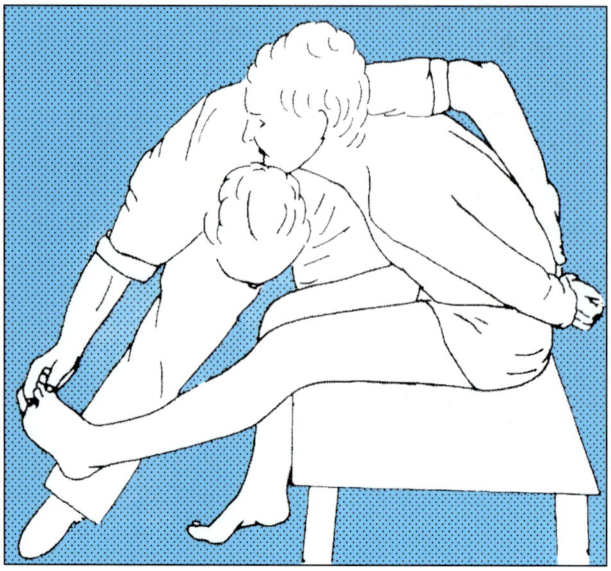

그림 6.32 머리와 목을 신전시킨 상태에서 슬관절 신전과 발목의 배측 굴곡을 더 시켜서 평가를 한다.

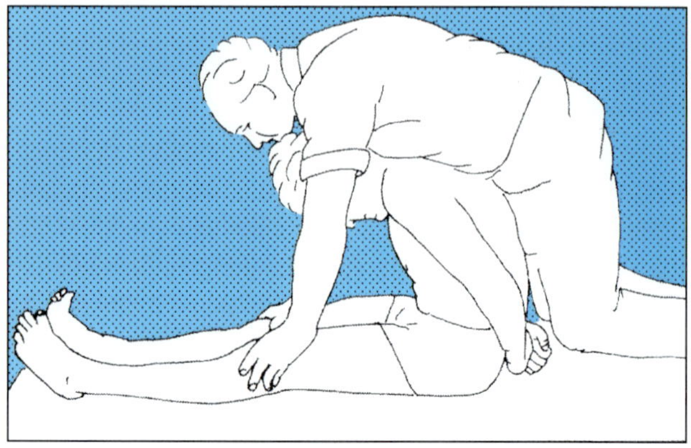

그림 6.33 길게 앉은 자세(long-sitting position)에서의 슬럼프 검사

이러한 검사는 모든 척추 부위에서 가능하며, 요추 질병에서와 마찬가지로 경추의 문제가 있을 때에도 반드시 검사의 일부분이 되어야 한다. 더 강한 과압박이 검사를 위해 사용되어야 할 경우, 이러한 과정을 길게 앉은 자세에서 실행할 수 있다 - 환자가 침대에 다리를 앞쪽으로 길게 펴고 앉은 상태이다(그림 6.33).

특히 경부의 굴곡 요소를 풀어 주었을 때 나타나는 통증 반응 등의 검사 결과에 따라 진단을 내리는 것이 가장 중요하다. 통증이 없는 상태에서 슬관절의 신전의 제한이 30° 정도 있는 것은 정상일수 있으며, 이 때 통증이 T9과 T10 부위의 중심부에서 나타날 수 있다(Maitland, 1980b).

경부 굴곡을 풀었을 때 증상이 바로 완화된다면 이는 척추관의 통증 민감 구조물의 손상을 나타내는 것을 의미하며, 슬괵근의 긴장으로 인하여 슬관절 신전에 제한이 있다하더라도 이 범위는 경부 굴곡을 풀어주는 것으로는 영향을 받지 않는다. 경추를 신전시켜서 척추관 구조물을 느슨하게 하면 환자는 이때 슬관절을 더 신전 할 수 있을 것이다. 다시 한 번 이를 통해 슬괵근의 긴장으로 인한 슬관절의 신전 제한 정도를 명확하게 확인하여 줄 것이다. 환자의 증상에 기인하는 요소에는 척추관의 요소 이외에 슬괵근으로 인한 제한도 있을 것이다. 아주 운동이 유연한 환자의 경우, 완전히 굴곡한 상태에 도달하려면 환자의 머리를 무릎 사이로 내릴 필요가 있다. 그렇지 않고 몸이 굳어 있는 사람의 경우, 이러한 동작을 할 수 없을 것이며 이로 인해 척추관의 구조물들도 역시 긴장이 와있다고 볼 수 있다. 이러한 사람들은 선 자세에서 구부려서 무릎을 닿지 못할 것이며(이러한 사람들의 경우 재학 시절에도 발끝을 닿지 못했다고 하는 사람도 있다), 이러한 강직은 운동을 많이 하더라도 변하지 않을 것이다. 이러한 제한의 원인이 신경과 관련된 것이라면, 굴곡을 유지한 상태에서 경부 굴곡과 신전이 증상의 반응에 차이를 줄 것이다. 몇몇의 경우 굴곡한 상태에서 완전히 그들의 무릎을 신전하지 못할 수도 있으나, 이것이 관절 가동 범위가 비정상이라는 것은 아니다, 이것이 그들에게는 정상일 수 있는 것이다. 통증의 반응과 경부 굴곡을 풀었을 때의 슬관절 신전의 변화가 중요한 것이다.

여러 가지 형태의 슬럼프 자세들 (Variations of slump positions)

주관적 검사에서 척추관 구조물들의 손상이 의심되었으나 슬럼프 검사에서 음성으로 반응이 나타나면, 이 검사를 한 단계 더 진전하여 증상을 유발하는 동작이었던 경추 굴곡 대신 경추 신전을 해서 할 수 있을 것이다. 이것은 아주 드물게 신경적으로 양성인 경우가 발견되었으

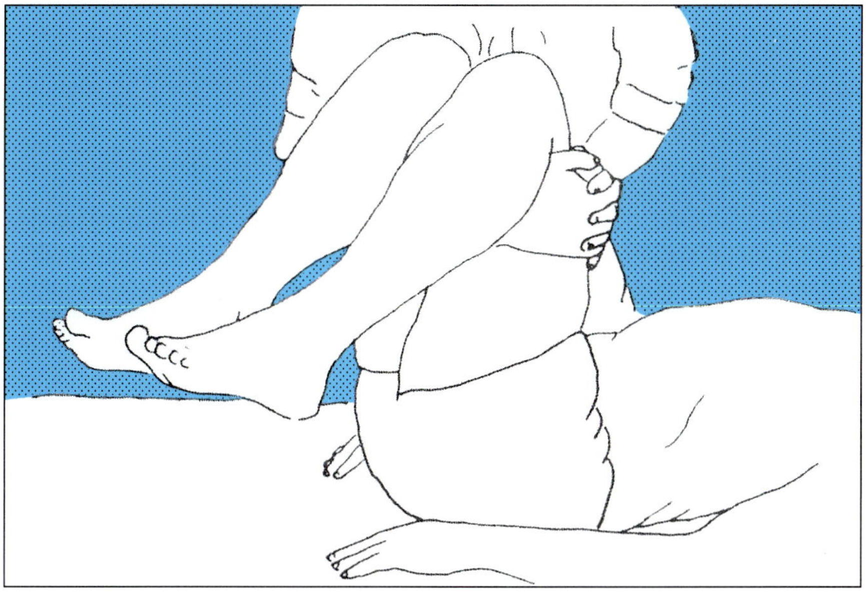

그림 6.34 요추 수동 측방굴곡(Passive lumbar lateral flexion)

나, 이것은 아주 유용한 결과이며, 대개의 검사에서 음성 반응이 나타났을 때에 특별히 사용할 수 있다.

척추관 내의 통증 민감 구조물들은 척추의 측방 굴곡과 회전을 보조해주는 역할을 한다. 이러한 것 때문에 편측으로 또는 양측으로(또는 중심부) 증상들이 관절 징후가 생리적인 또는 부수적 유발 검사에서(accessory provocative joint sign)에서 나타나면, 슬럼프 검사를 할 때 측방 굴곡이나 회전 또는 두 가지를 같이 실시해야 한다(그림 6.34)(Maitland, 1984).

> 환자의 증상이나 징후에 따라, 측방 굴곡이나 회전 혹은 이 두 가지 운동을 같이, 슬럼프 검사에 병행하여 실시하여야 한다.

여기에는 두 가지 방법이 있다. 측방 굴곡(또는 회전)을 먼저 실시하여 통증 반응을 본다. 그런 후에 이미 언급했던 슬럼프 검사의 각 단계들을 실시해 준다. 두 번째 방법은 슬럼프 자세에서 시작하여 측방 굴곡(그림 6.34)이나 회전을 실시하는 것이다.

회전이나 측방 굴곡을 가했을 때에 증상을 유발하면, 경부 굴곡을 반드시 풀어서 증상의 양상을 보아야 한다. 이것이 이 검사에서 원인을 찾아내는 방법이 된다. 그러나, 만약에 경부 굴곡을 풀었는데도 변화가 없는 경우, 슬럼프 자세를 유지한 상태에서 측방 굴곡(또는 회전)을 최소한만 풀어줘서 통증 반응에 변화가 있는지 본다. 만약에 측방 굴곡(또는 회전)을 풀었을 때 통증이 감소한다면 이 때 검사는 양성일 수가 없다. 통증의 감소가 복합적인 척추 관절 위치의 한 요소가 풀리면서 올 수 있기 때문이다. 그러므로, 이러한 최소한의 측방 굴곡(또는 회전)을 최소한 감소시킨 자세에서, 슬럼프 자세에서의 슬관절 신전과 경부 굴곡을 풀었을 때의 변화들은 재평가할 필요가 있다. 이 때 더 증상이 감소되는 결과가 나타나면, 척추관 구조물들이 손상을 입은 것이다. 이러한 검사는 관절과 척추관 구조물들의 감별 진단에 아주 필수적인 것이다.

MAITLAND, G. D. (1980b). Movement of pain-sensitive structures in the vertebral canal in a group of physiotherapy students. *South African Journal of Physiotherapy*, 36, 4-12.

MAITLAND, G.D. (1984). Canal signs and their significance in treatment. pp.119-133, *Clinical Proceedings of the Low Back Pain Conference. Manipulative Therapists Association of Australia, Melbourne, Australia*, pp. 119-133.

경추 슬럼프(Cervical slump)

주로 경추와 상위 흉추 부위에 사용하는 또 다른 슬럼프 검사는 경추 슬럼프 검사로 이 때 환자는 똑바로 앉은 자세에서 실행을 한다. 환자는 경추 부위에서의 증상이 처음 나타나는 부위까지(또는 증상이 증가되기 시작하는 지점까지) 머리와 목을 굴곡하게 한다. 목과 머리를 이 자세로 유지한 상태에서, 골반 굴곡을 하여 환자의 요추를 굴곡하게 한다(환자에게 골반의 운동을 따로 시행하는 방법을 알려줘야 할 필요가 있다). 요추 굴곡을 하였을 때 경추의 증상이 나타나는 시점이 빠르면 빠를수록 이 환자의 척추관 구조물들이 손상을 입었다는 양성반응이 확실히 나타나는 것이다. 또한 이러한 질병은 전형적인 비 침해성(non-invasive) 치료만으로는 치료가 잘 안 될 수 있다.

> 경추 슬럼프 검사는 주로 경추와 상위 흉추의 질병을 위해 사용한다.

슬럼프 검사를 처음부터 치료 기법으로 선택하는 것은 드물다. 비정상적인 동작으로 인해 척추관 구조물들의 자극이 일어난다고 생각하는 것이 흔하며 안전하다고 여겨왔다. 이것은 요추에서는 사실이다. 슬럼프 치료기법이 필요한 경우 관절의 치료와 슬럼프 결과의 재평가가 요구된다. 만약에 재평가에서, 관절의 운동은 나아졌지만 슬럼프 결과는 그렇지 않다면 슬럼프가 증상들을 유발하는 요소가 되는 것이다. 통증이 있는 연부 조직을 신장하였을 때 유발된 통증으로부터 어떻게 회복이 될 것인가 하는 것을 예측하는 것은 가능하나, 척추관 구조물들은 같은 속도로 회복되지 않는다. 이들은 회복 속도가 훨씬 느리다. 그러므로, 슬럼프 검사가 하나의 기법으로 사용되었을 경우, 첫날 검사할 때에 상당한 주의가 요구되며 24 시간이 지난 후에 다시 검사를 하여 기법의 강도를 결정하는 것이 필요하다. 너무 강하게 실시한 경우, 통증이 가라앉는 시간을 2-3일 정도 두어서 어느 정도의 증진이 있었는지 정확한 평가를 할 수가 있다.

> 슬럼프 검사는 처음 치료 기법으로 사용하는 것은 드물다. 관절 징후의 치료와 슬럼프 결과의 재평가를 통해 슬럼프 치료가 필요한지를 알 수 있다.

그러나 슬럼프 자세에서 경추 굴곡을 하였을 때(슬관절이 신전되지 않은 상태에서) 이로 인해 등쪽에서 심한 날카로운 통증이 유발 될 수 있다. 이때에는 슬럼프 자세에서 경부 굴곡이 첫 번째 치료 동작이 될 수 있다.

신경과 연관된 동작들(Neural linked movements)

Breig(1978)는 1960년도에, 아마도 중추신경계에 반하는 역학적 긴장에 관한 부분에 대해 중요한 충격을 준 첫 번째 사람일 것이다. 그의 연구는 1978년까지 Elvey에 의해 계속되어져 도수 물리치료사들에게 Butler(1991)에 의해 그 영역을 넓혀 왔다.

Breig는 앉은 자세, 좌측 옆으로 누운 자세(left side lying), 우측 옆으로 누운 자세(right side bending), 그리고 엎드린 자세(prone lying)에서 경추의 운동의 통증 반응과 관절 가동 범위를 비교할 필요가 있다는 것을 명확하게 보여 주었다. 이러한 비교들은 신경 요소의 가능성이 보일 경우 반드시 조사되어야 한다.

Butler는 더 나아가, 말초 신경계를 포함한 검사 동작들을 설명하였다(포획 신경 증후군과 다른 말초 신경 동작들의 손상이 온 비정상적인 이상들). 그는 모든 도수 물리치료사들로서 활동하는 임상인들을 위한 특정한 검사 기법과 치료 방법에 대한 논지를 입증하였다.

상지에서는 '흉곽 출구 증후군(thoracic outlet)' 검사가 또 하나의 중요한 과정이다. 여기에는 팔의 증상들

BREIG, A. (1978). *Adverse Tension in the Central Nervous System: Relief by Functional Neurosurgery(Common Sources of Stress set up in the Tissues of the Central Nervous System from Cortes to Lumbosacral Nerve Roots)*. Sweden: Almqvist and Wiksell; New York: John Wiley and Sons.

BUTLER, D. S. (1991). *Mobilization of the Nervous System*. London: Churchill Livingstone.

ELVEY, R. L. (1979). Brachial plexus tension tests and the patho-anatomical origen of arm pain. *Proceedings of the Multidisciplinary International Conference of Manipulative Therapy, Melbourne, Australia*, pp. 105-111.

을 유발하는 팔의 견인(견갑대 하강)이 포함된다(Phillips and Grieve, 1986). 여기에 더해서, 버틀러(1991)는 세 가지 다른 기본적인 검사들에 대해 설명하였는데, 첫 번째 것은 체지를 고정한 상태에서 경부 측방 굴곡(반대측과 동측)을 사용하여 증상의 변화를 비교한다. 이것은 Elvey의 기본적 검사에서도 마찬가지이다. 두 번째 기본 검사에서는 견갑골 하강을 사용하며 정중 신경 편향(median nerve bias, 버틀러 책의 그림 8.5 F) 또는 요골 신경 편향(그림 8.6 D)을 본다. 세 번째 검사는, 마지막 신장 자세로 겹갑대 하강과 외전 그리고 외회전을 주관절 굴곡과 손목과 손가락을 신전한 상태에서 하는 것으로, 환자의 손이 자신의 얼굴을 향하게 하는 것이다. 머리와 목은 처음 이 과정을 실시할 때 반대측으로 굴곡을 하거나 마지막 동작으로 할 수가 있다(버틀러 책의 그림 8.10 G에 있다).

하지에서는 발을 여러 자세로 놓고 하는 하지 직거상(그림 12.63 참조)이 있는데, 발의 자세로는 배측 굴곡과 내반과 외반(저측 굴곡과 비슷하다)등이 있으며, 이때 고관절 내전도 같이 한다. 두 번째 기본 자세로는 엎드린 자세에서 슬관절이 굴곡되고, 필요한 경우, 고관절 신전을 할 수 있다.

추간관절의 생리적 수동 운동[Passive physiological intervertebral movements(PPIVMS)]

모두 다 알고 있을 것이지만, 척추에 대한 덜 특정하지 않은 수동적 검사들에 대해 짧게나마 언급할 필요가 있다고 본다.

앉은 자세나 선 자세에서 실시한 굴곡, 신전, 측방 굴곡, 그리고 회전등의 생리적 운동들은 무게를 받지 않는 자세 체중 무부하 자세(non-weight bearing position)에서 반복하여 수동적으로 해볼 수 있다. 이러한 일반적인 검사 동작은 관절에 부하가 걸렸을 때 동작으로 인한 통증의 변화가 있는지 볼 때에만 하는 것이다.

PHILIPS, H. and GRIEVE, G. P. (1986). The thoracic outlet syndrome. In *Modern Manual Therapy* (G. P. Grieve, ed), Ch. 35
BUTLER, D. S. (1991). *Mobilization of the Nervous System*. London: Churchill Livingstone.

척추의 생리적 운동들은 누운 자세에서 수동적으로 시행한다. 요추의 측방 굴곡이나 요추 회전을 제외하고는 이 기법들은 아주 간단하며 따로 설명을 할 필요가 없다. 요추의 측방 굴곡은 물리치료사가 환자의 굴곡된 슬관절과 고관절을 90°로 둔 상태에서 지지하고 환자의 발을 치료사로부터 멀어지는 방향으로 돌려주는 식으로 실시된다. 고관절 회전이 관절 범위의 끝에 다다랐을 때, 골반이 편측으로 기울어지고 그 다음에 요추에서 측방 굴곡이 일어나기 시작한다. 반대쪽 방향으로의 측방 굴곡은 환자의 발을 축으로 하여 반대 방향으로 돌려준다(그림 6.34). 회전은 환자의 한쪽 고관절과 슬관절을 90°로 굴곡하여, 환자의 골반과 요추를 다리와 함께 돌려주기 위해 무릎을 환자의 반대쪽으로 돌려준다.

촉진을 통한 추간 검사들 (Intervertebral tests by palpation)

척추간의 운동이나 정상 여부를 검사하는데 있어, 가장 중요한 기법은 다음과 같다. 환자의 생리적 운동은 정상으로 볼 수 있으나, 추간 동작을 촉진 검사들을 통해 적절한 자세들에서 관절 징후(joint sign)를 볼 수 있을 것이다. 만약에 환자가 신경근 통증을 가지고 있으면, 그리고 이러한 통증이 피절 범위의 원위부에서만 느껴진다면, 환자의 증상이 앞에서 묘사한 특정한 생리적 운동에 의해 유발되는 수가 많다. 이러한 검사들은 한 자세를 유지한 검사들이나 사분원 검사(quadrant tests)이며, 검사 동작들을 통해 척추관 통증 민감 구조물들의 관계에 변화를 줌으로서 증상들을 유발하게 된다. 이러한 경우에 척추간 분절의 동작들을 이용한 수동 검사에서는 음성으로 나타날 것이다. 이와 반대로, 만약에 환자의 증상이 척추관 내의 통증 민감 구조물에서 오는 것이 아니라 척추간에서 나타나는 것이라면, 촉진을 통한 검사에서 항상 양성으로 나타날 것이다. 이것을 확인하기는 힘이 들 수도 있는데, 그러나 다음 부분에서 나오는 것처럼 동작의 방향이 적절하게 검사를 한다면, 통증의 양성 징후, 제한이나 근육의 경련 등이 하나나 그 이상의 촉진 동작에서의 방향에서 나타날 것이다. 또한 한 가지 중요하게 짚고 넘어갈 것은 생리적 동작을 능동적으로나 수동적으로 검사하는 것은 척추간 관절의 종속운동(accessory movements)과 관계가 없으나, 촉진을 통한 동작 검사는 종속운동과 직접적으로 관계가 있는 것이다.

> 촉진을 통한 동작 검사는 종속운동(accessory movements)과 직접적인 관련이 있다.

어떤 독자들은 환자의 증상을 일으키는 척추간 관절을 촉진으로 결정하는 것의 정확도에 대해 의구심을 가질 수 있을 것이다. Jull(1984) 등은 연구 프로젝트 보고에서, 말하기를 :

> 이 시점에서 연구로부터 결과를 도출한다면, 도수 진단은, 잘 훈련을 받은 도수 물리치료사에 의해, 배측 후지의 내측 분지(medial branch of dorsal rami)에서 전달되는 척추의 통증을 일으키는 부위를 시종일관 정확히 결정할 수 있다는 결론을 내릴 수 있다. 이러한 면에서 도수 진단은 방사선상에서 검출된 진단 표본만큼의 정확도가 있다고 할 수 있다.

일반적 촉진 과정(General palpation routine)

> 일반적 촉진 과정에는 반드시 다음이 포함되어야 한다 :
> - 관절 가동 범위와 편안함을 위해 관절을 중립 위치에 둔다.
> - 체온의 변화나 땀을 흘리는 것 등을 평가한다.
> - 연부 조직들의 변화, 표층과 심층, 그리고 전체적인 부분에서부터 국소 부위 평가
> - 뼈의 이상을 평가한다. 즉, 극돌기의 위치와 상대적 깊이
> - 운동 이상 점검(추간 관절의 후-전 운동 PAIVMS) - 전반적인 운동의 비교들과 초기, 중간, 마지막 범위에서의 비교
> - 연부 조직 촉진에 대한 통증 반응 평가와 추간 관절의 후-전 운동 PAIVMS
> - 운동 도표(movement diagrams)의 완성

JULL, G. (1984). The sensitivity of manual examination A preliminary report. *Proceedings MTAA on Low Back Pain* (In Press)

촉진 검사는 다음과 같은 순서로 진행된다. 첫 번째, 환자는 측방 굴곡이나 회전등이 일어나지 않는 자세를 취해야 하는데, 이렇게 하여 척추가 자연적인 굴곡과 신전의 중립 위치에 놓이게 한다(즉, 엎드린 자세로 눕거나 또는 경추에서는 바로 눕는다). 촉진 검사를 최대한 객관적이게 하기 위해서, 검사자는 환자에게 이 고통스러운 과정이 되기를 원치 않는다는 것을 밝혀둔다. 그러나, 환자는 (언어를 사용하거나 몸짓으로라도) 검사를 할 때 불편함을 유발하던지 안하던지 간에, 이 과정이 끝날 때까지 말을 하면 안 된다는 것을 완전히 숙지시켜야 하며 - 검사자가 관련 부위를 보고 어느 것이 정상이고 어느 것이 비정상이라고 결정한 후에, 환자가 증상이 나타나는 곳과 증상이 나타나지 않는 곳을 비교하게 한다.

최근 수 년간 촉진 검사의 신뢰도에 대한 타당성에 대한 상당한 조사와 논의가 있었다. 더 최근에는 Jull(1993) 등에 의해 환자의 증상들의 원인에 대한 통증 반응과 저가동성(hypomobility)의 관계에 대해서 연구한 것을 정리하였다. 저자의 생각에는, 도수 물리치료사가 지지 조직들, 뼈의 융기의 형태와 위치 그리고 척추간 운동들의 이상을 평가할 수 있다는 데에는 추호의 의심도 없다. 그러나, 이러한 이상들(abnormalities)을 환자의 증상들과 질병과 연관시킬 수 있어야 한다.

환자의 신뢰감을 얻기 위해서, 치료사는 손과 손가락들을 사용하여 관련 허리 부분에 편안하게 원을 그려 가면서 마사지를 하는 식으로 하여 일단 천층 연부 조직의 상태를 알아내면 전체적인 느낌이 어떠한지를 알 수 있다. 이것을 몇 초 이상 걸려서는 안되며, 이는 파악 반응이 심한 환자나 통증이 심한 환자의 신뢰를 얻는데 아주 좋다.

JULL, G., TRELEAVEN, J. and VERSACE, G.(1993). Manual examination of spinal joints is pain provocation a major diagnostic cue for dysfunction? *Proceedings of the Eighth Biennial Conference of the Manipulative Physiotherapists Association of Australia, Perth, Australia*. pp. 40-42

GRIEVE, G. P. (1989). *Common Vertebral Problems*. 2nd edn. Edinburgh: Churchill Livinstone, p. 473.

척추의 촉진 검사는 다음의 검사들을 한다 :

1. 피부의 땀과 체온
2. 연부 조직 변화
3. 척추의 자세
4. 척추의 운동

척추를 검사할 때는, 환자는 엎드린 자세로 누워서 피부의 땀과 체온을 검사한다. 그 다음에 근육의 긴장과 전체적인 조직의 긴장도를 촉진한다. 마지막으로, 척추간의 운동을 보기 전에, 연접한 부위의 척추와 관련해서 척추의 위치를 보아야한다. 뒤에서 언급한 평가에서 발견된 이상에 대해서 너무 많이 중점을 두어서는 안 되는데, 이는 방사선 상에서 확인이 된 경우에만 의미가 있는 것이기 때문이다. 척추의 각각 다른 부위를 검사 과정에 약간씩의 차이가 있기 때문에, 척추의 각 부분에 대해 각 장에서 따로 묘사할 것이다. 검사 방법에 대한 설명도 나올 것이다.

비정상적인 척추와 관련된 연부 조직을 촉진하는 것은 다른 방법으로는 얻을 수 없는 정보를 제공한다. 다른 모든 검사에서 음성으로 나타나더라도, 촉진에서 양성으로 나타날 수 있다. Grieve(1989)는 여기에 대해 강력하게 언급하였다. 조직들의 질감은 구조직의 변화와 새로운 조직의 변화를 구분할 수 있다.

촉진 검사(Palpation examination)

피부의 땀과 체온 (Skin sweating and temperature)

척추의 부위와 관계가 있는 과다한 땀은 넓은 부위를 한 번 손으로 만져보기만 해도 발견할 수 있으며, 이 때 주로 주의를 기울이는 것은 척추 주변 부위가 된다. 이와 관련된 조사 결과는 반드시 나타날 것이며 다음 치료 기간 중에 결과에 대한 변화가 있는지 본다. 과다한 땀은 일반적으로 나타나지는 않지만, 이러한 것이 나타났을 경우 이러한 문제를 일으키는 척추의 부위를 확인하기 위해 다른 검사 결과들을 보아야 할 것이다.

체온의 변화(주로 체온의 상승)를 검사하는 것은 땀을 검사하는 것보다 훨씬 더 중요하며, 무시할 수 없는 여러 가지 의미를 함축하고 있다. 우리는 '붉고, 뜨겁고, 붓는다' 등이 염증을 나타내는 것이라고 배웠지만, 붉은 것이나 부종은 척추 질병에서는 잘 나타나지 않는다. 이와 반대로 온감이나 열감은 흔하게 나타나며, 이를 통해 검사자는 염증성 요소에 대해 바로 생각하게 된다. 그러나 온감의 경우, 이러한 것이 나타난다고 하더라도 이것이 역학적 반응인지 또는 활동성 질병의 과정으로 인한 반응인지를 나타내지는 않는다. 이러한 두 가지 차이는 다른 전체적 건강지수나 처음 2회의 관절가동술에 대한 반응들로만 확인이 가능하다. 역학적인 온감은 두 번째 치료를 시작할 때 사라지거나 상당히 감소되어 있을 것이며, 심지어는 일회의 치료가 끝날 때쯤에 사라지기도 한다. 활동성 질병에 의한 반응으로 인한 것일 경우 2회의 치료로 인해 변화가 오지는 않을 것이며, 이러한 반응이 나타나는 경우 이 질병이 물리치료의 영역이 아니라는 것을 말해주는 것이다.

> 국소 역학적 질병으로 인해 발생한 온감은 2회의 관절가동치료 후에 사라질 것이다. 활동성 질병으로 인해 발생하는 열감은 2회의 관절가동술로는 별 변화가 없을 것이다

온감을 검사하는 최고의 방법은 일반적으로 우리가 배운 것과는 다르다. 즉, 손등을 사용하는 것은 여러 가지 체온의 변화를 느끼는데 가장 좋은 방법이 아니다. 이보다는 손바닥 전체를 적절한 부위에 올려놓고 그 자세를 수초동안 유지한 상태에서 체온을 측정한다. 그 다음 증상이 있는 부위 주변의 위 아래로 그리고 우측 좌측으로 움직여서 손바닥을 놓고 수초간 유지한다. 그 다음 이 과정을 이들 부위에서 반복하여, 결정이 내려질 때까지 각각 다른 체온을 비교한다.

우리가 느낄 수 있는 열감과 온감의 종류의 차이를 구분하는 것은 상당히 어렵다. 그러나, 경험이 많이 쌓이면 깊은 곳의 속에서 오는 것과 표면에서 오는 것의 차이를 느낄 수 있다. '속'에서 나타나는 경우, 속에서 생성이 되어서 표면 쪽으로 나타나는 것처럼 느껴지며, 손바닥은 이러한 차이를 감지할 수 있다.

> 도수 물리치료사와 관계가 있는 온감/열감은 속에서 표층으로 나오는 것을 느낄 수 있다.

손바닥을 펴서 하는 방법은 한 부위의 상부와 하부 가장자리의 온감을 결정하기 위해서 소지구(hypothenar eminence) 만을 주로 이용하는 방법으로 바꿀 수 있다. 척추에서만 국한되어 온감을 느끼는 경우 그 부위는 더 자세히 나눌 수 있다. 이때에는 엄지의 바닥을 한쪽 척추의 추궁판(lamina)에 횡으로 대고 (주로 추궁간 사이에 댄다), 엄지의 끝 부분은 극간 공간에 댄다. 체온이 측정될 때까지 자세를 유지하는 방법을 사용한다. 그 다음 자세를 바꾸어서 그 부위의 위와 아래 그리고 좌 우측을 비교할 수 있다(Lando, 1994).

연부 조직 변화들(Soft tissue changes)

이러한 변화들에는 인대, 관절낭, 근육 그리고 결합 조직 등에서 비후나 근육의 경련 등으로 발견된다. 이러한 것들을 촉진하면 압통점이 나타난다. 중지와 약지의 바닥면을 이용하여 추궁판 사이를 촉진할 수 있다(C1에서 C7까지의 극돌기의 외측에서 관절 기둥의 외측 가장자리로). 이러한 촉진의 목적은 근복이나 다른 연부 조직을 부드럽게 들어가서 어떠한 비후나 부종, 연부 조직의 긴장 등이 있는 부위가 있는지 보기 위한 것이며, 또한 전체적인 몸의 윤곽에 이상이 있나하는 것을 본다.

한 부위의 2-3개의 척추 부위를 위 아래로 움직여서, 손가락을 20-30mm 아래로 움직이게 하고 이러한 과정을 반복한다. 관련된 부위의 아래쪽으로 움직이는 과정을 계속한다. 만약에 비정상적인 것이 느껴지면 특정 부위에 대해서만 과정을 반복할 수 있다. 손가락이나 엄지의 손가락 바닥 전체를 통해 일반적이고 전체적인 느낌을 얻고 난 후에는, 각 손가락 바닥의 끝 부분만을 사용하여 정상적인 부분과 다른 부분만을 특별히 다시 해보는 과정을 반복할 수 있다.

LANDO, A. (1994). Temperature testing by manupulative physiotherapist in spinal examination. *Grieve's Modern Manual of the Vertebral Column*, 2nd edn. (Bayling and Palastanga, eds), pp. 547-554. Edinburgh: Churchill Livingstone.

조직의 이상이 있는 부위와 형태를 적절하고 정확하게 판단을 하여야 나중에 더 정확한 진단이 내려질 수 있다.

검사의 이 단계에서 가장 흔하게 볼 수 있는 것들은 다음과 같다.

1. 거의 척추의 전 범위를 따라 근육 조직의 일반적인 긴장이 있다.
2. 하나나 그 이상의 극돌기에 연접한 부위의 국소 지역의 비후
3. 추궁판 중간 부위를 지나는 부위를 따라 국소 부위들의 비후
4. 하나나 그 이상의 부위의 후면 관절 기둥의 연부 조직의 비후
5. 후관절(zygapophyseal joints)들 위의 단단한 골성 비후나 융기
6. 인대의 긴장이나 한 부위의 국소적 비후

> 연부 조직의 변화가 오래될수록 더 단단해진다. 최근에 발생한 것은 훨씬 더 부드럽다.

인대나 관절낭 그리고 결합 조직들의 느낌이 이상한 것은 오래될수록 더 단단하게 느껴진다. 그리고 최근에 그런 것일수록, 느낌이 더 부드럽다. 예를 들면, 후관절 주위의 오래된 관절낭 비후를 촉진하는 것은 가죽을 누르는 느낌이 들것이다. 심지어는 가죽을 누르는 듯한 느낌에도 차이가 있을 것이다. 좀 더 최근에 자극들로 인한 비후는 좀 더 부드러울 것이며, 느낌이 아마도 오래된 가죽을 누르는 느낌이 들 것이다. 근육 조직 내의 비후는 좀 더 확산되는 경향이 있으며, 딱딱한 가죽같은 느낌을 주는 경우는 드물다. 그렇지만, 비후가 오래된 경우는 단단한 힘줄 같은 느낌이 들 것이며, 최근의 것일 경우 더 부드러울 것이다.

환자에게 촉진을 너무 강하다고 느낄 경우, 촉진을 계속하면 다음 날 증상을 악화시킬 수 있으므로 통증이 있으면 말을 해야 한다고 설명을 해 줄 필요가 있다. 또한 검사를 마친 후에 검사를 통해 발견한 이상이 있는 부위를 눌렀을 때 느낌을 이야기 할 것이라는 것을 미리 설명을 해 준다. 어떤 부위가 비후되었거나 단단해진 것으로

환자의 증상들의 원인이 된다거나 통증을 유발하는 것은 아니라는 것을 치료사가 이해하는 것은 아주 중요하다. 그러나, 그것이 주변 분절들이 더 많이 활동하게 하는 원인이 될 수 있으며 그로 인해 통증이 올 수도 있다. 표 6.3을 참조하면(도수물리치료적 검사 계획), 비후/강직이 증상의 원인(계획표의 제1부)이 아니고 제2부에 나오는 것을 볼 수 있다. 이러한 강직은 치료 대상이 되며 그 분절이 더 잘 움직이게 해서 그 주위 분절에서 필요한 일을 줄여주게 될 것이다. 다른 말로 하면, 원인 자체로 보다는 원인을 유발하는 이유를 치료하는 것이 되는 것이다. 이러한 논의는 또 다른 문제를 제기한다. 환자는 증상들에 대한 치료를 원하지만, 그들의 뒤에 있는 이유들을 알지 못 할 수가 있다. 환자가 똑같은 증상을 자꾸 반복해서 호소한다면, 원인에 대한 이유를 환자에게 설명할 수 있으며, 적절한 치료에 무엇이 필요한 지(즉, 원인을 치료함과 동시에 우리가 추측하는 이유를 제거하는 것)를 환자가 이해하게 될 것이다.

> 비후나 강직이 온 부위가 환자의 증상들의 원인이거나 통증을 느낄 필요는 없다.

이상적인 척추, 일반적인 척추 그리고 비정상적 척추 (The ideal, average and abnormal spine)

이상적인 척추는 추간 관절이 모든 면에서 정상인 것으로 구성되어 진 것을 말한다. 보통 척추는 하나나 그 이상의 분절들이 완전하지는 않지만 증상들이나 특별한 중대한 문제가 없는 것을 말한다. 비정상적인 척추는 환자가 치료를 받아야 할 정도의 불편함이 있거나 증상이 나타나는 것이다.

1. *이상적인 척추(ideal spine)*. 이상적인 척추는 척추간의 운동 분절(intervertebral motor segment), 즉 추체간과 후관절들이 그들을 지지하는 인대와 운동 구조물들)이 거의 모든 면에서 정상인 것들로 이루어져 있다. 즉, 손상이나 마모, 구조적 이상이나 질병들로 인한 손실이 없는 것을 의미한다. 모든 운동 분절이 완벽한 것을 의미한다.
2. *일반적인 척추(The average spine)*. 일반적인 척추는 이상적인 척추는 아니며, 이상적인 운동 분절들로만 이루어져 있지도 않다. 어떤 주요 문제나 증상들을 일으키지는 않지만 하나나 그 이상의 분절이 어떤 면에서 비정상적이다. 관절이나 관절들이 완전하지 않은 이유로는 :

   선천적 또는 후천적인 구조적 비정상
   퇴행성 변화들
   외상으로 인한 질병 과정 또는 변화들

   보통 척추에는 특별한 증상이나 결과들이 나타나지 않는 것이라고 정의되었으나 이는 좀 더 조건을 달 필요가 있다. 어떤 이들은 아무런 증상도 가지고 있지 않을 것이나, 다른 사람들은 약간의 증상이 있더라도 이것을 정상이라고 받아들일 수 있는 것이다(Maitland, 1982 b). 보통 척추에서 나타나는 세 가지 종류의 결함은 다음과 같다.

- 선천적 또는 후천적 구조적 문제가 있는 척추를 가지고 있는 사람들이 있다. 그 예로는 경추의 이분돌기(bifid spinous process)에서 하나의 극돌기가 모자란 것이나 흉추나 요추의 극돌기가 좌측이나 우측으로 기울어진 것(그림 6.35) 또는 흔하지는 않지만 제 2 경추와 3 경추가 선천적으로 붙어버린 것 등이 있다. 이러한 비정상은 그 자체로는 통증이 나타나지 않지만, 비대칭성이 있는 것을 나타내거나 또는 주위 척추 분절에 더 많은 자극이 가해지는 것을 의미한다.
- 마모로 인해 척추간의 퇴행성 변화가 있거나, 비활동성인 오래된 외상이나 오래된 질병 과정이 있더라도 어떤 이들은 어떠한 증상도 가지지 않을 수 있다. 이러한 척추군들은, 촉진이나 신장을 할 때, 통증이 없을 수도 있고 몇몇은 약간의 통증이나 불편감을 호소할 것이다. 또한 이러한 종류의 환자가 퇴행성 추간관절을 가지고 있을 경우에도 자신들이 생각하기에 정상이라고 간주하는 정도의 증상들을 가지고 있다. 이들의 경우 척추를 촉진하거나 신장하였을 때, 이들은 어느 정도의 통증을 항상 가지고 있다(이전 그룹과 비교

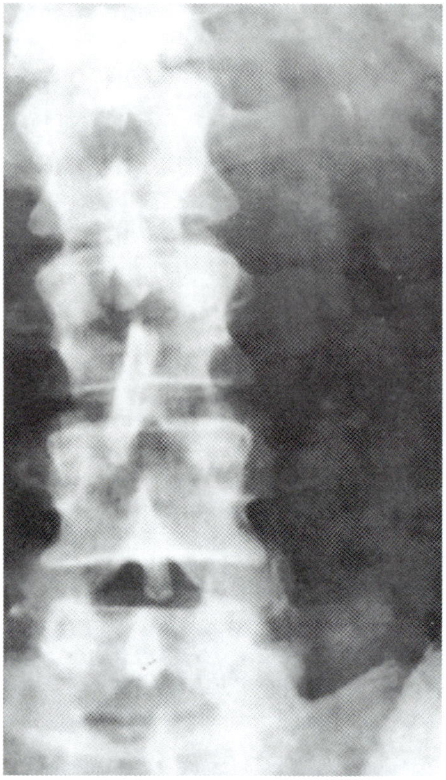

그림 6.35 요추 극돌기의 편위로 인한 척추 결함 (Reproduced from (1982) The Australian Journal of Physiotherapy, **28**, with kind permission of authors and publishers.)

했을 때에는, 이들은 통증이 없거나 약간의 불편감을 호소할 것이다). 이러한 그룹들 중 첫 번째 군은(1)(즉, 선천적 또는 후천적인 구조적 비정상을 가지고 있는 사람들), (2) (비정상과 퇴행성 질병과 외상성 변화들이 같이 온 그룹) 이런 식으로 분류되어야 한다. 이러한 환자들은 약간의 결함이 있는 사람들로 간주되어야 하는데 이유는 다른 분절의 경우 이상적인 그룹에 속하기 때문이다.

- 세 번째 그룹은 환자의 척추가 질병 과정이나 외상으로 인해 관절의 변화가 온 경우로 증상이 나타나도 적절한 치료를 받았을 수도 그렇지 않을 수도 있는 경우로 이러한 증상들이 정상 생활에 지장을 주더라도 정상으로 간주하는 경우이다. 검사시에 이들 관절의 운동은 신장 시에 통증이 있으며 촉진 시에 반응이 확실하다.

3. *비정상적 척추(The abnormal spine).* 비정상적인 척추는 환자가 치료를 받기를 원하는 증상이 나타나는 척추라고 정의한다. 검사 시에, 해당되는 척추 부위에서 촉진시에 상당히 유의성이 있는 징후들이 나타날 것이다. '비정상' 이라고 할 때에는 비정상적인 관절 - 이전에도 언급한 바와 같이 완전히 통증이 없을 수도 있다-을 지칭하는 것이 아니라 비정상적인 증상이 있을 때 사용하는 것이다.

이렇게 그룹별로 분류하는 것은 촉진 검사에 의해 평가할 수 있는 증상들과 검사 결과들 사이의 중요한 임상적 관련성을 강조한다. 각각의 그룹별로 나누는 것을 통해 치료사가 촉진 검사 결과와 환자의 증상과 관련이 있는 것과 관련이 없는 것에 대한 차이를 구분할 수 있게 해준다.

차이를 구분하는 것은 치료 예상과도 관련을 지을 수 있다. 예를 들면, 촉진 결과의 해석을 통해서, 치료의 이상적인 목적이 최소한의 증상이 나타나지 않는 '일반적인' 상태가 될 것인지 또는 '이상적' 인 것보다 통증이 없는 '일반적인' 의 상태가 될지 등을 알 수 있다.

불행하게도, 40대 이상의 경우 아주 적은 수만이 '이상적' 인 척추를 가지고 있다. 대개의 사람들은, 여러 가지 이유로 인해 '일반적인' 그룹에 속한다. 40대의 경우 통증이나 불편감이 없고 자신이 생각할 때 목에 아무 문제가 없다고 하는 사람도 촉진 검사를 해보면 거의 대부분의 사람들에게서 비정상이 나타난다.

그러면 갑자기 척추의 통증이 나타나서 치료를 받으러 온 사람의 경우 검사자가 현재의 문제와 갑자기 목에 통증이 나타나기 전의 나타난 결과를 어떻게 구별할 것인가 하는 의문이 생긴다. 이와 비슷한 문제가 최근의 손상에 기여한 질병의 정도와 그전에 존재하던 통증이 적은 '일반적인' 관절 검사 결과와 어느 정도 기여하였

MAITLAND, G. D. (1982b). Palpating examination of the posterior cervical spine : the ideal, average and abnomal. *Australian Journal of Physiotherapy*, 28, 3.

는지의 여부를 결정하려고 할 때에도 발생한다.

새로운 또는 오래된 조직 변화들. 만약에 척추간 관절에 특별한 다른 이유 없이 갑자기 통증을 느낀다면, 조직의 변화가 온 것일 수 있다. 이러한 조직의 변화가 '이상적' 관절에 최근에 발생한 것이라면, 촉진 검사에서 나타나는 것은 새로운 것이나 또는 최근의 것일 것이다 - 예를 들면, 발목 염좌 같은.

이러한 최근의 조직 변화가 증상이 나타나지 않던 '일반적인' 경추에서 나타나면, 촉진 검사에 오래된 '일반적인' 조직 변화 이외에 추가로 새로운 조직의 변화가 나타날 것이다. 새로운 것과 오래된 변화를 구분하는 것을 성공하면 예후를 만들 수 있으며, 현재 치료의 성공하는 것과 다시 재발할 가능성 등을 평가하기가 쉽다. 이러한 것은 가르칠 수 있는 검사 기술이 될 것이다.

최근의 조직 변화들이 증상이 있던 '일반적인' 분절에 발생한 경우, 신장할 때나 촉진 시에 통증을 유발했던 변화들에다가 새로운 변화들이 더해져서 나타날 것이다. 상태가 악화되기 이전에 환자가 증상들을 가지고 있었기 때문에 우리가 촉진할 수 있는 조직의 변화들은 통증이 없던 '일반적인' 척추의 것처럼 오래되지는 않을 것이다. 이러한 상황에서의 새로운 것과 오래된 조직 변화들을 구분하는 것은 훨씬 더 어렵다.

이러한 조직의 변화들을 경험이 없는 치료사들에게 가르치기는 쉽지 않지만, 사고 방법과 평가 방법은 가르칠 수 있으며, 이를 통해 필요한 기술을 개발할 수 있을 것이다.

골의 이상 - 척추의 위치 (Bony anomalies-position of verrtebrae)

뼈의 위치와 극간 공간을 다음에 촉진한다. 각 손의 엄지 끝 부분을 이용해서 극돌기의 외측연을 촉진한다.

극돌기의 위치를 촉진하는데 있어 아주 중요한 두 개의 면이 있다; 첫 번째는 시상면의 중앙에 위치하여야 하며, 두 번째는 극돌기가 반드시 한 개의 시상면의 호를 따라 있어야 한다. 즉, 극돌기는 정상적인 전만이나 후만 곡선을 따라 변화가 있어야 한다는 것이다. 그러나, 이러한 면에서의 위치를 해석하는데 있어 깊이나 융기에 있어 어느 정도의 차이는 정상으로 보아야 한다.

뼈의 이상에 관해, 촉진으로 결정할 수 있는 것은 척추의 회전이나 회전이 없는 상태에서 중심선 상에서 극돌기가 비정상적으로 편이된 것, 이분 극돌기(bifid spinous process)의 한 극돌기가 없는 것, 다른 척추에 대해 하나의 경추가 비정상적인 위치, 후관절의 가장자리에서의 골관절염성 골증식체가 형성되는 것 등이 있다.

극돌기의 이상 편위와 척추의 위치는 방사선 사진을 통해 확증할 수 있다. 만약에 위치적 문제가 오래된 것이라면, 위치의 변화에 적응하기 위해서 주위 관련된 척추들도 대칭적인 모양을 유지하기 위해 변형이 왔을 것이다. 골관절염을 나타내는 관절 기둥(articular pillar)의 이상은 촉진에서 쉽게 나타나며, 방사선 사진을 통해 확증할 수 있다. 변화들이 오래된 것이고 완전히 비활동성이라면, 외골증(exostoses)의 뼈의 가장자리 부위는 부드럽거나 가죽질의 덮개가 없이 단단할 것이며 깨끗하게 나올 것이다.

일반적으로 나타나는 결과들에 대해 관련 장에서 다루었다.

운동의 이상(Movement abnormalities)

운동은 매일 먼저 엄지의 끝 부분을 이용해서 극돌기를 눌러서 평가한다. 2에서 3회의 진동성 후전 운동을 척추를 따라 위아래로 재빨리 각각 분절마다 실시해서, (질적인 면과 범위 모두) 상대적인 운동의 전체적인 느낌을 볼 수 있다.

극돌기를 눌러서 유발하는 동작의 방향을 좌측, 우측, 두측, 미측으로 변화를 줌으로써 더 자세한 것들을 검사할 수 있다. 이러한 각도의 변화는 조합하여 사용할 수도 있다. 압력을 가하는 방향만 변화를 주는 것이 아니라, 극돌기의 접촉면의 미세한 변화로도 바꿀 수 있다. 이러한 것들이 척추간 분절에서 일어나는 운동에 변화를 줄 것이다.

똑같은 과정을 각 분절의 관절 기둥에 실행할 것인데, 인접한 부위들의 상대적인 운동과 한 분절에서의 좌측으로의 운동과 우측으로의 운동들을 비교한다.

위의 극돌기에서 묘사한 것과 같이 비슷하게 방향과 접촉면에 대한 변화가 관절 기둥에도 적용된다. 그러나, 척추에서 가장 유용한 검사 동작은 엄지를 이용해서 압력을 후전 방향과 내측 방향으로 주는 것이다. 이러한 운동의 방향은 엄지 아래에 있는 후관절이 최대한 미끄러져 움직이게 할 것이다. 만약에 이러한 운동의 방향이 추간공이 최대한 열리는 곳에서 추간공이 최대한 닫히는 범위까지 전체적으로 일어난다면, 척추 소관절에서의 운동의 유연성과 질적인 면에 대한 아주 중요한 평가를 얻을 수 있을 것이다. 전후방 압력을 손과 손가락을 이용해서 줄 때에 위치에 변화를 줘서 회전 동작이나 측방 굴곡 동작이 일어나게 할 수가 있다.

> 척추간 운동 분절의 운동의 이상에는 과가동성과 저가동성이 있는데, 관절 가동 범위 내와 끝범위에서의 저항과 강직 그리고 경직 등이 나타난다. 이러한 비정상적 검사 결과는 운동 도표로 나타낼 수 있다

운동의 이상은 다음과 같다 : 과가동성과 저가동성; 관절 가동 범위에서의 운동의 질적 이상 ; 강직과 경직. 이러한 비정상들은 척추간의 운동을 유발하는 방법으로 촉진을 시행하여 결정할 수 있다. 운동의 이상은 가능한 관절 가동 범위로만 결정되어 질 것이 아니라, 가능한 관절 가동 범위의 끝 부분까지 정상적으로 아무런 문제가 없이 움직이는 것에 어떠한 변화가 있는 것인가 하는 것도 보아야 한다. 이러한 것들은 관절성 변화, 지지성 인대 구조물이나 관절 구조물의 강직, 또는 보호성 경직 같은 요소들에 의해 지장이 올 수 있다.

결정을 내리는 데 있어, 저가동성 관절이나 과가동성 관절이 통증이 나타나는 관절일 필요는 없다는 것이 상당히 중요하다. 그럼에도 불구하고, 환자의 증상을 유발하는 원인과 발견된 이상을 관련시키기 전에 관절 가동 범위와 운동의 질적인 면이 먼저 고려되어야 할 것이다.

'오래된' 저가동성 관절 가동 범위의 끝 부분에서 딱딱한 끝 느낌을 가지고 있으며, 제한이 있기 이전까지의 범위에서는 아주 부드러운 마찰이 없는 운동을 가진다. '새로운' 저가동성은, 이와 달리 강직이 관절 가동 범위의 초기에서도 나타나고, 끝 범위로 갈 때에 저항의 강도가 점점 늘어날 수가 있다. 즉, '가동 범위 전체에서 저항' 이 있는 것이다. 움직일 때 염발음이 나타나면, 현재의 증상과 관련이 있으면 통증이 올 것이고 관련이 없는 경우에는 통증이 없을 것이다.

'이상적' 인 관절에서는 활액 관절의 표면이 강하게 압박을 받거나 움직여졌을 때에는, 운동이 통증이 없을 것이다(Maitland, 1980a). 통증이 상당히 큰 범위에서 일어날 경우, 관절면을 강하게 압박하여 관절이 똑같은 범위를 움직이는 동안 유지를 하면 이러한 통증을 더 크게 할 수가 있다. 조직의 비후나 골융기, 관절 가동의 질과 관절 가동 범위 등에 대한 결정을 내리는 데 있어, 이러한 결정 요소와 통증 반응을 연관시킬 필요가 있다. 어떠한 동작이 통증을 유발하거나 어떠한 치료를 해야 할지 찾는 것 또는 국소 부위의 통증을 유발하는 것을 아는 것 이외에도, 이러한 감각이 표층에서 나타나는지 또는 심부에서 나타나는지 알아야 할 필요가 있다. 정확한 결정을 내리기 위해 상당한 압력을 가할 필요가 있을 수도 있다.

강직이 온 관절은 모두 통증을 일으키지는 않는다. 그러나, 주위의 관절의 통증을 일으키는 원인이 되기도 한다. 이와 같은 것이 비후된 조직에 적용된다.

> 조직의 촉진이나 운동이 있을 때에 환자에 의해 느껴지는 통증이 가장 중요하다.

조직의 촉진이나 운동이 있을 때에 환자에 의해 느껴지는 통증이 가장 중요하다. 통증이나 불편감이 관절 가동 범위 전체에서 나타날 수도 있고 끝 부분에서 나타날 수도 있다. 이러한 통증은 심부에서 느껴질 수도 있으며 또는 연관통 증상을 유발 할 수도 있다.

천층과 심부의 국소적 통증은 '새로운' 것과 '오래된' 것이 모두 다 같이 올 수가 있다. 아주 부드러운 압력을

MAITLAND, G.D. (1980a). The hypothesis of adding compression when examining and treating synovial joints. *Journal of Orthopedic and Sports Physical Therapy*, 2, 7-14

연부 조직에 가하거나 어떤 운동을 유발하였을 때에 환자에 의해 느껴지는 심한 통증은 항상 '새로운' 것이다. 촉진 검사 시에 다시 재현되는 연관통은 '새로운' 질병과 연관이 있다는 것을 나타내는 것이다.

척추의 운동(Movement of vertebrae)

촉진을 통해 운동을 검사하는 기법은 치료뿐만 아니라 진단에도 사용된다. 검사는 범위만을 보는 것이 아니라 범위의 '끝느낌' 도 보고, 범위 전체에서의 통증의 양상과 혹시 나타날 수 있는 저항의 질 또는 근육의 경직 등을 본다. 이러한 정보들은 생리적 운동과 틈 생김, 흔들림, 그리고 전단, 또는 활주 등의 종속운동 등에 의해 결정된다. 이러한 기법의 자세한 설명은 척추의 각 해당장에 있다.

추간 관절의 수동운동은 촉진할 수 있는 척추 부분에 압력을 가하여 발생하는데, 이러한 압력을 적용할 때에는 인접한 척추와 연관되어 움직이는 척추를 고려해서 적절한 속도로 압력을 가하여야 한다. 만약에 압력이 아주 천천히 한번만 가해진다면, 척추의 운동을 전혀 인식하지 못할 것이다, 너무 빨리 적용한다면, 이것은 그냥 흔들어 주는 것이라고 해석될 것이다. 그러나, 압력을 주었다가 이완하였다가 다시 가하고 하는 이러한 과정을 1초에 2-3회 정도 반복된다면, 운동이 일어나는 정도가 올바르게 인식될 것이다. 또한 중요한 것은 검사 시에 다음 척추를 검사하려고 옮겨가기 전에 2-3회 이상의 진동을 주어서는 안 된다는 것이다. 만약에 다음 척추로 가기 전에 너무 많은 수의 진동을 가하게 되면, 범위의 비교가 덜 정확해 질 것이다.

운동을 검사할 때, 첫 번째 압력은 아주 부드럽게 들어가야 한다. 척추의 한 부분이 이러한 방식으로 움직이면, 2-3회 이하의 부드러운 압력을 각 척추에 가하게 된다. 부드러운 운동에 대해 통증 반응이 없으면, 운동의 진폭과 깊이를 늘려서, 각 척추에 2-3회의 압력만을 가해준다. 검사는 통증이나 이상이 감지될 때까지 좀 더 깊게 실시하거나 또는 이 방향으로 관절이 통증이 없는 운동을 가지고 있다는 것을 확인할 때까지 한다. 만약에 통증이 운동이 있을 때에 나타나거나, 또는 신체적 저항이나 보호성 근육 수축이 움직일 때에 나타나면, 그 정도를 반드시 평가하여야 한다. 때때로 두 번째 검사를 해야만 완전한 평가가 가능한 경우가 있는데, 이는 움직일 때 나타나는 통증이 관절이 첫 번째 검사에 반응할 때까지는 분명하지 않기 때문이다(D plus 1).

> 때로는 두 번째 검사에서만 완전한 평가가 가능한데, 이는 구조물들이 첫 번째 검사에 반응하였을 때이다. 이를 'D plus 1' 평가라고 한다.

늑골 척추 관절(costovertebral joints)들도 추간관절들에 대해 묘사한 것처럼 같은 방법으로 하여야 하는데, 단지 압력이 각각의 늑골의 각을 따라 해야 한다는 것이다.

척추에 가하는 압력의 네 가지 기본 방향들은:

1. 극돌기에 대한 후-전 압력(그림 6.36a)
2. 관절 기둥에 대한 후-전 압력(그림 6.36b)
3. 극돌기의 측면에 대한 횡단 압력(그림 6.36c)
4. 관절 기둥의 뼈 부위에 대한 전 · 후 압력

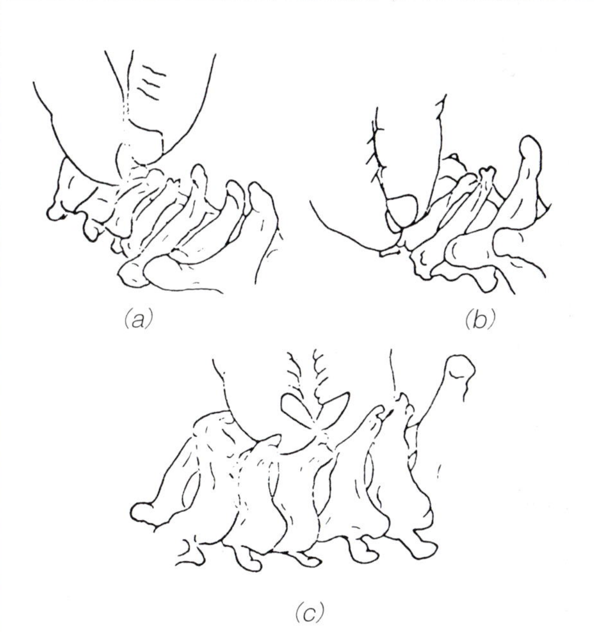

그림 6.36 *(a)* 극돌기에 대한 후-전 압력 *(b)* 관절 기둥에 대한 전-후 압력 *(c)* 극돌기의 측면에 대한 횡단 압력

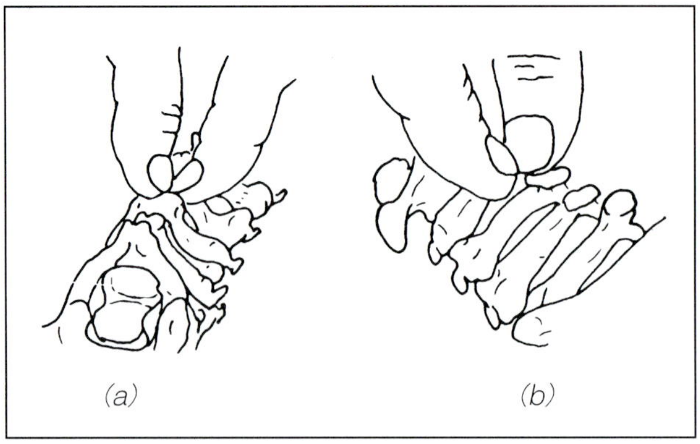

그림 6.37 극돌기의 후-전 압력. *(a)* 환자의 머리 방향으로 기울여서한다. *(b)* 환자의 발 방향으로 기울여서 한다.

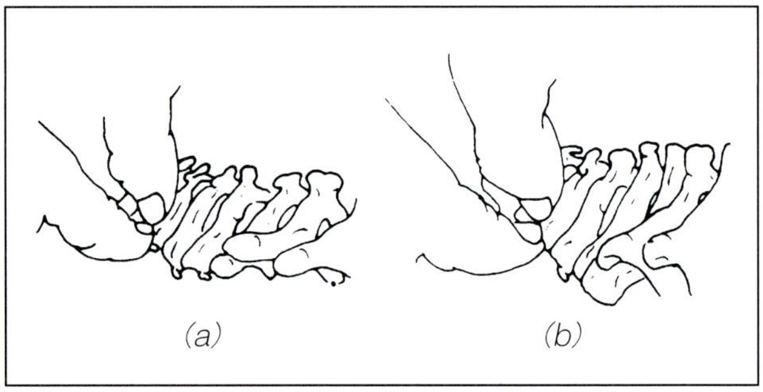

그림 6.38 척추 기둥에 대한 후-전 압력 *(a)* 극돌기에서 바깥쪽으로 기울여서 *(b)* 극돌기를 향해 안쪽으로 기울여서 준다.

검사는 이제 더 위의 네 가지 운동의 방향을 달리하고(아래와 같이), 접촉면을 달리 함으로써 관절의 이상을 더욱 확실히 자세하게 알아낼 수 있다.

1. *극돌기에 대해 후-전 기울기를 달리한다.* 이러한 운동의 방향은 환자의 머리 방향으로 경사를 주거나(그림 6.37a) 환자의 발 방향으로 경사를 준다(그림 6.37b)
2. *척추 기둥이나 횡돌기 위의 후-전* 기울기를 달리한다. 이 검사는 두 가지로 변화를 줄 수 있다. 첫 번째는 위에서 언급한 것처럼 환자의 머리 방향이나 발 쪽으로 기울여서 할 수가 있다. 두 번째 변화는 극돌기에서 멀어지는 방향이나(그림 6.38a) 극돌기를 향해서(그림 6.38b) 후-전 압력을 외측으로 주는 것이다.
3. *극돌기에 대한 횡적 운동* 기울기의 방향을 환자의 발을 향해주거나, 머리 방향으로 줄 수도 있으며, 더욱 중요한 것은, 궁형 모양으로 인해 후-전 운동을 추궁

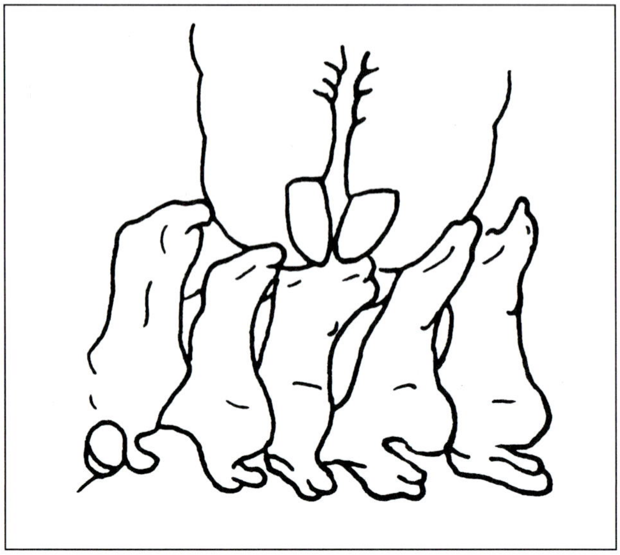

그림 6.39 극돌기에 대해 횡압박을 후-전방으로 기울여서 준다.

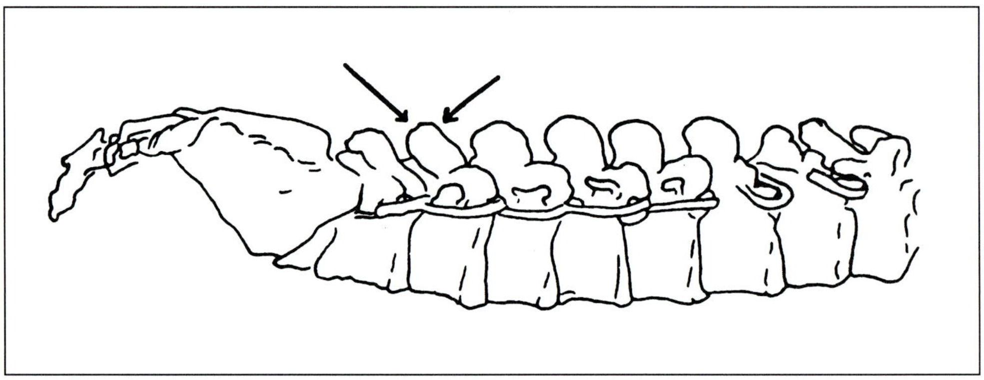

그림 6.40 후-전 중앙 압력을 두측과 미측으로 기울여준다.

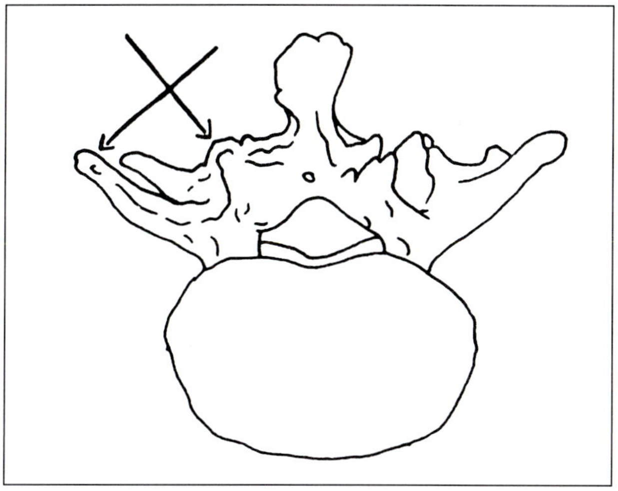

그림 6.41 후-전방 편측 압력을 내외측으로 기울여준다.

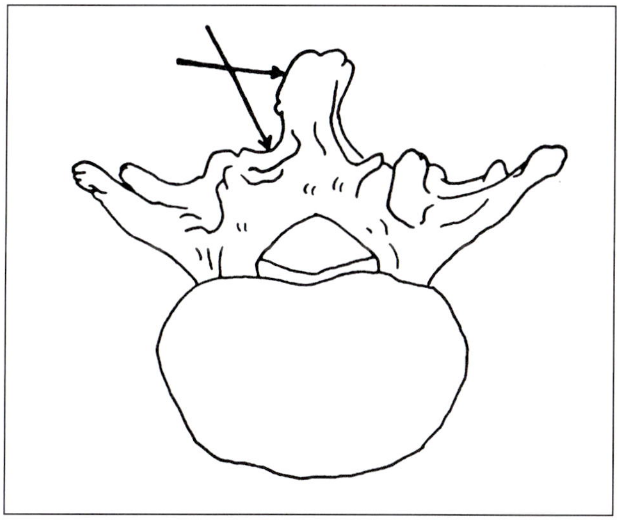

그림 6.42 횡압박을 횡측과 후-전 방향으로 기울여준다.

판이나 같은 쪽의 척추의 척추 기둥으로 가하는 등의 변화를 줄 수 있다는 것이다(그림 6.39).

그림 6.40-6.42 에서는 그림 6.37-6.39에 묘사된 돌기에 적용하는 운동의 방향에 대해 보여준 것이다.

촉진 기법에 의해 운동을 검사할 때에는, 척추는 어느 방향으로도 움직일 수 있는 구형과 같다는 것을 알려주어야 한다(그림 6.43).

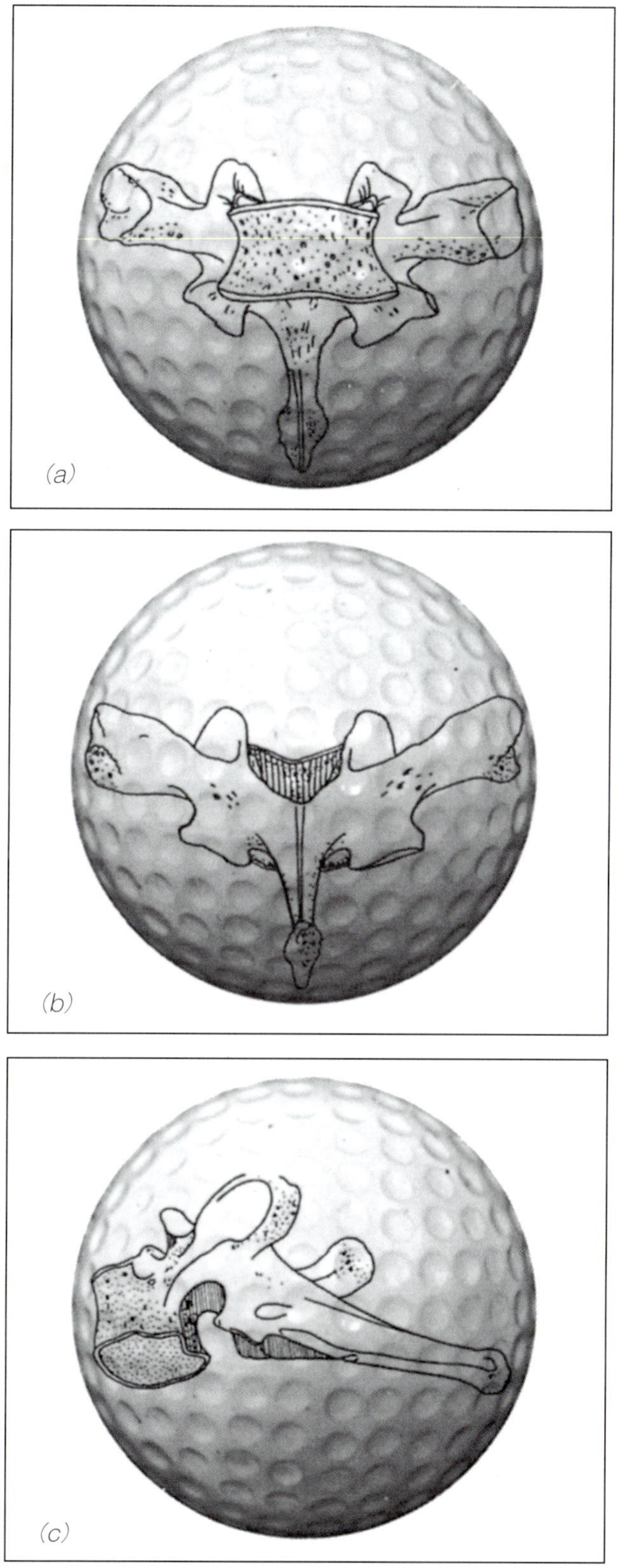

그림 6.43 구형 차원(spherical dimension)에서의 시각적 이해를 돕기 위해 골프공 안에 척추를 세 방향에서 본 그림 *(a)* 전면 *(b)* 후면 *(c)* 경사

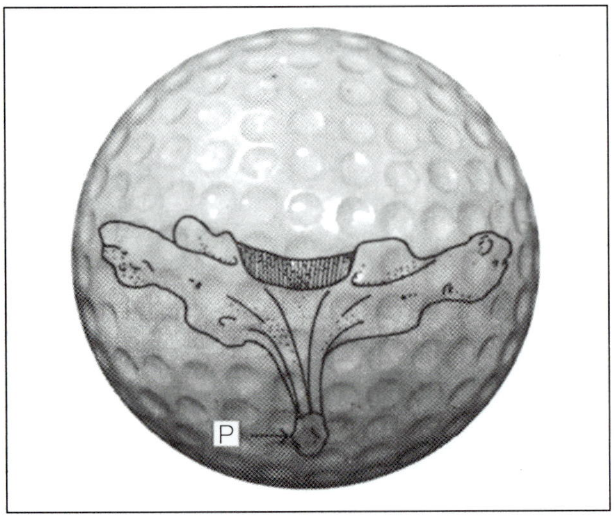

그림 6.44 극돌기에 횡압박(P)

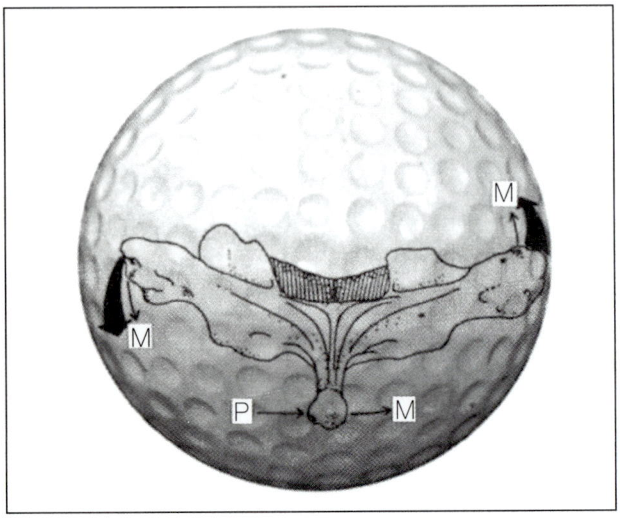

그림 6.45 횡압박(P)에 의해 영향을 받는 척추 분절의 동작 방향(M)

비슷하게, 한 척추를 움직일 때에는, 예를 들면, 극돌기에 대해 횡방향으로 운동을 준 경우에는(그림 6.44), 다른 부위의 척추에 가해지는 영향을 눈에 보이는 것처럼 그릴 수 있어야 한다(그림 6.45).

움직이는 척추의 동작 방향이 마음 속에서 그려지면 그 척추의 위쪽과 아래에 잇는 척추의 운동도 그릴 수 있게 된다(그림 6.46).

척추에 가하는 압력의 방향에 변화를 주는 것 이외에도 척추간 관절에 접촉하는 면도 변화를 줄 수 있다. 예를 들면, C2/3번 관절을 좌측 척추에 후-전 편측 압력을 가할 경우, 접촉면은 C2, C3 그리고 C2/3의 관절선에 하는 식으로 변화를 줄 수 있다. 이러한 검사들은 효과적으로 시행되었을 경우, 문제가 있는 척추간 관절과 그 관절의 손상된 운동만을 찾아낼 수 있는 것이 아니라 각 운동이 어떻게 손상되었는지를 알 수 있다.

운동에 대한 반응들. 각 관절의 운동이 어떤 방식으로 영향을 받았는지를 결정하는 세 가지 변수들이 있다. 통증, 근육 경련 그리고 신체적 저항이다. 이러한 요소들 중 하나가 나타나게 되면, 다른 많은 형태로 나타날 수 있다는 것을 알아야 한다. 통증을 예로 들면, 관절의 운동으로 인해 가동 범위의 끝 부분까지 신장되었을 때 올 수 있다. 그 반대의 경우, 휴식 시에도 관절의 통증이 극심하게 나타날 수가 있다. 이는 다른 방식으로도 나타날 수 있다. 만약에 통증이 관절 운동의 초기에 나타나는 경우, 관절이 더 많이 움직였을 때에 똑같은 형태로 더 심하게 나타나지는 않는다. 예를 들면, 움직일 때에 통증은 그 관절 범위의 끝 부분에 다다를 때까지 심하게 나타나지 않다가, 갑자기 통증이 증가하여 심해지는 경우가 있다. 반면에 통증이 운동의 처음 부분에서는 그 강도가 상당히 심했다가 관절 가동 범위의 끝 부분에 도달할 때까지 통증의 강도가 지속적일 수 있다(별첨 부록 I을 참조). 통증의 양상의 다른 유형은 다른 치료 기법을 요구한다.

수축성 섬유 조직에 의해 발생하는 신체적 저항 형태도 그 나타나는 양상에 있어 상당한 차이가 있을 수 있다. 관절 가동 범위의 끝 부분까지는 완전히 자유롭다가, 끝 범위에 다다라서 저항이 느껴질 수도 있다. 이러한 약한 저항의 진폭과 강도도 또한 상당히 다양하게 나타날 수 있다(별첨 부록 I을 참조). 이러한 차이는 우리가 사용할 치료 기법의 형태에 영향을 준다.

근육 경련은 정상적인 관절의 운동의 세 번째 변수이다.

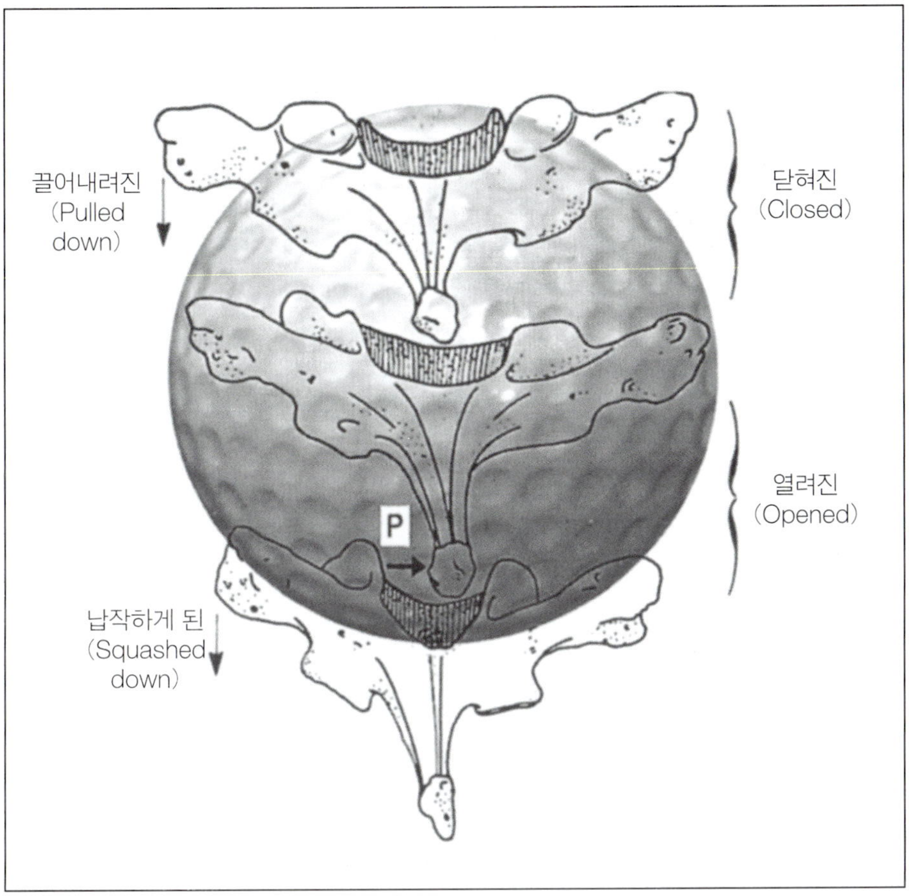

그림 6.46 어떤 극돌기의 운동도 근접 척추에 영향을 미친다. P:압력

관절 가동 범위가 강한 근육의 경련에 의해 제한을 받을 수 있으며, 또는 이러한 근육의 경련이 관절의 운동이 특정한 방향으로 향할 때에만 명백하게 나타날 수도 있다. 예를 들면, 관절을 천천히 조심스럽게 움직이면, 근육의 경련이 느껴지지 않을 것이나, 운동이 빠르고 갑자기 움직이면, 경련이 나타나서 통증이 있는 운동으로부터 관절을 보호하려고 할 것이다. 그러므로, 치료에 사용하는 운동은 통증, 저항, 그리고 경직 등의 작용들의 특정 조합에 맞추어 변형되어야 할 것이다(별첨 부록 I을 참조).

어떠한 수동운동에 통증이 나타나면, 물리치료사는 관절 가동 범위의 어느 단계에서 통증이 나타나는지 알아내려고 하여야 한다. 그 후에 운동이 더 많은 범위에서 일어날 때 통증의 강도와 부위가 어떻게 변하는지 결정하여야 할 것이다. 통증이 심하지 않고 더 많은 운동이 일어날 수 있다면, 가능한 관절 범위에 대한 평가가 이루어져야 할 것이다. 신체적 저항으로 인해 완전 가동 범위를 움직이지 못한다면, 저항의 형태(즉, 근육의 보호성 경련인지 또는 내부 구조물의 긴장인지)를 살펴보아야 한다.

이러한 검사들을 통해 얻은 정보들은 다른 어떠한 검사를 통해 얻은 것보다 관절의 질병에 대해서 소중한 정보를 제공할 것이다. 관절을 움직일 때 이러한 요소들을 느끼는 것을 배우는 것이나, 정보 교환이나 교육을 목적으로 이러한 것을 표화하여 기록하는 것들에 대해 부록 I과 II에서 자세하게 수록하여 놓았다. 척추간 관절 운동의 소중하고 세밀한 평가가 이러한 검사 방법으로 가능하다고 할 수 있을 것이다.

이러한 운동을 검사할 때 비정상이 발견되면 세 가지 비교를 할 필요가 있다.

1. 검사하는 관절의 위와 아래의 관절에 대한 운동
2. 반대쪽에 대한 관절의 운동
3. 그 관절에 있어 어떠한 것이 정상이라고 할 것인가.

척추의 각 분절에 따라 검사는 다르기 때문에, 각 부위에 맞게 관련 장에서 따로 묘사를 하였다. 그러나, 관련이 있는 정보들의 일반적인 용어는 다음과 같다.

척추간의 운동 검사를 구성하고 있는 많은 과정들에 대해서는 관련 장에서 기술하고 있다. 다른 검사들(추간관절의 생리적 수동운동)은 오직 범위만을 측정한다. 검사 기법의 한 면만을 따로 고려할 수는 없다. 실제로, 각각 다른 검사들에서 나타난 결과를 종합해서 마지막으로 운동에 대해 결론을 짓는 것이다. 그러나, 이전에 했던 촉진 기법으로 하는 검사가 가장 중요한데, 이는 이를 통해 우리가 검사하는 각 척추간 관절의 범위, 통증, 저항, 그리고 근육 경련을 보기 때문이다. 이 검사는 생리적 운동 이외에도 종속운동들도 같이 보는 것이다. 이들 검사들은 아주 효율적인 치료 방법으로도 사용할 수가 있다.

> 관절 질병을 이해하고 치료하기 위해서는, 관절 범위 내에서 일어나는 통증의 양상과 저항, 그리고 근육 경련 등의 관계를 인식하는 것이 중요하다. 이들은 운동 도표에서 묘사하는 것을 통해 가장 잘 표현할 수 있다.

관절 질병을 이해하고 치료하기 위해서는, 관절 범위 내에서 일어나는 통증의 양상과 저항 그리고 근육 경련 등의 관계를 인식하는 것이 중요하다. 이들은 운동 도표에서 묘사하는 것을 통해 가장 잘 표현할 수 있다. 이와 비슷한 주장이 C. P. Snow(1965)의 지리학과 경제학에서 언급되었다.

> 지리학은 지도없이는 이해할 수 없을 것이다. 지도는 여러가지 혼동스러운 사실들을 한 눈에 알아볼 수 있게 해 놓은 것이다. 이제 나는 경제학이 변화할 수 있는 것들에 대한 것만 제외하고는 예측 가능해 질 것이고, 지리학보다 어렵지 않다고 할 수 있다. 만약에 누군가가 동작 지도(dynamic map)를 제공한다면 말이다.

수동운동과 경제학을 바꾸어 놓는다면, 운동 도표는 동작 지도가 될 것이다. 부록 I에서 운동 도표의 이론적 배경에 대해서 기술하였으며, 경추 신전이나 후-전 압력을 C4의 극돌기에 가하는 것이나, 또는 복합운동(combined movements) 등의 어떠한 운동 검사에도 운동 도표가 어떻게 적용될 수 있는지에 대해 세세하게 묘사해 놓았다.

이러한 별첨들과 관련해서, 운동 도표가 오직 두 가지 목적을 만족하기 위해 중요하다는 것을 이해할 필요가 있다. 이들은:

1. 초보자가 치료사의 손을 통해 관절을 수동적으로 움직일 때 느껴지는 것을 분석할 수 있게 해준다.
2. 정보 교환이나 교육의 도구로 사용한다.

단일 추간관절의 생리적 수동운동 (Passive physiological movements of single intervertebral joints)

각각의 척추 관절을 위한 특수 검사들은 다 다르다. 한 척추 분절에 존재하는 굴곡, 신전, 측방 굴곡, 그리고 회전 평가 검사를 필요로 하는 것 중 중요한 두 가지 경우가 있다.

1. 이전에 실시한 검사에서 문제가 있는 관절이 뻣뻣하지만 통증이 나타나지 않을 경우
2. 갑자기 관절이 비정상적인 위치로 고정된 경우

검사에서 발견된 정보들이 치료를 통해 향상된 관절 가동 범위의 증가의 평가에도 사용될 수 있다. 범위를 측정하기 위해서, 검사자는 추간관절을 두 개의 인접한 척추의 촉진 가능한 부위 사이를 최대한 가능한 관절 가동 범위만큼 움직여준다. 이러한 운동과 다음을 비교할 수 있다:

1. 관절의 위와 아래에서의 운동
2. 반대쪽에서의 운동

Snow, C. P. (1965). *Stranges and Brothers*. London: Penguin Books, p.67.

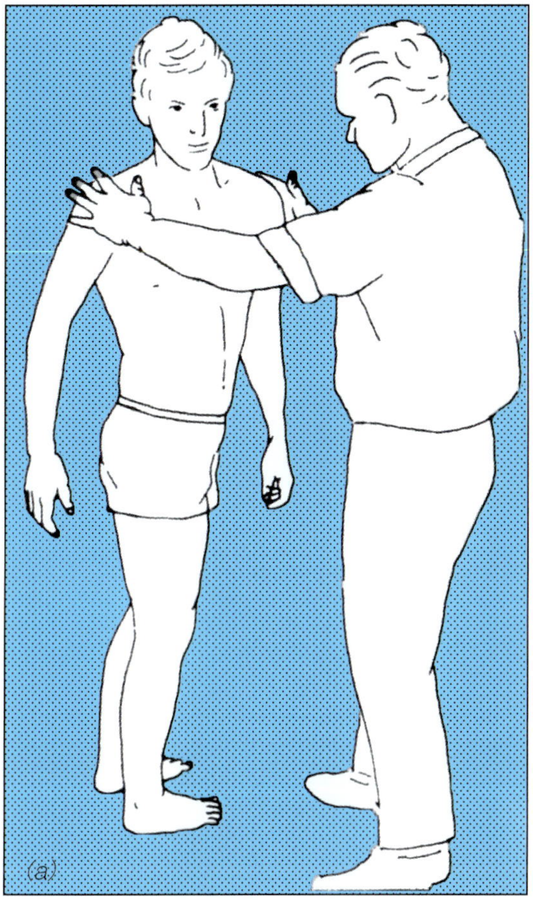

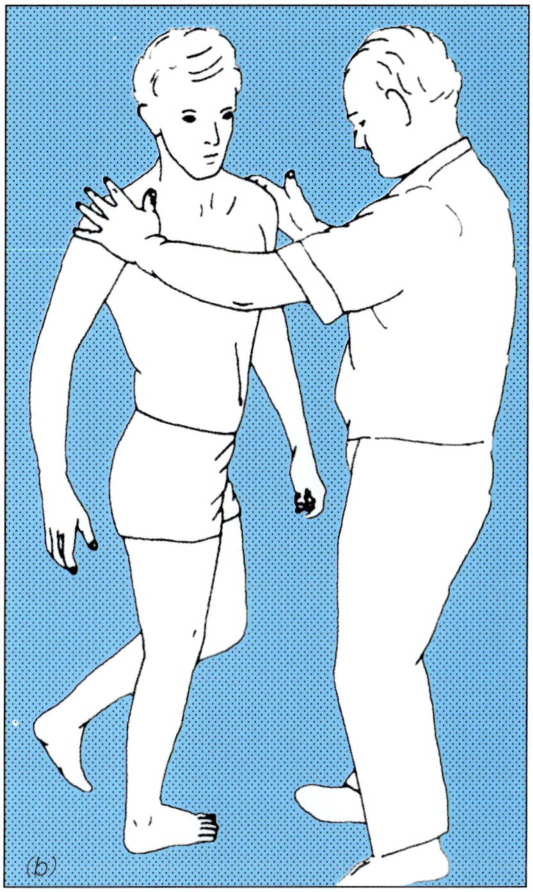

그림 6. 47 감별 검사, 척추와 말초 관절의 통증, 제 1부. *(a)* 우측으로 회전 *(b)* 환자는 우측 다리로 균형을 잡고 과압박을 가한다. *(c)* 환자는 균형을 잡는다 *(d)* 골반을 안정시킨다. *(e)* 고관절 회전을 유지한 상태에서 요추 회전을 풀어준다. *(f)* 제 2부. 요추 회전을 풀어준 것을 유지한 상태에서 고관절의 회전을 증가시킨다.

3. 환자의 나이와 몸 상태, 질병 등을 고려해 특정 환자에게서 특정 관절에서 정상이라고 예상할 수 있는 운동.

후두에서 천골까지의 각 척추관절을 검사하는 방법을 척추의 각 관련 장에서 기술하였다. 이러한 운동을 검사하는 것은:

- 가능한 관절 가동 범위
- 가동 범위의 끝 부분에서 강한 압력을 가해서 가능한 관절의 범위를 확인하고 '끝느낌' 을 결정한다.

감별 검사(Differentiation tests)

감별 검사는 환자의 증상의 원인들을 분류해준다. 검사들은 다음을 결정하는데 도움을 준다.

- 증상들이 척추에서 나온 것인지 말초관절에서 나온 것인지
- 척추의 어느 분절이 증상들의 원인인지
- 증상들이 신경 조직에서 나오는지 혹은 척추간 구조물들에서 나오는지
- 증상들이 척추 관절에서 나오는지 혹은 척추관의 통증 민감 구조물에서 나오는지 혹은 추간공에서 나오는지

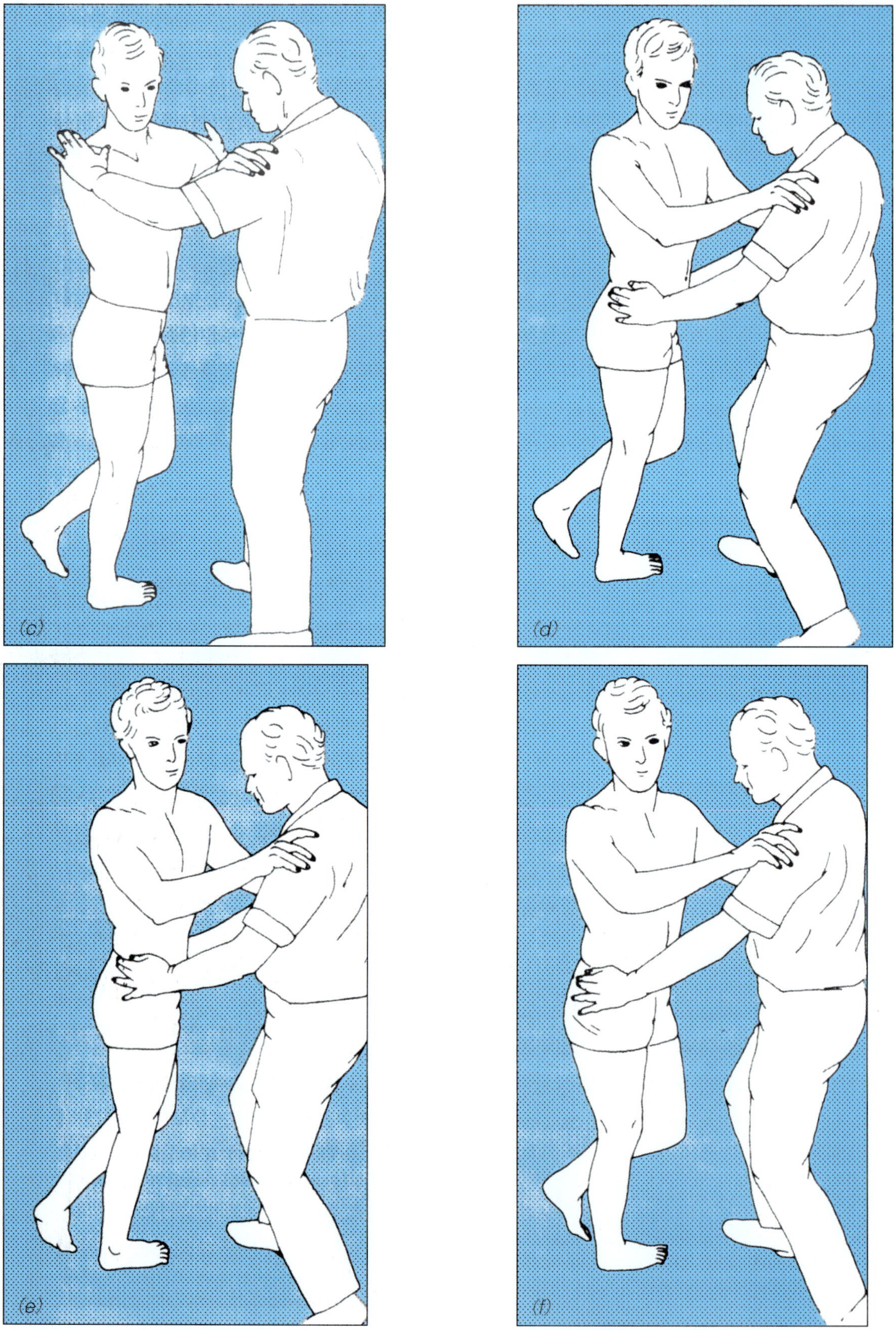
(c)
(d)
(e)
(f)

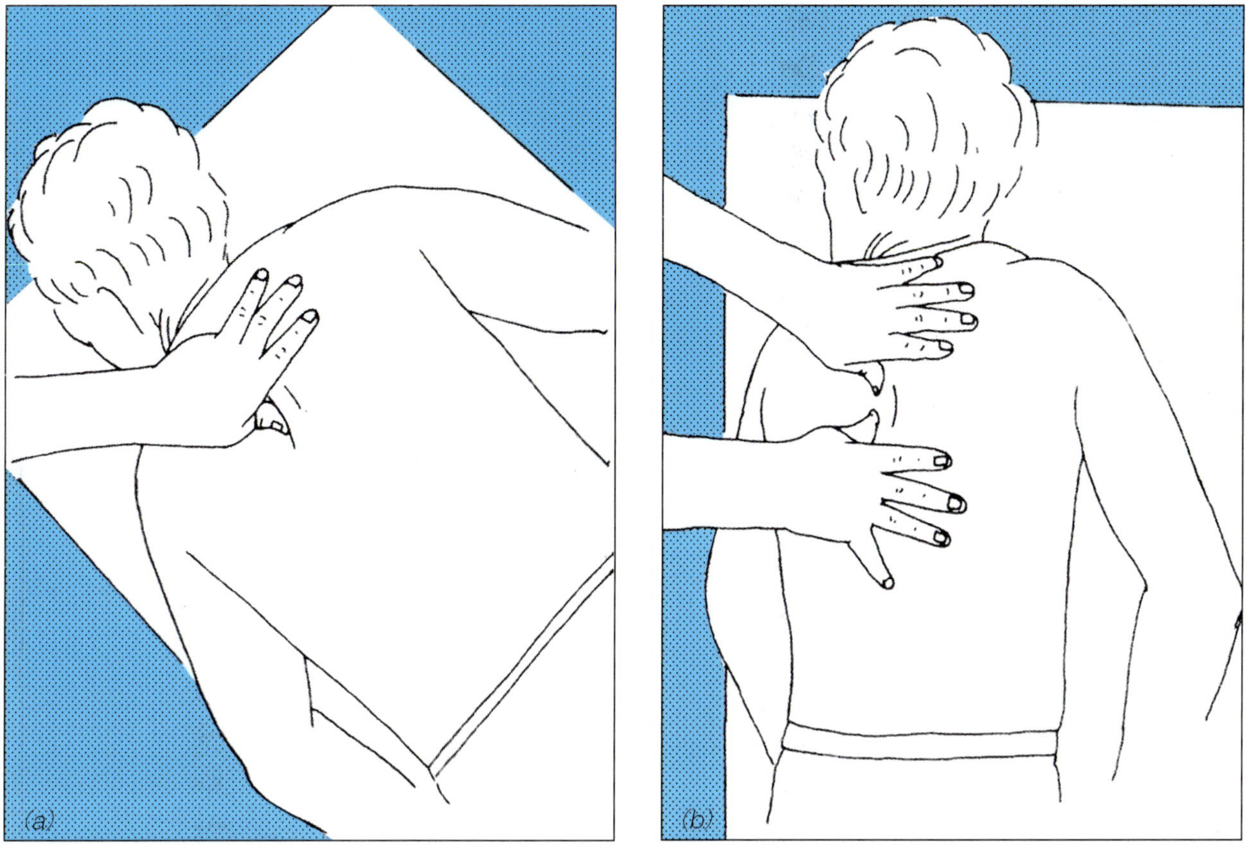

그림 6.48 감별 검사, 척추간 통증. *(a)* T7 극돌기를 우측으로 횡압박을 주어 민다. 이때 T7-T6 사이의 관계를 유지해 준다; *(b)* T8의 극돌기에 대해 부드럽게 우측으로 횡압박을 가해준다; *(c)* T8의 극돌기에 대해 부드럽게 좌측으로 횡압박을 가해준다; *(d)* T7 극돌기를 우측으로 횡압박을 주어 민다. 이때 T7-T8 사이의 관계를 유지해주면서 부드럽게 횡압박을 가한다; *(e)* T6의 극돌기에 대해 우측으로 민다; *(f)* T6의 극돌기에 대해 좌측으로

감별 검사는 도수물리치료적 검사 시에 어떠한 어려운 문제가 있을 때에 환자의 증상들의 원인을 구분해 내기 위해 사용하는 특수 검사이다. 척추의 문제에 대해 감별 검사를 시행하는 네 가지 이유가 있다.

1. 통증 질병이 척추 관절이나 말초 관절에서 나오는지를 결정할 필요가 있다.
2. T7에 압력이 가해졌을 때 환자의 증상이 유발되면, 증상들이 T7/8 또는 T6/7에서 나오는지 구분할 필요가 있으며, 특히 똑같은 압력이 T6나 T8에 가해졌을 때 통증이 없을 경우이다.
3. 신경적 요소들에서 증상들이 유발되는지 또는 근골격계의 구조물에서 나오는지를 구분할 필요가 있다. 이들은 대개 같이 나타나며, 신경 요소가 내재적인 것이거나 일차적인 것인지, 또는 다른 이차적인 외재적인 요소가 있어서 신경 요소들이 자극적인 영향을 주는지 등을 결정하는 데에는 아주 노련한 검사 기술이 필요하다.
4. 통증이 척추 관절에서 나오는지 또는 척추관의 통증 민감 구조물이나 또는 추간공에서 나오는지 결정을 할 필요가 있다.

척추관절과 말초 관절에서 나오는 통증을 감별하는 법 (Differentiating pain from the spine and from the peripheral joints)

둔부의 증상들을 가지고 있는 환자의 경우, 일반적인 검사를 통해 이러한 문제가 고관절 질병 때문인지 또는 척

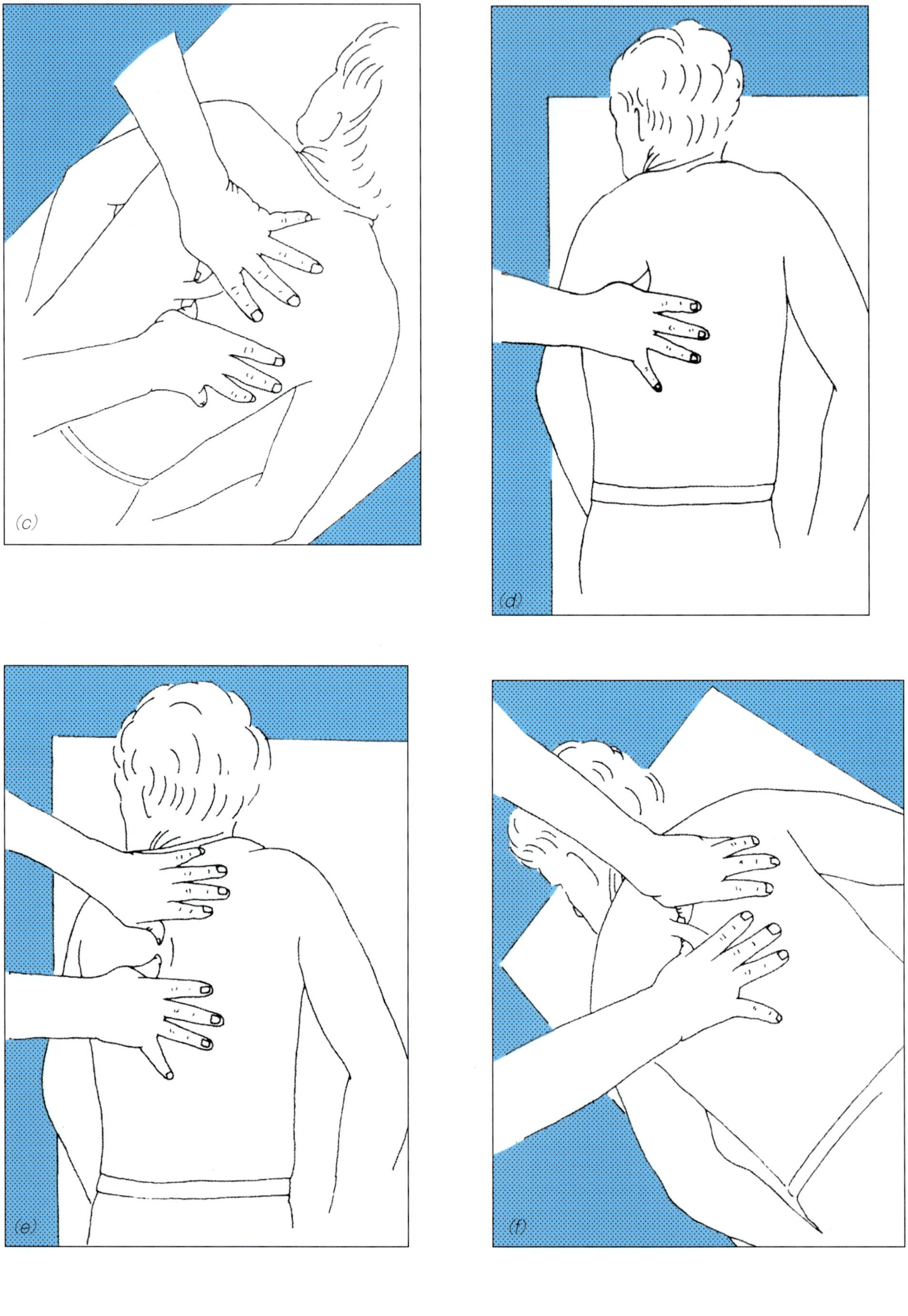
(c)
(d)
(e)
(f)

추의 질병인지 명확하게 나타나지 않는 경우가 많다. 그러나, 어떠한 상황에서는 이러한 두 가지를 명확하게 구분할 수 있는 검사법이 있다. 이러한 상황은 (i) 환자가 특정한 운동을 할 수 있는 경우, 또는 (ii) 검사자가 척추의 운동과 동일하거나 고관절의 운동과 동일한 운동을 할 경우 증상이 유발되는 경우이다. 이러한 상황에서 감별 검사를 할 수가 있는데, 이는 네 가지부분으로 되어있다 - 즉, 네 가지의 다르지만 관련이 있는 검사들이다. 각각의 검사는 따로 시행하며, 한 검사에서 발견된 검사는 나머지 세 개의 검사에서 각각 확증될 수 있다.

사례(Example)

제1부. 검사에서는 환자가 서서 환자의 몸통을 우측으로 최대한 돌리면 이 자세에서 우측에서의 둔부 통증이 재현되는 것을 보았다(그림 6.47a). 이러한 것이 위에서 언급했던 통증의 원인으로 고관절과 척추를 감별 진단하는 데 사용할 수 있는 상황이 될 것이다.

1. 환자는 바닥에서 다리를 들어 올리게 해서 우측으로 회전시키고 있는 동안 들고 있게 한다. 환자는 그 후에 더 우측으로 회전하게 해서 통증이 계속 유발되나 확인하기 위해서 과압박(over-pressure)을 가한다(그림 6.47b).
2. 환자는 균형을 잡기 위해서 물리치료사의 어깨에 손을 올려놓아, 치료사의 손을 자유롭게 한다. 둔부의 통증은 이 자세에서 그대로 유지되어야 한다(그림 6.47c).
3. 물리치료사는 환자의 골반을 고정하고, 우측 둔부에서 유발된 통증을 유지하게 한다(그림 6.47d). 그 다음 환자에게 다음과 같이 지시한다:

   요추를 좌측으로 회전한다. 즉, 요추의 회전을 감소시킨다(그림 6.47e). 환자의 우측 둔부의 통증에 변화가 있는지 (이 경우 통증이 고관절의 질병으로 인한 것일 수가 있다) 또는 감소되는지(척추의 문제가 있을 경우가 되겠다) 진술하게 한다.

제2부. 위의 제 3 단계의 자세에서, 물리치료사는 환자의 골반이 회전되지 않게 고정한 다음, 환자에게 몸통을 우측으로 더 회전하게 한다(그림 6.47f).

만약에 둔부의 통증이 고관절 질병으로 인해 발생한 것이면, 통증은 변화가 없을 것이다. 만약에 둔부의 통증이 척추 질병으로 인한 것이면, 통증이 증가할 것이다.

제3부. 환자가 우측 다리로 설 경우, 환자의 손은 물리치료사의 어깨에 두고, 치료사의 손은 외측의 장골능에 두게 해서, 척추의 회전이 일어나지 않은 상태에서 환자의 골반을 우측으로(환자의 우측 다리에 대해) 회전하게 한다. 만약에 통증이 요추에서 발생한 것일 경우 검사 동작은 통증이 없을 것이며, 통증이 고관절에서 나타날 경우, 움직일 때 통증이 나타날 것이다.

제4부. 환자가 우측 다리로 균형을 잡고 서서 골반의 운동이 없는 상태에서, 환자는 몸을 우측으로 회전하게 한다. 만약에 통증이 척추의 문제라면 우측 둔부의 통증이 재현될 것이며, 만약에 고관절 질병으로 인한 것이라면 검사 운동에서 통증이 나타나지 않을 것이다.

척추간 부위에서 발생하는 증상들을 구분하는 법 (Differentiationg symptoms arising from intervertebral levels)

두 번째 감별 진단은 T7의 극돌기에 대해 우측으로 횡압박을 가하면 T6와 T8에서 같은 운동을 적용하였을 때 통증이 없었는데도 불구하고 좌측에서의 증상이 나타날 경우이다. 그러면 문제가 있는 부분이 T7/8번인가 아니면 T7/6인가? 하는 의문이 발생한다. 감별하는 순서는 다음과 같으며, 논의를 간단하게 하기 위해서 좌측에서의 증상이 T7/6에서 나온다고 가정하자.

1. 치료사는 좌측 엄지를 이용해서 좌측에서의 증상이 유발될 때까지 T7에 횡압박을 가한다. 척추는 T6와 관련해서 계속 같은 자세를 유지한다(그림 6.48a).
2. 치료사의 우측 엄지로, 도수 물리치료사는 조심해서 T8의 극돌기를 우측으로 횡압박을 가해 준다. 증상들이 T7/6에서 나오는 것이기 때문에, T7/6의 위치에 아무런 변화가 없기 때문에 통증 반응에도 변화가 없을 것이다(그림 6.48b).
3. 치료사는 T8에 가하던 횡압박의 방향을 좌측에서 우측으로 가하던 것을 우측에서 좌측으로 바꿔서 가

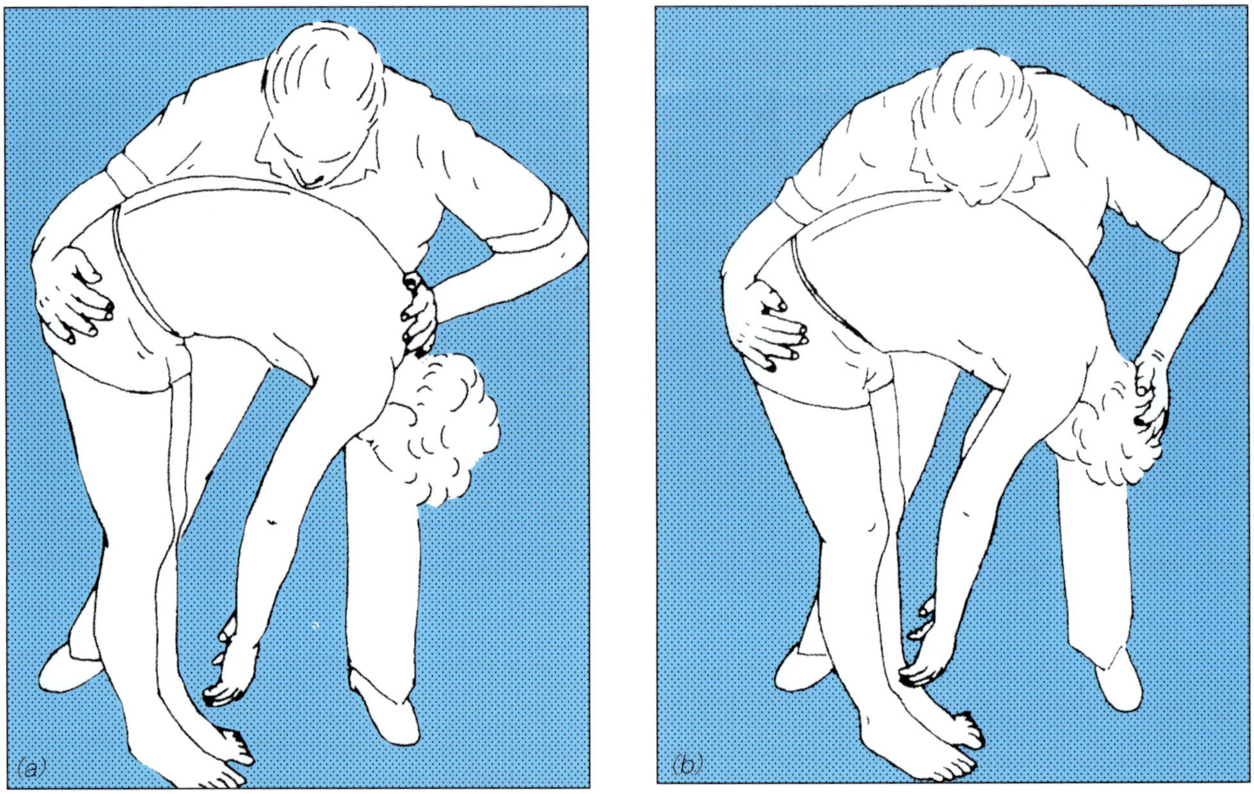

그림 6.49 감별 진단, 척추관과 관절 통증 *(a)* 요추 굴곡에 과압박 *(b)* 경부 굴곡에 과압박

한다. 다시 한 번 통증 반응에는 아무런 변화가 없을 것이며, 이는 T7/6의 위치에 변화가 없기 때문이다(그림 6.48c).

4. 치료사는 손의 자세를 바꿔서, 증상을 유발 할 때까지 우측 엄지가 T7을 횡으로 환자의 우측을 향해서 압력을 가하게 한다(그림 6.48d).
5. T7은 T8에 대해서 고정한 채로 있게 하고, 치료사는 치료사의 좌측 엄지로 T6를 우측으로 횡압박을 가한다. 약간의 압력만 가해 주어도 좌측에서 일어나는 증상들이 상당히 감소하는 결과를 가져오는데 이는 T6와 T7에 가해지는 압력이 감소되기 때문이다(그림 6.48e).
6. 만약에 T6에 가하는 횡압박을 반대로 하면, 통증이 증가될 것이다(그림 6.48f).

관절과 신경 구조물들에서 나오는 증상들의 감별 (Differentiatin symptoms from a joint and fron the neural structures)

환자가 똑바로 선 자세에서 완전히 전방 굴곡하였을 때 우측 둔부에서 통증이 나타날 수가 있다. 이때 과압박을 적용한다(그림 6.49a). 요추의 운동으로 인해 통증이 발생할 수도 있고 또는 척추관의 통증 민감 구조물들의 운동 또는 추간공으로부터 통증이 발생할 수도 있다.

감별 진단하는 방법 중의 하나는 환자에게, 완전히 굴곡을 한 상태에서(그림 6.49a), 턱을 환자의 가슴으로 굴곡하게 한 다음 증상들의 변화를 평가하는 것이다. 만약에 증상들에 변화가 없는 경우, 경부 굴곡에 과압박을 가하여 증상들을 재평가한다(그림 6.49b). 만약에 둔부의 통증이 경부 굴곡에 의해 증가하면, 이 질병은 척추관이나 추간공의 요소를 어느 정도 가질 수 있는 것이다.

증상들에 변화가 없는 경우, 이 질병은 척추관이나 추간공의 요소와는 관계가 없을 것이다.

그러나, 한 가지 기억해야 할 것은, 이 자세에서 환자의 발이 배측 굴곡되지 않았다는 것이다.

'슬럼프 검사들'은 또한 관절적 요소와 척추관의 요소들을 감별하는데 사용될 수 있다.

신경 그리고 근골격계의 원인으로 인한 증상의 감별 (Differentiating symptoms from both neural and musculoskeletal sources)

가장 감별하기가 힘든 것이 신경 검사와 관절 검사들이 같이 양성으로 나타나는 것이다.

가장 감별하기가 힘든, 상대적으로 새롭고 이전의 감별 진단보다 어려운 것은 신경 검사와 관절 검사들이 같이 양성으로 나타날 때 이러한 환자의 문제를 감별하는 것이다. 이는 오로지 치료 결과를 재평가하여 문제를 일으키는 구조물들을 감별할 수 있는 것이다. C 여사의 치료를 예로 볼 수 있을 것이다.

사례(Example)

C 여사는 목과 양쪽 견갑골 부위에 통증이 있었으며 우측이 좌측보다 훨씬 더 통증이 심한 경우이다. 통증은 양쪽 팔로 번질 수 있으나 우측보다는 좌측에서 더 만이 나타난다.

C 여사의 경추 검사에서, 경추 굴곡은 15% 정도의 제한이 있었고 T1-T3 부위에서 중심부의 통증이 있었다. 이 통증은 흉추와 요추에 슬럼프 검사를 하여도 증가하지 않았으며, 슬관절 신전을 추가하여도 (한쪽이나 또는 두 다리를 같이), 이 두 경우에서 증상들을 유발하지 않았다. 좌측 회전의 관절 가동 범위는 원래의 완전 가동 범위(과압박을 가한 상태)에서 30% 정도 감소되었으며, 좌측에서 외측으로 아래로 좌측 극상와 부위로 가는 통증을 유발하기는 아주 쉬웠으나 견관절 부위로 내려가거나 팔의 증상을 호소하지는 않았다. 우측 회전은 단지 관절 가동 범위의 20% 정도의 제한이 나타났으나, 이 경우 좌측 경부와 상부 견관절 부위의 증상들을 유발하였다. 만약에 이러한 상태에서 더 움직일 경우 우측 견갑골 부위의 통증을 유발하였으며, 이 통증은 환자의 목의 아래 부분에서 시작하여 T4/5 부분까지 내려간다. 이 환자의 신전 가동 범위는 정상 범위보다 35% 모자라며, 좌측의 견갑골 부위의 통증과 상위 흉추 부위에서 중심부의 통증을 유발한다. 상지의 양쪽 팔의 신경의 운동을 검사할 때에는, 좌측의 팔이 주관절 신전 범위가 현저하게 모자라는 양성으로 나타나며, 마비되어 따끔따끔 아픈 느낌이 그녀의 손과 주관절의 앞쪽에서 나타나며 경추의 증상은 없다. 하지 직거상(SLR)을 더하면 목, 견갑골과 팔의 통증과 좌측의 손가락에서 통증이 유발된다.

촉진 검사를 통해 T3의 흉추 극돌기가 현저한 것을 볼 수 있으며(이는 아주 흔하다), 그리고 T4 극돌기가 좀 더 깊게 들어가 있다. 촉진 시 두 부위에서 다 통증이 나타나며, T3에서의 통증은 날카롭고 좀 더 표층의 통증이며, T4는 좀 더 깊은 곳의 중심부에서 나타나는 통증이다.

치료를 받기 12개월 전에, 잠에서 깨면 증상들이 나타나서(그것으로 인해 잠에서 깨는 것이 아니라), 통증이 경추 전체에서 나타나서, 통증 없이 목을 어느 쪽으로도 움직이지 못하였다. 1986년에 그녀는 자동차 사고를 당했는데, 그 때 그녀는 조수석에 앉아 있다가, 차가 정면으로 충돌하였으며 이 때 그녀는 차의 바람막이 유리에 머리를 부딪힌 적이 있다. 그녀는 다양한 강도의 증상들로 인해 고생을 했지만 우측에서만 증상이 나타났으며, 그동안 의사나 물리치료사가 처방한 치료에 전혀 반응이 없었다. 도수 물리치료사를 찾아오기 3주 전부터 증상이 증가되기 시작하였으며, 이제는 증상이 우측 팔과 주관절에서도 나타난다. 그녀의 문제를 알려주는 징후는 관절의 문제보다는 신경 쪽이라는 것은 팔의 증상의 배분이 아주 명확하지 않다는 것이며, 검사에 신경근의 징후가 보이지 않는다는 것이다. 그러나, C 여사는 관절 요소의 경추 징후와 증상들이 나타나고 있으며, 그래서 처음 치료의 목표는 경추 징후로 잡고 치료를 하며, 경추의 반응인지 신경 요소의 문제인지에 대한 두 가지 평가가 반복적으로 이루어져야 한다. 처음 치료를 경추와 T3/4 부위(치료는 촉진에 근거한 직접적 형태의 치료였으며, 모든 경추의 운동에 아주 빨리 그 반응이 나타났으나 신경 요소와 관련된 징후에는 별다른 변화가 나타나지 않았다)에 시작하였다. 이러한 것이 확인되고 나서, 치료는 신경 운동의 제한들과 그 통증 반응들을 치료하는 것으로 전환하였다. 사용한 기법은 제일 처음의 기본적인 세 가지 검사였으며(Butler, 1991), 이것을 통해 20-30%의 신경 징후에 변화가 있었으나, 경추 징후에는 변화가 없었다. 그러나, 신경 징후가 나타난 것이 오래된 경우 이러한 문제들은 치료하기가 훨씬 더 힘이 든다. 시행 기법을 다각도로 변화를 주어 보았으나, 아무런 긍정적인 효과를 얻지 못하였다 - C 여사의 경우 24 시간 내에 다시 검사를 했을 때 우리가 치료를 통해 얻은 신경징후의 감소를 유지하지 못했다. 양상의 변화가 전혀 없었다.

그 다음 단계는 바로누운 자세에서 환자의 머리를 우측으로 측방 굴곡 시킨 후 그녀의 팔을 전형적인 양성 1번 자세에 두었다. 그 후 환자를 양측 하지 직거상으로 치료하는데, 이 때 다리들을 하지 직거상 범위 내에서 내가 실행하려고 생각했던 범위 내에서 가장 통증이 크게 나타나는 지점에 도달할 때까지 점진적으로 범위를 늘려준다. 이러한 방법이 신경적 요소나 관절 징후를 개선시키는데 성공적이지 못했기 때문에 기법에 변화를 주어서 환자를 바로 누인 자세에서 양측 하지를 직거상한 자세에서 지지한 채로 두고 경추 측방 굴곡 기법을 사용하여 팔의 증상을 유발하게 하는 기법을 사용하였다. 이 방법도 또한 성공적이지 못하였기 때문에, 나는 다시 치료 방법을 바꾸어서 환자를 똑같은 자세에 둔 상태에서 주관절 굴곡-신전 기법을 사용하였다. 이 방법 또한 실망스럽게도 성공적이지 못하였다. 같은 날, 환자를 정상적인 바로 누인 자세에서, 중간 정도의 크기의 베개를 베개하고 편측 압력을 C5-C7의 척추 기둥에 가했을 때, 좌측 손쪽의 목에서 견갑골 그리고 주관절에서의 심부의 국소적인 통증이 유발되었다. 내가 이 기법을 시행하는 동안 환자가 압력을 가하는 각도를 알려줄 수 있었기 때문에, 주 지점을 C6/7로 잡을 수 있었다. 또한 이 기법을 시행하는 동안 환자가 이것이 맞는 기법이라고 이야기하였는데 이는 누워 있는 동안(좌측 팔을 제 1번 자세로 두고) 상당히 호전되었기 때문이다.

재평가에서, 증상들의 호전이 있었으며 환자의 경추의 운동이 이상적이지는 않지만 호전이 있었다. 그러나, 신경 검사에서도 호전된 것이 나타났다. 이 기법을 두 번 시행하였는데, 이 때에도 환자는 호전되었다.

수 차례 치료 기간동안 C 여사는 현재의 관절 가동 기법에 의해 상당한 진전을 보였으며, 흉부의 통증은 완전히 사라졌다. 5시 이후 저녁에 환자는 양쪽 늑골 부위에서의 증상들이 나타났으며, 이 때 우측이 좌측보다 더 심하게 나타났다. 가끔 그녀는 제 1 늑골 증후군같이 같은 쪽의 전체 팔에서 증상이 나타나지만, 절대 양쪽에서 같이 나타나지는 않는다. 그리고 이 경우 환자의 머리를 우측으로 돌리기 힘들다고 하였다.

그 날 치료의 취지는 증상의 원인들을 구분하려는 것이었다 - 즉, 어느 정도의 신경요소가 있는가, 그리고 어느 정도가 하부 경추이고 상부 흉추인지 하는 것이다. 상지 신경 검사를 이용한 도수물리치료적 검사에서, 주관절 신전에 제한이 있었으며 이로 인해 주관절에서부터 전완과 손가락들로 가는 통증이 있었다.

C 여사의 머리를 우측으로 측방 굴곡하거나 회전한 자세 또는 이 두 가지를 같이 조합한 자세에서, 신경 검사를 가했을 때, 팔에서의 증상이 드라마틱하게 증가되었고 주관절 신전 범위도 10° 정도 더 제한이 왔다.

하부 경추 신전에 제한이 왔으며 양쪽 극상와에서 통증을 일으켰다. 전방 굴곡은 제한이 없었으나, 양쪽 제 1 늑골 부위에서 증상들이 나타나는 것을 환자가 느꼈으며, 이 증상이 양쪽 경추 부위에서 후두까지 올라갔다. 이 증상은 좌측과 우측이 같았다. 좌측 회전 범위는 65%이며, 좌측 극상와와 목의 좌측에서 증상이 유발되었으며, 우측 회전 범위는 75%이고 이때에도 역시 좌측으로 회전하였을 때보다는 심하지 않지만 똑같은 부위에서의 증상들이 좌측에서 유발된다. 그녀는 경추의 편측 굴곡은 전범위에서 가능하였으나, 반대쪽의 극상와에서 당기는 듯한 통증을 일으켰다. 우측 측방 굴곡을 주 동작으로

BUTLER, D. S. (1991). *Mobilisation of the Nervous System*. London: Churchill Livingstone.

하고 우측으로 회전을 하는 복합운동을 사용하면, 이러한 동작들에서도 똑같은 극상와 증상들을 일으킨다. 이러한 검사들을 시행하는 동안 한 번도 이 환자의 T2 부위에서 T4/5 부위까지 약간 중심부에서 우측으로 우측 흉추부에서 내려가는 통증이 나타나지 않았으며, 이것은 초기에 환자의 주된 증상이었으며 어떠한 경추부의 운동을 하더라도 쉽게 나타나던 증상이었다.

이 단계에서의 치료는 C 여사의 머리를 정상적으로 똑바로 세운 상태에서와 우측 측방 굴곡을 한 상태에서 좌측 상지 신경 검사 동작을 세 가지 자세에서 시행하는데, 이 때 상지신경 검사 동작으로 주관절 신전을 치료기법으로 사용한다. 효과는 신경 검사 동작에서는 아무런 증진이 없었으나, 경추 회전과 동작이 호전되었다. 그러나, 굴곡 시에 다시 T1과 T3 사이의 우측 흉추 부위에서 증상이 나타났다. 이러한 사실들을 통해 나는 상지 신경의 운동이 어떠한 효과를 나타내는지 알게 되었다. 그 다음에 나는 제 1 늑골에 대해 우측 손이 있는 쪽으로 후전방 운동이 나타나게 하였다. 이 자세에서, 환자의 좌측 주관절에서 손가락까지 전완에서의 증상을 유발해 낼 수 있었다. 재평가에서, 경추의 운동은 상당히 좋아졌으나, 상지 신경 동작은 변함이 없었다. 이를 통해서 제 1 늑골 부위가 경추 요소와 관련이 있으나 상지 신경 요소와는 관련이 없음을 알 수 있었다.

그 다음 나는 C 여사를 엎드리게 하고 환자의 목을 완전히 우측으로 측방 굴곡시킨 다음 좌측 손을 검사 자세와 똑같은 상지 신경 자세로 두었다. 이 자세에서 나는 편측 후전 운동(unilateral PA)을 제 1늑골과 C7의 횡돌기에 주어서, 운동이 후전방과 약간 미측으로 경사를 주게 하였다. 이렇게 할 때에 오직 국소적인 통증만이 나타났으며 흉추나 팔의 통증은 나타나지 않았다. 이렇게 하고 난 뒤, 주관적으로 모든 부위에서 증상들이 호전되었으며, 경추와 흉추부위의 운동의 범위 그리고 신경 검사가 다 호전되었다. 그 다음 나는 나의 무릎을 이용해서 환자의 머리를 좀 더 우측으로 측방 굴곡시킨 상태에서 이 기법을 반복하였다. 이 기법을 적용하였을 때 좌측 주관절에서 손가락으로 내려가는 국소적 증상들이 환자의 전완에서 나타났다. 이 기법에서 후-전 압력을 풀었을 때, 이 기법에 의해서 일어나는 증상들은 제 1 늑골 부위에서 일어나는 것과 같다. 이 기법을 통해 모든 요소에서의 호전이 일어났다. 경추 굴곡 시의 흉추 부위 증상이 없어졌으며, 환자의 신전도 완전 범위에서 일어났으며 증상이 유발되지 않았고, 좌측 팔에서의 신경 검사도 거의 증상이 나타나지 않았으며 완전 범위를 회복하였다. 환자는, '내 팔 전체가 다 가벼워진 것 같아요' 라고 하였다.

마지막 기법을 시행 할 때에 극상와와 팔과 손가락 전체에서 발생한 증상들은 상지 신경 검사가 확실하게 양성이라는 것을 나타내는 것이며, 운동의 제한의 원인이나 지점이 좌측 목의 각도라는 것이다. 문제를 분류해 나가면서 감별 진단을 해 나가는 과정을 통해 팔의 증상은 이차적인 것이며, 일차적인 것이 아니라는 것인데, 이는 즉 경추에서의 결과들이 양성 반응을 보인다는 것이다. 또한 환자를 측방 굴곡 자세에 두고 촉진 검사를 하는 것을 통해서 주된 문제의 원인이 우측 흉부의 문제라는 것을 나타내는 것이다. 좌측과 우측 극상와 그리고 좌측 팔의 통증은 좌측 C7과 이에 연접한 늑횡골 연접부에서 발생한 것이다.

이것이 우리가 그녀를 치료하는 동안 얻은 최고의 반응이며, 이는 환자가 어느 정도의 호전을 보이는가를 통해서만 알 수 있다.

방사선 사진(Radiographs)

물리치료사의 관점에서, 어떠한 특정한 사실들을 확인하기 전에는 검사를 완전히 다 했다고 하기는 힘이 든다. 예를 들면, 방사선 사진을 찍었다면, 물리치료사는 치료하려는 척추의 상태가 어떠한지에 대해 알려고 노력하여야 할 것이다. 정상적인 척추의 방사선 상의 형태에 익숙한 것이 중요한데, 예를 들면, 척추의 외형(contour)과 위치, 그리고 추간판 공간의 크기와 형태 그리고 추간공 등이다. 이러한 지식은 선천적 그리고 발육상의 문제와 도수물리치료적 검사와의 관계를 아는데 도움이 된다. 물리치료사는 환자가 장기간에 걸친 스테로이드 치료를 받았는지 알아야 하며, 이러한 치료로 인한 골다공증성 변화들이 어느 정도 일어났는지도 알아야 한다. 척수 징후(cord sign)나 마미 신경 압박(cauda equina compression)의 징후가 있는 환자는 도수 치료를 받지 않게 하는 것은 의사들이 해야 하는 것이겠지만, 이러한 위험들을 인지하고 있어야 하는 것은 우리의 책임이다.

개관(Overview)

도수물리치료적 검사- 척추/전신 양식(Physical examination(P/E)-vertebral/general format)

관찰
+ 변형의 교정 / 과다 교정들과 그 영향

현재 통증
기능적 재현과 검사 + 감별

짧은 평가

능동운동 (선 자세 / 앉은 자세)
(다른 관절들; 빠른 검사들)
능동운동: 통증이나 제한에 대한 운동, 예를 들면, 우측과 좌측으로의 굴곡, 신전, 측방 굴곡, 좌측 우측으로의 회전 + 필요한 경우 과압박
적용을 할 수 있을 경우('만약에 필요한 경우' 검사들), 예를 들면, 더 많은 동작들을 조합한다. 사분원(quadrants), 압박/신연, 추골동맥, 감별, 슬럼프, 속도가 있는 상태, 유지한 상태, 반복 등등

바로누운 자세, 옆으로 누운 자세, 엎드린 자세
예를 들면, 신경학적 검사들; NF, UNLT, LLNT; 수동적 말초 관절 검사들/다른 관절들; 등척성 검사들; 촉진 검사들(체온, 땀, 연부 조직, 척추 위치, PAIVMS); PPIVMS

사례와 관련된 검사들을 점검하라.

실시한 것에는 별표를 한다.

환자에 대한 교육.

7 기술의 원리 (Principles of techniques)

박윤기 역

의식이 있는 환자의 도수치료 방법에는 두 가지가 있다. 첫 째는 관절운동 범위 내 모든 제한된 지점에서 수동으로 율동적 진동을 주는 부드러운 운동인 관절가동술(mobilization)을 생각할 수 있다. 두 번째는 운동 범위의 거의 끝부분에서 갑작스런 트러스트(thrust)를 가하는 것이다. 강하게 적용되는 관절가동술과 부드러운 교정적 트러스트를 비교할 때 이 두가지 기술의 차이점은 무시해도 될 정도로 보일지도 모른다. 그러나 이 두 가지 기술에는 중요한 차이점이 있다. 관절가동술로 인해 환자가 통증을 느끼게 된다면 이에 대해 항상 저항을 할 수 있지만, 강한 도수력을 갑자기 적용한다면 환자의 저항을 막을 수 있다.

도수교정의 두 가지 형태
1. 운동 범위의 각기 다른 자세에서 율동적 수동 진동
2. 운동 범위 거의 끝에서 도수적 트러스트(thrust)

이 책에서는 치료의 기술에 비해 검사와 평가 기술에 비교적 더 비중을 두어 강조하였다. 그럼에도 불구하고, 치료기술의 선택에서의 과실이 아닌 능숙한 적용을 하지 못하여 환자의 치료에 실패하는 경우가 많다.

이 책에서 설명한 기술들은 여러가지 방법으로 변형하여 적용할 수 있는 기반을 마련하기 위한 것이다. 치료에서 사용될 수 있는 기술의 종류는 제한할 수 없으며 설명된 기술들은 기본으로만 받아들이고, 빙산의 일각일 뿐이라고 인식해야 한다.

도수교정을 시도하기 전에 관절가동술의 기술을 숙지하는 것이 중요하다.

설명된 기술은 최소한의 기본일 뿐이며 모든 요구를 충족시키기 위한 정해진 기술은 없으며 반드시 해야만 하는 방법으로 받아들여선 안된다는걸 분명히 이해해야 한다. 환자와 도수 물리치료사의 필요에 맞춰 이 기본에 근거하여 적용될 수 있다. 이 책에서 정립하고자 하는 이론의 가장 중요한 특징 중 하나는 어떤 기술도 정해놓고 딱딱한 패턴으로 사용해선 안되며 다양화하고 수정하며 기술을 선택하여 적용하면서 변화시키고 새로운 기술을 창조하는 것이다.

기술은 정교한 창작품이다. (A technique is the brainchild of ingenuity)

실습과 경험을 통해 기술이 늘어남에 따라 물리치료사는 설명된 자세보다 좀더 쉬운 시작 자세를 발견하고 그의 필요에 맞춰 바꿀 수도 있다.

효과적인 관절가동술을 적용하기 위한 가장 중요한 요소는 운동을 감지하고 느끼는 것이다. 이것은 손으로 자동차 기어를 바꿀 때 기어박스 내 톱니바퀴가 맞물리는 것을 느끼는 것과 비슷하다(그림 7.1). 기어박스 안

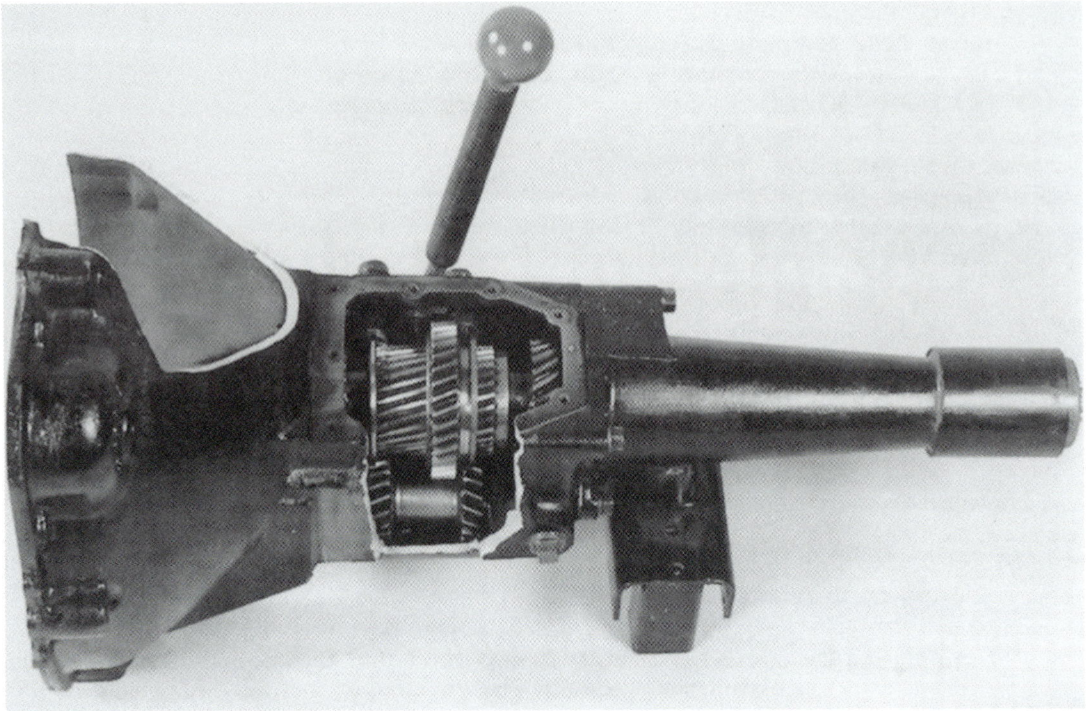

그림 7.1 수동 기어박스의 내부

에서 일어나는 운동은 볼 수는 없지만 느낄 수는 있다. 척추도 비슷하다. 반복적 실습을 통해 느낌을 숙지할 때까지 관절가동술을 통한 치료는 완전한 효과를 볼 수는 없을 것이다.

모든 기술에서 운동을 유발시키는 것은 물리치료사의 몸이다. 물리치료사의 손이나 엄지 또는 손가락은 어떤 상황에서도 1차적 운동을 일으키는 역할을 해선 안된다. 이 근육들은 구심성이 아닌 원심성으로 수축해야 한다. 추간관절로 운동을 전달하는 몸이나 팔의 일부가 무엇이든지 엄지의 근육을 사용해선 안된다. 이 원리는 '느낌' 을 숙지하도록 하는 주된 요소 중 하나이다. 사실 모든 기술을 적용함에 있어 가하는 힘이 운동이 일어날 수 있는 접촉점에서 멀어질수록 '느낌' 은 더 섬세해 질 것이다. 또한 운동이 일어나는 접촉점에서 멀어질수록 환자가 더 편하게 느낀다고도 할 수 있다. 예를 들면, 경추의 측방굴곡에서 도수 물리치료사의 하부 체간과 다리로 측방굴곡을 일으키면서 상부 체간과 양팔과 손을 모두 균형있게 결합하여 환자의 머리와 목을 측방굴곡 시킨다. 이와 마찬가지로 C4 치료시 정중 후-전 기법 엄지를 사용할 때 C4의 PA 운동에 압박을 가함에 있어 엄지의 근육은 원심적으로만 작용하며 압력은 도수 물리치료사의 몸으로 가해 운동이 일어나도록 한다.

경추 측방굴곡과 같은 기술을 사용할 때 도수 물리치료사는 두 손으로 환자의 머리를 잡고 팔로 머리를 감싸고 체간으로 머리를 받쳐야 한다. 다른 손으로는 체간 쪽으로 단단히 당겨 환자의 머리와 치료사의 상체와 팔의 함께 '결합' 하며 기술을 쓰는 동안 항상 움직일 수 있도록 한다. 끌어안기(hugging) 원리는 경추에서 정중 후-전 압박기법을 적용할 때 똑같이 적용되나 형식(mode)은 명백히 다르다. 소위 '원격조정' 에 의한 기술(즉, 물리치료사는 환자에게서 멀리 떨어져 있다는 것)은 기술과 느낌이 떨어진다.

많은 이들이 수동운동 치료시 신장(stretching)이 필요하다고 생각하지만 항상 그런 것은 아니다. 그러나 치료는 신장을 하든 안하든 항상 운동을 동반하므로 운동을 느끼는 것이 중요하다. 거의 모든 치료가 진동 운동을 포함하지만 시간당 진동 횟수가 너무 빠르거나 느리면 관절에서의 운동을 느끼는게 불가능할 것이다. 대신 운동은 흔들거나 서로 신장되는것처럼 느껴질 것이다. 어떤 시간당 진동횟수를 설정해서 치료를 한다는 것은 잘못된 것이지만 어떤 기준 횟수를 초당 2~3회와 같이 정하는 것도 타당하다. 이 리듬에서 변화시키는 것은 이후에 논의될 것이다. 운동의 느낌을 숙지하는 것은 아무리 강조해도 지나치지 않다. 왜냐하면 이 '느낌' 검사가 없으면 환자의 정보에 대한 의존도도 떨어지며 치료의 효과 또한 줄어들 수 있다.

> 적절한 치료를 하기 위해선 운동의 '느낌'을 감지하는 것이 필수적이다.

다른 부분에 치료기술을 적용할 때 물리치료사는 자세나 리듬에 상세한 주의를 기울여야 한다. 이러한 기술은 한번 환자에게 적용한 후 수정 · 조절해야 한다. 환자가 모두 같은 관절 장애를 갖고 있는 것이 아니므로 두 환자에게 같은 기술을 적용해선 안된다.

> 기술을 실습할 때 다음과 같은 세부사항에 주의를 기울여야 한다. — 자세, 운동의 리듬, 속도, 운동의 단계, 손의 접촉, 환자의 구조에 맞춰 수정 등.

실습시 정상 관절에서 어느 한 방향으로의 최대 운동을 유발할때 이 관절이 모든 범위의 가장 중간 자세에 유지하고 있다는 가정하에 어떤 긴장(strain)도 주지 않고 가벼운 힘으로 완전 범위를 움직일 수 있다. 가장 명확한 예로 검지의 중수지절 관절을 들 수 있다. 적은 힘으로 최대의 견인(distraction) 운동을 유도하려면 시작자세가 굴곡 · 신전 · 외전 · 내전 · 회전의 중간 자세에 있어야 한다. 이 범위 중 어느 한 운동의 제한 범위에서 시작하게 되면 견인 운동의 범위는 극히 제한될 것이다. 경추에 이 원리를 적용할 때 머리와 목이 정상적인 배열을 유지하고 있다면 하부 경추 관절을 굴곡한 자세 보다는 신전에 가까운 것이다. 따라서 종적 운동, 회전, 측방 굴곡 또는 견인의 기술을 사용할 때(또한 추골에 압박을 가하는 기술을 사용할시에도) 하부 경추 관절의 굴곡과 신전 사이 중간 자세를 유지하려면 목은 약간 굴곡 위에서 시작할 필요가 있다. 요추의 견인과 종축운동, 회전시에도 이와 똑같은 원리를 적용한다. 운동을 아랫쪽 관절에서 일으켜야 한다면 요추는 굴곡 위에 있어야 하고 상요추 관절이 움직여져야 할 때 요추는 전체적으로 신전자세여야 한다.

> 임상정보 : 실습시 정상 관절을 어느 한 방향으로 최대 범위까지 움직일 때 이 관절이 다른 범위들의 가장 중간 자세에 가까우면, 물리치료사는 긴장을 유발하지 않고 적은 힘으로 완전한 범위로 움직일 수 있다.

9장에서는 운동에서 정상 리듬의 장애를 관찰하는 것을 강조하였다. 이것은 경추와 요추의 회전 기술을 적용할 때도 마찬가지로 중요하다. 치료시 주위 관절이 회전되었어도 변위된 관절에 관절가동술을 가한다. 따라서, 회전 관절가동술시 운동의 염좌를 주의 깊게 살피고 잘못된 관절이 이러한 염좌(distortion)를 일으킨다면, 운동은 이 지점 이전에서만 적용해야 하며 이 범위를 넘어선 안 된다.

어느 한 추골의 일부에 압박을 가하는 기술은 특별한 주의가 필요하다. 원심적 작용을 하는 엄지와 손가락 또는 손은 운동을 일으키는 척추에 물리치료사의 몸으로 구심적 운동을 유발시키는 동안 중간 매개로만 작용해야 한다. 손의 내재근으로 압박을 유발하면 기술은 환자와 물리치료사 모두에게 불편함을 주게 된다. 손엔 장력이 들어가게 되며 운동의 '느낌'에 대한 가능성은 소실되게 될 것이다. 다음의 도표는 손 위나 뒤에서 어깨의 위치가 어떻게 되야 할지와 어깨의 관절이 스프링으로서 어떻게 역할을 하는지를 보여준다. 시작시에 이런 점을 관찰하기 위한 모든 노력을 기울여야 한다.

각 추골의 촉진부에 직접적 압박을 가하는 기술 적용시 다음과 같은 두가지의 환경이 설정된다.

1. 기술은 가동범위를 증진시키기 위한 강직된 관절의 치료에 사용한다. 운동은 추골에 엄지손가락으로 압

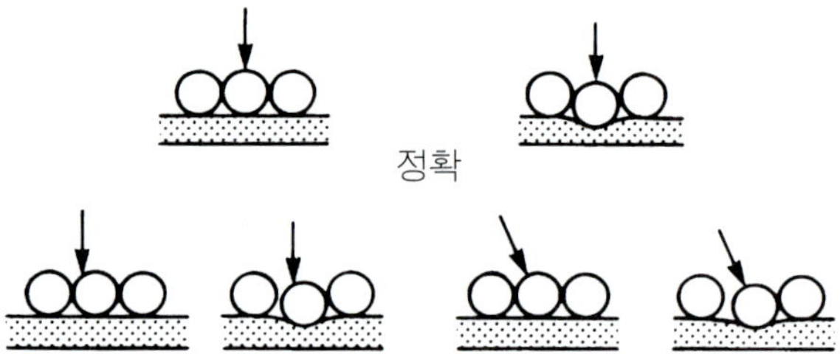

그림 7.2 극돌기에서 압박의 방향

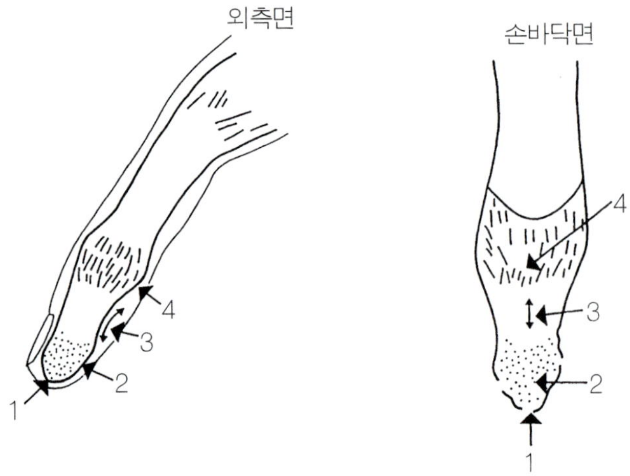

그림 7.3 오른손 엄지 : 4개의 접촉점

박을 가하여 유발시키고 경직된 방향으로 운동 방향을 설정한다.

2. 같은 기술은 강직부 외에 통증 치료시에도 사용할 수 있다. 이러한 상황에서 강직됨이 느끼지 않는 범위에서 가장 부드러운 압력으로 운동의 폭을 가능한 크게 한다. 후-전 압박은 극돌기에 가하며 엄지와 팔이 운동의 꼭대기에 위치하여 바른 방향을 찾는 것 뿐 아니라 지지하는 손가락의 바른 위치를 찾는 것도 주의 깊게 해야 한다. 이것은 고무공 여러개중 하나에 압력을 가하는 것과 같다(그림 7.2). 압박의 방향이나 압박을 가하는 접촉점이 중심을 벗어나면 운동은 순수하게 전 - 후 방향으로만 나타나지 않는다. 기술을 가하는 동안 엄지의 압박이 고르지 않거나 극돌기 위에서 미끄러지는 것을 느낄 수 있을 것이다.

치료 기술은 경직의 치료 또는 통증의 치료 두 가지로 기초적 환경을 설정할 수 있을 것이다. 치료 방법은 환자에 따라 다를 것이다.

환자를 완전히 이완하도록 하고 치료사가 적은 힘으로 효과적인 치료를 하기 위해선 시작자세 또한 중요하다. 손에 장력이 생기면 느낄 수 없으므로 치료사 손의 이완은 기본이다.

추골부에 직접적 압박을 가하는 기술을 사용할 때 통증을 유발하지 않는 것이 기본적이다. 기술로 인해 통증이 유발되는 것과 국소 통증을 재현시키는 기술간에는 한가지 차이점이 있다. 환자가 치료시 쑤시는 통증이(soreness)나 표층 통증을 느끼면, 엄지 접촉 부위를 바꿔줘야 한다. 표 7.3에선 추골에 압박을 전달할 수 있는 엄지의 네 부분을 보여주고 있으며 그것은 다음과 같다.

1. 엄지의 끝. 이 부분은 각과 장애부위를 찾기 위한 치료 접촉부를 명확히 찾아내야 하는 아주 작은 접촉부위에 사용한다.
2. 엄지 끝의 장측 관절. 1번의 접촉시 국소 통증을 유발할 경우 엄지 끝의 부드러운 장측 관절을 이용하는 2번의 접촉점을 사용한다. 이것은 엄지로 인해 유발되는 쑤시는 통증(soreness)을 경감시킨다.
3. 근위지절(distal phalanx)의 장측면 중심부. 이 부분을 사용하면 더 편하게 기술을 적용할 수 있다. 분명 이 부분은 다른 것들 만큼 섬세한 정보를 줄 수 없지만 척추에 촉진 기술 방법 중 가장 편한 방법이다.
4. 엄지 기저부의 전면. 이 접촉부는 1번 부위보다 접촉부를 줄이지만 섬세한 정보는 줄 수 없다.

MAITLAND, G. D. (1966). Manipulation-mobilization. *Physiotherapy*, **52**, 382-285.
MAITLAND, G. D. (1970). Application of manipulation. *Physiotherapy*, **56**, 1-7.
GRIEVE, G. P. (1981). *Common Vertebral Joint Problems*. London: Churchill Livingstone. p. 421.

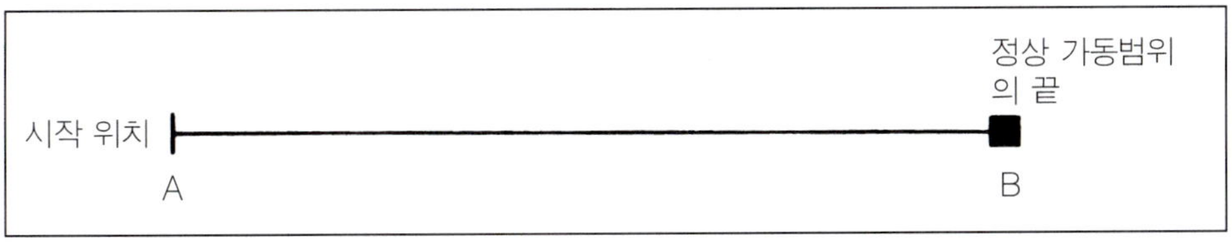

그림 7.4 가동범위

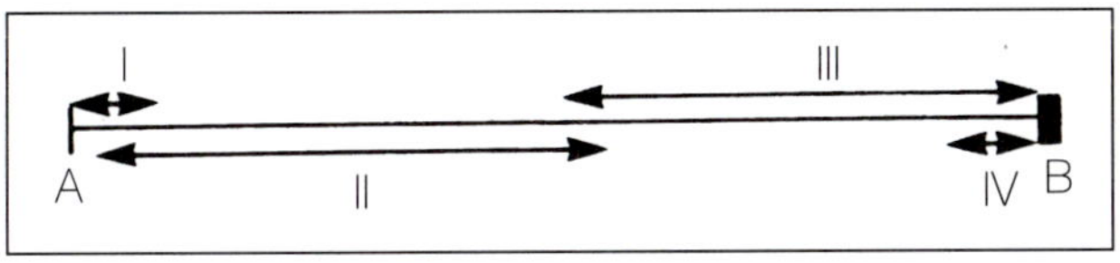

그림 7.5 딱딱한 끝느낌을 가지는 정상범위에서의 등급

본인이 1965년에 1966년 물리치료사 특허회 회의(chartered society congress)의 강의를 준비할 때 Miss Jeanne-Marie Ganne이 내게 준 개념을 서론하겠다. 이 논문의 목표 중 하나는 사용될 수 있는 수동운동 치료의 각기 다른 진동폭에 대해 설명하는 것이었다. Mis Ganne은 운동의 다른 정도에 따른 최초의 도표적 설명에 대한 개념을 본인에게 소개해 주었다. 그 후 여러 새로운 개편이 이어졌으나 Miss Ganne에게 운동 등급(grade)의 기초에 대한 저작권이 있다.

측방굴곡과 회전의 경추 기술을 사용할 때 치료사가 팔과 가슴으로 환자의 머리를 감싼다면, 환자의 이완을 돕고 치료의 섬세한 조절을 할 수 있을 것이다. 정상적 척추에 실습하거나 치료로 사용할 때 이 기술 각각은 작거나 큰 폭의 운동을 줄 뿐 아니라 범위내의 다른 자세에서도 이루어질 수 있다. 치료에서 기술의 적용은 9장에서 논의될 것이다. 정상적 척추에서 기술을 습득하기 위해 네가지 등급으로 운동의 유형을 나누었다.

등급 I 가동 범위의 시작에 가까운 작은 폭의 운동

등급 II 가동 범위에 걸쳐 일어나는 큰 폭의 운동. 경직이나 근 구축이 없는 운동 범위 모두를 움직인다.

등급 III 마찬가지로 큰 폭의 운동이나 경직이나 근 구축 범위까지 움직이는 것이다.

등급 IV 경직이나 근 구축이 있는 범위에서 신장력을 가하는 작은 범위의 운동

이러한 등급들은 시작 또는 이완 자세에서 정상적인 평균 끝범위의 끝부분까지 운동의 범위를 선으로 나타내는 도표로 묘사 할 수 있다(그림 7.4). 이 선은 어떤 선택된 운동으로 나타낼 수 있으며 끝범위가 항상 같더라도 시작자세는 어느 자세든 선택할 수 있다. 짙게 표시된 지점 B에 대한 설명은 후반부에서 찾아볼 수 있다(p. 490 참조). 예를 들면, 환자의 바로누운 자세에서 경추의 회전은 체간과 정확한 각도를 이룬 상태에서 코는 앞을 향한 자세에서 시작한다고 흔히 생각할 수 있다. 분명 끝자세는 코가 어깨에 가까이 가게되는 완전 회전된 자세일 것이다.

다른 관절의 운동은 다른 끝범위 느낌을 갖는다. 예를 들면, 주관절 신전은 딱딱한 끝느낌이며 굴곡은 부드럽고 되튀기(springy)는 느낌이다. 각 다른 등급에 대한 설명에서는 딱딱한 끝느낌은 택할 수 있다. 각 네개 등급에 표시된 화살표는 각 운동의 폭과 범위에 따른 자세

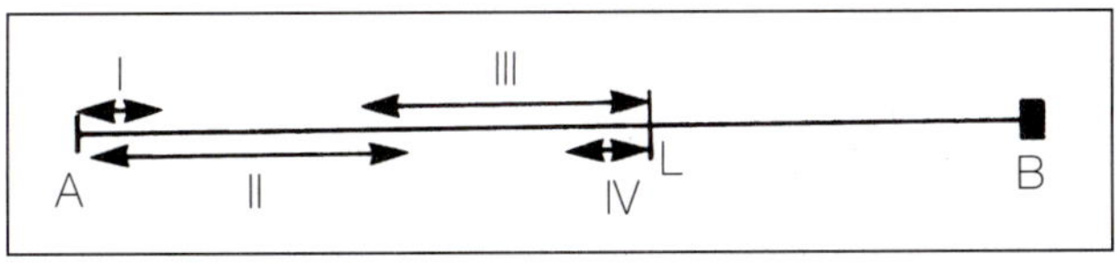

그림 7.6 저가동성 관절에서의 등급. L= 병리상의 범위제한(단단한 끝느낌)

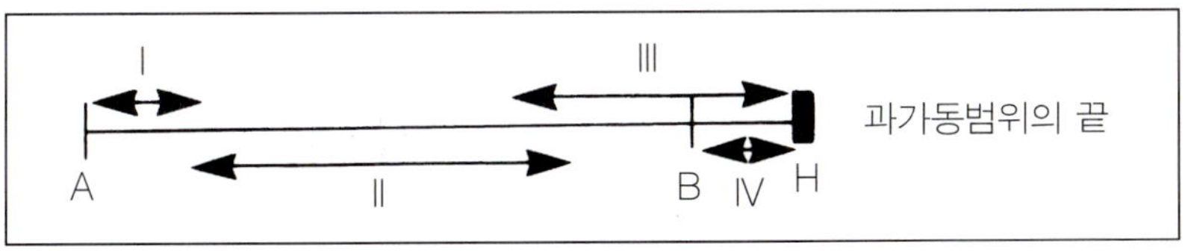

그림 7.7 증상이 없는 범위에서의 과가동 등급.
B = 정상적인 평균범위를 넘어선 가동범위.
N = 정상적인 과가동의 범위

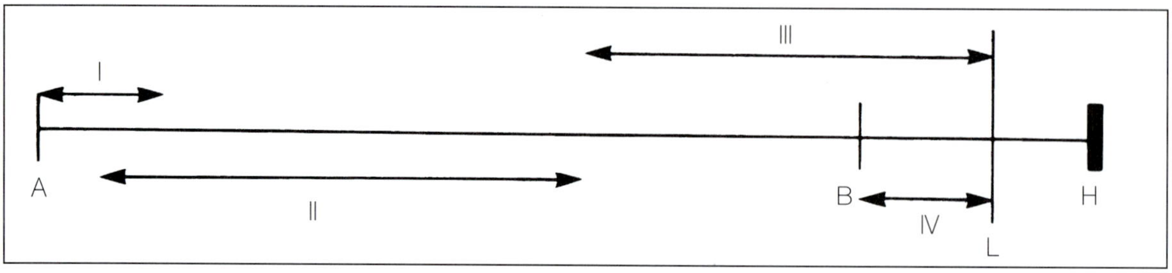

그림 7.8 약간의 제한과 딱딱한 끝느낌을 가진 과가동범위에서의 등급

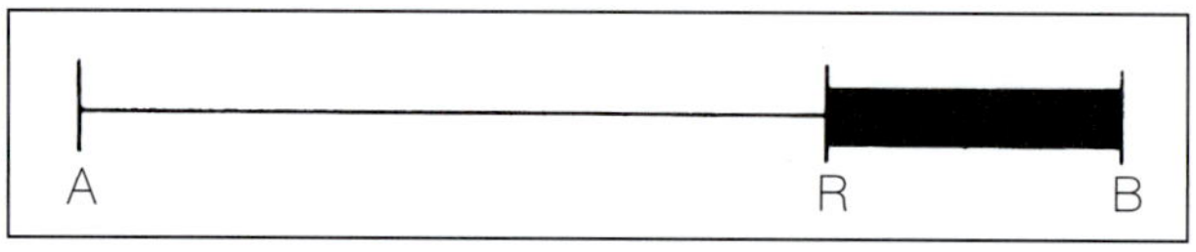

그림 7.9 부드러운 끝느낌. R = 저항의 시작

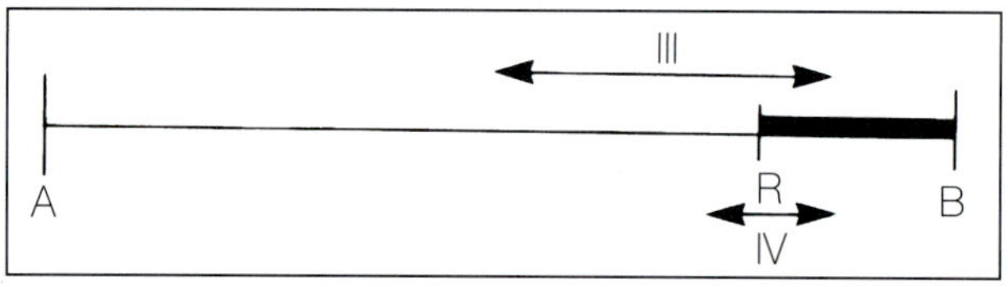

그림 7.10 부드러운 끝느낌 하에서 등급 III, IV

를 서술하였다(그림 7.5).

> 운동 등급이 적용될 다른 운동 방향은 다른 느낌을 갖고 있다.

질병이나 신체적 장애로 운동범위가 제한되고 끝느낌이 딱딱하면 등급의 범위 또한 감소된다(그림 7.6).

그 사람에게는 증상이 없고 정상적이 딱딱한 끝느낌을 갖는 과가동성은 표 7.7과 같은 운동 등급을 갖게 될 것이다.

과운동 범위가 마찬가지로 딱딱한 끝느낌과 함께 약간의 제한을 일으키는 어떤 장애로 영향을 받게되면 그

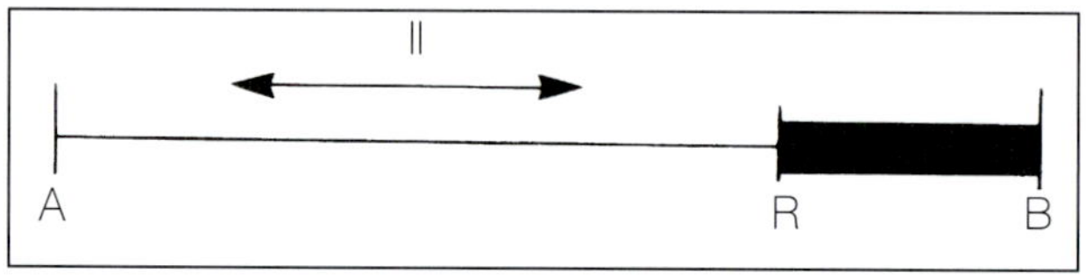

그림 7.12 등급 II는 항상 저항없는 운동이다

림 7.8과 같은 운동 등급을 나타낼 것이다. 강직이 있음에도 평균 정상 범위 이상의 운동을 허용할 수 있다는 것은 정상적인 과가동 범위에서 이것을 저가동성으로 인식하는 것이 중요하다.

이전에 지적했듯이 끝느낌이 더 부드럽고 운동범위의 일부를 벗어날 수도 있다. 슬관절 굴곡을 예를 들면, 정상적인 끝범위가 B임에도 불구하고 R에서 굴곡에 대한 저항이 시작될 수도 있다(그림 7.9).

부드러운 끝느낌 상태에서 등급 III+와 IV+는 그림 7.10에서 서술되었다.

이것은 서술될 저항내에서 이루어지는 좀더 강한 또는 좀더 부드러운 기술을 적용할 수 있도록 한다(그림 7.11).

부드러운 끝느낌은 또한 등급 II운동이 저항에 이르지 않았다는 것을 나타내며 항상 저항없는 운동을 주어야 한다(그림 7.12).

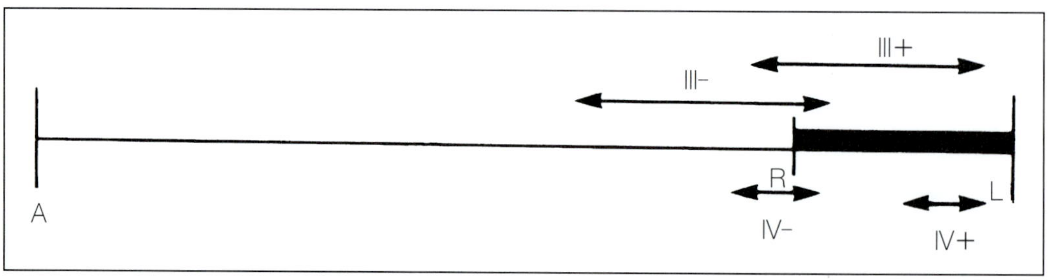

그림 7.11 부드러운 끝느낌하에서 등급 III, IV에 저항을 준 기술을 나타냄

(a)
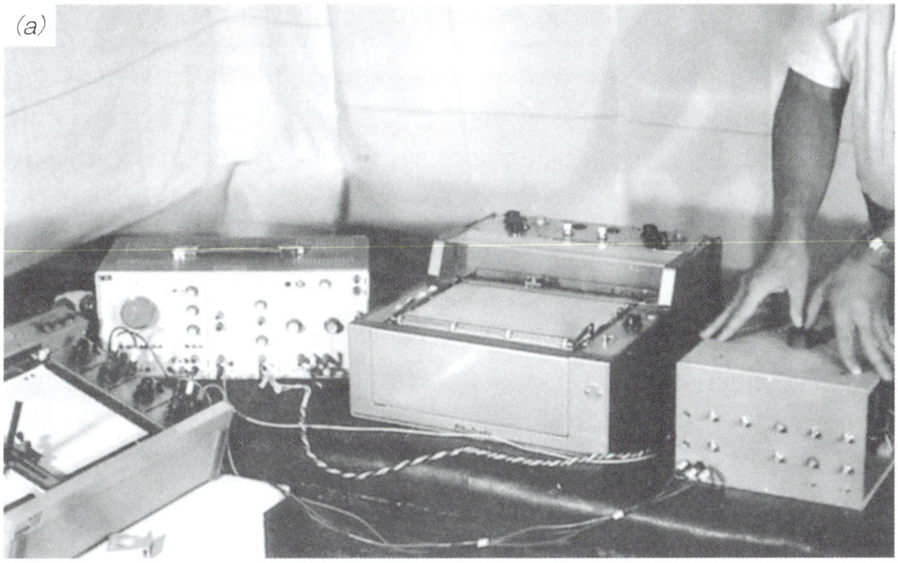

(b)
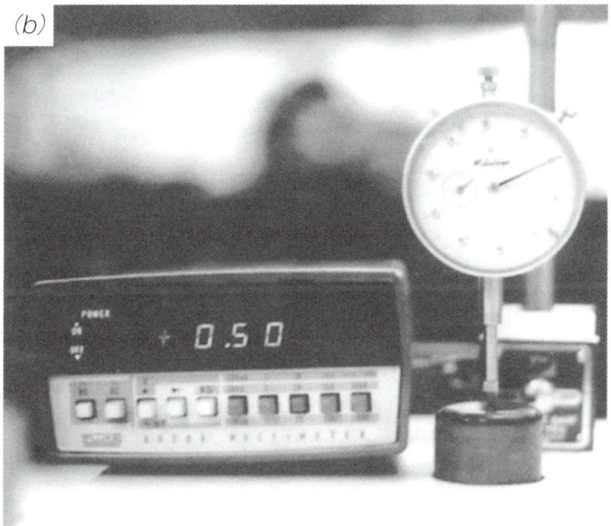

그림 7.13 촉진기술 *(a)* 플런저와 기록계 *(b)* 측정기구

등급 I운동의 강도 조절을 습득하는 것은 등급 II와 III에서 리듬의 부드러움을 조절하는것만큼 중요하며 이들은 등급 IV에서 보다 더욱 강조되어야 하는 부분이다. 극돌기에서의 등급 I 후－전 압박에 대한 적절한 설명은 파리가 치료사의 엄지와 극돌기 사이에 있어서 뭉개지지 않는 정도를 생각하면 된다. 이러한 부드러움이 치료에서 효과적이라는 것을 일반 환자에게 납득시키기는 어렵다. 그럼에도 불구하고, 통증이 운동을 심하게 제한할때 등급 I의 기술로 가급적 가볍게 치료한다면 효과적이다.

사실 도수 물리치료사를 포함한 많은 사람들이 이러한 아주 작은 정도의 운동이나 저항에 대한 효과를 인식하거나 믿지 않는다. 이 원리를 이해하고자하는 독자는 Evans' 의 연구를 읽어보면 찾을 수 있다. 그는 다음과 같이 말했다.

> 능숙한 치료사가 시행하는 수동 관절가동술 기술은 섬세하고 정확한 촉진으로 오랫동안 인정받아왔다.

촉진의 정확성을 연구하는 최근의 학술에선 치료사가 극돌기에 엄지를 사용하여 후－전방향으로 운동을 검사할 때 (Evans, 1994) 운동을 촉진할 수 있는 기계를 만들었다. 이 기계는 수직으로 4.0mm 움직일 수 있는 플런저가 있으며 0.01mm를 분석하는 다이얼 게이지를 이용하는 것보다 정확하게 운동의 범위를 측정할 수 있다. 플런저는 전자기로 조절되어 줄, 무게 또는 마찰로 인한 기계적 요소를 피할 수 있도록 되어 있다. 플런저 운동에 대한 저항은 전자기 조절 기구에 의해 어느 부분에서든 알아낼 수 있다(그림 7.13).

플런저의 운동 범위 내의 어떤 부분에서 치료사에게

EVANS, D. H. (1982). Accuracy of palpation skills. PhD thesis, University of South Australia.
EVANS, D. H. (1994). The reliability of assessment parameter: accuracy and palpation technique. In: *Grieve's Modern Manual Therapy*, 2nd end. (Boyling and Palastanga, eds). Edinburgh: Churchill Livingstone, p. 539-546.

필요한 미세한 저항(R1)의 발생부위를 찾아내기 위해 숙련된 도수 물리치료사에 의한 R1 평가의 표준 편차는 0.16mm이다.

숙련되지 않은 사람의 경우 표준 편차는 0.79mm이다. 플런저에서 최소한의 등급 I 진동운동이 요구되면 진동의 평균폭은 숙련된 도수 치료사의 경우 0.02mm이고 숙련되지 않은 사람은 0.10mm이다.

이들은 예비 조사로 인한 것이고 많은 연구가 필요하겠지만 분명한 것은 촉진과 수동운동 기술에 의한 정확성이 매우 좋다는 것이다.

리듬(Rhythm)

관절가동술(mobilization)의 리듬은 느리고 부드러운 운동에서 날카롭고 끊어지는 운동 또는 진동없이 지속되는 자세에 이르기까지 여러 방법으로 다양화될 수 있다.

스타카토(staccato)기술은 강직된 관절을 주위 관절이 움직이기 전에 최대한의 제한된 유발 범위까지 움직이도록 하기 위해 사용된다. 이 기술을 적용하려면 관절장애가 만성이어야 하며 통증을 느껴선 안된다. 관절로 인한 증상이 적으면 스타카토 기술의 속도는 plucking으로 인한 바이올린에서의 스타카토와 비슷하면 되겠다. 증상이 보통 정도라면 바이올린에서 활에서 나는 스타카토와 비슷하면 된다.

관절 장애로 심한 통증이 있을 때 압력을 가할 때와 뗄 때를 정하지 않고 부드럽고 고르게 진동운동을 가해야 한다.

> 운동의 리듬은 부드럽고 가벼운 기술에서 날카롭고 끊어지는 운동이나 진동없이 지속된 자세를 유지하는 것에 이르기까지 다양하다. 리듬은 기술의 목적에 따라 선택한다.

바이올린의 예를 다시 들어보면, 바이올리니스트는 눈을 감고 연주하며 활을 언제 위로 올리고 내려야 할지를 예측할 수 없으며 전방으로 움직이는 속도와 후방으로 움직이는 속도는 같다. 거의 모든 다른 환경에서 각 방향으로의 속도는 비교적 다르다. 전방(압박 가함)으로 운동은 그 차이가 미미하더라도 후방(압박 이완)으로의 운동보다 항상 빠르다. 치료사가 자신의 경추를 회전하여 30°의 폭으로 진동을 가해 제자리로 돌리는 속도보다 회전력을 더 빠르게 적용해보고 회전력보다 제자리로 더 빨리 적용해 보면 확인할 수 있을 것이다. 이런 방법으로 해보면 두가지의 느낌이 다르다는 걸 알 수 있다.

압박하는 속도가 떼는 속도보다 빠르다는 일반적 원칙에서 제외되는 경우는 다음과 같은 세가지 경우가 있다.

1. 이완 방향의 운동을 지속하는 동안 통증을 느낄 때
2. 극돌기가 비정상적으로 깊이 위치하고 전-후 압박시 통증을 유발할 때 두가지 경우 모두에서 압박을 풀 때가 가할 때보다 빨라야 한다.
3. 세번째 예외의 경우는 근 경련이나 강한 저항에 대해 지속적으로 천천히 압력을 증가시키는 기술을 적용할 때와 압박으로 인한 통증이 강할 때이다. 통증이 갑작스럽고 날카롭게 증가하려는 순간 단 1mm라도 압박을 즉시 이완해 주어 날카로운 통증의 증가를 피해준다. 긴장력이 사라질 때까지 이 새로운 자세를 유지한다. 도수 물리치료사는 환자와 밀접한 대화를 통해 압박정도를 결정한다. 그 후에 또다른 '후퇴'가 요구될 때까지 천천히 더욱 압박을 가한다.

후–전 압박을 가하여 전후 운동을 치료하기 위해 리듬을 바꾸는것도 가능한 방법이다 이것은 후–전 방향 자체보다 압박을 가하는 진동운동에 비중을 둔다는 것이다. 특정한 리듬은 환자의 통증반응이 후–전 압박 운동의 이완시 느껴지는 경우에도 사용할 수 있다. 다른말로 압박을 푸는 속도가 느리고 계획적으로 압박을 가하는 속도보다 빠르다는 것이다. 특정한 리듬은 압박운동시에도 사용할 수 있다.

이완통(Release pain)

압박 제거시 발생되는 통증을 이완통이라 정의할 수 있

다. 이것은 퇴행성 관절이 제한 범위까지 도달했다가 풀리면서 경험하게 된다.

이것은 세가지 측면으로 볼 수 있는데 첫째는 시간과 관련된 것이다. 운동의 제한 범위에서 지속되는 시간은 이완통의 강도에 영향을 줄 것이다. 두번째는 이완 방향으로의 운동 범위가 통증 반응을 변화시킬 수 있다. 예를 들면, 목을 왼쪽 방향으로 돌리고 난 후 멈추지 않고 중립위로 돌아오려고 할 때 중립위를 지난 후 우측의 통증을 느낄 수도 있다. 셋째는 이완 운동의 속도가 통증에 영향을 미칠 수 있다. 운동을 빠르게 할 수록 더 많은 통증을 느끼게 된다. '압력 가함' 과 '압력 제거' 의 속도는 통증 반응을 통해 기술되어야 한다. 대개 압박이 깊히 가해질 수록 압박 제거도 빨리 이루어지며 더 큰 통증을 일으킨다.

이완통은 수동운동으로 인해 유사하게 나타날 수도 있다.

후-전 압박이 통증을 유발시키고 그 압박을 지속(위에 언급한 시간적 측면을 이용)하게 되면 이완통은 호전이나 악화를 지적하는 요점 또는 평가지침으로서 유용하게 적용될 수 있다.

후-전 압박을 같은 시간동안 지속했음에도 이완통의 강도가 줄었다면 환자의 요점적 운동은 호전되었음을 나타낸다.

전체범위 통증(Treating pain-through-range)

통증을 치료할 때(즉, 등급 II 운동과 같은 전체 범위 통증의 치료) 운동폭은 증상 반응이 나타나는 가능한 큰 범위이어야 하며 느리고 부드러운 리듬이어야 한다. 환자의 자세변화없이 이 기술을 진행할 수 있는 변인은 다음과 같다.

1. 진동폭을 넓힌다.
2. 불편함을 느끼는 범위까지 움직여준다.
3. 부드러움이 회복됨에 따라 속도를 증가시킨다.
4. 진동을 약간 끊어서 준다.

끝범위 통증의 치료 (Treating end-of-range pain)

끝범위에서만 나타나는 통증이나 강직을 치료할 때 기술은 제한된 범위에서 작은 폭으로 끊듯이 진동을 주어야 한다. 이 치료는 제한된 범위에서 관절 구조물들을 신장시키며 도수 치료사가 5분간 지속하고 있을 수도 있다. 끊어지는 작은 폭의 과압박은 한번에, 어느 정도의 만성인지에 다른 강도로, 신장으로 인해 불편을 느끼는 정도까지 적용한다. 위에서 언급한 압박은 환자의 증상을 야기시키는 추골이 하나일지라도 한 추골에서만 적용되는 것이 아니다.

T8 추골의 위치가 부정확하여 후–전 압박 진동치료 기술을 적용할 때 적어도 T7과 T9에도 적용을 해야한다. 이것은 일반적 원칙이며 여러가지로 변화시켜 적용할 수도 있다. 그러나 T8의 경직을 치료하기 위해 압박을 가하려고 할때 기술의 리듬은 다음과 같다. T8에 네번 T7에 네번 진동을 준 후, T9, T8, T7에서 네번을 가한다.

근경련의 치료(Treating muscle spasm)

근경련으로 인한 통증성 운동을 치료할 때 리듬은 진동을 가하기 보다 주로 유지하는 자세를 취한다. 이 기술의 자세는 계속 유지하여 경련이 감소되고 통증이 경감될 때까지 기다린다. 지속시간은 1분이 될 수도 있으나 대개 10–20초 정도 걸린다. 그후, 약간 더 눌러 경직과 통증이 이완되 더이상의 운동을 허용할 때까지 다시 기다린다. 이 느린 과정동안 약간의 느린 진동을 간간히 줄 수도 있다. 그러나 한번에 3-4회 이상은 안되며 통증의 증가는 없어야 한다.

경련으로 가능한 운동범위가 제약을 받을 때, 기술의 리듬은 매우 느리게 압박하며 경련이 순간적으로 그러나 날카롭게 증가될 때, 가볍게 이완해 주는것 이외의 진동은 주어선 안된다. 이 압박은 압박을 이완하는 시기를 예견할 수 있는 도수 물리치료사의 기술에 대한 환자의 신뢰가 있어야 하고 압박이 얼마만큼 서서히 증가하는지 느끼면서 조절하며 유지해야 한다. 이는 또한 환자가 다음의 지속되는 압박에 대해 유연성을 갖도록 해준다.

잠재적 통증반응(Latent pain response)

도수물리치료적 검사를 하는 동안 환자가 잠재적 통증 반응이 나타날 때 기술의 지속 기간은 그 잠재적 통증반응이 나타나는 시기와 직접적으로 비례해야 한다. 제한된 범위에서 지속적인 과압박(over-pressure)을 적용하는 검사적 운동을 유지할 때 증상을 일으키는데 걸리는 시간이 길수록 치료 기술은 오래 지속해야 한다. *이것은 중요한 원리이다.*

리듬의 깊이 변화(Changing depths of rhythm)

부드러운 리듬(Smooth rhythms)

리듬을 선택한 후 범위의 각 다른 깊이에서 적용할 수 있다. 부드러운 리듬의 깊이는 통증을 치료하기 위한 리듬이라도 기술을 적용하는 동안 통증에 따라 바뀌어야 한다. 즉, 이 기술은 통증을 피하기 위해 그 범위에서 뒤로 물러나야 한다. 이와같이, 통증이 시작되는 지점에 가능한 가까이 도달하기 위한 기술이라면, 진동의 자세가 정확한지를 확인하기 위해 가끔씩 약간 더 움직일 필요가 있다. 이 기술이 성공적으로 징후와 증상을 변화시켰다면 통증은 감소되고 운동범위를 증가시켜 더 깊이 움직일 수 있도록 허용한다.

스타카토 리듬(Staccato rhythms)

스타카토 기법은 끊어지는 리듬을 사용한다. 즉, 네번의 스타카토 운동 후 잠시 쉬기를 두번 반복한 후 다섯번 후 한번 쉬고, 세번 후 한번 쉬기와 같은 식으로 계속한다. 이 기술은 도수 물리치료사에게 운동에 대한 느낌을 잘 받을수 있도록 하며 운동을 적용하려 할 때 환자에 의한 어떤 저항을 피할 수 있도록 해준다. 따라서, 어떤 '근육 수축'도 피할 수 있다. 예를들어 선택된 치료 기술이 측와위에서 요추 회전이라면 끝범위의 경직을 치료하기 위해 IV의 치료를 할 것이고 통증을 유발할 수도 있다. III의 큰 폭 리듬을 함께 병행함으로서 환자는 리듬과 운동 폭을 예측할 수 없을 것이고 이로인해 능동적인 '도움'을 시도할 수 없을 것이다.

도수교정(Manipulations)

리듬은 도수교정 기술에서도 중요하다. 분명 교정기법은 속력으로 이루어지지만, 교정적 운동의 마지막 자세가 설정된 특정 상태에서 끝나더라도 시작 자세는 매우 다양할 수 있다. 도수교정을 하기위한 자세가 정해진 후 신장자세 검사때와 그 신장자세가 이완될 수 있을 때 느껴지는 증상 반응을 결정한다. 그 후 신장자세에서 시작할 것인지 신장자세가 약간 그러나 확실히 이완된 자세에서 도수교정을 할 것인지를 결정한다. 어떤 결정을 하든 마지막 자세는 같다. 신장된 자세에서 진동폭은 작게 약간 이완된 자세에서는 좀 더 크게 진동을 가하지만, 이것은 범위에서 더 멀리 떨어진 자세에서 시작하기 때문일 뿐이다.

리듬/증상 반응(Rhythm/symptom response)

검사와 평가 후 측정된 국소 신장감의 정도를 재현하는 정확한 강도로 특정 기술을 택한다. 이것은 다음의 두가지 이유로 선택할 것이다.

1. 기술의 지속에 따라 증상이 완화되거나 완전히 사라질 수도 있다. 기술의 수행중 이러한 현상이 나타나면 환자의 운동과 증상은 재평가시 호전을 나타낼 것이다.
2. 특정 방향으로의 운동이 반복되면서 통증에 끼치는 영향을 알기위한 객관적 검사정보를 알 수 있다. 예를 들어, 특정한 운동으로 특정 방향으로의 지속적인 리듬과 운동이 처음엔 통증이 없었으나 20초 이

상 지속함에 따라 통증이 발생하고 악화되었다면, 이것은 운동이 처음엔 통증을 느꼈으나 20초후에 사라지는 경우보다 훨씬 나쁜 관절상태에 있는 것이 분명하다.

모든 기술에서 도수 물리치료사가 기술의 효과에 대해 항상 완전히 이해하고 기술을 적용할 때 환자의 증상을 감지하는 것이 중요하다.

돌출되고 통증이 있는 극돌기(L4와 같이)에 후-전 운동을 가할 때 기술의 리듬은 통증을 감소시키도록 적용해야 한다. 이것은 다음과 같은 여러가지 방법으로 이루어질 수 있다.

1. '전체 범위 통증' 을 유발하지 않도록 작은 범위에서 매우 작은 폭의 리듬으로 적용한다. '전체 범위 통증' 은 치료의 근본이 되는 부분이 되는 관절에서 작은 운동이 일어난다해도 많이 감소될 것이다.
2. 진동의 속도는 약 2초당 1회꼴로 줄여야 한다. 이것은 또한 시간당 관절의 운동횟수를 감소시키기 때문에 치료기술을 적용함으로서 통증의 정도를 경감시킬 수 있을 것이다.
3. 진동폭이 적고 진동이 느리기 때문에 통증은 적을 것이고 환자는 더 빨리 이완하게 되어 기술을 좀더 깊은 범위까지 늘릴 수 있을 것이다.
4. 더 깊은 범위까지 들어갈 수 있으므로 이 기술은 호전을 돕는데 매우 유용하며 치료사가 환자의 통증 증가없이 빠르게 깊은 범위까지 기술을 적용할 수 있다.

이 기술은 역으로 초당 2-3회 진동으로 진동폭을 크게 하여 적용할 수도 있다. 진동폭이 지나치게 크고 속도가 빠르면 치료가 진행되면서 쑤시는 통증이 더 심해질 것이며 환자의 증상을 악화시켜 치료사가 후-전 운동을 정확하게 적용하지 못한 결과를 초래하게 된다.

그동안 말해왔듯이 기술을 정확히 적용하는 것이 단지 최고의 기계적 기술을 이용하는 것보다 낫다는 것은 명백하다. 바이올린 협주에서 독주자가 자신의 파트를 연주하는 것처럼 도수 물리치료사는 깊이 완전히 감성적으로 자신이 적용하는 기술에 빠져들어야 한다. 특정한 기술로 관절을 움직일 때 집중을 분산시키는 영향으로부터 마음을 닫아야 하며 자신을 관절구조에 일치시켜 그 일부로서 움직이고 느껴야 한다.

도수교정(Manipulation)

강하게 적용되더라도 관절가동술(mobilization)은 갑작스런 운동을 동반하지 않는다는 점을 지적했다. 갑작스런 운동이나 트러스트(thrust)는 도수교정의 구성요소이다. 도수교정 기술에는 두가지 유형이 있다. 하나는 위에서 언급한 관절가동술과 같으나 훨씬 더 빨리 움직이는 것이고 다른 하나는 관절범위를 넓히기 위해 가능한 한 개의 추간관절에 국소화시키는 것이다. 어떤 유형을 사용하든지 이 기술은 항상 빠르고 작은 폭으로 움직인다. 강한 신장은 필요치 않고 어떤 경우 불이익이 될 수 있다. 강하게 적용하게 되면 도수교정으로 가능한 범위를 감소시킬 수 있다. 몇몇 도수 치료사는 이것이 안전한 요소라고 생각하나 잘못된 것이다. 안전은 지속적인 평가와 함께 점차적인 신장으로 보장될 수 있는 것이다.

제 1 유형(Type 1)

관절가동술로 치료할 때 이전의 관절가동술로 운동의 범위가 증가되고 적절한 호전이 있었다 해도 호전되는 정도가 점차 느려질 수 있다. 이러한 상황에서는 치료기술을 제한된 범위 가까이에서 갑작스런 운동을 가하는 기술로 바꿔줄 필요가 있다. 이러한 과압박은 대개

BREMNER, R. A. (1958). Manipulation in the management of chronic low backache due to lumbosacral strain. *Lancet*, **i**, 20.
CYRIAX, J. (1980). *Textbook of Orthopaedic Medicine*, Vol. 2, 10th edn. London: Bailliére Tindall.
CYRIAX, J. and CYRIAX, P. (1983). *Cyriax's Illustrated Manual of Orthopaedic Medicine*, 2nd edn. Butterworth-Heinemann: London.
BREMNER, R. A. and SIMPSON, M. (1959). Management of lumbosacral strain. *Lancet*, **ii**, 949.

흉추부에서 편측 후-전 압박기법, 흉추와 요추부의 정중 후-전 압박 및 경추와 요추의 회전시 관절가동술 기술에서만 필요하다.

제 2 유형(Type 2)

환자의 증상으로 인한 것이며 관절가동술이나 위에서 설명한 도수교정 기법으로는 큰 효과를 기대할 수 없는 거의 통증이 없는 운동제한인 경우 한 관절에 교정력을 국소화 시켜야 한다. 이 도수교정은 어긋난 추간 분절의 잠재된 운동에 직접적으로 초점을 맞춘다.

마취상태 하에서의 도수교정 〔Manipulation under anaesthesia(MUA)〕

척추교정의 세번째 교정본의 논제를 보면 매우 건설적인 논평이 출간되었는데 이것은 MUA의 중요성에 대해 강조한 것이다. 이 논평에서 저자와의 지속적인 교신을 통해 의사들과 몇몇 물리치료사에 의해 마취상태하에서의 도수 교정을 널리 사용하고 있으며, 이 관점에서 작가도 깊이 동감하고 있는 마취상태하에서 도수교정을 설명한 교재의 인정을 주장했다.

Bremner(1958)는 요천부 긴장의 치료시 MUA의 효과에 대해 증명한 바 있다. 아마 척추부의 다른 국소 통증 및 경직에도 마찬가지로 적용할 수 있을 것이다(경추에서의 효과는 분명하다). Cyriax(1980)는 도수교정에서와 마찬가지로 MUA에 대한 적응과 금기증을 명백히 설정하였다.

환자의 상태는 초기에 관절가동술과 도수 교정에 의해 호전되겠지만 호전의 정도가 정지되는 때에 이르게 될 것이다. MUA는 그때 적용이 된다. 의식이 있는 상태에서 환자의 체격과 수의적 근수축정도가 도수교정에 장애적 요인이 될 때 MUA를 택할 수 있을 것이다. 논평가들은 '어렵고 반응이 없는 경우의 치료를 결정할 때 의사와 물리치료사가 협의한다면 매우 유용할 것이다'라고 자신있게 단언했다.

환자가 완전히 이완하고 운동 범위의 끝에서 교정한다면 의식이 있는 경우나 마취하에서 교정하는 것이 다르지 않다.

마취하에서 교정은 너무 과도하게 적용하지 않도록 주위를 기울여야 한다. 그보다는 한가지 교정시 완전한 운동범위를 움직여봐야 하고 두세번 반복하며 부드럽게 교정해야 한다. 두번째 논문에서 Bremner는 MUA시행 후 뒤따라야 하는 물리치료에 대해 주장했다.

MUA의 성공 정도는 2-3일 내에 알 수 있다. 환자가 증상이 완전히 이완되었다면, 다음의 치료는 필요없겠지만 완전히 호전되지 않았을 경우, 수동적 관절가동술이 필요하다. 관절 변화의 방사선상 소견(경직을 판단할 수 있는)이 나타난 경우 환자는 매일 가동운동을 하도록 교육받아야 한다. 불안정한 경우 안정화 운동을 매일 실시해야 한다.

이상의 치료는 선택사항일 뿐이고 모든 환자에게 규정되어 적용하는 것이 아니라는 것을 마음에 새겨야 한다.

의식이 있는 환자의 도수교정이 실패했을 때 MUA가 성공적일 수 있다. 반대로 해도 마찬가지다. 반복 치료를 받는 환자는 두가지를 조합할 수도 있다.

요약(Summary)

마취상태에서의 도수교정이나 트러스트에 대한 요구정도를 요약하자면, 본인의 임상경험으로 비추어 볼 때 10년 전에는 수동운동 치료시 85%가 관절가동술이 필요했고 15%는 도수교정이 필요했으나 현재 이 비율은 98-99%와 1-2%로 변하였다.

8 기법의 선택 (Selection of techniques)

김영민 역

도수물리치료가 필요하거나 처방된 환자는 두 가지 다른 그룹으로 생각해 볼 수 있다. 첫 번째는 낙상이나 직접적인 외상, 수술 후 상태 등 어떤 형태의 손상을 입은 경우이며 두 번째는 자연적으로 또는 차에서 짐을 옮기거나 갑자기 몸을 돌리는 것과 같은 하찮은 사건 후에 증상이 나타나는 경우이다. 두 번째 그룹의 환자는 미리 인지할 수 있는 증상, 징후 및 병력이 있으며, 첫 번째 그룹의 환자는 정상적인 조직의 손상에 따른 증상과 징후가 어떤 형태로 나타난다. 그러나 그들 증상과 징후 중 몇 가지는 두 번째 그룹에서 나타나는 유형의 일부와 일치한다. 이 장에서 적용되는 모든 부분은 '선택'과 '예측'이 명확한 두 번째 그룹에 대한 것이다.

> 도수물리치료는 기법을 배워서 적용하는 것만이 아니라 특정 상태의 환자에게 어떤 기법을 언제 어떻게 사용하는지, 기술을 어떻게 적용하는지 아는 것이다.

책의 이전 판에서는 치료 기법의 선택에 대한 지침으로 두 개의 표를 제시하였다. 하나는 환자의 증상이 편측에 분포하는가 양측에 분포하는가에 근거하여 선택하는 과정을 나열하였고(표 8.1) 다른 하나는 척추의 각 분절에서 주로 사용되는 특정 기법과 관련된 표이다(표 8.2). 이 표들은 치료기법을 선택하는 간소화된 기본 틀로 매우 유용하다. 기법의 선택에 대한 지침은 서술적으로 정의하기는 어렵다. 문제는 단순히 특정 관절가동술(mobilizaton)이나 도수교정을 선택하거나 한 기법에서 다른 기법로 바꾸려 할 때뿐만 아니라 기법이 적용되는 범위 내에서의 자세, 리듬을 결정하는 것도 포함한다. 끝으로 기법 적용의 기간도 있다(표 8.3에 요약).

표 8.3의 D(기법의 적용방법과 적용시간)는 다음과 같은 것을 말한다.

1. 가동범위 내에서 기법이 적용되어야 하는 위치
2. 운동의 강함 또는 부드러움
3. 운동의 폭
4. 운동의 속도
5. 운동의 리듬. '부드러움'에서 '스타카토(staccato)'까지
6. 기법 적용시 예상되는 통증 반응이나 무통
7. 운동이 지속되어야하는 시간

지난 10년 이상 기법의 선택 및 진행과 관련된 기법들은 해부학, 신경생리학, 생체역학, 병리학에 대한 지식의 향상 및 정밀 검사와 평가 기법과 함께 동시에 발전하였다. 아마도 가장 큰 발전은 다음 네 영역일 것이다.

1. 환자의 증상, 징후, 병력의 각기 다른 패턴에 대한 명백한 인식과 해석

표 8.1 기법 선택의 과정

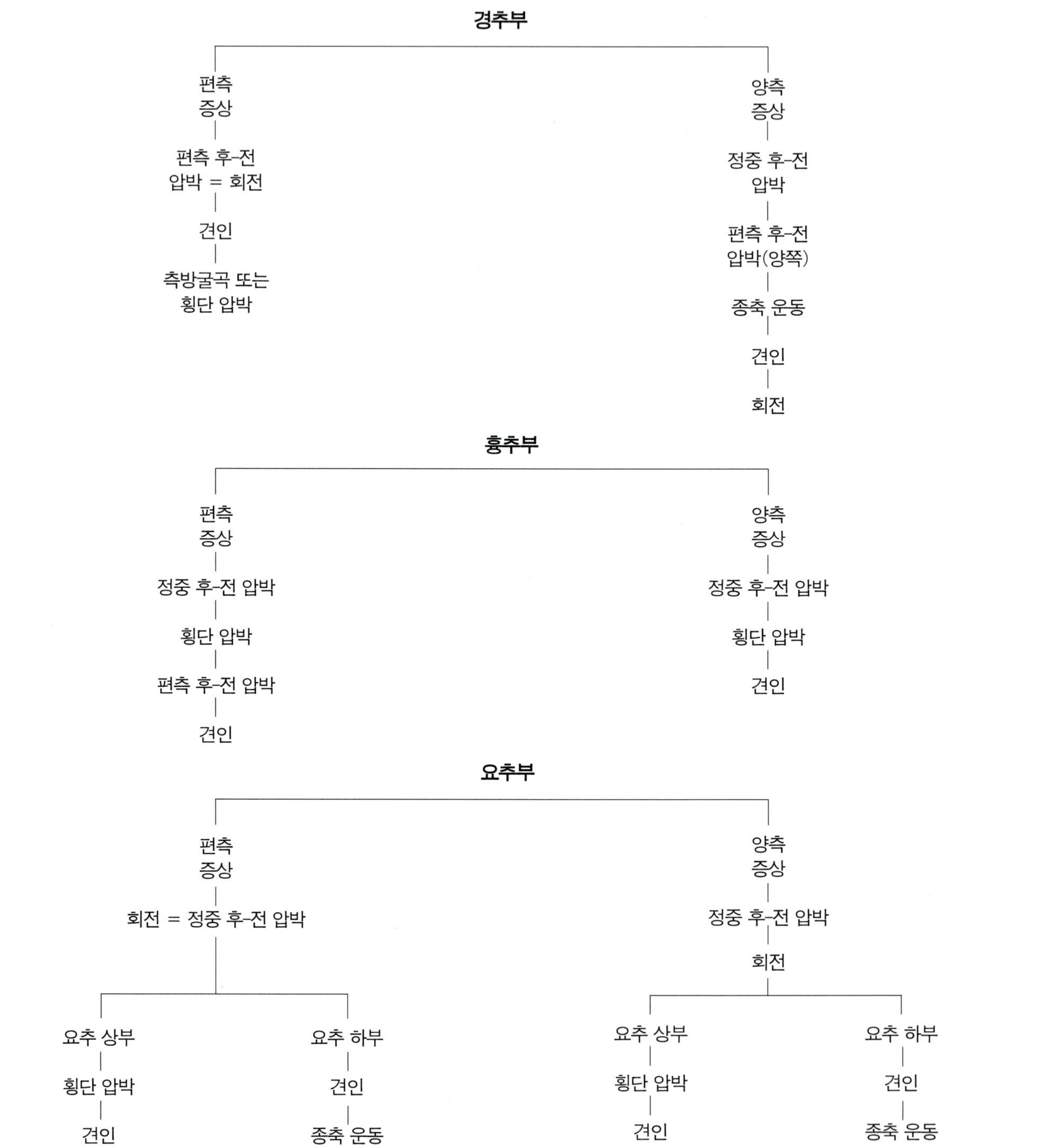

각 부위에서 견인을 현재 위치에서 다른 곳으로 옮김으로써 순서를 바꿀 수 있다.
나머지 기법은 이 표에서와 같은 규칙으로 사용된다.

2. 통증의 다른 유형과 이러한 통증 양상의 다른 패턴에 대한 인식(Butler, 1999)
3. 예측할 수 있는 반응

BUTLER, D. S. (1999). *The Dynamic Nervous System*. A delaide: NOI Press (in press).

표 8.2 관절가동술 기법과 그 사용법

기법	일차적 사용
	경추부
종축 운동	경련 변형이 있는 경우 종종 가치가 있다.
정중 후-전 압박	증상이 양쪽으로 분포. 모든 원인에 의한 뼈의 변화; 근 경련, 증상이 심하지 않은 경우
편측 후-전 압박	특히 경추 중간부나 상부에서 기인하는 편측에 분포하는 증상(통증부위에서 직접 아래로 민다).
횡단 압박	편측에 분포하는 증상. 모든 원인에 의한 뼈의 변화(통증이 있는 쪽을 향하여 직접 민다)
편측 전-후 압박	편측에 분포하는 증상(통증이 있는 쪽에 직접 민다).
회전	가장 가치 있음 - 보통 첫 번째로 사용되는 기법. 편측에 분포하는 증상(머리를 통증이 있는 쪽의 반대쪽으로 회전).
측방 굴곡	편측에 분포하는 증상. 종종 회전운동을 회복하기 위해 사용.(통증 부위의 반대쪽으로 측굴)
굴곡	추간관절 굴곡의 제한이 있는 경미한 증상.
견인(traction)	모든 경추의 문제 - 경부운동의 현저한 제한과 팔의 심한 통증
중립 자세에서의 견인	경추 상부의 문제
굴곡 자세에서의 견인	경추 하부의 문제
여러 가지 간헐적 견인	방사선상의 상당한 퇴행성 변화
	흉추부
정중 후-전 압박	보통 처음 사용되는 기법. 양쪽으로 분포하는 증상. 뚜렷하지 않고 넓게 산재된 편측에 분포하는 증상.
횡단 압박	편측에 분포하는 증상(통증이 있는 쪽으로 직접 밀며 인접한 늑골에 관절가동술).
편측 후-전 압박	편측에 분포하는 증상(통증이 있는 쪽에 직접 아래로 밀며 인접한 늑골에 관절가동술).
견인	넓게 산재된 증상과 특히 방사선상 퇴행성 변화가 있음; 능동운동으로 통증이 악화되지 않을때
	요추부
정중 후-전 압박	양쪽으로 분포하는 증상(회전과 같은 효과). 모든 원인에 의한 뼈의 변화.
편측 후-전 압박	편측에 분포하는 증상이 특히 요추의 상부와 중부의 압박으로 발생(통증이 있는 부위에 직접 아래로 민다).
횡단 압박	편측에 분포하는 증상. 요추의 하부보다 상부에 더 유용함(통증이 있는 쪽을 향하여 직접 민다).
회전	종종 처음 사용되는 기법. 편측에 분포하는 증상(통증이 있는 쪽을 향하여 골반을 회전).
종축 운동	하부요추에서 기인하는 두 다리 양쪽에 분포하는 증상. 하부요추에서 기인하는 한 다리 편측에 분포하는 증상.
굴곡	만성적으로 굴곡운동의 제한이 있는 양쪽에 분포하는 증상.
견인	증상의 점진적인 발생. 능동운동에 의해 통증이 악화되지 않을때
여러 가지 간헐적인 견인	방사선상의 상당한 퇴행성 변화
하지 직거상	극도의 통증없이 하지 직거상의 편측 제한 신경근에서 기인한 만성적이거나 안정적인 증상(첫 번째로 사용하는 기법은 아니다).

표 8.3 기법 선택을 위한 지침

선택				
A	B	C	D	E
관절가동술 또는 도수교정	어떤 기법	기법을 위한 자세	기법의 적용방법과 적용시간	치료의 기간

4. 평가 기법의 정밀화. 병변 부위의 분석적 평가. 통증 양상과 특성 및 그에 따른 그 부위의 신경-근골격계의 구조에 대한 인식은 중요한 발전 영역이다.

이 장에서 다루는 '선택(selection)'은 다음과 같이 나뉜다.

1. 선택된 기법의 일반적 측면
2. 기법 자체의 측면
3. 현재의 증상 및 징후와 진단의 선택과의 관계

기법 선택에서 유용한 참고문헌은 Magarey(1986)에 설명되어 있다.

선택 - 기법 선택의 일반적 측면(SELECTION -general aspects for selecting techniques)

치료에 사용되는 모든 종류의 기법(1장의 설명과 7장의 기법과 관련한 검사를 참조)을 알고 있다고 가정했을 때 특정 기법의 선택은 다음 세 가지의 통합된 부분에 기초한다:

1. 병리적 질병과 척추 손상에 대한 최근의 지식. 이러한 지식에는 알려지고 증명된 사실과 아직 알려 지지 않은 많은 부분이 있다는 것을 인식하는 것을 포함한다. 가장 중요한 점은 통증을 일으킬 수 있는 구조를 아는 것과 검사 동작시 나타날 수 있는 통증 반응의 다른 패턴에 대해 아는 것이다.

MAGAREY, M. E. (1986). The first treatment session. In: *Modern Manual Therapy of the Vertebral Column* (G. Grieve, ed.), pp.661-672. Edinburgh: Churchill Livingstone.

2. 진단. 진단명은 중요하지만 기법의 선택을 고려할 때는 병력과 밀접하게 관련지을 필요가 있다.
3. 병력, 증상과 징후
   a. 질병에 대한 진단과 병력과 관련하여 치료 기법의 선택과 직접적으로 관련이 있는 측면은 다음과 같다: 질병의 발병 및 진행, 환자가 치료를 의뢰했을 때 질병의 단계, 치료 의뢰 시 질병의 안정성 수준, 질병의 민감성 또는 심각성
   b. 증상은 환자가 호소하는 통증 부위와 통증의 형태, 그리고 환자가 증상을 느낄 때의 환경, 그리고 증상에 의해 환자의 일상생활이 제약을 받는 방법을 포함한다.
   c. 징후란 완전한 생리학적 검사 소견을 말하지만 기법 선택에서 가장 중요한 측면은 환자 증상의 원인이 되는 구조물에 대한 검사동작으로 재현되고 다양화되는 방식이다.

이러한 세 가지 통합 부분과 특정 기법을 관련짓기 전에 이들 각각을 깊이 논할 필요가 있다. 독자에게 이것은 지루하게 느껴지거나 불필요해 보일 수 있지만, 저자는 치료의 모든 과정이 '원인과 효과'에 근거한다고 믿고 있으므로 통합 부분의 중요성과 영향력을 완전히 이해하여야 한다. 치료 기법 선택에 대한 논의는 다음에 계속될 것이다.

병리학적 질병에 대한 최근의 지식 (Current knowledge of pathological disorders)

다음의 세 가지 측면을 생각해야 한다.

1. 운동 및 관련된 범위/통증 반응

2. 통증-민감성 구조와 이들의 통증 패턴
3. 병리학적 질병과 손상

운동(Movements)

생리적 운동 고찰 (Physiological movement considerations)

운동은 척추와 그들의 기능적 구조의 운동, 척추강 내 구조와 추간공의 운동, 그리고 모든 신경구조물의 운동을 포함한다. 척추의 운동은 추간판, 루시카의 신경중추 관절(neurocentral joint of Luschka), 후관절(zygapophyseal joint)의 운동을 포함하는 반면 추간공 및 척수강 구조의 운동은 척수, 경막, 혈관, 신경근과 이것을 싸고있는 경막 외층의 운동을 포함한다(Breig, 1978).

가장 복잡하지 않은 복합적 전체 운동은 굴곡, 신전 및 두측과 미측으로의 종축 운동(즉, 종축 신전 또는 축신전)과 SLR이다. 관절의 운동은 관절이 여러 각도의 측방굴곡 및 회전 상태에서 실행 될 수 있다. 또한 종축 운동은 여러 각도의 굴곡 및 신전(그리고 여러 각도의 측방굴곡 및 회전)자세에서도 실행할 수 있다. 이와 마찬가지로 굴곡과 신전 운동은 두측과 미측의 종축 운동의 여러 자세에서도 실행할 수 있다.

척추의 대부분에서 측방굴곡은 회전의 요소를 포함하게 된다. 마찬가지로 회전운동은 측방굴곡의 요소를 포함한다(White & Panjabi, 1978). 예를 들면, 정상적 요추가 굴곡 자세를 취한 상태에서 좌측으로 굴곡하면, 측방굴곡과 함께 어느 정도의 좌측 회전이 동반된다. 이와 마찬가지로 정상적 요추가 신전 자세에서 좌측으로 굴곡하면 우측 회전이 동반된다. 두 가지 진술이 정확하다면 좌측으로 굴곡할 때 굴곡과 신전, 중간자세를 취하면 회전이 일어나지 않을 것이다. 그러나, 이 굴곡/신전 자세에서 측방굴곡의 가능한 범위는 회전이 일어나도록 허용하는 굴곡/신전 자세로 바꾸었을 때보다 더 제한된다. 경추(C2-C7)에서 측방굴곡과 회전은 굴곡과 신전의 정도에 상관없이 같은 방향으로 일어난다.

굴곡과 신전이 일어나는 횡축은 측방굴곡이 일어나는 시상축이나 회전이 일어나는 종축과 같이 하나의 고정된 위치에 있는 것이 아니다. 운동의 각 단계에 따라 회전이 일어나는 '순간적인' 축이 있다. 이들 다양한 축은 White와 Panjabi(1978)가 더 심도 있게 설명하고 있다. 측방굴곡(요추의 경우)이 아래에서 위(환자에게 오른쪽 고관절을 오른쪽 어깨 쪽으로 올리도록 한다. 그림 12.6 참조로 움직일 때와 비교하여, 위에서 아래(즉, 환자에게 몸통을 우측으로 굴곡 하도록 한다)로 움직일 때 추간 관절에서 일어나는 현상도 구별해야 한다. 운동이 위에서부터 아래로 일어나는가, 아래에서부터 위로 일어나는가에 따라 통증 반응이 다르기 때문에 그 둘 간에는 차이가 있을 것이다.

척추관과 추간공의 통증-민감성 구조는 머리나 꼬리 방향으로 이동할 수 있다. 또한 척추관 구조물은 관의 어떠한 필요한 표면을 향하여 움직이거나 접근시킬 수 있는데 이는 서거나 여러 자세로 누움으로써(즉 우측 또는 좌측으로 눕거나 바로 눕거나 엎드림), 또는 척추관 구조가 두측이나 미측의 운동을 일으키는 동안 굴곡, 신전, 측방굴곡, 또는 회전 자세를 취하여 추간관절을 여러 위치에 둠으로써 가능하다. 이것에 대하여는 Breig (1978)가 전부 설명하였다.

중추 신경계에서 말초 신경계까지 통증-민감성 신경 요소에 대한 검사는 '관절'에서와 마찬가지로 운동, 검사/범위/통증 반응 기전에 영향을 받지만 기법(skill)은 다르다. 이러한 연속적인 구조에 대해 주로 연구한 두 물리치료사 R. Elvey (Perth, Western Australia)와 D. Butler (Adelaide, South Australia)는 수동 운동에 의한 치료와 인식의 분야를 발전시켰다. 그들의 논문

BREIG, A. (1978). *Adverse Mechanical Tension in the Central Nervous System. An Analysis of Cause and Effect*. Stockholm: Almqvist and Wilksell.
WHITE, A. A. and Panjabi, M. M. (1978). *Clinical Biomechanics of the Spine*. Philadelphia: Lippincott.

BREIG, A. (1978). *Adverse Mechanical Tension in the Central Nervous System. An Analysis of Cause and Effect*. Stockholm: Almqvist and Wilksell.
BUTLER, D. S. (1991), *Mobilisation of the Nervous System*. Edinburgh: Churchill Livingstone.

을 이해하고 배우기 위해서는 Elvey의 논문과 Butler의 책을 이해할 필요가 있다(Butler, 1991).

다른 말초 신경을 위해 고안된 검사법이 있다(Butler, 1991). 이것은 검사자에게 척수 신경근의 연관통과 말초 신경통증(신경내, 신경막, 신경외)을 구별하는 방법을 제공한다.

운동에 대한 범위/통증 반응 (Range/pain respones to movement)

이것은 관절, 척추관/추간공 및 신경 구조의 여러 가지 검사 동작에 의해 결정되며 다음의 세 가지를 고려해야 한다.

1. 신장 또는 압박 통증
2. 통증의 전 범위 형태(through-range situation), 끝 범위 형태(end-of-range situation), 또는 두 가지가 복합된 것
3. 환자가 척추 통증과 관련이 있을 때 운동으로 국소 통증, 연관통, 또는 둘 다 일으킬 수 있다.

신장 또는 압박 통증(Stretching or compressing pain)

> 능동검사에서와 같이 수동적 끝 범위 통증반응에는 압박감, 신장감 또는 통증의 세 가지가 있다.

추간 관절(intervertebral joint)에서 기인된 통증이 편측에서만 느껴지면, 검사 동작은 문제의 구조물을 신장하거나 압박하므로서 통증을 재현할 수 있다. 예를 들면, 환자가 오른쪽 T10-T12 부위에 통증을 느낄 때 이 통증은 오른쪽으로 측굴하여 압박성 통증 반응 형태로 일어나거나 왼쪽으로 측굴하여 신장 반응을 통하여 유발할 수 있다. 그러나 후자의 경우 단순한 신장감으로 느끼거나 또는 통증으로 느낄 수도 있다. 그러므로 세 가지 끝 범위 통증 반응이 있게 된다.

끝 범위 또는 전 범위 통증 (End-of-range or through-range pain)

이 표현은 말 자체로 설명이 된다. 환자는 문제 부위를 끝 범위로 움직였을 때에만 통증을 느낄 수 있다. 통증은 한 방향으로의 운동에서만 나타날 수도 있고 또는 여러 다른 방향의 운동에서 나타나거나 신전과 우측 측굴과 좌측 회전(오른손잡이 골프 선수의 스윙 동작의 마지막 자세)과 같이 한 방향으로의 복합적 운동으로 나타날 수도 있다.

전 범위 통증은 대개 환자가 계속적으로 증상을 느낀다. 운동의 검사시 통증은 검사 동작의 끝 범위 이전에서 더 잘 느끼며 운동의 범위가 커질수록 통증의 강도가 증가한다. 특정 위치에서의 통증이나 통증호(arc of pain)도 전 범위의 통증으로 간주한다.

국소통 또는 연관통(Local and referred pain)

환자가 연관통이 있을 때 추간 관절, 척추관/추간공 또는 신경 구조물의 검사 동작에 대한 통증 반응은 매우 중요하다. 기법 선택에서 가장 중요한 통증 반응은 다음과 같다.

1. 검사 동작의 운동제한이 있다 하더라도 검사 동작 시에나 잠재적 통증 반응 시에도 연관통에 변화를 일으키지 않고 국소적 척추 통증만을 유발할 수 있다. 이러한 운동 반응은 강하고 안전하게 조작하여야 한다.
2. 검사 동작으로 통증, 찌르는 통증(lancinating pain) 또는 관련 부위의 저린 느낌을 일으킬 수 있다. 이러한 반응은 주의를 요하며 초기 치료와 일상생활에서 이러한 반응의 유발을 피해야 한다.
3. 검사 동작이 척추 통증을 일으키지 않고 운동에 대한 즉각적인 반응으로 원위부에 관련 증상(reffered symptom)을 일으킬 수 있다. 치료시 약간의 통증이 유발될 필요는 있으나, 기법적용이 끝나면 통증이 이전 수준으로 전환되는 경우에만 시행하여야 한다.
4. 검사 동작으로 연관통이 발생될 때 통증이 원위부에서 시작되어 근위부로 퍼지거나 그 반대일 수도 있다. 두 가지 모두 운동에서 나타나서는 안되는 반응이므로 피해야 한다.
5. 검사 동작을 연관통이 일어나기 전까지 지속할 필요가 있을 수 있다. 잠복기가 길고 증상이 만성적이라

면 치료기법을 지속해야 한다. 증상이 급성이라면 통증 유발은 피해야 한다.

6. 검사 동작으로 유발되는 연관통이 검사가 끝난 후에도 남아있거나 검사동작이 끝나자마자 사라질 수도 있다. 남아있는 연관통은 상당한 주의가 필요한 반면, 기법 적용이 끝난 후 즉각적으로 사라진다면 더 강한 기법도 허용된다.
7. 검사 동작에 통증이 없으나 끝나고 난 후 검사동작의 잔존-효과로 연관통을 경험할 수 있다. 이러한 반응에는 부드러운 기법과 짧은 치료 시간 및 뒤따르는 휴식기간과 더 나빠지지 않았는지 24시간 주기의 주의 깊은 평가가 필요하다.

> 치료 기법을 적용하기 전에 검사 동작시 연관통 및 통증 반응에 특별한 주의를 기울여야 한다.

통증-민감성 구조와 그들의 통증 패턴(Pain-sensitive structures and their pain patterns)

다음은 환자가 느끼는 것이 추간 분절의 통증-민감성 구조와 관련이 있는지 확인하려는 것이다. 다음에 열거하는 것들은 확실하고, 완전하고 또는 정확하게 나타나지 말아야 한다. 통증에 대해서는 아직 알려지지 않은 것들이 많으며 통증-민감성 척추 구조에서의 연관통과 관련된 영역에 대한 실험을 통한 현재의 많은 이론들이 아직 논쟁 중에 있다.

추간 분절에서 증상을 일으키는 흔한 구조는 두 가지 주요한 그룹으로 나누어진다. 첫째는 관절과 그것을 지지하는 구조물이며 둘째는 척추관과 추간공 내의 통증-민감성 구조와 신경성 질병이다.

추간 관절(intervertebral joint)의 구조물들은 다음과 같다.

BOGDUK, W., WILSON, A. S. and TYNAN, W. (1982). The human lumbar dorsal rami. *Journal of Anatomy*, **134**, 383-387.
WYKE, B. (1976). The lumbar spine and back pain. In: *Neurological Aspects of Low Back Pain* (M. Jayson, ed.), pp. 189-256. New York: Grune & Stratton.

1. 추간판(Bogduk 외, 1982)
2. 인접한 척추 사이의 인대성 구조와 척추 후관절(zygapophyseal joint)의 관절낭 및 내인성 근육(intrinsic muscle)의 부착부
3. 후관절(zygapophyseal joint)
4. 뼈
5. 골막, 근막, 건, 건막(aponeuroses)
6. 동맥과 세동맥
7. 경막외와 척추 인접 정맥(epidural and paravertebral veins) (2-7: Wyke, 1976)

척추관과 추간공 내의 특정 통증-민감성 구조는 다음과 같다

- 경막(dura)
- 신경근 소매(nerve root sleeve)
- 신경근(nerve roots)과 그것의 지근(rootlets) (Macnab, 1989; personal communication)

위의 어떤 구조물(신경근이나 그것의 소매)이 통증의 원인이 되더라도 그 통증은 국소적으로 느껴질 수도 있고 관련 부위에서 또한 느껴질 수 있다. 그러나, 연관통은 몇몇 다른 구조물에서는 다른 특성을 갖는다. 관절과 척추관 구조로부터의 연관통과 국소적 통증은 다음과 같다.

추간 관절의 구조물 (The intervertebral joint structures)

추간판(The intervertebral disc)

추간판의 질병으로 인한 통증은 흔히 뚜렷하지 않은 경계로 광범위한 영역에 나타난다(Hirsch외, 1963). 요추에서는 등을 가로지르는 넓은 띠 형태나 환자가 손 전체로 엉덩이를 가리킬 수 있을 정도의 불분명한 둔부 통증 형태로 나타날 것이다. 환자에게 통증부위를 물어보면 환자는 통증이 분포하는 특정 부위를 촉진하지 못한다. 이러한 통증은 대퇴의 후상부 또는 상외측부와 하복부로 확산될 수도 있다. 경추에서의 통증부위 또한 광범위하고 불분명하여 상부 견갑을 가로지르거나 한쪽 견

갑부의 불분명한 영역에 형성된다(Cloward, 1959). 이러한 통증은 팔의 상부로도 희미하게 확산된다. 추간판성 통증은 중앙부, 편측, 양측에 대칭적이거나 비대칭적으로 나타날 수 있다.

외측 섬유륜이 건재한 상태에서의 추간판성 질병으로 인한 통증(변화 없이 장기간 지속적으로 가벼운 증상이 나타나는 경우를 제외)은 인대성 질병으로 인한 통증보다 더 견디기 어려운 특성이 있다. 추간판성 통증은 대개 더 괴롭고, 지치게 하며, 지긋지긋하며 침울하게 한다.

추간판은 통증을 일으키는 다른 통증-민감성 구조와 연관되지 않는 한 그 자체가 사지의 원위부에 증상을 일으키지 않는다.

최근 발생했거나 악화된 추간판성 통증에는 두 가지 특성이 있다. 첫째는 증상이 심부에서 느껴지고 국소화하기 어려우며 종종 구역질이나 메스꺼운 반응을 일으킨다. 환자는 어떤 특정한 자세로 증상을 악화, 감소 또는 제거할 수 있다. 환자가 제한된 범위로 추간 관절의 자세를 취하고 그 자세를 얼마간 지속하게 되면 자세를 바꾸기 어려우며 시간이 걸리게(수 초)된다는 것을 알 수 있다. 자세를 갑자기 바꾸지는 못할 것이다(예, 구부정하게 오래 동안 앉아 있다가 일어서려 할 때).

두 번째 특성은 추간판성 통증으로 운동이 제한된 경우라도 운동범위 중에서 이 통증이 느껴지는 부분은 운동의 속도에 따라 달라질 수 있다. 이러한 양상과 관련된 증상에는 전 범위 통증 요소(pain-through-range component)가 있을 것이고, 통증의 가중, 통증의 완화, 또는 지속적인 자세 후 발생하는 잠재성의 통증 등이 있다. 이러한 특성이 추간판 보다는 다른 구조에서도 나타나지만, 추간판성 통증의 특성은 특징적으로 불쾌하며 나타나는데 오래 걸리고 더 지속된다.

추간판성 통증은 신장이나 압박으로 발생할 수 있다.

인대와 관절낭 외측의 구조물 (The ligamentous and outer capsular structures)

통증은 거의 항상 질병 부위에서 국소적으로 느껴지며 환자가 통증 부위를 가리킬 수도 있다. 이러한 구조물로부터의 연관통 부위는 뚜렷하지 않다. 연관통이 사지의 원위부로 퍼질 수 있지만 이 원위부 연관통은 항상 근위부 보다 강도가 약하다. 진찰시 어떤 특정한 자세나 운동으로 연관통을 일으키는 경우는 흔치 않다.

이러한 구조에서 발생되는 국소 증상은 다음 세 가지 중 하나의 동작에 의해 발생된다.

1. 구조물을 신장시키는 동작은 날카로운 통증을 일으킨다.
2. 구조물을 신장시키는 동작은 증상이 있는 부위에 당기는 듯한 신장감을 일으킬 수 있다.

KELLGREN, J. H. (1939). On the distribution of pain arising from deep somatic structures. *Clinical Science*, **4**, 35-46.

INMAN, V. t. and SAUNDERS, J. b. de C. M. (1944). Referred pain from skeletal structures. *Journal of Nervous and mental Diseases*, **99**, 660-667.

SINCLAIR, D. C., FEINDEL, W. H. and FALCONER, M. A. (1948). The intervertebral ligaments as a source of segmental pain. *Journal of Bone and Joint Surrgery*, **30B**, 515-521.

HIRSCH, C., INGLEMARK, B. and MILLER, M. (1963). The anatomical basis for low back pain. *Acta Othopaedica Scandinavica*, **33**, 1-17.

MOONEY, V. and ROBERTSON, J. (1976). The facet syndrome. *Clinical Orthopaedics and Related Research*, **15**, 149-156.

GLOVER, J. r. (1977). Characterization of localized pain. In: *Approaches to the Validation of Manipulation Therapy* (A. A. Buerger and J. S. Tobis, eds), p. 175. Springfield, IL: Charles C Thomas.

BOGDUK, N. (1980a). Lumbar dorsal ramus syndrome. Medical Journal of Australia **ii**, 537-541.

BOGDUK, N. (1980b). The anatomy and pathology of lumbar back disability. *Bulletin of the Postt-Graduate Committee on Medicine*, **36**, 2-17

GRIEVE, G. P. (1988). *Common Vertbral Joint Problems*, 2nd edn. Edinburgh: Churchill Livingstone.

GRIEVE, G. J., BALJET, B. and DRUKKER, J. (1990). Nerves and nerve plexuses of the human vertebral column. *American Journal of Anatomy*, **188**, 282-293.

BOGDUK, N. and TWOMEY, L. T. (1991). *Clinical Anatomy of the Lumbar Spine*, 2nd edn. Edinburgh: churchill Livingstone.

KAKAMURA, S., KAZUHISA, T., TAKAHASHI, Y. *et al*. (1996). The apparent pathways of discogenic low-back pain. *Journal of Bone and Joint Surgery*, **78B**, 606-612.

HIRSCH, C., INGLEMARK, B. and MILLER, M. (1963). The anatomical basis for low back pain. *Acta Othopaedica Scandinavica*, 33, 1-17.

CLOWARD, R. B. (1959). Cervical discography. a conribution to the aetiology and mechanism of neck, shoulder and arm pain. *Annals of Surgery*, **150**, 1052-1064.

3. 신장 동작은 통증이 없을 수 있으나 구조물을 압박하는 동작은 국소 증상을 재발할 수 있다.

후관절(The zygapophyseal joint)

척추 후관절은 관절 내와 관절 주위(periarticular)의 두 가지 영역으로 생각해 보아야 한다. 관절은 다른 활막성 관절과 같은 변화를 일으킨다. 예를 들면, 퇴행성, 외상후, 비감염성 질병인 골관절염 형태의 질병(Harris와 Macnab, 1954; 그림 8.1)과 유리체, 반월판 충돌, 활막 충돌과 같은 관절 구조의 침범으로 인한 역학적 질병 등이 있다(그림 8.1).

골관절염성 관절 변화가 방사선상에 나타났다 해도 관절에 통증이 전혀 없을 수도 있고 심하게 나타날 수도 있다. 방사선상 변화의 정도가 통증의 정도를 나타내지는 않는다. 퇴행성 고관절은 고관절이나 대퇴부의 통증 없이 슬관절에 연관통을 나타낼 수 있다. 척추 후관절은 다음의 세 가지의 유사한 성질이 있다.

척추 후관절에서의 통증은 다음과 같이 나타날 수 있다. (1) 통증이 항상 국소적으로 느껴지고 확산되며 매우 심한 급성기; (2) 무통기; 또는 (3) 국소적 통증이 없으며 원위 국소부에 연관통이 나타나는 만성기(Dwyer 외, 1990). 이것은 특정 흉부 후관절에서 기인하는 복부의 통증을 예로 들 수 있다(Lewittt et al., 1951; Bogduk, 1978).

연관통(Referred Pain)

인대와 관절낭 구조 뿐만 아니라 척추 후관절에서 기인하는 통증도 원인 부위로부터 멀리 방사될 수 있다.

자극제(irritant)를 주사하면, 신경근과 떨어져 있는 구조물에서 이러한 체성 연관통을 일으킬 수 있다. (Kellgren, 1939; Inman and Saunders, 1944; Sinclair *et al.*, 1948; Feinstein *et al.*, 1954; Hockaday and Whitty, 1967; Monney and Robertson, 1976; McCall *et al.*, 1979).

척추관과 추간공의 간격이 심하게 좁아지면 통증-민감성 구조들은 더 쉽게 손상되어 신경학적 징후나 변화를 동반하거나 하지 않는 신경근 연관성 방사 통증의 원인이 된다.

추간판 자체가 연관통을 일으킬 수 있으며 추간판 조영법(discography)시 환자가 연관통을 느끼는 예를 볼 수 있다. 이는 추간판 조영법에서 섬유륜의 외층으로 균열이 연장되지 않았을 때에도 나타난다. 어떤 손상된 추간판도 후종인대나 경막에 끼일 수 있으며 그럼으로써 연관통을 일으킨다. 또한 탈출된 추간판은 신경근 소매(nerve root sleeve), 신경근(nerve root) 또는 신경세근(rootlet)과 충돌해 연관통을 일으킬 수도 있다. 이러한 다른 근원으로부터의 연관통의 특징은 위에서 설명하였다.

추간판성/신경근 연관통은 다음 세 가지의 임상적 특징이 있다.

1. 관련 부위의 전체에서 느끼는 찌르는 통증(lancinating pain)일 수 있으며 1초도 안 되는 시간동안 지속된다.
2. 척추를 특정한 체중부하 자세를 취한 채로 유지하면 통증이 처음에는 국소적으로 나타나다가 몇 초 후 인접한 관련부위로 퍼지며 더 오래 유지하면 관련 부위 전체로 퍼진다. 이러한 순서는 반대일 수도 있다.
3. 한 방향이나 또는 여러 방향으로 척추를 움직이고 나면 환자는 통증분포의 관련부위에서 통증의 파동이 증가하는 것을 느낄 것이다.

통증의 파동(Surge of pain)-검사 동작 시에는 거의 통증을 느끼지 못하나 동작이 끝난 후 4-5초 내에 환자는 약 10초간 지속되는 통증의 강한 파동을 경험하고 사라지며 정상으로 회복될 때까지 4초가 더 소요된다.

Harris, R. I. and Macnab, I. (1954). Structural changes in the lumbar intervertebral discs. *Journal of Bone and Joint Surgery*, **36B**, 304-222.
Dwyer, A., Aprill, C. and Bodguk, N. (1990). Cervical zygopophyseal joint pain patterns 1: A study in normal volunteers. *Spine*. **15(6)**, 453-457.
Bogduk, N. (1978). The lumbar zygapophyseal joints. Their anatomy and clinical significane. *Proceedings of Symposium on Low Back Pain, Sydney, Australia*.
Lweitt, K., Kraft, G. L. and Levinthal, D. H. (1951). Facet synovial impingement - a new concept in the eitology of lumbar vertebral derangement. Surgery, Gynacology and Obsterics, **93**, 439.

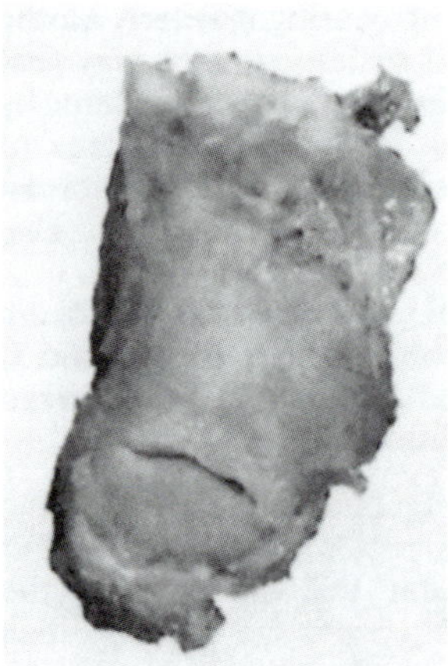

(a)

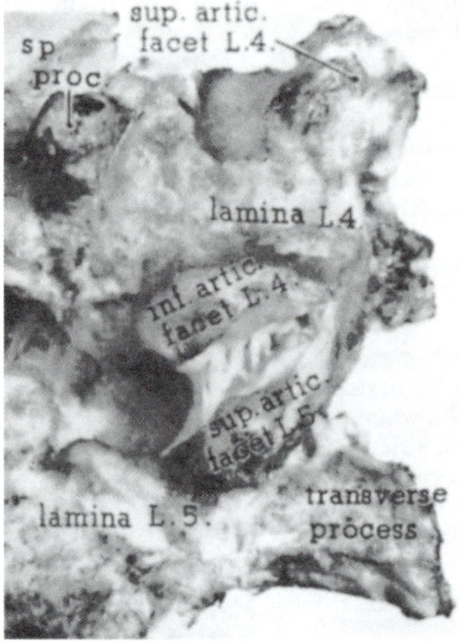

(b)

그림 8.1 *(a)* 후관절(facet)의 하극부(inferior pole)를 횡단하는 골절선을 나타내는 제 3 요추의 하후관절. *(b)* 뒤쪽 관절에서의 치밀한 유착. 뒤쪽에서 찍었으며 뒤쪽 순(lips of posterior)이 가능한 열리도록 하였고 하나의 후관절에서 다른 후관절에 걸쳐있는 조밀한 유착 덩어리가 보인다. *(c)* 뒤쪽 관절에서의 퇴행성 변화. *(d)* 활막과 연결된 유리체(loose body)가 보이는 뒤쪽 관절. 위에는 척추의 하후관절이, 아래에는 후관절 사이에 있는 유리체가 보인다. (Repro-duced from Harris, R.I. and Macnab, I. (1954) Journal of Bone and Joint Surgery. **36B**, 304-322, with kind permission of authors and pub-lishers.)

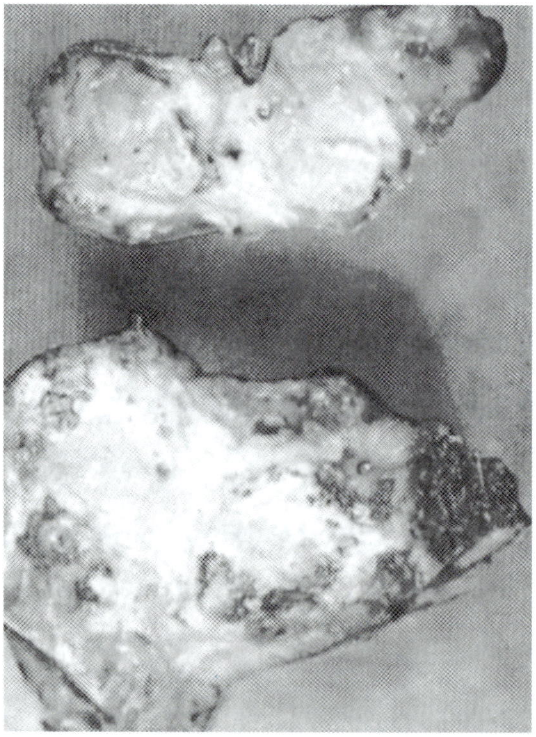

(c)

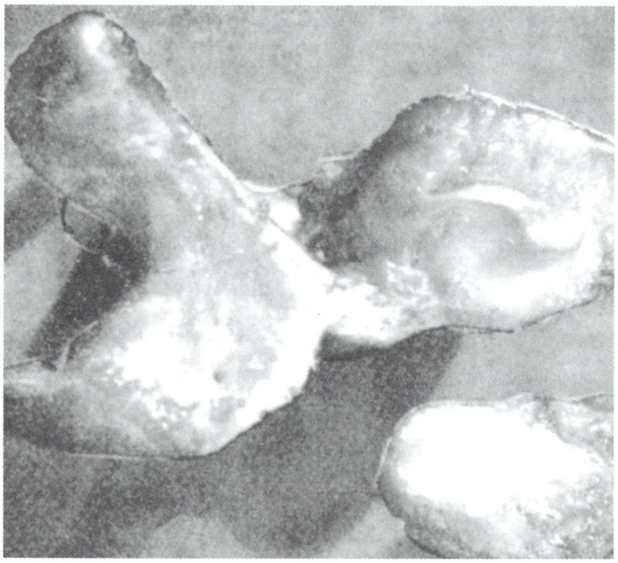

(d)

척추관과 추간공 내의 통증 — 민감성 구조 (Pain — sensitive structures in the vertebral canal and foramina)

이 교과에서 언급한 구조는 경막, 신경근 소매, 신경근과 이와 연관된 신경 등이다.

경막과 신경근 소매 (The durea and nerve-root sleeve)

이들 구조에 의한 통증은 병변부에 따라 다르다. 경막 전방의 중앙선 부분에 손상을 받았다면, 통증은 중심부에서 느끼지만 신경근 소매의 외측부가 통증의 원인이라면, 이 소매가 싸고 있는 신경근과 관련된 부위에서 희미한 관련증상이 나타날 것이다(Edgar and Park, 1974). 그러나, 원위부 통증은 근위부 보다 강하지 않다. 신경근 소매에서 기인한 통증은 발까지 방사되지 않으며 감각 이상은 나타나지 않는다.

신경근과 연관된 신경들 (The nerve root and associated nerves)

증상은 피절의 원위부에서만 느껴진다. 전, 후 고정된 신경총과 신경의 기형(Angoli, 1976; 그림 8.2)에 따라서 각 신경은 특정 부위에 증상이 나타난다(Ethelberg and Rushede, 1952; Keon-Cohen,1968; Nathan and Feuerstein, 1970; Bernini et al., 1980).

통증에 의해 환자의 휴식과 활동이 방해되거나, 차단되는 양상, 도수물리치료적 검사 동작으로 인한 통증의 변화 양상 또한 진단하는데 참고하여야 할 정보이다. 예를 들면, 어느 환자가 우측 둔부, 대퇴부, 종아리와 발로 방사되는 요통을 호소하여 신경근과 소매에서 통증이 기인된 것이라고 추정하였다. 이 환자의 운동 검사에서 요추 신전 초기에는 허리와 둔부에 통증을 일으켰다. 그러나, 15초간 그 자세를 유지하면 통증은 점차 아래로 퍼져 하지와 발까지 내려갔다. 추간판 만이 이러한 방법으로 움직여서 잠재적 통증 반응을 나타낼 수 있기 때문에 이러한 통증의 양상은 진단적으로 추간판의 문제로 해석할 수 있다.

병리학적 질병과 손상 (Pathological disorders and injury)

기법의 선택과 관련된 전체 교과의 내용은 두 부분으로 나뉘어진다. 첫째는 이 장에서 보여주는 흔하고 자주 대할 수 있는 병리학적 질병과 손상을 가지고 있는 환자와 관련한 것이다. 이 장의 나머지 부분은 척추의 각 분절에 대한 것이다.

이 장에서의 질병(병적인 것과 손상 모두)은 다음과 관련이 있다.

1. 흔히 보는 추간판 질병으로서 추간판이 증상을 일으키는 경우와 척추관과 추간공 내 통증-민감성 구조와 연계되어 증상을 일으키는 경우도 포함.
2. 흔히 보는 염좌나 좌상으로 인한 인대성, 관절낭성 질병
3. 후관절의 '관절염/관절증' 과 관절낭 질병

탈출되고 있거나 탈출된 추간판 (The herniating or herniated disc)

추간판(The disc)

추간판은 정상적인 과정으로 세월이 지남에 따라 계속적으로 변화한다. 젊을 때는 강하고 유동적이며 탄력적이었던 구조가 훨씬 덜 유동적인 구조로 변해가며 손상되면

KELLGREN, J. H. (1939). On the distribution of pain arising form deep somatic structures. *Clinical Science*, **4**, 35-46

INMAN, V. T. and SAUNDERS, J. B. de C. M. (1944). Referred pian from skeletal structures. *journal of Nervous and Mental Diseases*, **99**, 660-667.

SINCLAIR, D. C., FEINDEL, W. H. and FALCONER, M. A. (1948). the intervertebral ligaments as a source of segmental pain. *Journal of Bone and Joint Surgery*, **30B**, 515-521.

FEINSTEIN, B., LANGTON, J., JAMESON, R. and SCHILLER, F. (1954). Experiments on pain referred from deep somatic tissues. *Journal of Bone and Joint Surgery*, **36A**, 981-997.

HOCKADAY, J. M. and WHITTY, C. W. M. (1967). Patterns of referred pain in the normal subject. *Brain*, **90**, 481-495.

MOONEY, V. and ROBERTSON, J. (1976). The facet syndrome: *Clinical Orthopaedics and Related Research*, **15**, 149-156.

McCALL, I. W., PARK, W. M. and O'BRIEN, J. P. (1979). Induced pain referral from posterior lumbar elements in normal subjects. *Spine*. **4**, 441-446.

EDGAR, M. A. and Park, W. M. (1974). Induced pain patterns on passive straight-leg raising in lower lumbar disc protrusion. *Journal of Bone and Joint Surgery*, **56B**, 658-667.

ANGOLI, A. L. (1976). Anomale wurzelabgange im Lumbrosacralen Bereich und ihre klinische Bedeutung. *Journal of Neurology*, **211**, 217-228.

ETHELBEGR, S. and RUSHEDE, J. (1952). Malformation of lumbar spinal roots and sheaths in the causation of low backache and sciatica. *Journal of Bone and Joint Surgery*, **34B**, 442-446.

KEON-COHEN, B. (1968). Abnormal arrangement of the lower lumbar and first sacral nerves within the spinal canal. *Journal of Bone and Joint Surgery*, **50B**, 261-265.

NATHAN, H. and FEUERSTEIN, M. (1970). Angulated course of spinal nerve roots. *Journal of Neurosurgery*, **2**, 349-352.

BERNINI, P., WIESEL, S. W. and ROTHMAN, R. H. (1980). Metrizamide myelography and the identification of anomalous lumbosacral nerve roots. A report of two cases and review of the literature. *Journal of Bone and Joint Surgery*, **62A**, 1203-1208.

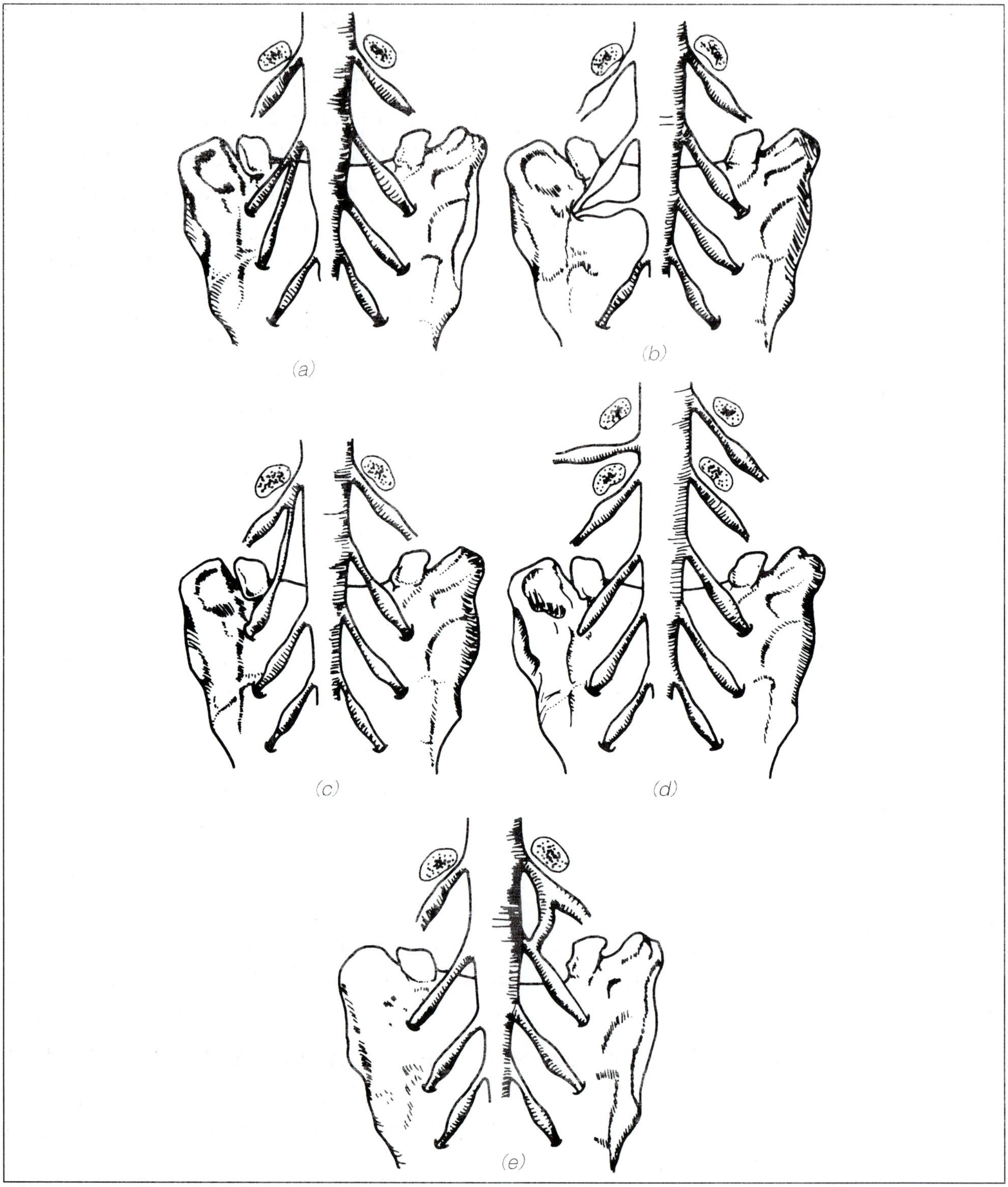

그림 8.2 요천신경근의 여러 가지 기형(anomaly). *(a)* S1-S2의 공동 기시(common origin); *(b)* S1-S2의 공동 출구(common exit); *(c)* L5-S1의 Y형 분할(Y-shaped division); *(d)* L4의 횡방향 주행(transverse course); *(e)* 신경근간의 교접(interradicular corrections) (Reproduced from Agnoli, A.L. (1976) Journal of Neurology, **211**, 217-28, with kind permission of author and publishers.

회복력이 줄거나 상실된다(De Palma and Rothman, 1970).

정상적 노화 과정은 직장이나 가정에서 끝 범위 자세를 지속하거나 추간판에 과도하게 무겁거나 충돌적인 부하 및 보호되지 않은 운동 등의 영향에 의해 악화될 수 있다.

보통의 앉은 자세는 지속적인 요추 굴곡 상태로 나쁜 영향을 주는 것 중 하나이다. 그러나 조깅이나 자동차나 버스 또는 트렉터 등에서 나타나는 수직 진동의 손상이 더해지면 영향은 더 커진다. 이들은 모두 현대 사회에서 영향을 받는다(Kelsey and Hardy, 1975; Troup, 1978; Frymoyeretal., 1980; Twomey and Taylor, 1994).

정상적인 추간판의 변화에 영향을 미치는 것이 두 가지 더 있다. 첫째는 넘어짐, 부딪힘, 낙상을 동반한 손상과 어릴 때 일어났으나 빠르게 회복되어 곧 잊게되는 손상이다. 손상은 반흔과 약화를 남기게 되며 더 빠르게 추간판의 퇴화나 추간판 내 균열을 일으키게 된다. 구조적 비정상(예, 척추전방전위증)이나 불균형〔예, 주성(tropisms)의 변화〕도 한가지 요소가 된다.

위와 같은 추간판의 변화는 증상이 없을 수도 있다. 그러나 부하나 스트레스가 가해졌을 때 무너지는 '약한 연결' 상태가 된다.

때때로 일어나는 증상의 패턴을 추적함으로 추간판에서 나타나는 현상을 평가 할 수 있다. 척추관이나 추간공과 상관없이 추간판의 점차적 퇴화가 일어났는지, 또는 척추관이나 추간공 구조물에 간섭을 일으키는 쪽으로 진행하고 있는지를 판단할 수도 있다. 전자의 경우, 통증은 항상 같은 부분에서 강하게 나타나며 둔부나 견갑부 이상으로(요추와 경추의 경우) 확산되지 않는다. 그러나 후자의 경우, 점차적인 손상에 따라 사지까지 통증이 확산될 것이다. 이는 둘 또는 세 번의 증상 발현 또는 그 이상이나 한번의 증상 발현으로도 나타날 수 있다.

추간판에서 일어나는 점차적 변화와 함께 척추 후관절과 지지하는 인대구조의 변화가 동반되며 모두 통증을 일으킬 수 있고 일부는 통증 재발의 원인이 된다.

위의 두 가지 추간판 질병은 현대 사회에서 매우 흔하며 도수 물리치료사가 제공하는 보존적 치료를 받게 된다. 치료기법 선택에 대한 논의는 이들 두 가지 질병에 대해서만 다룰 것이나 흔하지 않은 다른 추간판성 상황에 대한 언급도 필요하다.

추간판은 명확한 이유 없이 파열되어 갑자기 심한 통증을 일으킬 수도 있다. 추간판은 감염되거나 석회화되거나 진공현상이 나타날 수도 있다. 이외의 추간판 질병에는 유아기 추간판, 추간판 물질의 추체로의 탈출 및 원발성 후외측 돌출 등이 있다.

추간판의 병리에 대한 이해와 연구가 최근 광범위하게 증가해왔다. 이러한 발전을 계속하므로서 현재의 문헌도 발전시켜야 하겠다.

탈출되는 추간판과 탈출된 추간판
(The herniating and herniated disc)

섬유륜이 약화되거나 깊은 균열이 생기면 섬유륜의 외벽이 팽창되어 척추관과 추간공 내의 구조를 침범하게 된다. 팽창성 추간판(bulging disc)은 척추관의 협착이 없는 한 신경근을 침범하지 않는다. 팽창성 또는 탈출성 추간판는 불분명하지만 희미하게 피절부와 일치하는 증상을 나타낸다. 통증이 사지로 얼마나 멀리 방사되는지는 척추관과 추간공 구조에 발생하는 자극 정도에 따라 결정된다. 신경근이 직접적으로 영향 받지 않는 한 피절의 원위부에서 느끼는 통증은 근위부에서 보다 크지 않다는 것을 염두해 두는 것이 중요하다.

De Palma, A. F. and Rothman, R. H. (1970). *The intervertebral Disc*. Philadelphia: Saunders.

Kelsey, J. L. and Hardy, R. J. (1975). Driving of motor vehicles as a risk factor for acute herniated lumbar intervertebral disc. American Journal of Epidemiology, **102**, 63-73.

Troup, J. D. G. (1978). Driver's back pain and its prevention. A review of the postural, vibratory and muscular factors, together with the problem of transmitted road-shock. *Applied Ergonomics*, **9**, 207-214.

Frymoyer, J. W., Pope, N. H., Costanza, M. C. *et al*. (1980). Epidemiologic studies of low-back pain. Spine, **5**, 419-423.

Tmomey, L. and Taylor, J. (1994) The lumbar spine; structure, function, age changes and physiotherapy. *Australian Joural of Physiotherapy*, **Jubilee issue**, 19-31.

표 8.4

탈출되는 추간판/탈출된 추간판	
국소적이며 분명치 않으나 먼곳의 연관통	신경근 관련 증상의 추가

탈출이 진행되어 완전히 탈출된다면, 즉 추간판 물질이 척추관이나 추간공으로 밀려나간다면(부골(sequestrated)이 형성될 수도 있다) 척추관과 추간공 모두 더 심각한 상태에 이르게 된다. 빠져나온 물질이 신경근을 압박하기 시작하면 SLR검사에서 범위의 제한과 원위부 피절의 감각이상이 나타날 것이다. 이 말을 SLR의 제한이 신경근 하고만 관련이 있다는 뜻으로 해석해서는 안된다. Mooney와 Robertson(1975)은 이 검사가 후관절에 영향을 준다는 것을 명백히 보여주었다. 신경학적 변화에는 감각 상실, 근약화와 반사의 변화가 있다. 신경근을 침범한 추간판 탈출로 다른 통증-민감성 구조까지 손상을 받으면 체지 전체에 통증을 일으키며 신경학적 징후나 변화를 일으키기도 한다. 원위부의 연관통은 종종 근위부 통증보다 더 강하다(표 8.4).

진행율(Rate of Progression)

> 빠르고 비교적 쉽게 진행하는 질병은 평가와 치료에 주의를 기울여야 한다.

탈출로 진전되어 최후에는 주변 신경 구조물에까지 침범할 수 있는 추간판 질병에 대해 인지할 수 있어야 한다. 이러한 상태가 환자가 호소하는 병력을 통하여 인지되면 이것의 진행이 얼마나 쉽게, 어떤 비율로 일어나는지를 평가할 수 있어야 한다. 분명 더 빨리 더 쉽게 진행될수록 치료와 평가에 더 주의를 기울여야 한다.

MOONEY, V. T. and ROBERTSON, J. (1975). The facet syndrome. *Clinical Orthopaedics and Reated Research*, **115**, 149-156.

질병의 안정성(Stability of the discorder)

> 질병의 안정성은 평가와 치료의 강도에 영향을 미친다.

환자가 치료에 참가했을 때 추간판 질병이 얼마나 안정적인지를 아는 것이 중요하다. 예를 들면, 추간판 질병의 진행율이 4년 동안 매우 빨랐으나 현재 나타나는 증상(따라서 질병)은 매우 안정적이고 이 안정성은 예를 들면, 환자가 질병의 악화 없이 일을 계속할 수 있는 등의 사실을 통해 알 수 있다. 이러한 상황에서 현재의 상태는 안정적인 경우이며 일반적인 치료를 선택하였더라도 이 상태를 바꾸고 회복을 돕기 위해서는 강한 기법이 필요할 것이다.

관련성(Relationships)

한번 추간판이 탈출되고 염증을 일으키거나 신경근과 통증-민감성 구조물을 압박하게 되면, 증상과 징후는 여러 가지가 복합적으로 나타날 것이다(표 8.5).

다양한 부위의 통증, 부위에 따라 다른 통증의 강도, 감각이상, 신경학적 징후와 신경학적 변화가 나타날 수 있다. 추간판 탈출/신경근 압박시 통증과 신경학적 징후의 패턴이 한가지만 나타나는 것은 아니다. 신경근 통증을 호소하는 대부분의 환자들은 다른 추간 구조(intervertebral structure)에서의 통증도 동시에 느낀다.

이러한 환자의 운동을 검사하는 것은 매우 많은 정보를 얻을 수 있어서 중요하다. 예를 들면, 둔부, 대퇴후면, 종아리의 통증을 느끼며 발의 외측과 외측 두 발가락을 따라 저린 감각을 느끼는 환자는 첫 번째 천골 신경근의 이상이 있을 것이다. 환자의 병력을 통해 추간판 탈출이라는 것을 명백히 알 수 있다. 환자의 운동은 통증으로 인해 제한되겠지만 이 통증은 둔부의 통증일 뿐이며 검사 동작으로는 나머지 통증이나 감각이상을 재현할 수 없을 것이다. 종아리의 통증으로 운동이 제한되거나 발의 저림이 증가된다면 특히, 이러한 증상이 잠재되어 있거나 가중의 요소를 갖고 있다면 치료와 진단의 기법은 다를 것이다(후에 논하겠다)(Weber, 1994).

표 8.5 건재한 외측 섬유륜과 탈출되는 또는 탈출된 추간판의 증상과 징후

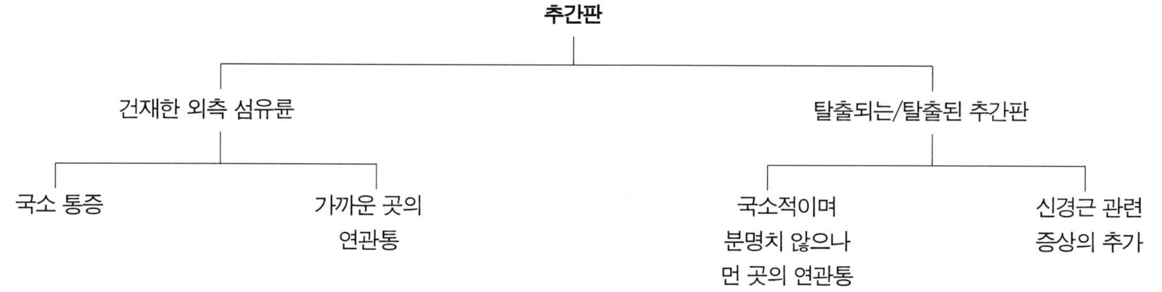

인대와 관절낭(Ligaments and capsules)

추간관절 질병은 추간판에서 발생하는 것과 마찬가지로 후관절이나 지지하는 추간 인대에도 발생할 수 있다. 그러나, 이 교과의 목적에 따라 염좌와 좌상은 인대형 구조와 관련된 것으로 간주한다. 왜냐하면 염좌나 좌상을 입은 구조가 무엇이든 간에 기법 선택의 관점에서 거의 같은 지침이 적용되기 때문이다.

염좌(Sprain)- 이것은 갑작스런 운동으로 인한 손상으로 일어난다. 여기에서는 메트리스에 침대보를 싸다가 뒤에서 나는 소리에 갑자기 돌아 볼 때나 길을 걷다가 작은 내림 턱을 보지 못하고 잘못 디뎠을 때 발생하는 삐끗함과 같은 작은 사고로 인한 염좌에 대해서만 다루었다. 큰 사고와 외상은 여기서 다루지 않았다.

좌상(Strain)- 이것은 신체의 일부가 과부하 되었을 때 일어난다. 이는 직장에서의 잘못된 자세로 인해서나 운동이나 작업시 과사용 및 오용으로 인해 나타날 것이다.

염좌는 큰 외상으로 인한 것이 아니다. 염좌나 좌상이 관절 주위(periarticular)와 인대성 구조에 미치는 영향은 두 가지 중 하나이며 검사상 다음과 같이 나타날 것이다.

WEBER, H. (1994). Spine update. The natural history of disc herniation and the influence of intervention. *Spine*, **19(19)**, 2234-2238.

1. 신장 반응:
   a. 국소적 신장 당김을 유발
   b. 통증을 유발
2. 압박 반응 - 검사동작이 압박을 받고 있는 방향으로 수행될 때 통증이 발생한다.

위의 두 반응은 모두 만성일 경우 운동의 끝이나 끝에 가까운 부분에서 증상을 나타내는 경향이 있으나 최근에 발생한 경우에는 '신장' 통증과 '압박' 반응은 전 범위 통증 현상을 나타낼 것이다.

국소 통증, 인대, 관절낭 및 만성 추간판성 질병의 증상 (Local pain, presentations of ligaments, capsular and chronic discogenic disorders)

과 사용성 염좌의 초기 단계에 있는 환자는 간헐적으로만 증상을 느낄 것이다. 이러한 상황에서는 검사에서 신장이나 압박 현상이 확실히 나타날지라도 이러한 현상에 적합한 검사동작은 복합운동(combined movement) 이어야 하고, 그들은 종종 환자가 통증성 활동을 나타내는 기능적 과사용 동작과 관련이 있을 것이다.

관절 내 구조(즉, 후관절)의 염좌와 좌상으로 인한 증상은 위와 매우 다르다. 증상으로는 검사 동작 시 통증이 나타나며 통증은 비교적 관절 범위의 시작부분에서 나타나서 제한된 끝 범위에 이를 때까지 계속 지속되며 대부분 증가된다. 이것이 이 교과에서 사용되는 '전 범위 요소' 단계에 대한 정의이다. 후관절의 다른 측면은

앞에서 논의 하였다.

앞에서 언급한 침범성 질병(intrusive disorders)을 제외한 관절내 질병에서는 '전 범위 통증'이 나타나는 반면 관절 주위 질병은 대개 '끝 범위 통증'이 나타난다.

진단(Diagnosis)

앞에서는 환자의 통증 부위와 양상이 손상된 구조를 진단해 내는데 어떻게 도움이 되는지에 대하여 설명하였다. 환자가 자진해서 또는 사소한 사건(즉, 직접적 외상 없이) 후에 증상을 발전시킨 경우에는 수년간의 질병의 진행 과정에 대한 병력이 또한 진단을 결정하는데 도움이 된다. 자세성 인대 통증에는 특징적인 병력이 있는데, 퇴화, 탈출, 추간판 탈출 등에도 또한 특징적인 병력이 있다.

이러한 수년간의 점진적 병력 또한 최악의 질병 발전 단계와 비교하여 환자의 질병이 어느 정도 단계인지를 판단하는 정보를 제공한다. 이것은 6장에서 언급하였다.

치료를 의뢰할 때 행해지는 환자의 도수물리치료적 검사와 주관적 검사는 또한 그 당시에 질병의 안정성을 판단하는데 초점을 맞추어야 한다. 질병의 안정성 정도는 기법의 선택에 영향을 미치므로 이 장의 후반에 설명하겠다.

기법의 선택은 다음 사항을 특별히 고려한 진단에 의해 좌우된다:

1. 병리학적 및 역학적 변화
2. 환자의 증상과 운동의 비정상의 측면에서 진단 자체를 명백히 하는 방식

진단과 나타나는 증상의 연관성은 일차적이며 전체에 영향을 미치는 것으로서 치료의 전 과정에서 기법의 선택과 수정에 빼놓을 수 없는 지침이 된다. 이 진술은 사실이지만 '진단'이란 용어는 제한되어야 한다.

'신경근의 자극이 있는 추간판 탈출'이란 진단을 받은 환자는 다른 양상의 증상과 징후를 나타낸다. 치료 기법의 선택과 진단을 관련지었을 때 이것은 매우 중요한 부분이므로 여섯 가지 다른 환자의 경우를 예로 들어 이 점에 대하여 명백히 논하도록 하겠다.

- 첫 번째 환자는 요부에서 대퇴부 뒤쪽으로 방사되는 통증을 느끼는 반면 다른 환자는 요부에서 엄지 발까락까지 다리 전체로 방사되어 내려가는 통증을 느낄 수 있다.
- 두 번째 환자는 신경학적 변화를 나타내는 반면 다른 환자는 그렇지 않을 수 있다.
- 세 번째 환자는 통증 없이 완전한 신전을 하면서 SLR과 전방 굴곡 시에는 심한 제한이 나타나는 반면 다른 환자는 전방굴곡이나 SLR은 완전 범위로 할 수 있으나 종아리 통증으로 신전의 범위가 매우 제한 될 수 있다.
- 네 번째 환자는 동측에 증상이 나타나는 반면 다른 환자는 반대측에 증상이 나타날 수 있다.
- 다섯 번째 환자는 만성적 증상을 나타내는 반면 다른 환자는 더 급성이고 더 심한 통증을 나타낼 수 있다.
- 여섯 번째 환자는 근위부에 더 심한 통증을 나타내는 반면 다른 환자는 원위부에 더 심한 통증이 나타날 수 있다.

모두 같은 진단을 받았지만 증상은 다르다.

'추간판 탈출'에 의한 증상이 여러 가지 다른 임상양상을 나타내는 것 외에 '신경근 염증'도 다른 원인에 의해 일어날 수 있다. Macnab(1971)은 842명의 환자를 추간판 탈출로 신경근의 염증을 일으켜 수술이 필요한 것으로 진단하였으나 이들 중 68명은 수술 시 추간판의 문제를 발견하지 못하였다. 신경근의 염증은 이외의 다섯 가지 원인 중 하나에 의한 것이다. 이 사례의 8%에서 추간판 탈출이라는 임상적 진단이 틀린 것으로 나타났는데 이는 매우 적은 비율이지만 중요한 사실이다. 진단과 그와 관련된 도수교정 기법의 선택에서 중요한 점은 '신경근 염증을 동반한 추간판 탈출'로 진단을 내렸을지라도 도수교정 기법 선택의 지침이 되는 것은 질병의 점진적 병력과 관련된 현재의 증상과 징후라는 것이다.

> 도수교정 기법의 선택에 지침이 되는 것은 질병의 점진적 병력과 관련된 현재 징후와 증상이지 진단명 자체가 아니다.

연관통은 신경근이 아닌 다른 구조물에서 기인한 것일 수도 있다는 것을 염두에 두어야 한다.

Butterworth의 의학 사전에서는 진단을 다음과 같이 정의하였다.

> 아픈 환자에게 나타나는 문제를 명백히 하기 위하여 과학적인 방법을 적용하는 기술. 이는 모든 가능한 원인으로부터 그리고 필요한 모든 수단을 사용하여 얻을 수 있는 모든 증거를 수집하고 정확하게 평가하는 것을 말한다. 기본적인 원칙의 지식과 병합되는 획득된 사실로부터의 개념은 환자의 질병을 구성하는 병인론, 병리학적 병변, 손상된 기능으로 구성된다. 이는 질병이 특정 인식된 범주에 오도록 하는 것이 가능하다. 그러나 더욱 중요한 것은 이것이 각 환자의 치료와 예후에 확실한 기본을 제시한다는 것이다.

병리학적 측면만을 설명한 이 정의는 순수한 역학적 질병을 설명하기 위해서는 유사한 단어를 포함하여 의미를 확장시켜야 한다. Oxford 사전에 의하면 이 환자들은 병자가 아니다. 그러나 통증이 있고 질병이 있을 수 있다. 역학적 질병을 포함하려면 정의는 다음과 같이 확대 되어야 한다.

> 이는 또한 역학적 질병으로 인한 통증을 호소하는 환자의 문제를 명백히 하기 위하여 과학적인 방법을 적용하는 기법이기도 하다. 이는 모든 가능한 원천으로부터 그리고 필요한 모든 수단을 사용하여 얻을 수 있는 모든 증거를 수집하고 정확하게 평가하는 것을 말한다. 기본적인 원칙의 지식과 병합되고 획득된 사실로부터의 개념은 환자의 질병을 구성하는 병인론, 병리학적 병변, 손상된 기능으로 구성된다. 이는 질병이 특정 인식된 범주에 오도록 하는 것이 가능하다. 그러나 더욱 중요한 것은 이것이 각 환자의 치료와 예후에 확실한 기본을 제시한다는 것이다.

MACNAB, I. (1971). Negative disc exploration. An analysis of the causes of nerve root involvement in 68 patients. *journal of Bone and joint Surgery*, **53A**, 891-903.

병인학의 정의를 포함하여 매우 중요한 진단의 또 다른 특성이 있다.

> 병인학(Aetiology)- 활성 현상(vital phenomenon)의 원인, 기원 및 발달에 대해 조사하는 과학

진단에서 병인학적 요소의 중요성은 그룹(1)의 추간판/신경근 환자를 치료할 때 도수교정 기법을 선택하는데 중요하다. 다음의 예는 이러한 중요성을 명백히 하는데 도움을 줄 것이다.

통증의 근본적 원인이 요추추간판인 환자가 10대 후반에 매우 미미한 사고가 있었다. 통증은 자발적으로 사라졌지만 환자는 그 후 10년 이상 어떠한 사고 없이도 더 쉽게 그리고 표면적으로 증상이 나타나는 것을 알 수 있었다. 점차적으로 처음에 단지 등에만 있었던 통증이 나중에 나타날 때는 둔부와 대퇴 후부로 확산되었다. 설명할 수 없는 이유로 5년 간은 통증이 없었으나 일상적이 아닌 힘든 일을 한 후 종아리까지 퍼지는 통증이 발생하게 되었다. 환자는 힘든 일을 그만두고 증상 완화 치료를 하여 통증이 완전히 해소되었다. 2년 후(증상 발현이 나타난 후) 그는 종아리의 둔한 통증과 발의 외측과 외측 두 발가락을 따라 저린 느낌이 들어 잠에서 깼다. 계속적인 질문에도 그는 발병의 원인을 떠올릴 수 없었다. 치료를 의뢰하였을 때는 3주간 증상이 나타난 후였다. 3주간의 일시적 완화 치료와 항 염증제의 투여 후에도 증상은 변하지 않았다. 그의 정형외과 전문의는 도수물리치료를 권하였다. 질문과 검사에서 증상이 안정적이고 활동이나 운동(테니스와 같이 경쟁적이 아닌 운동)에 의해 영향을 받지 않는다는 것을 알았다.

질병의 병인학에 해당하는 '원인'과 '기원' 부분은 분별이 가능하다. 병인학의 '발달' 부분 또한 명백히 평가할 수 있다. 그러나, '병인학'의 정의에 포함되어야 하고, 더 중요한 세 번째 관련 요소가 있다. 이것은 치료를 시작할 당시에 질병의 안정성의 정도이다.

이러한 증상 발현은 부적절한 자세에서 시작되었고 추간판의 보존성이 유지된다면 치료하는 동안에 관리가 필수라는 것을 나타낸다. 반복적인 증상 발현은 추간판이 최종적인 탈출을 해서 점진적으로 악화되는 것을 의미한다. 현재의 증상은 추간판이 탈출되고 있다는 것을 의미한다(이미 일부가 탈출되지 않았다면).

그러나, 전에 재발하였을 때 증상이 사라진 것처럼 적절한 도수물리치료로 같은 결과가 나타나기를 상당히 기대할 수 있다. 질병의 진행성 때문에 치료와 평가에 대한 특별한 관리가 필요하다.

현재의 안정성 요소 (Present stability component)

질병의 현재 단계는 환자가 증상의 악화 없이 테니스를 할 수 있었고 현재의 증상이 3주간 변화 없이 지속되었기 때문에 안정적인 상황이란 것을 알 수 있다. 따라서 기법을 성공적으로 적용하려면 강하게 해야한다. 적절한 치료와 '허리 관리' 에 대한 교육으로 그 이상의 악화를 줄일 수 있다.

병인학은 다른 질병의 진단에도 중요하다. 그러나 현재의 안정성보다는 질병의 진행 및 그 기원에서 더 강조된다(물론 염증성 파괴의 단계는 제외한다).

이러한 확장된 정의는 도수 물리치료사의 요구와 상응한다.

『Vertebral Manipulation』의 초판에서부터 발표된 개념은 치료의 시작에서 끝까지 환자의 증상과 징후의 계속적인 평가로 이루어져 있다. 이 개념은 이후의 개정판에서 더욱 강조되었다. 의학 전문인과 과학자들이 더 정확한 진단명을 알기 위하여 노력하는 동안 증상과 징후에 기초하여 치료함으로써 유용한 치료가 될 수 있을 것이다. 이 개념은 수용할 만한 것임이 증명되었고 이것에 근거하여 치료하는 도수 물리치료사가 진단에 도움이 되기도 한다. 따라서 Butterworth 의학 사전에 나와 있는 다음과 같은 정의를 기꺼이 받아들일 수 있다. 괄호표시는 위에서 설명된 역학적 질병을 포함하기 위하여 저자가 삽입한 것이다.

> 진단(Diagnose) - 증상과 징후의 검사 및 평가를 통하여 질병[또는 역학적 질병]의 존재를 알아내는 것

위와 같은 정의에 의해 증상을 일차적으로 고려하여 진단을 한다고 하더라도 치료 전반에 걸쳐서 기법을 선택하거나 수정하기 위한 총제적이고 계속적인 지침이 될 수 있는 의미 있는 진단을 하는 것이 항상 가능한 것은 아니다. 일반적으로 두 가지의 다른 경우가 있다. 첫째는 환자에게 도수물리치료를 권유한 의사가 의미 있는 진단을 내릴 수 없었다 하더라도 '환자의 문제는 근골격계이다.' 라고 말할 수는 있다. 이러한 진단도 적합할 수 있다. 두 번째 상황은 질병이 역학적인 것으로 생각되더라도 전이나 염증성 과정이 함께 존재할 수도 있다. 불완전한 진단의 문제는 적어도 역학적 문제가 포함된 질병이라는 근거 하에 적절한 도수물리치료를 통해 환자를 치료함으로써 극복될 수 있다. 분석적 평가를 통하여 진단을 회고해 볼 수 있다.

의사의 진단에서 도수 물리치료사가 전형적으로 원하는 정보는 무엇인가? 첫째는 의사가 환자의 질병 원인을 무엇이라고 생각하는지와 그러한 결정을 내리게 된 이유이다. 의사가 진단을 내리게 되는 근거는 종종 도수물리치료사에게 가장 가치 있는 부분이 된다. 둘째로 의사가 생각하는 현재의 상태와 질병의 예후이다. 이 두 가지 질문에 대한 의사의 답변은 의미 있는 진단명을 내리지 못했다 하더라도 필요한 모든 중요한 정보를 제공한다.

의사가 제공할 수 있는 유용한 정보는:

- 환자 질병의 원인과 진단을 내리게 된 근거
- 현재의 상태와 질병의 예후

의사가 진단을 내릴 수 있도록 해주는 정보와 지식에는 '알려진 것', '알려진 것으로 생각되는 것', '알려지지 않은 것' 과 '추측' 등이 있다.

도수 물리치료사가 신경-근골격계의 검사에 매우 숙달되어 있다 하더라도 치료사가 의학적 치료의 영역을 넘어

표 8.6 기법선택에 영향을 미치는 통증의 측면

선택			
역학적 차단	인대와 관절낭	관절염성 후관절	추간판/신경근

선 의학적 검사와 진단 영역에 책임을 지는 것은 환자의 가장 큰 관심사는 아니다. 이것은 진단이 불확실한 상태에서 도수교정 치료를 할 때 특히 중요하다.

선택 - 진단(Selection - diagnosis)

진단과 관련하여 기법의 선택을 논하기 위해서는 환자의 질병을 네 그룹으로 나눌 필요가 있다(표 8.6). 각각의 그룹은 척추의 모든 분절에 적용되지만 몇몇 질병은 특정 분절에서 더 흔히 나타난다.

이 장에서 기법 선택에 대한 논의는 일반적인 원칙과 관련이 있다. 척추의 특정 분절과 관련된 기법 선택의 부분은 다른 장에서 논하기로 한다. 불안정성, 과가동성 질병, 유아기 추간판 붕괴, 원발성 후외측 탈출, 척추 전방 전위증의 관리(선택될 기법과 비교하여)에 대해서도 생각하여 논하였다. 네 가지 그룹은 다음과 같다.

관절 운동의 차단(Blocking of joint movements)

*첫 번째 그룹*은 추간 관절 운동의 역학적 차단(mechanical blocking)에 의해 영향을 받는다. 그러한 말초 관절 운동의 역학적 차단의 예로 슬관절 내측 반월판의 전위와 열상 또는 슬관절의 유리체(loose body)를 들 수 있다. 역학적 차단은 경추나 요추에서도 흔히 볼 수 있다. 역학적 차단을 포함하는 이 그룹에는 여러 가지 진단명이 붙어왔고 받아들여지지 않은 것도 많았다. 차단(blocking)이나 잠김(locking)의 원인이 무엇이든 간에 병력, 증상과 징후는 미리 인지할 수 있으며 운동을 회복하기 위하여 특정 기법을 선택하게 된다. 추간 관절의 운동은 차단되고 척추관의 운동은 대개 영향을 받지 않는다.

인대나 관절낭의 염좌 또는 좌상 (Ligamentous and capsular strain or sprain)

*두 번째 그룹*은 후관절의 관절낭을 포함하여 추간 분절을 지지하는 인대성 구조로부터 증상이 발생하는 환자들이다. 증상은 여러 가지 다양한 형태로 나타나지만 환자의 증상과 추간관절 운동 및 통증 반응 또는 척추관 및 추간공 내 통증-민감성 구조의 운동과 통증 반응 사이에는 항상 양립하는 관계가 존재한다. 운동과 함께 나타나는 통증 반응은 운동의 끝에서만 나타날 수도 있고, 운동범위 끝까지 전 범위에서 나타날 수도 있다. 이전에 언급했듯이 통증은 국소적이거나 방사될 수 있다.

후관절의 관절염/관절증 (Zygapophyseal joint arthritis/arthrosis)

*세번째 그룹*은 척추 후관절의 '관절염/관절증'으로 인해 나타나는 만성적 또는 더 통증이 심한 급성적 증상이 나타나는 환자들이다. 환자가 느끼는 증상은 국소적이거나 방사될 수 있으며 관절염성 고관절의 경우 고관절의 통증없이 슬관절에서 연관통을 일으킬 수 있다.

추간판/신경근 (Intervertebral disc/nerve root)

*네 번째 그룹*은 점차적으로 악화되는 추간판에서 기인하는 증상이 나타나는 환자들이다. 진단을 통해 추간판에 이상이 있고 점차적으로 악화되며 마지막에 신경근 손상까지 초래할 수 있다는 것을 확실히 예측할 수 있다. 추간판은 추간관절의 운동만을 방해하겠지만 질병의 후반 단계에서는 척추관 구조의 운동에도 영향을 미칠 것이다. 이들이 영향을 받으면 신경근의 전달 또한

영향을 받을 것이다. 그러나 환자는 신경 전달의 변화 없이 심각한 방사성 통증으로 발달될 수 있다는 것을 깨달아야 한다. 이 장의 목적에 따라 이 그룹은 통증이 심하고 추간판이 신경근의 보존성에 영향을 미치는 위험한 상태의 환자와 관계가 있다.

선택 - 통증(Selection - pain)

기법 이행 방법과 기법의 선택에 영향을 미치는 통증과 관련된 여러 가지 양상이 있다(표 8.6). 이 책에서 여러 종류의 연관통을 끝 범위 통증과 전 범위 통증으로 구별하여 설명하였다. 그러나 통증은 잠재적일 수도 있고 가중되거나 지속될 수도 있다. 통증을 일으키는 질병은 급성 염증성일 수도 있고 그렇지 않을 수도 있다. 통증의 이러한 양상들은 의미가 있으며 선택된 기법을 적용하는 방식에 분명 영향을 미친다(표 8.3의 C와 D 참조). 이러한 측면은 앞쪽에서 설명하였다.

병력, 증상 및 징후 (History, symptoms and signs)

세 번째 통합부(6장 참조)는 다음과 같이 이루어져 있다.

1. 병력
2. 증상 –즉, 환자가 느끼는 증상의 유형과 특정 부위
3. 징후 –즉, 환자의 증상이 도수물리치료적 검사를 통해 재현되고 다양화되는 방식

병력(History)

병력의 세 가지 주요한 특징은 다음과 같다.

1. 병력을 통한 질병의 발병과 진행
2. 환자가 치료를 의뢰할 때 질병의 단계
3. 치료를 의뢰할 때 질병의 안정성 정도

이것들은 추간관절의 염좌/좌상 질병과 역학적으로 차단(blocking)된 운동에 똑같이 적용한다. 흔히 나타나는 추간판과 신경근의 더욱 심각한 문제에도 마찬가지이다.

증상(Symptoms)

환자의 증상 유형이나 부위, 그리고 그것을 느끼는 환경은 치료 기법의 선택에 영향을 주는 중요한 수단이 될 수 있다. 예를 들면, 허리와 우측 둔부, 그리고 우측 대퇴 후부에서 무릎까지 확산되는 통증이 있는 환자가 있는데, 환자가 왼쪽으로 누워서 고관절과 슬관절을 굴곡하고 오른쪽 무릎을 침대 위에 대고 있는 자세가 가장 편하다고 하고 우측으로 누우면 둔부와 하지의 통증이 증가한다고 하면 환자는 좌측으로 누운 자세를 취해야 하며 기법에서도 골반이 좌측으로 회전되어야 한다는 것을 의미한다.

환자가 설명하는 증상은 도수물리치료적 검사 소견과 환자가 질병으로 인해 영향을 받는 활동이 일치할 때에만 치료 기법의 선택에 이용될 수 있다.

징후(Signs)

징후는 도수물리치료적 검사 소견을 말한다. 이들은 척추관 운동도 손상 받았는지, 신경 전도에 장애가 있는지, 증상이 신장 또는 압박 요소가 있는지를 구별해주고 질병의 염증 정도를 파악하는데 도움을 준다.

진단이 모두 중요하듯이 환자의 증상이 증가하거나 감소할 수 있는 활동도 똑같이 중요한 부분이다. 기법의 선택에서 다음의 예는 진단의 중요성과의 비교를 통하여 검사 소견의 중요성을 설명해 줄 것이다.

'신경근 염증을 동반한 추간판 탈출'이라고 진단을 받은 두 환자는 좌측 견갑부와 팔에 통증이 있다. 그러나 한 사람은 경부의 운동 시 견갑부와 팔의 통증이 심하게 증가하므로서 운동이 현저히 제한되고, 다른 사람은 완전히 움직일 수는 있으나 머리의 좌측 회전과 좌측 굴곡이 결합된 복합운동으로 신장된 자세를 유지할 때만 팔의 통증 변화없이 희미한 견갑부의 통증이 발생한다. 첫 번째 환자의 치료로 선택된 기법은 통증을 일으키는 구조에 손상을 일으키지 않도록 증상을 완화시키는 자세와 운동이어야 하는 반면 두 번째 환자에게는 원인이 되는 질병과 통증 회복을 위해 적당한 수준의 견갑

부 증상을 일으키는 강하고 지속적인 기법을 적용할 수도 있다.

운동의 검사는 다음 세 가지 부분으로 이루어져 있다.

1. 척추관과 추간공 구조물의 운동 검사
2. 다음과 같은 추간 분절의 생리적 운동 검사
   a. 일상적인 해부학적 운동(굴곡, 신전, 측방굴곡과 회전, 기능적으로 나타나는 운동의 일부)
   b. 여러 운동을 복합적으로 하는 확장된 생리적 운동.
   c. 지속적인 자세, 견인과 압박
3. 다음과 같은 촉진 기법에 의한 검사
   a. 체온 변화와 피부 표면의 땀에 대한 평가
   b. 근육의 연부 조직 평가
   c. 극돌기 사이와 추궁판(lamina)과 후관절 부위의 연부 조직 평가
   d. 표준 방향으로의 종속운동(accessory movement)
   e. 다양한 경사각으로의 종속운동(accessory movement)
   f. 각기 다른 생리적 자세에서 다양한 경사각으로의 종속운동(accessory movement)

이러한 요소와 관련한 기법의 선택은 어떤 소견이 환자의 질병과 가장 일치하는지에 대한 관점에서 폭넓게 생각되고 있다. 다시 말하면, 촉진과 척추관 소견(canal finding)과의 관계는 불확실한 반면 '복합된' 생리적 검사 동작이 환자의 국소 통증을 완전히 재현한다면 복합된 생리적 운동을 치료 기법로 택할 것이다. 그러나, 척추관의 운동이 환자의 질병과 직접적으로 관련이 있다 하더라도 이러한 운동을 첫 번째로 선택해서는 안되며 생리적 운동과 종속운동에 의해 어느 정도 회복된 후에 사용해야 한다.

인식될 수 있는 규칙적 패턴의 요소 (Components of recognizable regular patterns)

기법의 선택에 대한 이 장의 시작에서 진술한 통증 패턴, 운동의 패턴 및 병력의 명확한 인식으로 현재의 도수물리치료의 발전이 크게 이루어졌다. 이들은 앞에서 자세히 설명하였다.

미리 알아낼 수 있는 특정 병력-증상-징후가 있으며 특정 치료기법에 대한 그들의 반응도 예측할 수 있다.

환자가 여러 번의 증상발현이 있었다면 퇴행성 추간판의 병력을 미리 알 수 있다. 추간판 질병의 진행으로 인한 신경근 염증이나 압박도 마찬가지로 알아낼 수 있다.

증상발현이 규칙적 패턴으로 나타나며 검사 동작에 대한 증상적 반응패턴이 규칙적 패턴과 일치할 때에는 이 두 가지를 함께 강화하고 패턴을 확고히 한다.

운동 패턴이 규칙적일 때 기법의 선택은 더욱 명백해지고 치료에 대한 반응은 더욱 예측하기 쉽다.

환자의 병력이나 운동 징후가 일부만이 규칙적 패턴과 일치할 경우가 많으며, 불규칙한 패턴을 나타내는 질병의 다른 요소들도 있을 것이다. 이러한 상황에서는 기법의 선택이 규칙적 패턴에 맞추어 정해졌다 하더라도 치료의 반응은 예측하기 어려울 것이다.

추간관절이 잠기는 병력이 있는 경우는 병력을 인식할 수 있는 또 다른 예가 된다. 그리고 검사에서 운동 징후 또한 규칙적 패턴과 일치한다는 것을 알았다. 이런 상태에서는 다시 특정 기법에 대한 치료의 반응을 예측할 수 있다.

환자의 병력이 명확하지 않은 경우가 많은데, 이러한 상태에서는 규칙적 패턴이 나타나지 않는다. 그러나 운동의 검사에서는 규칙적 패턴을 나타낼 수 있다. 예를 들면, 경추의 좌측 굴곡과 좌측 회전이 모두 환자의 좌측 경부에 통증을 재현하는 경우로서 이것은 두 운동 모두 좌측 추간관절이 가까워지게 하는 것이다. 경추 신전도 관절의 좌측면이 뒤쪽으로 가까워지도록 한다. 따라서 질병이 신전시의 횡축 후방에 있는 좌측 구조물에 있으며 신전으로 통증이 재현된다면 운동의 패턴은 규칙적으로 인식할 수 있는 패턴일 것이다. 이와 같은 환자를 인식할 수 있는 운동 패턴 결과에 근거한 기법을 선택하여 치료할 경우 치료 반응은 예측할 수 있어야 한다. 치료의 기대치가 성취되지 않았다면 불규칙적인 반응의 이유는 다른 구조의 이상을 의미하는 환자의 병력에 존재할 것이다.

역학적 질병 중에는 검사 소견으로 인식될 수 있는 패턴이 많이 있다. 퇴행성 후관절 질병과 추간판성 질병에서는 병력으로 규칙적 패턴에 대한 주요한 정보를 얻을 수 있다. 환자의 문제가 외상으로 인해 발병되었을 때 환자는 병력의 진행이 인식될 수 있는 패턴 중 한가지 또는 그 이상과 부분적으로 유사한 증상을 나타낼 것이다. 검사를 통해 밝혀진 운동징후 또한 규칙적 패턴중 한가지 또는 그 이상과 부분적으로 일치할 것이며 그 외에 어떤 패턴과도 일치하지 않는 운동도 있을 것이다. Brian Edwards는 이러한 역학적 규칙적인 패턴의 측면을 깊이 다루었다.

선택 - 기법 자체의 측면(SELECTION-aspects of the technique itself)

기법 자체를 수행하는데 필요한 '선택'의 측면에 대해서도 생각해야 한다(표 8.3). 다음과 같은 측면을 생각할 수 있다.

1. 관절가동술(mobilize) 또는 도수교정
2. 운동의 방향
3. 지시된 운동을 수행하는 자세
4. 기법의 방식
5. 치료 기간

관절가동술 또는 도수교정 (Mobilize or manipulate)

역학적 차단(mechanical blocking)이나 추간관절 운동의 잠김의 경우를 제외하고 관절가동술은 도수교정으로 치료를 시작하는 것 보다 더욱 현명하고 좋은 선택이다. 이것에 대한 예외는 매우 드물다. 그러나 추간관절 운동이 잠기게 되었을 때는 대부분 도수교정이 필요하다.

> 대부분의 임상 사례에서는 도수교정보다는 관절가동술로 치료를 시작하는 것이 현명하다. 흔하지 않은 경우, 예를 들면, 관절 운동이 잠겼을 때 물리치료사는 처음 치료에서 관절가동술이 효과가 없을 경우 도수교정을 시도한다.

잠긴 운동 이외의 질병에서도 적어도 한번의 치료 이후에 제한 방향으로의 도수 교정이 필요할 수 있다. 염증성 관절 질병은 반복적 관절가동술(mobilization)이 질병의 염증을 악화시키게 되므로 한번의 부드러운 트러스트(thrust)로 치료하는 것이 나을 수 있다.

선택적인 큰 폭의 운동이 예상만큼 효과적이지 않을 때 도수교정이 더욱 효과적일 수 있다. 이와 마찬가지로 지속적 견인이나 간헐적 견인이 사용될 때 도수교정을 하는 것이 더욱 효과적일 수 있다.

기법적용시 운동의 방향(The direction of movement of the technique)

특히 관절가동술(mobilizing technique)에서의 운동 방향은 기법의 목적에 따라 결정된다. 다음은 선택에 영향을 미치는 항목들을 나열하였다.

1. *추간 공간의 한쪽 면을 벌려주는 것이 목적인가?* 이렇게 하면 열린 쪽의 인접한 추간관절 공간이 넓어지고 또한 그 쪽의 추간공도 넓히게 된다. 이 기법이 선택되는 경우는 환자가 신경근 통증을 호소하고 검사에서 척추관/추간공 징후가 나타났을 때이다.
2. *통증이 있는 수축성 구조를 신장시키는 것이 목적인가?* 인대성 구조의 염좌로 국소 통증(또는 앞에서 설명한 유형의 연관통)을 일으킬 때는 조절된 방식으로 신장시켜 완전 범위를 회복하고 통증을 없애야 한다. 이 기법을 시행할 때에는 지속적인 리듬으로 부드러운 신장기법을 적용하여야 한다. 기법을 적용할 때 불편함이 줄게되면 정확하게 선택한 것으로 볼 수 있다. 부드러운 신장 기법의 적용으로 통증반응이 심해지고 점점 더 확산되어 20초 이상 지속되면 기법을 멈추어야 한다. 그러나 수축성 구조의 신장이 필요한지 아닌지에 대한 완전한 해답은 24시간의 간격을 두고 치료의 결과로 일어나는 변화를 평가 해 보아야만 알 수 있다.
3. *어떤 연관통도 피하는 것이 목적인가, 아니면 아주 적은 크기의 연관통을 발생시키는 것이 나은가?* 이 접근법이 가능한 경우는 통증이 만성이거나, 신경근

에서 기인하는 것이 아닐 때, 또는 검사에서 원위부 연관통이 나타나지 않았을 때, 그리고 신경학적 결함의 징후가 없을 때로서 유발되는 연관통을 수용할 수 있는 경우이다.

4. *관절 구조보다는 척추관/추간공 구조를 움직이는 방향으로 움직이는 것이 목적인가?* 환자의 초기 검사에서 척수의 운동은 관련된 연관통을 일으킬 수 있고, 척추관 구조의 운동 또한 같은 연관통을 일으킬 수 있다. 초기에 선택된 운동의 방향은 척추관 구조에는 영향을 주지 않고 관절의 운동을 일으키는 것이어야 한다. 이것이 실패했을 때에만 척추관 운동기법을 사용해야 한다. 모든 규칙이 그렇듯 이 규칙에도 예외가 있다. 한가지 예외는 환자의 증상이 사지로 방사되지 않고 척추나 그 주위에만 국소화 된 경우이다. 이것은 특히 증상이 만성이고 척추관 운동에 의해서 보다 척추의 운동에 의해 재현되기가 더 어려운 경우이다.
5. *선택된 척추에 직접 접촉하여 생리적 운동을 이용할 것인가, 종속운동(accessory movement)을 이용할 것인가?* 이 둘 중에 어떤 것이 가장 중대한 소견을 나타내는가에 따라 선택한다. 생리적 운동 기법은 촉진 소견에 큰 변화를 일으킬 수 있으며 이러한 결정을 할 때에는 종속운동 기법으로 생리적 운동 제한을 해결할 수 있다는 것을 항상 염두에 두어야 한다.
6. *통증이 없는 범위를 회복하기 위해 결함이 있는 구조의 특정 통증성 운동을 일으킬 필요가 있는지를 판단하기 위하여 노력하여야 하는가?* 때로 환자는 치료 후 증상이 사라졌으나 통증을 일으키는 검사 동작이 남아 있을 수 있다. 예방적 관점에서 이 통증성 운동을 해결하는 것이 중요하다. 그렇지 않으면 환자의 질병 병력에서 통증을 없애는 것이 매우 어렵게 될 수 있다.

운동이 실행되는 추간관절의 자세(Position of the intervertebral joint in which movement will be performed)

선택의 이러한 양상에 대한 해답은 위에서 설명한 1-5까지의 요소와 분명 연관이 있다. 다음의 설명은 같은 참고 숫자를 사용하여 위의 설명과 관련지었다.

1. 한쪽의 추간 분절을 열기 위해서 자세의 선택은 두 가지 요소에 의해 결정된다. 첫째는 알고 있는 생체역학이고 둘째는 선택된 자세를 취할 때 환자가 느끼는 통증 반응이다. 예를 들면, 우측의 C6/7 공간을 열기 위한 환자의 '체간 위의 경추' 자세는 굴곡, 좌측 굴곡과 좌측 회전의 복합을 이루어야 한다. 그러나 굴곡, 측방굴곡, 회전의 크기나 세 방향 중 어느 한 부분에 중점을 둘지는 원하는 통증 반응에 따라 결정된다. 목표가 통증을 피하는 것이라면, 굴곡, 좌측 굴곡, 좌측 회전의 크기는 통증이 없는 자세가 될 때까지 수정한다. 부가적으로 설명하자면 일단 이 자세를 취한 후 선택된 운동의 방향은 굴곡, 좌측 회전, 좌측 굴곡 중 원하는 반응이 일어나는 쪽으로 운동이 더 일어나도록 관절가동술을 할 수 있다.
2. 위의 부분에서 '방향(direction)'으로 열거한 것과 같이 똑같은 설명을 '자세(positioning)'에서도 적용한다.

기법의 적용방향과 관절의 자세는 각각 다른 요소이지만 실질적으로 동일한 기준으로 선택된다. 예를 들면, 기법의 목표가 어떤 불편이나 통증의 유발을 피하는 것이라면 '자세'는 통증이 없어야 하고 기법 동작도 통증이 없어야 한다. 증상을 재발하는 것이 목표라면 '자세'를 어느 정도의 증상을 유발시키도록 선택하거나 관절이나 척추관 구조를 기법의 적용 방향에 따라 증상이 재발되는 위치에 두도록 해야 한다.

'자세'와 '운동 방향'에 대한 흔하지 않은 다음의 예는 그들의 상호 관계를 명확히 하는데 도움을 줄 것이다. 환자는 관절운동 및 슬럼프검사(slump test)로 재발되는 우측 견갑부 통증이 있었다. 관절운동 기법 적용으로 초기에는 환자의 증상과 관절 징후의 회복을 나타냈으나 슬럼프검사 징후에서는 진전이 없었다. 이 단계에서 '관절 기법'으로 더 이상의 변화를 얻는데는 실패하였다. 그 후 다음과 같은 결정을 내렸다.

1. 검사 소견에 근거한 척추관(신경 역동적: neurodynamic)기법 사용

2. 증상을 재현하기 위한 '자세'와 '방향' 사용

그래서 슬럼프검사 '자세'를 채택하였고 견갑부 증상을 가장 잘 유발시키는 슬럼프검사의 구성요소를 '방향'으로 선택하였다.

기법의 긍정적 효과는 극적이며 지속적이다. 기법을 위한 자세는 무릎을 편 채 앞으로 다리를 뻗고 앉는 것이다. 경추, 흉추, 요추는 완전히 굴곡한 채 유지하고 체간은 슬괵근 부위에서 강한 신장을 느낄 때까지 고관절 앞으로 구부린다. 오른쪽 다리를 들어 이 자세를 지지하며 슬관절 굴곡은 방지한다.

기법에서 사용된 방향은 최대 족관절 배측 굴곡이었다. 이 운동은 신장할 때마다 견갑부 통증을 강하게 재현하였다.

기법의 방식(The manner of the technique)

여기에서 중요하게 다루는 두가지 양상이 있으며 이는 다음과 같다:

1. 전 범위에 통증이 있거나 운동범위 시작 부에서의 통증으로 통증 제한성 운동을 나타내어 어떤 상황에서도 악화되지 않도록 하여야 하는 경우
2. 통증은 주된 문제가 아니며 손상 구조의 끝 범위에 문제가 있어 악화없이 강하게 다룰수 있는 경우

통증에 주의를 기울여야 하고 초기 운동범위나 전 범위 통증의 문제 있을 때

1. 가능한 범위 내에서 불편 없이 기법을 적용할 수 있는 자세
2. 기법은 매우 편안하고 안전하게 적용해야 한다.
3. 어떤 불편도 주지 않는 가능한 큰 폭으로 적용한다.
4. 속도는 느려야 한다.
5. 리듬은 부드러워야 한다.
6.* 기법의 적용 시간은 짧아야 하며 초기에는 48시간의 반응을 평가한다.

이 때에는 등급 I과 II의 운동이 효과적이다. 통증이 감소하면 등급 III의 운동이 사용될 수 있다. (5)는 기법의 리듬을 표현한 것이며 '리듬'에 대해서는 앞쪽에 상세히 설명하였다.

경직이 우세하고 손상 구조가 외상이나 질병으로 약화되지 않았을 때:

1. 끝 범위 자세가 선택된다.
2. 기법은 강하게 적용한다.
3. 폭은 주로 작아야 하지만 간간이 약간 더 큰 진폭의 운동이 있어야 한다.
4. 속도는 빠르게 적용될 수 있다.
5. 리듬은 어느 정도 스타카토식(staccato)일 필요가 있다.
6. 불편감에 주의를 기울여야 한다. 특히 기법을 적용하는 동안 증상이 가중되는 어떠한 징후가 나타날 때.
7*. 치료 시간은 수동적 관절가동술 사이에 간간이 능동 운동을 함으로써 길게 할 수 있다.

때로는 등급 IV의 운동을 얼마나 강하게 적용할 지를 결정하기가 어려울 때도 있다. 결정은 다음의 관계에 근거한다.

- 연부 조직 변화의 새로움 또는 오래됨(더 오래될 수록 강한 압박을 가한다).
- 운동에 대한 통증과 운동 시 느껴지는 저항과의 관계(강도와 가동범위 내의 위치의 측면에서 둘 간의 관계가 가까울수록 강한 압박을 가한다).
- 이전 치료로 인한 '염증성' 반응(염증성 반응이 적을수록 강한 압박을 가한다).

치료 시간(Duration of treatment)

기법을 선택할 때 한 치료회기에 이루어 질 수 있는 치료의 양에 따라 하나의 기법에서 다른 기법으로의 변화 여부를 결정하며 치료 시간은 '치료의 적용'에서 완전히 다룰 것이다. 한 치료 회기에서 이루어질 수 있는 이상적인 치료의 양이 있으며 한 회기에서 반복될 수 있는 기법의 횟수는 위의 별표 된 6*과 7*에서와 같은 요인으로 인해 제한될 수 있다.

선택 - 진단과 현재의 증상과 관련하여 (SELECTION - related to diagnosis and presenting symptoms

치료를 하기 전에 도수 물리치료사는 자신의 지식을 통해서 그리고 의사의 진단과정을 통해서 첫째로는 환자의 질병에 대한 진단을 알아야 하며 두 번째는 환자의 병력, 증상 및 이를 느끼는 상황과 징후(즉 운동 범위에 대한 통증 반응과 관련된 운동검사 소견) 등 검사를 형성하는 상세한 모든 것을 정확하게 결정해야 한다(표 8.7). 치료에 대한 금기 사항을 명백하게 밝혀내기 위한 모든 측면의 검사 또한 이루어져야 한다.

이 후의 교과에서는 정확하고 의미 있는 진단이 매우 어렵거나 불가능하다는 것을 강조하였다. 종종 특정 치료과정의 효과를 알게 됨으로서 진단이 회고적으로 이루어질 수밖에 없는 상황도 있다는 사실과 그러므로 분석적 평가가 매우 중요하다는 것을 설명하였다. 기법의 선택과 관련된 매우 특별한 결정은 앞쪽에 제안된 네 그룹으로 분류된 진단과 아래의 표 8.8에서의 요약을 기초로 할 수 있다.

역학적 차단(Mechanical blocking)

역학적 차단은 경추에서 가장 흔히 일어나며 요추 하부에서는 다소 덜 흔하게 나타나고 흉추에서는 드물다.

간단히 말해서 역학적 차단이 매우 쉽게 일어났다면 (또한, 이전에 발생했다가 자연적으로 사라졌다면) 차단된 측의 추간 공간을 열어주는 관절가동술을 먼저 사용해야 한다. 이것이 실패한다면 차단된 측을 열기 위한 도수 교정을 사용한다.

표 8.7 기법선택에 고려할 상호관계

첫 번째 구획 '이론적이고 추론적인'	두 번째 구획 '임상적 양상'
진단명	병력, 증상, 징후

인대와 관절낭, 그리고 척추 후관절의 '관절염/관절증' (Ligaments and capsule and 'arthritic/arthrosic' zygapophyseal joint)

단 한번의 검사로 위와 같은 제목에 적합한 질병을 분류하는 것은 대개 불가능하다. 새로운 활동, 오용, 과용, 남용 또는 자세(외상으로 인한 것과 구별)로 인한 작은 염좌나 좌상으로 증상을 일으키는 인대나 관절낭의 범주의 경우 '끝범위' 문제나 '전범위 통증' 문제가 될 수 있다. '전 범위 통증'의 인대성 그룹은 대개 통증의 원인이 되는 구조의 인접 부에 한정된 통증을 일으킨다. 진행성 '관절염' 질병 또한 대개 '전 범위 통증' 문제이며 주된 통증은 국소적으로 느껴진다.

인대성 '끝 범위 통증' 그룹은 연관통을 일으킬 수 있으나 매우 희미하며 더 멀어질 수록 강도가 감소한다. 만성 '관절염'성 척추 후관절 질병 또한 '끝 범위' 문제로 나타날 수 있으며 연관통을 일으킬 수 있다.

한가지 다른 경우가 있다. 환자는 운동과 관련된 간헐적인 날카로운 통증을 경험한다. 통증은 항상 국소적이며 연관통이 아니다. 환자는 특정 운동으로 일관되게 통

표 8.8 세분화된 진단에 기초한 기법의 선택

선택

A	B	C	D	E
역학적 차단	인대와 관절낭	관절염성 척추 후관절	추간판/신경근	질병

증을 재연시킬 수 없다.

기법의 초기 선택에 있어 증상의 원천을 감별하는 것은 쟁점이 아니다. 그러나, 회복이 멈추었거나 너무 느릴 때에는 감별할 필요가 있다. 다음의 내용에서는 인대와 관절낭으로 인한 통증과 강직을 설명하였다. 더욱 만성적인 후관절의 '관절염/관절증'(즉 관절 내) 문제에 적용하는 부가적 해설은 다음에 설명하겠다.

선택(Selection)

추간관절 질병의 치료에서 선택될 수 있는 수동 운동기법은 다음과 같다.

1. 생리적 운동
   a. 굴곡과 신전
   b. 측방굴곡
   c. 회전
2. 집단적 종속운동(group accessory movement).
   a. 견인
   b. 압박
3. 척추나 두 개의 인접한 척추의 촉지할 수 있는 부위에 직접적으로 압박을 가함으로서 일으킬 수 있는 국소적 종속운동(localized accessory movement).

이러한 종속운동을 생성하는 압박의 방향은 다음과 같다.

- 정중 또는 편측 후-전 압박(postero-anterior central or unilateral vertebral pressure)
- 정중 또는 편측 전 - 후 압박(anteroposterior central or unilateral vertebral pressure)
- 횡단 압박(transverse vertebral pressure)

위의 압박 방향은 내측, 외측, 두측, 미측 방향으로 다양해 질 수 있고 또한 접촉 지점을 약간씩 바꿀 수도 있다.

위의 모든 운동은 다른 강도와 리듬으로 적용될 수 있으며 여러 순서로 다양화할 수 있고 대개 환자의 기능적 상태나 손상된 운동에 따라 결정된다. 운동은 다음 다섯 가지 증상 그룹을 치료하기 위해 사용된다.

1. 통증
2. 강직과 연관된 통증
3. 강직(stiffness)
4. 순간적인 찌르는 통증
5. 특정 진단과 직접적으로 관련된 질병

이러한 분류는 지침서 말초 도수교정『Peripheral Manipulation』(Maitland, 1990)에서와 같다.

국소 통증과 주위 연관통의 강도는 매우 다양하므로 기법을 처음 선택할 때 두 가지 극단적인 증상과 연관하여 생각하는 것이 도움이 된다. 첫 번째 극단적인 상황은 전 범위 통증 상태(그룹 1)로 운동의 시작에서부터 통증-제한성 운동이 있고 통증이 격렬하며 운동이 제한된 부위에는 강직이나 근 경직은 없다. 또 하나의 극단적인 상황은 경직된 운동을 신장할 때 통증이 생기기는 하지만 환자는 통증이 아닌 강직을 호소한다(그룹 3). 이것은 '끝범위' 상태이며 통증은 매우 적다.

그룹 1 - 통증(pain)

이 부류의 환자들은 다른 요인에 의한 제한보다는 매우 심한 통증-제한성 운동을 나타낸다. 사용될 수 있는 기법은 다음과 같다.

통증이나 불편함이 없는 범위 내에서의 종속운동 (Accessory movements in a part of the range that is totally free of any pain or discomfort)

치료되어야 할 관절은 완전히 증상이 나타나지 않는 자세여야 한다(아래의 예를 보시오). 운동의 폭은 통증 없이 가할 수 있는 가장 큰 범위여야 한다. 폭을 크게 하기 위해서는 범위에서 상당히 후퇴한 지점에서 시작할 필요가 있다. 운동의 리듬은 부드럽고 느려야 한다.

MAITLAND, G. (1990). *Peripheral Manipulation*, 3rd end., pp. 155-156. London: Butterworths

다음의 예는 이 점에 대해 명백히 밝혀줄 것이다. 환자가 경추 중간부에 격심한 통증이 있고 치료로 선택된 운동이 정중 후-전 압박이라면, 환자의 머리와 목은 통증이 없는 자세를 유지해야 한다. 이는 환자가 바로 눕거나 엎드린 자세를 취함으로써 이루어진다.

후-전 운동을 큰 폭으로 하기 위해서는 특히 환자가 엎드린 경우 환자의 경추 중간부(mid-cervical area)를 후-전 운동의 범위에서 시작 지점을 더 뒤쪽으로 하기 위하여 손가락을 이용해 후방으로 들어올릴 필요가 있다(그림 10.42b).

환자가 신전, 좌측굴곡, 좌측회전으로 쉽게 재발되는 격심한 좌측 경부 통증이 있으면 증상을 없애는 자세는 굴곡(완전 굴곡과 중립자세 사이), 우측 굴곡(완전 우측 굴곡과 중립자세 사이), 우측 회전(완전 우측회전과 중립자세 사이)이 복합적으로 이루어진 자세가 될 것이다. 이러한 상태에서 첫 번째 선택은 좌측에서의 편측 후-전 압박을 사용하지만 불편함을 피하기 위하여 외측으로 경사를 주어 편측 압박을 가해야 한다. 이 기법이 통증 없이 이루어질 수 없다면, 오른쪽에서 횡단 압박을 사용한다.

환자의 증상이 회복되면서 치료 운동은 범위를 넓히고 환자 머리의 자세는 통증성 제한 방향으로 조심스럽게 바꾸어 준다. 기법은 불편한 정도의 큰 폭 운동 단계로 진행시킬 수 있다.

생리적 운동(Physiological movements)

통증을 치료하기 위하여 생리적 운동을 사용할 때 이들도 통증이나 불편함이 유발되지 않도록 시행하여야 한다. 종속운동에서와 같이 치료되는 추간 분절은 모든 방향의 운동에도 통증이 없는 중간 자세를 취해야 한다. 즉 C5/6에서 기인한 우측 통증을 치료하기 위해 좌측 굴곡을 한다면 C5/6관절은 제한된 굴곡/신전 범위의 통증이 없는 중간자세로, 회전 범위는 압박과 견인의 중간 자세로 유지해야 한다. 측방굴곡의 치료동작은 통증이 없는 방향으로 크고, 느리고, 부드러운 진폭으로 어떤 불편이 발생하기 전에 끝내야 한다. 환자의 증상과 운동이 호전됨에 따라 기법은 알고 있고 조절될 수 있는 정도의 불편함으로 수행할 수 있다. 더 이상의 진행은 모든 위치에서 완전 범위가 가능할 때까지 머리와 목의 자세를 바꾸면서 실시한다.

양측 또는 중앙 통증으로 환자의 운동이 매우 제한적일 때 치료 운동의 폭은 불편감을 피하기 위하여 매우 작은 폭으로 이루어져야 할 것이다. 측방굴곡이나 회전을 이용한 운동은 약 5°의 좌측 굴곡에서 5°의 우측 굴곡으로, 또는 5°의 우측 회전에서 5°의 좌측 회전으로 매우 느리고, 부드럽고, 가벼운 진동 운동을 가한다. 종축 운동은 이 교과에서 정의한 순수한 '생리적 운동'이 아니더라도 이러한 상황에서 유용한 기법이 될 수 있다. 이 또한 부드럽고, 느리고, 작고, 가볍게 가해야 한다.

환자의 증상과 운동 징후가 회복되면서 치료 운동은 더 큰 범위로 적용하여 운동의 폭을 증가시킬 수 있다. 그 이후의 진행은 위해서 언급했듯이 조절될 수 있는 정도의 불편함 정도까지 움직인다.

진행(Progression)

종속운동(accessory movement)과 생리적 운동의 선택에 있어 처음의 선택은 둘 중 어떤 것이 환자에게 편안하게 가장 큰 폭으로 운동을 적용할 수 있는지에 의해 결정된다.

처음의 진행에서는 같은 기법을 같은 속도로 움직이지만 이번에는 불편감을 조절할 수 있는 정도로 적용한다. 이렇게 적용하기에 적절한 치료의 단계였다면, 불편감은 기법을 적용하면서 줄어들 것이다. 기법의 폭은 큰 폭의 운동이 가능할 때까지 늘려준다.

다음의 진행은 통증이 있는 방향으로 관절을 움직여 자세를 바꿔주는 것이다. 그러나, 통증이 있거나 큰 폭의 치료 운동이 불가능한 자세로까지 바꾸어서는 안된다.

후에 통증 치료의 다른 방법을 설명하겠다. 그것은 지금의 개념과는 매우 다르므로 따로 분류하였다.

그룹 3 - 강직(stiffness)

이 부류는 강직으로 정상적 기능이 제한되거나 강직된 관절이 강한 신장에 의해 약간의 통증을 느끼는 환자가 해당된다. 그들은 격심한 통증으로 치료를 의뢰하는 것이 아니라 차를 후진하기 위한 동작이나 골프의 완전한 스윙동작이 되지 않기 때문이다. 이 외에도 여러 가지 유사한 상황이 많다. 치료사가 그들의 운동을 검사해보면 모든 운동이 제한되어 있다. 운동이 신장되었을 때는 통증이 없거나 약간의 통증을 느낀다.

이러한 문제에 대한 기법의 선택에서는 하나에서 다른 하나로 전환하는 두 가지의 신장 운동을 사용한다. 신장이 필요한 부위에 대한 1차적인 운동을 선택한 후(예, 차를 후진할 때 가고자하는 곳을 보기 어려운 환자의 경우 경추의 우측 회전), 첫 번째 운동은 제한된 부위에서 경추 우측 회전의 생리적 운동의 진동성 신장 운동을 가한다. 이것은 약 1분 정도 계속해야 하며 강도는 강에서 약으로 다양하게 한다. 두 번째 운동은 경추를 우측 회전의 제한된 위치에서 종속운동(여러 강도로 신장과 진동 운동을 가하며)을 적용한다. 종속운동 후 우측 회전 기법을 반복한다. 또한 치료를 계속 진행하면서 생리적 범위에서의 종속운동을 생리적 운동으로 전환시킨다. 똑같은 원칙으로 어떠한 1차적인 생리적 운동과도 결합하여 사용될 수 있다.

때때로 환자는 생리적 운동이 아니라 특정한 하나의 종속운동이 원인이 되어 운동범위의 제한을 나타낼 수도 있다. 이는 검사 시에 강직된 관절의 제한 부에서 종속운동의 범위를 평가함으로써 알 수 있다. 이러한 검사에서 특정 종속운동이 나머지 운동에 비해 더욱 강직되어 있음을 발견할 수 있으나 모두 똑같이 강하게 신장한다면 일차적 종속운동에서 정보를 얻기가 힘들뿐 아니라 그것은 상당한 불편감을 일으킬 것이다.

기법을 수행할 때 다음과 같은 점을 고려하여야 한다.

1. 추간관절의 생체역학은 측방굴곡과 회전이 같이 일어난다. 따라서 C2-C7의 척추 분절에서는 우측 회전 시 머리와 목을 관상면의 방향에서 신장할 필요가 있다. 즉, 동시에 환자의 턱이 오른쪽 어깨로 향하도록 신장한다.
2. 통증 치료 시 편측 후-전 압박의 종속운동에서는 외측으로 경사를 주어야 하는 반면 경직을 치료할 때는 내측으로 향할 필요가 있다.
3. 통증 치료 시 기법은 가볍고, 천천히, 부드럽게 적용한다. 강직 치료 시에는 전체 치료 시간의 일부로서 종속운동을 한 추간 분절의 운동의 운동량을 강조하여 스타카토(staccato) 방식으로 적용하여야 한다.
4. 신장 기법은 통증을 유발할 수 있다. 그러나, 이러한 통증은 치료 시 적용되었던 같은 방향으로 큰 폭의 운동을 수행함으로써 해결될 수 있다. 그러나, 이 때에는 제한된 범위까지 통증이 사라질 때까지 슬쩍슬쩍 움직여 준다.

이러한 부류의 환자에 대하여 도수 물리치료사는 종종 관절가동술을 충분히 강하게 적용하지 않기 때문에 실패하게 된다.

그룹 2 - 강직이 동반된 통증

두 가지 극적인 상황 즉 강직이 없는 통증, 통증이 없는 강직에 대하여 설명하였으므로 이제는 통증과 강직이 함께 나타나는 세 번째 그룹의 환자에 대하여 알아보기로 한다. 이는 가장 큰 그룹을 이루고 치료가 가장 힘든 경우이다. 이들 환자는 계속적인 증상으로 통증이 나타나거나 운동 시에만 통증이 나타날 것이며 두 가지의 예에서 운동시 강직을 나타낼 것이다. 또한 운동 검사시 통증이 발생하는 범위와 운동 범위의 제한간에 상호 관계가 있을 것이다. 환자의 호소와 척추 운동을 통한 검사 소견간에는 '일치하는' 유사성이 있어야 한다. 계속적인 증상이 있는 환자는 운동범위의 시작에서부터 통증을 느끼며 이 통증은 제한된 범위에 다다를 때까지 증가된다(즉, 전 범위 통증 상태). 움직일 때만 통증을 일으키는 질병을 갖고 있는 환자의 경우에는 운동의 끝 범위에서 유발되는 통증을 나타낼 것이다(즉, 끝 범위 통증 상태).

전 범위 통증이나 끝 범위 통증 외에도 명확히 해야 할 특징으로서 끝 범위에서 통증이 악화되는 환자의 경우 운동의 제한이 우세한지 통증이 우세한지를 판단해야 한다.

운동 도표(부록 1)의 사용으로 이를 명백히 설명할 수 있다.

통증이 우성 요소일 때 P_1은 R_1 전에서 시작하고 운동을 제한하는 것이 R_2라 하더라도 P′('P prime' ; prime은 기법적이고 수학적인 용어임)은 L 위의 R_2L 수직선 상에서 매우 높은 지점에 위치할 것이다.

경직이 우성요소일 때 P_1은 R_1전, R_1후 또는 R_1과 같은 지점에서 시작될 것이다. 그러나 R_2가 운동 범위를 제한하는 요소가 될 것이고 P′은 L 위에서 R_2L 수직선의 어느 부분에도 위치할 수 있으나 R_2 이하에 위치할 것이다. 그러나 더욱 우성적인 경직 요소는 R_2L 수직선 상에서 더 아래쪽에 P′이 위치할 것이다.

통증이 훨씬 우세할 때 기법의 선택은 위의 '통증'에 대한 설명에서 이미 언급한 것과 동일 할 것이다.

'경직을 동반한 통증' 그룹에서 통증을 치료하는 다른 방법이 있다. 이는 앞에서 언급했듯이 개념이 다른 부분이므로 여기에서 설명하지 않았다. 이것은 환자의 통증이 강직과 직접적으로 연관이 있을 때에만 적용할 수 있으며 원하는 정도의 통증이 유발될 때까지 제한부에 압박을 가한다. 방법의 설명에 대하여 경험 있는 시술자를 포함한 몇몇 독자는 '이것은 통증이 아니라 강직을 치료하는 것이다' 라고 말할 것이다. 이것은 맞지 않다. 왜냐하면 강도는 예측된 증상 반응을 유발시키기 위한 것이며 이 반응이 나타날 때까지 저항에 대해 운동을 가하는 것이기 때문이다. 치료 운동은 저항에 의해 제한되거나 조절되지 않고 통증 반응에 의해 조절된다. 다음은 강직된 부분에 선택된 기법으로 강하게 압박함으로써 통증을 치료하는 예이다.

한 남자가 좌측 두통으로 발전할 수 있는 좌측 하후두 통증을 겪고 있다. 검사를 통해 좌측으로의 환축(atlanto-axial)회전에 큰 제한이 있으며 이 방향으로의 운동이 좌측 하후두부의 통증을 유발시킨다는 것을 발견하였다. 초기 치료 시기에는 위에서 설명한 대로 '통증'을 치료하는 방향으로 기법을 적용하였으나 이것으로 환자의 증상이나 운동 징후를 변화시키지 못하였다. 그 후 '강직을 움직여 주므로서 통증을 치료' 하기로 결정하였다. 이 단계에서는 환축추의 국소부에 작은 진폭으로 좌측 회전의 느린 진동성 신장을 적용하는 것을 제외하고는 기법의 특별한 다양화가 문제되지 않는다. 중요한 점은 어느 정도의 신장이 적용되건 기법의 강도는 원하는 통증의 질, 부위, 강도에 따라 조절해야 한다는 것이다. 저항의 강도에 의해 조절하는 것은 아니다.

치료 기법의 목적은 통증의 강도, 질, 통증 부위를 제거하여 저항에 대해 어떤 변화가 생기든 상관없이 재발되지 않게 하는 것이다.

강직과 통증이 똑같이 우세할 때 경험이 적은 치료사의 경우 항상 초기의 치료에서 위에서 설명한 '통증'의 치료에 한정되어 치료하는 것이 중요하다. 이 치료로 환자의 증상이나 검사 동작의 회복에 실패했을 때만 강직의 치료기법의 사용을 고려해 볼 수 있다. 강직이 좀 더 우세한 요소일 때 위에서 설명한 '강직'에서와 같은 기법을 사용할 것이다. 차이점이 있다면 다음과 같다.

1. 치료의 크기가 운동의 시작부분에 제한되어 있어야 하기 때문에, 또는 관련된 기법의 가치에 대한 평가를 더욱 효과적으로 하기 위하여 처음에는 종속운동과 생리적 운동 둘 다가 아니라 둘 중 한가지를 사용한다.
2. 일차적으로 생리적 범위의 제한된 부분에 가까운(제한된 부분이 아님) 가장 통증이 심하고 제한된(즉, 원발성의) 종속운동을 선택할 것인지, 가장 통증이 심하고 제한된(즉, 원발성의) 생리적 운동을 택할 것인지를 결정하여야 한다.
3. 기법의 강도와 리듬은 치료 시 느껴지는 불편감에 따라 수정하여야 한다. 관절의 위치와 계속적인 리듬으로 기법을 적용하는 동안 불편감이 감소되거나 적어도 변화가 없어야 하며 계속해서 악화되어서는 안된다.
4. 처음에 신장 기법은 환자의 연관통을 재발시켜서는 안된다.

임상적 경험에 의하면 치유과정을 촉진시키기 위하여 어떤 단계에서는 어떤 구조에 조절된 방식으로 손상을 일으키는 염좌나 좌상을 유발할 필요가 있음을 알 수 있다. 아마도 이러한 사실은 유합이 정지된 골절의 유합을 촉진시키기 위한 수단으로서 행하는 역학적 방법과 관계가 있을 것이다. 이러한 기법이 적용되었을 때 환자는 '아프지만 나쁘진 않다' 라고 말할 것이다. 이러한 표현은 기법의 선택이 정확하다는 의미이며 평가를 통해서 증명할 수 있다. 이외의 통증성 질병은 손상시키는 것을 선택적으로 피한다. 선택의 첫 번째 단계에서 위에서 언급한 바와 같이 '통증' 치료를 위한 기법을 선택하고 위에서 설명한 정도의 통증을 유발하는 기법만을 사용하여 통증 치료를 진행해 나간다면 잘못된 결과를 초래하지는 않을 것이다. 환자의 질병 치유를 위해 손상을 일으킬 필요가 있는지를 결정하는 수단은 없으며 그보다는 짧은 시간동안 최소의 불편감을 초래하는 기법을 사용하고 24시간 동안의 효과를 평가한다. 따라서 국소 통증을 유발시키는 기법을 처음 사용할 때 다음 사항을 지켜야 한다.

1. 불편감은 최소로 유지되어야 한다.
2. 기법은 환자가 완전히 이완한 상태에서 천천히 부드럽게 적용해야 한다.
3. 특정 위치에서 계속적인 리듬을 수행하며 처음에 몇 번 진동기법을 하는 동안 도수 물리치료사는 다음을 알아야 한다.
   a. 기법의 리듬에 대해 통증이 가벼운 정도로만 나타난다면 이런 경우 기법은 10초 더 지속한다. 리듬에서 통증이 증가하면 중단한다.
   b. 기법이 통증을 일으키면 리듬에서 또한 통증을 일으키는지 여부와 상관없이 중단한다.
   c. 통증이 감소되거나 변화하지 않은 상태로 유지되는 경우에만 기법을 적용한다.
4. 환자의 증상과 징후를 재평가하기 전에 기법은 최대 30초까지만 유지 되어야 한다.
5. 약간의 치료만을 적용하고 24시간 평가를 한 후 아무런 이상이 발견되지 않았을 때 조금 더 많은 치료를 한 후 30분간 증상의 악화를 관찰하는 것이 좋은 방법임을 기억해야 한다.

평가하는데 있어서 가장 정보를 얻을 수 있으며 유용한 것은 24시간의 기간이다.

그룹 4 - 일시적 통증(momentary pain)

이 환자는 예상치 않은 때에 갑자기 일시적인 찌르는 듯한 통증을 경험한다. 비록 환자가 움직이는 것을 인식하지 못할 만큼 작은 운동이었다 하더라도, 항상 운동과 연관이 있다.

이러한 상태에서 치료의 선택은 통증을 유발시키는 운동을 완전히 밝혀내는 검사에 달려있다. 운동은 대개 자세와 결합되며 접촉 가능한 척추 부위에 직접 대고 일으키는 종속운동이 포함된다. 치료 기법의 선택은 '일시적 통증'을 재발시키는 복합된 자세에서 종속운동을 하는 것이다. 기법은 거의 항상 강한 등급 IV 동작이며 치료로 인한 통증을 경감시키기 위해 부드러운 등급 III이 뒤따른다.

그룹 5 - 척추 후관절의 관절염/관절증 (Group 5- arthritic/arthrosic zygapophyseal joint)

관절염(arthritis), 관절증(arthrosis), 척추염(spondylitis), 강직성 척추(spondylosis)에 대한 정의는 다양하다. 활막염(synovitis)이나 어떤 종류의 관절내 역학적 염증과 정은 전 범위 통증으로 나타나며 정형외과적 약물이 아닌 수동 운동 기법으로 치료하려 한다면 초기의 기법 선택과 진행은 이미 설명한 '통증' 치료를 위한 기법과 일치한다.

후관절은 그 관절의 인접부에 어떤 통증없이 연관통을 일으킬 수 있다. 슬관절에 연관통을 일으키는 고관절의 관절염을 검사할 경우 스트레스가 가해질 때 국소적으로 통증을 느끼면서 종종 슬관절의 통증을 재현시킨다. 이와 마찬가지로 연관통을 유발하는 관절염이 있는 후관절에 스트레스가 가해지면, 국소적으로 통증을 일으키며 때때로 연관통을 재발시킨다. 이 경우 기법의 선택과 진행은 강직성 통증 그룹의 치료에 의한다. 그러나 이러한 부류의 질병에서는 더 진행해야 할 두 가지 기법이 더 있다.

진행의 첫 번째 방법(First way of progressing)

관절가동술(mobilization)의 효과가 한계에 다다랐을 때 문제가 있는 한 개의 추간관절에 국소화시켜서 강조하기 위한 도수 교정을 선택하여야 한다. 이는 후관절을 신장시켜야 하며 작은 폭과 큰 폭의 운동으로 끝 범위 관절가동술을 반복적으로 시행하여야 한다.

진행의 두 번째 방법(Second way of progressing)

활막염은 없지만 관절 내 질병으로 증상이 나타난다고 생각될 때 초기에 기법의 적용은 위와 같이 한다. 그러나, 이러한 관절가동술을 어느 정도 진행시키기 원한다면, 기법의 선택은 마주한 후관절이 서로 압박되도록 후관절을 큰 폭으로 움직여 주어야 한다. 기법의 선택이 적절했다 하더라도, 기법을 적용할 때 환자는 국소적인 불편감을 느낄 수 있다. 확인하는 검사과정으로 운동을 계속하면서 약간의 견인이 적용될 때까지 압박을 점차적으로 줄이면 국소적 불편감이 사라진다(Maitland, 1980).

위의 특성을 설명할 수 있는 예로 좌측 환축 관절의 '관절염/관절증' 변화와 함께 좌측 후두통이 있는 노인 환자를 들어보자. 물리치료사는 앉아있는 환자의 뒤에서 흉부로 환자의 등을 받치고 양손을 깍지낀 채 환자의 머리를 감싼다. 그런 다음 환자의 머리를 좌우로 회전시키며(각 방향으로 25°의 호를 그린다), 동시에 환자의 머리에 압박을 서서히 증가시킨다.

이 압박은 환자가 좌측 하후두 부위의 불편감을 느낄 때까지 서서히 증가시켜야 하며 후두 통증을 재현시킬 수도 있다. 50°회전이 유지되면서 머리의 압박을 서서히 이완하면 환자의 좌측 하후두의 불편감과 후두통은 감소하거나 사라질 것이다.

어떤 경우에는 골 관절염성 고관절이 후관절과 비슷한 증상을 나타낼 수도 있다. 이 환자는 국소통증과 연관통으로 심한 통증성 질병을 나타내거나 또는 지속적이고 진행적인 신장을 가하면 만성 골관절염성 고관절에서 전형적인 뼈와 뼈의 마찰음(bone-to-bone clicking)이 나타나는 경직성 관절이 나타날 수도 있다.

MAITLAND, G. D. (1980). The hypothesis of adding compression when examining and treating synovial joints. *Journal of Orthopaedics and Sports Physical Therapy*, 2, 7-14.

후자의 그룹에서 기능적 범위의 회복은 기능적 상실의 원인이 되는 방향으로 신장을 하는 기법을 적용함으로써 성취될 수 있다.

통증이 문제인 전자의 그룹에서의 선택은 통증 치료에서 설명한 바와 같이 패턴에 따른다.

추간판/신경근(Disc/nerve root)

반복적인 증상 발현의 원인이 추간판에 있을 때 추간판의 상태는 다음 두 가지 기본 패턴 중 하나로 인해 점차적으로 악화될 수 있다. 첫째는 점차적으로 퇴화되어 그 구조 자체로 인해 증상을 일으키는 것으로서 추간관절의 역학과 관련되어있는 다른 구조물에 스트레스가 가해지기 때문이다. 둘째는 추간판이 척추관이나 추간공으로 진행되고 탈출되어 신경 구조를 자극하거나 압박함으로써 사지에 연관통을 일으키며, 대개 신경학적 징후와 변화가 동반된다.

이들에는 세 가지 형태가 있다.

1. 수술이 고려되는 격심하고 무능해지는 증상
2. 증상이 심하기는 하나 가벼운 일은 계속할 수 있을 정도의 덜 심각한 증상
3. 신경근 증상의 만성적 잔존

수술이 고려되는 격심하고 무능해지는 증상 (Severe and disabling symptoms sufficient to indicate that surgery is contemplated)

이러한 상태는 다음과 같은 특성이 예상된다.

1. 체중 부하 시 환자의 통증이 악화된다.
2. 변형이 동반된다.
3. 운동은 사지의 통증과 감각 이상(paraethesia)을 유발시키며 가중되거나 격통을 일으킨다.
4. 환자는 누워있을 때에도 통증을 느낀다. 그러나, 짧은 시간이라도 통증을 덜 느끼는 자세를 찾을 수 있다.
5. 연관된 신경학적 징후와 신경학적 변화가 있을 수 있다.

기법의 선택과 관련하여 기법은 현재의 증상을 자극해서는 안된다. 이는 증상을 완화하는 자세를 선택하며 선택된 운동은 증상을 더욱 완화시켜야 한다는 의미이다.

'자세'를 환자가 스스로 찾을 수도 있고 스스로 찾지 못할 수도 있다. 각각에 대한 예를 들면, 이들의 의미를 설명하겠다.

첫 번째 자세의 예는 좌측 S1 신경근 통증이 있는 환자이다. 이 환자는 양 무릎과 고관절을 굴곡 하여 오른쪽으로 눕고 왼쪽 무릎만 침대 위에 올려놓으면 종아리의 통증과 외측 발의 저린 증상이 완화된다. 환자가 일단 이 자세를 취하게 되면 도수 물리치료사는 다리의 불편함을 유발시키지 않고 운동을 증가시킬 수 있는 천천히, 작은 폭의 운동을 회전 방향으로 적용하는 치료 기법을 찾아낼 것이다. 이를 이루기 위해 측방굴곡 또는 굴곡/신전을 포함하여 회전의 각을 찾기 위해 약간의 조정이 필요할 수 있다. 회전운동이 통증 없이 이루어질 수 없는 경우가 있다. 이러한 상황에서는 측방굴곡, 굴곡 또는 신전 운동이 통증 없는 운동일 수 있으며, 점차적으로 증가될 수 있다. 그렇게 치료의 기법은 수정되고 진전된다. 이러한 환자는 하루에 수 차례씩 자세에 적응하게 하고 관절가동술과 유사한 동작을 시도하되 통증이 발생하면 멈추게 해야 한다.

두 번째 자세의 예는 다음과 같다. 비슷한 증상의 환자가 통증 이완을 위한 좋은 자세를 찾아내지 못하는 경우 기법의 선택은 매우 가벼운 견인을 적용할 수 있다. 환자는 치료대 위에서 고관절과 슬관절의 굴곡을 지지한 채 편안하게 바로 누워 있을 수 있다. 그런 다음 가장 가벼운 종축 견인을 가해 증상을 더욱 완화시킬 수 있다(이 반응은 지속적인 입원 견인 치료로 적용할 수 있다). 견인(traction), 이간(distraction), 종축 운동(또는, 이에 대한 어떤 용어)은 종속운동 자세이며 환자 스스로 적절히 이행할 수 없다.

견인에 의한 치료의 설명은 척추와 관련된 장에서 설명하였다.

여기에서 논한 자세 잡기와 견인은 최근 삼차원적 견인이라고 하는 단계로 발전하고 있다.

증상이 심하기는 하나 가벼운 일을 계속할 수 있을 정도의 덜 심한 증상(Less severe symptoms which, though severe, do not prevent the continuing of light work)

기본적 특성은 다음과 같다:

1. 환자는 하루 종일 또는 거의 모든 시간에 보행할 수 있다.
2. 환자의 증상을 증가시키는 특정 운동이나 자세가 있다.
3. 기립자세나 체간 운동시 동반되는 변형은 없다.
4. 운동으로 연관통이 유발된다 하더라도 잠재적 특성은 없으며 나타난다 해도 단기간이거나 심하지 않다.
5. 신경학적 변화 없이 신경학적 징후를 나타낼 수 있다.

이러한 상태에 적용되는 기법의 선택은 통증을 피하기 위하여 자세, 운동의 방향, 운동의 특성과 연관되어야 한다(적어도 초기에는). 기법의 적용은 환자의 증상 및 척추관과 추간관절의 구조물 등 모두의 제한된 운동을 향상시켜야 한다. 척추 운동의 검사에서 다양한 방식으로 복합운동을 사용하는 것은 사용할 기법 선택에 핵심적인 부분을 형성한다. 예를 들면, 이 부류의 환자가 추간판성 C7 신경근 질병이 있다면 똑바로 누워 머리와 목을 60° 굴곡하고 좌측으로 30° 굴곡, 좌측으로 40° 회전했을 때 우측 전완의 증상이 감소하나 이 자세가 지속되면 증상은 더 이상 감소되지 않는다. 이 복합적인 자세를 유지하는 동안 도수 물리치료사는 부드럽게 복합적 자세의 각 방향으로 약간씩 증가시켜서 관절가동술을 사용할 하나의 자세를 찾는다.

통증이 없는 방향으로의 관절가동술을 먼저 선택해야 한다. 그러나, 이러한 접근으로 원하는 진전을 일으키지 않을 때가 있다. 이러한 상황에서 기법은 부과할 수 있는 최소한의 불편함을 유발하며 조절할 수 있는 기법으로 바꾸어야 한다. 이러한 접근방법을 선택하였을 때 선택된 기법을 계속 적용해도 되는지에 대한 정보는 24시간의 반응에 의하기 때문에 약간만 적용해야 한다.

이러한 접근이 실패할 경우 다음의 선택은 척추관 구조의 운동을 포함하여야 한다. 이는 추간관절의 운동과 함께 결합하여 이룰 수도 있고 통증이 없는 자세로 관절을 고정시켜 적용할 수도 있다. 기법의 첫 번째 적용은 극히 제한된 시간 동안 최소한의 관련 증상만을 유발시켜야 하며 24시간 후의 평가로 기법의 진행 지침에 대한 근본적 정보를 얻을 수 있다. 어쨌든 질병이 악화되면 기법을 중단해야 한다.

신경근 증상의 만성적 잔존 (Chronic remnants of nerve-root symptoms)

이 상태는 한가지 필수적인 조건을 제외하고는 척추의 다른 구조로 인한 연관통과 다르지 않다(치료 선택적 측면에서). 만성적 추간판/신경근 상태는 원천적으로 손상된 추간판이 있으며 심한 신경근 통증, 신경학적 징후나 신경학적 변화가 없다 하더라도 신경근 손상이 있다. 따라서 다음 사항을 확인하는 것이 필요하다.

1. 병력이 안정적이고 안전한 단계이다.
2. 최근의 증상 양상이 완전히 안정적인 단계로 나타난다.
3. 신경학적 징후나 변화가 있다면 이는 오래되고 안정적이며 분명 완전히 악화되지 않는다.
   그 외에 필수적인 양상은 다음과 같다:
4. 연관통은 원위부 피절에 나타나더라도 매우 적으며 활동을 제한하지도 않으며 '성가신 정도' 이다.
5. 검사 동작은 이 동작을 강한 과압박으로 지속했을 때만 관련 증상(referred symptom)이 유발된다.
6. 척추관의 운동이 제한되었다면 통증보다는 강직(stiffness)으로 인한 제한이다.
7. 기립자세나 움직일 때 나타날 수 있는 어떤 보호성 기형은 교정했을 때 강직성으로 나타나며, 연관통을 일으키지 않는다.

이러한 상태에서 능숙한 도수 물리치료사는 환자의 증상을 재현시킬 수 있는 기법을 선택한다. 처음에는 이것이 척추관 운동과 구분한 관절 운동이 될 것이며 생리적 운동과 종속운동을 복합한 여러 가지 검사 동작을 통해 결정될 것이다.

이러한 기법을 가장 증상을 많이 일으키는 자세에서 강하게 적용하고 진행하였어도 회복이 멈추거나 매우 느리다면 척추관 구조를 움직여(관절 운동과 구별되는) 환자의 증상을 재현시키는 기법으로 바꾸어야 한다.

신경학적 변화는 우리가 알고 있는 것처럼 도수교정에 의한 치료의 금기가 아니며 이들을 치료하기 위해 선택된 기법과 관련된 모든 세부적인 것을 선택 하는데 기준이 되는 진단적 정보를 제공한다.

선택의 요약(Summary of selection)

치료 시 기법의 선택을 위해 관련된 세 가지 연관된 요구사항이 있다. 첫 번째는 다음과 같다.

환자의 평가를 통해 다음과 같은 정보를 확인 할 때까지는 초기 기법의 선택을 결정할 수 없다.

1. 진단
2. 예후
3. 현재의 질병의 안정성 단계
4. 질병이 환자와 일상생활에 영향을 미치는 방식
5. 운동범위와 관련된 증상 부위와 증상 반응
   a. '끝 범위' 또는 '전 범위' 통증
   b. 격심한 또는 '성가신 정도' 의 증상
   c. 급성 또는 만성
   d. 연관성 증상이 나타나더라도 국소 통증만을 발생시키는 운동
   e. 이상 구조와 손상의 정도를 나타내는 연관성 증상을 발생시키는 운동
6. 금기, 주의사항 및 신경전달과 관련된 모든 다른 중요한 검사 소견

두 번째 사항은 주요한 기본적 관절 기법이 회전, 측방굴곡, 촉진 기법 및 종축 운동(견인 포함)이며 주요한 기본적 척추관 기법은 하지 직거상(SLR), 슬럼프 기법(Slump technique) 및 ULTTs라는 것을 아는 것이다.

세 번째 사항은 앞에서 설명한 감별 진단과 관련된 치료의 원칙을 완전히 이해하는 것이다(표 8.9).

위의 세 영역에 대한 지식에 기초한 기본 틀로부터 기

표 8.9 감별진단과 관련된 치료의 원칙

진단

- 역학적 차단
- 인대와 관절낭
- 후관절 '관절염'
- 추간판 신경근

법의 선택에 도달할 수 있도록 다음의 고찰 목록을 생각한다.

1. 얼마나 가볍게 운동을 해야 하는가(즉, 증상, 진단과 검사 소견과 관련하여)?
2. 관절가동술을 먼저 선택할 것인가, 역학적 차단으로 인해 관절의 도수교정을 해야 하는가?
3. 관절을 먼저 치료해야 하는가, 척추관/추간공 구조를 먼저 해야 하는가?
4. '전 범위' 통증의 초기에서의 통증-제한성 운동 문제인가, 끝 범위 통증 문제인가, 아니면 일시적 통증인가?
5. 추간관절을 여는 것을 첫 번째로 고려해 보아야 하는가?
6. 초기의 기법을 '통증' 치료에 중점을 둘 것인가, '경직'에 둘 것인가(앞에서 설명한 '기법의 방식')?
7. 자세와 기법이 '증상 이완'을 위한 방향으로 적용되어야 하는가?
8. 기법이 국소 증상을 유발해야 하는가, 연관성 증상을 유발해야 하는가?
9. 기법이 환자가 그의 증상을 경감시킬 수 있는 자세에 가깝게 고안되어야 하는가, 끝범위 또는 일시적 통증 자세와 통증을 일으키는 운동에 가깝게 고안되어야 하는가?
10. 기법이 촉진성 종속운동이어야 하는가? 생리적 운동이나 자세와 결합하여 수행되어야 하는가?
11. 기법이 기본적인 생리적 운동이어야 하는가? 다른 생리적 운동과 자세를 결합해야 하는가?
12. 추간관절 대신 척추관과 추간공 내 통증-민감성 구조를 움직여야 하는가, 추간관절 기법과 결합하여 사용할 것인가? 기법 적용 시 통증 반응은 어떠해야 하는가?

초기의 기법이 선택된 후 적용 시나 적용 후에 환자의 증상과 징후에 미칠 수 있는 영향을 예측하여야 한다. 반응이 기대치와 다르면, 기법을 반복하고 여전히 예상된 반응이 이루어지지 않는다면 실패의 원인을 찾아내는 평가가 필요하다. 회복에 실패한 환자의 증상과 징후의 특정한 면은 무엇인가? 기법이 반복되어야 하겠지만 자세는 바꾸어 주어야 한다. 위에 나열된 것과 같은 질문으로 재평가하고, 찾아낸 이유에 따라 다음 기법을 결정한다.

사용된 모든 기법은 특정한 추론에 따라 선택되어야 하며 선택된 기법은 특정 변화를 일으킴을 예측할 수 있어야 한다. 예상한 바가 이루어지지 않았다면 이유는 다음과 같을 것이다.

1. 기법이 비효율적으로 적용되었다.
2. 선택의 이면에 있는 추론이 틀린 것이다.
3. 의사소통이 원활하지 않았다. 이것은 왜 기법이 비효율적으로 적용되었는지 또는 추론이 잘못되었는지에 대한 이유가 될 수 있다(3장에서 설명하였다).
4. 문제가 너무 안정적이어서 선택된 기법이 영향을 주지 못하였다. 이 경우 다른 것을 선택해야 한다.

환자의 증상과 운동 징후의 회복이 정지되면 문제의 전체적인 재평가와 새로운 기법 선택에 대한 추론을 재고찰해야 한다. 이 과정은 치료의 유용성에 대한 최종 결론에 이를 때까지 계속한다.

9 기법의 적용 (Application of techniques)

황성수 역

> 도수물리치료사의 기법은 정확한 반복 평가가 수반되어야만 치료의 형태로서 가치가 있는 것이다. 이런 방식으로 기법의 방향, 등급, 속도, 리듬 및 기간의 정확한 선택이 이루어질 것이다. 또한, 치료의 예상 결과도 예측할 수 있을 것이다. 평가는 각 기법 적용의 전, 중, 후에 이루어져야 한다.

많은 도수 물리치료사들은 치료 형태로서 도수 교정을 사용하기 위해서는 기법의 학습만이 필요하다고 믿고 있다. 그러나 이는 위험한 과오이며 사실과는 매우 거리가 멀다. 이러한 생각은 불행히도 도수 교정의 학습 과정에서도 드러나는데 이는 참으로 한탄스러운 일이다. 운동을 적합하게 적용하는 것이 기법에서 중요하다는 것은 분명하지만 잘 적용된 기법도 운동이 잘못 선택됐거나 잘못된 깊이나 리듬으로 적용되었다면 해롭거나 실패할 수도 있다. 기법의 선택 및 다른 기법으로의 전환은 환자의 징후와 증상을 기법 적용 전, 중, 후, 그리고 치료 시작부터 끝까지 반복적으로 정확한 평가를 하여 결정한다. 이러한 과정은 치료가 객관적이고 안전하기 위해서는 철저히 지켜야 한다. 그러나 안전성과 다른 기법으로의 전환에 대한 기준만이 징후와 증상을 계속적으로 평가해야 하는 유일한 이유가 아니다. 이러한 수단을 통해 도수 물리치료사가 치료의 결과를 미리 예측하는 경험을 쌓음으로서 이루어진다.

어떤 특정 기법이 어떤 변화도 일으키지 않을 때에는 더욱 정확하게 반복하고 그래도 여전히 아무런 변화를 일으키지 않는다면 그 기법은 제외해야 한다. 환자가 치료로 인해 증상이 더 나아졌다고 말할 때 또는 징후라도 호전되었다고 한다면 같은 기법을 반복한다. 다른 징후의 악화 없이 단 하나의 징후만이라도 호전을 보였다면 반복하여 적용한다. 기법으로 인해 징후나 증상이 악화되었을 때에는 반복해서는 안된다. 그러나 관련 징후의 변화를 보이는 치료의 후반기에 (아마도 더 가볍게) 다시 한번 시도해 보는 것도 유용하다. 환자는 존재하는 증상의 악화때문이라기 보다는 신장에 대한 반응으로 나타나는 다른 양상의 통증인데도 증상이 악화되었다고 말할 수 있기 때문에 증상을 평가하는데 주의를 기울여야 한다. 그 외에 증상 악화의 발생 시기와 이러한 증상의 부위 및 특징에 대한 질문도 중요하다(6장 참조). 이러한 경우에 관련 징후의 악화가 없다면 증상이 악화됐을 가능성은 적다. 이전의 이틀 간 치료 후에도 증상의 변화가 없었고, 3일째 통증 강도가 증가됐을 수도 있다. 통증 강도가 악화된 것인지, 증상의 영역이 말초부로 퍼진 것인지는 명확히 밝혀야 한다. 신경근[또는 방사성(radicular)] 징후의 경우 환자는 통증 강도가 증가한 이유로 말초 징후가 사라졌음에도 악화되었다고 인식할 수 있다. 이것이 회복 징후라는 것을 알고 있다. 한편으로, 3일째 통증 강도가 증가했다면 '왜 악화되었다고 생각하는지?' 또는 '악화될 때 무슨 일이 있었는지?'를 물음으로서 환자가 증상의 악화 이전에 일상적이지 않은 일/활동을 했는지를 밝힐 수 있다.

도수 물리치료사는 평가의 능력을 개발하고 증거를 명확히 밝혀야 한다.

치료 평가(Treatment assessment)

초기 검사와 치료 시 빠른 회복이 예상되면 다른 기법으로의 전환이 더 빨리 이루어질 되면 적용하는 기법이 효과적이지 않다는 것이 명확해질 때까지는 다른 기법으로 전환하는 것은 옳지 않다.

관절가동술기법(mobilizing technique)의 두 번의 적용만으로도 기법의 가치를 보여주는데는 충분하다고 제안되어 왔지만 항상 그런 것은 아니다. 기법간 평가에 대한 전체적인 요점은 그 치료의 효과가 측정될 수 있는 방법을 찾는 것이다. 환자의 초기 평가 시 도수 물리치료사는 환자의 상태를 빨리 회복시킬 수 있는지 또는 진행이 늦어질 수도 있는지를 평가해야 한다. 빠른 진행이 가능하다면 다른 기법으로의 전환은 더 빨리 이루어질 수 있다. 예를 들면, 치료 기법으로 증상이 호전되었을 때 회복율이 예상보다 느리다고 생각되면 기법을 변화시키거나 또는 부가시킴으로 진행율을 증가시킬 수 있다. 회복이 느릴 때 2회 이상의 치료 회기동안 적용해보기 전에 기법을 바꾸는 것은 옳지 않다. 각 기법은 환자의 징후와 증상을 호전시키는데 비효과적이라고 증명되기 전까지는 적용해야 한다.

문제는 환자의 징후가 얼마나 많이 호전되어야 특정 관절가동술의 적용을 지속하는데 충분한가 하는 것이다. 이는 다양한 상황에서 기법 적용에 의한 변화들을 지속적으로 관찰함으로서 얻은 실전 경험이 아니면 습득하기 어렵다. 환자에게서 얻은 다음과 같은 상세한 단서들도 유용하다. '지난번 도수물리치료로 통증이 나아지지 않은 것 같아요' 또는 '나아진 것 같지는 않지만 제가 아픈 부위를 찾은 것 같아요. 더 세게 누른다면 나

표 9.1 치료의 결과

증 상	통증이 경감된 환자 (백분율)	성공적 치료의 평균적 기간(일)
요통:		
보호성 측만증 없음	96	4.5
보호성 측만증 있음	91	6
허리에서 둔부까지의 통증:		
보호성 측만증 없음	95	4
보호성 측만증 있음	95	4
허리에서 무릎까지의 통증:		
보호성 측만증 없음	96	5.7
보호성 측만증 있음	60	11
허리에서 발까지의 통증:		
보호성 측만증 없음	91	7
보호성 측만증 있음	50	9
신경학적 변화를 동반한 통증*	54	9

* 신경학적 변화를 동반한 통증의 경우 천골 신경근(sacral nerve roots)으로 인한 통증보다 제 3요추 신경근이 호전되기가 더 어려우며 이들 두 부위는 다른 요추 신경근으로 인한 통증보다 호전되기가 더 어렵다

아질 것 같아요.'

치료사는 환자에게 직접적으로 어떤 특정 기법이 증상을 나아지게 하는지를 물음으로서 신체의 수용력에 대한 정보를 탐색할 수도 있다. 예를 들면, '내 생각엔 첫 번째 기법이 두 번째 기법보다 더 좋은 것 같아요.' 라고 말할 수 있다. 분명 어떤 환자는 다른 환자보다 더 큰 변화율을 보일 것이다. 통증이 원위부로 멀리 방사될수록 치료는 더 오래 걸리고 성공하기도 힘들다는 결과가 나타났다(Maitland, 1957)(표 9.1). 이 표에서 요약된 조사는 임상인에 의해 이미 선택된 220명의 환자로 이루어졌으며 정확하다고 할 수는 없고 대략적인 지침으로서만 받아들여져야 한다. 경추 증후군의 치료 결과가 어느 정도 유사한 패턴을 보였기 때문에 이 조사는 학생들이 특정 환자에게 어느 정도의 치료가 필요한지를 아

MAITLAND, G. D.(1957). Low back pain and allied symptoms, and treatment results. Medical *Journal of Australia*, ii ,851

표 9.2 상징 기호

↓	정중 후-전 압박(PAs) ↙ 좌측으로 기울임
↑	정중 전-후 압박(APs)
	Ⓛ 에서 편측성 PAs 내측으로 기울임
	Ⓛ 에서 편측성 APs
←•	Ⓛ 방향으로 횡단 압박
	Ⓛ 방향으로 머리, 흉추나 골반의 회전
	Ⓛ 방향으로 측방굴곡
←•→	종축 운동〔두측(cephalad)이나 미측(caudad) 상태〕
	Ⓡ 두 번째 늑골의 각에서 편측 PAs
	Ⓡ 두 번째 늑골에서 더 외측으로
	Ⓡ에서 편측 APs
CT ↗	굴곡 상태에서 경추 견인
CT ↑	중립위(앉은 자세)에서 경추 견인
IVCT ↑	앉은 자세
IVCT ↗	누운 자세
IVCT ↗ 10 3/0 15	약간 목을 굴곡한 상태에서 간헐적(intermittent variable) 경추 견인을 10kg의 강도로 당기고 3초간 유지하고 이완기는 없으며 15분간 치료를 한다.
LT	요추 견인
LT 30/15	요추 견인, 30kg의 강도로 15분간 치료
LT crk 15/5	고관절과 슬관절을 굴곡한 상태에서 요추 견인; 15kg으로 5분간
IVLT 50 0/0 10	간헐적 경추 견인을 50kg의 강도로 당기고 유지기와 이완기는 없으며 10분간 치료한다.

는데 도움을 줄 수 있다.

치료 방식은 다음과 같다.

1. 환자를 먼저 이전 치료 회기에 대한 반응을 통해 평가한다. 문답 평가는 생각하는 것처럼 효과적으로 이루어지기가 쉽지 않다. 환자의 말을 잘못 해석하는 것을 피하기 위해 매우 주의를 기울여야 하며 해석에 비평적인 시각을 갖는 것도 중요하다. C/O(주소: complains of) 별표(asterisk)는 환자의 증상과 질병인지에 대한 계속적인 평가 수단으로 사용되어야한다.
2. 두 번째 평가는 이전에 나타났던 중요한 운동 징후(movement signs)와 비교하는 것이다. 이러한 결과는 표 9.2에 기록했다(P/E 별표).
3. 평가 후에 서술되고 기록된 이치(reason)에 따라 기법을 선택한다.
4. 그 후 기법을 적용하고 기법의 적용시 호전적이거나 비호전적인 증상 반응을 기록한다. 필요하다면 기법은 환자의 반응에 따라 조절될 것이다.
5. 치료 기법 후에 적용되어온 기법의 가치를 증명하기 위한 시도로 환자의 증상과 징후를 평가해야 한다. 호전이 있으면 기법을 반복하고 적합한 회복이 없으면 기법의 전환이 이루어진다. 새로운 기법은 요구 시간동안 적용되고 또 다시 평가한다. 환자의 증상이 경미하지 않은 이상 평가간 가동기법의 횟수는 회기당 약 4회, 8초-2분간으로 제한된다.

> 특정 회기에서 호전의 정도가 매우 크다면(75% 이상) 선천적 위험성만이 있다고 볼 수 있다; 이러한 과정은 치료사가 같은 기법은 더 강하게 적용하거나 더 오래 적용하도록 현혹하는 경향이 있다. 그러나 통증이 환자의 주호소였을 때 이러한 과정 변화가 이루어져서는 안된다. 회복이 획득된 것인지를 확인하기 위해 48시간 동안 아무것도 하지 않는 것이 훨씬 좋다(또는 더 많은 회복이 이루어졌다면 정체상태에 도달할 때까지 치료를 연기한다). 또 다른 대안은 기법의 강도나 기간의 변화 없이 치료를 반복하거나 더 짧은 시간과 약한 강도로 치료를 반복하는 것이다.

하루 동안 이루어질 수 있는 회복의 최적 양이 있다는 것을 기억하는 것이 중요하다. 따라서 한 회기에 적용될 수 있는 치료의 양은 제한 되어 있음을 알고 기법의 변화로 최적의 효과를 얻으려면 치료는 균형을 이루어야 한다. 이러한 임상적 지식은 지도 하에서 실습을 함에 의해서만 습득될 수 있다.

치료를 통해 빠른 진전이 이루어질지, 느린 진전이 이루어질 지에 대한 어느 정도의 예측은 가능할 수 있으나 기법의 성공적인 적용으로 징후의 호전을 이룰 수 있는 예들을 제시할 필요가 있다. 다음의 설명들은 문서적으로 의도된 것이 아니라 지침으로서 제시된 것이다. 빠른 회복을 나타낼 수 있는 환자들에게 치료 후 이러한 변화가 예측되었겠지만 회복이 느린 환자들에게서는 2-3회의 회기 미만에서는 같은 변화가 기대되지 않는다. 기법의 반복이 필요한 회복은 기립 자세에서 전방 굴곡 2.5cm(1 inch) 증가, SLR 5° 또는 5-10° 의 체간 또는 경추 회전의 증가이다.

평가 시 느린 회복율이 예측도는 단일, 또는 복합적인 요소들이 많다. 이 요소들은 방향의 변형, 운동 및 병리 등으로 생각할 수 있다.

기형(Deformity)

> 대체로 치료에 느리게 반응하는 특정 보호성 기형, 운동 제한의 패턴 및 구별할 수 있는 병리 등이 있다.

여기에 제시한 네 가지 논점은 주로 하부 요추의 추간판성 질병과 관련이 있으나 다른 부위의 추간판성 질병에서도 적용해볼 수 있다.

1. 한쪽 하지로 통증이 방사되고 통증이 있는 쪽으로 어깨가 편위되는 방어적 경사(동측 경사; ipsilateral list)가 있는 환자는 반대측 경사의 경우보다 보존적 치료에 더 느리게 반응한다.
2. 양측이 교대로 방어형 경사를 보이는 환자는 항상 치료에 어려움을 겪는다. 측만이 쉽게 바뀔수록 치료는 더 어렵다.
3. 요통 환자가 전방 굴곡의 운동을 제한하는 심한 신

전근 경련을 보일 때 그의 상태는 치료가 어려울 것으로 예상된다. 근경련의 전만형(lordotic type)은 단측일 수도 양측일수도 있다. 때로 단측성 근 경련 전만형을 동반한 동측 경사를 보이는 환자도 있다. 이들 두 요소들이 복합되면 치료에 대한 반응은 더욱 어려워질 수 있다.

4. 요추 후만(kyphosis) 환자는 후만 각도가 30°를 넘지 않으면 관절가동술로 치료가 쉽다. 이러한 상황에서 안정이 치료의 일부가 아닌 이상 보존적으로 치료하는 것은 거의 치료가 불가능하다.

운동(Movements)

1. 등과 하지의 통증이 있는 환자가 전방 굴곡 및 통증이 있는 쪽의 SLR에 심한 제한을 보일 때 치료는 어렵다(Charnley, 1951).
2. 환자는 사지 통증이 있을 수도 있고 목이나 등의 신전이 사지 통증을 유발할 수 있다. 그러나 신전의 범위가 매우 제한되고 운동이 원위부 통증을 일으킨다면 환자의 질병은 치료하기 매우 어려울 수 있다.
3. 모든 방향으로의 운동이 매우 제한되고 운동이 날카로운 통증을 일으킬 때 중증도(degree of severity)와 저항 정도는 환자의 치료에 대한 반응의 지연을 나타낸다.
4. 흉부나 요추부의 통증이 있는 환자는 수동적 경추 굴곡이 매우 제한되면서 흉부나 요추부의 증상을 재현하는 징후를 보일 것이다. 통증에 의해 운동이 많이 제한될수록 증상을 진정시키기가 더욱 어렵다.
5. 전신적인 관절성이나 척추성 변화가 있는 환자가 국소 통증을 나타내는 경우가 흔히 있다. 전체적으로 뻣뻣하긴 하지만 이들의 운동은 통증에 의한 통증성 제한이 아니다. 이들 환자는 대개 치료가 쉽다. 그러나 이러한 방사선상 변화가 있는 환자가 비교적 최근의 원인으로 국소 관절 병변이 있다면 치료에 대한 반응이 늦을 것이다.
6. 환자가 요추부에서 양측 하지로 대칭적으로 통증이 나타나며 작은 신전에도 똑같이 심한 통증을 유발한다면 치료는 어려울 것이다.

병리(Pathology)

> 임상정보 : 치료 시 심한 신경근 통증은 환자가 증상의 감소를 느끼기 전까지 수일간 똑같이 지속될 수 있다.

1. 심한 신경근 통증은 치료에 대한 반응에서 항상 고려된다. 초기에는 환자가 통증의 감소를 느끼기 전까지 7-10일 정도 걸릴 수도 있다. 총 치료시간은 다른 요인으로 인한 연관통보다 더 오래 걸린다. 다른 부분보다 보존적 치료에 더 적게 반응하는 것으로 보이는 세 부위의 신경근이 있다; L3, 이는 S2보다 치료가 어려움; 경추부, C8.
2. 초기 후외측 탈출(posteriolateral protrusion)은 대개 치료가 되지만 결과가 항상 느리다(Cyriax, 1982).
3. 불안정적인 척추 분리증(spondylolysis)나 척추 탈위증(spondylolithesis)으로 인한 증상을 보이는 환자를 관절가동술로 치료하기란 항상 어렵다. 또한 치료에 대한 반응도 다른 원인으로 인한 유사한 증상의 환자들에서처럼 완전하지 못하다. 기능적 자세법을 교육해야 하고 운동은 필수적이다.
4. 증상이 직접적으로 외상에 의해 발생한 환자는 손상의 정도가 크기 때문에 치료가 더욱 어렵다. 이 범주에 해당되는 특정 외상의 형태에는 예상보다 수술에 의한 경과가 좋지 않았던 수술 후 환자들도 있다.
5. 침범된 병리의 정도와 특징으로 인해 항상 치료가 어려운 특정 집단의 환자가 있다. 요구되는 치료법에도 불구하고 증상이 회복되지 않는 젊은 성인이나 청소년도 도움을 주기 어렵다. 젊은이들은 매우 강한 회

CHARNLEY, J. (1951). Orthopaedic signs in the diagnosis of disc protrusion. *Lancet*, i, 186.

CYRIAX, J. (1982). *Textbook of Orthopaedic Meedicine*, Vol. 2, 8th edn., p. 281. London: Bailliére Tindall.

복력을 갖고 있으며 따라서 의학적 방법에서부터 도수 교정 치료사에 의한 치료까지 받고도 통증이 장기간 지속되는 유소년들은 예외 없이 대부분 유사한 징후의 성인들보다 치료에 대한 반응이 훨씬 느릴 것이다. 이런 환자들에게 신경학적 변화가 있다면 치료사는 장기간에 걸쳐 이들을 관찰해야 한다.

관절가동술 깊이(Depth of mobilizations)

> 관절가동술의 깊이는 통증, 근경련 및 저항, 그리고 이들 간의 관계에 따라 결정된다.

처음부터 어느 정도로 관절가동술을 적용해야할지 아는 것은 어렵다. 처음 사용되는 기법은 부드럽게 가하여 추간 관절에서 일어나는 운동이 환자의 증상이나 징후에 변화를 일으키지 않을 정도로 운동 폭이 작아야 한다. 부드러운 기법은 심한 통증, 신경학적 변화나 근 경직이 있을 때 특히 중요하다. 기법 적용시 깊이를 조절하는 요인은 질병의 불편 정도, 검사 동작시 통증의 증가, 근 경직, 병리학적 금기증 등이다. 운동 범위에서 이러한 요인들의 중증도와 연관 자세는 중요한 기준이다.

통증(Pain)

운동시 통증은 기법을 얼마나 깊이 적용해야 하는지를 결정할 가장 중요한 기준일 것이며 관절의 근접부에 통증이 국한되어있는 경우에는 방사통과 구별하여 고려해야한다. 통증이 관절에만 국한되어 있을 때 가동은 통증이 없는 범위 내에서 적용되어야 하지만 통증이 시작되는 지점까지 운동이 일어나야 한다. 범위의 시작 부분에서부터 통증이 느껴지는 곳까지 관절가동술은 매우 작은 율동적 운동으로 가해져야 한다(등급 I 참조). 이 기법이 통증이 없는 운동 범위를 증가시키면 관절가동술은 더 큰 범위로 가할 수 있다(등급 II). 저항부에 도달하기 위해 통증부까지 운동을 가해야하는 단계에 도달하게될 것이다. 이는 이 기법을 사용시 진행이 느려지고 기법의 전환이 회복 과정에 영향을 끼치지 않을 때 필요하다.

> 관절가동술이 원위 분절로 방사되는 통증을 일으킬 때 주의를 기울이고 정확한 평가를 반복해야 한다.

관절가동술이 원위 분절로 통증을 방사시킬 때 주의를 기울여야 한다. 운동은 통증이 없는 범위에서 시작되어야 하며 매우 주의 깊은 평가가 기법 적용 후 즉시, 그리고 24시간 후에 이루어져야 한다. 징후나 증상이 악화되지 않음이 확인되면 기법을 반복한다. 방사 부위까지 불편함이 느껴지는 지점까지 약간 운동을 증가시킬 수도 있다. 평가는 정확하게 반복해야 한다. 원위부 불편감을 일으키는 관절가동술을 적용하는 동안 도수 물리치료사는 범위 내에서 고정된 진폭과 자세로 불편감의 변화를 평가하면서 기법을 계속 적용한다. 기법을 증가시키지 않았는데도 방사 증상이 증가한다면, 가동 범위의 폭과 자세를 줄여야 한다. 같은 범위 내에서 더 부드러운 관절가동술을 적용한 후 24시간, 또는 하루동안의 평가를 통해 기법 적용의 지속 여부를 명백히 알 수 있다. 종종 운동의 회복과 증상의 지속적인 감소를 위해 가볍게 불편감을 유발시킬 필요도 있다.

가동의 마지막 1/4 범위 내에서 통증이 나타났을 때, 국소 통증이든 방사통이든, 운동의 제한이 범위 제한으로 인한 것이든 어떤 생리적 저항으로 인한 것이든 간에 통증 범위까지 기법을 적용할 수 있다.

저항(Resistance)

저항이 느껴질 때에는 큰 폭이나 작은 폭 운동 중에서 선택한다(등급 III과 IV참조). 작은 폭의 강한 운동은 끝범위(end-of-range) 통증의 치료에 사용된다. 이들은 국소 통증을 일으키는 경향이 있으나 이 운동은 필요할 수 있으며 큰 폭의 운동은 가능 범위의 대부분에서 통증이 느껴지고 통증이 전 범위에서 느껴질 때 적용되는 반면 끝범위 통증은 불편감 없이 과압박을 수용할 수 있다.

작은 진폭 운동은 끝범위 통증의 치료에 적용될 수 있다. 때로 치료 후 통증은 큰 폭의 운동으로 경감시킬 수 있다.

운동 호(arc of movement)에서 통증이 있거나 이것이 충돌 통증(catching pain)이라면 관절가동술은 큰 폭의 운동에서 이루어져야 한다(등급 II 또는 III).

요약하면, 심한 통증은 부드럽게 다루고 운동은 적어야하며 더 이상의 불편감을 일으켜선 안된다-대개 등급 I. 아주 적은 통증이 있으나 운동의 제한이 있는 경우 등급 IV 운동이 적용되고 이것만이 도움이 될 수 있다. 부드러운 등급 III 운동은 등급 IV 운동으로 인한 국소 통증을 경감시킬 것이다.

경련(Spasm)

근 경련은 매우 다양하지만 여기서 말하는 경련은 통증에 대한 반응으로 나타나는 것이다. 관절가동술이 빠른 근 수축을 일으킬 때 기법은 더 천천히 실시하여 경련을 피하는 깊이에서 적용되어야 한다. 기법 적용 시 깊이에 대한 기준으로 통증을 활용할 때에는 통증이 경련의 범위 이전에 시작되므로 경련을 피해야한다. 징후가 나아지면서 가동기법이 적용되는 깊이는 경련을 일으키지 않는 범위까지 증가시킬 필요가 있다. 관절가동술이 빠른 회복에 영향을 줄 수 있기 때문에 때로는 진동을 가할 때 기법이 충분히 깊히 적용되기 위해서 경련을 유발하는 범위까지 가해질 수 있다. 이런 방법의 주의 깊은 적용으로 빠른 무경련 가동범위 증가를 기대할 수 있다. 환자에서 이러한 경련이 나타나는 것은 가동기법의 금기증이 아니며 사실 그 반대이다. 선택된 기법을 너무 강하게 적용하면 보호성 경련을 일으킬 수 있다.

가동범위를 제한하고 운동 범위의 특정 지점에서 항상 나타나는 근 경련은 아무리 부드럽고 느린 기법을 적용한다 할지라도 위에서 설명한 것과는 다른 종류의 경련이다. 치료 기법은 위와 같이 경련이 시작되는 지점까지 적용할 수 있다. 보통 모든 경련에서도 고려되어야 하지만 이와 같이 너무 심해서 더 이상의 운동이 일어나지 않는 경우에는 힘을 가해선 안된다. 그러나, 위에서 설명한 경련은 기법을 더욱 부드럽게 또는 느리게 적용하면 피할 수 있다. 경련 범위 이상으로 힘을 가하는 어떤 기법도 적용해선 안된다. 이는 환자의 능동적 '유지(holding)' 또는 통증으로 인한 저항운동과 혼돈될 수 있다. 이런 상황에서는 통증 전까지의 가동을 계속 하면서 때때로 기법의 깊이를 증가시켜 어디서 통증이 시작되는지를 확인한다.

운동 시 발생하는 모든 경련에 주의를 기울이고 부드럽게 다루며 힘을 가하지 말아야 한다.

치료의 기간과 빈도 (Duration and frequency of treatment)

첫날 정해지는 치료의 양은 연속적인 치료 회기와 따로 분리하여 생각해야 한다. 첫째 날은 환자에 대한 전체적인 평가와 예상되는 잘못된 구조에서 도출되는 것에 부가해서 일종의 치료를 실시한다. 또한 관절의 처음 신장은 이 후의 연속적인 신장보다 더 큰 반응을 일으키는 것으로 나타난다.

처음의 관절 신장이 이후의 연속적 신장보다 더 큰 반응을 일으키는 것으로 나타나기 때문에 첫 치료회기의 기간은 이후의 연속적인 치료보다 짧아야 한다. 이것을 명심하고 증상의 일시적 증가에 대한 예고는 환자의 첫 치료회기 후에 설명해주어야 한다. 이후의 연속적인 회기의 치료기간은 이전 치료에 대한 반응에 따라 결정된다.

따라서 첫날의 치료는 관절가동술의 횟수도 적어야 한다. 처음 치료의 끝에서 환자는 이후의 일시적 증상 악화에 대한 예고를 들음으로써 통증의 예상치 못한 증가로 인한 불안감을 진정시켜야한다. 연속적인 치료시 정해지는 가동기법의 횟수는 이전 회기에 대한 반응에 따라 결정된다. 부적절한 반응이 없고 환자의 증상과 징후가 심하지 않다면, 반대의 경우보다 더 많이 시행할 수 있다. 그러나, 한가지 치료에서 이뤄질 수 있는 최적 조건이 있으며 특정 지속 기간 이상으로 관절에 가동기법을 지속적으로 적용하면 통증을 증가시키고 악화시킬 수도 있다. 분명 이 최적조건은 관절의 상태에 따라 다양할 수 있으나 치료의 양은 각각 약 30초간 유지하며 약 3~4회의 가동기법을 적용하는 것이 적절하다. 매우 심한 통증이 있는 관절 상태에서는 치료양을 반으로 줄이고 증상과 징후가 최소한일 때는 증가시킨다.

치료로 인한 변화를 평가하여 유해 활동으로 인한 환자의 합병증을 피하기 위해 매우 자주 치료를 해야 한다. 이러한 이유로 환자가 '치료를 계속 받아야 하나요?' 또는 '활동을 줄여야 하나요?' 라고 묻는다면, 치료사는 '치료 초기 단계에서는 제 치료에 대한 효과를 가능한 정확하게 평가하고자 합니다. 이를 명심하고 당신의 일상의 변화에 의해서가 아닌 제가 한 치료로 인한 변화를 말할 수 있는 기회를 갖을 수 있도록 이전 하던 대로 활동하세요' 라고 대답해야한다.

> 치료가 관절의 통증을 유발하거나 여러 치료회기를 거듭해도 호전이 없다면, 치료를 일시적으로 중단하여 치료가 장기적인 효과가 있는지 없는지를 결정한다.

종종 치료를 계속해야할지 멈춰야할지를 정하기가 어려운 단계에 이르게된다. 평가의 어려움은 치료가 관절의 통증을 유발하거나 치료 회기간의 평가가 치료기법의 효과를 명확히 하지 않은 단계에 도달했기 때문일 것이다. 이들 두 상황 모두 치료를 일시적으로 중단하고 7~14일 사이에 재평가하는 것이 좋을 것이다. 징후가 더 호전되었는지 여부에 따라 치료의 재개 여부가 결정된다.

매우 흔하게 일어나고, 잊어서는 안될 하나의 마지막 사항이 있다. 환자는 증상이나 징후의 눈에 띄는 변화 없이 10~14일간 치료를 받았다. 치료를 쉰 후 2주 후에 3주 째에 호전을 나타내었기 때문에 치료를 다시 시작했다. 이런 경우는 종종 일어나므로 이 가능성을 잊어선 안 된다. 따라서 환자는 전화를 통해 어떤 변화를 알려주어 지도를 받도록 해야한다. 이러한 이유로 치료가 끝난 후 2주 동안은 의사가 환자를 재검사하는 것은 좋은 방법이다. 이러한 기간 평가는 치료 효과에 대해 더욱 정확한 평가를 할 수 있다.

관절가동술과 도수교정 (Mobilization v. manipulation)

> 도수교정을 치료의 시작부터 시행하는 경우는 드물며 통증이 심한 관절이나 근 경련이 있을 경우에는 '결코' 적용하지 않는다.

이제 제기되는 문제는 언제 관절가동술을 시행하며 언제 도수교정을 시행하는가이다. 도수교정을 치료의 시작부터 시행하는 경우는 드물며 통증이 심하거나 근 경련으로 운동이 방어되는 경우에는 '결코' 시행하지 않는다. 수동운동(passive movement) 치료의 주요한 규칙중의 하나는 보호성 경련 범위 이상으로 강하게 트러스트(thrust)를 가하면 안된다는 것이다. 도수교정은 대개 관절가동술로 강도가 증가됐고 그 이상의 증가가 필요함이 확실할 때 적용한다. 관절가동술의 등급은 이전에 설명했으며, 도수교정은 범위의 폭과 자세가 등급 IV와 유사하다. 관절가동술은 환자가 의식적으로 방어할 수 있는 진동 운동인 반면 도수교정의 운동은 매우 빠르기 때문에 환자가 방어할 수 없다. 이 두 과정간에는 이러한 연관성이 있기 때문에 도수교정을 등급 V 운동으로 생각할 수도 있다.

> 도수교정은 범위의 폭과 자세가 등급 IV 관절가동술과 유사하다. 차이점은 속도에 있다

도수교정이 치료 초기에 사용되는 경우 중 하나는, 경직되고 통증이 없는 관절이 경미한 증상을 일으키는 때이다. 그러나, 도수교정이 적용되는가 아닌가는 관절의 가동범위를 강하게 증가시킬 필요가 있다고 생각되는지가 부분적으로 영향을 미친다. 대부분의 상황에서 증상은 도수교정에 의존하지 않고 관절가동술에 의해 경감될

수 있다.

> 대부분의 임상 상황에서 증상은 도수교정에 의존하지 않고 관절가동술에 의해 경감될 수 있다.

이 치료법은 완전한 가동범위의 회복에 목표를 두는 것이 항상 가능한 것이 아니며 꼭 적합한 것도 아니다. 예를 들면, 퇴행성 또는 관절 변화가 있는 경우 또는, 자세 변형에 의해 일어난 적응성 단축 등이 있는 경우, 정상적 척추에서 볼 수 있는 완전한 가동범위를 회복하는 것은 불가능하다. 또한 운동의 제한은 불안정한 다른 추간관절을 보호하기 위해 나타날 수도 있다. 도수치료/관절가동술이나 도수교정이 증상을 경감시킨 단계 이상의 완전범위를 회복하려는 수단으로서 항상 최상의 효과를 나타내는 것은 아니다. 실제로 성공적으로 치료된 환자의 85%가 관절가동술에 반응하며 나머지 15%는 더 강한 도수교정 기법이 요구된다.

치료에서 관절가동술이 성공적으로 적용되었다면 환자는 4~5일 내에 확연한 호전을 보일 것이다. 그러나 호전은 있었으나 예상만큼 크지 않았다면, 도수교정을 치료의 일부로 적용해야 한다. 이러한 상황에서 치료는 관절가동술로 시작하여 그 다음 도수교정을 하고 또 다시 관절가동술로 치료를 마친다. 마찬가지로 도수교정은 견인 적용전에 사용할 수 있다. 이러한 경우에 도수교정으로 증가된 운동이 견인의 효과를 증대시킬 것이다. 그래서 도수교정은 개별적으로 사용되거나 가동치료와 함께 사용될 수 있다.

도수교정은 추간관절에 대한 효과면에서 관절가동술과는 다르다. 과도하게 시행되면, 외상성 효과가 있다. 외상으로 인한 조직의 반응은 환자의 최소한의 불편감으로 빠른 효과를 얻는 목표를 향한 치료 계획에 영향을 미친다. 이전 도수교정으로 인한 모든 통증이 사라질 때까지 도수교정을 적용하면 안되기 때문에 첫 도수교정 후 2~3일 동안은 도수교정을 할 수 없다. 이 통증은 증가하는 경향이 있으며 세 번째 도수교정 전에 4~5일간의 휴식을 취해야 하고 네 번째 도수교정 전에 5~7일의 휴식을 취해야 하는 결과를 초래하게 된다. 그러나, 관절의 운동 범위에서 가능한 최대의 효과를 얻으려고 4~5회 이상의 도수교정을 시행해선 안된다. 통증이 가라앉도록 함으로써 과정을 좀 더 정확하게 평가할 수 있다. 증상이 치료의 궁극적인 기준이지만 추간 운동도 회복때마다 기록해야 한다. 도수교정시 타격소리(cracking)가 척추 관절에서 들리겠지만, 이는 관절의 운동 회복을 위한 도수물리치료 시에만 중요하다. 추간 관절에서의 운동이 거의 없을 때 초기에 도수물리치료를 시도하면 관절의 강한 신장만을 일으킬 것이다. 그러나, 운동이 약간 회복되었을 때 도수교정은 '타격소리(crack)'를 내게 되며 이는 가동범위의 증가를 의미한다. 이 타격소리는 유착 파열로 인한 찢기는 소리와는 다르다.

운동 패턴(Movement patterns)

위에서 기법한 운동패턴 내에서 패턴의 일부가 나타날 수 있다. 예를 들면, 외상의 결과로 인한 운동의 불규칙한 패턴은 규칙적 패턴 또는 현재 운동의 규칙적인 운동패턴이 일부분 나타날 수도 있다. 이는 환자의 운동 검사 시 불규칙적인 운동 패턴이 발견될 수 있다는 것을 의미하며, 이를 통하여 규칙적 패턴 구성요소에 불규칙적 패턴의 일부가 형성되는지를 고려해봐야 하고, 그럼으로써 환자의 질병에서 구별할 수 있는 규칙적 패턴을 찾아낸다.

운동의 서로 다른 패턴을 구별함은 예후를 예측하는데 도움을 줄 것이다.

- 치료의 결과
- 증상과 운동 징후를 회복시키는 방법

운동의 규칙적 패턴은 심한 통증성 운동 회복 이전에 적은 통증성 운동이 회복하는 식으로 치료에 반응하는 경향이 있다. 예를 들면, 중립위(neutral)에서 경추의 우측 측방굴곡이 환자의 우측 상견갑와 통증을 일으키고 이 통증이 신전 운동 시 악화된다면, 신전상태에서 우측 외측 굴곡이 회복되기 전에 중립위에서 우측 측방굴곡이 먼저 회복될 것이다.

또한, 굴곡상태에서 우측 측방 굴곡의 치료기법을 사

용하는 것(검사에서 통증이 없는 자세)은 증상을 악화시키지 않으리라 예측할 수 있다.

불규칙한 운동 패턴의 경우에 대한 반응은 예측할 수 없으며 증상의 회복은 들쑥날쑥하게 방식으로 나타날 것이다.

기법을 선택할 때 통증, 경직 또는 운동의 제한을 유발하지 않도록 정확한 운동 단계를 선택하는데 주의를 기울여야 한다(8장 참조).

경추, 흉추 및 요추관절에 대한 대부분의 검사는 기립자세에서 이루어진다. 그러나, 대부분의 치료기법은 누운자세(supine), 엎드린 자세(prone) 또는 옆으로 누운자세(side lying)에서 이루어진다. 엎드린 자세, 누운자세, 옆으로 누운 자세에서는 체중 분포 및 신경관 구조의 위치가 바뀌기 때문에 기립 상태에서와 같은 운동을 하더라도 통증반응이 달라질 수 있다. 따라서 기립시 특정 증상을 일으키는 기법을 선택했다면 치료 자세는 같은 징후와 증상을 일으키도록 조절해야 한다.

두 가지 대안이 있다:

1. 치료가 이루어지는 자세에서 운동 패턴을 검사한다.
2. 기립자세에서 치료한다.

기법의 선택(Selection of technique)

수동 운동 기법에는 기본적으로 생리적 운동(physiological)과 종속운동(accessory)의 두 가지 유형이 있다. 생리적 운동들만이 결합되어 일어나는 것이 아니라, 생리적 자세와 종속운동이 결합되어 일어나기도 한다. 규칙적 패턴의 경우 편측 후-전 압박을 하는 종속운동 과정은 중립위에서 이뤄졌을 때보다 증상을 악화시키는 자세와 결합하여 이루어졌을 때 가장 심한 증상을 재현하는 경우가 보통이다. 그러나, 불규칙한 패턴의 경우는 그렇지 않다.

운동의 규칙(또는 불규칙)패턴의 구분은 기법 선택에 도움을 줄 수 있다. 운동의 결합을 돕는 기법의 변수는 :

1. 방향을 선정하는 순서(Sequence of obtaing direction)
2. 방향(The direction)

방향을 선정하는 순서 (Sequence of obtaining the direction)

증상을 감소시키거나 증가시키는 주요한 운동이 어떤 것인지를 정확히 평가하는 것이 중요하다. 이것을 검사의 일차적 운동으로 고려해볼 수 있다. 예를 들면, 환자가 종아리까지 퍼져 내려가는 좌측 하지 통증을 호소하며 종아리 통증은 요추 신전시 증가하고 요추의 다른 운동은 종아리 증상을 바꾸지 않는다면, 신전은 검사시 일차적 운동으로 고려할 수 있다. 복합 운동을 이용할 때, 신전 상태에서 좌측 및 우측 측방 굴곡의 효과를 검사한다. 예를 들면, 신전 상태에서 좌측 측방굴곡이 좌측 종아리 통증을 증가시켰다면, 먼저 좌측 측방굴곡의 효과를 평가하고 그 다음 신전을해서 신전을 먼저한 상태에서 좌측 굴곡을 추가했을 때와 비교해야한다. 운동 순서의 차이는 환자의 증상 재현의 측면에서 중요하다. 신전의 기법이 좌측 측방굴곡에서 이루어질 수도 있고, 좌측 측방굴곡 기법이 신전에서 이루어질 수도 있다.

마찬가지로, 경추에서 굴곡이 우측 상견갑부 통증을 일으키고 같은 통증이 좌측 회전 시 증가하는 일차적 운동이라면, 굴곡을 먼저하고 회전을 할 때의 효과와 회전을 먼저한 상태에서 굴곡할 때의 효과를 비교해야 한다.

방향(The direction)

운동의 방향은 관절가동술의 진동과정이나 도수교정의 트러스트(thrust)를 적용하는 방향을 말하며, 복합 운동의 마지막 단계이다.

규칙적 패턴의 경우(For regular patterns)

환자가 규칙적 패턴을 나타낼 때 선택되는 기법은 검사시 가장 통증을 증가시킨 운동 방향으로 정하지만, 최소한의 통증을 일으키는 방식으로 이루어져야 한다. 예를 들면, 환자가 우측 상견갑부 통증이 있고, 검사시 경추의 우측 측방굴곡이 우측 상견갑와의 통증을 재발시켰다. 이 통증은 신전 상태에서 우측 측방굴곡을 했을 때 악화되며 굴곡상태에서 했을 때는 완화되었다. 마찬가지로, 우측 상 견갑부 통증을 일으키는 우측 측방굴곡을 지속하면서 굴곡을 하면 통증은 완화되고, 신전을 하면 증가한다. 이들 각각의 운동이 신전상태에서 이루어지면 통증은 악화되지만 굴곡 상태에서 굴곡이나 우측 회전을 할 때 이완되며, 점차 신전 상태의 운동으로 진행한다.

종속운동을 이용하여 유사한 원칙을 적용할 수 있다. 위와 같은 예로, 경추를 우측 측방굴곡과 우측회전의 자세에 두고, C4/5 추간판간(interlamina) 관절의 우측에 편측 후-전 압박을 가하면 최대의 증상을 일으킬 것이다. 우측에서 편측 후-전 운동이 치료 기법으로 사용될 일차적 운동이라면 중립위에서 먼저 기법을 적용하고 점차 가장 통증이 심한 복합자세로 진행해간다.

불규칙한 패턴의 경우(For irregular patterns)

불규칙한 운동 패턴에서 선택된 운동 방향은 가장 통증이 심한 운동방향으로 최소한의 통증을 일으키며 적용되거나, 질병으로 인해 극심한 통증이나 매우 불편함을 유발한다면 통증이 최소한인 운동 방향으로 최소한의 통증을 일으키는 복합 자세로 기법을 적용할 수도 있다. 그러나 운동의 결합이 어떤 명백한 패턴의 일부가 아니라면, 치료기법으로 선택된 방향은 최소한의 통증을 일으키는 방향이 될 것이다. 예를 들면, 검사 시 우측 측방굴곡이 우측 상견갑부 통증을 일으키고 굴곡 상태에서는 통증이 경감되었다. 선택된 방향은 신전 상태에서 우측 측방 굴곡을 하는 것이다. 그러나 치료의 결과는 예측할 수 없다.

최소한의 통증을 일으키는 자세에서의 기법 적용은 검사 시 가장 통증이 심했던 운동을 호전시킬 것이다-굴곡 상태에서의 우측 측방 굴곡. 다른 한편으로는, 신전 상태에서의 우측 측방 굴곡 운동은 증상을 악화시킬 것이다. 다른 말로, 기법에 대한 산발적인 반응을 보일 것이다.

금기증(Contraindications)

> 보호성 경련 범위 이상으로 강하게 트러스트를 절대 해서는 안된다는 것은 중요한 원칙이다.

도수교정으로 인한 심각한 손상의 가능성(특히, 경추 도수교정시)은 치료의 형태에 대해 논할 때 종종 강조되어 온 부분이다. 사망 사고가 일어나기도 했었으나(Smith와 Estridge, 1962) 현재 도수 물리치료사들에 의해 매일 이루어지는 도수교정의 횟수와 치사율을 비교한다면 위험성은 극히 적다(Brewerton, 1964). 이와 함께 사망에 이를 수 있는 유사한 손상이 일상 생활에서도 일어날 수도 있다는 사실이다(Liss, 1965). 주의 깊은 치료와 이 책에서 밝힌 환자의 증상과 징후에 대한 지속적인 평가를 한다면 특히 심한 병리학적 상태의 환자를 임상 시술자가 도수물리치료에서 제외한다면 심각한 손상은 일어나지 않을 것이다.

> 도수 물리치료사가 검사와 치료과정 내내 '내가 손상을 일으키는가?' 라는 질문을 항상 던져야 한다.

도수교정의 금기증에 영향을 미치는 많은 고려 사항들이 있다. 예를 들면, 몇몇 의학적 상태들은 도수교정의 잠재적인 위험성 때문에 금기증으로 고려되는 반면, 다른 상태들은 치료에 적합하지 않거나 영향을 받지 않을 것이라는 의미에서 금기증으로 고려되기도 한다. 이러한 지식적 배경에서 의사는 Paget 질환, 류마티스성 관절염, 골수염(osteomyelitis), 강직성 척추염(ankylosing spondylitis), 악성 종양(malignancy), 척수(cord) 및 마미 증후군(cauda equina syndromes) 및 척추 동맥 질병 등과 같은 병리 상태를 제외시킬 것이다.

> 어떤 상태는 도수교정에 금기증이겠지만 관절가동술에도 꼭 금기사항인 것은 아니다.

또 다른 고려 사항은, 어떤 상태는 강한 도수교정에는

SMITH, R. A. and ESTRIDGE, M. N. (1962). Neurological complications of head and neck manipulation. *Journal of the American medical Association*, 182, 528.
BREWERTION, D. A. (1964). Conservative treatment of the painful neck. *Proceedings of the Royal Society of Medicine*, 57, 163.
LISS, L. (1965). Fatal cerrvical cord injury in a swimmer. *Neurology*, 15, 675.

금기증이지만 이 책에서 설명한 관절가동술에는 금기증이 아닐 수도 있다. 사실, 관절가동술의 중요한 측면 중 하나는 부드러운 기법과 주의 깊은 평가로 위험성있는 대부분의 요소를 제외시키면서 좀 더 광범위하게 치료에 적용할 수 있다는 것이다. 신경학적 및 방사선상의 변화는 부드러운 기법을 제외한 어떤 기법에도 금기증이 되는 두가지 상태의 집단을 포함한다.

신경학적 변화(Neurological changes)

반사 활동의 결함, 신경근 압박으로 인한 근력이나 감각 등으로 인한 통증은 대부분 도수교정의 금기증으로 거론된다. 이러한 징후가 있는 환자들은 치료의 시작부터 과도하게 도수교정해서는 안된다. 그러나, 적절한 주의를 기울이고 호소하는 통증을 이해한 상태에서 부드러운 관절가동술을 초기에 적용할 수 있다. 기법을 강화하거나 지속하고 최종에는 흔치는 않지만, 도수교정을 처방하는 치료과정도 필요할 수 있다.

요추의 한 분절에서 탈출된 추간판 물질은 두 개의 신경근의 압박 징후를 일으킬 수 있으나 경추에서는 단 하나의 신경근 압박만이 나타난다. 따라서 상지의 통증이 있고 신경학적 징후가 두 개의 신경근에 영향을 끼치는 환자는 도수교정이 금기인 병리이다. 방광 기능이나 말초 감각 이상이 있는 경우도 마찬가지로 금기증이다.

척수징후는 어떤 형태의 강한 도수교정에도 금기증이다. 매우 부드러운 관절가동술은 매우 안전하지만 아무런 효과가 없다. 경추 견인도 매우 안전하지만 종종 처방이 됨에도 척수징후의 호전적 변화에 어떤 효과도 찾아보기가 힘들다. 부드러운 기법은 척수징후를 동반한 추간 관절 통증의 치료에 적용하기는 하지만 부드러운 기법이 실패했다해도 강한 기법을 적용해선 안된다.

방사선상 변화(Radiological changes)

골다공증과 류마티스성 관절염은 강한 도수교정에서 배제되어야 할 두 가지 상태이다. 그러나, 두 상태 모두 관절가동술로 이완될 수 있는 통증을 나타낼 수도 있다. 두 상태는 이 책에서 상세히 설명한 안전성 검사 결과, 강한 치료법을 적용했을 때와 골절이나 심한 손상을 막기에 충분치 않은 상태를 나타낸다. 골다공증성 뼈나 병리 상태의 인대가 파열되려고 한다는 경고를 도수 물리치료사에게 전달해 줄만한 징후가 없다. 따라서, 강한 도수교정은 절대 사용되어선 안된다. 그러나, 부드러운 관절가동술을 배제하는 것은 옳지 않다.

> 매우 주의를 기울여 적용해야 하는 두가지 기법은 심한 류마티스성 변화를 나타내는 경추의 회전과 골다공증이 있는 상태에서 늑골을 압박하는 것이다.

두 가지 기법은 각별한 주의가 필요하다. 심한 류마티스성 변화가 있는 상태에서 경추의 회전은 횡인대(transverse ligament)와 익상 인대(alar ligament)를 파열시킬 수 있으며 환–축(atlanto-axial) 관절의 탈골을 일으킬 수 있다. 늑골–추골 관절 도수교정시 가해지는 압력은 골다공증이 있는 늑골을 골절시킬 수 있다.

감별진단은 어려움이 있을 수 있으며 병의 초기 단계에서 환자는 골격계로 인한 증상과 징후가 나타날 수 있다. 이 환자는 도수물리치료가 필요하다. 그러나, 징후가 일반적인 패턴을 따르지 않거나 치료 기간에 호전을 보이지 않는다면 다시 의사에게 의뢰해야 한다. 최소의 회복만이 이루어진 경우에는 장기간 치료를 계속해서는 안된다. 후두부 두통과 경부 강직(neck stiffness), 사경(wry neck)도 지주막하 출혈(subarachnoid hemorrhage)이나 소뇌 종양(cerebellar tumour)의 초기 징후일 수 있다. 이러한 환자에게 정확한 진단이 가능하기 전에 도수교정을 의뢰했다면, 도수 물리치료사는 환자가 관절가동술로 통증 및 징후의 호전이 없음이 명확해지자마자 의사에게 다시 의뢰해야 한다.

현기증(Vertigo)

현기증은 도수물리치료가 요구되었을 때 주의깊은 관찰이 필요한 상태이다. 현기증이 경추부에서 기인할 수도 있으나(Cope와 Ryan, 1959), 이는 관절가동술로 치료될 수 있는 두통의 이차적인 징후일 때에만 경추부 원인이라고 할 수 있다(Ryan과 Cope, 1955). 기법 적용 전에 경추 기법을 이용해 탐색 운동을 적용하며 현기증이 나는 느낌을 일으키는 기법은 적용되어선 안된다.

과가동성(Hypermobility)

> '과가동성' 이란 통증 유발에 관계없이 신체의 모든 혹은 대부분의 관절에 과도한 운동을 허용하는 인대의 전신적 느슨함이나 인접한 척추 관절에 비해 하나 혹은 그 이상의 추간관절의 운동이 과도한 것이라고 정의할 수 있다.

과가동성(hypermobility)과 불안정성(instability)은 종종 혼용하여 사용되어 오해를 일으킨다. 척추 문제를 다룰 때 '과가동성' 이란 용어는 두 가지의 완전히 다른 방식으로 설명된다. 첫째는 신체의 모든 또는 대부분의 과도한 가동범위를 허용하는 인대의 전신적 느슨함을 나타내는 환자에게서 볼 수 있다. 이 과가동성은 쉽게 발견할 수 있다. 환자가 과가동성 관절을 나타내더라도 그로 인해 반드시 통증이 생기지는 않는다. 두 번째 유형의 과가동은 척추 질병에서만 특별히 나타난다. 여기에서 제시된 상황에서, 환자는 위의 경우처럼 신체적으로 과가동성 나타나지는 않지만 한 추간관절(또는 그 이상의)에서 다른 인접 관절에 비해 과도한 운동이 나타난다. 환자가 이 부위에서 유발되는 통증의 치료를 위해 방문했을 때 뒤에 기술될 추간관절 수동운동 검사를 사용하여 어느 관절이 뻣뻣한지 어느 관절에서 과가동성을 보이는지를 평가한다. 강직성 관절(stiff joint)에 치료가 필요하다면, 과가동성 관절에 과도한 긴장을 가하지 않도록 주의를 기울여야 한다. 그러나 과가동성 관절

Cope, S. and Ryan, G. M. S. (1959). Cervical and otolith vertigo. *Journal of laryngology and otolaryngology*, 73, 113.
Ryan, G. M. S. and Cope, S. (1955). Cervical vertigo. *Lancet*, ii, 1355.

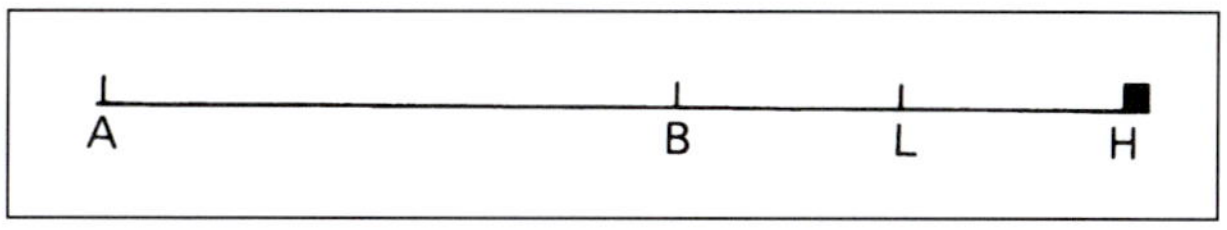

그림 9.1 과가동성 관절운동은 아직 과가동성을 나타낼 때까지 강직성을 가진다. 그 이유는 제한된 범위 AL이 정상범위 AB보다 아직 더 크기 때문이다. 즉 범위가 과가동인데 반해 관절은 강직을 가진다. A=운동의 시작범위, B=정상운동의 끝범위, H=과운동을 가질때 운동의 정상 끝범위, L=과가동 AL이 통증이 있거나 강직될 때의 정상범위의 끝범위

이 통증을 일으키고 치료를 요한다면 상황이 달라지며 그에 대해 이제부터 설명하려 한다.

과가동성은 일반적으로 도수교정의 금기증이다. 그러나 이러한 진술은 명백히 할 필요가 있다. 임상적 또는 방사선상의 과가동성 관절은 강직성 관절이나 정상적 가동범위의 관절에서처럼 통증을 일으킬 수 있다. 과가동성 관절이 통증을 유발하면 대개 어느 정도의 운동성 상실을 보인다. 그러나 이 가동범위의 상실은 검사상으로 여전히 과가동성을 나타낼 정도로 매우 적다(그림 9.1).

관절가동술은 이러한 상태에서 금기가 아니며 첫 번째로 선택되어야 할 치료법이 될 것이다. 완전 범위의 과가동성 관절의 강한 도수교정은 또 다른 문제이다. 그 이상의 범위 증가가 필요한 경우도 때로는 있지만 일반적인 법칙은 과가동성 관절에는 강한 도수교정을 적용해서는 안된다는 것이다.

> 과가동성 관절이 반드시 불안정한 것은 아니다. 불안정성은 지지 인대의 느슨함으로 인해 관절을 불안정하게 만들어 관절을 비정상적으로 움직이도록 하는 것을 말한다.

위의 서술은 과가동성의 두 종류를 구분한다. 두 상태 모두 관절이 '불안정' 한 것은 아니며 운동은 여전히 환자의 근 조절 하에서 일어난다는 것을 지적할 필요가 있다. 불안정성이란 관절지지 인대가 느슨하여 관

절을 불안정하게 만들어 비정상적인 운동을 허용하는 것이다. 어느 특정한 한 방향으로만 불안정한 것이기 때문에 전체적으로 과가동성을 나타내지는 않는다. 굴곡/신전의 검사는(12장 참조) 특정 추간 관절에서의 불안정성을 찾기 위해서 요추를 어떻게 검사하는지를 보여준다.

불안정성(instability)

과가동성 관절이나 불안정성 관절로 인한 증상을 호소하는 환자들은 관절가동술로 치료할 수 있으며 이러한 치료의 효과는 4장에서 설명한 대로 평가된다. 일단 관절의 증상이 사라지면 환자는 그 관절을 더 강하게 지지하기 위해 과가동성 또는 불안정성 관절 주변을 지지하고 있는 근육을 강화시키기 위한 운동을 한다. 통증이 경감되지 않았다면 안정화 운동을 추가하거나 대체한다. 관절가동술로 통증이 악화되었다면 즉시 멈추고 안정화 운동으로 대체한다. 그 부위를 더 안정시키기 위한 더 큰 지지(support)의 추가도 고려되어야 한다. 여기에서 지적해야할 것은 과가동성이 '불안정성'의 외과적 진단과 직접적인 관련이 없다는 것이다.

명백히, 기법의 강도가 증가할수록 도수교정의 위험성도 증가된다. 임상 전문인이 이를 이해하고 있고 이 기법의 사용에 확신이 있다면 도수물리치료와 함께 안전성 측정도 강조되어야 한다. 이 책에서는 강도의 증가가 요구되는 징후를 지속적으로 평가하면서 강도를 증가시키는 기법과 함께 부드러운 적용의 중요성을 강조하는데 모든 노력을 기울였다. 이런 단계에서도 근 경직의 범위 이상으로 강하게 트러스트를 하려는 시도를 해서는 안된다.

어떤 이들은 경추와 흉추의 도수교정을 하는 동안 강한 견인을 유지하고 있는 것이 안전에 필수적이라고 믿고 있지만, 이는 도수 물리치료사의 안전에 대한 감각을 잃게 할 수도 있다. 견인이 사용될 때 통증과 경직이 간과되었다면 위험성이 남아있을 것이다. 병리학에 대한 지식과 함께 주의와 평가를 하는 것이 안정성을 보장해준다.

기록(Recording)

정확한 기록은 치료 전, 중, 후에 일어나는 모든 원인과 효과에 대한 도수 물리치료사의 논리적, 방법론적 평가를 시각화하는 것이다. 이런 방식으로 검사, 치료 및 평가에 대한 더 상세한 요점을 습득할 수 있다.

도수교정 기법과 이들의 적용에 대한 적응증은 배울 수는 있지만 충분하지는 않다. 분석적 평가에 대한 경험은 치료의 상세한 요점을 학습할 수 있도록 해주어 최단 시간 내에 최상의 결과를 얻을 수 있도록 한다. 도수 교정 치료에서 배울 수 있는 최선의 방법은 치료시와 치료후에 일어나는 모든 원인과 효과를 정확히 기록하는 것이다. 이 필기된 기록에는 다음의 요소들을 순차적으로 모두 포함해야 한다.

치료를 기록하는 것은 명확히 생각하도록 하고 치료사가 치료 결과를 통해 학습 할 수 있도록 돕는다.

1. 이전의 치료를 통한 환자의 변화에 대해 요약하는 것으로 시작해야 한다. 신뢰성 있는 정보를 얻기 위해서는 분별력 있는 질문을 해야하며 정보를 기록할 때에는 환자의 직접적인 말을 따옴표를 표시하여 적어놓는 것이 좋다. 이 정보는 사실의 기록이 아니라 비교사항이다.
2. 그 다음 기록은 치료를 통해 이루어진 생리적 검사를 통해 중요한 징후의 변화를 찾아내야 한다.
3. 다음에는 오늘의 치료를 계획한다. 환자의 검사와 관련하여 필기한 계획 단계의 이점은 특히 중요하며 치료 기록보다 더욱 가치 있다고도 할 수 있다. 이 전의 치료로 인한 변화가 평가되면, 도수 물리치료사는 같은 기법을 계속 적용할 것인지를 선택해야 하며 자신의 결정에 대한 명백한 이유를 스스로 알고 있어야 한다. 특정 기법으로 바꾸기로 결정했다면 자신이 왜 그 기법을 선택했는지를 알아야 한다. 이 계획을 기

표 9.3 치료적 기록

C/O	=	주관적 평가; 마지막 치료로 어떤 변화가 있었는지(진술이 아닌 비교) 환자가 하는 말을(인용문을 사용) 평가하는 것이다. 별표된 사항은 모두 확인한다. 진행이 느릴 것으로 예측되는 환자의 경우, 24시간 보다는 주마다 비교를 한다.
O/E	=	객관적 평가; 마지막 치료로 인한 징후의 변화를 물리치료사가 평가하는 것이다(별표된 징후).
계획(plan)	=	어떤 기법을 적용할 것인지와 그 이유를 진술한다.
P.P	=	현재 나타나는 통증(present pain)

R. 치료	치료 후
(i) 사용된 기법을 진술한다.	효과
(ii) 적용된 등급(grade)	
(iii) 적용된 기법의 수준(level)	
(iv) 적용된 기법의 횟수	C/O
(v) **치료시 나타난 효과**	C/E

계획 — 가능한 치료 변화에 대한 이유를 적고 다음 치료로 남아있는 것들을 진술한다.

록하면서 명확한 생각을 자극하고, 다음날의 치료에 대한 생각을 북돋아줄 것이다.

4. 사용된 기법의 명칭을 기록하고, 사용된 단계를 설명하며 치료를 적용하는 동안 환자의 증상에 대한 효과를 기록하는 방식으로 치료 기록을 한다.
5. 기법의 기록 후에, 선명하고 두꺼운 수직선을 그어 분리하고 지난번 치료로 인한 느낌에 대한 환자의 평가와 환자의 관절 징후에 어떤 변화가 생겼는지에 대한 치료사의 평가를 모두 기록한다.
6. 치료가 끝나면 도수 물리치료사는 특별히 평가하고자 하는 것과 다음 회기에서 어떤 치료를 적용하고자 하는지를 결정해야 할 것이다. 이들도 기록되어야 한다. 표 9.3에서 위의 모든 요소들을 요약했다.

학습 단계에서, 치료 회기 동안 정신과정은 무엇인지를 명확히 하기 위해 초기 상담에 대해 기록한 원문은 표 9.4에서와 같은 패턴을 따른다.

> 치료를 기록할 때 치료기법을 적용하는 동안 환자가 어떻게 느끼는지에 대한 진술을 포함하는 것이 필수적이다.

'in' 과 'did' (indid)는 치료기법의 기록을 가르치는 Butler의 훌륭한 방법이지만, 치료를 적용하는 동안 환자의 느낌을 서술하는 것 또한 필요하다. 검사 결과를 통해서도 증상을 악화시키는 자세와 편안한 자세를 밝힐 수 있다. 이 결과는 또한 증상을 유발하는 운동과 감소시키는 운동도 밝힐 수 있다. 세 번째 요소는 치료를 위에서 아래로 내려가는 것이 나을지 아래에서 위로 올라가는 것이 나을지를 결정하는 것이다. 이 정보를 기억해두면 이외의 모든 영향 요소들이 다음의 결정을 하는데 도움을 줄 것이다.

1. 환자의 치료 자세
2. 적용될 운동 기법

무엇을 선택하든지 환자의 증상을 유발하거나 감소시켜야 한다.

이런 방식의 치료기록에 대한 불만은 시간이 많이 소비된다는 것이다. 이는 잘못된 것이다. 약어(abbreviation)를 사용하여 기록 시간을 단축하고 불필요한 말은 생략한다. 표 9.2는 각 기법을 설명하기 위해 사용될 수 있는 기록 상징 기호를 제시했다.(이들 기호에 대한 고유 권한은 Miss Margaret Jenkinson, MCSP, of King's College

표 9.4 치료시에 정신 그리고 신체과정을 위한 패턴

D9	R×4: (초기 상담시부터 9일이 지나고 4번째 치료)	
C/O	'침대에서 돌아누울 때 통증이 없는 것을 보니 마지막 치료 이후 증상이 나아진 것 같아요.'	
Q?	'지금은 기침시에도 통증이 없어요.'	
P/E	....	....
계획: pqr 때문에 xyz을 실시		
pp(나타나는 통증)	....	
Rx:	in	C/O
	did	P/E
	(통증 없이)	
계획:	이젠 약간의 불편감을 일으키는 기법을 적용함으로써 P 지점 이후에서 통증 양상이 변화하는지를 평가하는 것은 의미 있다.	
PP.	....	
Rx.	in	C/O
	did	P/E
	(약간 불편감을 일으킨다.)	
	(리듬있게)	
계획:	....	
PP.	....	
Rx.	....	
	등.	

표 9.5 치료 기록의 예

C/O— '더 자유롭게 움직이지만 요통을 더 일으킴'

O/E— F는 같은 범위이지만 더 적은 통증을 일으키고 SLR Ⓛ40° 보다 적은 기울기. ↓ L5? ISQ로 허리에 같은 '압박'

PP— 등을 가로지르는 약간의 통증

계획— 회복이 적합하게 나타났으므로 마지막 R을 반복한다.

Px.—	3× L/S IV P(통증) 없음	C/O '비슷하다.' O/E F가 1/3 더 낮추고 기울기를 줄임 SLR이 약간 호전
	1×U.S. 1.5cm² 7분. 통증 없음	ISQ

계획— 더 이상의 회복이 없으면 ↓ 또는 LT를 적용

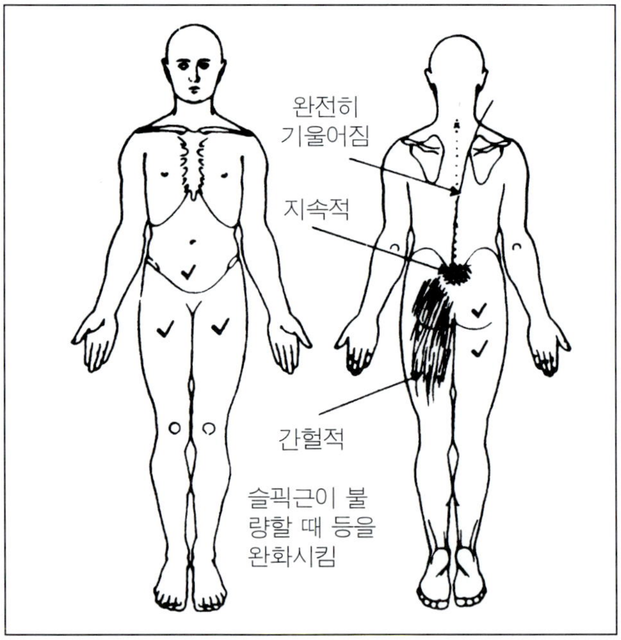

그림 9.2 검사 소견 기록의 예

Hospital, London에 있고 그들의 신원에 대한 합의는 1966년 영국의 도수 물리치료사 단체에 의해 이루어졌다.) 이러한 기본적 기호로부터 수없이 많은 활용을 할 수 있으나 기호의 근본은 학습하지 않고도 그것의 의미를 한 눈에 알 수 있어야 한다는 것이다. Grieve(1988, 59)는 이러한 활용을 보여줬다. 기법의 적용된 횟수를 숫자로

GRIEVE, G. P. (1988). *Common Vertebral Joint Problems*, 2nd edn. Edinburgh: Churchill Livingstone.

기록하고 단계를 로마 숫자로 적는다면 일단, 습관이 되면 전 과정을 매우 빠르게 기록할 수 있을 것이다.

쉽게 이전 치료를 참고하고 빨리 정보를 수정하려면 각 치료를 표 9.5와 같이 기록하기를 권한다. 이 방법에 의해서만 적용된 치료법과 단계를 명백히 이해할 수 있다. 이는 잘못된 막연한 느낌으로 인한 불필요한 치료 시간의 허비를 피할 수 있다.

그림 9.3은 요추 병변이 있는 환자의 치료와 검사에 대한 상세한 정보를 기록하는데 적용할 수 있는 간단한 예를 제시한 것이다.

10 경추(Cervical spine)

김명준 · 김근조 · 서현규 역

소개(Introduction)

검사와 치료 목적을 위하여, 경추는 상부, 중부, 하부 경추로 나눌 수 있다.

경추는(그림 10.1) 세 종류의 구분으로 하는 것이 가장 좋다. 즉, 상부 경추(occiput to C3), 이것은 상부 경추의 위치를 포함하고, 하부 경추(C5~C7); 그리고 겹쳐진 중부 경추(C3~5)로 구성되어 있다.

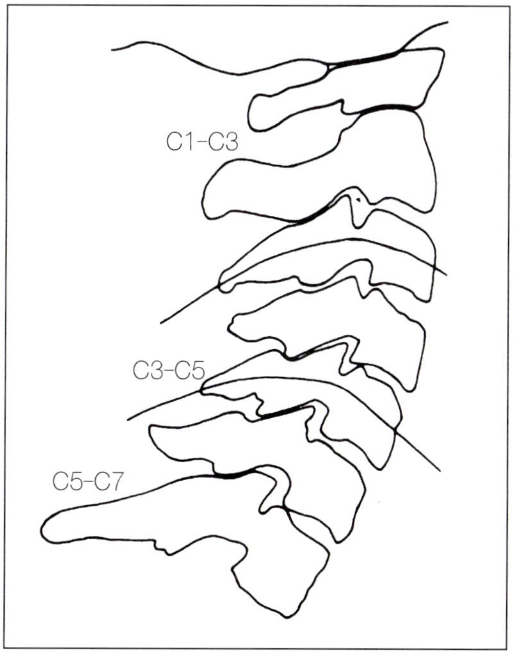

그림 10.1 경추의 구분

상부 경추의 질병은 자주 두부 통증을 가져온다. 맨위 경추부(hight cervical spine)는 추간판이 없으며 반면에 상부 경추 C2~3은 추간판을 함께 포함하고 있다. 상부 경추에서 맨위 경추(high cervical spine)로 나누는 이유는 촉진 검사에서 특별히 강조되는 부위이기 때문이다. 대부분 하부 경추는 추간판과 활막관절 구조를 갖고 있다. 경추 추간판 질병(신경근 압박을 포함하는)은 하부경추에서 자주 일어난다. 중부 경추 질병은 대부분 보통 활막관절형 질병이며, 이러한 통증은 위쪽 또는 아랫쪽으로 퍼진다.

척추관의 경막 부착점과 경추신경근은 잠재적인 원인에 의한 증상을 보이며 역시 이 부위는 기능적 제한들이 원인이 된다 하겠다.

주관적 검사(Subjective examination)

표 10.1은 검사의 패턴을 보여주고 있지만 어떤 것들은 좀더 확대해서 검사해야 한다.

목 신경근골격 장애가 있고 환자들은 보통 통증뿐만 아니라 강직, 두통 또는 어지러움증과 같은 증상과 관련이 있다. 종종 증상의 설명과 위치는 원인을 입증하는데 도움이 된다.

표 10.1 주관적 검사

질병의 "종류"
왜 환자가?
1. 통증, 강직, 약화, 불안정 등
2. 급성발병
3. 수술 이후, 부상, MUA, 보조, 견인 등

병력
최근과 이전(see 'history' below)
여러 병력의 질문은 매우 다양 할 수 있다.

영역
통증, 강직, 재발, 약화의 질병 등 중에 한가지라도 있습니까?
인체그림도표에 다음을 적는다.
1. 징후의 넓이와 깊이를 적어 중요 부위를 알게 하고 징후의 형태를 표시한다.
2. 이상감각(paraesthesia)과 무감각(anesthesia)
3. 기타 관련 부위를 모두 체크한다.
 (a) 다른 추골 부위
 (b) 질병 위 아래 관절
 (c) 다른 관련 관절

증상의 반응
일반적
1. 증상이 언제 나타나며, 언제 변하며, 왜 국소적이며 퍼지는지
2. 휴식 시 국소증상과 퍼지는 증상의 반응(증상이 관련되는/분리되는 일상동작: 베개크기/내용물, 염증).
 일과 후와 아침에 일어날 때의 증상을 비교
3. 일어날 때 통증과 강직: 기간.
4. 활동의 결과(아침과 저녁을 비교)

부분적
1. 증상을 자극하는 것은? (심함-과민성)
2. 증상을 자극하는 자세는?
3. 빠른 운동에 의한 통증이 없는가?

특별한 질문
1. 환자가 어지러움증과 관련된 것은?(추골 동맥)
2. 양손이나 발에 찌릿하게 쑤시는 통증 또는 절룩거리는 걸음(cord sign)은 없는가?
3. 일반적인 건강과 체중 감량(의학적 병력)
4. 이러한 증상와 다른 병으로 먹고 있는 약은?(장기 스테로이드 치료 때문에 온 골다공증)
5. 최근 방사선 사진을 가지고 있는가?

병력
1. 사고
2. 전에 있었던 사고 또는 관련된 증상
3. 증상이 점차 나빠지고 있는가? 아니면 호전되고 있는가?
4. 사전 치료와 효과
5. 사회경제적 적응

매우 중요한 병력들은 별표로 표시를 할 것

객관적 검사 계획(Planning the objective examination)

질병의 '종류' ('Kind' of disorder)

'질문 1'에 대한 대답은 질병을 설명해주며, 도수 물리치료사는 이러한 것들을 다룬다. 이것은 검사와 치료 선택과 다른 것들에 기초가 된다.

보통 경추 질병의 '종류'는 통증 중 한 개가 된다. 이러한 것들은 두통에서부터 목의 국소적 통증이나 견갑부, 어깨, 팔과 결부된 통증들이 포함될 수 있다. 목에 손상을 주는 행동과 통증 사이의 지속적인 연결고리를 증명해야만 한다.

예를 들면, 환자가 '매일 어깨에 날카로운 통증을 느끼고 있는데 자기 어깨를 움직여 보면 확실해진다'라고 할 수 있다.

때때로, 환자의 주 증상이 통증이 아닐 수도 있다. 그는 어지러움 때문에 진료를 했다고 한다. 이럴 때 도수 물리치료사(manipulative physiotherapist)는 목 증상의 발병이나 반응이 어지러움증과의 관계를 증명해야만 한다.

도수 물리치료사는 환자가 목에서의 어떤 통증도 없음에도 불구하고 경부 통증을 호소할 수도 있다는 이유를 잘 알고 있어야 한다. 이런 경우에는 그 통증이 어깨, 흉추 또는 내장기와 같은 다른 곳에서 전이 되었다고 볼 수 있다.

증상의 부위(Area of symptoms)

상부 경추(Upper cervical spine)

환자가 후두하 부위에 통증을 호소할 때 그것은 정확한 평가가 필요하다. 왜냐 하면 후두환추 부위 환추 - 축추 부위, 또는 C2, C3 사이로부터 원인이 있을 수 있기 때문이다. 이러한 부위를 결정하는 중요방법은:

1. 손가락으로 통증부위를 가르켜보라고 한다.
2. 당신의 손가락으로 다시 확인해 본다.
3. 누르면서 '여기가 맞습니까?'라고 묻는다.
4. 환자가 '예'라고 하면, 다음 단계로 다양한 각도로 눌러 본다. 그래서 정확한 곳을 확인 할 때까지 손가락으로 여러 부위를 눌러본다. 이것이 지루할 수 있지만, 오히려 다른 검사를 하기 위해 많은 시간을 절약할 수 있으며 결국 이것이 지름길이 되기도 한다.

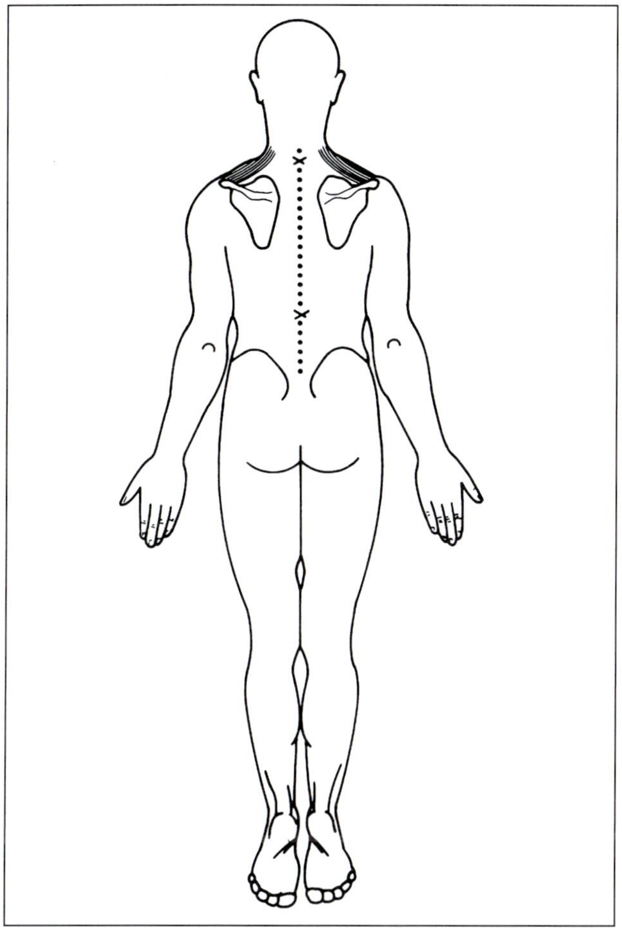

그림 10.2 하부 경추 통증 부위(C5~7)

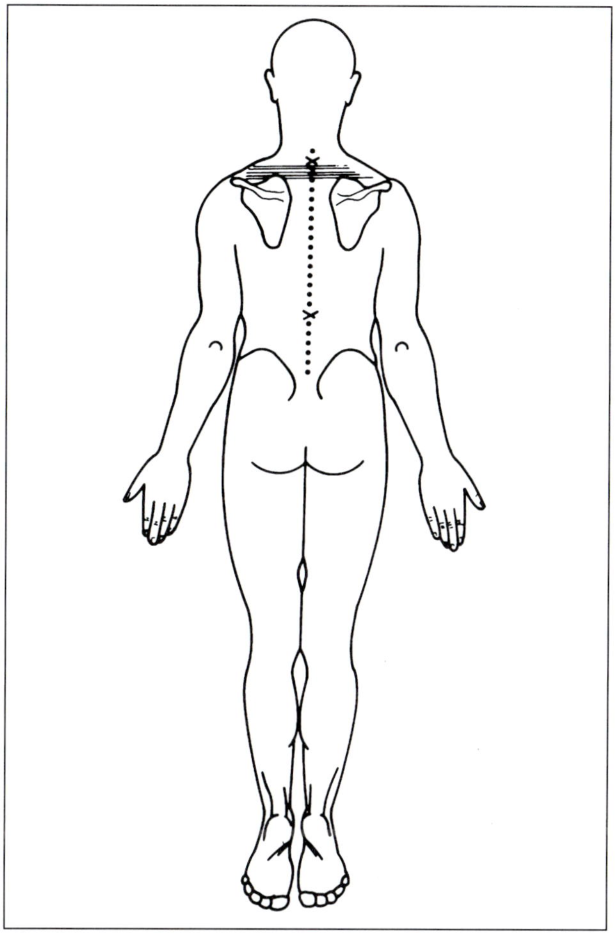

그림 10.3 상부 흉추 통증 부위(T1~2)

하부 경추(Lower cervical spine)

경추에서 기인되는 두번째 통증부위는 견갑상부를 가로지르는 통증이 확실하게 판명되는 경우이다. 이것도 하부 경추나 상부 흉추 부위에서 발생되는 것으로 보통 알려져 있다. 대부분 중요한 정보들은 아래 증상이 있고 없는 것에 따라 확인된다.

1. 증상이 하부 경추로부터 시작되며 그때 증상은 아랫쪽으로 내려가며 어깨 측면으로 퍼진다(그림 10.2).
2. 목으로 퍼지는 통증은 전혀 없으며 어깨에서부터 뒤쪽 T2 근처까지 퍼진다(그림 10.3).

이것은 증상이 C5~7에서 나온건지 T1~2부터 생긴 것인지 알려 주는 것이다.

양쪽 하견갑부 증상과 불확실하지만 T3-7으로부터

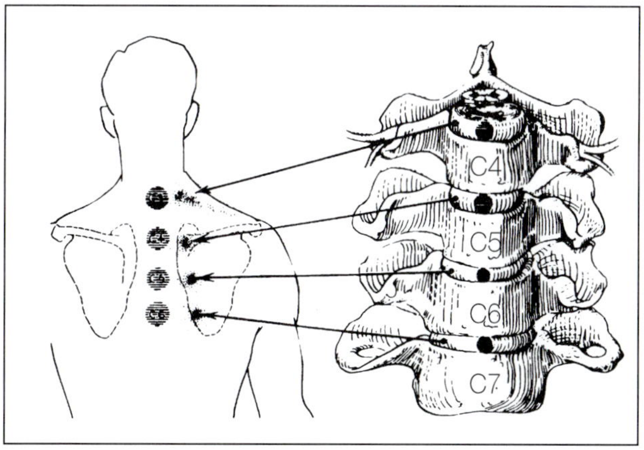

그림 10.4. 추간판 문제의 통증, 하부 경추 추간판의 앞 표면으로부터 전이된다(Reproduced from Cloward, R.B. (1959) *Annals of Surgery*, **150**, 1052-64, with kind permission of author and publishers.)

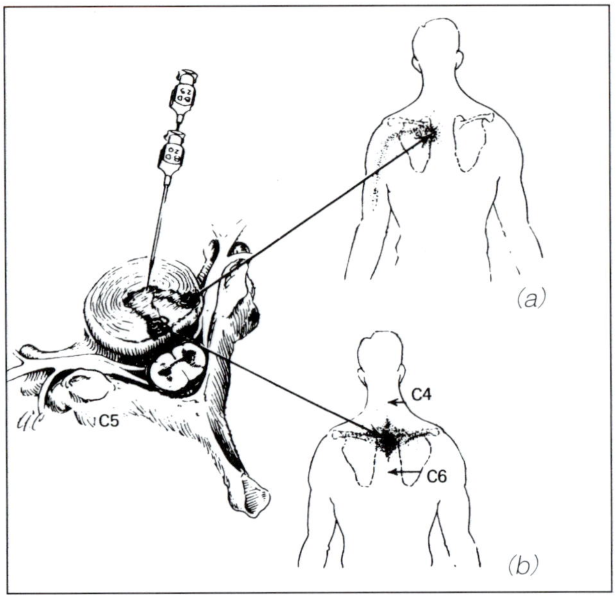

그림10.5 추간판 문제의 통증 *(a)* 경추 추간판의 측후면에서 부터 전이 된다 *(b)* 중앙 추간판 탈출에 의한 연관통(Reproduced from cloward, R.B.(1959) *Annals of sugery*, **150**,1052-64, with kind permission of author and publishers)

의 증상이 하부 경추로부터 나올 수 있다는 것은 중요하다(그림 10.4). 적어도 임상인들은 이러한 증상은 Cloward(1959)에 의해 논의된 통증 분포와 관련되어 있는 것으로 안다.

환자가 어떤 곳에 문제가 발생되었다면, 도수 물리치료사는 경추와 관련있는 어느 부위에 증상이 있는지 물어보아야만 한다.

증상이 확인되고 점검이 끝났으면, 인체도표 위에 관련 부위를 체크 해야만 한다. 이러한 것은 두가지의 목적을 가진다. 첫째는 검사자가 체크 의무를 실행하게 한다.

두 번째는 처음 질문한 체크 부위의 증상이 나중에 없어졌을 때 증거가 된다

CLOWARD, R.B.(1959) Cervical discography. A contribution to the aetiogy and mechanism of neck, Shoulder and arm pain, *Annals of Surgery*, 150, 1052-1064.
DWYER, A.,APRILL,C.,AND BOGDUK.(1990). Cervical zygapophysial joint pain patterns 1;a study in normal volunteers. *spine*, 15(6), 453-461.
DREYFUSS, P., MICHAELSON, M. and FLETCHER, D.(1994). Atlanto-occipital and lateral atlanto-axial joint pain patterns. *Spine*, 19(10), 1125-1131.

역시 증상 중 중요 부위를(main area) 결정해야만 한다. 그리고 인체 도표 위에 중요(main)라고 기록한다

여기에 더할 것은 Dwyer(1990) 등과 Drey fusset (1994) 등이 매우 가치 있는 연구를 이끌어내었는데 이것은 도수 물리치료사들이 경추 관련통의 잠재적 원인을 확인하는데 도움을 주는 내용들이다(그림 10.6a, 10.6b).

증상의 양상(Behaviour of symptoms)

매일 하루 24시간 동안 드물게 지속적으로 꾸준하게 나타나는 증상이 있다고 한다면, 그러한 반응은 반드시 밝혀야만 한다. 일반적인 경추 근골격계 증상들은 자연스럽게 발생되는데 상당히 규칙적인 패턴에 의해 나타나 활동과 경추 운동을 하는 동안 악화되기도 한다. 환자들은 비록 통증이 적다 하더라도, 자주 한 순간의 경추 강직을 경험하기도 한다.

사고를 당했던 환자들의 반응은 증상이 규칙적인 패턴이 아니다.

증상이 동작에 의해 심해졌다면, 정확한 동작을 측정해야만 한다. 만약에 증상이 나타나 있는 상황에서 악화된다고 한다면, 베개의 높이와 질을 확인해 보아야 한다 (부록 4 참조).

특별한 질문들(Special questions)

어떤 질문은 척추신경과 추골-기저동맥(vertebrobasilar system)의 질병인지 아닌지 확인하는 질문을 하여야만 한다. 이러한 것들은 표 10.1에 나열되어 있다. 어찌 되었든 어지러움증은 특별히 고려해야 할 사항으로 앞에서 논의 되었다.

병력(History)

아무런 사고 없이 시작된 현재의 에피소드 환자들의 증상 발전은 그 사람들이 받은 처음 느낌을 자세하게 알아보아야 한다.

어떠한 과거 병력이 이와 같이 관련이 있다면, 치료효과와 앞으로 치료 과정을 측정 추정할 수 있게 된다.

가능한 환자가 외상을 입었을 때 외상의 경향과 영향으로 형성된 정신적 병상 소견을 확인한다.

'비뚤어진 목(wry neck)'은 통증을 동반한 비대칭 자세이므로 잘못된 자세를 교정하려고 하면 통증은 심해진다.

질병이 있는 삐뚤어진 목(wry neck)은 경추에서는 특별한 것(special entity)이 되며, 많은 원인이 있을 수 있다. 첫째는 갑작스런 움직임으로 생기는 것으로 환자는 얼굴을 원래의 자세로 되돌릴 수가 없게 된다. 질병(disorder)은 보통 '잠긴 관절(locked joint)'과 같은 것과 관련이 있는 것으로 간주된다. 삐뚤어진 목은 척추 구조의 염좌로써 역시 갑자기 움직이는 동작 때문에 나타난다

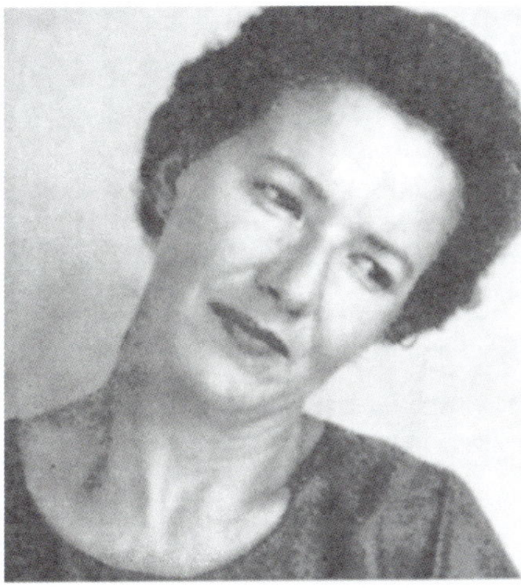
(a)

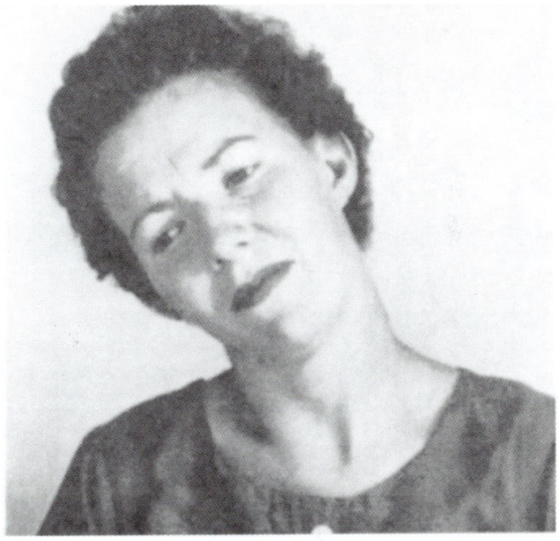
(b)

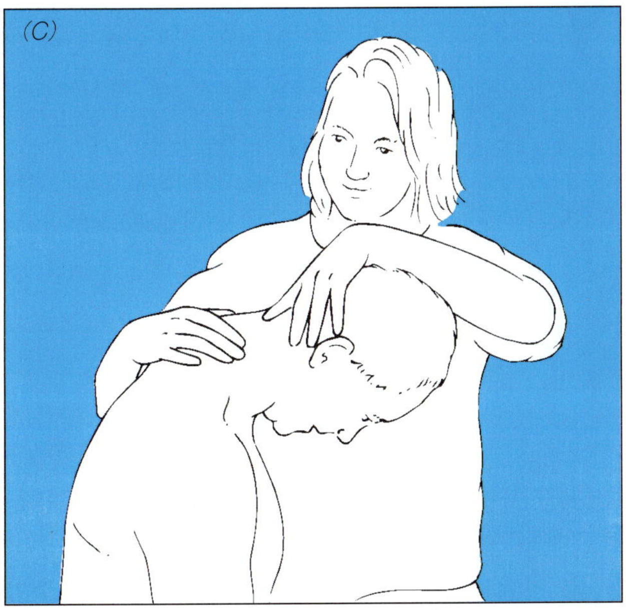
(C)

그림10.6 (a-c) 두 그림은, 처음에 언뜻 보기에, 양쪽 측방 굴곡이 정상 범위로 나타나는 것처럼 보인다. 그러나, 중간 경추 레벨을 보면 상부에서 일어나는 양측 굴곡의 범위와 차이가 있다. 좌측으로 굴곡하는 동안, 중간 경추 레벨 이상에서 보면, 제한은 우측 목 윤곽의 커브에서 부족하게 나타난다. (a) 우측으로 움직이는 동안 좌측 목의 외형과 비교할 때 (b) 이런 면에서 환자의 목을 반복해서 움직여 볼 때 제한이 쉽게 나타난다. (c) 경추 굴곡에 압박을 가하고 있다.

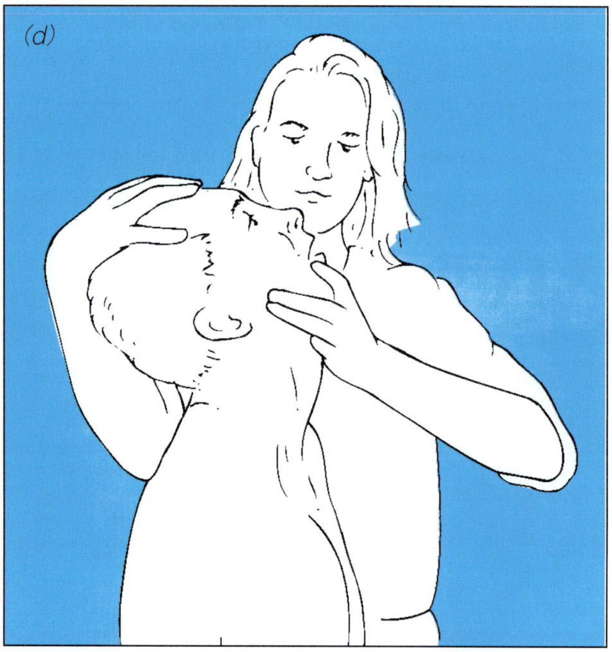

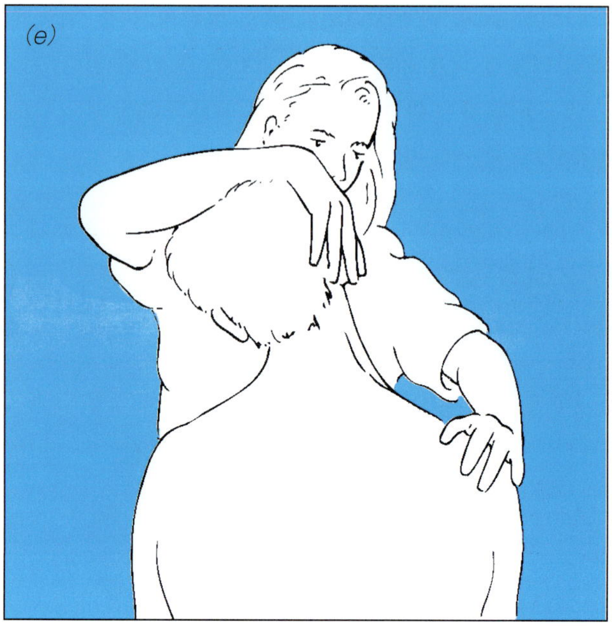

그림 10.6 (*d*)-(*f*) 경추 능동운동에 과압박을 가하는 모습의 예. (*d*) 경추 신전에 과압박을 가하는 것(조심) (*e*) 경추 좌측굴곡에 과압박을 가하는 것(관절과 오른쪽 구조물을 열고 스트레치 한다) (*f*) 경추 회전 운동에 과압박을 가하는 것

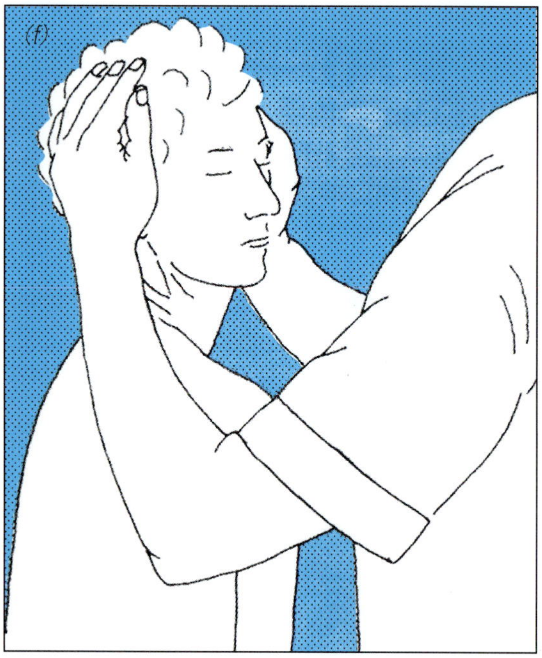

그러나 삐뚤어진 목(wry neck)은 나중에 심해지지만, 염좌(sprain) 환자는 처음의 정상자세로 머리를 다시 움직일 수 있다. 삐뚤어진 목 3가지는 머리가 한쪽으로 고정된 상태에서 환자가 알아차리게 되는 경우가 있다.

질병(disorder)과 잠긴 관절(locked joint)의 중요 차이점은 잠긴 관절과 비교해서 환자가 깨닫는 것인데 이런 일이 발생 되었을때 그때 알아 차린다는 것이 차이점이다(Maitland.1978).

현재의 질병 정도가 심해졌든 아니든지 간에, 문제의 안정성 정도에 과거 받았던 치료의 효과에 대하여 알아보는 것은 매우 중요한 일이다.

검사계획(Planning the physical examination)

명확하게 본질적인 임상의 종합적 소견이 증명되었다면, 그 검사는 더욱 더 앞으로 이용된다고 본다. 통찰력있는 관찰 평가도 검사의 종류가 될 것이다. - 이것은 검사 활동으로 본다 - 그리고 검사동작의 종류로 사용될 것이다.

증상이 심해지거나 질병이 생길 때, 또는 만약 병력이 심각한 질병으로 인지되면(표 6.3에서 계획표를 볼 것),

MAITLAND, G. D.(1978), Acute locking of the cervical spine, *Australian Journal of Physiotherapy*, **24**,103 -109.

표 10. 2 경추의 도수물리치료적 검사

관찰

자세 : 머리를 움직이려는 의지와 목의 부드러움을 본다.

간단한 평가

앉은 자세

다른 관절 (빠른 검사)

통증선까지 움직이거나 제한 부위까지 운동

F(굴곡), E(신전), LF, Ⓛ과 Ⓡ(좌우측 굴곡)과 F와 E에서 Rot^n Ⓛ과 Ⓡ(좌우측 회전) 그리고 F와 E에서 통증 그리고 반응(behavior), 범위, 기형방지, 과압박(over pressure), 척추간 운동(반복운동과 속도증가)

앉아서 적용할 때

상부와 하부 경추 사이의 차이 구별하기;

지속적인 신전(E), 통증방향의 측방굴곡(LF), 통증방향의 회전(연관통 재현이 필요한 경우)

Q, upper and /or lower, and sustained(if F, E, LF and Rot^n are negtive)

통증 방향으로 약간 측방굴곡한 상태로 가볍게 신전하여 누름(연관통 재현이 필요한 경우)

신연(if, F, E, LF and Rot^n and Q are negative)

복합운동검사(Combined movement tests)

각 방향으로 회전을 유지하고 F or Q(추골동맥)

기타 추골 동맥 검사

추간관절의 생리적 수동운동(PPIVM)

C1/2 회전

능동 말초 관절 검사

바로 누운 자세

신경학적 검사(머리표피 감각)

적절한 척추관검사(Canal tests)

근육통에 대한 정적검사(static tests)

PPIVM - F, E, LE, Rot^n

1번 늑골

수동 말초 관절 검사

엎드린자세

촉진(Palpation)

체온과 땀

연조직 촉진(근육, 관절기둥)

추골 위치

추간관절의 능동 종속운동(PAIVM)

후두에서 C3까지 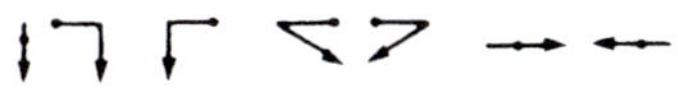

C2에서 T1과 R1까지 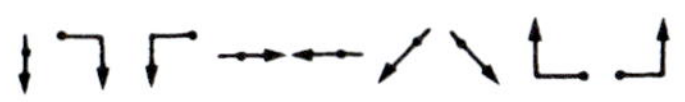

생리적 운동자세를 가진 복합 PAIVM

다른 관련요소 검사

기타검사

관련검사 보고서를 위해 사례차트(case notes)를 확인(방사선 사진, 혈액검사)

중요한 결과는 별표를 달아 잘 보이게 한다.

환자교육

1. 악화 가능성에 대한 주의시킨다.
2. 자세한 내용을 요구한다.
3. 필요하다면 허리관리 교육도 한다.

검사동작은 통증이 시작되는 곳까지 검사를 진행시켜야만 한다. 질병이 만성일 때 그리고 통증이 중정도 일 때에는 검사동작을 제한된 범위까지 실시 한다(표 10.2 는 검사를 위한 가이드).

도수물리치료적 검사 (Physical examination)

관찰(Observation)

검사는 관찰을 시작으로 한다. 환자의 **현재 통증**(present pain)을 확인해야만 하며, 잘못된 자세와 기형적 방어자세(교정과 교정효과) 그리고 지구력 근육의 소모와 같은 복잡한 단서(subtle clues)는 원인을 확인하는데 도움을 주며 질병요소와 질병의 상태를 확인하는데 도움을 준다.

기능적 재현(Functional demonstration)

기능적으로 제한이 있는 환자를 증명하기 위한 분석으로 경추에 대한 관련성 정도를 입증하게 될 것이다. 기능적 차이의 증명은 증상의 원인을 확인하는데 도움을 줄 것이다.

예를 들면, 환자가 우측팔을 머리 위로 높게 올릴 때 어깨 뒷부분에서 통증이 재현되는 것을 볼 수 있다. 이런 자세에서 도수 물리치료사로부터 유지된 상태로 좀더 목을 신전시키고, 우측 굴곡과 우측 회전(경추 사분면으로)을 하도록 지시된다. 어깨의 통증이 증가된다면, 경추에 원인이 있을 가능성이 높다. 특히 팔을 더 올려도 통증 변화가 없을 때는 거의 확실하다.

간단한 검사(Brief appraisal)

유연성을 위한 경추 촉진과 목운동의 간단한 평가는 경추에 있어서 문제를 찾기 위하여 움직임과 촉진의 간단한 평가로 좀더 자세히 검사할 필요가 있는지 확인해 보는 현 상태의 가치 판단이라 할 수 있다. 흉추, 어깨, 주관절, 손목, 손의 간단한 능동 검사(Quick active tests)는 그 부위가 얼마나 관련되 있는지 그 정도를 확인하는 것이다.

능동운동(Active movements)

임상정보: 재검사의 일관성을 위해서, 경추의 능동운동마다 똑같은 방법으로 재검사하는 일은 매우 중요하다(범위, 증상반응과 운동의 질).

생리적 운동은 보통 초기에 검사한다. 모든 경추 운동은 앞쪽부터 조심스럽게 관찰하여야만 한다. 각 동작에서 유용한 정보를 밝혀낸다(그림 10.6). 최대로 굴곡시켰을 때의 목 외형은 뒤에서 또는 위에서 가장 잘 보인다. 어떤 것은 과압박을 가할 때는 매우 주의해야 한다. **경추 신전** 상태에서 이마를 누르거나 턱을 들어 올릴 때 단지 견인이나 압박을 가하는 운동이 되지 않도록 조심해야 하겠다.

굴곡 또는 신전 운동 중 단 한쪽에서만 통증이 나타날 때, 하경추를 고정하고 상경추를 신전함으로써 상경추와 하경추 사이의 차이점을 알아낼 수 있다. 이러한 운동으로 턱을 앞으로 내밀거나 압박을 가할 때는 환자에게 미리 말해야 한다(그림 10.7). 머리를 뒤로 끌어당기는 동작과 비슷하게 함으로써 상경추는 하경추가 신전될 때 굴곡되게 된다. 압박은 운동 범위 끝부분에서 준다(그림 10.8). 통증비교는 정상 굴곡과 신전에 의한 두 동작을 실시함으로써 구별되는데 이는 상경추와 하경추 관절 중 어디에서 통증이 유발되는지 알려준다.

경추측방굴곡의 과압박은 두가지의 정반대의 방법으로 실시할 수 있다. 만약 압박이 좌측 측방굴곡으로 실시된다면;

1. 우측은 관절이 열리면서 구조물은 스트레치 되며
2. 왼쪽은 관절과 구조물을 동시에 눌리게 된다.

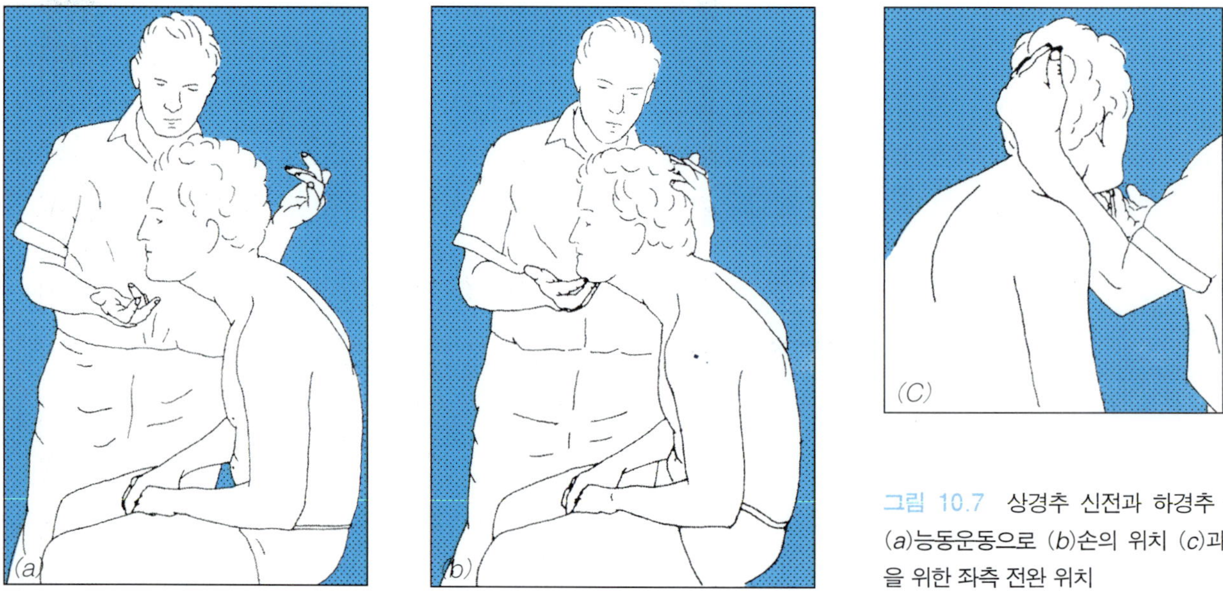

그림 10.7 상경추 신전과 하경추 굴곡 (*a*)능동운동으로 (*b*)손의 위치 (*c*)과압박을 위한 좌측 전완 위치

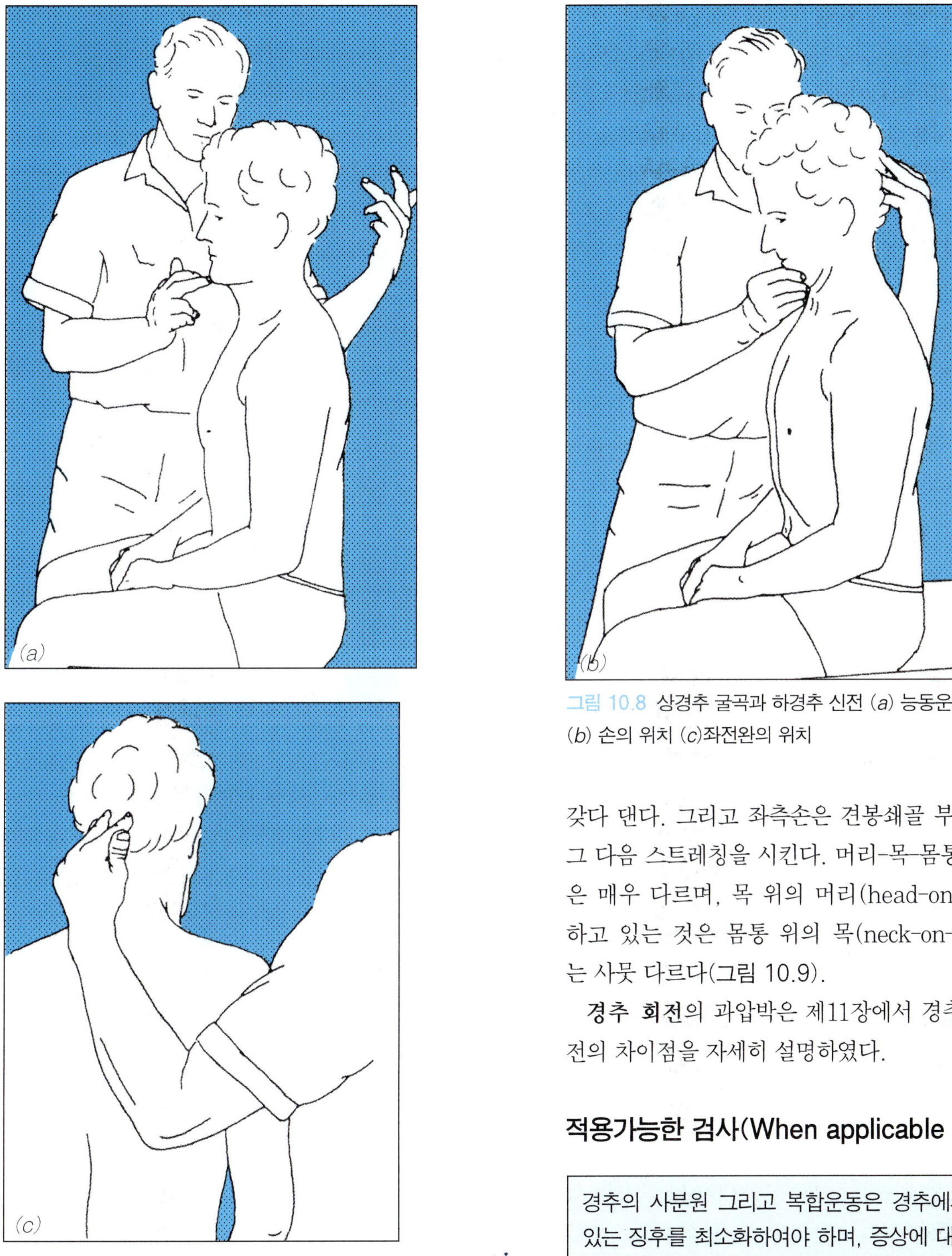

그림 10.8 상경추 굴곡과 하경추 신전 (*a*) 능동운동으로 (*b*) 손의 위치 (*c*)좌전완의 위치

검사는 손의 척측의 다양한 면을 이용해서 후두와 C7간의 어느 추간 레벨이라도 검사 할 수 있다. 만일 아래 레벨이 검사 될 때는, 물리치료사의 손자세는 매우 다양하다. 왼쪽 측방굴곡에서 우측손을 환자의 우 두정골 부위 갖다 댄다. 그리고 좌측손은 견봉쇄골 부위 위에 놓고, 그 다음 스트레칭을 시킨다. 머리-목-몸통 관계의 외관은 매우 다르며, 목 위의 머리(head-on-neck)자세를 하고 있는 것은 몸통 위의 목(neck-on-trunk)자세와는 사뭇 다르다(그림 10.9).

경추 회전의 과압박은 제11장에서 경추와 흉추의 회전의 차이점을 자세히 설명하였다.

적용가능한 검사(When applicable tests)

경추의 사분원 그리고 복합운동은 경추에서 기인될 수 있는 징후를 최소화하여야 하며, 증상에 대한 경추 원인을 배제하도록 노력해야 하고 이러한 검사를 통하여 적절한 치료 방향을 설정하는 것이 되어야 한다.

보조검사(auxiliary test)는 관절 징후를 유도하는데, 통증이 있는 쪽으로 신전, 측방굴곡, 회전의 복합운동으

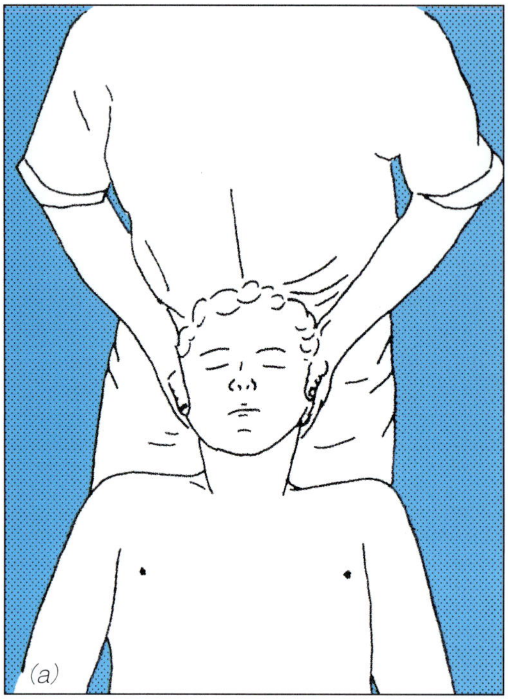

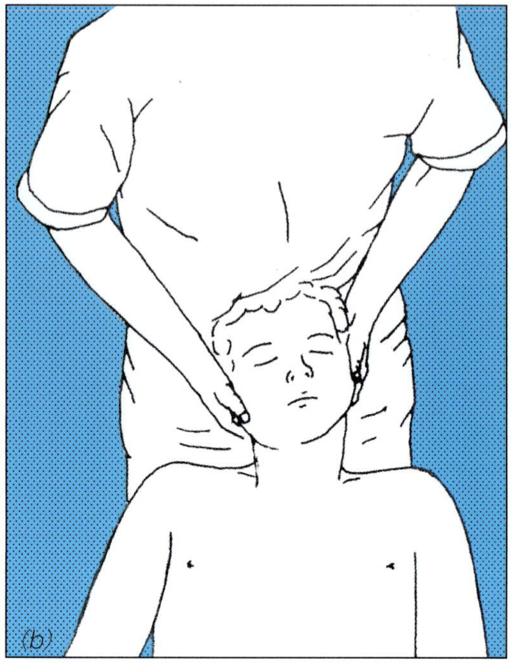

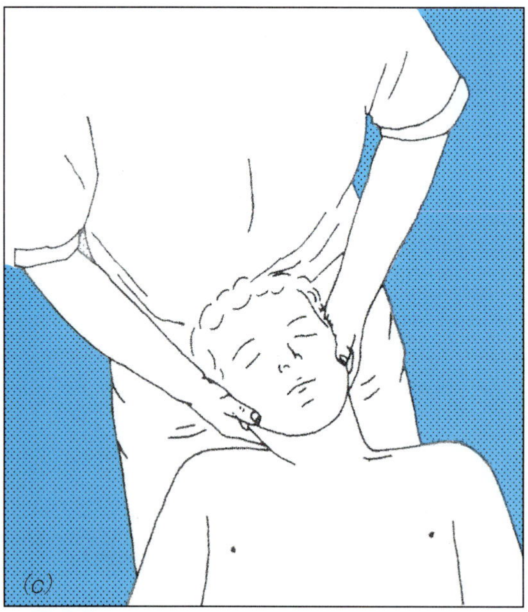

그림 10.9 경추 측방굴곡. (*a*) 정중 자세 (*b*) 목위 머리의 측방굴곡 (*c*) 몸통위 목의 측방굴곡

로 통증이 없게 능동적으로 움직인 후 수동적 압박을 가하도록 한다. "사분원" 자세에서 실시되는 하경추 검사기법은 상경추부터 이용되고 다양하다.

하경추 사분원(Lower cervical quadrant)

좌측 통증 방향의 하경추 검사를 위하여 하경추가 좌측

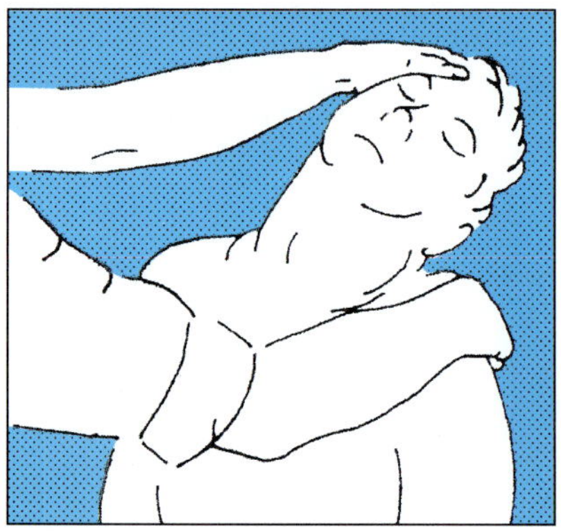

그림 10.10 하경추 사분원 자세

으로 측방굴곡을 시키면서 완전히 신전이 될 때까지 목을 좌측 코너 뒷쪽으로 기울인다(그림 10.10). 신전후 좌측으로 굴곡시켜 복합동작을 유지한 채 좌측으로 회전을 더 시킨다.

상경추 사분원(upper cervical guardant)

좌측 사분원 검사를 위해, 물리치료사는 환자 좌측 옆에 서서, 상경추 관절을 신전하고 압박을 가한다. 이것은 왼손으로 환자 턱을 잡고, 오른손으로 이마를 잡는다. 동시에 환자 몸통은 물리치료사의 팔에 의해 고정되는

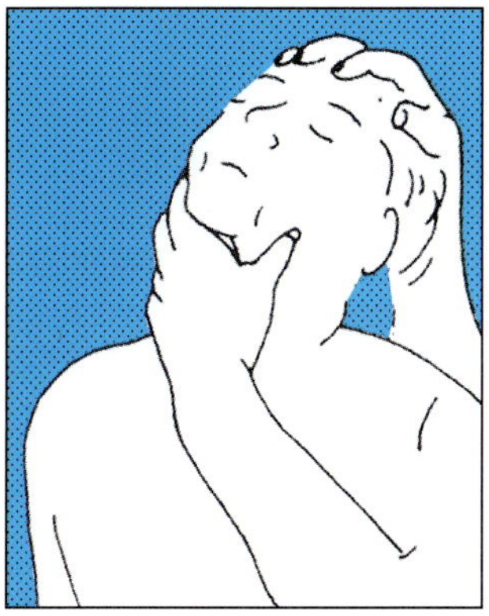

그림 10.11
상경추 사분원 자세

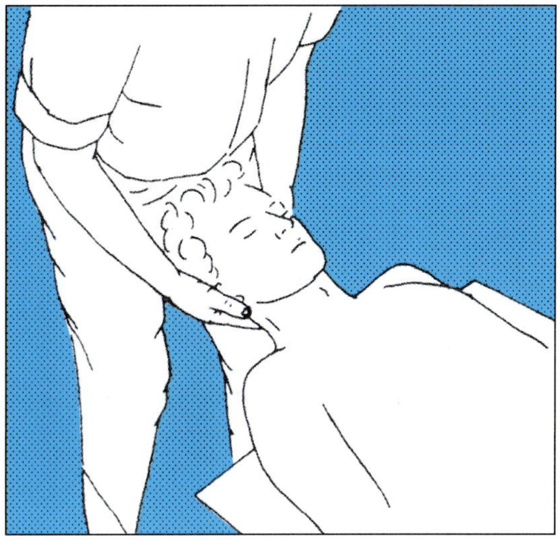

그림 10.12 3가지 복합생리적 운동의 중립 시작 자세

데 앞쪽에서 옆으로 선다. 그리고 머리는 신전된 채 하부 경추을 굴곡시키기 위해 손으로 누른다. 머리를 신전시킨 채 회전축 머리를 충분히 신전을 시키고 거의 수평으로 바로 된 자세에서 수직으로 축이 변화된다. 이는 머리가 회전되는 것이며. 기술은 회전 시 제한을 느끼는 범위에서 진동운동(oscillatory movement) 실시한다. 환자 머리는 물리치료사를 향해 가능한 충분히 돌리면서 측방굴곡을 더한다. 측방 굴곡 운동은 치료사를 향해 머리의 정수리 부분을 기울이고 턱은 치료사로 부터 먼쪽으로 보낸다. 이 운동은 역시 제한된 범위에 도달할 때 까지 진동운동 형태로 실시 한다(그림 10.11). 이 운동을 정확하게 실시하면서 검사하기는 매우 어렵다. 그러나 많이 연습을 해봄으로써 잘 할 수 있다.

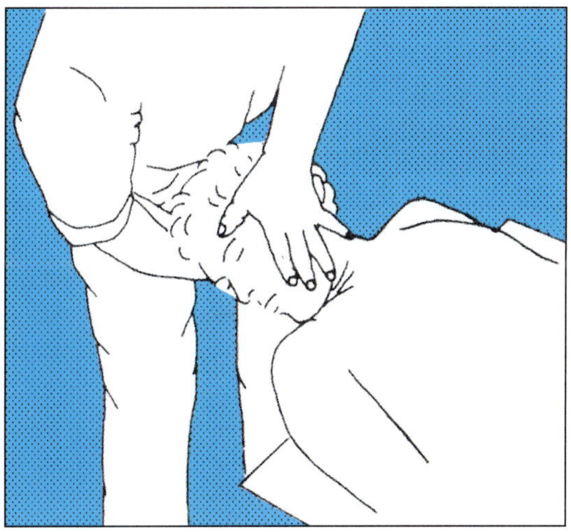

그림 10.13 연속 동작 1단계, 우측 최대회전

복합운동의 연속 (Sequences of combining movements)

사분원 운동뿐만 아니라 다른 어떤 복합운동들은 환자의 질병을 비교하면서 검사운동을 알아낼 때 사용될 수 있다. 예를 들면, 환자의 머리는 왼쪽으로 회전시킨 채 고정시켜 여기에 머리를 신전하거나 굴곡을 더 할 수 있고 그 다음에 왼쪽 또는 오른쪽으로 머리를 측방굴곡 할 수 있다(예를 들면, 왼쪽으로 충분히 회전시킨 자세를 유지한채 왼쪽으로 머리를 측방굴곡 시키는 것을 더한다). 이러한 머리의 측방굴곡은 각 경추의 추관절 측방굴곡이 아니다. 즉 C7/T1관절은 측방으로 굴곡되어 있다 라고 보기 보다는 차라리 신전되어 있다고 본다. 중립자세에서 복합운동을 시작하는 검사 중에 반드시 기억해야 할 것은 또 다른 매우 중요한 포인트가 된다(그림 10.12). 환자의 머리는:

1. 오른쪽으로 최대한 회전시키고(그림 10.13) 그 다음 자세를 유지시킨다.
2. 목을 오른쪽으로 측방굴곡시키고(턱은 어깨 쪽으로) 목 위의 머리를 굴곡시킨다(그림 10,14).
3. 목을 굴곡시키고 목 위의 머리는 측방으로 굴곡시키면서 몸통 위의 목은 굴곡시킨다(그림 10.15).

머리와 목은 특별한 자세가 된 것이며, 특별한 통증반응을 가질 것이다. 그러나 만일 연속적인 세가지 운동이(3

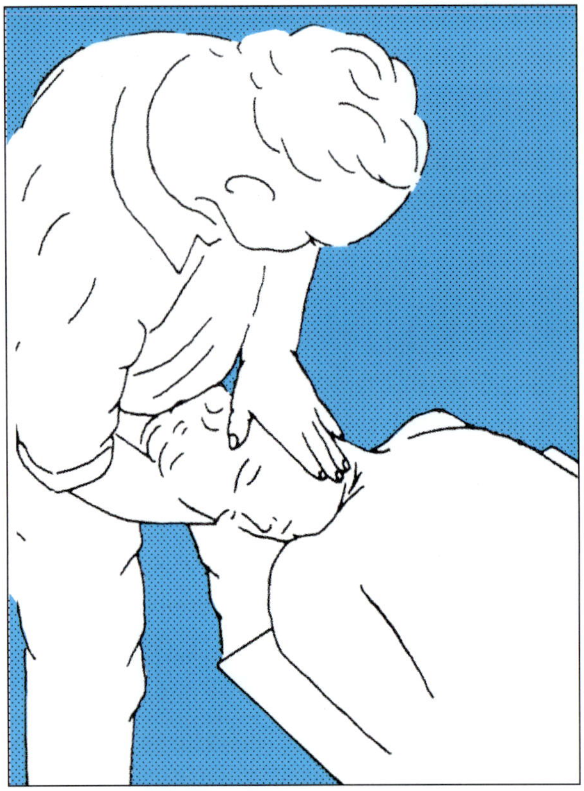

그림 10.14 연속동작 1, 2단계, 우측으로 목을 측방굴곡시킨다.(턱을 우측어깨로 향하게 하거나 목 위의 머리 굴곡에 몸통 위 목의 측방굴곡을 더한다). 우측 회전 + 우측 측방굴곡 (Rotn Ⓡ + LF Ⓡ)

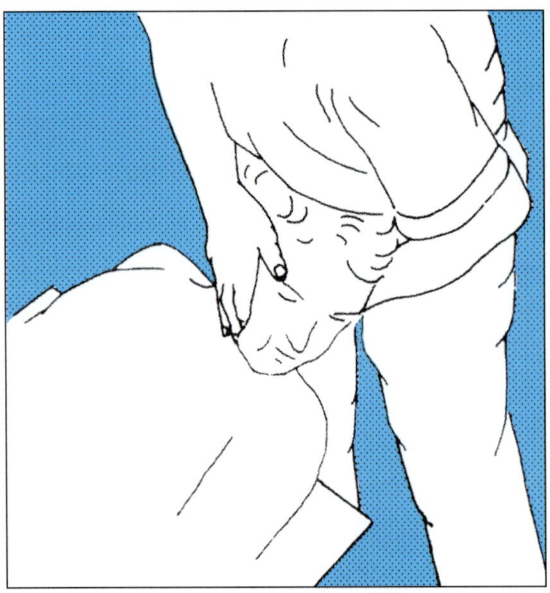

그림 10.15 연속동작 1, 3단계. 목을 굴곡시켜 놓는다. (목위의 머리를 좌측으로 굴곡시킨 다음 몸통 위의 목 굴곡을 더한다. (RotnⓇ + LF Ⓡ + F)

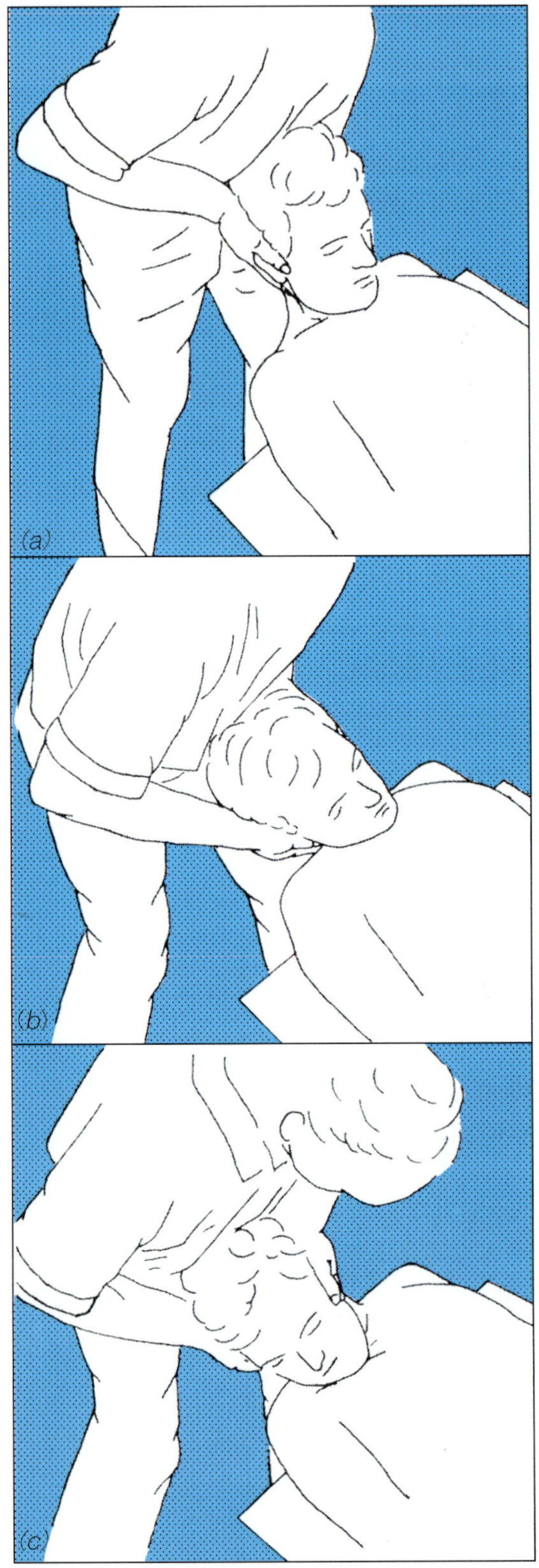

그림 10.16 연속동작 2. (*a*) 1단계. 최대한 굴곡; F. (*b*) 2단계. 우측으로 측방굴곡 시킨다. F+LF Ⓡ. (*c*) 3단계 .우측회전; F + LR R+ Rotn Ⓡ.

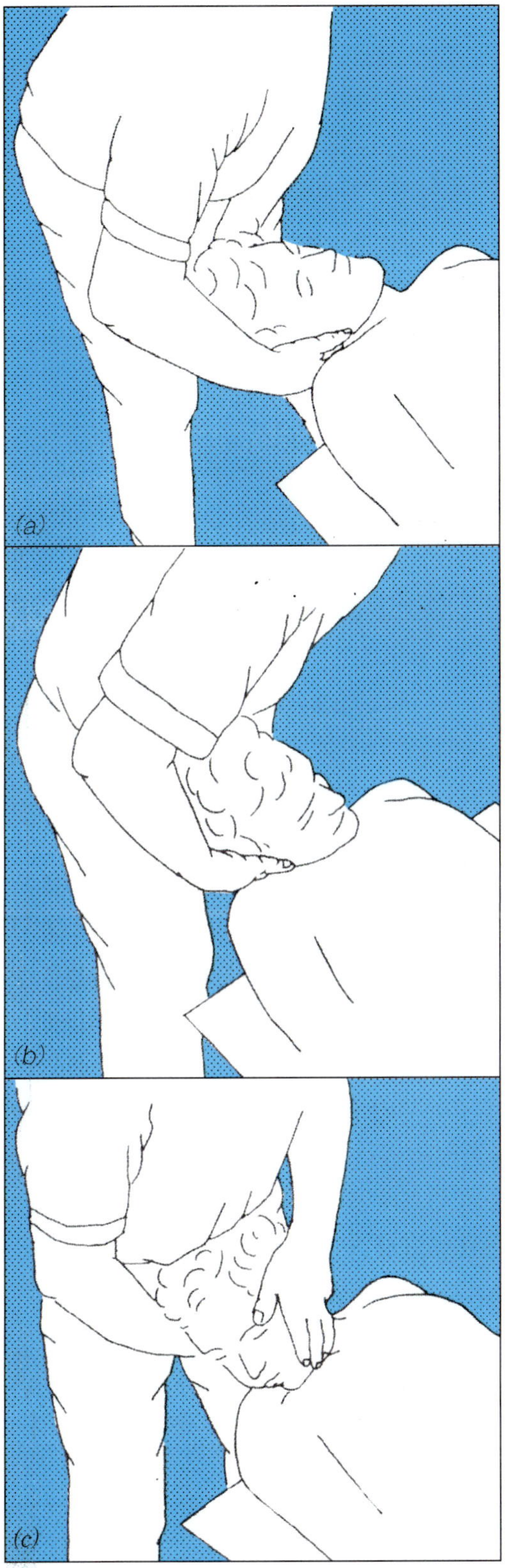

그림 10.17 연속 3. *(a)* 1단계. 우측 굴곡; LF Ⓡ. *(b)* 2단계. 굴곡을 더한다; LF Ⓡ+F. *(c)* 3단계. 우측 회전을 더 한다; LF Ⓡ+F+RotnⓇ

단계) 바뀌게 되면 (to 1, 3, 2; or 2, 3, 1; or 2, 1, 3; or 3, 1, 2; or 3, 2, 1), 끝자세(end-position)와 통증 반응은 달라 질것이다.

위에서 설명한 연속동작 1 그림과 다른 연속동작 3은 3, 2, 1(예 , F+LF Ⓡ+ Rot Ⓡ -그림 10.16) 2, 3, 1(예, LF Ⓡ+ Rot Ⓡ -그림 10.17) ; 그리고 1, 3, 2(예, Rot Ⓡ +F+ LF Ⓡ-그림10.18) 같은 복합운동의 연속 가능 한 다른 두 동작을 그리고 있는 것은 LF Ⓡ+ Rot Ⓡ + F(2, 1, 3) 그리고 F+ Rot Ⓡ + LF Ⓡ (3, 1, 2)-포함되지 않는다. 같은 모든 '코너 자세' (corner position)에서 이러한 6개의 연속동작을 알고 있으면, 무수하게 많은 복합운동을 한없이 명확하게 만들 수 있다. 무엇보다도 압박 및 신연(distraction) 운동들은 포함되지 않았으며, 촉진기술도 포함되어 있지 않다.

차이에 대한 이유는 범위의 끝에서 한 운동이 감지되자 마자 알 수 있는데, 이것은 각 방향 마다 즉시 운동이 제한되기 때문이다.

검사자는 어떤 연속 동작이든 유사한 관절 징후를 발견하고자 하는 노력으로 복합운동이 되어야 한다. 비교는 추간공이 좁아지는 것과 관련이 있다고 설명되어 왔다. 그러나, 압박은 역시 다른 운동에 다른 생리적운동과 연결될 수가 있다. 때문에 매우 고통스럽고 다루기 힘든 경추성 두통은 상부 경추 운동을 검사하면 많은 도움이 될 것이다.

압박 하의 운동 (Movements under compression)

시작 자세(Starting Position)

물리치료사는 앉아 있는 환자 뒤에 서서, 머리 위 두정골과 정수리 부위에 손을 얹어 놓는다. 흉추부위는 치료사 복부와 가슴과 주관절 안쪽으로 고정시킨다. 치료사는 누르는 압박을 사용하여 손등의 반대 방향으로 턱을 누른다(그림 10.19).

방법(method)

이 자세를 유지하면서 ;

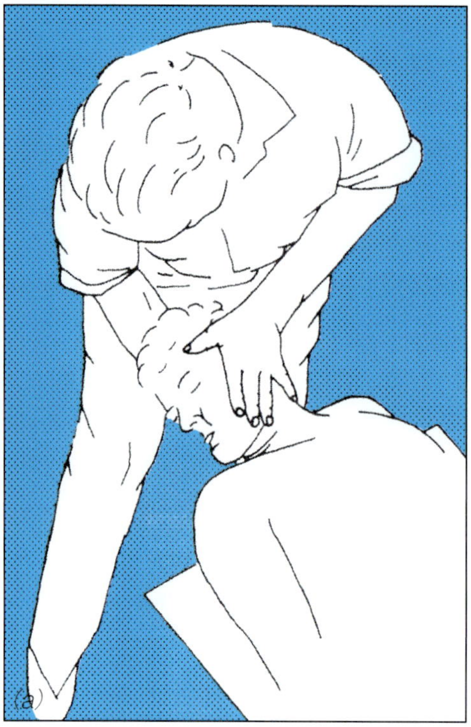

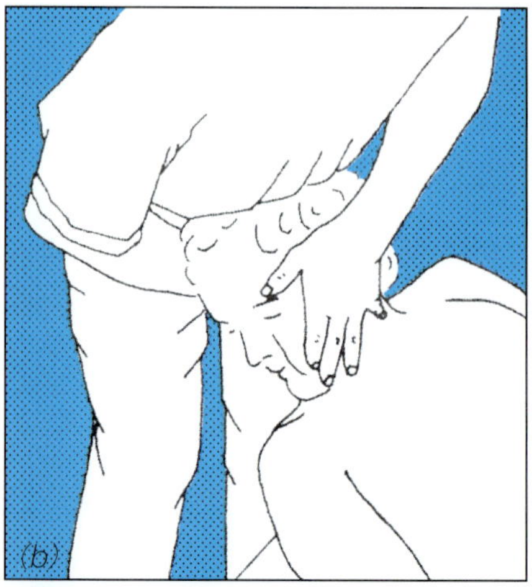

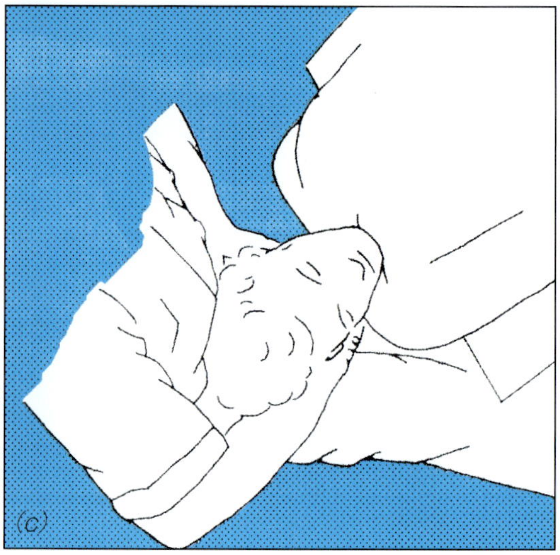

그림 10.18 연속 4. *(a)* 1단계. 우측 회전; Rotn ®. *(b)* 2단계. 굴곡을 더함.;Rotn ®. *(c)* 3단계. 우측 굴곡을 더함; Rotn ® +F+LF ®

1. 치료사는 축 압박을 적용, 약 10초간, 등급 Ⅳ+압박으로 지속시키고 관련된 느낌이 나타나면 확인을 위해 기다린다. 축 압박으로 등급 Ⅳ+운동(Movement)으로 진동을 시킬 수 있고, 반응에 대해 다시 물어 본다 (그림 10.19 b, 10.19 c).
2. 그때 압박을 계속 유지하고, 목 위의 머리를 기울인 다음, 약 6초간 정도 15° 가량 측방 굴곡하면서 한쪽에서 다른 한쪽으로 진동을 시킨다. 이 운동은 환축관절(AA)회전도 일으킨다.
3. 그때 치료사는 중립자세로 되돌리고 압박을 유지 시키면서 각 방향으로 환자 머리를 회전한다.
4. 상부 경추부터 약 15°부터 30~40° 정도의 굴곡신전 운동을 실시한다. 이 방향은 측방굴곡 보다 상부 경추를 분리하는 것이 더 어렵다.
5. 만약 환자의 머리를 가운데 놓은 채 아래 압박을 가한다면, 어떤 방향이든 급격하고도 빠른 움직임(sharp flick movement)을 주게 되어 운동 (1)~(3)의 무통증(symptom free) 마져도 통증반응이 나타날 수도 있다.

추골기저 동맥 검사 (Vertebrobasilar artery testing)

> 추골 기저동맥 불충분(VBI)은 경추 도수치료 중 금기 중 하나이다. VBI를 위한 검사가 지나치면 추골동맥을 위협하는 원인이 되기도 한다.

PRATT- THOMAS H and BERGER, K.(1947).
Cerebellar and spinal injuries after chiropractic manipulation. *Journal of the American Medical Association*, **133**, 9.

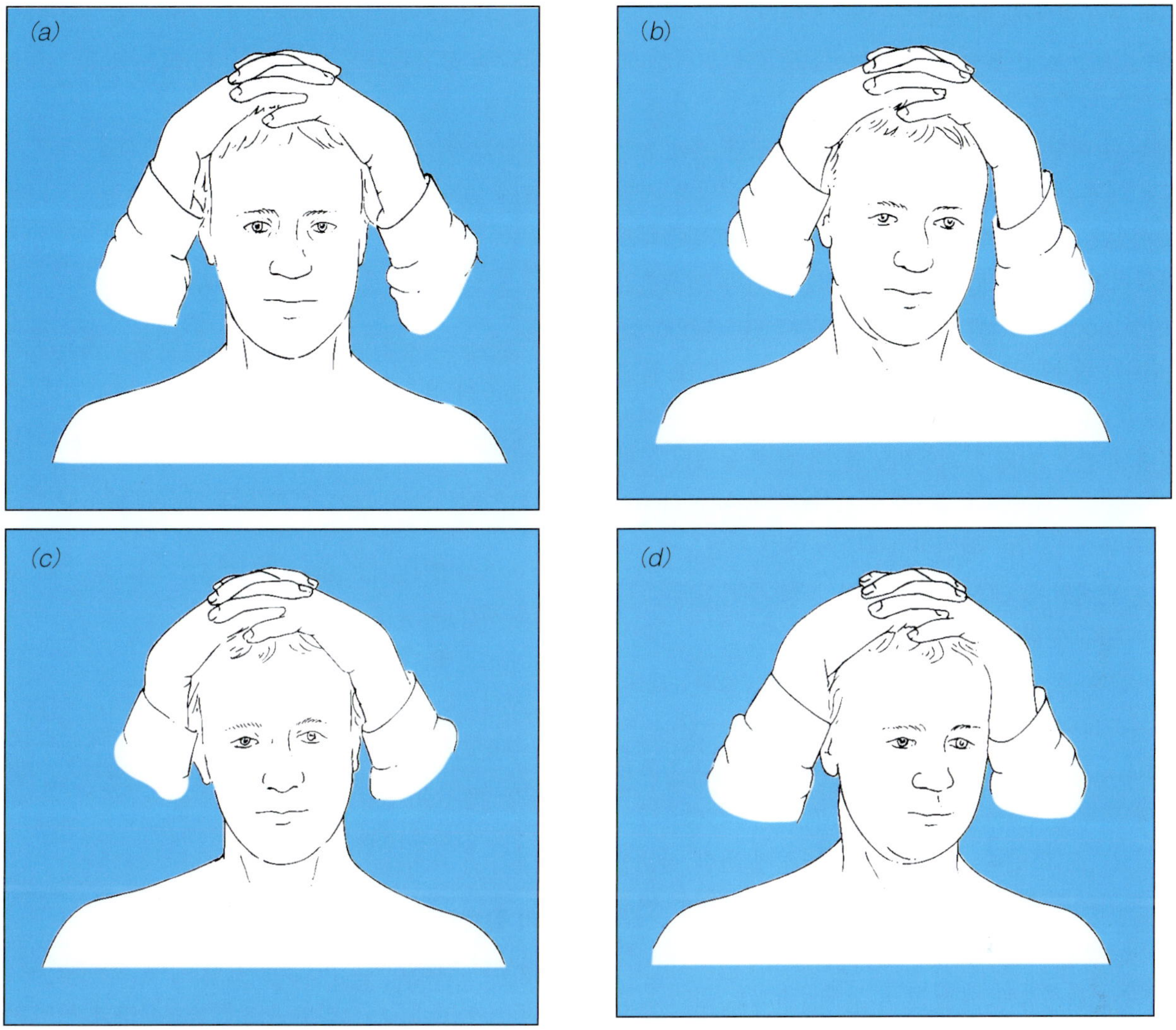

그림 10.19 아래로 누르는 운동 (*a*) 축 압박으로 지속 (*b*) 목 위의 머리를 좌측으로 측방굴곡을 진동(oscillated)하면서 압박 (*c*) 목 위의 머리를 우측굴곡하면서 진동 압박 (*d*) 좌측회전 압박

참고 문헌에 이미 추골기저동맥의 검사가 있다. 추골 기저동맥 불충분은 도수치료의 부적응증이며, 그래서 어지러움증(목의 자세 또는 목 움직임들과 관계있는 어지러움증)은 초기조사 연구에서 일상적으로 검사하는 것이 되어야 한다. 추골 기저동맥 불충분 검사의 중요성은 너무 강조하는 것은 있을 수 없다. 왜냐하면 이것은 모든 검사가 음성(negative)일때 조차도 적절치 못한 요인이 되기 때문이다. 경추를 치료하면서 시스템으로 증상의

SCHWARTZ, G, and GEIGER, J. (1956). Posterior inferior cerebellar arrtery syndrome of Wellenburg aftger chiropractic manipulation. *Archives of Australian Medicine*, **97**, 352.

GREEN, D. and JOYNT, r. (1959). Vascular accidents to the brain stem associated with neck manipulation. *Journal of the American Medical Association*, **170**, 5.

BLADIN, P. and MERORY, J. (1975). Mechanisms in cerebral lesions in trauma to high cervical portion of the vertebral artery-rotation injury. Proceedings of the Australian Association of Neurology, **12**, 35.

KRUEGER, B. and OKAZAKI, H. (1980).
Vertebral-basil distribution infarction following chiropractic cervical manipulation. *Mayo Clinic Proceedings*, **55**, 332.

SHELLHAS, K., LATCHAW, R., WENDLING, L. and GOLD, L. (1980). Vertebrobasilar injuries following cervical manipulation. *Journal of the american Medical Associatioon*, **224**, 13.

DE KLEYN, A. and NIEUWENHUYSE, A. (1927). Schwindelanfalle und Nystagmus bei einer bestimmten Stellung des Kopfes. *Acta Otolaryngologica*, **VII**, 155-157.

원인을 충분히 타협 해결할 수 있을 것이다.

De Kleyn and Nieuwenhuyse(1927)에 의하면 추골동맥은 머리를 회전과 신전을 하게 되면 환추와 축추에서 막혀 버릴 수 있다고 최초로 설명하였다. 추골동맥은 C6 레벨의 경추로 들어가며 각 횡돌기 구멍을 지난다. 이것은 척추 관절 쪽을 향해 후측방으로 밀접하게 가까워지며, 안쪽으로는 루스카(luschka)의 신경중앙의 관절(neurocentral joint)에 가까워진다. Scheenan(1969) 등은 추골동맥의 뒤틀림은 경추골편(osteophyte)에 의해 생긴다고 발표하였으며, 머리의 신전과 회전은 머리가 회전되었을 때 한쪽 동맥의 압박이 증가된다. Brain과 Wikinson(1967)은 머리회전으로 추골동맥 압박이 원인이 될 수 있다고 하였는데, 머리회전 반대편에 환추의 횡돌기를 통해 추골동맥이 지나기 때문이라 했다

이러한 이유 때문에 환자는 어지러움을 호소하는데 회전을 지속적으로 하여 양쪽을 반드시 검사하여야 한다.

Atheromatous와 동맥 경화성 변화가 있으면 경추의 현저한 퇴행성 변화와 같은 것으로 인하여 상태가 악화될 수 있다고 하였다. 중요한 것은 병력에 관한 질문을 하는 것이며 머리의 위치 목 또는 몸 전체의 위치 변화에 따라 나타나는 증상도 포함되어야 한다. 특히 중년과 나이 많은 환자들의 경우 경추 도수물리치료 전에 고혈압이나 혈관성 질병에 관련하여 의사와 도수 물리치료사 모두는 주의 깊게 평가하여야 한다. 방사선 필림의 정밀한 판독없이 경추를 치료해서는 곤란하다. Tulsi and Perrett(1975)는 C4의 뿌리(pedicle)의 침범과 오목한 증거를 보여주었다. C2, C6 사이와 다른 경추 레벨과 비교하였을 때 대부분 일반적인 레벨과 같은 상태임을 알 수 있다.

그리고 이것은 편측 또는 양측성으로 올 수 있다. 도수 물리치료사는 현존하는 증상 자체가 회복되면서 편측증상을 보이거나 아니거나 하더라도 주의를 기울여야만 한다.

추골기저 동맥 증상으로 어지러움 증상을 가진 사람은 다음 4가지 단계로 판단할 수 있다.

1. 초기질문
2. 신체검사
3. 증상들이 경추 가동술 또는 도수교정을 하는 동안에 유발된 경우(아래 나열됨)
4. 증상이 다음과 같은 상태를 보이면(아래 나열됨)

위의 (3)과 (4)의 증상과 같은 경우로 간주된다;

1. 안면마비(Facial paraesthesia)
2. 복시(Diplopia)
3. 시야흐림(Blurring of vision)
4. 구역질(Nausea)
5. 구토(Vomitting)
6. 불안정(Unsteadiness)
7. 안구진탕증(Nystagmus)

초기 질문하기(Initial questioning)

첫단계의 질문은 어지럼증에 관한 것이 효과적이다. 환자가 느끼고 있는 그리고 어지러움증이라고 불리는 증상을 이해하기 위해서는 다음과 관련된 것이 필요하다.

1. 경부 증상의 병력에 관한 어지러움증
2. 머리과 목 운동으로 인한 어지러움증의 상태와 악화
3. 몸과 관련된 지속된 머리 목의 자세에 의한 어지러움증 악화

치료를 하는 동안과 치료후에 실시되는 검사와 증상에 관하여 기술하겠다.

도수물리치료적 검사(Physical tests)

도수 물리치료사는 Cope and Ryan(1959)이 시행한 과정에 대하여 자세히 설명할 수 있어야 한다. 머리와

SCHEENAN, S., BAUER. R. and MEYER, J.(1969). Vertebral artery compressions in cervical spondylosis artery compressions in cervical spondylosis. Neurology, **10**, 968.

BRAIN, W. and WILKINSON, M.(1967). *Cervical Spondylosis*, p. 110. London: William Heinemann.

TULSI, R. S. and PERRETT, L. V.(1975). The anatomy and radiology of the cervical vertebrae and the tortuous vertebral artery. *Australian Radiology*, **19**, 258-264.

RYAN, G. and COPE, S. (1959). Cervical and otolith vertigo. *Journal of Laryngology and Otology*, **73**, 113.

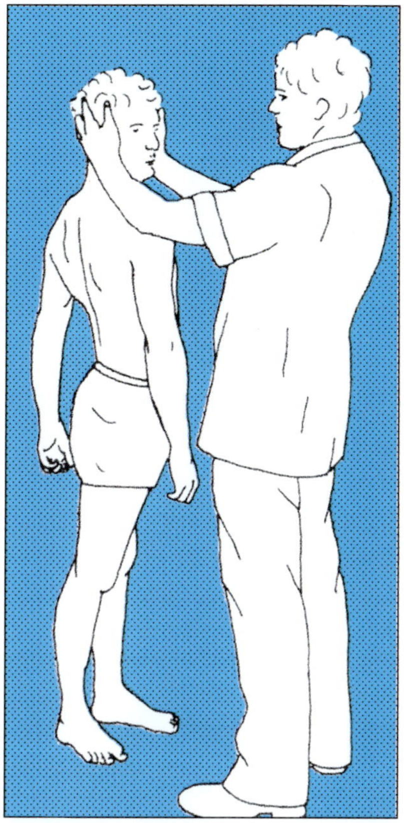

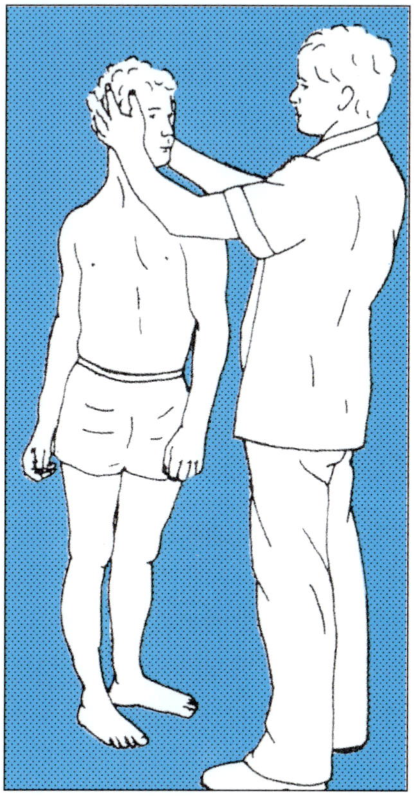

그림 10.20 귀 운동없이 경추회전

목을 갑자기 돌리는 동작에 의해 어지러움증이 있는 환자는 다음 검사과정을 시행해야 한다.

검사 1 - 환자는 서있고, 어지러움증 또는 7가지 증상들을 평가하면서 수분동안 최대한의 범위로 머리를 돌리도록 한다.

검사 2 - 어지러움증에 관한 연관성 구별은 전정계(vestibular system)의 질병보다 검사1에서 목운동만으로 느끼게 된다. 머리가 목을 가만히 있는 상태를 유지할 수 있도록 잡아주고 있는 동안 목을 반복적으로 회전함으로써 검사가 이루어진다. 그래서 중이(middle ear)의 영향을 제거한다. 이 운동을 실행하기 위해 도수 물리치료사는 -환자앞에 서서 환자의 머리를 잡고 서 있는다.

환자는 발과 머리를 고정한 채 옆으로 몸통을 최대한 돌린다. 따라서 머리의 움직임 없이 머리 아래에서 몸통이 회전된다(그림 10.21). 이 검사에서 유발된 어지러움증은 전정(vestibular)질병에 의한 원인이 아닌 것이 된다. 운동(movement)보다 머리의 자세로 어지러움을 호소할 때 다음 검사와 같은 앉은 자세에서 시행하다.

검사 1 - 각 방향의 회전. 앉은 자세에서 우측으로 충분히 머리를 돌리게 한다. 물리치료사는 그때 환자의 우측 어깨 뒤에 왼쪽 팔을 놓는다. 그리고 좌측 손은 후두

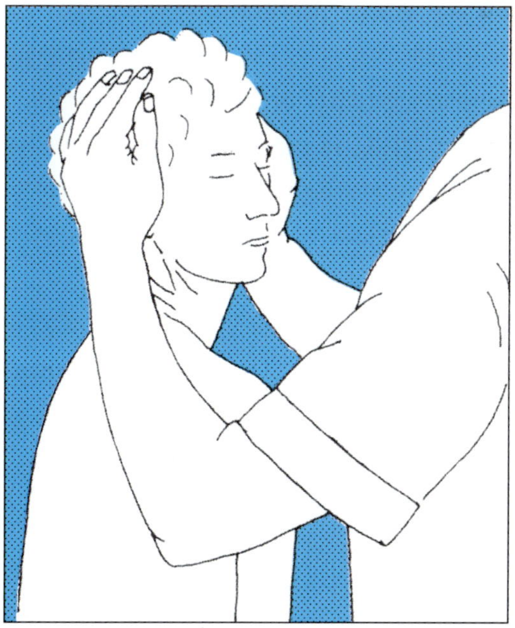

그림10.21 지속적 회전 검사

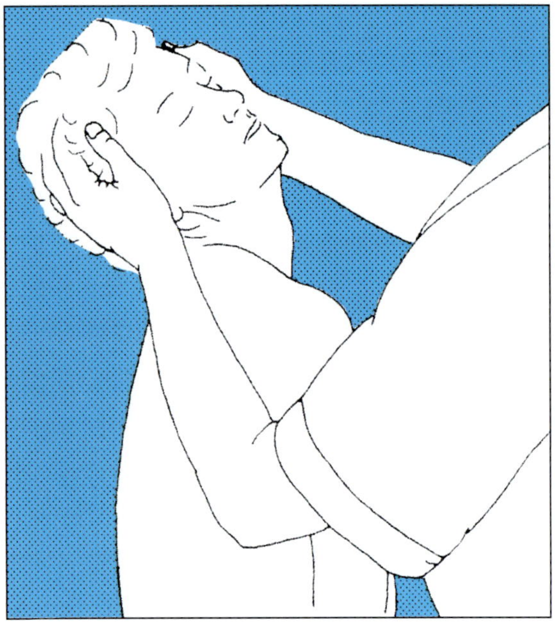

그림 10.22 지속신전과 회전

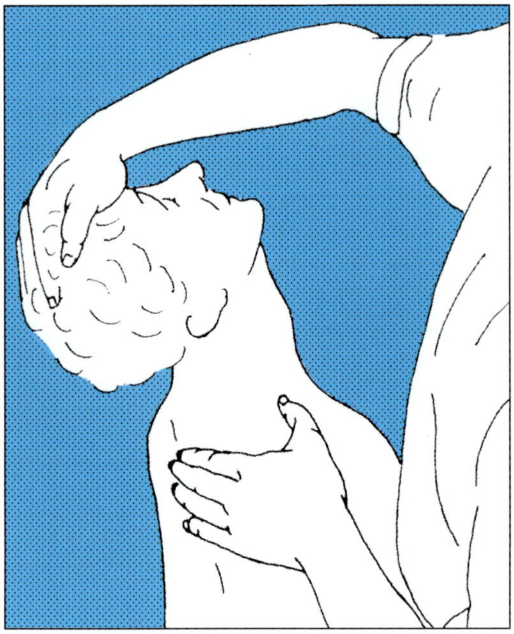

그림 10.23 지속신전 검사

위에 놓는다. 우측손은 좌측 협골궁 위에 놓고 손가락은 이마 위로 펴올린다. 그때 압박을 가하고, 적어도 10초는 유지하도록 한다. 검사중 어지러움증이나 증상에 관한 질문을 한다. 그리고 다시 자세를 이완시킨 후 눈의 움직임을 관찰한다. 적어도 10초 정도 지속적인 회전을 유지하여 어떤 잠재적 반응이 있는가 살펴 본다. 검사는 반대 방향의 회전도 같이 하도록 한다(그림 10.21).

검사 2 - 신전을 더하는 것. 회전 전 자세를 취하고, 그리고 환자의 머리는 목과 관련된 신전시키킨 다음 10초 또는 그 이상 유지한다. 재평가는 검사동작 동안에 그리고 나중에 어떤 잠재반응이 있는지 알기 위해 일정 시간동안 증상을 재현시킨다. 검사는 회전을 반복하면서 반대방향으로 신전 복합운동을 더한다.

검사 3 - 지속신전. 도수 물리치료사는 환자 앞에 서고 가능한 멀리 환자의 머리와 목을 신전시킨다. 부드러운 과압박을 적용시키고 자세는 10초 동안 유지시킨다. 증상반응은 위에서 설명한 것처럼 찾아 본다(그림 10.23).

앉은 자세에서 검사가 양성으로 나타나면, 누워서 반복검사 할 필요 없다. 그래서 만약 이런 경우가 아니라면 그때는 누워서 시행하도록 한다. 이것은 최대의 운동범위 때문에 때때로 누워서 확인이 되는 것이다. 검사

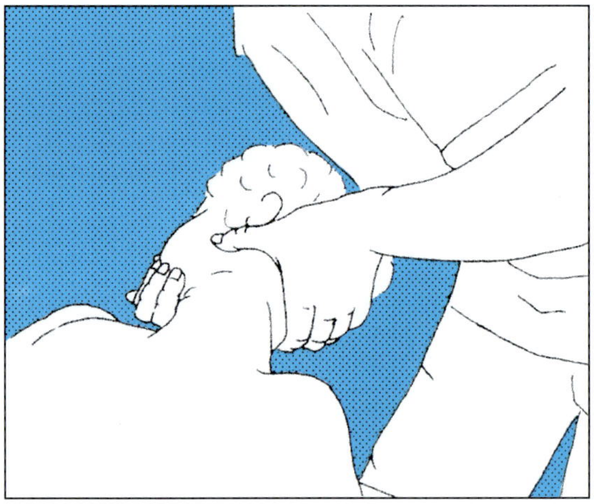

그림 10.24 누운 자세의 지속회전검사

(4)-(6)은 그래서 누워서 시행을 한다.

검사 4 - 지속회전. 환자는 긴침대 끝에 머리와 목을 대고 눕는다. 도수 물리치료사는 환자의 머리를 잡고 머리 부위를 왼손으로 보조하고 우측 손은 턱 부위에 위치한다. 그때 머리는 우측으로 회전된 상태로 신장한다. 그리고 자세를 10초 또는 그 이상 유지시킨다(그림 10.24). 환자에게 어지러움증이나 관련된 증상을 검사하는 중에 물어보고 다시 이완을 한 후에 물어본다. 지속 회전자세와 함께 다음 두 검사동작을 취한다(5 그

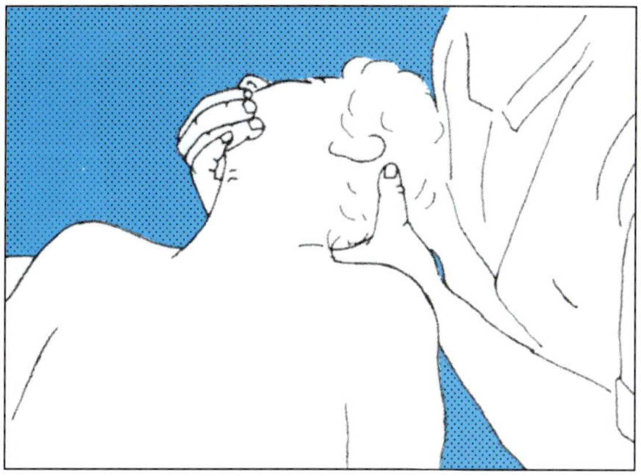
그림 10.25 신전 후 지속 회전, 누운자세

리고 6). 안구진탕(nystagmus)은 치료사 손가락의 움직임에 따라 바라보는 눈의 운동을 관찰하여 파악한다.

검사 5 - 신전한 채 지속회전. 위 자세를 채택하고 목 위의 머리를 신전시키면서 검사과정 중 그리고 검사과정 후 증상을 평가한다(그림 10.25).

검사 6 - 신전. 환자는 머리를 대고 바로 누운 다음 목을 쇼파 끝에 내놓는다. 도수 물리치료사는 위에서 설명한 데로 머리를 잡는다. 그리고 머리를 충분히 신전을 시켜 평가한다(그림 10.26).

조건을 갖춘 평가(Qualified assessment)

경추는 통증이나 강직 때문에 제한이 와 있는 경우, 최

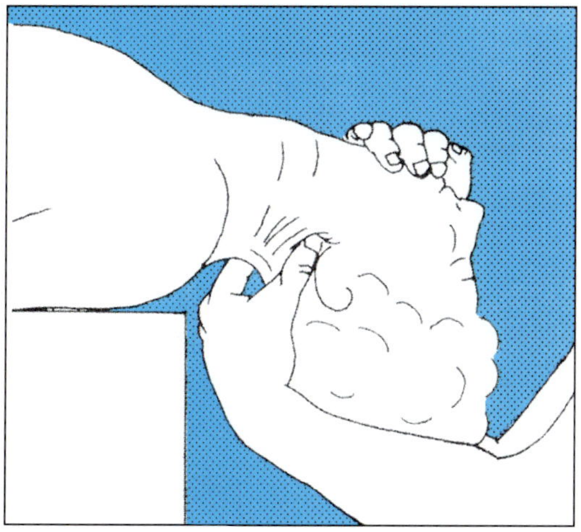
그림 10.26 신전검사, 누운자세

대한 회전 또는 신전을 시킬 때에 매우 조심스러운 시도와 평가가 필요하다. 이런 상황 하에서 **추골기저계의 평가는 완전할 수 없는데 이유는 검사운동 자체가 동맥을 위태롭게 할 수 있다.** 검사에서 양성 반응이 나타났다면, 치료기술을 위한 자세를 취하는 동안 또는 치료기술을 시행하는 중 또는 치료 후에 양성반응이 나타났다면 도수물리치료는 금기증이 된다.

추골기저 동맥불충분(insufficiency)의 어떤 증상의 환자나 아니면 증상이 없는 환자를 치료할 때 갑작스런 운동과 같은 수기는 현저한 퇴행성 변화가 있는 나이 많은 환자들은 금기증에 해당하다. 어지러움에 관련된 질문은 관찰과 함께 기법이 계속 적용하는데 있어 반드시 가동술에 제한을 두어야 한다.

Grant(1994)는 추골기저 동맥검사에 대한 최소 표준을 위해 medico- legal 프로토콜을 자세하게 만들었다.

척추관과 추간공에서의 운동(Movement in the vertebral canal and intervertebral foramina)

상지 신경검사[Upper limb neural 검사s (ULNTs)]

스트레칭으로 경추신경근 또는 신경근 소매에 관한 검사 방법은 아직도 분명히 나타낼 수 없다. 그렇지만 도움이 될만한 정보는 환자의 손과 머리가 놓여 있는 위치에 따라 증상이 완화된다고 하는 환자의 자연스런 설명으로 정보를 가끔 얻게 된다(이런 자세가 경추신경 5번 6번의 신장을 완화 했다는 가능성을 전제로 하면). 또는 슬링암과 같이 다른 손으로 아픈 팔의 팔꿈치를 지지하면 증상이 완화되는 경우(아마 7번 경추신경의 신장이 완화 되었다면) 신경근과 관련된 증상과 신경학적 변화를 가진 환자가 이런 자세를 자연스

GRANT, R. (1994). Vertebral artery insufficiency: a clinical protocol for pre-manipulation testing of the cerrvical spine. In: *Modern Manual Therapy of the Vertebral Column*, 2nd edn. (J. Boyling and N. Palastanga, eds), pp. 37-180. Edinburgh: Churchill Livingstone.
ELVEY, R. L. (1979). brachial plexus tension tests and the patho-anatomical origin of arm pain. *Proceedings of Multi-disciplinary international Conference on Manipulative Therapy*, Melbourne, Australia, pp. 105-111.

럽게 적절히 취하게 된다. 바꾸어 말하면, 신장은 어깨를 앞으로 당기거나 몸 앞으로 팔을 교차하여 당기면 증가 된다.

호주 동부 쿠틴공과대학 Elvey(1979)는 허리SLR과 같은 신경운동과 비슷한 방법으로 팔의(목, 다리) 운동이 신경경운동의 원인이 될 수 있는 신체검사와 같은 분야에서 매우 의미 있는 일을 계속하고 있다. 그는 사체해부를 통해 매우 명확하게 보여 주었는데, 어깨가 척추관과 추간공의 신경근 운동이 수반된 외전과 외회전을 시키고 나서 어깨의 운동과 팔꿈치의 운동을 더하면 증상이 나타난다. 그는 역시 좌측 어깨와 주관절이 척추 우측 신경근과 상완신경총 운동을 이끌어 내는 것을 보여 주었다.

이러한 검사는 매우 중요하며 물리치료사는 특히 잘 알고 있어야 하며, 석사 이하의 레벨에서 조차 사용을 잘 할 줄 알아야 한다. 자격이 있는 도수 물리치료사는 경추에 원인이 있는 어깨통증 환자에 대해 잘 알고 있다. 환자가 갑자기 어깨통증을 느낄 때 Elvey와 Butler 의 신경검사를 자주 시행하게 된다. 검사의 어떤 것은 반드시 경추에 원인이 있어야만 어깨통증을 알아 낼 수 있다. 경추운동은 이러한 기법과 함께 결합되었을 때 나타나는 통증 양상 반응이다. 많은 검사가 있다. 아래는 이러한 검사 중 자주 쓰는 것이다.

1. a. 환자는 팔을 침대 끝에 자연스럽게 펴 내놓고 증상을 평가하게 된다. 그때 물리치료사는 환자의 팔을 견갑대를 올리지 않고 외전시킨다. 이때 증상이 변화될 때까지 전두면후(frontal plane posterior)에서 중앙전두면(median frontal plane)까지 외전시킨다(그림 10.27).
   b. 그때 증상이 유발되기 바로 직전까지 회전힘을 준다. 그리고 팔을 외회전 시키고, 전완을 회외전시키면 증상이 어떻게 변하는지 평가한다(그림 10.28).

BUTLER, D. S. (1991). Mobilisation of the Nerrvous System. Edinbrgh: Churchill Livingstone.

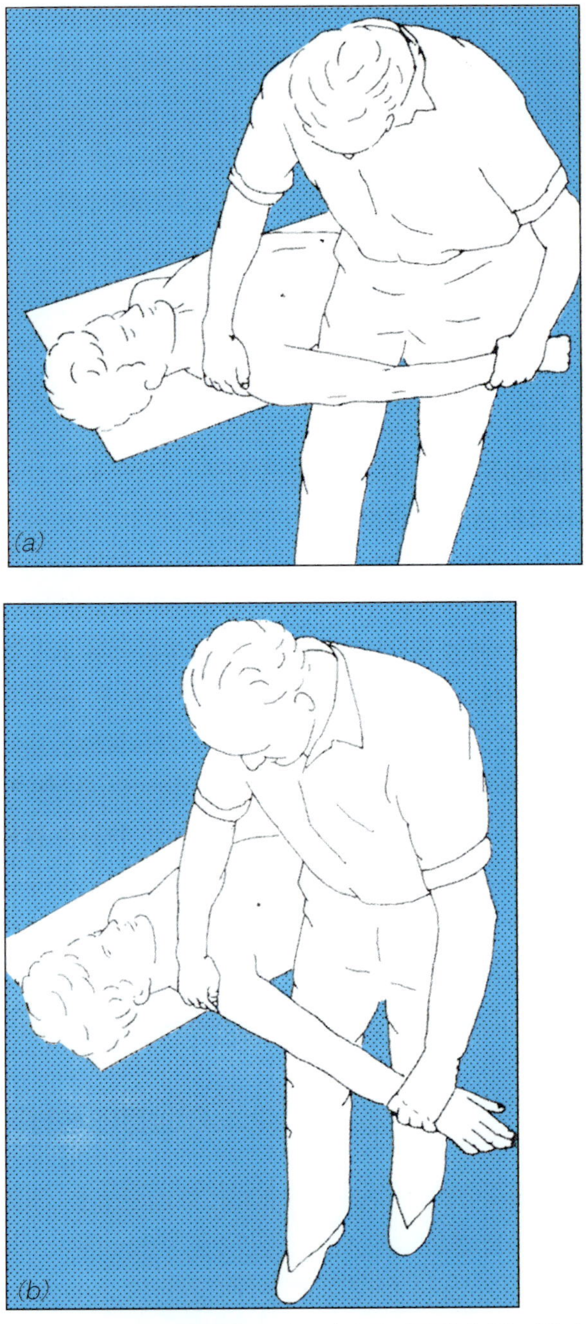

그림 10.27 (*a*) 견부통을 검사를 위한 팔 외전검사 (*b*) 외전시킴

   c. 증상이 일어나기 바로전 자세까지 외회전하여 힘을 푼다. 그리고 주관절은 신전시킨 후 손목과 손가락을 신전시켜 증상이 나타나는지 아닌지 평가한다(그림 10.29). 견부증상이 손을 신전시킴으로써 유발된다면, 증상의 원인은 관절

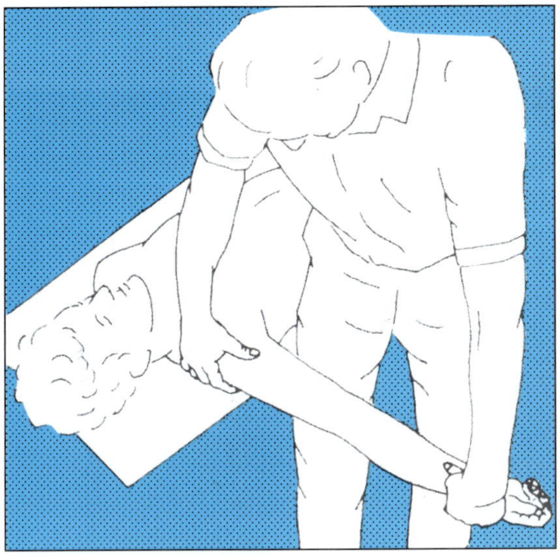

그림 10.28 외회전후 외전의 긴장을 완화시킨다.

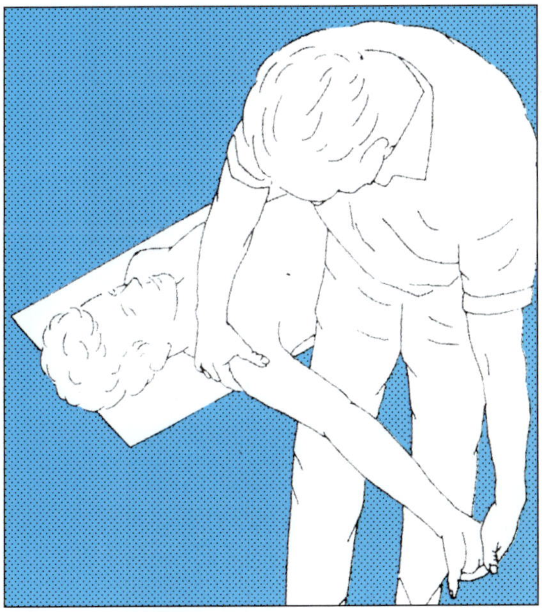

그림 10.29 신전을 하면서 외회전의 긴장을 푼다.

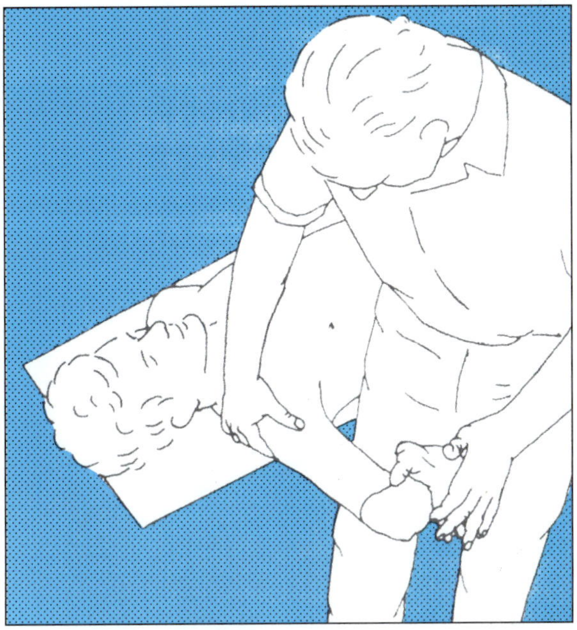

그림 10.30 손목과 손가락을 신전시키면서 팔꿈치를 굴곡시킨다.

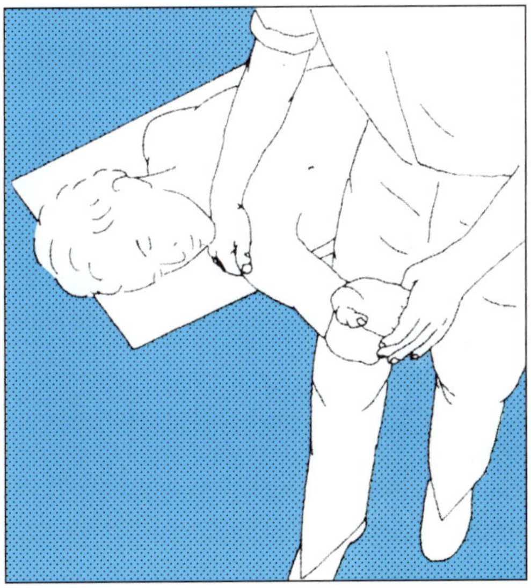

그림 10.31 어깨 통증을 느끼면서 통증방향으로 머리를 회전시킨다.

와 상완관절(glenohumeral jt.)이 아닌 다른 조직에 있음을 알 수 있다.

d. 손목과 손가락을 신전시킨 채, 주관절을 신전시키고 통증반응을 평가한다(그림 10.30).

2. a. 만일 환자의 팔을 어깨 통증을 재현시키는 자세로 놓는다면 - 바로 위에서 설명된 검사의 마지막 단계라고 가정한다면 - 아픈 어깨를 향해 귀를 가까이 하라고 하고 통증의 반응이 어떻게 변하는지 평가한다. 이것은 관절와 상완관절과 견갑대를 똑같은 자세로 유지한채 경추운동 검사를 하는 것이 매우 중요하다. 만일 이런 규칙대로 하지 않으면 검사는 유용하지 못하다(그림 10.31).

b. 다음 검사는 움직여 증상의 반응이 어떻게 다

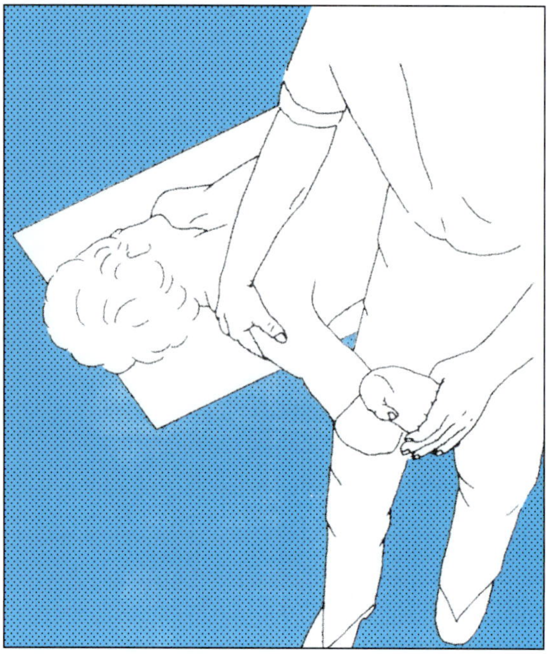

그림 10.32 견부에 통증을 느끼고 있는 동안 어깨로부터 먼 쪽으로 회전시키는 동작

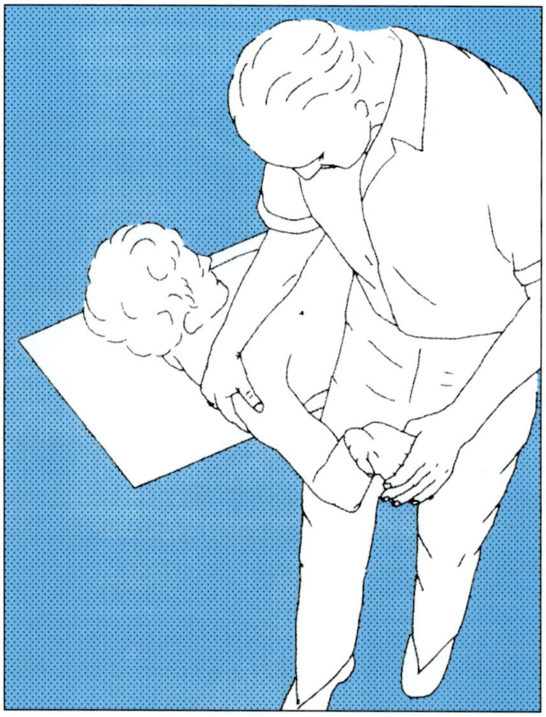

그림 10.33 경추 굴곡을 하고 있으면서 통증의 반응을 평가하는 동작

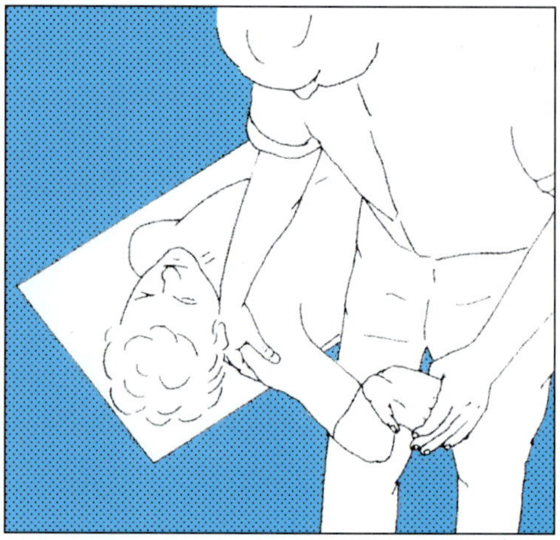

그림 10.34 어깨를 향해 측방굴곡을 시키고 통증의 반응을 평가하는 동작

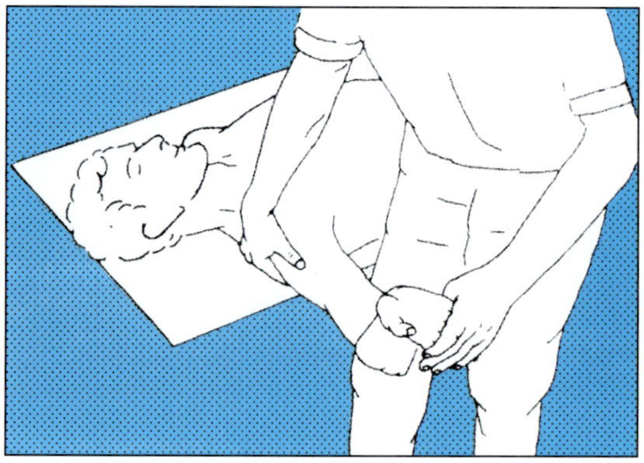

그림 10.35 어깨로부터 반대방향의 측방굴곡에 의한 통증반응 평가 방법

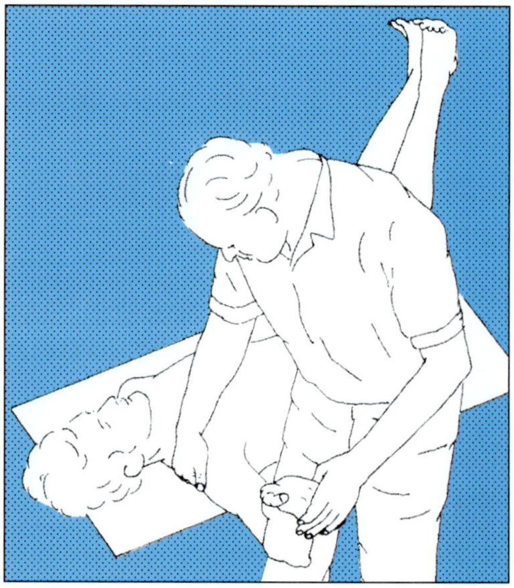

그림 10.36 두다리를 펴서 들어올리고 견부통증 반응을 평가하는 방법

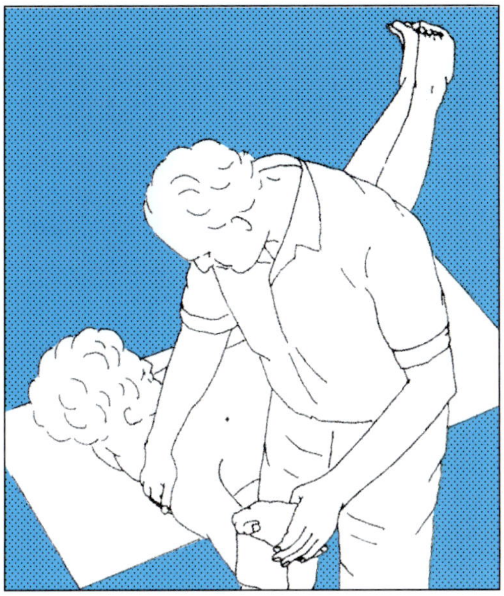

그림 10.37 경추 굴곡과 양하지의 거상 동안 관절와 상완 관절부-통증 반응의 평가

시 변하는지 아픈 어깨에서 귀를 멀리하는 검사이다(그림 10.32). 다른 경추 운동들은 증상에 미칠 수 있는 경추 구조물과 관련 있는지 없는지 결정하는데 이용될 수 있는 검사이다.

c. 같은 통증을 통증의 반대방향으로 굴곡 그리고 회전하는 경추운동으로 평가하는 것이다(그림 10.34, 그림 10.35).

3. 다른 긴장 요소를 추가하여, 두 다리를 펴서 들어 올리는(DSLR)검사는 다른 긴장 요소를 추가하는 방법이 되겠다(그림 10.36). 마지막으로 다음 단계는(further step) 가슴을 향해 그의 턱을 굴곡 시키라고 말하는 것이다(그림 10.37).

슬럼프 검사(Slump test)

슬럼프(Slump) 검사는 앞에서 설명되었으며, 이 검사는 환자 징후들이 명확하지 못하여 관절 운동에 대한 소견 있는 도수물리치료적 검사에 포함한다.

이 검사는 척추관 검사 같은 또 다른 면이 있으며, 특히 경추부에 적합하다. Breig(1978)은 환자가 아주 불편한 자세를 취하며 누워있을 때 척추관 부위의 통증은 매우 민감한 구조로 명확하게 찾을 수 있는 것을 보여주었다. 예로써, 경추부의 좌측 측방 굴곡시 민감한 통증 구조는 다른 자세에서도 발생할 것이며, 환자가 좌측으로 누웠을 때의 움직임은 앉으려고 할 것이며, 환자가 우측으로 누었다면, 또 다른 자세를 취하려고 할 것이다. 그러므로 만약 환자가 징후와 증상이 있는데 이것들이 일반적인 근-골격계 형태에서 명확하지 못할 경우, 이 같은 검사로써 설명 할 수 있도록 수행하여야 한다. 만약 좌측으로 측방 굴곡 동안 통증이 정상가동 범위의 20%에서 특정한 부위가 자극 되어지는 것은 좌측으로 누웠을 때, 아직은 정상 가동과 무통증이며, 또한 우측으로 누워있는 동안 약간의 좌측으로의 측방굴곡은 매우 심한 자극이 되며, 이때 환자의 병변은 약간의 척추관 구조가 포함한 것이다.

경추를 배제한 어깨 증후군들의 원인 (Excluding the cervical spine as a source of shoulder symptoms)

경추부에서 발원되지 않은 어깨의 증후군들은 다음의 세가지 검사가 필수적이다.

1. 첫 번째 검사로는 신체운동: 어깨 통증쪽으로 회전, 신전, 그리고 오른쪽 하단 1/4 경추부. 이 자세는 짧은 시간에 과압박을 유지하는 자세이다. 본 검사에서 어깨에서 통증이 발생 한다면 경추는 관련이 있다는 것이다. 또한 본 검사에서 부분적인 경추 통증이 발생하면 다른쪽과 반복적으로 검사를 비교하여야 하고 경추부와 관련이 있다는 것을 결정하여야 한다.
2. 두 번째 검사로는 통증측으로 측방굴곡과 약간의 신전으로 환자의 머리에서 경추부를 압박한다. 이때

BREIG A.(1978). *Adverse Mechanical Tension in the Central Nervous System. An Analysis of Cause and Effect*. Stockholm: almqvist and Wilksel.

MAITLAND, G. D. (1982a). Examination of the cervical spine. *Australian Journal of Physiotherapy*, 28, 6.

어깨통증이 유발되면 본 검사는 양성이다. 그리고 중심성 통증(C6 부근) 또는 약간의 외측성 어깨통증이라면, 반대측에도 검사를 시행하여 비교하여야 한다. 또한 만약 이 검사에서 이전 통증이 나타나면 경추부에 관련이 있다는 것이다. 따라서 압박측의 반대측에서 통증이 발생한다면, 양측의 통증의 정도에 따라서 경추부가 관련되었다고 결정해야한다. 또한 증상쪽의 통증이 반대측보다 더 크고, 심부적이며, 날카로운 통증이라면 경추부의 관련이 더욱 더 심한 것 이다.

3. 마지막 중요한 검사로 경추부 C4-7의 촉진을 매우 조심스럽게 실시하여야 한다. 경추부가 관련이 되었다면, 반대측과 비교하여 통증성 어깨부위는 차이점이 나타날 수 있기 때문이다.

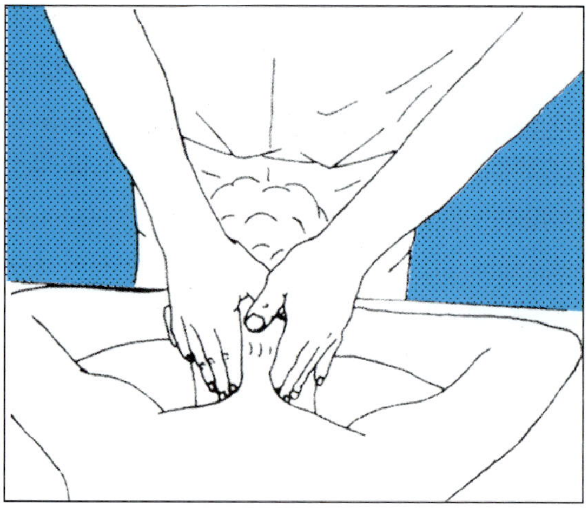
그림 10.38 세 손가락으로 연부조직 촉진

촉진(Palpation)

(Maitland(1982a)에서 인용)

검사자는 촉진의 순서에 따라 실시하는 습관을 가져야 한다. 첫 번째로는 엎드려 누운자세에서 환자 자신의 손바닥 위(양 손바닥이 겹치도록)에 앞이마를 받치도록 한다. 그리고 자신 목의 자세는 굴곡이나 회전됨이 없도록 하여, 마치 바로 누운자세에서 자연스럽게 약간의 굴곡/신전자세와 같도록 한다.

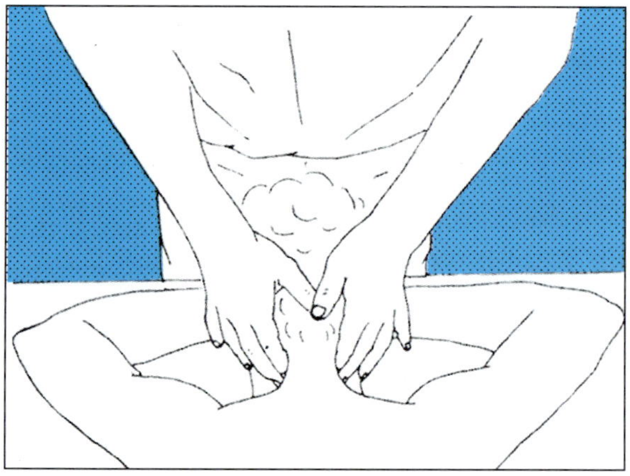
그림 10.39 두 손가락으로 연부조직 촉진

땀 분포와 체온의 변화 (Area of sweeting and temperature change)

첫 번째 단계로는 목의 뒷부분(특히 외측으로)을 촉진하여야 하는데 주로 염증성 질병 또는 교감성 흥분의 증가로써, 땀 또는 체온의 상승이 확실한 부위를 실시하여야 한다. '노인성', '한냉성', 만성관절성 질병 등의 경우에는 체온의 저하를 발견할 수 있다. 이런 경우는 검사자의 손등을 사용하여 평가된다.

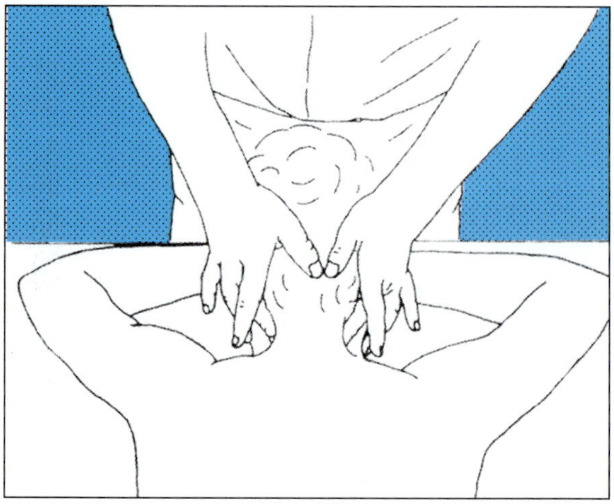
그림 10.40 한 손가락으로 연부조직 촉진

연부조직 변화(Soft-tissue change)

환자의 신뢰를 얻기 위해서 두 번째 단계로는 환자의 목 뒷부분과 극상근 주변을 손과 손가락을 이용하여 일반적인 부드럽고 순환을 위한 유날법 마사지를 실시하고, 이 동안 표피 연부조직에서 효과를 얻을 수 있다. 이 방법은 길은 시간이 필요치 않으며, 환자 또는 아픈 상태의 목에서 즉각적인 신뢰를 얻을 수 있다.

연부조직 평가를 더욱 자세히 하기 위하여서는 중앙의 세 손가락들(그림 10.38)을 제1경추에서 목(nucal) 선으로부터 후두부 아래쪽 부위를 촉진하여야 한다. 이 같은 것은 손가락 끝으로 압박을 환자의 동공쪽으로 직접 가하는 것이며, 조직을 양쪽으로 내측-외측 과 후측-전측으로 촉진한다. 또한 촉진은 C1- C7(그림 10.39)까지 양손의 둘째, 셋째 손가락을 최대한 사용하여 척추후궁 사이들을 연속적으로 촉진한다(이는 극돌기의 외측면으로부터 관절 기둥의 외측 연쪽으로). 이 같은 방법은 양손으로 각기 리드미칼하게 움직이는 것이며, 손가락의 패드로 피부를 위-아래로 움직이며, 이동안 근장벽과 연부조직을 완화시키는 것이다. 이같은 촉진을 실시하는 목적으로는 연부조직의 두터워짐, 종창, 팽대 등을 느낄 수 있으며, 일반적으로 비정상적인 뼈의 윤곽을 촉진 할 수 있다. 경추의 상부에서 두, 세번 위-아래로 움직임을 수행할 수 있는데 이는 반복적으로 손가락들을 2-3㎝ 아래쪽으로 활주시키는 것이다. 이같은 방법을 연속적으로 C7 레벨까지 도달하도록 거의 4번 정도 목을 아래로 움직이도록 한다.

이 부위에서 비정상 것을 느꼈다면, 부분적인 단계로 접근하여야 한다. 이전에 손가락의 전체적인 패드를 통하여 더욱 나쁘게 느껴졌다면, 오직 각 손의 한 손가락(그림 10-40) 패드의 끝을 통하여 반복적으로 사용하여야 하고, 그리고 정상으로부터 잘못된 부위를 강조하여야 한다.

합리적으로 비정상적 조직 부위와 형태의 정확한 결정은 추후에 더욱 세분화하여 만들 수 있다.

이 단계의 조사에서 가장 일반적으로 발견 할 수 있는 것은 :

1. 일반적으로 경추부 편측의 전체적 길이에 따라 근조직의 팽대함이다.
2. 부분적으로 하나 또는 그이상의 극돌기 인접한 부위에서 조직이 비후되고
3. 부분적으로 척추 궁 중앙의 고랑 부위에서 넓은 근육 크기의 비후가 있다.
4. 부드러운 비후가 하나 또는 그이상의 척추간 사이 레벨에서 후관절 주 위에 있다.
5. 단단한 골성 비후 그리고 돌기는 관절 주의 외측 또는 후외측 위에 있다.
6. 인대절흔의 팽대 또는 부분적인 비후가 있다.

골성 변화와 자세 검사 (Bony change and position test)

뼈지점들과 극돌기간의 간격은 다음과 같이 촉진하였다. 양 손 모지 끝으로 극돌기의 골 윤곽을 촉진하는데 사용하였다.

극돌기의 위치를 평가하는 데는 두 중요한 면이 있는데, 첫째로는 극돌기들은 시상면에서 중앙쪽에 위치하고, 둘째로는 C2-6에 이르기까지 하나의 시상면 호를 이루고 있다. 이것은 극돌기들이 고르게 정상적인 경추 전만 곡선을 이루는 것이다. 더불어 본 시상면에서 자세를 설명 할 때 C3 그리고 C6와 C7의 양호한 깊이에 따라 정상적인 자세변화가 고려되어진다.

C1-2

환자가 엎드려 눕고, 본인의 손바닥으로 앞이마를 받치는 동안 치료사가 C2의 극돌기 사이를 촉진하고 그리고 C1의 후 결절인지, 후두부인지 확인할 수 있다. 이같은 것은 치료사가 후두하 근육들이 이완했을 때 양측으로 촉진하고, 횡돌기의 외측 끝까지 움직일 수 있다. 이같은 관계는 C1의 양측에서 후두부를 지탱하고 있는 것이며, C2도 분담하고 있는 것이다. 이는 C1의 외측 끝에서 접촉에 의해 이루어지고 검상돌기의 앞부분에서 연관되어 보조하는것이다.

C2의 극돌기는 모양과 돌기가 넓고 다채롭다. 이는 오직 외측 돌기에서 회전이 나타나기 때문이다. 회전이 나타난다면, C2의 한쪽 관절 기둥은 X-ray에서 C2의 극돌기 모양이 나타나는 것보다도 더 돌출될 것이다.

C2-7

이 극돌기들은 추골들의 자세에 관해 근본적으로 관련이 없다. 이들은 한 방향으로 위치하여 추골의 약간의 회전에도 관련이 없고, 이분 극돌기 하나 또는 여러 개의 종말 결절의 없음이 일반적이다. 그러므로 그들을 즉시 촉진할 수 있다. 극돌기가 중앙에 위치하지 않았다면, 관절 기둥(중심 축)과 추궁 사이 공간은 추골의 측방 굴곡 또는 회전자세에 대하여 촉진할 수 있다. 이는 실습에서 정상적인 경추 전만증의 약간의 손실을 식별하는 것과 C2에서 C5의 부분적인 것도 역시 가능하다. 비슷하게는 C6에서 C7의 극돌기의 비정상적인 밀착도 쉽게 촉진된다.

관절 기둥은 역시 외측에서 촉진되며 횡돌기는 전-외측에서 촉진된다. 약간의 연부조직 비후를 발견하는 연령은 그것을 느끼는 단단함과 부드러움의 가치에 의하여 평가되어 질 수 있다. 그리고 돌기연결 관절 상호성은 뚜렷하게 느낄 수 있다.

척추의 비정상적인 자세를 측정하는 것으로는 세가지 소견을 알아봄으로써 가능하다. 첫째로는 극돌기의 위치이고, 둘째로는 같은 척추의 반대측 관절 기둥에 대해 하강 또는 돌출, 그리고 셋째로는 X-ray에 의한 확인이다. 극돌기의 외측 이동은 척추의 회전 동반 없이 일어나는 것이 일반적이다.

가장 일반적인 확실한 세가지의 소견으로는:

1. 극돌기의 돌출은 통증과 가동범위의 제한에 관계되는 과정이다.
2. 관절 기둥의 위치가 돌출 된다.
3. C6-7의 극돌기의 비정상적인 닫힘위치가 된다.

후관절을 포함한 외골증은 쉽게 발견된다. 촉진 시 움직이는 관절에 의해서 관절 기둥변의 연부조직의 양 그리고 통증의 정도로써 환자의 병변 변화를 연계하여 평가하는 것이다.

추간 관절의 수동 종속운동 〔Passive accessory intervertebral movements(PAIVMs)〕

> 운동은 척추를 빠르게 위, 아래로 움직여 봄으로써 처음 평가되고, 극돌기와 척추 관절 기둥의 부분을 엄지의 손끝으로 각 레벨로 두, 세번의 진동으로써 실시한다. 이같은 방법은 전반적인 운동을 비교함으로써 결정한다.

움직임은 첫째 극돌기에 대항하는 엄지의 손가락 끝을 통하여 압박을 사용하여 평가한다. 두 세 번의 후 — 전 움직임들은 척추를 돌린 상태에서 각 레벨 별로, 약한 정도로 빠르게 위 아래로 움직여 보고, 양쪽의 움직임 정도, 가동범위 등의 전반적인 느낌을 결정한다.

극돌기 위에서 압박으로써 나타나는 움직임들은 압박 방향의 변화에 따라서 더욱 확실하게 평가되어질 수 있고, 이같은 움직임들은 왼쪽, 오른쪽, 두측, 미측 방향들이 포함되는 것이다. 이 같은 방법들의 배합은 역시 이미 활용되어졌다. 이는 잘못된 압박의 방향이 아니고, 극돌기 위에 정확한 점을 접촉하여야만 하는 것이다. 이같이 정확히 실시하면 추간관절에서 움직임의 변화가 나타난다. 이같은 방법은 내측으로 또는 더욱 외측으로 각 레벨별 관절 기둥을 통하여 성취하고(그림 10.41), 인접한 레벨들의 양측 관련된 움직임을 비교하며, 그리고 결과적으로 오른쪽 방향으로 같은 레벨에서 움직임과 함께 왼쪽으로 한 추간 레벨을 알 수 있다.

> 접촉점과 기울기의 변화에 따라 추간 관절이나 후관절에서 운동의 변화가 발생 할 수 있다.

방향과 접촉의 유사한 변화는 관절 기둥에 적용할 수 있다. 상위와 중위 경추부에서 가장 유용한 움직임의 검사는 단외측면의 후 — 전 방향과 내측으로의 혼합되어진 모지의 압박을 적용하는 방법이다. 이같은 움직임의 방향은 모지의 밑에서 직접적으로 후관절에서 최대의 활주를 일으키는 것이다. 이같은 움직임의 방향은 총 가동범위를 빠짐없이 수행하는 것이며 - 즉 추공이 최대로

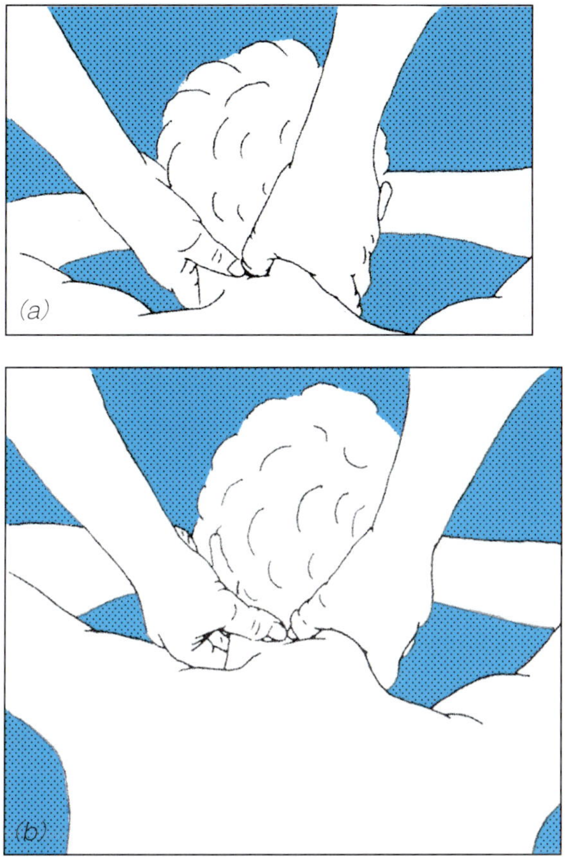

그림10.41 편측 후-전방 운동
(a) 내측으로 *(b)* 더욱 외측으로

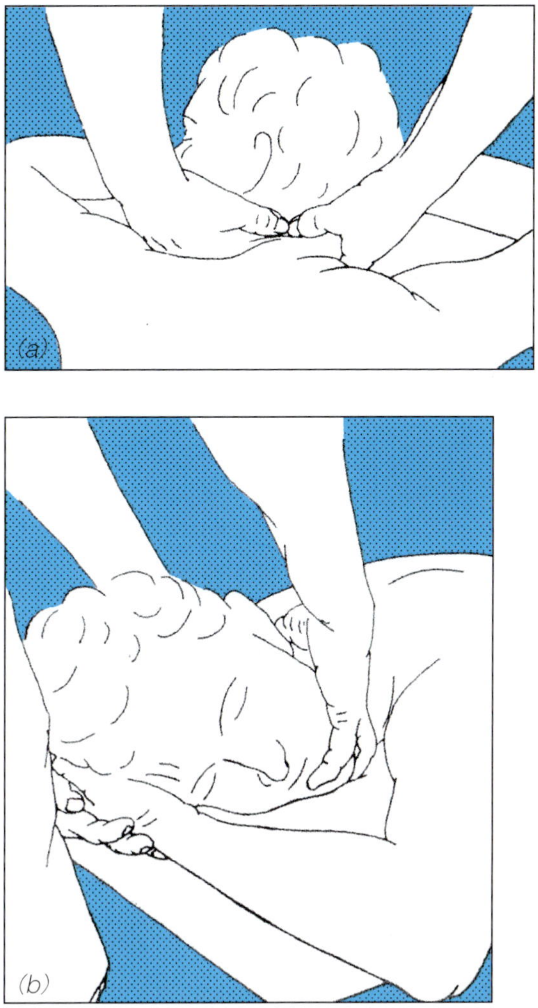

그림10.42 후두 — 환추 회전. *(a)* C2의 왼쪽에서 편측 후 — 전방 운동. *(b)* 손가락들을 구부려 O/C2 왼쪽 회전을 증가시킨다.

닫힌 위치에서 최대로 열린 위치 (목을 후방과 외측으로 들어올리는) - 후관절에서 움직임의 유연성과 양을 쉽게 얻을 수 있는 매우 유용한 평가이다. 이 움직임의 구성요소에 대한 방법은 환자의 턱 밑에 5번째 손가락을 구부려서 더욱 증가시킬 수 있다(그림 10.42b). 그러므로 손과 손가락의 위치에 따라 변화 할 수 있으며, 단 외측 후 — 전 압박으로 측방굴곡 또는 회전 움직임을 일으키는 방법으로 수행할 수 있다.

비정상적인 운동은 다음과 같은 것을 발견할 수 있다. 가동범위 제한 또는 저가동성; 근경련 또는 강직, 염발음 등을 통한 움직임의 제한; 그리고 다른 끝느낌의 정도.

표시의 결정에 있어서 저가동성 관절 또는 과가동성 관절을 표시하는 것은 중요한 것이며, 통증성 관절은 필요하지 않다. 그러므로 역시 비정상적인 환자 증상군의 될 수 있는 원인을 찾기 전에 운동량 그리고 움직임 범위를 올바르게 인식하여야 한다.

통증 반응(Pain response)

검사의 다음 단계는 통증의 반응들을 평가한다. 검사의 단계에 앞서 환자에 의한 어떤 요구도 대답하지 않도록 하며, 검사 다음에 물을 때까지 아픔, 압통 또는 통증에 노코멘트가 되도록, 이같은 사실을 현명하게 환자에게 교육시킨다 이런 경우, 어느 정도의 통증 반응에 관하여 묻고 운동의 범위와 양 그리고 골 돌출, 조직 비후 등을 결정하여야만 한다.

운동의 범위 그리고 운동의 질은 골 돌출, 조직 비후에 의하여 결정되는데 이같은 결정적인 요소들은 결국은 통증의 반응으로 시작되어진다. 뿐만 아니라, 치료로써는 통증 자극으로 인한 움직임 또는 국소적 통증 발생에 대해 알아야 하는 것이다. 그러나, 이와 같은 감각들은 심부성 또는 표재성 인지를 결정하여야 한다. 이는 안정된 압박을 적용하여 정확한 결정을 얻도록 하는 것이 필요하다.

강직 관절은 통증의 원인이 필요치 않다. 이는 통증으로 시작되어진 관절이였기 때문이다. 비후된 조직도 같이 적용한다.

전반적인 검사와 확인할 수 있는 소견에 대하여 토론을 갖도록 하며, 특별한 촉진기술과 비정상적임에 대해 토의하며, 이와 같은 것은 경추부 세 부분의 각 부분에서 확인할 수 있다. 그리고 도수 물리치료사가 이같은 소견들을 알아내는 것을 의미한다.

상위 경추부(Upper cervical spine)

상위 경추부에서는 외측에서 후-내측으로 각 후두-환추 관절의 관절낭과 연부조직을 깊게 촉진하는 것이 중요하다. 촉진시 비후의 정도를 식별하는 것이 가능하다.

환추의 후-전 압박은 횡돌기의 끝부분에서 중앙선을 따라 적용도록 한다. 이때 환자의 머리는 한쪽 방향으로 최대한 회전시켜야 하고, 후-전 압박은 환자의 머리를 최대한 돌린 상태에서 환추의 관절돌기에 적용시키도록 한다. 또한 손가락들은 환자의 턱 밑으로 구부려 고정하고, 양손의 엄지에 의해 C2에서 후두와 환추의 반대적인 움직임에 적용도록 당길 수 있도록 한다(그림 10.42). 후두-환추 그리고 환추-축추 회전의 범위와 질의 평가는 머리를 반대편으로 돌렸을 때 반대측 자세에서 비교함으로써 평가 할 수 있다. 이같은 모든 후두-환추 움직임 질의 범위는 이미 엄지의 압박을 적용하기 전에 각각 다른 두부의 회전 각도에 따라 모두 평가되어졌어야 한다.

환자의 머리를 한쪽 방향으로 가볍게 돌리고, 수평(횡)압박은 환추의 횡돌기에 적용 할 수 있고, 반대측에서 움직임을 비교 할 수 있다(그림 10.71). 이같은 압박들은 전방에서 수평적인 후방으로 방향을 변화시킬 수 있다. 이같은 움직임을 수행하는 동안 움직임의 범위와 질을 평가는 것만이 아니고, 이부위의 연부조직을 바로 평가도 할 수 있는 것이며, 또한 편측 비후도 평가 할 수 있다.

C1-2 또는 C2-3 후관절로부터 발생하는 감별 증후군들(Differentiation of symptoms arising from C2-3 or C1-2 apophyseal joints)

이곳에서 또 다른 중요한 검사로는 C1-2 또는 C2-3의 후관절의 병변으로 부터 발생하는 환자들의 징후를 결정할 때 필요하다.

환자가 엎드리고 머리를 중립위치에서 후-전방향으로 압박을 가했다면, 예를 들면, C2의 왼쪽 관절 기둥에서 후-전 방향으로 같이 움직인다. 같은 강도로써 C2에서 후-전 압박을 가할 때 통증 자극에 따르는 움직임의 범위와 질에 대한 특성들을 비교도록 한다. 그러나 이때 환자의 머리는 거의 30-40° 회전되어져 있다. 통증 자극이 머리를 똑바른 자세에서 보다 회전했을 때가 크다면, 병변은 C1-2관절인 곳이다. 또한 통증이 머리를 똑바른 자세에서 더욱 크다면, 병변은 C2-3관절에 있다.

일반적인 소견들은 다음과 같다.

하후두부(Suboccipital area)

연부조직 변화들(Soft-tissue changes)

하후두부에서 두가지의 중요한 소견으로 하나는 후두와 환추를 지나서, 일반적으로 하후두부 구조들의 팽대 또는 비후가 여러 곳에 존재한다. 이중 내측 2/3의 부분에서 팽대가 가장 일반적이고 때때로 외측의 1/2정도 또는 단독으로 외측에서 느낄 때도 있다.

둘째로 일반적인 소견은 한쪽 또는 양쪽 후두-환추관절의 관절낭 또는 주변조직의 비후가 나타나는 것이다. 이런 조직 두터움과 단단함은 (스폰지들로 비교함으로써) 이미 오래된 경우이다.

이상 두 소견과 관련하여 환자의 증후군이 연계된다. 첫째로 병변의 병력과 징후들이 만성적임을 알 수 있고, 촉진검사에서 조직변화가 오래되었음을 알 수 있다. 둘째로는 조직을 단단하게 촉진을 할 때 환자의 연관통의 재발이라든지 또는 환자의 징후들로써 연관통과 같이 존재하는 심부 국소적 통증이 자극된다.

골성 변화(Bony anomalies)

환추의 일반적인 뼈의 변화는 약간 회전된 것을 느낄 수 있고, 후두에서 한쪽으로 약간 전위되어진 것을 느낄 수 있다. 촉진검사로써 한쪽의 전위을 설명하기에 앞서 방사선적 판독평가를 실시하여야 한다. 이같은 것은 환추의 횡돌기가 일반적이지 않게 한쪽이 다른 쪽보다 작을 수가 있기 때문이다.

자세성 변화는 오래된 것 또는 최근에 발생인지를 결정하여야 하는데, X-ray 판독으로써 뼈의 변화된 자세를 확인하여야 한다. 만약 자세성 변화가 오래된 것이라면 선택된 자세에서 조정된 모양으로 약간 변화되었을 것이다.

회전 촉진은 만약 편측회전(derotation)이 촉진에 의해 국소 심부 통증을 일으키거나, 환자의 증상을 재발시킨다는 임상적으로 관련된 증상이 나타날 경우만 오직 예외적으로 한다. 이같은 원칙은 어떤 촉진이라도 적용할 수 있다. 매우 강한 촉진 압력이 적은 정도의 편측 회전과 오직 국소적 통증만을 발생시킬 경우, 자세적 변화가 아마도 오래전 부터 있었을 것이다.

비정상적인 운동(Movement abnormalities)

가장 일반적인 움직임의 소견으로는 각 레벨 별 관절 주위에서 후-전 압박에 의해서 차이가 있는 움직임의 범위를 촉진함으로써 결정할 수 있다. 특정 레벨에서 강직은 다른 레벨 또는 같은 레벨의 반대측에서 비교할 수 있다.

비정상적인 움직임들은 고정된 자세로써 더욱 고착화되어질 수 있다. 더 쉬운 것으로는 강직된 범위로 미는 것이며, 움직임을 일으킬 수 있다. 쉽게 가동범위를 회복시킬 수 있을 것이다. 어쨌든 움직임 동안에 통증이 일어나는 범위에서 함께 가동범위를 증가시키는 것이 중요한 점이다.

환추-축추, C2-3 부위(Atlanto-axial, C2-3 areas)

연부조직 변화들(Soft-tissue changes)

C1-2 층판구조(laminar trough)에서의 연부조직의 변화는 다른 장소보다 일반적이지는 못하며, 또한 보기 드물게 비후 되어진 축추 횡돌기의 편측의 연부조직를 바로 발견하지는 못한다. 이같은 소견은 환자의 상위 경추부 증후군으로써 적절하며, 안정된 촉진으로써 국소적인 심부 또는 연관통을 자극시킬 것이다. 위에서 언급된 것 같이 연부조직의 단단함 또는 스폰지 같은 변화는 노화 또는 신생이냐를 해석하는 지침이 되고, 이는 결과를 바꿀 수 도 있다.

C2-3 후관절의 관절 기둥 주변의 돌출 또는 비후는 일반적인 소견이며, 특히 환자가 경추부 통증으로 고통을 받는다. 연부조직(위의 설명)에서 관련된 '노화'와 '신생' 사이에서 차이점은 확실하며, 이는 골관절염성 외골종(exotoses)과 관련이 있다.

촉진소견과 환자증상들 사이에서 비교는 아래와 연관하여 평가한다.

1. 압박을 가하는 동안 통증이 나타난다.
2. 압박의 강도는 통증을 자극하는 정도 필요하다.
3. 조직의 변화들은 노화 또는 신생이다.

골성 변화(Bony anomalies)

골관절염성 외골종은 C2-3의 후관절에서 발생된다. 이 부분에서 관련이 있는 환자의 증상으로는 외골종 가장자리에서의 날카로운 통증이다. 만약 통증들이 골성 또는 날카롭지 않은 경우 아마도 연부조직에 의해서 덮힌 경우이고, 더욱 많이 관련되어 징후들이 나타날 것이다.

축추의 양갈래 극돌기 중에서 한쪽의 결핍 또는 작은 돌기의 경우는 보편적이며, 이는 내측 시상면으로 극돌

기 편위가 일어난다. 그것이 단독으로 나타났을 때 다음과 같은 중요한 것들이 발견된다:

- 이와 같은 이유에서 극돌기에 대한 예민한 통증의 원인이 된다.
- 경추부에서 약간의 서로 다른 비대칭적인 기능의 출현이 있다.

이같은 비정상적인 뼈들은 자신이 징후의 원인은 아니지만, 비대칭적인 불량한 움직임을 수행한다면, 관절에서 통증이 일어날 것이다.

비정상적인 운동(Movement abnormalities)

경추부에 의한 두통 환자에게 C2의 극돌기를 후-전으로 압박을 가하면, 자주 국소적이며 심부 통증이 일어나고 두통이 재발할 수 있다.

이는 C2-3에서 주로 불량한 움직임의 정도와 움직임의 제한이 비교되어 질때, 환추-축추관절에서도 특별히 가동범위가 제한되는 놀라운 것이다.

불량한 정도의 움직임이 함께 발생하는 것은 일반적으로 C3의 돌출 된 극돌기를 발견할 수 있고, 또한 쉽게 촉진할 수 있다.

일반적인 통증의 반응은 C3 극돌기 위 또는 관절 기둥에서 후-전 방향으로 압박에 의하여 C2-3의 움직임과 함께 한 국소적인 심부 부위에서 느끼게 된다.

만약 관절 기둥 윗부분에서 후-전 방향으로 움직임을 적용하였다면, 내측 방향으로 움직였을 것이고, 이때의 일반적인 소견으로는 불편함과 불량정도의 움직임으로 제한된 가동범위가 나타난다(그림 10.44).

따라서 C2-3과 환추-축추관절 사이에서 나타나는 통증의 다른 점은 위에서 언급하였다.

진단 소견(Indication of findings)

C2-3의 후관절 부위의 윗부분을 촉진 할 때 조직의 질을 파악하는 것은 중요한 일이다. 골관절염성 외골증에서 단단한 뼈의 돌출이 나타나는 것은 보통이다. 이같은 뼈의 돌출은 연부조직에 의해 감춰지지가 않으며, 이는 후관절에서 골관절염성 변화로 인한 것으로 해석하며, 이때 관절염성 돌기는 주로 비활동성이며 통증의 원인은 아니다. 어쨌든 외골증이 조직에서 존재하면 조직은 비후되고, 이는 결국 상당히 다르게 설명되어진다. 비후되어지는 것은 두 가지 방법이 있는데 하나는 매우 부드럽고 스폰지 같은 조직이 거칠고 건조한 가죽과 같이 되는 것이다. 더욱 더 가죽과 같이 질긴 경우는 가벼운 국소적인 증상들보다도 더 다른 원인으로 더욱 적은 것으로써, 현재 나타나거나 또는 현재 관련된 증상들보다 부드럽다(그림 10.43).

치료의 기간 중에 더 단단하고 두터운 무엇인가의 확실한 치료가 요구되어진다. 그러므로 도수교정이 더욱 조기에 요구되어지는 것이다. 이같은 치료의 목적은 전체적인 연부스폰지 조직을 변화를 제거시키는 것이고, 아주 이상적으로 단단해진 연부조직의 비후, 또는 비후되는 것를 제거하고, 밀었을 때 통증이 없도록 뼈의 외

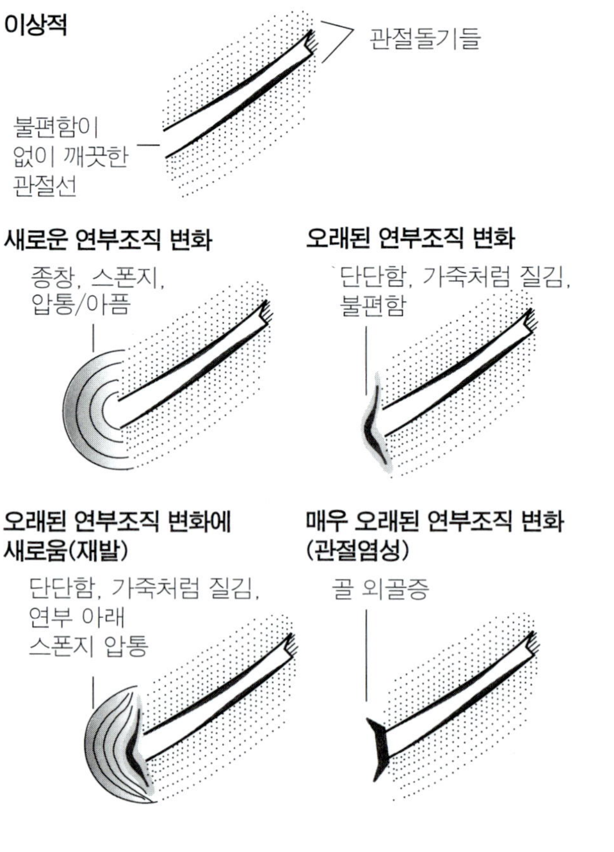

그림 10.43 촉진검사 . 연부조직 변화들

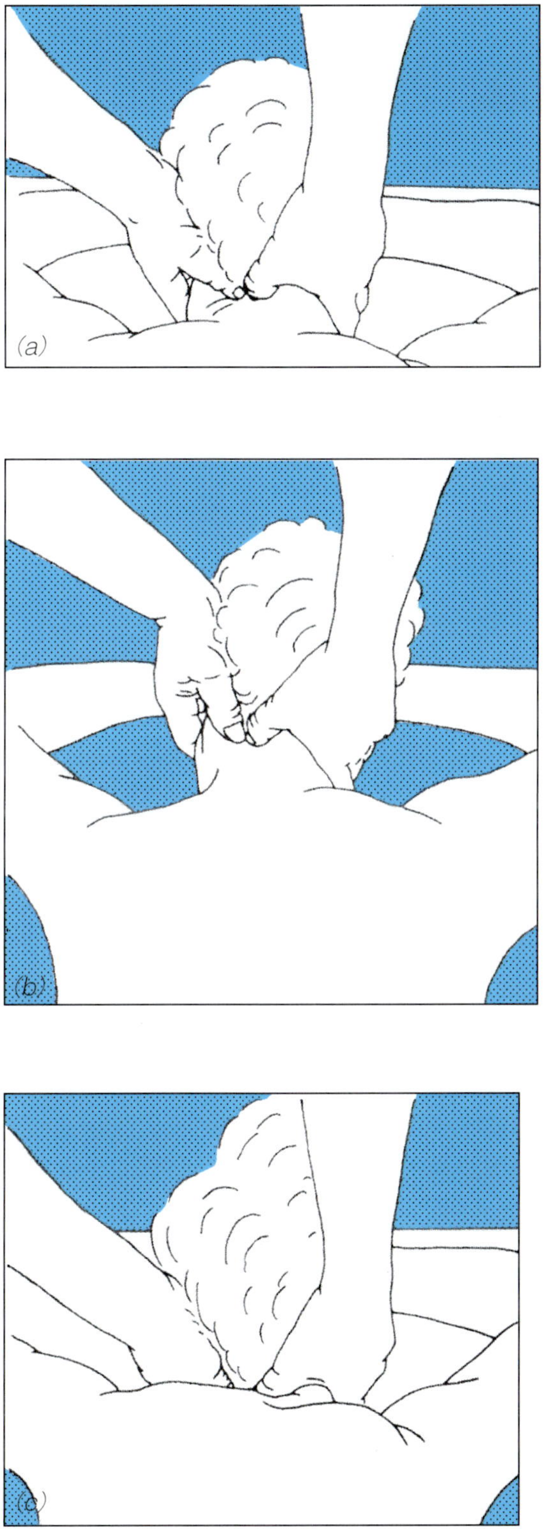

그림 10.44 C2, III등급 정도, 내측 기울기로써 편측 후-전방향 압박 *(a)* 시작 중립자세. *(b)* 최대로 들고, 열림자세. *(c)* 최대로 닫힘 자세이며 후-전향으로 내측 운동(⊲ C2, III등급).

골증을 '깨끗이' 제거한다.

C3 극돌기의 돌출과 관련된 치료 목표로는 후-전 방향으로의 운동을 증가시켜, 돌출을 감소시키는 것이며, 이같은 운동으로 심부 통증을 제거하는데 있다.

중위 경추부(Mid-cervical spine)

이 위치에서는 두가지의 특별한 촉진검사가 있다. 첫째로는 내측 방향으로의 편측의 후-전방향 압박은 부분적으로 적당하다. 둘째로는 극돌기 위에서 후-전 방향으로의 압박이 필요하고, 때때로 이같은 방향으로 최대 가동범위를 실시하는 것이 필요하다. 이 방법은 환자의 목을 들어올리고 손가락으로써 후-전 방향으로의 운동을 수행할 때 요구되어지는 것이며 그러므로 운동은 최대의 전-후 자세로부터 시작하는 것이다(그림 10.44b).

연부조직 변화들(Soft-tissuse changes)

중위 경추에서 가장 일반적인 소견들로는 극돌기 근접부위 또는 극돌기 사이에서 연부조직이 바로 비후되는 것이며, 그리고 관절 기둥의 후외측에서의 비후조직을 발견하는 것이다. 극돌기간 촉진술은 아래와 같다.

1. 양손 중 한쪽 엄지의 끝으로 촉진하는데, 첫째로 중앙부(항인대를 포함하여 한쪽에서 밀어본다)보다 인접한 양갈래 극돌기 사이를 움직이며 촉진한다(그림 10.45).
2. 촉진은 양갈래 된 돌기 근접부위를 움직여 가며 촉진하는데, 이때 후-외측 표면에서 외측에 대항하는 내측 방향으로 촉진한다(그림 10.46).
3. 극돌기의 한쪽 면의 촉진은 직접 내측 방향으로 하든지, 극돌기간 근육들을 접촉하여 더욱 전방으로, 더욱 많은 변화로써 촉진한다(그림 10.47).
4. 마지막 단계로는 직접 내측으로 압박하여 촉진하는 것이며, 또는 극돌기간 부위에서 근장벽을 촉진하는 것이다. 이같은 촉진술은 척추협부간 부위 사이에서부터 지속적으로 관절 기둥 외측으로 실시한다(그림 10.48).

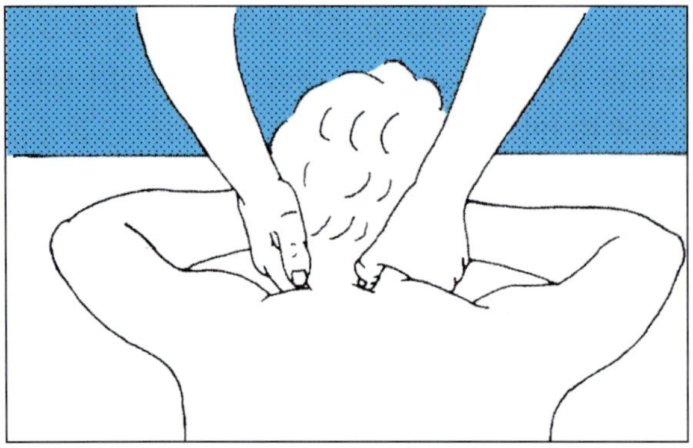

그림 10.45 극돌기와 양 갈래 극돌기 사이의 촉진술.

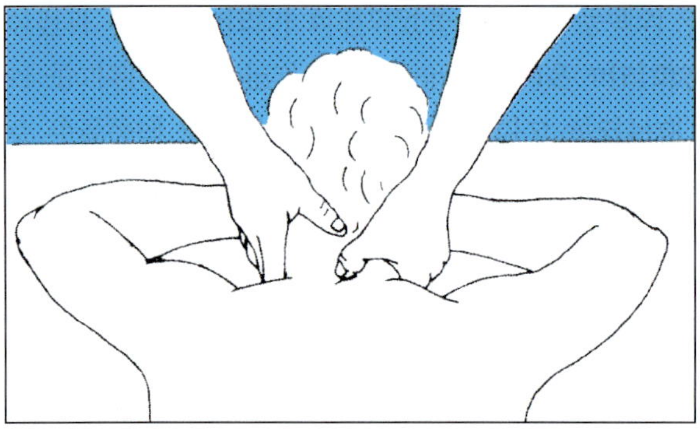

그림 10.46 후면 극돌기간 사이에서 내측으로 직접적인 촉진술

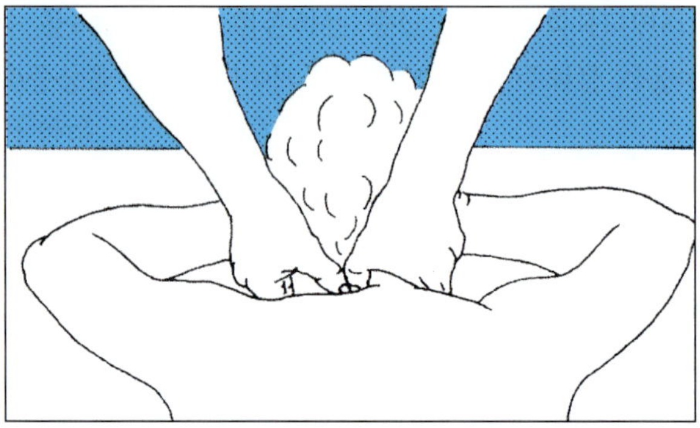

그림 10.47 가능한 한 깊게 내측으로 직접적인 촉진술.

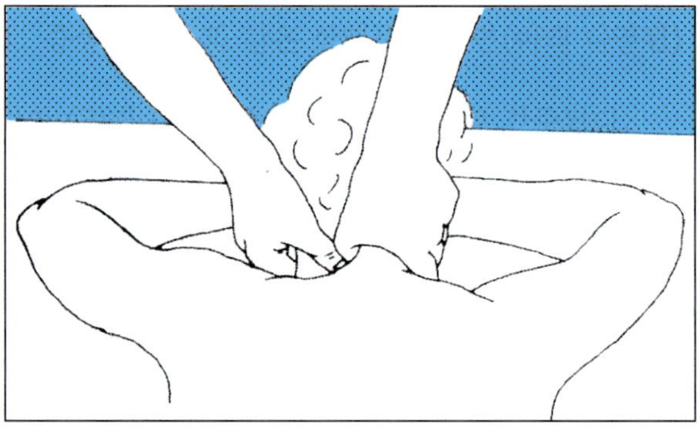

그림 10.48 극돌기간 사이와 협부궁 근장벽을 전방향으로 촉진.

골성의 변화(Bony anomalies)

일반적인 뼈의 변화들은 대개 두 종류를 발견 할 수 있다. 첫째로는 C3 극돌기의 돌출(이는 두통증상과 관련이 있다)이고, C4 극돌기의 돌출로 인한 C3 극돌기의 침윤(거의 중위-경추부 통증과 관련 있다), 그리고 일반적이지는 않지만 C5 극돌기의 돌출(거의 주위 또는 하위-경추부 증후군과 관계가 있다) 등이 있다.

둘째의 일반적인 소견으로는 후관절들에서 관절적인 변화로써 관절 외골증들이다. 이와 같은 것들은 관절 기둥의 후면 또는 후-외측면에서 느낄 수 있다.

비정상적인 운동(Movement abnormalities)

위에서도 언급했듯이, 직접적인 내측 방향으로써 편측면을 후-전으로 압박을 하는 것은 매우 중요하다. 후관절의 가동범위의 소실 또는 매우 약화된 운동의 경우 본 기술에 의해 이미 식별할 수 있다.

극돌기에서 큰-진폭의 후-전방향의 압박은 이 같이 제한 된 가동범위에서 밀었을 때 환자의 증상으로 운동의 가동범위와 통증 반응에 대하여 적절하다는 것을 이미 보여주었다.

이 때의 통증은 두 종류로 나타날 수 있는데 첫째로는 일반적으로 날카로운 통증이고, 둘째로는 심부 통증을 느낄 수 있다.

하위 경추부(Lower cervical spine)

이 부분 척추에서의 촉진검사에 대한 특별한 것은 없다. 그러나 일반적인 보통의 증상은 중요하다.

연부조직 변화들(Soft-tissue changes)

연부조직의 변화들은 C5레벨에서의 길쭉한 후궁부위와

관절주 위에서 거의 결정 할 수 있다. 오래된 장기적인 환자라면 훼손된 것을 C6부위에서 또는 C7부위에서 쉽게 느껴진다. 어쨌든 사람들의 대부분은 척추부위의 깊이있는 촉진은 차이를 구분하는 것이 더욱 어렵게 느껴지는 것이다. 연부조직의 변화들은 중위 경추 부위에서 같이 결정한다.

'Dowager's hump'(도우거스 후만)의 주변 연부조직 비후는 정상이며, 이는 중요한 것으로 비후가 심하다면, 피부 굴리기 또는 결합조직 마사지 등을 실시할 때 비정상적인 통증이 있다.

골성의 변화(Bony anomalies)

C5의 극돌기 돌출은 이미 위에서도 설명하였다. 이같은 경우, 때로는 견갑골 또는 상견갑골 증상들에 의한 것인지 구분하기가 어려울 경우도 있다. 가장 일반적인 원인으로는 C6이며, C7은 C5보다 더욱 많은 일반적인 경우이다. 이같은 특별한 요인들로는 첫째로는 비정상적인 뼈의 크기이며, 둘째로는 후-전 운동들에 의한 통증 반응이다. 뼈에서의 가장 일반적으로 비정상적 곳은 C7에 의해 매우 닫힌 C6의 극돌기 끝지점이다. 이 경우는 C5와 C6의 극돌기의 사이에 커다란 틈새가 놓여진 경우이며, C5의 돌출을 느낄수 있을 것이다.

통증 반응은 아래에서 설명되어진다.

비정상적인 운동(Movement abnormalities)

C6-7의 극돌기 닫힘에 관련된 것은 위에서 설명되어졌고, 이로 인한 비정상적인 운동은 C6의 극돌기에서 후-전 방향으로 압박을 가할 때 독특한 제한 운동이 있다. 이 같은 운동으로 인한 통증 반응은 (그리고 운동은 사실 단단하게 적용하여야 한다) 심부에서 느껴진다(때로는 환자에 의해 "시원하다"라고 설명되어진다). 이 같은 경우 통증의 퍼짐은 견갑골 부위 한쪽으로 또는 양측으로 퍼진다. C7은 통증의 반응이 C6와 같이 설명되어질 때 증상의 원인이 되고, C5는 극돌기를 심부통증이 느껴질 때까지 압박을 가하면 증상의 원인이 되며, 약하지만 주기적으로 상견갑골 쪽으로 통증이 퍼지기도 한다. C6와 C7의 극돌기에 대응하는 여러 각도에서의 수평적 압박들은 각 레벨 증상의 원인을 결정짓는 커다란 요인들이다.

관절 기둥 위에서의 편측방향 후-전 압박들은 자주 통증 반응을 일으킬 것이며, C6 와 C7의 관련된 운동들은 C5에서의 같은 운동보다도 더 단단하다. 그럼에도 불구하고 하부 경추로부터 검사부분에서 증상이 나타날 것이며, 이같은 사실에도 불구하고 이 레벨에서 임상적 소견을 분별하는 데에는 더욱 많은 시간이 요구되어지고 있다. 이럴 때는 가끔 근육 장벽를 넘어서는 정도의 편측 후-전 방향의 압박을 적용할 때가 필요하고, 반면에 가끔은 근육들이 관절 기둥에서 외측으로 밀려진다면 명확한 정보를 얻을 수 있고, 부분적으로 C7을 촉진 할 수 있다.

통증 반응(Pain response)

하부 경추에 대해 특별히 관련어진 방법들은

1. 국소적인 심부 통증이 위쪽과 관련 되어졌고,
2. 일반적으로 연관통이 재발하며,
3. 압박 시 극돌기와 척추 관절 기둥 부위에서 연부 조직의 변화로써 통증 반응이 확실히 나타난다.

단일 추간 관절의 생리적 수동 가동범위 〔Passive range of physiological movements of single intervertebral joints(PPIVMs)〕

다음의 기법들은 경추의 각 레벨에 대한 굴곡, 신전, 측방굴곡과 회전의 범위들을 평가하는데 사용하는 것이다.

후두-환추관절(측방 굴곡) (Occipito-atlantal joint(lateral flexion)

시작 자세(Starting position)

본 검사에서는 환자는 치료용 침대 끝을 넘어서 자신의 머리가 뛰어나오도록 꼭대기에 바로 눕는다. 물리치료사는 치료용 침대의 머리 부분에 서고, 왼손으로는 환자의 후두부를 받치고, 그리고 오른손으로는 이마에 올려 놓는데 이때 4개의 손가락들은 오른쪽을 향하고 엄지손

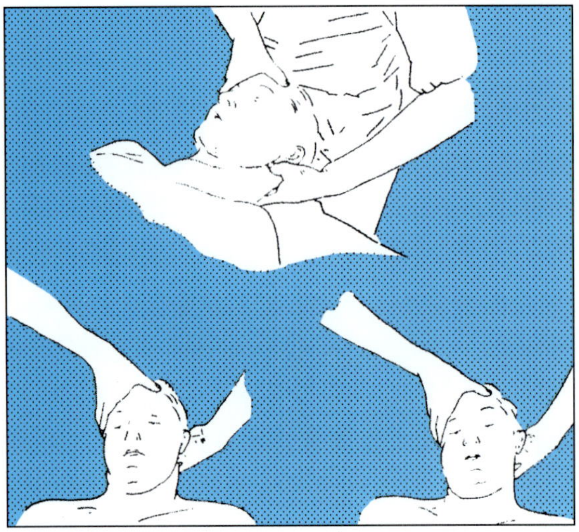

그림 10.49 후두-환추 운동(측방굴곡)

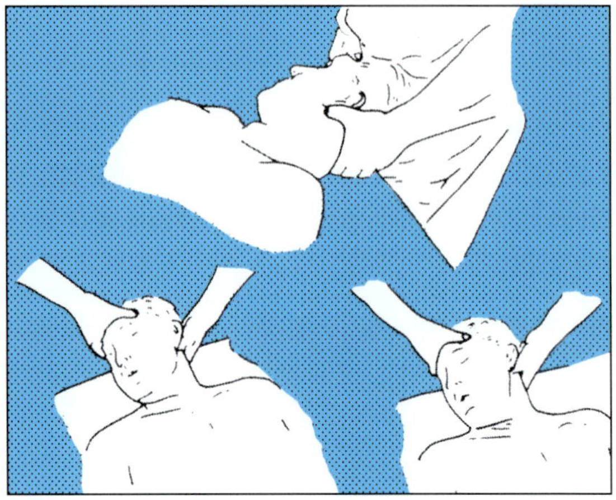

그림 10.50 후두-환추 운동(회전)

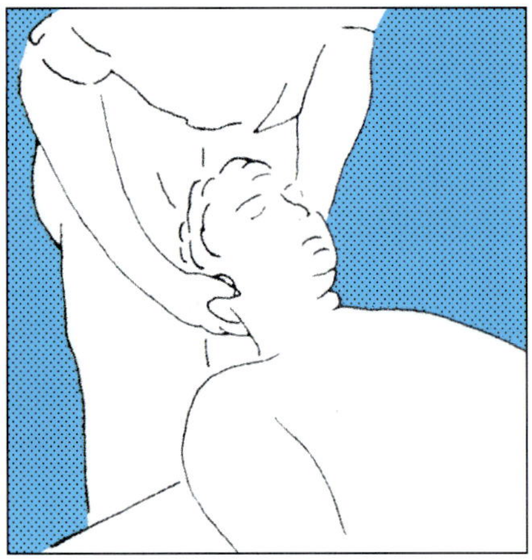

그림 10.51 후두-환추 운동(굴곡/신전)

가락은 왼쪽을 향하도록 한다. 반면에 왼쪽 손의 엄지손가락 끝은 C1의 왼쪽 횡돌기와 유양돌기의 인접한 부위 사이를 깊이 있게 촉진하는 자세이며, 나머지 4개의 손가락들은 오른쪽 후두부를 향한 중앙선을 넘은 곳에 위치시킨다. 물리치료사의 복부로써 환자의 머리 꼭대기가 흔들리지 않도록 보조를 한 후 아주 약한 압박으로 평가 동안 머리를 움직여 본다(그림 10.49).

방법(Method)

환자의 두부 꼭대기를 오른쪽으로 측방 굴곡시킨다. 이때 목은 움직이지 않도록 주의한다. 동시에 치료사의 양손과 함께 머리가 기우는 쪽으로 치료사의 골반도 함께 움직이도록 한다. 측방 굴곡으로 인한 상위 목이 완전 신장되었을 때 치료사의 왼쪽 엄지손가락은 횡돌기와 유양돌기 사이를 확인하여야만 한다. 이 같을 때에 확실한 "head on neck (목으로 인한 머리)" 운동으로 인한 측방 굴곡이 발생시에는 보호를 해 주어야만 한다. 이런 경우 약간의 후두-환추의 운동이 없이 하위 경추부 운동으로 인한 오해 소지가 있다.

두부와 목은 뒤로 움직이고 그리고 측방 굴곡의 1/3 범위(거의 15°) 내에서 앞쪽으로 움직이며, 엄지는 두골성 포인트 틈새 사이의 열림과 닫힘 또는 연부조직의 장력의 변화에 의한 결과를 느낄 수 있다.

후두-환추관절(회전)
(Occipito-atlantal joint(rotation)

시작 자세로는 측방 굴곡 검사 그림과 같은 독특한 자세이다(그림 10.50).

방법(Method)

환자의 머리를 최대한 오른쪽으로 돌렸을 때, 치료사의 왼쪽 엄지손가락 끝의 자세는 왼쪽 유양돌기와 C1의 왼쪽 횡돌기 사이를 확인하여야 한다. 환자의 머리는 뒤로 회전하고 그리고 최대로 회전하기 전에 가동범위(거의 20°)의 1/3정도는 앞쪽으로 접근시키고, 이때 횡돌기의 근접거리에서 유양돌기를 느낄 수 있다. 머리를 다시 정중선쪽으로 위치시키면 횡돌기는 유양돌기로부터 멀어지게 움직여진다.

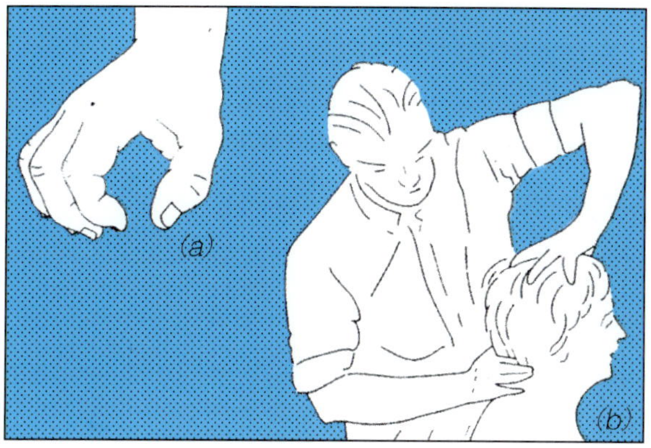

그림 10.52 *(a)* 집게모양 잡기. *(b)* 환추-축추 관절 운동(회전)

후두-환추관절(굴곡/신전) (Occipito-atlantal joint(flexion/extension)

시작 자세(Starting Position)

이 경우는 머리의 운동이 끄덕임으로써 조금 움직이는 것이다. 여기서 아는 바와 같이 환자는 자신의 머리를 치료용 침대 끝을 넘도록 한후 바로 눕도록 한다. 물리치료사의 양손이 환자의 머리 후두부를 감싸도록 겹쳐서 잡고, 치료사의 양 엄지손가락의 끝은 C1의 각 외측부분의 끝과 유양돌기의 전-하방의 가장자리를 접촉하도록 한다(그림 10.51).

방법(Method)

물리치료사는 환자의 머리 뒷부분의 밑부분에서 앞과 뒤로 거의 20°정도 흔들거리며, 끄덕임을 재발생하도록 한다. 머리의 꼭대기는 여전히 운동이 남아있도록 한다. 치료사의 양 엄지손가락 끝은 양측 각각 두뼈 지점 사이에서 작은 운동도 평가하도록 한다.

앉은 자세에서의 C1-2(회전) 〔C1-2(Rotation) in sitting〕

시작 자세(Starting Position)

환자는 의자에 앉은 상태에서, 그리고 물리치료사는 환자의 왼쪽 어깨관절 뒤에서 서있고, 경추의 1-2번 사이를 왼쪽으로 회전의 가동범위를 검사한다.

치료사의 왼쪽 손은 환자의 머리꼭대기에 위치하고 새끼손가락과 엄지손가락을 펼쳐 오른쪽과 왼쪽의 두정엽 부위에 놓고, 남은 손가락은 후두부 뒤쪽으로 펼쳐서 놓는다. 치료사의 손은 최대로 펼치고, 전완을 수직으로 세워 환자의 머리를 치료사가 충분히 조절할 수 있어야 한다. 또한 치료사의 오른쪽 손은 엄지와 집게손가락의 끝으로 C2의 극돌기를 집게모양(그림 10.52 a)으로 잡는다. 그리고 엄지손가락과 나머지 손가락을 원형 모양으로 척추 방근 위에 놓는다(그림10.52 b).

방법(Method)

물리치료사는 C1과 C2의 회전 검사를 실시하기 전에 자신의 왼손으로 환자의 머리와 목에 대하여 거의 20°정도(양측 각각 10° 씩) 약간의 측방 굴곡을 실시할 수 있도록 자세를 위치시켜야 한다. 치료사의 손가락 끝은 환자의 머리를 왼쪽으로 움직였을 때 C2의 극돌기는 오른쪽으로의 움직임을 느낄 수 있어야 한다. 이와 유사하게 환자의 머리를 오른쪽으로 측방굴곡 시켰을 때 C2의 극돌기는 왼쪽으로 움직임을 느낄 수 있다. 이같은 움직임을 평가하기 위하여 치료사는 C2의 극돌기가 정중선에 왔을 때 멈추어야 한다. 치료사는 다음으로 극돌기의 움직임을 느낄 수 있도록 환자의 머리를 중앙으로부터 앞쪽과 뒤쪽으로 들어올려 회전도록 한다. 왼쪽에서의 C2의 추궁은 치료사의 엄지에 대항하는 움직임을 느끼고, 이 극돌기의 오른쪽 외측면은 치료사의 집게손가락 패드면에 대항하는 움직임을 느낄 것이다. 이 지점은 환자의 머리의 가동범위를 평가하는데 중요한 점이 되는 것이다. 비록 오른쪽으로 회전하는 것만을 평가하였더라도, 환자의 머리는 다른 방법에 의해 돌려질 수 있으므로 정확하게 측정하기 위해서는 많은 반복이 필요하다.

누운 자세에서의 C1-2(회전) 〔C1-2(roration) supine〕

시작 자세(Starting Position)

환자는 바로 누운자세로 하고 머리를 치료용 침대의 끝 넘어로 신전시키고 치료사의 오른쪽 상지로 감싼다(오른쪽 회전에 대해서). 치료사의 왼쪽 손은 그림 10.52 a에 있는 집게모양으로 C2의 극돌기를 잡는다(그림 10.53).

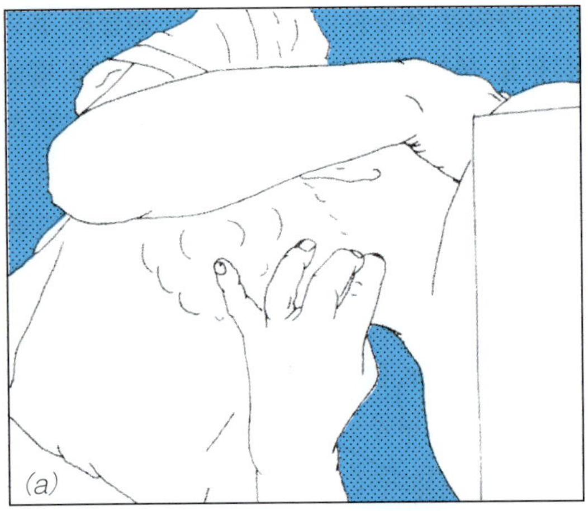

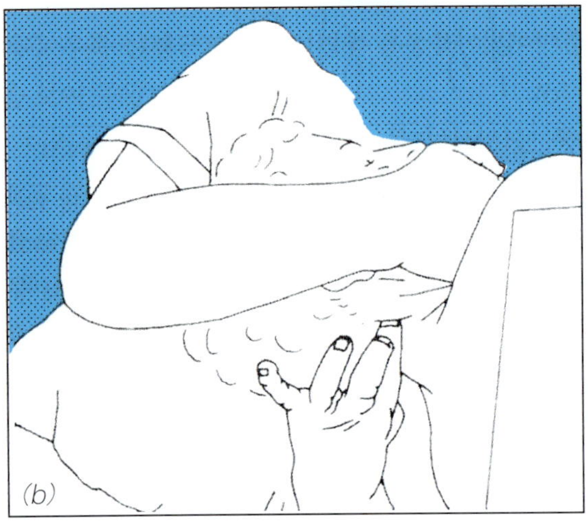

그림 10.53 C1-2 회전 Ⓡ. (a) 똑바른 시작 자세. (b) C2가 시작 자세에서 오른쪽으로 회전한 운동.

방법(Method)

첫 번째로 환자의 머리를 곧은 자세로 하고 치료사는 C2 극돌기를 잡고 고정하는 동안 환자의 머리를 천천이 진동으로써 회전시킨다. 두부의 전 가동범위까지 움직임을 증가시키며 치료사의 왼쪽 엄지와 시지 손가락을 통하여 C2의 회전이 시작되는 것을 느낄 수 있다. 이것에 의해 C1-2 회전의 범위를 평가하는 것을 가능케 한다.

C2-7 (굴곡) 〔C2-7(flexion)〕

시작 자세(Starting Position)

환자는 머리가 치료용 침대의 끝을 넘어서 바로 눕고,

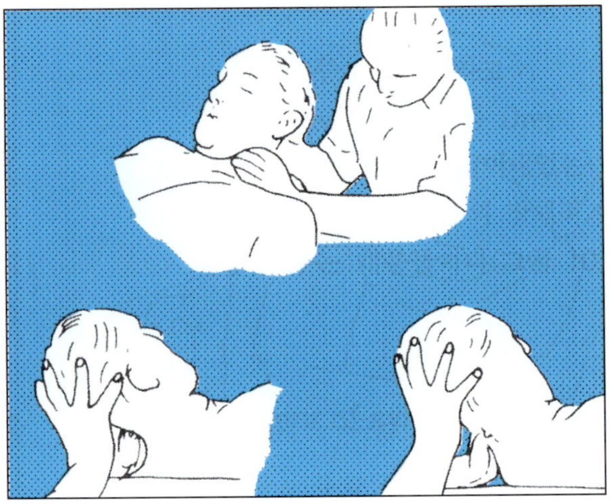

그림 10.54 척추간 운동. C2-7(굴곡)

물리치료사는 환자의 레벨보다 아래의 머리끝에 위치한다. 치료사의 오른쪽 손꿈치로 환자의 후두부를 잡고, 손가락들과 엄지손가락은 머리의 꼭대기 위에서 앞쪽으로 향하도록 한다. 치료사의 왼손은 환자의 목 왼쪽에 대항하는 위에 두며, 더불어 두 극돌기 사이의 옆에 엄지손가락의 끝을 위치시키고 그리고 시지와 중지 손가락들은 경추 횡돌기의 전면에 있는 왼쪽 흉쇄유돌근을 향하도록 위치시킨다. C3와 C4사이의 운동을 검사한다면, 엄지손가락은 이들 척추의 극돌기 끝에 사이에 외측으로 위치시키고, 시지와 중지손가락들은 C4와 C5의 횡돌기 왼쪽 전면위에 위치시킨다(그림 10.54). 척추 항인대의 촉진이 방해되어지면, 엄지손가락의 끝으로 측면으로 극돌기에 근접되어 촉진하도록 정중선으로부터 약간 떨어진 곳을 움직이도록 한다. 이같은 촉진은 추궁사이 부분 또는 척추관절 후면을 역시 촉진 할 수 있다.

방법(Method)

환자의 머리는 물리치료사의 오른쪽 손에 의해 '턱에서 가슴 쪽으로(chin into chest)' 방향으로 수동적으로 굴곡하고, 왼쪽의 엄지손가락 끝은 머리가 앞쪽 과 뒤쪽으로의 15~20° 정도의 가동 범위로 운동이 일어나 극돌기의 사이에서 열린과 닫힘을 느낄 것이다. C3와 C4 사이에서 최대한의 운동이 일어나고, 4번째 경추와 그 이하 경추들은 왼쪽 횡돌기의 전면에 대응하는 압박에 의해 고정되어진다. 관절이 전방 굴곡의 완전 가동범위인 진동의 20° 정도의 궁(아크)을 이루는 자세에서 검사 되어진다. C6와 C7 사이 진동 운동검사는 앞쪽 굴곡 한계 가까운 범위에서 수행되어지며, 이에 반하여 C2와 C3 사이의 운동은 가동범위의 첫 번째 범위에서 일어나야 한다. 운동은 치료하는 부위에서 일어나야 하고, 운동시 확실하게 보호되어야 하며, 운동은 최대로 크게 한다.

C2-7(양측 굴곡 신전)
〔C2-7(bilateral flexion, extention)〕

이 기술은 양측 각각의 한 추간레벨을 집게모양으로 잡고, 정상적인 가동범위에서 작은 진동술을 훌륭히 적용할 수 있으므로 유용하게 사용하는 기술이다.

시작 자세(Starting Position)

환자는 치료용 침대의 꼭대기 위를 넘어서 신전의 상태로 똑바로 눕고 그리고 물리치료사 환자의 머리를 복부로 감싸 지지하도록 한다. 치료사는 집게 모양(그림 10.55 a)으로 잡도록 하는데, 엄지손가락의 끝은 흉쇄유돌근의 전면부를 포함한 횡돌기 부분에 위치하고, 둘째손가락의 끝은 치료할 관절 기둥 후부인 척추간 레벨에 위치도록 한다.

방법(Method)

물리치료사는 자신의 복부를 위와 아래로 오르내리며(치료사 자신의 무릎을 굴곡과 신전을 통하여), 동시에 환자의 머리를 굴곡과 신전을 시키는데, 치료사가 집게 모양으로 잡은 척추간 레벨이 운동이 발생하도록(지나치게 과잉의 정도는 아님) 한다. 이와 같은 방법으로 치료사는 효과적인 운동의 가동범위를 느낄 수 있다.

C2-7(측방 굴곡, 닫힘)
〔C2-7(lateral flexion, closing)〕

시작 자세(Starting Position)

환자는 치료용 침대 위 또는 물리치료사의 허벅지에 머리를 받혀 똑바로 눕도록 한다 — 후자가 더욱 바람직. 선택 된 자세는 이완하기에 쉬워야 하고, 검사하는 동안 관절이 굴곡과 신전의 사이에 머리가 유지되어야 한다. 이같은 자세는 양 측방굴곡과 회전이 아주 자유롭다.

물리치료사의 둘째 손가락 끝을 추궁 사이에 깊게 충분히 촉진하도록 가까이 추궁 사이에 위치시킨다. 양손들은 서로 부분적으로 접촉하지 않도록 하며, 환자의 후두부 밑에 지지도록 한다. 하부 경추의 운동들을 검사할 때는 환자의 목 밑을 지지하여야 한다(그림 10.56).

방법(Method)

물리치료사는 목과 머리에서 뿐만 아니라 주의깊게 실시하면, 추간 운동을 느낄 수 있다. 물리치료사는 먼저 치료사의 촉진하는 손가락에서 약간 멀게 관절을 측방굴곡시킨다. 그 후 촉진하는 손가락쪽으로 관절을 측방굴곡시킨다. 반대쪽 운동은 공간의 닫히는 공간의 양을 평가한 후 시행되어 진다. 이것은 측방굴곡의 진폭은 각각 양쪽에서 그 단계에 대해 분명하게 평가되어 진다는 것을 의미한다. 촉진하는 손가락 끝은 공간에서 운동이 없어야 한다. 그리고 손은 목의 측방굴곡이 발생하도록 사용될 때 운동을 주의하여야 한다.

C2-7 (측방 굴곡, 열린자세)
〔C2-7(lateral flexion, opening)〕

시작 자세(Starting Position)

이것은 '닫힘 자세' 시작 자세와 동일하다(그림 10.57).

방법(Method)

환자의 머리는 물리치료사의 무릎 사이에서 흔들 수 있으며, 환자의 머리와 머리-목 운동이 발생하는 것을 느낄 수 있도록 몸을 축으로(특히 환자의 골반) 한다.

척추간 레벨의 평가와 관계없이 운동은 머리의 운동으로 시작하고, 이는 평가하고자 하는 레벨에서 목의 운동을 아래쪽으로 지속시킨다.

C2-7(회전)〔C2-7(roration)〕

시작 자세(Starting Position)

시작 자세는 단지 촉진하는 손가락만 제외하고, 측

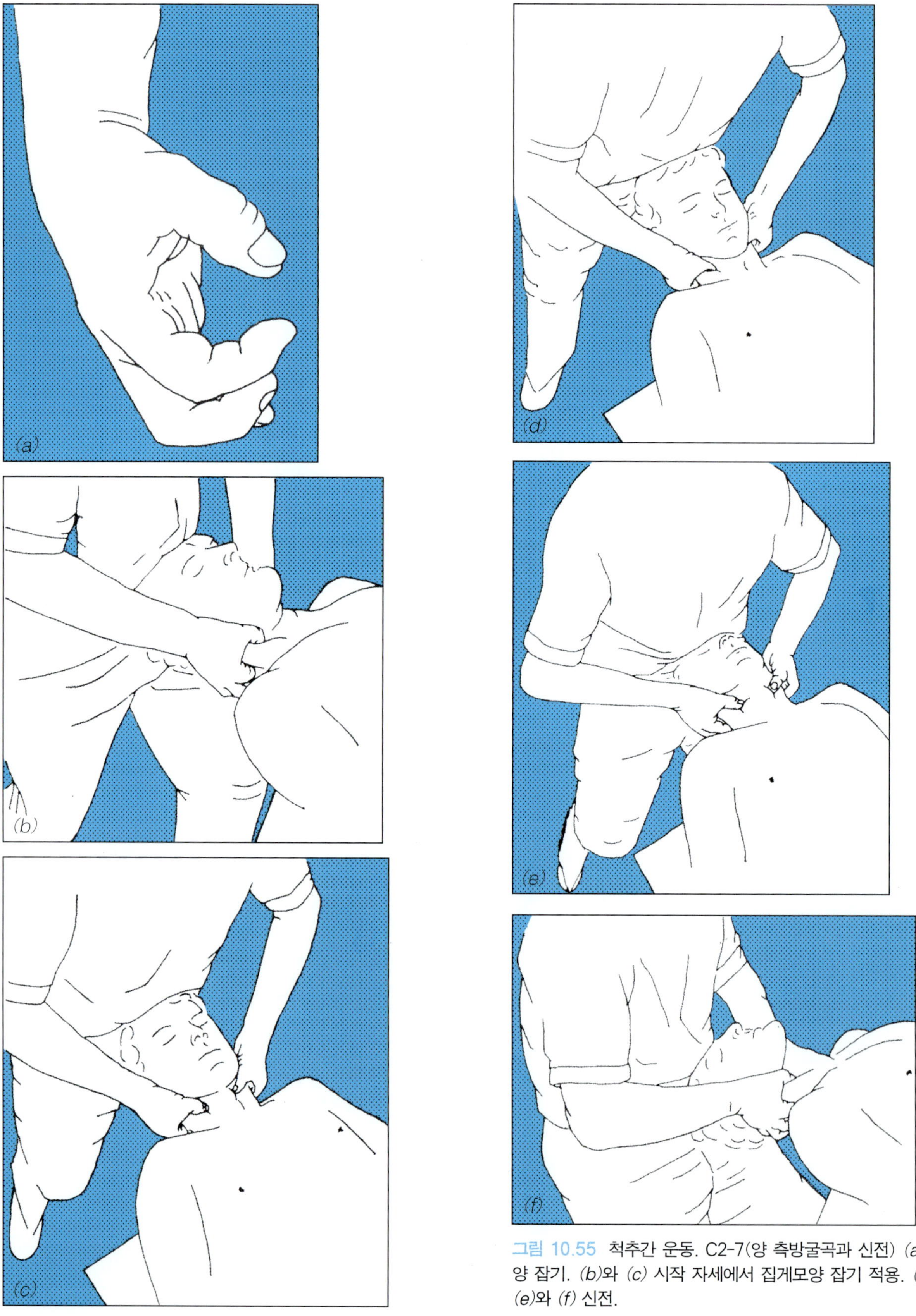

그림 10.55 척추간 운동. C2-7(양 측방굴곡과 신전) *(a)* 집게모양 잡기. *(b)*와 *(c)* 시작 자세에서 집게모양 잡기 적용. *(d)* 굴곡. *(e)*와 *(f)* 신전.

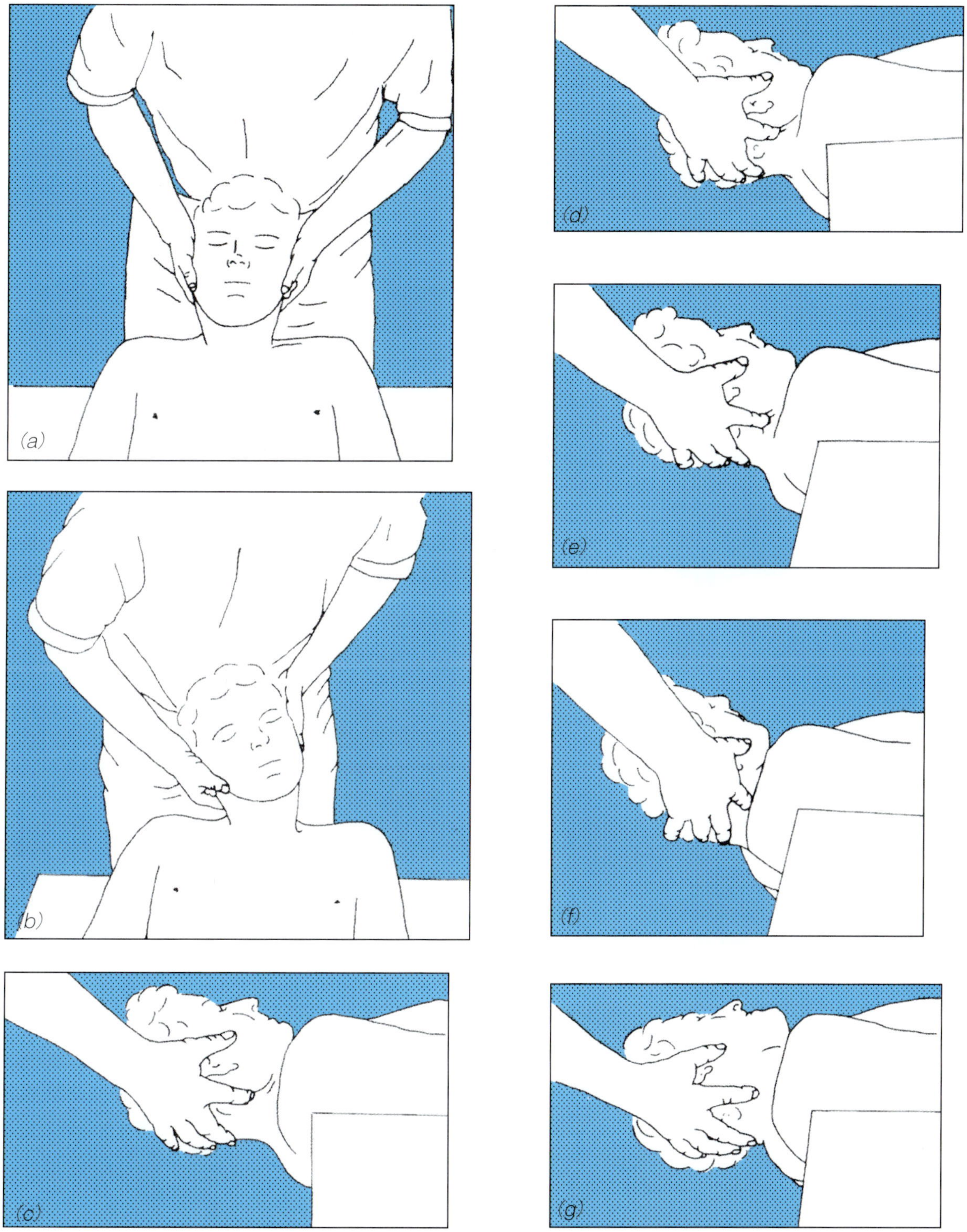

그림 10.56 C2-7 척추간 운동. (우측 측방굴곡, 우측 닫힘) *(a)* 시작 자세, 약간의 좌측으로 측방굴곡. *(b)* 닫힘 상태에서 우측 측방굴곡으로 진동으로 평가 중. *(c)* 시작 자세에서 C2-3에 대한 손가락으로 촉진 중. *(d)* C2-3에 대한 닫힘자세. *(e)* C5-6에서의 시작 자세. *(f)* C5-6에서의 닫힘자세 *(g)* C5-6에서의 열림자세.

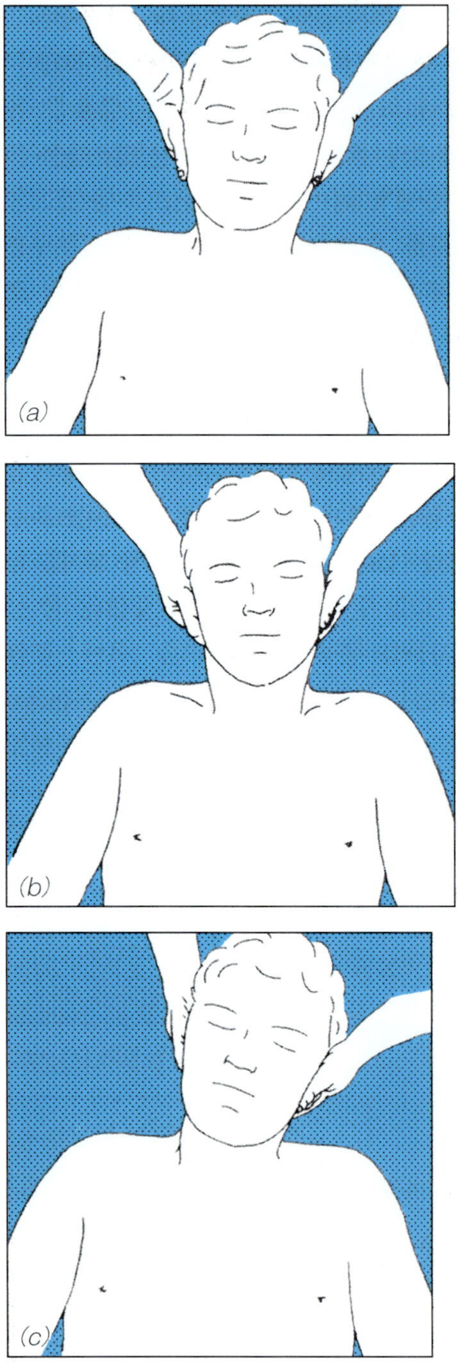

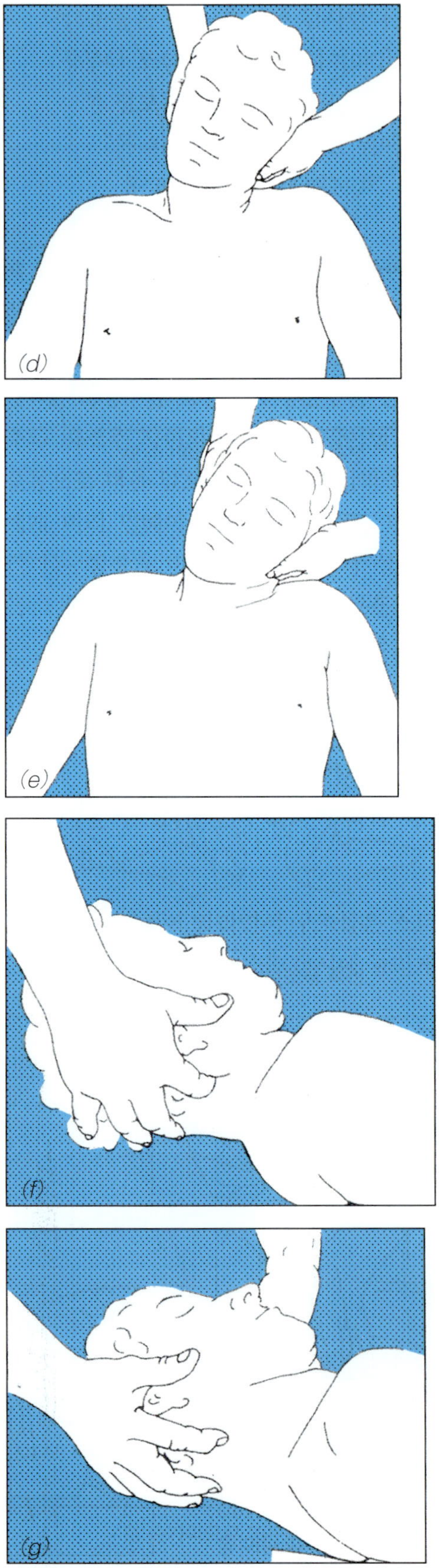

그림 10.57 C2-7 척추간 운동. (좌측 측방굴곡, 우측 열림 자세) *(a)* 시작 자세, 머리를 똑바로 하고, 양손과 무릎사이에서 가볍게 흔들어 준다. *(b)* 처음 운동은 약간의 오른쪽으로 측방굴곡 한다. *(c)* 천천히 진동을 주며 왼쪽으로 측방굴곡을 하며, 오른쪽 부분의 운동을 촉진한다. *(d)* C2-3 그리고 C3-4에 대한 가동 끝 범위를 적용한다. *(e)* C4-5, C5-6 그리고 C6에 대한 가동 끝 범위를 적용한다. *(f)* 둘째손가락 끝으로 C2-3의 운동을 촉진한다. *(g)* 둘째손가락 끝으로 C2-3의 끝 가동범위의 운동을 촉진한다.

방굴곡에서 설명한 것과 같이 동일하다. 이는 단편적인 측방굴곡과 약간의 더 넓은 접촉면이 만들어진다. 손가락들 끝과 둘째손가락의 외측 가장자리 근접 부위는 후관절의 가장자리를 촉진한다(그림 10.58).

방법(Method)

머리는 축이 되어지고, 촉진의 측면으로부터 떨어지며, 가상적인 중심축을 지나는 관절 주변을 검사한다. 물리치료사의 양손은 진동 형태 대신에 운동을 일으키도록 하며, 관절쪽 아래로 운동을 나타내나 정중선을 넘어서지는 않는다. 치료사의 손가락은 관절의 운동을 촉진하며, 후두관절 근접한 부위 사이를 활주와 열림의 정도를 평가하는 것이다.

이는 손가락 촉진하는 쪽으로 회전을 평가하지 못한다. 왜냐하면 근육들이 촉진을 방해하기 때문이다.

후두-C7 (신전) 〔Occiput-C7(extension)〕

시작 자세(Starting Position)

환자는 머리를 치료사의 무릎 사이 또는 치료용 침대 꼭대기 위에 놓고 똑바로 눕도록 한다. 물리치료사는 환자의 머리 가까이에 서고, 환자의 머리와 검사하고자 하는 관절의 레벨인 목 밑을 지지하도록 한다. 치료사는 양쪽의 둘째손가락 끝을 각각 양측 추궁사이에 위치시켜서, 마치 측방굴곡에 대한 것처럼 설명할 수 있다.

방법(Method)

물리치료사는 환자의 목 밑으로 받쳐서, 머리와 목을 아래로 당기며 검사한다. 이때 치료사는 자신의 손가락 끝으로 추궁 사이 공간의 아래로 닫힘 자세로 촉진한다.

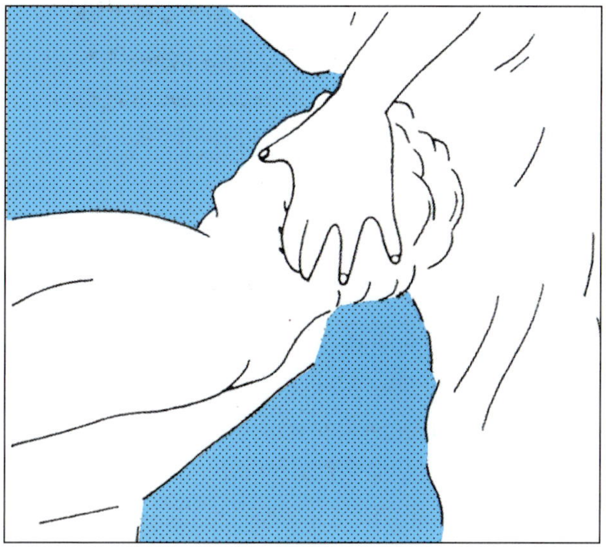

그림 10.58 척추간 운동 C2-7(회전)

검사와 치료 기술 (Examination and treatment techniques)

어떤 검사든 진행은 앞에 설명되어진 기술들과 치료기술을 사용할 수 있다. 본 기술들은 새롭게 설명되어지는 것으로 역시 검사자가 사용할 수 있으며, 특히 이 기술은 촉진기술도 포함되었다.

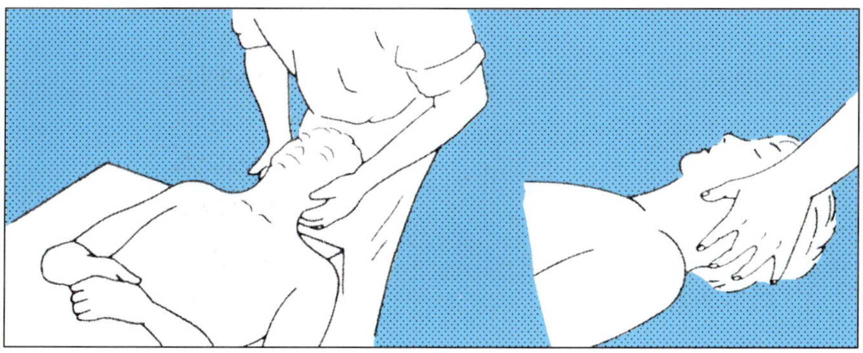

그림 10.59 척추간 운동. 후두-C7 (신전)

관절가동술(Mobilization)

장축 운동 ⟶ (Longitudinal movement) ⟶

시작 자세 (Starting position)

환자는 치료용 침대의 꼭대기 위에 자신의 목을 위치시키고 똑바로 눕도록 한다. 환자의 머리는 물리치료사의 양 손으로 지지하도록 하고, 거의 최대의 굴곡과 신전자세의 중간 정도인 자연스런 자세에서 치료할 수 있도록 관절을 안정화시킨다(또는 거의 약간의 통증이 나타날 수 있는 정도).

물리치료사는 치료용 침대 위에 서서 오른손으로 환자의 머리 뒷부분을 흔들 수 있도록 자세를 잡고, 손가락들은 환자의 왼쪽 귀의 뒷부분인 후두부인 환자의 왼쪽을 펼쳐 위치시키고, 엄지손가락은 오른쪽 귀 후면 부분에 위치시킨다. 또한 오른쪽 손바닥의 둘째손가락 중수지절 관절(MP jt.)의 표면부위가 상부 목선(Superior nuchal line)에 위치하도록 한다. 이는 머리의 후두부위의 잡기에 편하도록 함이다. 하부 경추에서 오직 관절가동술이 요구되는 부분이라면, 가끔은 오른손으로 목 주변부를 잡고 치료를 할 수도 있다. 또한 물리치료사의 왼손은 왼쪽으로부터 환자의 턱을 안전하게 잡도록 하며, 어떤 흉부 위에 압박이 가해지지 않도록 아주 주의해야 한다. 그리고 왼쪽의 전완은 환자의 얼굴 왼쪽 측을 따라 위치 시킨다.

물리치료사는 다리를 걷는 자세와 같이 위치시키고, 상지의 팔굽 관절은 굴곡 시키도록 하며, 왼쪽 어깨관절 전면으로 치료용 침대 위로 나와 있는 환자의 머리 꼭대기 부위를 반대압으로 적용도록 한다(그림 10.60).

방법(Method)

환자의 목을 견인 상태에서 가동술 운동은 치료사의 몸체를 가볍게 뒷쪽으로 제끼는 동시에 전완을 함께 부드럽게 길게 당김으로써 척추 간 사이 관절에서 일으킬 수 있으며, 다음에는 처음자세로써 똑같이 이완 되도록 조절한다. 이 같은 방법으로 가동술을 발생시키며 지속적으로 반복한다.

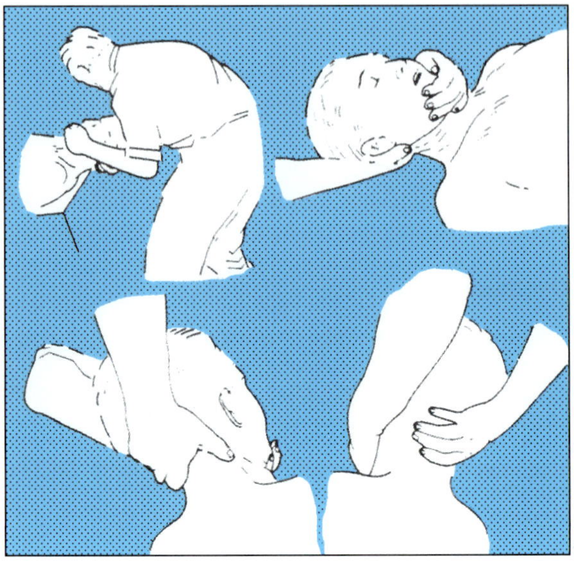

그림 10.60 장축 견운동 (⟶)

이 같은 기술은 부드럽게 실시하여야 하고, 환자와 치료용 침대사이의 마찰로 환자의 몸체가 미끌어지지 않도록 충분해야 한다.

국소 변화(Local variations)

이 기술은 경추의 최하위부 추간 레벨을 치료할 때 사용하며, 목의 자세는 거의 30° 정도 굴곡자세를 유지하여야 한다. 또한 중간 경추부의 치료에서는 목이 거의 몸체의 정중선 정도 자세가 요구되어진다. 그리고 상위 경추부 문제에서는 목의 각도 보다도 더 머리-목의 관련성이 중요하다. 다시 말하자면, 굴곡과 신전 사이의 중간적 자세가 필요하다.

주의사항(Precautions)

통증은 중간 흉추 부위에서 발생하면, 이는 무리하게 강하게 당겼다거나 또는 신전 상태로 척추를 움직였을 경우이다. 다음과 같은 경우 과신전 자세는 피하여야만 한다. 즉, 환자가 비정상적인 척추 후만증이 있는 경우이거나, 환자의 자세는 이 같은 여러 요인들을 고려하여야 한다. 강한 견인은 흉추부분을 더욱 자극 할 수 있으며, 그전에 무통부위인 흉추부에서도 흉부통이 나타날 수 있다는 사실을 염두하여야 한다.

이용(Uses)

이 같은 시술자는 환자로부터 약간의 신임을 얻을 수 있다. 이후 환자의 증후군들과 증상들의 평가에 대하여는, 이 방법은 환자의 증후군들을 쉽게 완화시키든 또는 그렇치 못하든 간에 사용할 수 있는 지침서로 사용할 수 있다.

이 시술로 증후군 또는 증상이 명백하게 증가된 환자들은 아마도 쉽게 또는 재빨리 반응한다. 이는 비뚤어진 목(Wry neck)과 같은 목에서 방어적인 질병을 나타내는 것에 대하여 최초로 증가되는 효과를 나타낼 것이며, 이 기술은 처음 질병에 대하여 가장 좋은 효과를 나타내고자 할 때 수행 할 수 있다.

예를 들면, 뒤에 나오는 편두통(migraine)은 자극으로 인한 통증치료가 포함 된다. 경추부 관절의 잠김 위치, 그리고 쏘는 듯한 후두통.

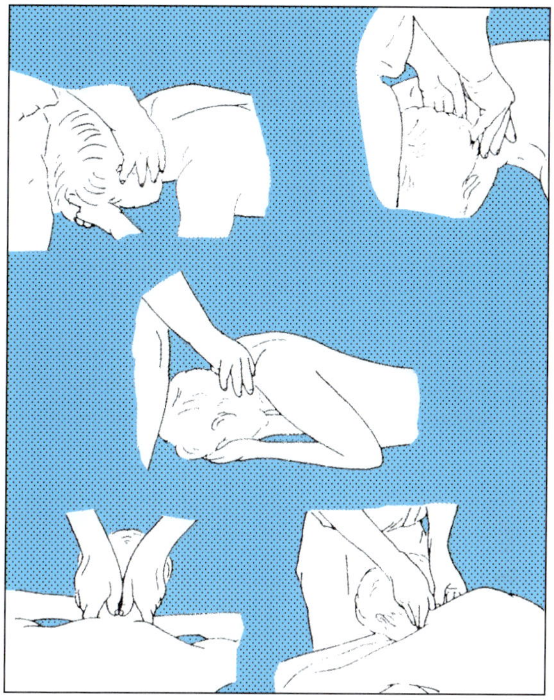

그림 10.61 정중 후-전 압박기법 (↨)

정중 후-전 압박기법 ↨ (Postero-anterior central vertebral pressure) ↨

시작 자세(Starting position)

환자는 얼굴을 아래쪽으로 하고 엎드린다. 이는 자신의 양 손바닥을 자신의 앞이마에 충분히 위치시키고, 또한 이 자세에서 턱을 충분히 걷어 올리도록 한다. 이 같은 자세는 특히 제1-3경추 의 관절가동술에 필요한데, 왜냐하면 상기 부위는 접근하기가 쉽지 않기 때문이다.

환자가 신전 가동범위 또는 통증으로 인한 운동에 제한되었을 때, 가슴 밑 일부분 팔로써 양 손바닥에 앞이마에 놓고 시작 자세를 고른다.

물리치료사는 환자의 머리 위에 등의 후면을 맞대고 서서 양 엄지손가락으로 겹쳐잡고, 엄지손가락 끝 부분으로 척추 극돌기를 가동화 시킨다. 이때 손가락들은 환자의 머리와 목 양편으로 갈라 위치 시킨다. 물리치료사 양 엄지손가락의 균형과 연속성은 손가락들의 위치에 따라 달라 질 수 있으나, 단단하게 손가락으로 움켜잡는 것은 필요치 않다.

국소적 부위를 잃어버릴 수 있다면, 작은 패드를 사용할 수 있는데, 왜냐하면 극돌기가 매우 작기 때문이다. 어째든 강한 압박에 의한 뼈-뼈(bone to bone) 접촉은 불편한 것이며, 가급적 더욱 많은 가까운 엄지손가락 끝을 사용하는 것은 권장할만 하다.

가장 좋은 자세는 똑같은 극돌기의 끝부분 위에 각각의 엄지손가락을 겹쳐 놓는 것이다. 또 다른 방법 중 한 엄지손가락을 사용 할 수 도 있다. 그러나 이 방법은 매우 조심스럽게 하여야 하는 어려운 점이 있으며, 그리고 확실히 작은 운동의 느낌이 감소하는 경향이 있다. 제 2 경추의 경우, 양 엄지손가락은 이들 극돌기의 상연과 하연에 위치시켜 실시 할 수 있다(그림 10.61).

방법(Method)

특히 부드러운 압박은 운동의 느낌을 분명히 나타낼 수 있다. 그러나 항시 운동의 경향은 압박을 사용한다.

반복적인 압박은 몸통과 같이 팔을 사용하여 적용하여야 한다. 이는 손의 내재근 근육의 활동에 의해서 성공적 또는 안정적으로 성취할 수 있는 확실한 기술이다.

환자가 심한 통증이 있다면, 이 같은 기술을 사용하는데 어려움이 있으며, 손가락들의 끝 바닥 면을 사용하여 목을 약간 들어올려 굴곡 시킨 후 사용할 수 있다. 이 같

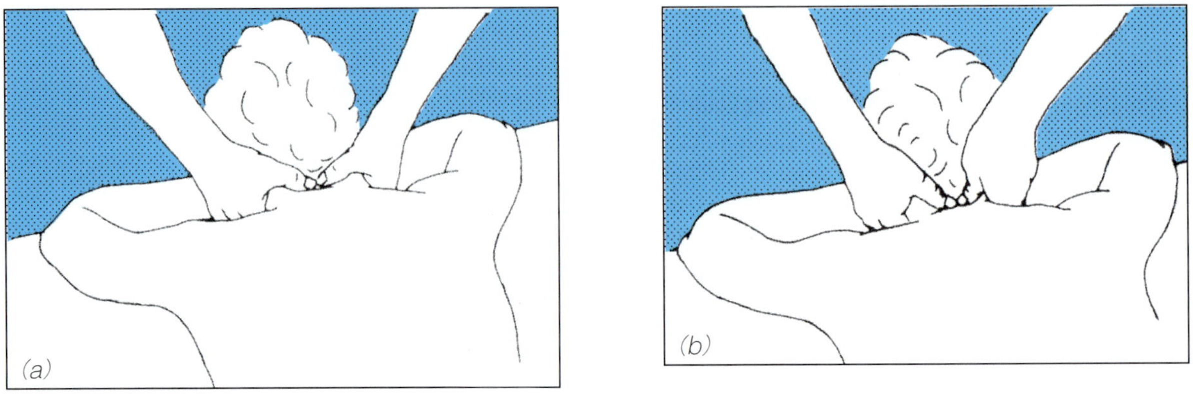

그림 10.62 정중 후-전 압박 *(a)* 증가 된 엄지손가락 접촉면. *(b)* 한 엄지손가락은 고정자세를 유지하고, 다른 한 엄지손가락은 압박을 가함.

은 방법은 무통증 범위에서도 사용할 수도 있다.

국소 변화(Local variations)

중앙 경추부에서 운동을 느낄 수 있는 압박의 정도는 C2 또는 C7 경추보다도 더 매우 적게 요구되어진다. C1 경추는 뼈의 표면인 중앙선에서 어렵게 촉진할 수 있다. 어쨌든 이 뼈는 근육 또는 인대를 통한 압박에 의해 운동을 일으킬 수 있다. C3의 경추는 C2가 크다든지 때로는 돌출되어 자주 촉진하기가 어려움이 있다. 두개의 척추의 촉진은 머리를 가볍게 굴곡을 통한 들어올리도록 요구함으로써 실시할 수 있다.

제6장에서 언급된 것과 같이 정중 압박의 방향은 머리쪽 또는 발쪽으로 향할 수 있다. 이 같은 방향에서의 운동의 변화들은 통증 또는 강직에 따라 요구되어진다.

엄지손가락들은 항상 손가락 끝을 통한 압박을 전달하는 것만이 아니며, 중수지절 관절(MP joint)들은 꼭 담힘 위치로 있는 것만은 아니다.

예를 들면, 손가락 꼭대기 보다 엄지손가락의 패드부위는 각 양 갈래 척추 극돌기 점을 접촉 할 수 있다(그림 10.62 a). 이는 중수지절 관절(MP joint)이 넓게 펴진 것에 의해 이루어진다.

한 엄지로 양갈래 극돌기 중 하나를 고정시키는 동안 한 엄지손가락 패드로 운동이 일어나도록 압박을 가하고, 또는 중앙선을 가로질러 한꺼번에 양갈래 돌기에 압박을 골고루 더 많이 가하기도 한다(그림 10.62 b).

'복합된 기술' 을 통한 정중 후-전 압박기법 (Postero-anterior central vertebral pressure as a 'combined' technique)

다음의 설명은 예를 들면, 관절의 자세가 신전과 왼쪽 측방굴곡이 복합된 관절의 자세로써 극돌기의 후-전 방향 관절가동술을 수행하는 것이다.

시작 자세(Starting position)

환자는 엎드려 누운 자세이고 또한 물리치료사는 환자가 머리를 약간의 신전과 측방굴곡을 유지한 상태에서 머리(추간 레벨을 관절가동 할 수 있는 정도) 위에 위치한다. 그리고 치료사의 엄지손가락 패드는 극돌기 꼭대기에 위치시킨다(그림 10.63).

방법(Method)

후-전 방향 압박 가동술은 위에서 설명된 것과 같은 똑같은 방법으로 적용도록 한다.

주의사항(Precautions)

C1 또는 C2 경추부의 관절가동술에서 만약 과도한 시간이나 강도가 적용되었다면 구역질(오심)같은 느낌이 발생할 수 있다. 또한 이 기술은 신경에 의해 현기증이

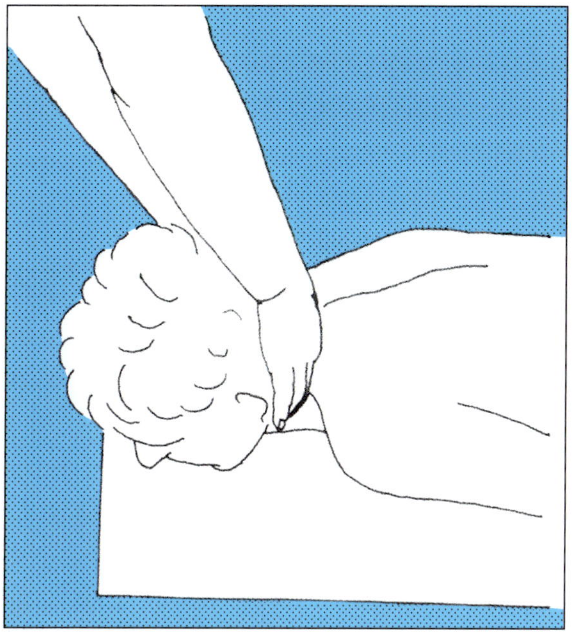

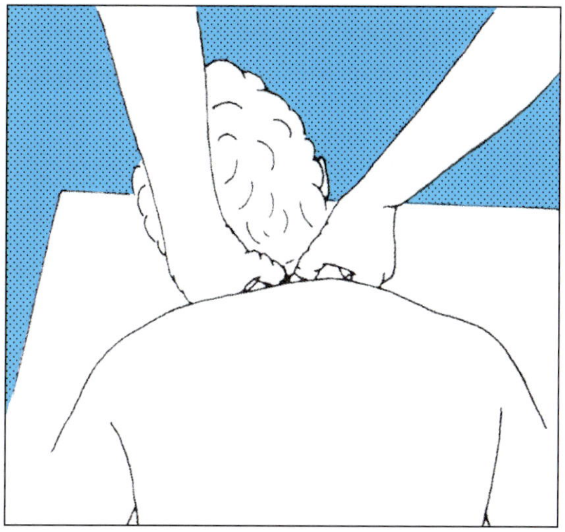

그림 10.63 환자의 머리와 목이 신전과 함께 왼쪽 측방 굴곡 된 복합자세에서 정중 후-전 압박기법.

나타날 수 있다.

이용(Uses)

이 같은 기술은 관절 운동이 확실히 나타나도록 거의 IV등급을 사용 할 수 있다. 그리고 또한 운동에서 통증이 있을 때 매우 부드러운 IV등급을 사용 할 수 없다는 것은 이유가 되지 않으나, 주로 통증 치료 시 II등급을 사용 할 수 있다.

정중 후-전 압박은 증상이 경추에서 시발점이 되는 정중선이라든지 또는 분절된 각각의 머리, 목, 상지, 또는 상위 체간 등에 증상들이 있는 환자들에게 매우 유익하다.

본 기술은 경추부에 많은 퇴행성 변화를 가진 환자들에게 유용하고, 경추에서 시작되어 연관통을 나타낼 때 부위와 관계없이 사용 할 수 있다. 이 같은 방법으로 환자들에게 시술하는 동안 느낄 수 있는 운동 정도는 정상 경추부에서 느껴지는 것 보다도 더 현저하게 작게 느낄 수 있다.

이 기술은 약간의 근 강직이 발생할 정도의 척추 압박 시에도 부분적으로 적용한다. 이같은 상황보다도 더 나쁜 경우, 경련이 일어 날 수 있는 정도 보다도 더 적은 정도의 관절가동술의 압박을 사용도록 한다. 이 같은 기술을 사용 후 근육 경련이 재발하기 전에 더욱 큰 정도의 압박을 사용 할 수 있음을 알아차릴 수 있을 것이다.

두통의 근원이 되는 C2-3 레벨일 때 C3는 양 돌출부를 발견 할 수 있을 것이며(이는 쉽게 촉진된다), 그리고 비교적 통증이 유발된다. C4 와 C5는 일반적으로 중간 경추부 증상들이 발생하는 레벨이며, 그리고 이들 역시 거의 동시에 돌출과 통증이 항시 나타난다.

상 흉추부 또는 견갑골 부위에서 통증의 원인이 되어지는 C6에서는 C7쪽으로 극돌기가 닫혀 있는 상태를 발견 할 수 있으며, 극돌기간 공간에서 조직들이 매우 비후되어져 있음을 발견한다. C6에서의 힘든 관절가동술은 통증의 원인이 될 수 있으며, 매우 깊게 위치됨을 느낄 수 있다.

치료의 예를 들면, 편두통과 유사한 통증이 포함 된다. 그리고 쏘는 듯한 후두통.

편측 후-전 압박기법 ⌝

(Postero-anterior unilateral vertebral pressure) ⌝

시작 자세(Starting position)

환자는 자신의 양손으로 이마를 받혀 편하게 엎드려 눕도록 한다.

물리치료사는 환자의 머리 위에서 옆으로 치우쳐 서도록 한다. 그리고 환자의 등 뒤에서 모지 대립 자세로 써 치료사 엄지손가락의 패드 끝 부위를 척추관절돌기 후면의 위에서 관절가동화를 실시한다. 또한 치료사의 팔은 내측 30° 방향으로 하여 엄지손가락들이 관절돌기로부터 미끌어지는 것을 방지하도록 한다. 나머지 손가락들은 환자의 목 뒤를 가로질러 최상의 자세로 위치시키고, 또 다른 손은 환자의 가슴 쪽으로 향한 목 주위에 위치시킨다. 가장 최상의 접촉은 엄지손가락의 밑면에서 느낄 수 있다(그림 10.64).

방법(Method)

매우 부드러운 작용으로 운동의 느낌을 발생하고자 한다면, 관절돌기 반대방향인 후-전 방향으로 가동술 압박을 가하고, 그러나 이곳에서 약간의 편측 미끄러짐을 방지하려면 부드럽게 내측방향으로 압박을 지속적으로 유지 시켜야만 한다. 운동을 정확하게 실시하였다면, 측방굴곡이나 회전이 없이 머리의 운동이 약간 끄덕거릴 것이다.

엄지손가락을 통한 압박을 가하는 또 다른 기술들이 있는데, 이는 손 내재근육 활동에 의한 운동이 일어나는 것은 아니다.

국소 변화(Local variations)

C1 척추 관절 가동술을 실시 할 때 물리치료사는 환자의 머리 위에서 치료사의 엄지손가락이 환자의 눈 쪽 방향 선상에 있다는 사실을 알아야 한다. 그러나 하부 경추에서는 더더욱 미측방향 선상을 향한다.

경추 2째, 3째, 4째 척추관절 돌기들은 나머지보다도 더 정확히 느낄 수 있다. C1 경추는 외측으로 운동을 느낄 수 있으며, 그리고 하부 경추 관절 돌기는 만약 엄지손가락이 승모근의 외측 가장자리 밑으로 위치시키면 느낄 수 있다.

다음과 같은 •⟶ 심볼은 척추 위에서 압박을 후-전 방향을 가르키는 것이다. 이것은 이 방향에서 일반적으

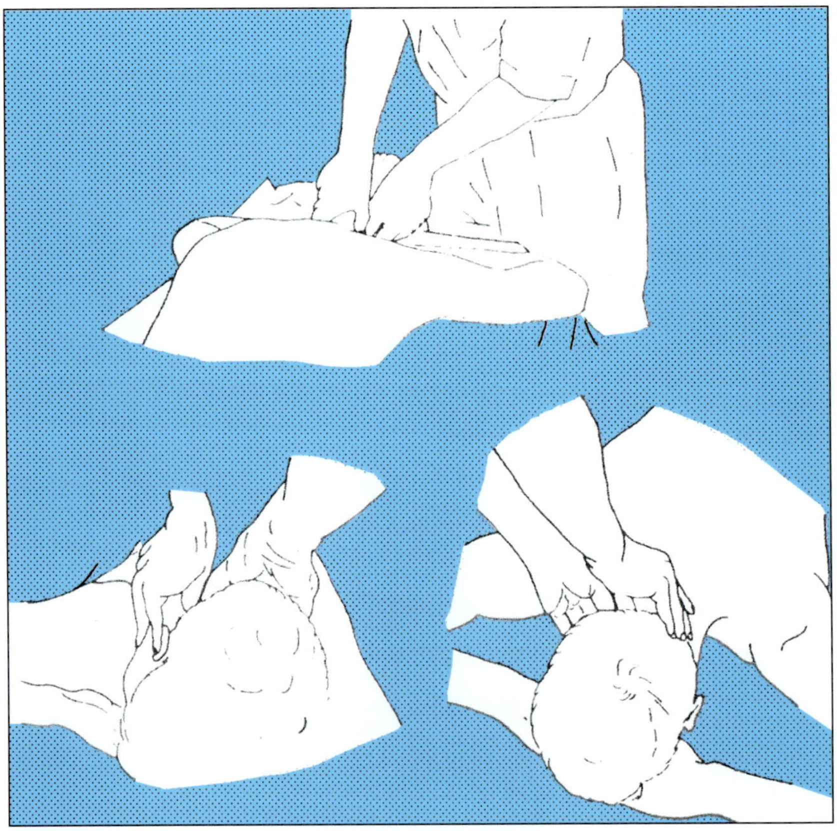

그림 10.64 편측 후-전 압박기법(•⏋)

로 두개 변화가 있으며 이것은 치료에 사용 되어진다. 통증이 아주 심한 주변부 밑에서 방향은 다음 심볼과 같이 ⊳, 후-전 방향으로 약간의 각을 이루도록 한다. 둘째 변화로는 관절은 부드럽고 약간의 통증이 있을 때 더욱 내측으로 각을 이루어 관절가동범위가 증가도록 노력하며 압박을 가하며 사용한다. 각은 ←●→ 같은 심볼에 의해서 나타냈고, 기술적 방법은 앞에서 설명하였다. 이것은 특히 상위 경추부에 대해서 매우 중요한 방법을 나타내는 것이다.

역시 이같은 내용은 6 장에서 언급하였다. 그리고 이 같은 방향들은 통증과 강직의 정도에 따라서 두측 또는 미측으로 기울기가 변화되어진다.

주의사항(Precautions)

오직 주의 할 것은 특히 상위 경추부에서는 기술을 매우 부드럽게 수행하여야 한다, 이는 가끔은 본 기술을 매우 부드럽게 수행하는 동안 어떤 효과가 있는지 실감 할 수 있다.

이용(Uses)

이 기술이 적용되는 것은 통증이 한쪽으로 있는 증상을 제외하고는 앞에서 기술한 것과 동일하다. 내측방향의 기술은 상위 경추부 병변에 대한 특히 중요한 기술이다. 이것의 목표는 통증이 없이 전 가동범위 유지 또는 재발되는 병변을 방지하고, 회복시키는데 약간의 도움이 된다.

편측 후-전 압박 ⌐• C2, 그리고 Ⓛ으로 30° 회전한 상태에서의 ⌐• C2 (Postero-anterior unilateral vertebral pressure ⌐• C2, and ⌐• C2 in 30° rotation Ⓛ)

편측 후-전 압박 시에는 환자의 머리를 똑바로 하여 C2에 적용하였고, 이는 통증이 가장 심할 때 검사하거나 또는 관절가동 되는 C2-3사이 관절에 적용한다. 그러나 만약 환자의 머리가 30° 정도 회전하였다면 C2의 왼쪽편에서 편측 후-전 압박을 하고, C1-2 회전에서는 검사와 관절 가동술을 실시 할 수 있다. 이는 왜냐하면 환자가 엎드린 상태에서 C1 왼쪽으로 머리를 돌린 것은 C2도 왼쪽으로 회전 된 것이고, 이 회전이 증가된 사실로 C2의 왼쪽 관절 기둥 위에 후-전 압박을 한다.

이 같은 방법으로 C1-2의 가동범위를 검사 할 때는 환자는 한쪽 방향으로 최대한 회전시키고, 그리고 최대한 회전 신장시켜 C1-2를 움직인다. 더욱이 신장은 머리를 경추의 촉진검사에서 처럼 회전시키고(그림 10.42) 같은 측의 C2 관절 기둥 위에서 편측 후-전 압박에 의하여 보다 더 적용된다.

시작 자세(Starting position)

환자는 엎드려 누워서 그의 머리를 왼쪽으로 30° 정도 회전하고 그의 손바닥으로 자신의 앞이마를 잡는다. 물리치료사는 환자의 머리 위에 서서, 양 손가락 패드의 끝을 서로 겹치도록 하여, 왼쪽 C2의 관절 기둥 위에 대응도록 위치시킨다. 이때 관절 기둥은 머리를 C1의 왼쪽 측면 또는 똑바로 하였을 때 변화되지 않으려고, C2의 극돌기와 연관되는 것을 발견 할 수 있다. 치료사의 손가락들은 손이 고정되도록 양 각 측에서 펼쳐져 있다. 치료사의 엄지손가락은 대립자세이며, 환자 머리 쪽으로 가볍게 기울어졌고, 각 손가락의 장축 방향은 후-전 방향으로 위치한다(그림 10.65).

방법(Method)

운동은 체간과 팔에 의해 엄지손가락을 이동시키는 동작에 의해 일어나고, 움직이는 반동처럼 행한다. 비록 관절가동이 C2를 향해 뒤에서 앞으로 가하는 압박에 의해 일어나더라도 그것은 실제로 C1과 C2사이의 회전운동을 증가시키는 것이다.

이용(Uses)

이 기법은 하후두증상(suboccipital symptoms)이나 C1-2관절에서 오는 두통에 유용하다. 이 기법은 주로 통증이나 제한이 있는 쪽에서 실행한다.

양측 후-전 압박기법 ⌐•⌐ (Bilateral postero-anterior vertebral pressure ⌐•⌐)

시작 자세(Starting position)

환자는 그의 손바닥에 이마를 대고 엎드려 눕는다. 치

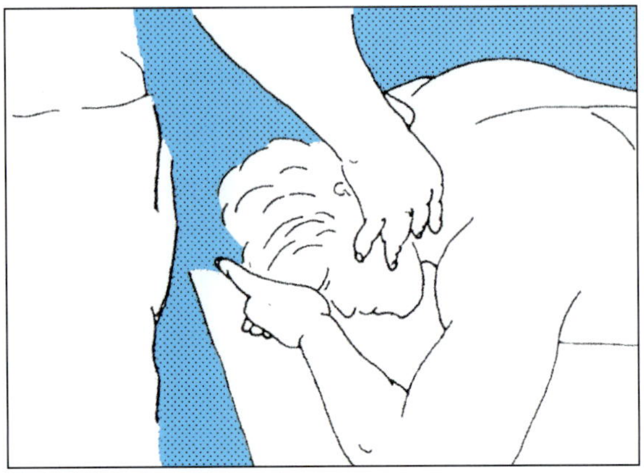

그림 10.65 C1~C2 회전시 왼쪽 측면병변 검사(↱ C2, and ↱ C2 in 30° Rotn Ⓛ)

료사의 손은 엄지와 시지를 환자의 목둘레를 편안하게 감싼다. 잡은 손은 편안해야 하고 엄지의 지문부(pad)가 특히 관절주에 닿아야 하며, 손가락의 지문부도 앞으로 멀리 떨어진 횡돌기에 닿아야 한다(그림 10.66).

방법(Method)

진동운동(oscillatory movement)은 치료사의 팔과 몸으로 이루어지고, 동시에 치료사의 손은 환자의 목주위에 균일하게 분배된 압박을 주면서 안정되게 유지한다. 목과 손이 단일 단위로서 움직이는 것이 중요하다. 그 기법은 환자의 목을 손가락 지문부(pad)로 들어올림으로서 큰 진폭을 만들 수 있다. 그것은 특히 편안하고 안락한 기법이고, 뼈부분에 더욱 직접적으로 촉지되는 심한 통증이 있을 때 특히 유용하며, 그 치료를 위해서는 큰 진폭의 운동이 요구된다.

편측 전-후 압박 기법

(Anteroposterior unilateral vertebral)

시작 자세(Starting position)

환자는 똑바로 눕는다. 베개는 비정상적인 뾰족턱(poking-chin)을 가진 환자가 아니면 사용하지 않는다. 치료사는 환자의 머리쪽에 서고 양쪽 엄지로 관절가동을 시키기 위해서 횡돌기의 내측을 넓게 접촉한다. 뼈

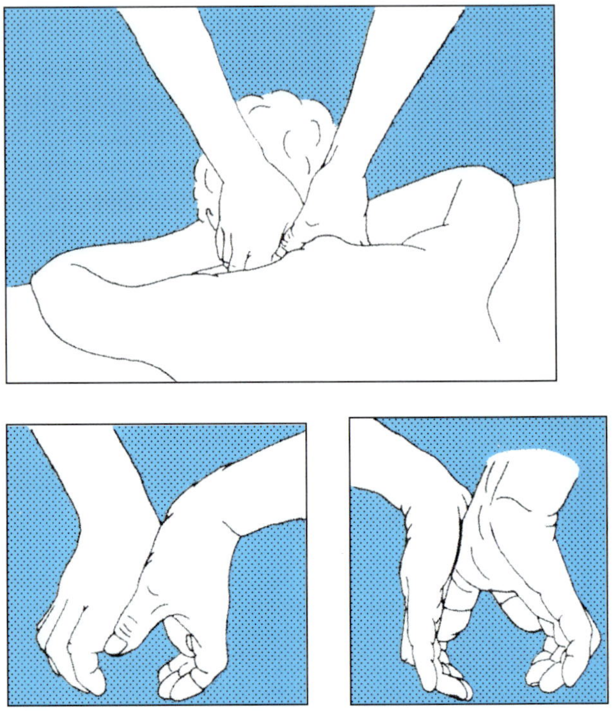

그림 10.66 양측 후전방 추골 압박(↱↴)

에서 뼈로 직접적인 접촉은 불쾌감을 일으킬수 있기 때문에, 엄지는 주의해서 사용해야 한다. 치료사는 안정성을 제공하기 위해서 목둘레에 손가락을 펴고 동시에 치료되고 있는 관절위로 어깨를 위치시킨다(그림 10.67).

방법(Method)

전후 방향으로 가하는 진동압박은 매우 부드럽게 실행되어야 하고, 운동은 치료사의 팔과 체간에 의해 이루어져야 한다. 모지구 근육(thenar muscle)에 의해 생성된 운동의 어떠한 결과라도 곧바로 불쾌감을 일으킬 것이다.

이 기법은 많은 주의를 기울이지 않고 사용한다면 편안함을 느낄 수 없다. 또한, 직접 접촉하는 부분에 근육이 있으면 상당히 어렵게 되고, 엄지가 횡돌기에서 내측에 위치하는지 주의를 기울여서 보아야 한다. 이것은 근복(muscle belly)이 있는 몇몇 수준에서는 옆으로 움직여 주는 것이 필요하다는 것을 의미한다.

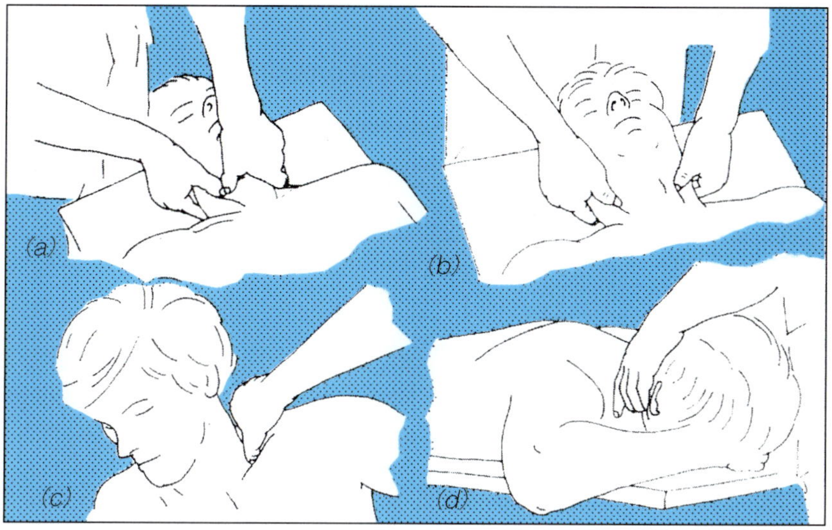

그림 10.67
(a) 편측 전후방 추골의 압박
(b) 양측 전후방 추골의 압박
(c) 흉부의 위에서 편측 전후방 추골의 압박
(d) 편측 전후 압박

국소 변화(Local variations)

이 기법은 그림(10.67a와 10.67b)에서 보여지는 것처럼 편측과 양측에서 모두 실행될 수 있다. 추간 수준에 행해지는 기법은 환자에서 환자로 매우 다양하게 이를 수 있다. 짧고 굵은 목을 가진 땅달막하고 뚱뚱한 체격의 환자에서는 흉추부 아래로 손을 뻗는 것이 거의 불가능하다. 반대로, 긴 목을 가진 마른 체형의 환자는 대략 T3(그림 10.67)아래로 이르기 위한 충분한 공간이 허락되어 진다. 모든 환자에 있어서 이 기법은 될 수 있는 한 C1처럼 높은 수준에서 사용될 수 있다.

전후 방향 운동은 환자가 엎드린 자세에서 일어날 수 있다. 환자는 그의 손바닥 위에 이마를 놓고, 치료사는 횡돌기에서 내측으로 손가락의 손바닥면을 구부려서 목 둘레를 감싼다. 정확한 손가락의 위치에 의해서 국한된 관절에 가동운동 시키는 것이 용이하다(그림 10.67).

주의사항(Precautions)

유일하게 필요한 주의사항은 심한 압박으로 오는 불쾌감을 피하는 것이다.

이용(Uses)

이 기법의 적용은 통증이 있는 쪽에서 전후방으로 가하는 압박에 의해 -전측방으로 느껴지는 — 증상이 재현되는 환자에게는 유보되어 진다. 귀나 목과 관련된 통증은 종종 이 기법에 의해서 재현되어질 수 있다. 방사상의 교감신경절 사슬(stellate ganglia of the sympathetic chain)의 염증과 관련된 어깨 전방부 통증, 견갑골 통증(Cloward 1959), 그리고 두통 역시 이 기법에 의해서 재현될 수도 있다. 이런 모든 상황하에서, 설명한 기법 중 선택해서 치료해야 한다.

윤상갑상선(Cricothyroid)

이런 관절낭이 없는 관절에 대한 촉진 기법은 여기(윤상갑상선)를 포함한다. 왜냐하면, 환자는 척추(특히 C3)와 윤상갑상선마디로부터 오는 근골격계 성분이 있는 인후증상을 가질 수 있기 때문이다.

시작 자세(Starting position)

환자는 침대 위에 베개없이 머리를 대고 바로 눕는다. 치료사는 엄지를 윤상갑상연골의 마디에 위치시킨다(그림 10.68).

CLOWARD, R. B. (1959). Cervical discography. A contribution to the aetiology and mechanism of neck, shoulder and arm pain. *Annals of Surgery*, 150, 1052-1064.

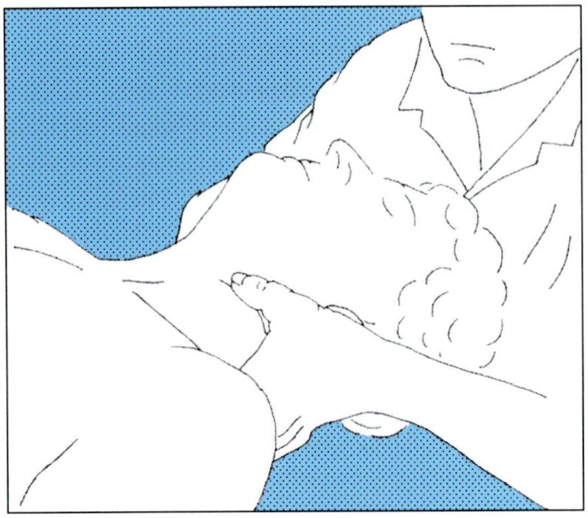

그림 10.68 횡방향 우측의 윤상갑성선의 압박

방법(Method)

운동은 어떤 방향에서나 이루어질 수 있다. 하지만, 그림에서와 같이 오른쪽을 향해서 횡으로 일어나는 진동 운동은 엄지손가락 끝의 지문부를 통해서 일어나게 된다.

횡단 압박 ←•—

(Transverse vertebral pressure ←•—)

시작 자세(Starting position)

환자는 이마를 손등이나 손바닥 위에 놓고 얼굴을 아래로 하여 눕는다. 경추 전만을 약간 줄이기 위해 턱을 적당한 정도로 안으로 당긴다. 치료사는 환자의 목위에 손을 얹고 오른쪽에 선다. 그리고, 왼쪽 엄지의 원위부를 극돌기의 오른쪽에 놓고, 오른쪽 엄지는 왼쪽 엄지 손톱에 마주하고 강화된 압박을 준다. 엄지 손가락에 안정성을 제공하기 위해서 나머지 각 손가락들은 인접한 뼈표면 위로 펴놓는다. 극돌기의 외측면에 접촉한 엄지손가락의 부분은 가능한한 엄지손가락 끝의 지문부로 되어 있어야 한다; 엄지손가락의 너무 딱딱한 끝 부분을 사용하는 것은 환자에게 너무 심한 불쾌감을 초래하기 때문에 피해야 한다. 치료사의 손목은 엄지를 통해서 극돌기에 전해지는 수평방향의 압박을 가할 수 있는 자세에 있어야 한다(그림 10.69).

방법(Method)

매우 부드러운 압박만이 여기에 사용되어야 한다. 왜냐

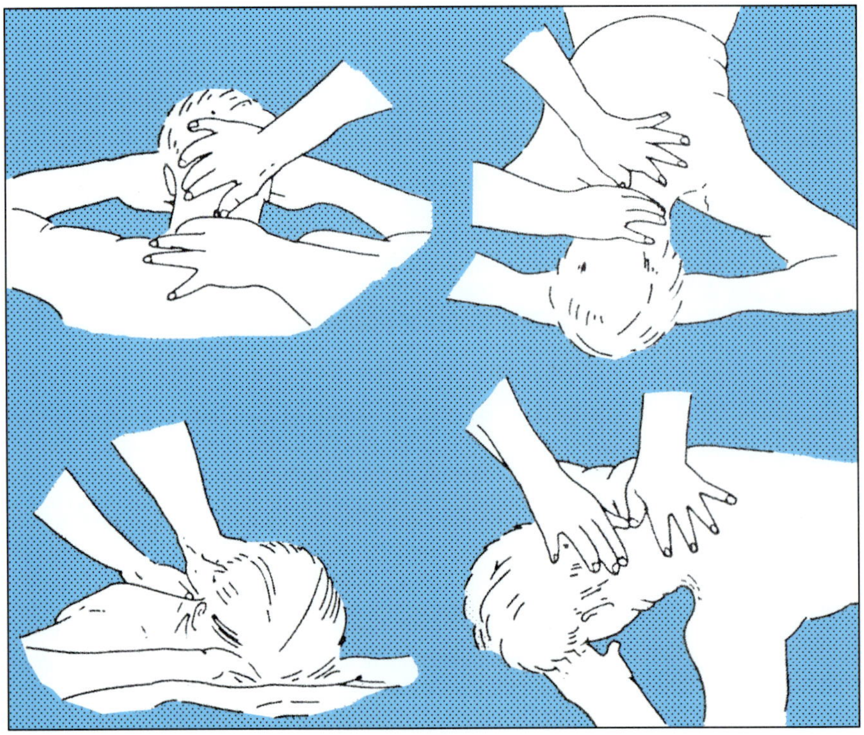

그림 10.69 횡단 압박 (←•—)

하면, 운동이 너무 쉽게 일어나기 때문이다. 같은 이유로 인해서 진폭도 또한 매우 작아야 한다. 그러므로 운동의 느낌을 얻고자 한다면 방향과 압박을 정교하게 판단하는 것이 중요하다.

국소 변화(Local variations)

이 자세에서 압박을 적용할 때 적당한 정도의 자연스러운 압통이 있는데 그것에 주의를 기울여야만 한다. 하나의 극돌기에 압박을 집중시키는데 어려움이 없이 운동을 일으키려면 가능한한 엄지의 지문부를 많이 사용하는 것이 꼭 필요하다.

두 번째와 일곱 번째 경추는 가장 쉽게 손으로 만져진다. 그러나 비록 일곱 번째 경추 극돌기의 외측면이 천층에 있다 하더라도 두 번째 경추 극돌기의 외측면에 도달하기 위해서는 때때로 척추주위 근육의 아래를 잡는 것이 필요하다. 세 번째에서 여섯 번째 경추의 극돌기는 더욱 더 작지만, 환자의 턱을 조금 당긴 자세로 해서 경추 전만을 감소시킴으로서 촉지될 수 있다. 운동의 충분한 느낌을 얻으려면 인접한 극돌기의 같은 쪽을 향하여 각각의 엄지를 사용하는 것이 필요하다.

이용(Uses)

척추의 중앙으로 가하는 후 — 전 압박에서처럼 척추에 가하는 횡단 압박도 명백한 방사선상의 퇴행성 변화가 보여지는 경우에 가장 유용하다.

경추 기시부의 편측 증상에 있어서 최고로 적용된다. 이것은 특히 증상이 척추로부터 멀리 확산되지 않거나, 아픈 부위에 명백한 신경학적 변화가 없을 때 사용한다. 이 기법이 편측으로 오는 통증 치료에 사용될 때, 압박의 방향을 통증이 없는 쪽으로부터 통증이 있는 쪽을 향해서 실행한다면 아마 효과는 더 증진될 것이다.

변화(Variations)

효과적으로 사용될 수 있는 척추 횡단 압박의 두가지 종류가 있다. 모두 다 척추의 가장 외측에 압박을 가하는 것과 관련이 있다. 첫 번째 기술은 두 번째에서 여섯 번째 척추에 적용하는 방법이고 두 번째 기술은 첫 번째 척추에 적용하는 방법이다.

또 다른 횡단 압박 기법 C2-6 ←•— (Alternative transverrse vertebral pressure C2-6 ←•—)

시작 자세(Starting position)

환자는 엎드려 손등이나 손바닥 위에 놓는다. 치료사는 환자의 오른쪽에 서서 후관절(zygapophyseal joint)의 외측 가장자리에 맞대어 왼쪽 엄지손가락을 위치시키고 동시에 오른쪽 엄지 지문부는 왼쪽 엄지 손톱을 보강한다. 나머지 각각의 손가락들은 환자 목의 왼쪽에서 머리쪽과 흉곽쪽에 각각 놓는다(그림 10.70).

방법(Method)

이 기법에 있어서, 지지하고 있는 손가락들은 엄지의 받침점 주위의 목에 측방 굴곡운동을 적용하기 위해서 사용된다.

진동하는 운동은 엄지에 의해서 이루어지고, 다른 손가락들은 안정장치나 목을 외측으로 굴곡시킴으로서 반대압을 적용하는데 사용한다. 이 반대압은 양쪽 관절와상완관절의 내전과 양쪽 수근관절의 척측 굴곡에 의해서 이루어진다. 손가락의 굴곡으로 이 반대압을 일으키는 것은 어려운 일이다. 또한 엄지의 굴곡이 주 운동으로 사용되어서는 안된다.

국소 변화

이 기법은 단지 두 번째에서 여섯 번째 경추에만 사용될 수 있고, 느껴질 수 있는 어떠한 운동의 느낌이라도 이전의 방법에서 느꼈던 것 보다는 더 부드러워야 한다.

이용(Uses)

이전의 방법과 동일하다.

C1에 가하는 횡단 압박 —•→ (Transverse vertebral pressure C1 —•→)

시작 자세(Starting position)

환자는 엎드려 눕고 머리를 편안하게 왼쪽으로 돌린다. 치료사는 환자가 머리를 돌린 쪽으로 서고 왼쪽 엄지손

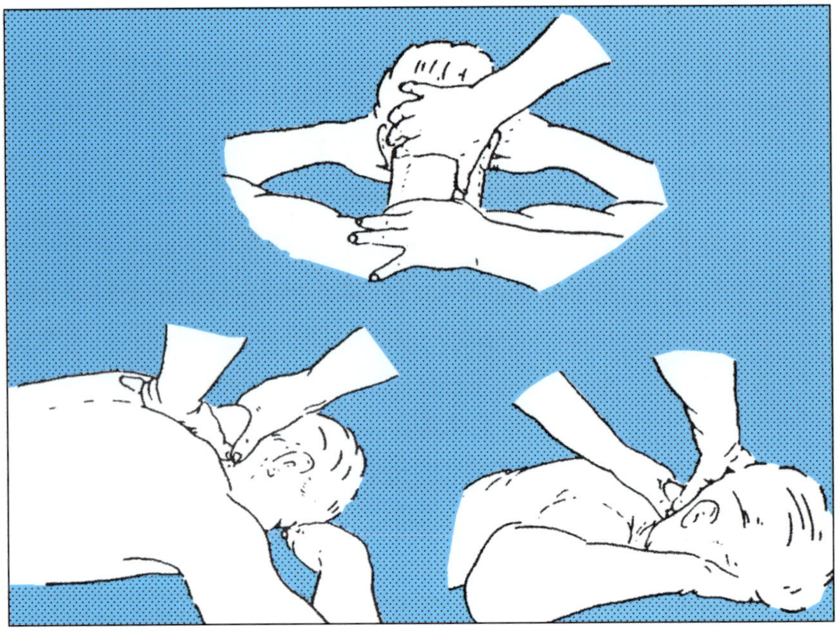

그림 10.70 또 다른 횡단 압박(C2~C6 ←•→)

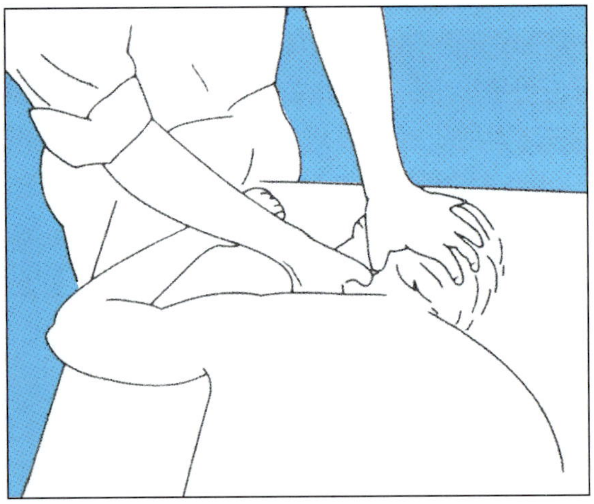

그림 10.71 척추 횡단 압박(C1 —•→)

가락 끝을 첫 번째 경추의 왼쪽 횡돌기 위에 위치시킨다. 횡돌기는 하악각과 유양돌기 사이-정확히 유양돌기 끝에서 전방으로 떨어진 곳-에 깊게 위치하고 있다. 오른쪽 엄지손가락은 머리 꼭대기를 향하게 하고 C1위에 있는 왼쪽 엄지손가락의 끝과 마주대고 위치하게 한다. 나머지 손가락들은 엄지손가락의 안전장치 역할을 하기 위해서 머리 꼭대기 근처와 목의 뒤쪽에 펴서 놓는다(그림 10.71).

방법(Method)

이전의 관절가동술(mbilization)에서처럼, 압박은 엄지손가락만의 운동이 아닌 체각과 팔에 의한 엄지손가락의 운동을 통해서 전해져야 한다. 뼈의 돌기는 정상적으로 매우 느끼기 쉬운 곳에 있다. 하지만 때로는 어떠한 깊은 압박을 가해도 매우 찾기 어렵다. 이런 곳에서의 관절 운동은 매우 작다. 그리고 때때로 관절강직이 있으면, 어떠한 운동도 느낄 수가 없다.

이용(Uses)

증상이 양쪽에 분포하든지 편측에만 분포하든지간에, 경추의 C1 수준에서 일어나는 머리나 뒷목에 관한 증상에 사용되어 진다. 증상이 편측에만 있다면, 첫 번째 조건은 통증이 없는 쪽에서 기술을 실행하는 것이다. 이것은 기술 실행시에 오는 압통을 피할 수는 있으나, 결과를 평가할 때 혼동될 수 있다. 증상이 양측에 있다면, 관절가동은 양측에서 실행되어야 한다.

회전 ⭯ (Rotation) ⭯

시작 자세(Starting position)

그림에 설명된 자세는 왼쪽으로의 회전운동에 관한 것

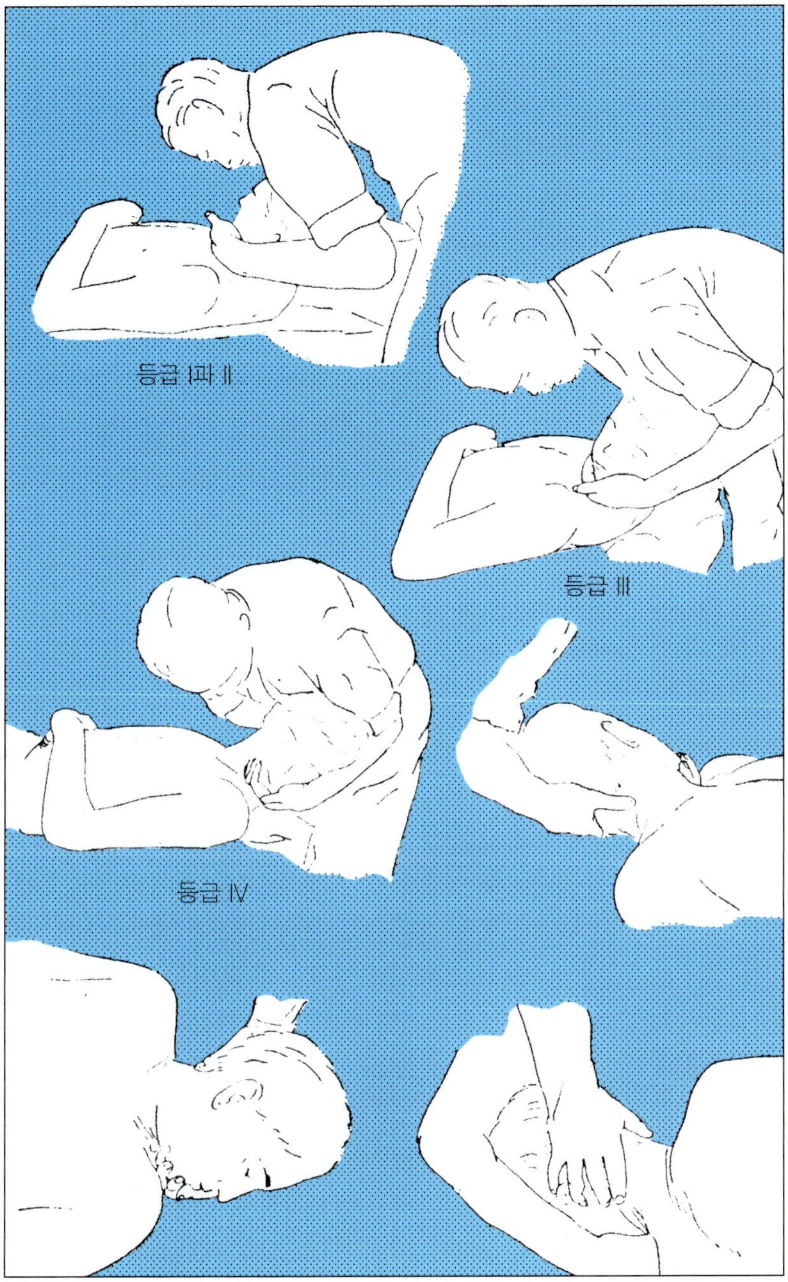

그림 10.72 회전

이다. 이 특정한 시작 자세는 느낌을 느끼기에 가장 적당한 자세이고, 후에 설명할 도수교정 기법의 시작 자세이기 때문에 선택되었다.

환자는 등을 바닥에 대고 눕고 머리와 목은 침대 가장자리를 넘어서서 신전시킨다. 치료사는 침대의 환자 머리쪽에 서고 오른손은 환자의 머리와 목의 상부에 위치시킨다. 동시에, 손가락은 후두부 왼쪽과 인접한 목 위에 펴놓는다. 엄지손가락은 벌려서 목의 오른쪽에 놓고, 모지구가 후두부의 오른쪽에 위치하게 한다. 치료사의 왼손가락으로 턱을 감싸고 손바닥과 전완은 환자의 얼굴과 머리 왼쪽에 — 단, 귀에서 앞쪽으로 — 놓는다. 환자의 머리는 왼쪽 전완과 오른손 사이, 그리고 또 왼손과 왼쪽 어깨 앞부분의 사이에서 더욱 단단하고 편안하게 고정되어질 수 있다.

진동 운동이 회전의 시작 범위 근처에서 실행될 때, 치료사는 환자머리 위에 서고 후두부는 오른손 바닥의 중심에 둔다. 범위의 제한이 있는 곳에서 실행될 때, 치료사가 환자와 엇갈리게 향할 때까지 몸을 오른쪽으로 움직이고, 손은 후두골 주위에서 귀를 향하여 더욱더 움직인다. 머리는 항상 밑에서 지지하여 편안하게 해야 한다. 치료사는 환자의 머리를 꽉껴안기 위해서 환자의 위로 웅크려야 한다. 환자의 머리와 목의 위치는 치료되는 관절의 위치가 굴곡과 신전의 중간에 가깝게 되기 위해서 올리거나 내릴 수도 있다. 굴곡된 자세는 그림에서 보여진다.

최종적으로 채택된 시작 자세는 팔로 쥐는 것으로 혼자서 운동을 실행할 수 있어야 하는 그런 위치여야 한다(그림 10.72).

방법(Method)

양손을 동시에 움직여서 머리를 왼쪽으로 돌린 자세를 취한다. 오른손가락으로 후두골의 운동을 일으키는 만큼 똑같이 왼손으로 턱을 움직여 주는 것이 필요하다. 이렇게 환자의 머리를 돌리는 운동은 바비큐 치킨이 꼬지에서 회전하는 것과 같은 운동에 비유될 수 있다. 대부분 다른 기법에서 진동 운동은 체간의 운동에 의해 일어난다. 그러나, 회전운동에서는 치료사의 체간은 고정되어 있고, 순수하게 치료사의 팔의 운동에 의해서만 운동이 일어난다. 왼쪽 팔의 운동은 주관절을 체간 앞으로 오게 하면서 관절와 상완관절은 내전시킨다.

특히, 정상적인 회전운동이 확실히 일어나야지 치료가 되고 기형이나 근육강직이 있으면 회전운동은 일어나지 못한다. 진동운동이 일어나는 범위는 얻을 수 있는 정상적인 운동의 제한점에서 유지되어야 한다.

국소 변화(Method)

상위 경추는 머리와 목이 몸과 같은 면상에 있을 때 즉시 움직여진다. 하위 경추를 움직이기 위해서는 목이 굴곡된 상태로 있어야만 한다. 움직이고 있는 하위 경추는 목의 굴곡 각도가 더 커질 때 척추관절의 좋은 운동을 이끌어 낸다. 운동이 일어나는 수준은 척추 관절 위의 후두부를 잡고 있는 손의 시지를 사용함으로써 분리될 수 있다.

주의사항(Precautions)

환자가 머리를 돌리는 동안 또는 다음의 기법을 실행할 때에 목에 불쾌감을 느낀다면, 목을 능동적으로 움직여 주면 몇 분 안에 즉시 사라질 것이다.

비록 통증이 있는 쪽으로 회전시키는 것이 가끔 이치에 맞더라도(그 기법이 아주 부드럽고 증상이 목에만 국한되어 있을 경우), 통증이 목으로부터 연관될 때에는 강한 도수교정을 하기 때문에 이 방향의 기법을 좀처럼 사용하지 않는다.

만일 현기증(dizziness)이 있을 경우에 회전운동은 절대 치료로서 사용되지 않는다. 그리고, 회전치료를 실행하기 전에 미리 회전시켜 보는 것이 현명하다.

이용(Uses)

회전운동은 경추에서 일어나는 가장 유용한 운동 중의 하나이다. 그것은 종종 목에서 기원하는 증상을 치료할 때 처음으로 사용되는 기술이며, 목에서 기원하는 편측성으로 분포된 어떠한 통증에도 최고로 효과적이다. 어떤 경우에서는 환자의 얼굴이 통증이 있는 쪽으로부터 멀리 떨어져 돌아가면서 순서가 실행된다.

측방 굴곡(Leteral flexion)

시작 자세(Starting position)

그림에 보여지는 자세는 오른쪽으로 측방 굴곡 가동운동시키는 자세다. 이 기법은 성공하기가 가장 어렵고, 시작 자세는 세 단계를 거쳐서 최고에 이르게 된다.

1. 환자는 등을 대고 눕고, 머리와 목은 침대 가장자리를 넘어서서 둔다.
2. 처음에 치료사는 환자머리 끝에 서서 머리를 잡고 팔로 회전 상태를 취한다. 그리고 나서 이 자세는 환자의 왼쪽 귀 뒤 및 후두골 밑에 치료사의 왼쪽 전박을 놓기 위해서 변경되어 진다. 그리고 오른손은 귀 전체를 손바닥으로 덮기 위해서 앞으로 가져온다. 다음 단계로 갈 때까지 환자의 머리를 약간 왼쪽으

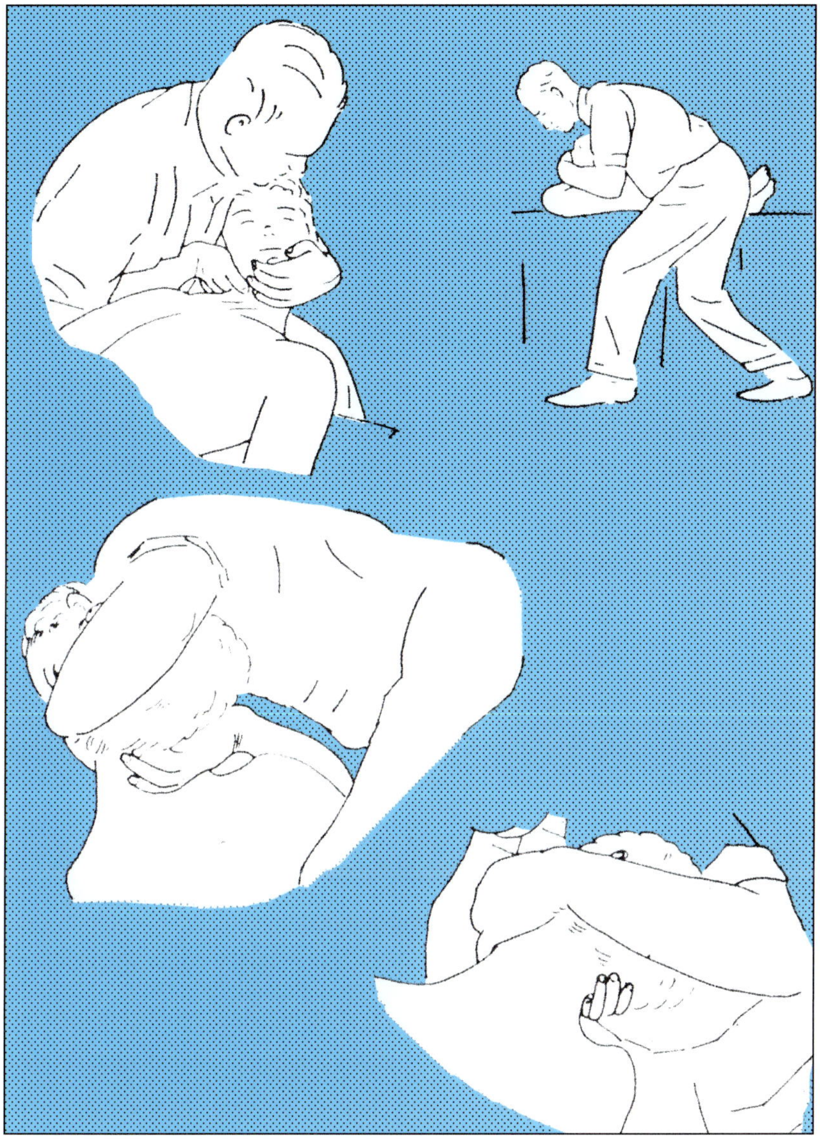

그림 10.73 경추 회전 측방굴곡

로 회전시키면 균형이 잡혀서 아주 편할 것이다. 환자 머리의 어떠한 측방 굴곡운동 없이 또는 환자 귀로부터 멀리 떨어진 오른손의 어떠한 운동이 없이도, 치료사는 환자머리와 비스듬히 교차해서 얼굴을 오른쪽 어깨와 접하게 움직인다. 만약 오른손이 이 자세에서 느껴졌다면, 치료사의 오른 팔은 환자의 오른쪽 어깨 앞을 교차해서 놓여질 것이고, 치료사의 오른쪽 팔꿈치는 대부분 치료사의 오른쪽 장골와에 있을 것이다.

3. 마지막 단계에서는 오른손과 함께 환자의 목을 왼쪽으로 옮김으로서 측방 굴곡을 채택하고 왼손과 요구되는 팔로 머리를 꼭껴안기 위해서 치료사의 몸을 움추리는 것이 필요하다. 그 운동은 관련된 수준의 관절 주위에 두 번째 손가락의 손바닥면으로 압박을 줌으로써 특정 추간 수준에 국한될 수 있다(정확히, MP jt. 원위부) 머리가 회전되는 것은 왼쪽 손과 팔 그리고 오른쪽 손의 활동에 의해서 막아진다. 기술이 편안하게 되려면, 오른손 바닥면이 환자와 접촉

시킨 상태로 있는 것이 꼭 필요하다. 치료사가 환자 위에서 올바르게 웅크리고 있다면 치료사의 오른쪽 전박은 치료사와 환자의 오른쪽 어깨 사이에서 고정되어 있을 것이다(그림 10.73).

방법(Method)

진동 운동은 오로지 몸의 운동에 의해서 일어나야 한다. 그리고 그것은 두가지 방향의 결합적인 운동이다. 치료사는 환자의 목을 측방 굴곡시키기 위해서 고관절을 부드럽게 옆에서 옆으로 흔들어 움직인다. 동시에 치료사로부터 멀어진 환자의 목을 옮기기 위해서 오른쪽 골반을 앞으로 움직인다.

이 운동은 환자의 머리를 견고하게 껴안고 있는 동안, 관절주에 맞대어 매우 국한된 압박을 줌으로써 환자의 머리를 이동시키게 된다.

환자의 턱을 불균형하게 당기기가 쉽고, 그것은 환자의 얼굴이 관상면 밖으로 당겨지는 결과를 초래한다. 오른손으로 이것을 조절하기 위해서 주의를 기울여야만 한다. 만일 범위내의 측방 굴곡 자세가 정확히 유지된다면, 머리는 시작보다 끝단계에서 어깨와 더 가까워질 수 없을 것이다.

국소 변화(Local variations)

오른쪽 어깨와 관계된 환자의 머리위치의 변화는 다른 척추 수준에 국한된 운동이 있을 때 꼭 필요하다. C5나 C6에 측방굴곡을 실행할 때, 목은 더욱더 측방굴곡 시킨다. 기술을 실행하는데 충분한 공간을 얻기 위해서 환자의 어깨를 낮추는 것이 필요하다.

첫 번째 경추에 국한된 운동일 때는, 측방굴곡된 상태로 목의 어떤 현저한 만곡도 없이 머리가 측방굴곡 된다. 만일 측방굴곡이 어떤 하위 수준에 국한된다면 목은 굴곡되어야 하고, 상위 수준에 국한된다면 목을 중립위로 두거나 수직 자세로 둔다.

운동의 느낌은, 비록 모든 자세에서 국소적인 운동을 느끼는 것이 가능하지만, 다른 상위나 하위 경추에서 보다는 중간 수준의 경추에서 보다 더 탁월하게 느껴진다. 국소적으로 사용되는 시지를 충분하게 안정시키는 것에 주의를 기울여야만 한다. 관절 주위를 미끄러지게 되면 불쾌감이 유발되기 때문에 시지를 안정시키는 것이 필요하다.

자연스러운 압통이 있기 때문에, 압박은 적당해야 하고 시지의 손바닥면을 사용해야 한다.

이용(Uses)

측방굴곡은 경추에 기원하는 증상이 편측으로만 분포된 환자나 아니면 두개골이나 목, 견갑골, 팔에 증상이 있는 환자에 사용된다. 이 관절가동이 첫 번째로 사용이 되어지는 그런 경우에는, 환자의 머리를 통증이 있는 쪽으로부터 떨어진 쪽으로 측방굴곡 시킨다. 그것은 통증이 있는 쪽으로 사용될 수도 있지만, 보통 경련과 관련된 통증이 있는 쪽으로 측방굴곡시킬 때에만 효과가 있다.

측방 굴곡 관절가동술은 종종 환자의 능동적인 회전 범위의 제한을 개선시키는데 효과가 있다. 급성 사경을 포함한 치료의 예는 뒷 부분에 있다(p. 462 참조).

경추 굴곡〔Cervical flexion(F)〕

시작 자세(Starting position)

환자는 머리를 침대 가장자리 근처에 대고 바로 눕는다. 치료사는 환자 왼쪽 어깨 옆에 서서, 왼손을 흉골에 놓고 오른손은 후두부 아래에 놓는다. 환자의 턱을 치료사의 가슴쪽으로 부드럽게 굴곡시키고, 오른손 손바닥은 후두부 아래에 그리고 손가락은 후두부 위를 향해서 쫙 펼쳐 방향을 잡는다.

오른손은 치료되고자 하는 경추 수준 위에 올려 둔다. 하위 수준을 치료하려면, 오른손바닥을 목보다 더 아래로 위치시킨다(그림 10.74b).

상위 수준을 치료하려면, 오른손바닥은 후두부에 위치하고 왼손은 턱 위에 위치시킨다(그림 10.74b).

방법(Method)

오른손은 진동의 폭을 작게 하는 방식으로 해서 머리와 목을 굴곡시키는데 사용한다. 동시에, 치료사는 특정 추간수준에서 굴곡을 강조하기 위해 요구되어지는 방향에

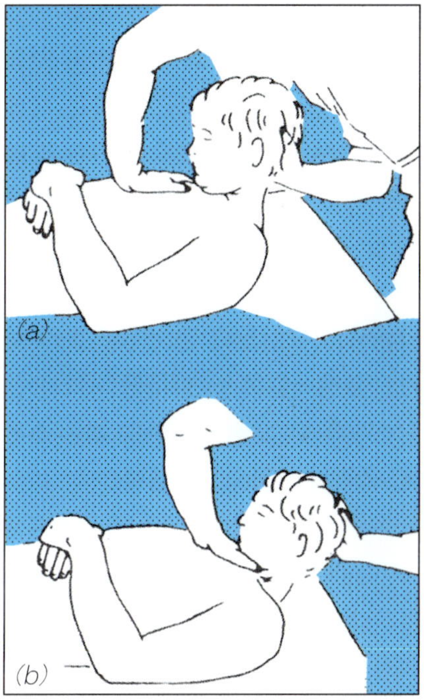

그림 10.74 경추굴곡 (a) 아래 (b) 위

따라서 치료사의 전완은 똑바로 향하게 한다. 예를 들면, 중간 경추부위를 치료하려면 전완은 수평에 가깝게 두는데 반해 하위 경추부위를 치료하려면 팔꿈치는 약간 바닥을 향해서 둔다. 상위 경추부위를 치료할 때는 왼쪽손은 환자의 턱 위에 놓고 오른쪽 전완은 팔꿈치를 약간 천장을 향하게 하여 올린다. 이런 상황하에서, 치료사는 상위 경추부위를 신장시키기 위해서 양손을 똑같이 반대 방향으로 움직인다.

주의사항(Precautions)

이 기술은 특히 추간판 병변이 있을 때에 먼저 채택되어지지 않고, 불안정한 추간판성 질병이 있을 때에도 매우 강하게 사용될 수 없는 기술이다.

이용(Uses)

이 기술의 주 적응증은 전방으로 굴곡시킨 상태에서 통증은 없고 강직이 있을 때나, 또는 최소한의 통증만 있는 경우이다. 또한 이 운동이 척추와 관련된 어떤 부위에 통증을 재현시켰을 때도 사용된다.

이것은 만약 왼쪽 둔부통증이 바로 누운 자세에서 목을 굴곡함으로서 재현된다면, 요추관의 잘못된 구조를 가동운동시키는데 사용될 수 있다는 것을 의미한다.

일반적인 설명(General comment)

기술들은 일반적인 방법 또는 매우 특별한 방법으로 실행되어질 수 있다. 예를 들면, 경추 회전운동이 C4/5의 치료에 사용된다면, 치료사의 손은 C4를 잡기 위해서 후두부로부터 아래로 움직여질 수 있다. 마찬가지로 우리가 다시 C4/5 수준을 치료한다면, 그 기술은 C3-6사이에 쓰이는 것이거나 C4/5에만 사용되는 것, 또는 C4-5사이의 후관절선(apophyseal joint line)위에 쓰이는 것일 수도 있다(그러나, 치료는 왼쪽의 뒤에서 앞으로 누르는 편측압박에 의해 이루어진다.).

C5가 뒤에서 앞으로 움직이는 동안에 C4는 C5에 반대 방향으로 움직이지 말고 단지 안정만 시킨다. 횡단압박이 사용될 때, 한 수준에서 유사한 정확도는 반대방향에서 인접한 극돌기를 밀어줌으로서 이루어질 수 있다.

경추 견인(Cervical traction)

비록 경추 견인이 손에 의해 시행될 수 있다해도, 이렇게 더 적은 노력으로 더 긴 시간을 견인할 수 있는 견인줄(halter)에 의해서 행해지는 것이 훨씬 더 효과적이다.

견인줄(Halter)

오늘날 사용되고 있는 경추 견인줄에는 많은 유형이 있다. 그러나 환자의 턱과 후두골 아래를 받치는 줄들사이는 조절할 수 있어야 한다. 환자에게 적용할 때, 후두밴드의 높이를 턱을 받치는 밴드에 대해서 변경시킬 수 있어야 한다. 또한, 턱밴드와 후두밴드 사이의 간격을 조정하기 위해서 환자의 머리쪽에서 끈을 조절하는게 가능해야 한다. 일단 한번 조정되었으면 밴드는 벗겨지면 안된다. 두 개의 밴드사이를 조절할 수 없는 특이한 환자들에게 사용되는 어떠한 줄이라도 몇몇 환자들에서는

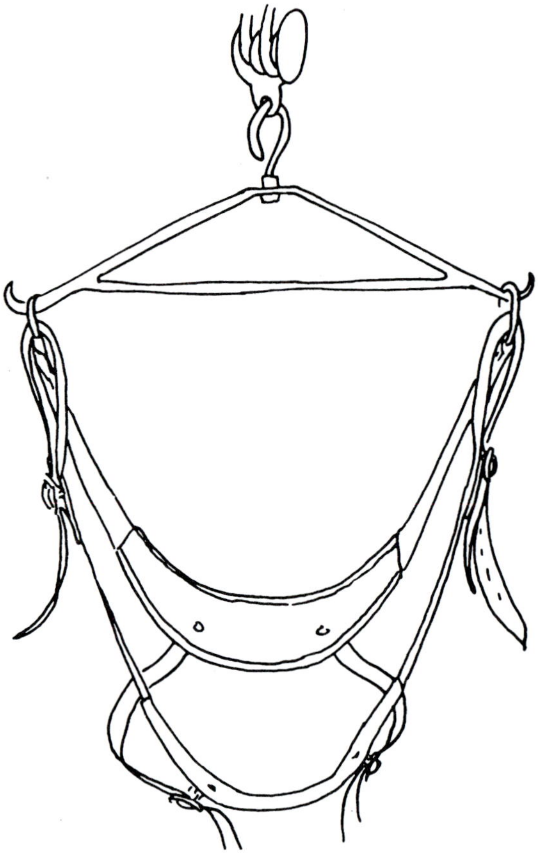

그림 10.75 경추 견인줄

불가피하게 머리가 너무 굴곡이나 신전된 상태로 견인되는 결과를 초래한다. 극소수의 견인줄에서 두가지 밴드조절이 이루어지고, 다소 조절이 이루어져도 조절할 때 고정되지 않기 때문에 불충분하게 된다. 예를 들면, 어떤 종류는 재로의 일부를 구성하는 후두부끈(strap)과 턱끈을 가지고 있고, 그것은 끈이 매달려 있는 곳으로부터 금속 고리를 통해서 연결된다.

비록 환자의 자세가 머리의 전두면을 조절하였다 해도, 벨트가 링을 통해 미끄러지기 때문에 치료하는 동안 그 자세는 흐트러질지도 모른다.

첫 번째로는 후두끈과 턱끈 사이의 수직길이를 조절해야 하고, 두 번째로는 그것들 사이의 수평간격을 조절해야 한다. 밴드는 머리가 작거나 큰 환자뿐만 아니라, 턱이 길거나 짧은 환자들에게 꼭 맞추는 것이 필요하다. 만약 머리가 작다면, 턱끈과 후두끈 사이의 수평간격을 더 가깝게 하는 것이 필요하고, 턱이 턱끈과 후두끈 사이의 수직 간격을 더 가깝게 하는 것이 필요하다. 그림 10.75는 후두근과 턱근을 보여주고, 각끈에 있는 버클(buckles, 죔쇠)한쌍은 수직간격을 조절하기 위한 것이다. 두 개의 조절할 수 있는 구간을 가지고 있기 때문에 훨씬 더 편리하다.

또 다른 조절은 후두끈에서 턱끈까지 있는 수평으로 놓인 한쌍의 끝에 의해서 이루어진다. 그것들은 환자의 턱 앞쪽으로 지나가고, 조절하는 동안 환자의 머리가 엉클어지는 것을 피하기 위해 턱 밑에 버클이 있다. 주위 환경을 검토해 볼 때, 굴곡이나 중립위치에서 견인을 적당히 가하는 것이 일반적이다. 그러나, 상위 경추위에서 견인치료하는 동안 머리의 굴곡이나 신전의 양 또한 고려되어야 한다. 이것은 특히 상위 경추치료시에 연관이 된다. 머리와 턱의 다양한 형태 뿐만 아니라, 머리와 목의 서로 상이한 관계도 견인줄에서 조정될 수 있어야만 한다. 이것은 후두끈과 턱끈 사이의 관계를 수직조절함으로써 이루어진다.

그림 10.75에서 보여지는 것과 같이 스프레더 바(spreader bar)에 있는 회전고리는 본래 필요한 것은 아니지만 편리를 위해서 만들어 졌다. 견인은 두 개의 도르래 받침대와 줄에 의해서 적용된다. 4개의 기계상의 이점에 있어서 견인되는 압박을 놓치지 않고 약간의 조절이 가능하다.

치료(Treatment)

치료는 세가지 방법으로 이루어질 수 있다.

1. 하루 24시간 적용되는 견인이나 하루동안 한시간을 주기로 삼십분간의 휴식이 반복되는 그런 일정한 견인(Constant)에서는 환자를 계속 침대에서 안정시키는 것이 필요하다. 이런 견인의 형식은 주로 신경근 통증이 심한 환자에 사용된다.
2. 두 번째 방법은 하루에 한번 내지 두 번 짧은 시간동안 실행하는 간헐적인 견인이다. 이것은 치료사들에게 더 일반적으로 사용되어지고, 덜 심한 신경근 통증을 가진 환자나 다른 척추관절 병변이 있는 환자

에 사용되어진다.

3. 세 번째 방법에서도 하루에 한번 내지 두번만 실행한다. 그러나 이것은 일정한 무게를 단계적으로 적용하는 것을 의미한다. 견인할 때, 순간적으로 잡아당기고 난 다음에 단계적으로 이완시킨다. 견인을 다시 적용하기 전에 잠깐의 휴식이 뒤따라야 한다. 이 주기는 서로 다른 시간동안 반복되어지고, 치료시간 뿐만 아니라, 잡고 있는 시간과 휴식하는 시간은 변할 수 있다. 이 간헐적 견인은 관절에 운동이 필요한 환자사이에 광범위하게 적용되고, 간헐적 견인기에서 최고로 실행된다. 쓸만한 여러 가지 제품들이 있지만 아래의 조건을 근본적으로 가진 질의 제품이어야 한다.
   a. 견인이 적용될 때와 이완될 때의 운동이 아주 부드러워야 한다.
   b. 다양한 치료 시간의 조절이 가능해야 한다. 잡고 있는 시간, 휴식하는 시간, 잡고 있을 때의 세기와 이완시킬 때의 세기
4. 들어올릴 때와 이완할 때 견인되는 힘의 속도는 변할 수 있다.

선택한 견인력(그리고 이완력)을 단계적으로 들어올리는 것 또한 중요하다.

조심스럽게 치료받고 있는 심한 신경근 통증을 가진 환자라면, 경추 견인이 필요하다. 경추 견인을 병원에서 하느냐 또는 이와는 달리 집에서 하느냐, 그리고 물리치료실에서 혼자 하느냐 또는 이와는 달리 집에서 환자 하는 것과 협력하느냐 하는 사이에서 선택이 필요하다. 이전의 방법은 환자의 일상적인 운동을 엄격하게 제한하지만(그리고 이것은 중요하게 여겨야 하지만은), 격렬한 통증에서는 견인 치료가 필요할 수도 있다. 만일 견인이 병원에서 이루어진다면, 그 방법은 다음과 같다.

병원에서의 견인(Hospital traction)

환자는 정확한 자세에서 머리와 목을 베개로 받치고 반쯤 누운 자세로 편안하게 있는다. 견인이 하위 경추의 신경근 통증에 실행되고 있다면, 목은 체간위에서 약간 굴곡되고 머리는 목의 상부위에서 중립위로 받쳐진다. 견인이 상위 경추의 신경근 통증에 실행되고 있다면, 목은 환자에게 편안한 중간 자세로 유지하고 머리는 상위 경추의 굴곡과 신전 사이의 중간 자세로 지탱한다. 그리고 나서 견인력이 적용될 때 선택한 자세를 유지하기 위해 환자의 머리위에서 견인기를 조절한다. 도르래 줄의 방향은 치료하고자 하는 관절의 수직축 선상에 있어야 한다. 하위 경추의 신경근 통증을 가진 환자에게서는 도르래줄은 환자의 체간과 30° 각을 형성한다. 상위 경추의 신경근 통증을 가진 환자에게는 각을 많이 줄인다. 처음 무게는 대략 2-3kg정도의 가벼운 것을 사용한다. 이 무게는 하루에 0.5-1kg씩 최대 5kg까지 증가시킬 수 있다. 환자의 체격과 일반적 관절의 가동성 그리고 통증의 격렬함이 무게를 결정짓는다. 환자의 기관내성이 견인에 쓰이는 시간을 결정짓지만 깨어 있는 시간 동안에 걸쳐서 한시간 견인한 후에는 30분간의 휴식이 뒤따르는 것이 일반적이다. 그러한 모든 것이 이러한 치료 기술에 반응을 보이고 있는 극심한 신경근 통증을 가진 환자에게 가장 필요하다. 보통 십일동안 견인하면 충분하지만, 며칠 지나서도 개선이 없다면, 그것은 그 일정한 견인(Constant traction)이 환자에게 도움이 되지 못한다는 뜻이다. 집에서 하는 견인은 병원에서 하는 견인에 뒤따라서 간헐적으로 사용될 수 있다. 완전 굴곡에서부터 완전 신전까지 논문에서 설명하는 경추 견인의 자세는 여러 가지가 있다. 기본적으로 선택하는 자세는 치료되는 관절이 대략 굴곡의 한계와 신전의 한계의 중간에 위치하는 자세이다.

그것은 환자에 따라 변한다. 왜냐하면, 관절 구조가 질병, 선천적 기형 또는 사고에 의해서 변하기 때문이다. 자세는 또한 통증이 있는 제한점(예로, 신전)에서의 치료결과에 따라 변할수 도 있다. 앞서 이야기한 것처럼, 목은 상위 경추관절에서는 굴곡 그리고 하위 경추관절에서는 중립위를 취한다. 환자가 앉아서 치료하는지 누워서 치료하는지는 견인을 실행하기 편하고 쉬운 것인지에 따라 결정짓는 것이지, 굴곡이나 중립자세가 꼭 요구되는 것은 아니다. 예를 들면, 중립자세에서 견

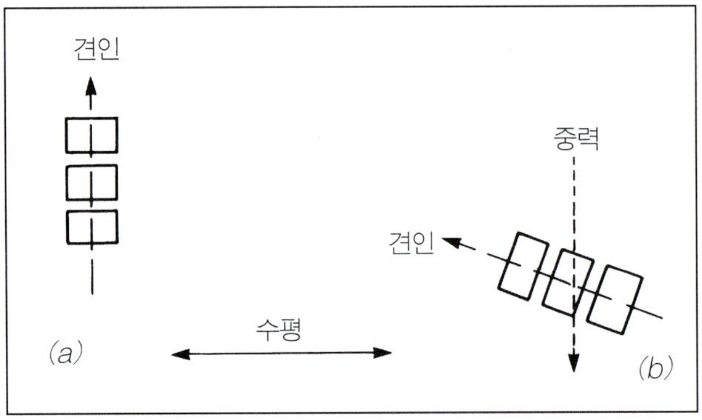

그림 10.76 힘의 방향(lines of forcl) *(a)* 앉은 자세에서 굴곡 견인 *(b)* 누운 자세에서 굴곡 견인

인이 적용될 때 환자는 보통 앉은 자세에서 더 편안함을 느낀다. 만약, 바로 누운 자세로 견인이 적용된다면 흉추는 더 신전되고 치료하는 동안 불편할 수도 있다.

그러나, 바로 누운 자세에서 흉추를 굴곡시켜서 견인하면 흉추가 신전되지 않아서 그 자세를 선택하게 된다. 비록 앉은 자세에서 굴곡시켜서 견인할 수는 있지만, 그것은 바로 누울 때보다 체간이 불안정하다는 단점이 있다. 그리고, 견인력보다 더 강한 다른 반대 저항이 주어지게 된다.

그렇지만, 구부정한 자세로 앉은 환자(필요하다면 요추에 베개를 받치고)에게서도 굴곡 견인자세가 이루어질 수 있다. 그리고 당기는 것은 누웠을 때보다 더 직접적이다(전후 중력성분이 없다. 그림 10.76). 다음 본문에서 설명하는 상위 경추를 위한 중립위 견인은 앉은 상태에서 실행하고, 하위 경추를 위한 굴곡위 견인은 누운 상태에서 실행한다(그림 10.77).

중립위에서의 견인↑ 〔Traction in neutral(CT ↑)〕

시작 자세(Starting position)

환자는 편안한 의자에 앉고 허리에 적당한 지지를 해서 -가능하다면 팔도 지지한다 — 완전히 이완되도록 한다. 이것은 매우 중요한 것이다.

이런 이유로 인해서, 약간 구부정하게 하기 위해 시트 위에서 엉덩이를 약간 앞으로 밀고 환자에게 적당한지 물어본다. 그 결과로 환자는 더 이완된다. 머리에 견인기를 적용하고, 머리에 적용되는 견인이 목과의 관계에서 중립위치로 들리게 하기 위해서 견인기를 조절해 주는 것이 필요하다. 후두끈은 후두골 밑에서 들려야 하고 후두하 구조를 포함해서는 안된다.

방법(Method)

어떤 견인을 적용하기 전에 치료사는 환자 증상의 부위와 격렬함 의 정도를 알아야 한다. 치료사는 시지나 중

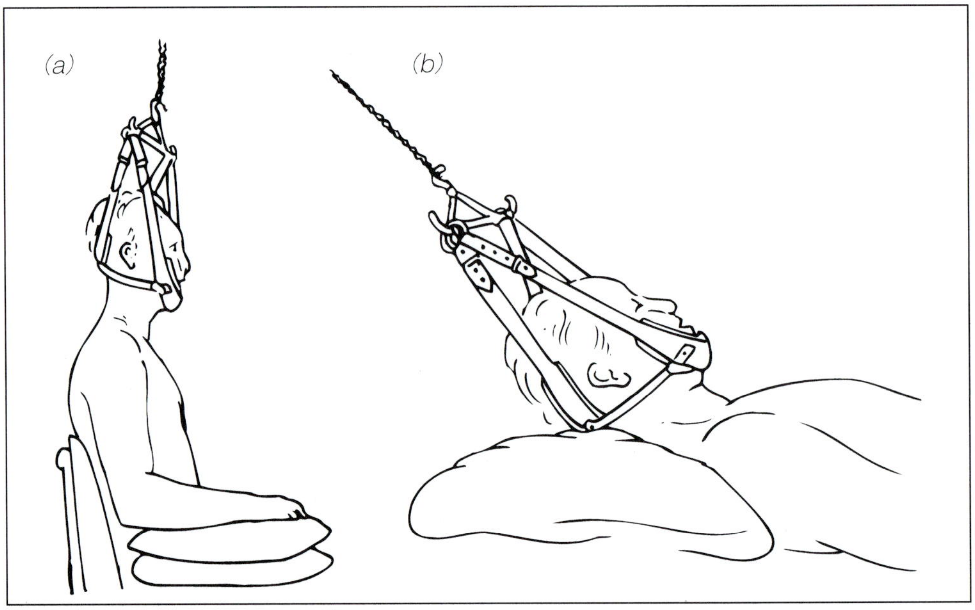

그림 10.77 경추 견인

지끝을 치료하고자 하는 극돌기 관절사이 공간에 맞대어 놓는다. 그런 다음 견인을 적용하고, 진동운동으로 이완시킨다. 처음에는 매우 부드럽게 하지만 극돌기 관절공간에서 손가락에 의해 운동이 느껴질 때까지 단계적으로 증가시킨다. 이 진동운동은 오른쪽에 압박이 생길 때까지 계속되어야 한다. 그 압박은 치료되는 척추간 수준에서 운동을 일으키기 위해 요구되는 최소한의 양이다. 이 압박이 대략 10초동안 유지될 때 환자의 증상은 제한된다. 증상에 뒤따르는 변화는 압박을 그 이상으로 어떻게 변화시켜야 하는지와 그것을 어떻게 유지하는지를 지적할 것이다.

1. 극심한 통증이 이 부드러운 압박에 의해 완벽하게 감소될 때 압박은 반으로 줄이고 견인 시간은 오분 이내로 지킨다. 왜냐하면, 이렇게 감소시키지 않으면 나중에 더 악화될 수 있기 때문이다.
2. 증상이 부분적으로 경감되었다면, 견인은 이 수준에서 유지하고, 통증이 견인 전보다 심해졌다면, 오분 동안 유지하고 그리고 그 정도로 적당하다면, 십분 동안 유지한다.
3. 증상이 변하지 않는다면, 견인은 약간 증가될 수 있고 더 나아가서 평가도 해야 한다. 새로운 압박은 십분동안 유지되어야 한다.
4. 이 부드러운 견인에 의해서 더 나빠진 증상에는 압박을 반으로 줄여서 재평가해야 한다. 만약 증상이 여전히 나쁘다면, 머리와 목의 자세를 벨트를 변화시켜서 바꾸거나 앉은 자세로 더 부드럽게 견인을 적용한다. 만약 증상이 여전히 나쁘다면, 그때는 두 개의 방법 중 하나가 남아 있다. 너무 많이 악화되지 않다면 가장 부드러운 견인을 5분간이나 더 작게 유지한다. 최소한보다 더 악화된다면, 견인은 중지해야 한다. 다음 날 재평가 해서 부드러운 압박이 개선을 보이는 결과를 가져올 때만 견인을 계속한다.

처음 치료의 경우에는 한가지 요점이 강조되어야 한다. 당기는 각도나 방향이 치료하는 동안에 바뀌지 않는다. 세기와 지속기간은 증상이 바뀜에 따라 수정된다. 최소한의 견인력으로 최대한의 관절의 수직 운동을 이루기 위해서 가능한한 당기는 각은 중립자세에 가깝게 해야 한다(추간 관절의 굴곡, 신전, 측방 굴곡 그리고 회전사이의 중간위치).

진행 방법(Method of progression)

치료로부터 변하는 결과에 관해서 증상(symptoms)과 징후(sign)를 계속적으로 평가하는 것이 중요하다는 것은 4장에서 이야기했다. 그것은 안내되는 이런 치료방법에 의한 것이다.

관절가동술에서처럼, 기법을 사용한 후에 환자의 운동을 확인하고 또한 처음 치료에서부터 다음 치료까지 유지되는 변화의 양을 확인함에 따라서 기법을 변경한다. 견인이 환자의 운동을 이완시킬 때 재평가되어야 하지만, 또한 치료한 다음 그날의 증상과 징후를 평가하는 것도 중요하다. 뒤따르는 치료는 두 가지 분류내에서 생각되어 질 수 있다. 심한 통증을 가진 환자와 중간 정도의 통증을 가진 환자.

심한 통증을 가진 환자의 치료는 허가된 상황에 따라, 증상이 완화될 때까지 천천히 진행되어야 한다. 첫 단계에서는 견인의 세기 보다는 오히려 견인의 지속시간을 조금 증가 시켜야 한다. 치료의 반응이 약간 있거나 없을 때는 세기 또한 약간씩 단계적으로 증가시킬 수 있다. 증상이 완화될 때는 세기와 지속시간 둘 다에 의해 진행된 것이다. 심한 신경근 통증을 가진 환자를 제외하고는 견인에 요구되는 총 시간은 15분을 초과하지 않는다. 이런 지속시간에 의한 견인을 통해서 얻어질 수 없는 결과는 더 긴 시간 견인을 통해서는 달성될 수 없다. 그리고 견인력은 좀처럼 무거워지지 않는다. 치료형식으로서 견인은 증상과 징후가 두 번에서 네 번 치료 후에도 변하지 않고 유지될 때는 버려져야 한다. 견인세기에 관해서는 계속 언급이 없었다. 그리고, 주어지는 견인의 양을 추정하는 것은 견인하는 동안과 다음 견인을 하기 전에 증상과 징후를 주의깊게 평가함에 의해서 좌우될 것이다. 진술해 왔던 것처럼, 처음에 압박의 적용은 치료되는 추간 수준에서 일어나는 운동에 의해서 좌우된다.

명백하게, 102kg의 환자에 적용되는 4kg의 견인은 42kg의 환자에게 적용되는 것보다는 더 적은 운동을 일으킬 것이다. 그러므로 비록 견인 세기를 표시하는 눈금이 직원변동이 있는 병원에 필요할지라도, 근본적으로 견인력은 눈금에 의해서가 아닌 평가에 의해서 결정지어져야 한다. 경추 견인에 정상적이라고 여겨질 수 있는 무게를 미리 알고 있는 것도 중요하다.

중년의 사람들은 그들을 걱정시키지도 않고 정상적으로 분류되는 몇 개의 통증을 가지고 있다. 운동 검사시에 범위가 제한되는 곳에서 종종 약간의 통증이 나타나지만, 이것은 정상으로 여겨진다. 그러나, 이 통증이 증가된다면, 이 사람들은 치료가 필요하다. 환자의 경추견인을 주의깊게 생각해 보면, 비록 정상적으로 받아들일 수 있는 제한점내에 있는 것으로 분류된 증상과 징후의 정도에 있어서 불쾌감이나 그 후의 영향없이도 대략 10kg(22lb)에서 위로 견인을 받아들일 수 있다. 마찬가지로 10kg을 초과하는 견인력에서 보다 적은 불쾌감을 느끼고, 언급된 상황하에서 정상적으로 분류된다. 이런 사실은 견인하는 동안 불쾌감을 가지는 환자를 치료할 때 명심해야 한다.

굴곡위에서의 견인 CT ↗ (Traction in flexion CT ↗)

시작 자세(Starting position)

환자는 체간을 약간 굴곡시킨 상태에서 목을 1~2개의 베개로 받치고 등은 바닥에 대고 편안하게 눕는다. 이것은 치료되는 관절이 굴곡과 신전의 중간위치에 오게 하고 상위 경추위의 머리를 중립위치로 받치기 위함이다. 환자가 항상 어떤 허리증상을 가지고 있다면 허리를 안정시키기 위해 고관절과 무릎을 굴곡시키는 것이 적당하다. 견인기를 적용하고 후두끈은 처음에 자세를 취한다. 환자는 베개 위에서 이 끈에 머리를 안정시키기 때문에, 양쪽끈과 턱끈이 조절되는 동안 이 자세를 유지해야 할 것이다. 그 끈이 적당하게 조절되는 것을 보장하기 위해서, 치료사는 머리와 목이 중립위치로 있는지 지켜 보면서 가로봉에 의하여 견인을 약간 적용시킨다.

방법(Method)

환자의 통증부위와 심한 정도를 알고 있는 기계조작자(치료사)가 치료하고자 하는 추간수준에서 운동을 지켜보고 만져보는 동안에 도르래 장치를 통해서 압박을 번갈아 적용하고 이완시킨다. 그 압박은 관절에 운동을 일으키는데 필요한 최소한의 양에서 유지된다. 대략 10초 유지한 후에 환자의 증상을 재평가한다. 이 시점으로부터 앞으로의 순서는 중립위 견인에서 설명한 것과 동일하다.

주의사항(Precautions)

경추견인을 강하게 할 때 자주 일어나는 문제는 환자의 측두하악관절에서 불쾌감과 통증이 있다는 것이다. 이런 통증은 그 끈 위치를 바꾸거나 환자 대구치 사이에 패드(pad)를 넣는 것에 의해서 완화되어 진다. 그러나, 이런 강도의 견인은 절대적으로 꼭 필요하지 않다면, 피하도록 한다.

종종 이전에 있었던 방법(지금은 어쨌든 사용하지 않지만)이 경추견인에 의해서 흉추와 요추의 증상이 자극되어 진다는 것에 놀라고 있다. 중립위 견인은 흉추와 요추 상태 둘 다를 자극하지만 굴곡위 견인은 단지 요추만을 자극한다. 그런 까닭에 견인이 사용될 때 환자는 어떤 증상의 존재 때문에 질문하게 되고, 치료는 그 증상들을 악화시키지 않고 행해져야 한다.

중립위 견인이 앉은 자세에서 행해질 때 환자가 오심을 경험할 수 있다는 것을 잘 알고 있지만 이것은 보통 매우 강한 견인을 연장하거나 과도하게 걱정하는 환자들에게만 일어난다. 견인을 이완하는 동안에, 만약 너무 강하게 견인했다면, 환자는 현기증을 느낄 수 있다.

굴곡위 견인은 첫 번째 경추부근에서 타는 듯한 느낌이나 통증을 일으킬 수 있다. 그런 경우에는, 머리가 목 상부에서 더 신전되도록 끝을 변경하는 것이 좋고, 동시에 목하부는 굴곡 상태로 유지한다.

이용(Uses)

팔의 통증에 의해서 목이 통증이 있는 쪽을 향해서 측방굴곡되고 회전된 환자는 견인만으로도 치료되어진다. 그리고 그때 사용되어지는 것이 굴곡위 견인이다. 견인은 최근의 신경학적인 변화가 있을 때 치료에서 항상 처음으로 선택되어져야 한다.

견인은 경추에서부터 일어나는 거의 대부분의 종류의

통증에서 효과가 있다. 그러나 증상과 징후의 완전한 경감이 얻어지는 속도는 보통 관절가동법에서보다 더 느리다. 추간관절이 강직되었을 때 관절가동법이 선행되어지지 않는다면 견인은 효과를 볼 수 없게 된다.

간헐적으로 변경하는 경추견인(IVCT)은 이미 제공되었던 것처럼 같은 이유 때문에 중립위나 굴곡위에서 적용될 수 있다. 무게와 지속시간 또한 정확하게 같은 방법으로 결정된다. 단지 미리 언급하지 않은 요소는 잡고 있는 기간과 휴식하는 기간을 확립하고 진행하는 방법이다. 증상이 심해질 때 운동의 양을 줄여야 하는데, 그것은 잡고 있는 기간과 휴식하는 기간이 길어진다는 것을 의미한다. 증상이 덜 심해짐에 따라서 휴식기간을 최소로 할 수 있다. 증상이 통증(pain)보다는 오히려 통증(ache)으로서 분류될 때는 잡고 있는 기간을 대략 3-5초로 한다. 동시에 휴식시간은 최소로 한다.

치료의 예는 심한 경추신경근 통증, 심장병처럼 보이는 통증, 편두통처럼 보이는 통증, 급성 사경, 그리고 후두부의 욱신거리는 통증을 포함한다.

등급 V 도수교정(Grade V manipulation)

이미 언급되었던 것처럼, 관절가동술에는 두 가지 종류가 있다. 첫째는 일반적인 기법이 되는 것들이고, 둘째는 가능한한 특정 추간수준에서의 운동을 강조하는 것들이다.

일반적인 관절가동술에서도 추골중심에 주는 후-전 압박에서처럼 그런 회전을 시키고 직접 촉지하는 기법이 있다. 그 방법은 천천히 앞으로 약간 당겨서 느슨하게 잡은 다음 매우 빠르게 작은 범위의 운동을 추가한다. 모든 단계의 관절가동술에서는 의무적으로 추골기저 동맥의 기능부전 검사를 앞서 해야 한다. 만일 일반적으로 추골동맥손상에 덜 위험하다고 생각되는 다른 관절가동술이 같은 효과로 사용될 수 있다면, 상위 경추 회전가동법은 처음으로 선택될 수 없다.

경추의 회전기법 ↻ (Cervical rotation ↻)

기호는 환자머리의 회전방향을 가리킨다. 이 운동은 목에 작은 폭의 갑작스런 운동을 적용함으로서 도수교정으로 전환할 수 있다.

이런 실례에서 도수교정은 부드러운 가동단계부터 가동이 매우 유용하게 되는 단계까지를 통해서 치료가 진행되어지는 것을 전제로 한다.

도수교정에 사용되는 자세는 관절가동술에서 설명한 것과 같다. 머리와 목은 천천히 회전시킨다. 과압박(over-pressure)이 적용되고 그리고 그 과압박은 어떠한 추골기저 동맥의 기능부전에서도 적응증으로 요구된다. 그리고 나서 과압을 단편적으로 이완시키고 3-4°의 빠른 회전운동이 주어지게 된다. 이 운동은 결코 중심위치로부터 전범위에 걸친 큰 운동이 되어서는 안된다. 이것은 큰 불행을 자초하게 되기 때문이다. 다른 척추 수준을 위한 특정 기술과 급성 사경의 욱신거리는 후두부 통증을 포함한 치료의 예는 다음에 나온다.

후두-환추 관절 회전기법(Iv ↺ 0/1)
(Occipito-atlantal joint (rotation Iv ↺ 0/1))

시작 자세(Starting position)

환자는 똑바로 눕고 치료사는 환자의 왼쪽어깨를 향해서 머리 끝에 선다. 환자 머리의 오른쪽으로 손을 뻗어서, 치료사는 오른손으로 환자의 턱을 감싼다. 그리고 나서 치료사는 중지를 환추궁의 오른쪽 모서리 뒤에 맞대어 놓기 위해서 환자의 머리 아래에 왼손을 위치 시키고, 동시에 손가락 끝 지문부로 횡돌기 뒷모서리에 맞대고 단단하게 압박한다. 그 다음에 앞면으로 뻗어 있는 환추의 왼쪽 횡돌기를 엄지손가락으로 감싼다. 느낌을 느낄 때까지(전체 회전에 못미친 대략 10° 정도) 환자 머리를 오른쪽으로 회전시키는 것을 실행한다. 그리고 그 자세로부터 다시 약 10° 정도 회전시킨다. 이 자세에서 환추는 단단하게 잡는다(그림 10.78).

방법(Method)

환자 머리를 오른쪽으로 10-15° 정도로 갑자기 회전시키는 것은 치료사가 환추의 어떤 운동을 왼손으로 막고 있는 동안에 그 치료사의 오른손에 의해서 실행된다. 비록 후두-환추부의 운동이 최대의 범위에 이르렀다해도,

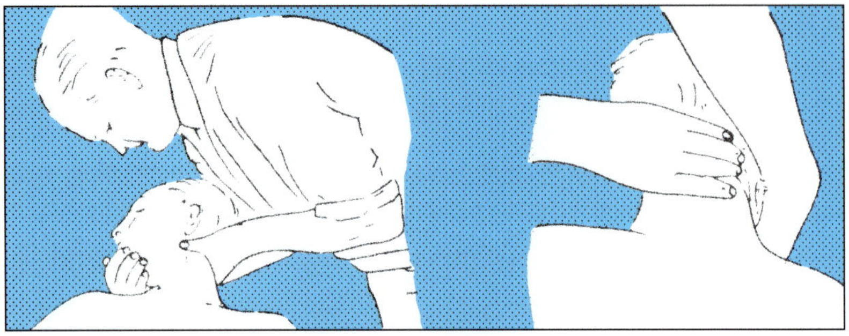

그림 10.78 환추 후두 관절: 회전 (Iv ↻ 0/1)

이 절차 이후에 뒤따르는 어떤 위험도 없다. 그리고 머리 운동의 범위는 여전히 환자의 능동적 회전의 전체 범위에 못 미친다.

후두-환추관절의 편측 후-전 트러스트기법(Iv •┐ 0/1) (Occipito-atlantal joint unilateral PA thrust Iv •┐ 0/1)

시작 자세(Starting position)

환자는 머리를 침대 끝을 넘어서게 하고 바로 눕는다. 만일 그 기술이 오른쪽에서 실행된다면, 치료사는 환자 머리의 오른쪽에 선다. 치료사는 왼쪽 팔로 환자의 턱과 머리를 받치고 오른손으로는 환자의 오른쪽 후두부를 잡는다(오른손의 접촉점이 오른쪽 후두-환추관절의 아래에 오른손을 위치 시킨다). 치료사가 채택한 오른손의 위치는 많은 기술들에서 사용되어지는 것이다. 접촉점은 시지의 근위 접합부와 세 번째 근위 지절의 중간에서 전외측면이다. 만일 접촉점이 너무 멀리 외측으로 갔다면, 매우 고통스럽게 된다. 손의 안정자세도 중요하다. 손가락은 지절간 관절을 편안하게 굴곡시키고 동시에 환자의 머리도 지지한다. 그리고 후두골을 더 외측으로 잡기 위해서 엄지는 앞으로 가져온다 손목은 측굴시키고 굴곡과 신전의 중간 자세로 유지한다. 밀어내는 손자세를 보여주는 그림 10.79은 다른 기술에서 채택할 때와 관련이 있을 것이다.

환자의 머리는 현재 왼쪽으로 대략 30° 정도로 편안하게 회전된 상태, 그때에 머리는 치료사의 왼팔과 어깨 사이로 단단하게 고정된다. 치료사가 시지의 근위지절로 후두-환추관절 아래를 촉지 하는 동안에, 다음 기술처럼 왼팔로 후두-환추관절의 자세를 조절한다. 첫째로, 후두-환추관절이 굴곡과 신전의 중간 자세를 취할 때까지 상위 경추위에서 환자의 머리를 굴곡 신전시키면서 조절한다. 둘째로, 관절의 측방굴곡 자세를 조절한다. 이것은 상위 경추위에서 진동을 주는 식으로 환자의 머리를 옆으로 기울임으로서 하게 된다. 일단 이 자세가 채택되면 자세를 흐트리지 않기 위해서 머리를 꽉 잡아 고정시킨다(그림 10.80).

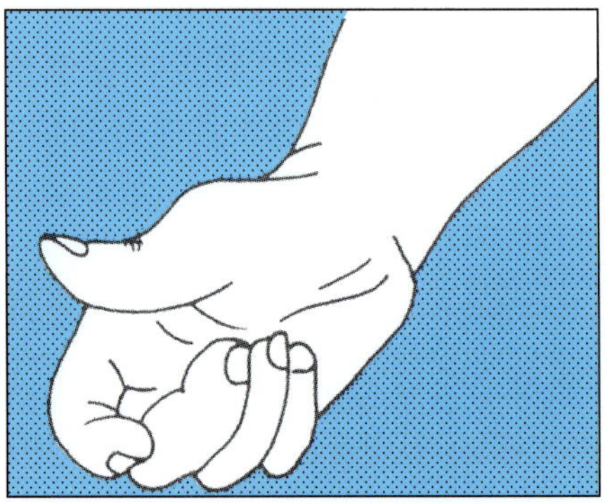

그림 10.79 압박을 가할때 손의 형태

방법(Method)

치료사는 왼쪽팔로 환자의 머리를 꼭 껴안고 후두-환추관절 오른쪽을 맞대어 잡아서 단단하게 고정한다. 그리고 나서 치료사의 전완의 방향은 환자의 오른쪽 눈을 향하게 한다. 비록 약간의 예비적인 진동운동이지만, 치료사의 왼쪽 팔로 환자 머리를 아주 조금 움직이는 것과 함께, 오른손을 미는 것(thrust)에 의해서 일어난다.

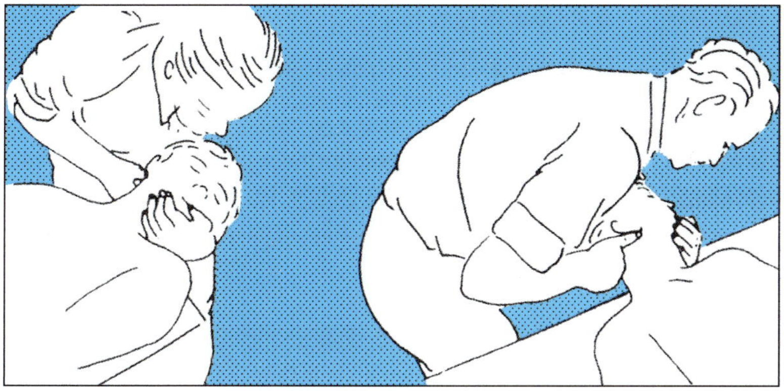

그림 10.80 환추후두관절(편측 전-후 압박)
(Iv ⌐↓ 0/1)

이 운동은 오른손을 미는 것에 의해서 머리가 기우는 것을 허락하지만 많이 움직이는 것은 허락하지 않는다. 도수교정에서 밀기는 짧게 그리고 치료사의 오른손과 오른쪽 후두-환추관절을 통해서 매우 빠르게 미는 형식의 운동으로 실행된다. 이 밀기는 치료사의 왼팔로 운동을 조절하고 지시함으로서 반대로 대응된다.

상위경추(후두골-C3)의 횡단 트러스트(Iv)(⟶ 열림 0/1, 1/2 or 2/3)
(Iv ⟶ opening 0/1, 1/2 or 2/3)

이 기술은 앞에서 설명된 횡단 압박과 공통점이 있지만, 목위에서 머리를 최대 범위로 신전시키는 것이 합해진다.

시작 자세(Starting position)

오른손 쪽으로 관절을 열기 위해서, 환자는 머리를 침대 끝을 넘어서게 하고 몸 전체가 침대의 왼쪽편에 가까이 오게 해서 바로 눕는다. 치료사는 오른팔로 환자머리를 받치고, 오른손으로 환자턱을 잡고 있는다 그리고 나서 왼쪽 시지로 도수교정하려고 하는 동일 수준을 손으로 만진다. 다음 단계는 밀려고 하는 손, 특히 시지의 근위 지절을 관절면의 후외측에 맞대어 위치시키는 것이다. 치료사는 범위의 제한점에 도달되는 느낌이 있을 때까지 약간의 진동 운동을 주면서 환자의 머리를 오른쪽으로 회전시킨다. 그 후에 그 범위의 제한점에서 환자의 머리를 신전, 측방굴곡시킨다(그림 10.81).

방법(Method)

이 기술은 다른 밀기 형식의 기술에서와 같다. 자세가 정확하게 채택되어지면, 밀기는 치료사의 왼손으로 빠르게 작은 폭으로 이동 되어진다. 동시에 치료사의 몸과 오른팔로는 환자의 머리를 신전, 측방굴곡 그리고 회전을 약간 증가시켜 준다. 도수교정에서 미는 것은 최고의 속도에서 힘을 빼고 실행하는 매우 작은 폭의 운동이다.

상위경추(후두골-C3)의 횡단 트러스트(우측 닫힘 Iv ⟶)
Upper Cervical joint, occiput to C3 (transverse thrust, closing the right Iv ⟶)

추간 관절을 닫기 위한 기법은 위에서 설명한 맞은 편을 열기 위한 기술에서처럼 같은 시작 자세를 활용한다.

그 기술과 다른 점은 왼손으로 머리 중간으로 미는 것보다 미부 중간방향으로 민다는 것이다. 치료의 예는 경추관절 잠김과 편두통처럼 오는 통증을 포함한다.

후두-환추관절의 종축 운동 ⟷ 〔Occipito-atlantal joint(longtudinal movement ⟷)〕

시작 자세(Starting position)

시작 자세가 오른쪽에서 실행되는 이 기술은, 앞에서 설명한 뒤에서 앞으로 미는 기술로부터 단 한가지 면에 변화를 준다. 밀려고 하는 손은 오른쪽 후두-환추관절에 바로 인접한 후두골에 접촉시킨다. 그리고 치료사는 정관(crown of the head)으로 밀기 위해서 오른쪽 전완을 조절한다. 신전과 측방굴곡의 중간 자세가 위에서 설명한 것처럼 같은 방식으로 채택된다.

방법(Method)

치료사는 단단하게 잡기 위해서 환자의 머리를 꼭 껴안는다 그리고 미는 손으로 환자의 정관방향으로 압박을 가해서, 목에 느슨한 운동을 일으킨다.

후두-환추관절의 Iv C1/2 ↻
〔Atlanto-axial joint(rotation Iv C1/2 ↻)〕

시작 자세(Starting position)

그 기술은 왼쪽으로 회전하는 것에 대해서 설명되어질 것이다.

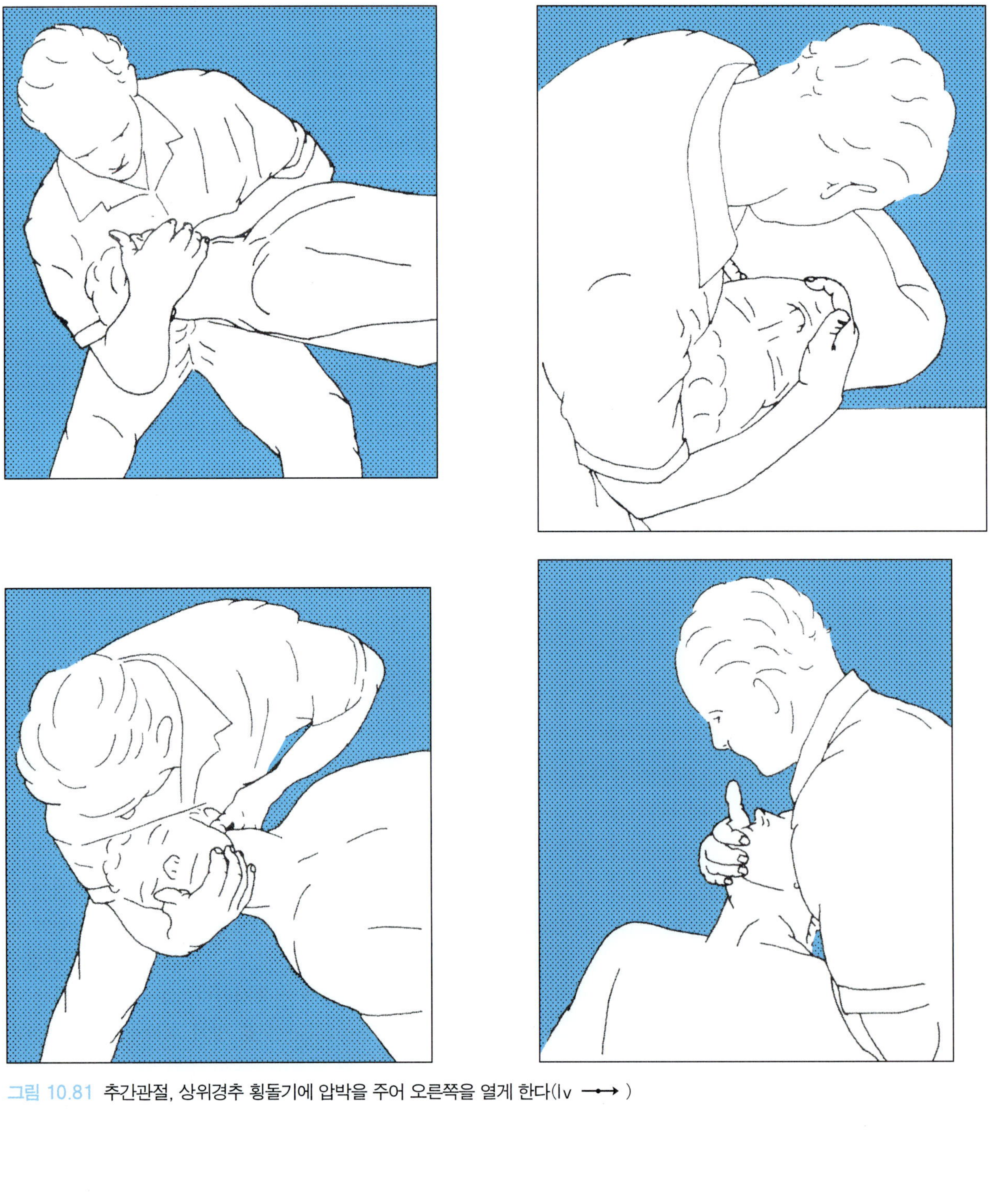

그림 10.81 추간관절, 상위경추 횡돌기에 압박을 주어 오른쪽을 열게 한다(Iv ⟶)

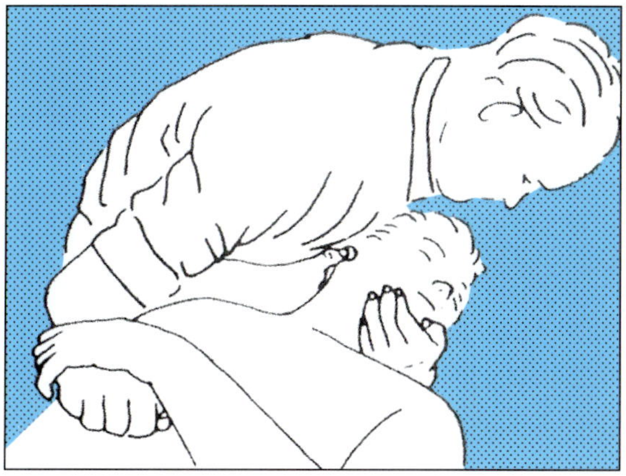

그림 10.82 환추후두관절, 종측방향으로 이동(←•→ ®)

환자는 머리를 침대 끝에 오게하고 바로 눕는다. 치료사는 왼팔로 환자의 턱과 머리를 잡고 40°로 머리를 회전한다. 이 정도의 회전에 있어서. 제2경추의 운동은 없었다. 치료사는 시지로 C2의 극돌기 끝을 손으로 만진다. 그리고 나서 극돌기와 시지의 외측면 사이를 단단히 촉지한 상태를 유지하여 극돌기 아래로 시지를 미끄러뜨린다. 조직을 팽팽하게 잡을 수 있도록 피부와 극돌기 사이를 단단하게 접촉하는 것을 시종일관 유지되어야 한다. 이 미끄러뜨리는 운동은 C2의 극돌기가 첫 번째 골간공간에서 흔들릴 때가지 계속된다. -환자의 목 피부에서 치료사의 팔을 오른 편으로 기울인다.- 그리고 나서 C2를 단단하게 잡은 자세에서 C2 왼쪽 관절면 아래를 시지 중수지절 관절사이로 흔들고, 엄지 손가락은 오른손 쪽의 C2 횡돌기를 거의 앞으로 잡는다. 이 시점에서 치료사의 전완은 환자의 아래에 있고, 팔꿈치는 바닥을 향해서 위치시킨다. 기술을 성공시키려면 이러한 손의 자세는 매우 중요하다. 치료사의 손은 기술을 시행하는 동안 피부에서 오른쪽으로 기울어지게 유지한다. 그리고, 오른손가락은 도수교정 하는 동안에 왼손의 뒤를 지나간다. 치료사는 가장 효과적인 자세를 취하기 위해 환자의 머리 뒤에 서는 것이 필요하다(그림 10.83).

방법(Method)

도수교정을 실행하기 전에 두가지 운동에 의해서 자세

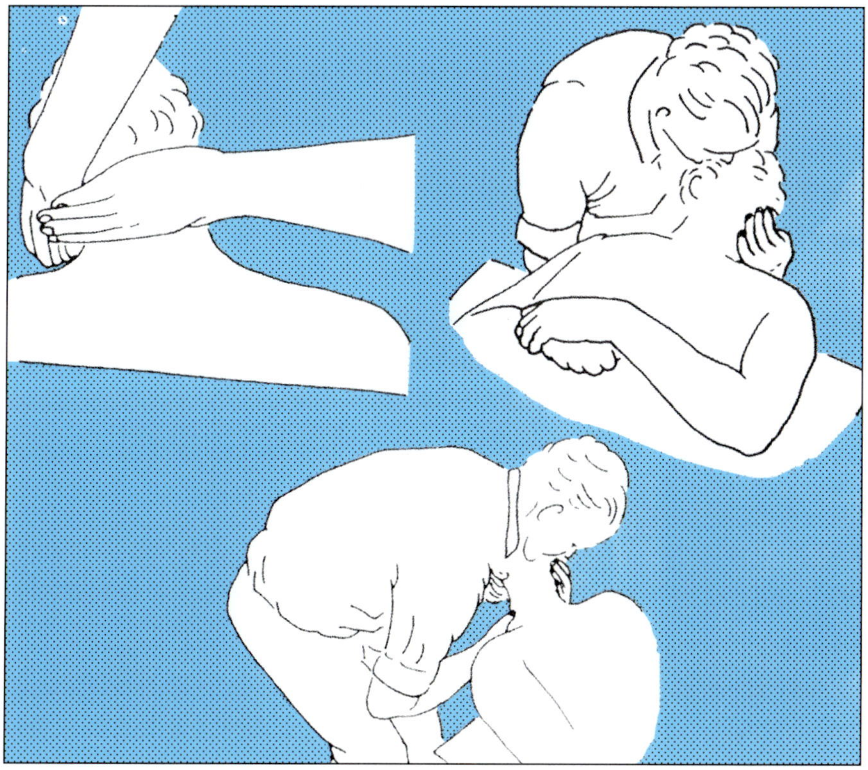

그림 10.83 환축관절, 회전

를 확인한다. 첫째로 치료사는 두 손사이를 느슨하게 잡고 있는지 확인하기 위해서 작은 폭으로 앞뒤로 환자의 머리를 회전시킨다. 이것은 오른손이 뒤따라서 힘을 주는지 보기 위해서 왼팔로 환자의 머리를 회전시켜 보는 것이다. 뒤이어 곧바로 왼손이 시작 자세로 되돌아가기 위해서 힘을 주는지 보기 위해 오른손에 의한 회전운동을 감소시킨다. 왜냐하면 실제로 머리는 C2에 맞대어 접촉한 오른손에 의해 뒤로 돌아가기 때문이다. 둘째로 양손으로 반시계방향으로 미리 움직여본다. 이 운동은 양팔에 의해서 약간 찌르는 것처럼 행해지고, 도수교정 트러스트의 예고이다. 이렇게 미리 움직여 보는 것은 관절가동에 필요한 운동의 세기에 좋은 안내를 제공할 것이다. 도수교정은 왼손에 의한 작은 회전운동과 오른손에 의한 작은 폭의 트러스트로 이루어져 있다. 오른손의 운동은 C2의 왼쪽위에서 편측으로 뒤에서 앞으로 트러스트가 이루어지고, 동시에 치료사는 C2의 회전운동에 영향을 주는 오른손으로 추골 전체를 접촉한다.

추간관절 C2-7(회전 Iv ↻)
〔Intervertebral joint C2-7(rotation Iv ↻)〕

시작 자세(Starting position)

이 기술은 C3/4관절의 왼쪽회전을 위해 기술되었다.

환자의 머리를 침대 끝을 넘어서게 하고 바로 눕는다. 치료사는 환자 머리의 오른쪽에 서고 치료사의 왼쪽팔을 환자의 머리에 걸고 지지하면서 턱을 당긴다.치료사는 C3/4 관절의 운동을 발생시키기 위해서 굴곡과 신전사이의 중간 상태로 환자의 머리를 굴곡시킨다. 오른손 시지의 끝을 가지고 C3/4 극돌기간 공간을 찾고 C3/4 후관절 뒤에 시지의 근위지절의 전외측면을 가져가서 치료사의 손을 외측으로 움직인다. 치료사는 지지하기 위해서 그녀의 손을 목과 머리 뒤에 놓고 엄지 손가락을 턱에 가볍게 댄다. 이 근위 지절을 C3/4 관절기둥(articular pillar)에 맞대어 안정되게 잡고 있는 동안 치료사는 환자의 똑바른 머리 자세로부터 시작하여 점차적으로 C3/4관절에서 지절에 의해 회전이 느껴질 때까지 머리를 더 돌리면서 머리에 회전운동을 일으킨다. 치료사는 오른손의 엄지와 손가락을 탄탄하게 잡고 머

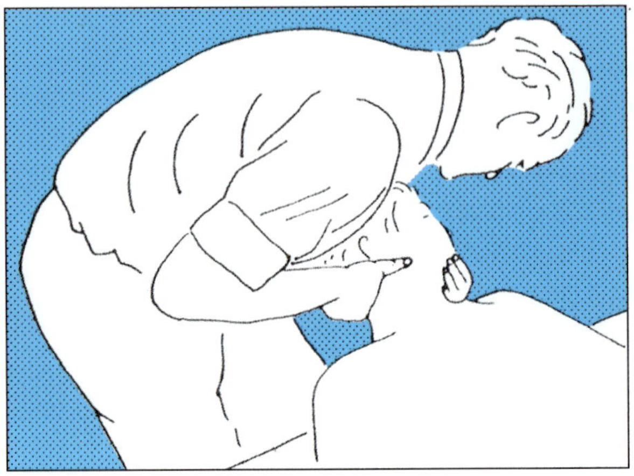

그림 10.84 추간 관절 C2-7(Iv ↻)

리를 더 돌리고, 뒤이어 오른손을 돌리면 C3 또한 따라서 돈다. 이것은 C3 위의 척추를 통합하는데 매우 중요하다(그림 10.84).

방법(Method)

이 도수교정은 C3 관절주 아래로 가해지는 밀기(thrust)에 있어서, 그 구성단위-머리에서 C3까지-의 작은 폭의 회전으로 구성된다.

추간관절 C2-7(측방굴곡 Iv ↻)
〔Intervertebral joint C2-7(lateral flexion Iv ↻)〕

시작 자세(Starting position)

환자는 머리를 침대에 넘어서게 하여 바로 눕는다. 치료사는 침대의 머리쪽에 서서 환자의 머리의 왼쪽면에 맞대어 전완을 놓고 왼손으로 환자의 턱을 잡는다. 오른쪽에서 오른손바닥을 목에 대고 손가락으로는 목을 지지한다. 치료사는 환자의 오른쪽 어깨를 향하여 환자의 머리가 닿는다는 느낌으로 몸을 움직여 몇도 정도 오른쪽으로 측방굴곡시킨다.

국소적인 수준의 도수교정에서, 치료사는 원하는 극돌기 간격을 만지기 위해 오른쪽 시지의 끝을 사용한다. 수준(level)이 확인되어졌을 때 그 수준의 오른쪽 관절기둥에 맞대어 오른손 시지의 근위 지절 전외측면을 놓는다. 치료사는 왼손과 전완에 의해 오른쪽으로 환자의

머리를 측방굴곡 시키면서 오른손으로는 관절기둥에 맞대어 미는 동작을 합친다. 그렇게 해서 머리를 왼쪽으로 이동시킨다. 이런 식의 자세에서 치료사의 오른쪽 시지 기저면에 맞대어 있는 추간관절이 완전히 신장되었다는 것을 느낄 수 있을 것이다. 이 관절의 긴장도를 완벽하게 하기 위해서는 신장이 손가락에서 또한 느껴질 때까지 치료사의 왼손에 의해 머리를 수동적으로 왼쪽으로 회전시킨다. 관절기둥 근처에 맞대어 있는 근위 지절을 더욱더 외측면으로 유지함에 의해서, 오른쪽 손목은 중간 자세에서 굴곡시킨 상태로 해서 환자의 귀로부터 떨어진 곳에 놓는다. 이 도수교정을 수행하기 위해서는 최소한의 노력만 필요하고, 치료사는 환자의 머리를 꼭 껴안기 위해 환자 머리 위에서 웅크리고 환자의 옆에서 양팔을 단단하게 잡고 있는다(그림 10.85).

방법(Method)

치료사는 관절이 완전히 신장되었다는 확신이 섰을 때, 동시에 오른쪽 전완의 선을 따라 오른쪽 시지의 기저면으로 갑작스럽게 민다. 머리와 목에 치료사의 왼쪽팔로 동등한 반대 압박을 주는 목적은 받침점에 대항하여 후관절에 갑작스런 신장을 주기 위함이다. 이 신장은 탁소리가 나는 결과를 초래할 수도 있다.

추간관절 C2-7(횡단트러스트 lv 열림 ←•→)
〔Intervertebral joint C2-7(transverse thrust lv opening ←•→)〕

시작 자세(Starting position)

이 기술은 왼손쪽의 관절을 열기 위해 설명되어질 것이다.

환자는 침대 가장자리에 오른쪽 어깨를 놓고 머리를 침대 끝을 넘어서게 하고 바로 눕는다. 치료사는 왼쪽 팔로 환자 머리를 지지하고 손으로 환자 턱을 당기고 환자 머리의 오른편에 선다. 오른쪽 시지로 두 관절사이의 치료할 공간을 찾는다. 오른쪽에서 그 수준의 관절기둥에 맞대어 시지의 근위 지절의 전외측면으로 민다.

치료사는 관절에서 도수교정이 이루어짐을 느낄 때까지 범위를 증가 시키면서 일련의 작은 진폭의 진동을 주면서 환자 머리를 왼쪽으로 회전시킨다. 이 회전은 도수교정되는 수준에 의존하면 45-55° 사이에서 다양하게 일어난다. 더 높은 수준에서는 회전이 더 적게 일어난다. 오른손바닥은 항상 피부와 적당한 각을 유지한다. 치료사는 관절기둥에 맞대어 단단히 접촉하면서 왼팔로 환자의 오른쪽 어깨를 향하여 환자 머리를 기울인다. 이 운동은 측방굴곡과 약간의 신전의 결합이다. 이 운동은 치료사의 오른손에서 관절이 팽팽해짐을 느낄 때까지 계속된다. 동시에 환자의 머리와 목을 뒤로 기울이고, 치료사는 중간 경추 부분을 치료사 자신으로부터 떨어

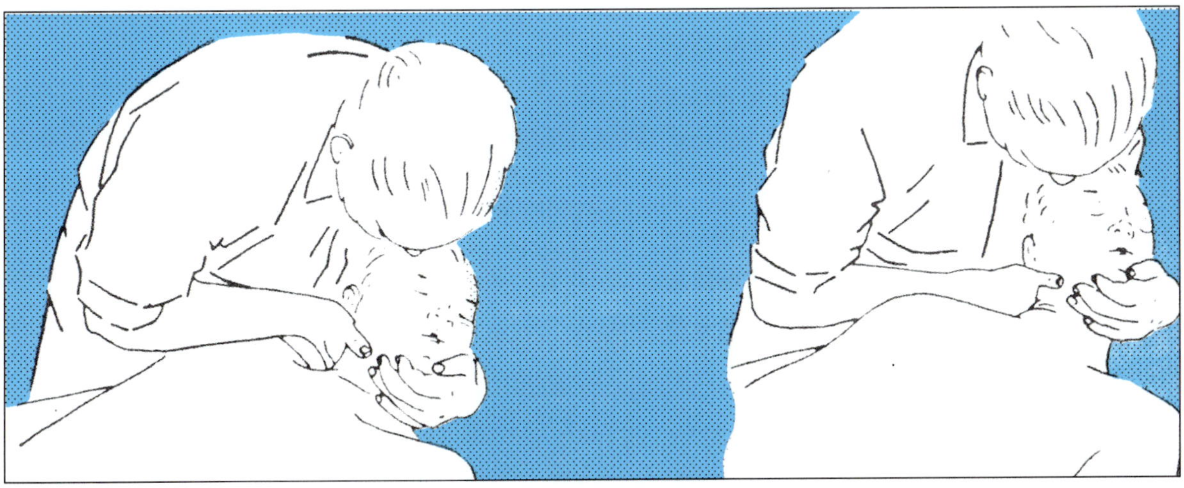

그림 10.85 추간 관절. C2~C7(측굴 C)

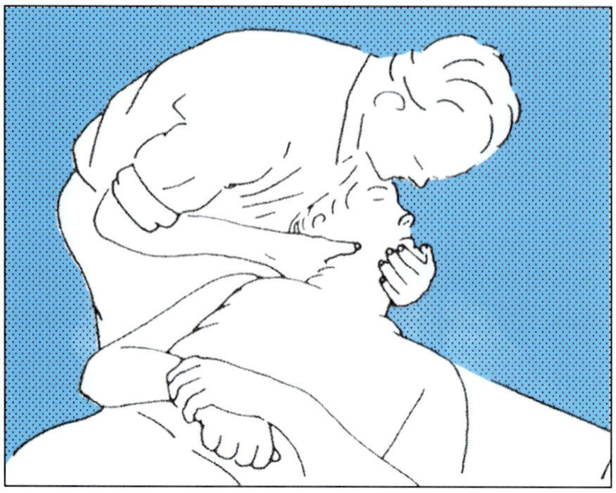

그림 10.86 추간관절 C2~C7(←•— 횡으로 압을 가한다).

뜨리고 환자의 왼쪽 어깨를 향하여 옮긴다(그림 10.86).

추간 관절 C2-7(횡단 트러스트 lv 우측열림 ←•—) Intervertebral joints C2-7(transverse thrust closing the right side lv ←•—)

상부 경추 관절을 횡방향으로 트러스트하는 기법은 관절을 열거나 닫는 것 중 하나에 적용될 수 있다. 여기에 기술된 설명은 그림 10.81에서 설명된 것과 같다.

방법(Method)

작은 폭의 진동 트러스트(oscillatory thrusting)는 오른쪽의 느슨한 정도를 확인하기 위해서 치료사의 오른손을 통해서 적용되어 진다. 이 작은 폭의 트러스트는 치료사의 왼손에 쥐어진 환자의 머리를 아주 조금 기울이는 운동에 의해서 대립된다. 이 작은 폭의 트러스트는 몸전체와 함께 왼쪽과 미부 쪽을 향해서 오른손을 이동시킴으로서 효과를 본다.

신전-가속 손상(Extension- acceleration injuries)

강한 기술과는 대조적으로 관절가동술은 때때로 효과적이기 위해서는 지극히 부드러워야 한다. 그런 한 예로 작은 범위 내의 신전-가속(편타성)손상이 있다. 특히 이 손상의 범위 내에서 더 알려면, Jeffreys(1991)에 상세히 나와 있다.

편타성 손상은 전형적으로 손상받은 환자의 차가 뒤에서 추돌당했을 때 발생한다. 특히, 만약 환자가 앞을 곧바로 보고 있거나 임박한 충격을 의식하지 못했을 때 발생한다.

굴곡과 측방굴곡 가속 손상이 덜한 충격을 일으키는 것을 보려면 그것(Jeffreys, 1991)을 추천한다. 충격의 순간에 머리와 목은 전부 무방비 상태의 운동이 된다. 그런 무방비 상태의 운동은 무수한 다른 방식내에서 일어날 수 있다. 그러나 중등도의 사고가 발생했을 때 전후 구조물이 손상을 받는데 뒤쪽의 손상은 추간판 섬유륜과 후관절과 인대 조직에 손상을 일으킨다.

앞쪽의 손상은 두가지 과정으로 발생한다. 첫째, 머리가 뒤쪽으로 부딪쳤다가 다시 제자리로 올 때 전 굴곡근은 머리가 뒤쪽으로 가는 것을 막으려 하고 머리와 목을 앞으로 당기려고 힘쓴다(Taylor and Twomey, 1993).

치료는 두가지 원리외에 다른 것은 논하지 않을 것이다.

1. 부드러운 목부목은 (모든 운동을 예방하는 목적이 아닌) 환자가 그것이 약간의 믿음을 준다고 느낄 때 사용해야만 한다.
2. 능동 운동은 장려되어야 하지만, 치료사의 지시나 안내에 따라야 한다. 처음 운동은 낮은 베개로 지지하면서 회전형의 운동을 해야 한다. 목부목(soft collar)이 더 편안하다면, 그것을 착용한다. 운동은 최소한의 범위로 하고 불편한 행동을 야기하는 동작은 무엇이든지 하지 않아야 한다. 'rotary-type' 운동이란 단어는 여기에서는 'chicken on a spit' 에서의 운동과 구별하여 사용한다. 이런 운동은 피해야 한다.

JEFFREYS, E. (1991). Prognosis in Musculoskeletal Injury: *A Handbook for Doctors and Lawyers*. London: Butterworth-Heinemann.

TAYLOR, J. R. and TWOMEY, L. T. (1993). Acute injuries to cervical joints: an autopsy study of neck sprain. *Spine*, **18**, 1115-1122.

11 흉추(Thoracic spine)

정형국 역

서론(Introduction)

> 흉추에 대한 흥미로운 사실들:
> - 내부장기의 증상이 흉추나 흉추 주변조직에 의해 발생할 수 있다.
> - 늑골관절 때문에 호흡에 관련된 증상들이 발생할 수 있다.
> - 흉추는 견갑대 주변의 역동적 자세 안정화에 영향을 줄 수 있다.
> - 교감신경사슬이 역학적 자극을 받아 여러 증상을 일으킬 수 있다.
> - 심장 및 흉부의 개방성 수술이 신경근골격계 구조물에 영향을 줄 수 있다.

도수 물리치료사(MPT)의 입장에서 볼 때, 흉추는 몇 가지 점에서 흥미롭다. 그 첫 번째는, 촉진을 통해 흉추를 쉽게 확인하고 해석할 수 있다는 것이다. 종종 물리치료사는 이런 촉진을 통해, 환자가 인식하지 못한 통증이나 민감한 부분을 새롭게 발견하기도 한다. 예를 들면, 환자는 어깨와 팔의 통증이 흉추에 의해 발생할 수 있다는 사실에 놀란다. 두 번째는, 내부장기의 통증과 닮은 증상들이 흉추 영역에서 발생할 수 있다는 점이다. 오늘날에도 환자의 복부 통증이 흉추에서 기인하는지 또는 그렇지 않은지를 증명하려는 시도들이 자주 행해지고 있다. 특히, 증상들이 척추 요소와 내부장기 요소를 모두 가지고 있을 때는, 인내와 주의를 가지고 평가에 임하는 것이 가장 중요하다. 환자의 증상 부위와 그 양상을 결정할 때, 철저한 주의를 갖는 것이 중요하다. 특히, 환자가 통증을 줄이기 위해 어떤 자세를 취하는가에 관심을 가져야 한다. 예를 들면, 내부장기 통증 환자는 통증을 줄이기 위해 눕는 자세를 취하지 않는다.

간헐적으로 호흡의 어려움을 가지는 환자들은 늑막의 문제일 확률보다 늑골간 관절, 늑골추체 관절 및 추간관절 등의 문제일 확률이 더 크다.

많은 도수 물리치료사들은 흉추가 내부장기 질병의 원인이 될 수 있다라고 확고하게 믿는다. 그러나, 경추가 어깨통증을 유발할 수 있다 라는 사실은 이미 밝혀졌지만, 흉추가 내부장기의 통증을 일으킬 수 있다 라는 사실은 아직까지 증명되지 않았다. 그리고, 어깨가 손상을 당했을 때, 경부 통증이 발생할 수도 있는데, 이것을 어깨 증상에 대한 이중성(double component)이라 한다. 경추의 경우와 비슷하게, 흉추 문제로 인해 내부장기 문제가 발생할 수 있고, 또 내부장기의 문제로 흉부 통증이 발생할 수도 있다. 이렇듯, 척추 요소와 내부장기 요소가 혼합된 상황이 초래될 수 있다. 사실, 이런 상황은 감별진단이나 예후를 판단하는데 많은 어려움을 제공한다. 그렇지만, 경추 문제가 어깨 통증을 유발시킬 수 있지만, 어깨의 병리적 변화까지 초래할 수 없듯이,

흉추 문제로 인해 내부장기의 병리적 변화가 일어나는 것은 아니다.

흉추에 대해 우리가 알아야 할 세 가지 요소를 더 추가하면,

1. 상부/중간 흉추, 늑골 및 그들의 연결부위들은 견갑-흉곽 부위와 어깨 부위에 영향을 줄 수 있는데, 이것은 증상에 직접 관련하여 영향을 주거나, 또는 역동적 자세 안정화와, 어깨와 견갑대의 상대적 가동성에 영향을 준다. 하부 흉추와 흉추-요추 이행부도 위와 비슷한 방법으로 요추-골반의 질병에 영향을 줄 것이다.
2. 교감신경절들은 늑골-추체 관절 가까이에 위치하고 있다. Evans(1997)에 의하면, 늑골- 추체 관절의 관절염이 교감신경절의 사슬에 역학적인 자극을 준다는 것이다. 미세한 자율신경계의 증상(특히, 사지에서)은 이런 역학적 자극의 결과로 일어나는 것이다.
3. 흉추와 늑골에 대한 관절가동술과 도수교정은 흉부수술이나 심장수술을 한 후에도 적용이 필요하다. 사실, 흉곽의 수술적 외상에 의해 근골격계의 통증과 강직이 발생할 수 있다.

주관적 검사(Subjective Examination)

표 11.1은 흉추에 대한 주관적 검사를 설명하고 있다. 흉추에만 있는 독특한 항목은 환자의 증상에 대한 호흡의 효과이다. 주로 흡기시 통증이 발생하고 호기시에는 거의 통증이 발생하지 않는다. 만약 환자가 호흡시 어떤 문제를 발생하지 않는다 해도, 더 크게 호흡을 하도록 주문해야 한다. 그리고 점차적으로 "코"로 깊게 들여 마시도록 주문한다. 이렇게 하는 이유는 환자의 증상이 경미하거나 간헐적으로 일어날 때, 환자의 평상시 흡기로는, 통증을 유발시킬 수 있는 운동범위까지 도달하지 못하기 때문이다.

EVANS, P.(1997). The T4 syndrome. Some basic clinical aspects. *Physiotherapy*, 83(4), 186-189.

표 11.1 흉추. 주관적 검사

질병의 종류

환자가 왜 치료를 받고자 하는지 기록한다.
- (i) 통증, 강직, 약화, 불안정성 등
- (ii) 급성 발병
- (iii) 수술후, 외상, MUA, 지지, 견인 등

병력

과거력과 현재력
병력에 따른 여러가지 이차적 질문

부위

통증, 강직, 재발, 약화 등이 있는가?
인체그림 챠트(body chart)에 표시하기 :
1. 증상이 시작된 부위
2. 이상감각 부위
3. 증상이 동반된 기타 부위
   - (i) 다른 척추부위
   - (ii) 병변이 있는 위 아래 관절부위
   - (iii) 기타 관련있는 관절들

증상의 양상

전체적인 양상
1. 증상이 언제 나타나고, 언제 변화되는가? 그리고 이유는?(일상활동, 침상/베개)
2. 국소통과 연관통이 쉴 때에는 어떠한가?(하루 중 활동과 관련하여서는? 아침과 저녁의 증상은?)
3. 통증과 강직정도는?
4. 활동과 관련하여서는? (하루의 시작과 마칠 때를 비교해 보자)

세부적인 양상
1. 증상을 일으키는 것은? 감소시키는 것은?
2. 어떤 자세가 증상을 유발시키는가?
3. 빠르게 움직일 때 통증이 발생하지 않는가?
4. 호흡, 기침 및 재채기 할 때 통증이 발생하는 부위는?
5. 통증이 발생하는 부위는?

특별한 질문
1. 발쪽에 욱신거림이 있는가? 혹은 보행시 어떤 문제가 발생하는가?
2. 당신의 전반적인 건강상태는? 최근에 체중 감소가 있습니까?(병력청취)
3. 최근에 X-rays 찍은 적이 있습니까?
4. 다른 질병로 혹시 약을 복용하고 계십니까?(예; 스테로이드 치료를 받고 있는 골다공증 환자)

병력
1. 언제 발병하였는지?
2. 전에도 아픈 적이? 동반된 증상들은?
3. 증상이 더 좋아졌는지, 더 나빠졌는지?
4. 전에 치료받은 적이 있었는지, 있었다면 효과는?
5. 관련있는 사회-경제적 문제는?

주요 소견들은 별표(*) 해 둘 것

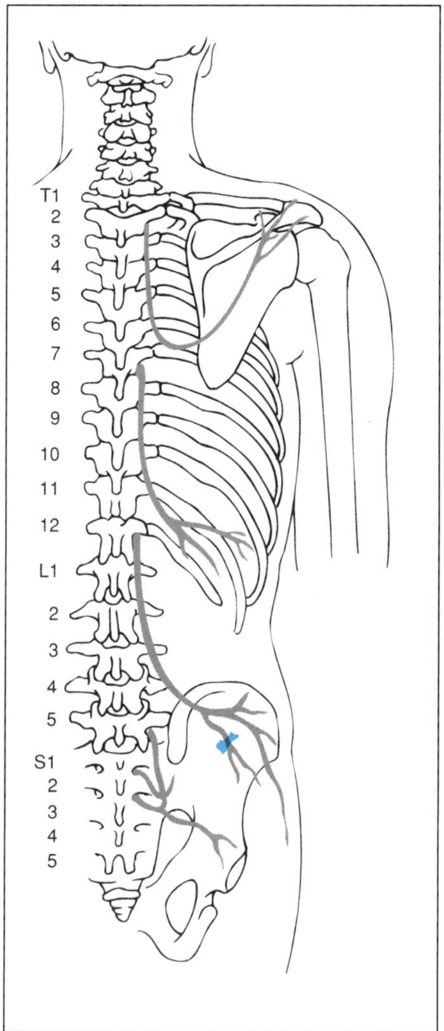

그림 11.1a T2, T7, T12의 일차 후지와 그들의 지배 영역

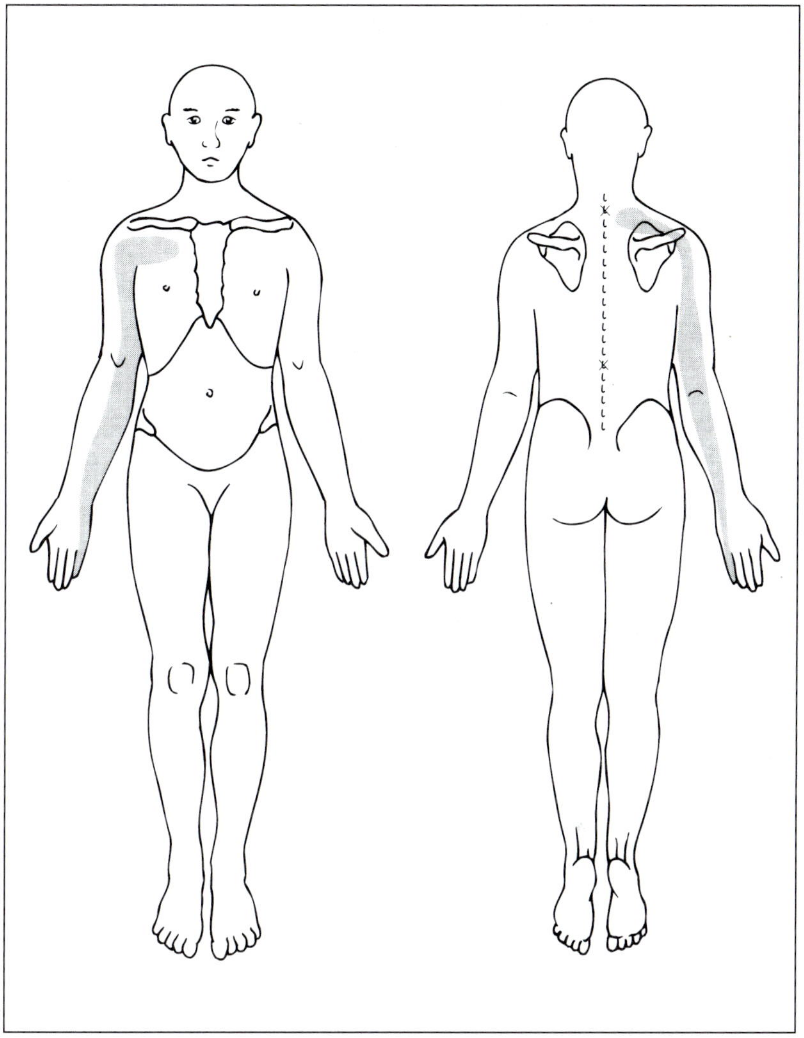

그림 11.1b 첫번째 늑골 증후군의 증상 분포도

통증에 대한 환자의 병력을 경청하는 동안에도, 늑골추체 관절과 늑골간 관절의 움직임은 물론, 늑연골 관절과 견갑흉곽 관절의 움직임도 주의 깊게 관찰해야 한다.

질병의 종류('Kind' of disorder)

환자는 증상들이 흉추에서 기인한다 할지라도, 그 증상과 흉추를 연관시키지 못할 것이다.

종종 흉추가 환자의 초기 증상과 관련되어 있는지는 그렇게 명확하지 않다. 초기의 주된 문제점들은 압박성 두통, 어깨 뒷면이나 골반부위의 통증일 것이다. 흉추와 관련 있다라고 생각되는 유일한 실마리는 팔다리가 무겁고 피로한 것뿐이다. 만약, 흉추에 뚜렷한 외상이 없거나 또는 흉추 조직에 악영향을 주는 과격한 노동과 같은, 활동을 하지 않았다면, 당연히 환자는 흉추와 전혀 관련 없는 부위의 증상들을 흉추와 연관시켜 생각할 수 없을 것이다.

결론적으로 말해, 환자가 목이나 하부 등쪽에 특별한 운동 제한을 가지고 않은 채, 경부 통증이나 어깨 통증, 그리고 하부 등쪽 통증을 호소한다면, 흉추 부위를 검사해 보는 것이 좋다.

그리고, 의학적 검사로도 뚜렷한 결과를 얻지 못했을 때, 흉부 검사가 흉부 통증, 복부 통증, 신장 통증, 또는 소화기 계통의 통증을 감별진단 하는데 중요한 역할을 할 수 있다.

부수적인 증상들(Associated symptoms)

> 종종 흉추 질병는 자율신경계로부터 기인하는 증상을 동반한다.

흉추 질병는 신경근골격계의 원인으로 일어나는 일반적인 증상 이외에 부수적인 증상을 동반한다. 이런 현상이 일어나는 이유는 내부장기 질병가 중첩되어 있거나 또는 흉추의 교감신경 사슬이 역학적인 자극을 받고 있기 때문이다. 이 단계에서 할 수 있는 적절한 질문으로는, "만약 내가 당신의 견갑골 사이의 통증을 없애 준다면, 당신은 완치되었다"라고 생각하시겠습니까? 이와 같은 질문을 환자에게 하면, 환자는 자발적으로 자신의 증상에 대해 많은 말을 하게 될 것이다. 흉추 질병에 관련된 일반적인 증상들로는, 압박성 두통, 어지러움, 피로, 팔다리의 무거움, 구역질, 사지 부종, 과도한 땀 배출, 사지의 체온 변화, 우울증 및 불안 등이 있다.

자율신경계가 머리, 체간 및 사지에 연결되어 있기 때문에, 흉추 질병는 신체 전반에 걸쳐 증상을 나타낼 수 있다. 만약 환자가 머리, 체간 및 사지에 이상감각이나 전신적이고 분절화되어 있지 않은 애매한 무거움을 호소하다면, 흉추를 보다 정밀하게 검사할 필요성이 있다. 그러므로, 통증 부위를 국소화시키는 것이 매우 중요하다.

앞에서 통증의 분포를 제시했지만, 여기에서는 두 가지 다른 요소를 언급하고자 한다. 첫번째, 흉추가 자극(irritation)의 증상과 징후를 자주 일으키고, 또 일차 후지(post primary ramus)의 신경전도를 방해한다는 것이다. 도수 물리치료사는 흉추에서 나오는 세 종류의 일차 후지(post primary ramus) 즉, T2, T7, T12에서 나오는 일차 후지에 관심을 가지고 있다. 일차 후지들은 그 길이가 길어서 기시점에서 멀리 떨어진 부위까지 지배한다. 그림 11.1a는 이들 일차 후지에 의해 지배되는 영역을 잘 보여주고 있다. 두번째는, 신경근이 압박되는 경우가 거의 없다 라는 것이다. 그렇지만, 만약 환자의 통증이 늑골의 해부학적 위치와 평행하게 비스듬히 나타난다면, 반드시 감각 변화 검사를 실시해야 한다.

또한 첫번째 늑골은 전형적인 강직이나 통증 패턴을 가진다(그림 11.1b).

증상들의 양상(Behaviour of symptoms)

흉추에서 기인하는 몇몇 증상들의 모호성 때문에(팔다리가 무겁거나 피로함), 종종 환자는 증상들의 양상을 정확하게 설명하지 못한다. 위치, 자세나 활동 등과 연관된 모호한 관련성도 있을 수 있지만, 이 관련성이 일치하지 않는 경우도 많고, 또 반드시 일어나는 것도 아니다. 한 환자를 예를 들면, 환자가 머리 위로 팔을 올리고 작업할 때 팔이 매우 무겁고 쉽게 피로감을 느낀다고 말하기도 하고, 가끔 앉아 있어도 팔이 아프기 시작한다라고 말하기도 한다. 이런 경우에는 그 환자가 자신의 증상을 악화시키는 동작과 완화시키는 동작을 인식하지 못하기 때문에, 증상들의 양상과 환자의 활동 사이의 관련성을 찾기 어렵다. 그러나, 흉추에서 방사되는 징후와 증상의 양상을 상세히 관찰하고 메모함으로써 어느 정도 관련성을 찾을 수도 있을 것이다. 그리고, 양쪽 견갑골 사이에 있는 강직(뻣뻣함)의 양상을 통해 치료 효과를 평가할 수 있다. 실제로, 그 환자는 항상 아침에 강직이 더 심해지는 것을 느꼈지만, 나이 때문이라고 생각했다. 환자는 이런 부수적인 증상들이 흉추 질병에서 오는 것이 아니라, 통증의 일부분으로만 생각하고 있다. 이와 같이, 환자는 단순히 자신이 가지고 있는 문제점만을 인정할 것이다. 그 환자가 증상의 양상을 생각해 볼 때, 자신의 등이 뻣뻣하기 때문에 골프 스윙시에 더 악화되었다 라고 생각한다.

흉추 증상의 양상에 대해 자세히 질문하는 것이 그 증상의 원인을 감별하는데 도움을 준다. 예를 들면, 환자가 차를 후진하기 위해 머리와 체간을 뒤로 돌릴 때 통증이 발생했다 라고 이야기 한다면, 그 통증이 경추에서 시작될 수도 있기 때문에, 그것을 감별하기 위해 다음과 같은 특별한 질문을 해야 한다. 즉, 머리를 돌릴 때 견갑골 통증이 일어나는지 아니면, 체간을 돌릴 때 통증이 일어나는지를 환자에게 다시 물어야 한다. 일단 증상을 일으키는 동작을 알았다면, 보다 자세한 질문을 통해 그 증상의 원인들을 분류해야 한다.

특별한 질문들(Special questions)

> 특별한 질문들을 철저하게 해야 한다; 내부장기, 호흡 및 심장계 질병의 가능성을 고려해야 하고, 또 척추종양이 흉추에서 잘 발생할 수 있다라는 사실들을 고려해야 한다. 그리고 아동과 청소년이 흉부 통증을 호소하면 발달 이상과 유소년성 질병도 고려해야 한다.

흉부 증상이 있을 때, 도수 물리치료사는 항상 그 증상이 신경근골격계가 아닌 다른 원인에 의해 발생되었는지를 확인해야 한다. 그리고 의학적 병력과 그 증상을 기록해야 한다. 이런 방법을 통해, 물리치료사는 의문점을 부단히 가지고 있어야 하고, 자신의 진단 능력을 향상시켜야 한다. 흉부에서 발생할 수 있는 척추 종양과 전이의 경향을 고려하듯이, 내부장기와 호흡 및 심장계 문제의 가능성도 반드시 고려해야 한다. 측만증과 같은 발달이상, Scheuermann 질병과 같은 유소년성 질병, 그리고 강직성 척추염과 같은 염증성 관절염 등이 흉부에서 잘 발생할 수 있기 때문에, 도수 물리치료사는 청소년기의 성장통으로 진단 내릴 때 그 문제들을 주의깊게 관찰해야 한다. 특히, 아동과 청소년과의 의사소통이 중요하다. 물리치료사는 아동에게 신뢰감을 주어야 한다. 이런 신뢰감이 생기면 아동들은 자신의 문제나 비밀을 스스로 말하게 되는 것이다. 아동이나 청소년들은 자신에게 있는 문제가 무엇인지를 본능적으로 알고 있기 때문에, 물리치료사는 아동을 통해 적절한 정보를 얻어야 한다.

병력(History)

흉추와 늑곽의 병변이 뚜렷한 사고, 외상 또는 활동 중 어느 것에 의해 일어나는지를 결정해야 할 것이다. 이런 발병형태의 예는 넘어질 때 흉추나 늑곽에 직접적으로 가해지는 충격, 늑골 골절, '편타성(whiplash)' 손상 또는 흉부 수술에 따른 부작용으로 일어난다.

잠행성 증상의 시작은 직업의 변화, 과격한 노동, 또는 처음 해 본 활동과 관련되어 있다. 예를 들면, 환자들은 '최근에 컴퓨터와 관련된 일을 시작했다' 라든지 또는 '에어로빅을 시작했다' 라고 말한다.

> 가끔 흉추 요소를 가진 질병들이 기대했던 만큼 회복이 잘 안될 수도 있는데, 이런 경우는 질병의 안정성과 진전이 교감신경의 문제로 부터 영향을 받을 수 있다.

몇몇 경우에 있어, 흉부 증상이 날마다 다르게 나타나기도 하는데, 이것은 질병의 불안정성(disorder instability)이 존재한다는 것을 의미하고 그 결과로, 회복이 기대만큼 잘 안될 수도 있다. 환자는 기대만큼 회복이 덜 되었지만, 자신의 증상이 좋아지고 있다라고 생각한다. 그러나, 뚜렷한 이유 없이 증상들이 다시 나빠지기도 하는데, 이런 경우는 교감신경이 심하게 자극 받고 있기 때문이다. 물리치료사는 질병의 안정화와 회복을 고려하기 전에, 과민해진 교감신경을 줄여 주기 위해 흉추, 늑골 그리고 신경조직을 가동시킬 필요가 있다(Wright, 1995).

도수 물리치료적 검사 (Physical Examination)

표 11.2에 목록된 항목들이 모든 환자에게 다 필요한 것은 아니지만, 자주 이용되는 검사들을 표 11.2에 정리해

CLOWARD, R. B. (1959). Cervical discography. a contribution to the aetiology and mechanism of neck, shoulder and arm pain. *Annas of Surgery*, 150, 1052-1064.

WRIGHT, A. (1995) Hypoalgesia post-manipulative therapy: a review of potential neurophysiological mechanisms. Manual Therapy, 1(5), 11-16

놓았다.

관찰(Observation)

흉추에 대한 관찰을 정밀하게 할 필요는 없지만, 둥근 어깨(rounded shoulders), 돼지 턱(porking chin), 가성 익상 견갑골(pseudowinging scapulae), 편평한 흉곽(flat thorax), 후만증(kyphosis)과 측만증(scoliosis) 등과 같은 자세, 이상이 흉추에서 잘 나타난다. 그러나 흉추를 관찰할 때 환자의 증상과 징후에 연관하여 관찰하는 것이 중요하다.

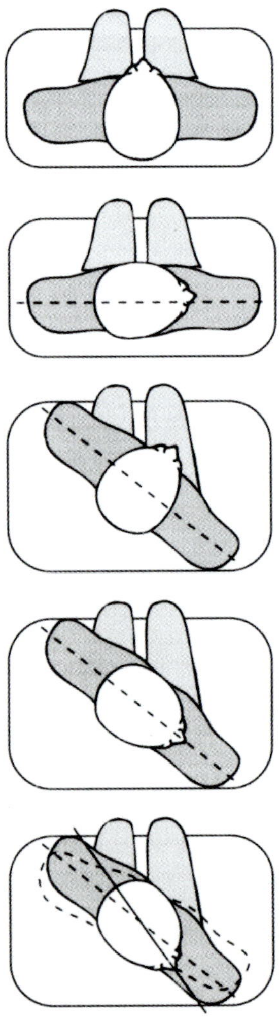

A. 환자의 앉은 자세 (머리 위에서 관찰)

B. 체간은 정면을 향한 채, 머리만 우측으로 최대 회전한 자세

C. 머리를 회전하지 않고 체간만 우측으로 회전한 자세

D. 머리와 체간을 모두 우측으로 회전한 자세

E. 상부 흉추는 회전 범위를 줄이고 경추부위는 더욱 회전한 자세

그림 11.1c (A) 환자의 앉은 자세(머리 위에서 관찰); (B)-(E) 다양한 회전 자세.

표 11.2 흉추의 도수 물리치료적 검사

관찰

자세, 움직이려는 의지

간단한 검사

운동

통증이나 관절 제한 부위까지 운동

굴곡(F), 신전(E), 굴곡과 신전 상태에서 좌 · 우측 측방굴곡, 굴곡과 신전상태에서 좌 · 우측 회전운동, 통증과 양상, 가동 범위, 보호성 변형, 극지화, 과압박, 추간관절운동(반복 운동과 속도 증가)

앉은 자세(가능하다면)

상부 흉추의 통증을 검사하기 위해 반드시 목 운동을 검사한다.

상부 흉추의 통증을 검사하기 위해 흉추를 회전시킨 후 경추를 회전시킨다.

통증이 있는 쪽으로 지속적인 신전(E)과 측방굴곡(LF)시킨다. 통증이 있는 쪽으로 회전시킨다.(연관통을 유발하기 위해)

두드리기 검사(굴곡, 신전, 측방굴곡 및 회전 검사에서 음성으로 나왔을 때)

압박과 견인 검사(굴곡, 신전, 측방굴곡, 회전 검사 및 두드리기 검사에서 음성이 나왔을 때)

복합운동검사

능동 사지 관절 검사

제1늑골 검사

늑골간 관절 늑골추체 관절

PPIVM T_{4-12}, F, E, LF, Rot^n

척추관검사(slump 검사)

누운 자세

수동 목 굴곡 검사 : 가동범위, 통증

SIJ(강직성 척추염)

제1늑골

신경학적 검사(감각)

수동 사지관절 검사

옆으로 누운 자세

PPIVM C_7-T_4, F, E, LF, Rot^n. T_{4-12} Rot^n.

엎드린 자세

촉진

체온과 땀

연부조직 촉진(근육과 극돌기 사이의 공간)

추골과 늑골의 위치

추간관절, 늑골추체 관절 및 늑골간 관절의 수동 종속운동

(↕ →• •← ┌• •┐ 척추와 늑골)

생리적 운동자세에서 복합된 PAIVM.

근육통을 위한 등척성 수축검사

다른 관련 요소에 대한 검사

기타 검사

X-선, 방광검사와 같은 관련 검사의 보고를 위해 의료 챠트에 기록한다.

환자 교육

(i) 증상이 악화될 수 있음을 알려 준다.

(ii) 증상에 대해 알고 싶은 것이 언제든지 있으면 질문하도록 교육한다.

(iii) 필요하다면 "요통관리"에 대한 교육을 실시한다.

주요 소견들은 별표(*) 해 둘 것

현재의 통증(Present pain)

흉추의 기능적 능동운동 검사를 시작하기 전에, 물리치료사는 증상이 현재에도 존재하는지, 그리고 만약 현재에도 증상이 있다면, 어디에 그리고 어떻게 있는지를 환자에게 질문해야 한다. 그리고 이 시점에서, 환자의 능동 운동과 통증의 관련성에 대한 통증 평가를 시작하는 것이 중요하다.

기능적 재현과 감별진단 (Functional demonstration)

환자가 자신의 증상을 유발시키는 특정한 기능적 운동을 수행할 수 없을지 모르지만, 몇몇 경우에 있어, 기능적 운동이나 손상운동이 도수 물리치료사에게 유용할 수 있을 것이다.

앞에서 언급했듯이, 환자가 심호흡을 통해 가슴통증을 유발시키는 경우가 좋은 하나의 예이고, 또 다른 예로는, 기능적 운동을 이용해 환자의 증상에 상응하는 척추 레벨을 구분하는 것이다. 예를 들면, 통증이 상부 흉부의 후방에 있는 경우, 그 증상이 경추 - 흉추 이행부(C5/6나 C6/7)에서 기인하는지 아니면, 상부 흉추의 추간 관절에서 기인하는지를 정확히 알기란 쉬운 일이 아니다. 다음과 같이 머리를 회전시키면서 통증을 감별한다:

1. 환자는 물리치료사를 마주보고 앉은 자세를 취한다. 물리치료사는 환자에게 이 자세를 취할 때 통증이 있는지를 물어본다(그림 11.1c(A)).
2. 환자의 증상이 회전 가동범위의 끝지점에서만 유발된다고 가정할 때, 체간은 움직이지 않고 머리만 오른쪽으로 최대한 회전하도록 환자에게 주문해 보자. 만약 이 자세에서 환자가 아무런 증상을 느낄 수 없다면, 물리치료사는 자신의 왼손으로 환자의 왼쪽 관자놀이를 누르는 동시에, 오른쪽 전완과 손으로 환자의 오른쪽 어깨 뒤와 후두부의 오른쪽을 누르면서 과압박을 적용한다. 물리치료사는 이 자세에서 환자의 어깨를 움직이지 않고 경추 부위를 과압박할 수 있다. 이 검사는 상부 흉추가 약간 회전하기 때문에 흉추 회전을 완전히 차단하지 못하지만, 그럼에도 불구하고, 경추와 흉추의 감별진단에 유용한다(그림 11.1c(B)).
3. 경추 회전의 과압박으로 통증 반응을 평가한 후, 환자에게 머리를 회전하지 않고 흉곽만 오른쪽으로 회전하라고 주문한다. 물리치료사는 환자의 어깨를 이용해 흉추 회전의 과압박을 적용한다(그림 11.1c(C)).
4. 흉추 회전의 과압박으로 통증 반응이 나타났다면, 환자에게 머리를 최대로 오른쪽으로 회전하라고 주문하고, 환자의 증상을 관찰한다. 만약 경추를 오른쪽으로 회전했을 때 증상의 변화가 나타난다면, 경추 움직임이 환자의 증상과 관련 있는 것이다(그림 11.1c(D)).
5. 위의 자세에서, 물리치료사는 상부 흉추와 경추 회전에서의 과압박 적용에 변화를 줄 수 있다. 즉, 경추를 오른쪽 회전시킨 상태에서 상부 흉추의 회전을 약간 줄인 후, 증상의 변화를 평가한다. 이런 과압박의 변화 때문에, 상부 흉추에서 회전에 대한 강도가 줄어들고, 경추 부위에서 증가된다(그림 11.1c(E)).

간단한 검사(Brief appraisal)

기능적 운동이 증상의 근원에 대해 가치 있는 정보를 제공할 때, 도수 물리치료사는 보다 정밀한 검사의 실마리를 제공하기 위해 도수 물리치료사는 관련된 부위를 간단하게 평가해야 한다. 위의 예에서, 흉추가 더 많이 관련있는 것으로 생각되면, 그 부위에 대한 자세한 검사를 시작할 수 있다. 그리고, 관련성이 낮은 경추의 문제를 배제하기 위해, 경추 부위 검사를 빠르게 진행해야 한다.

흉추 회전(Thoracic rotation)

여러 자세에서 흉추 회전을 평가할 수 있지만, 먼저, '몸을 돌릴 때 통증이 발생하는가?' 와 같은 질문을 통해 환자의 자세를 선택한다. 예를 들면, 골프를 칠 때 환자의 증상이 유발될 수 있다. 이런 상황 아래서, 수동 운동이 명확하게 평가될 수 있도록 통증이 유발되는 특정 운동 지점을 결정할 필요성이 있다.

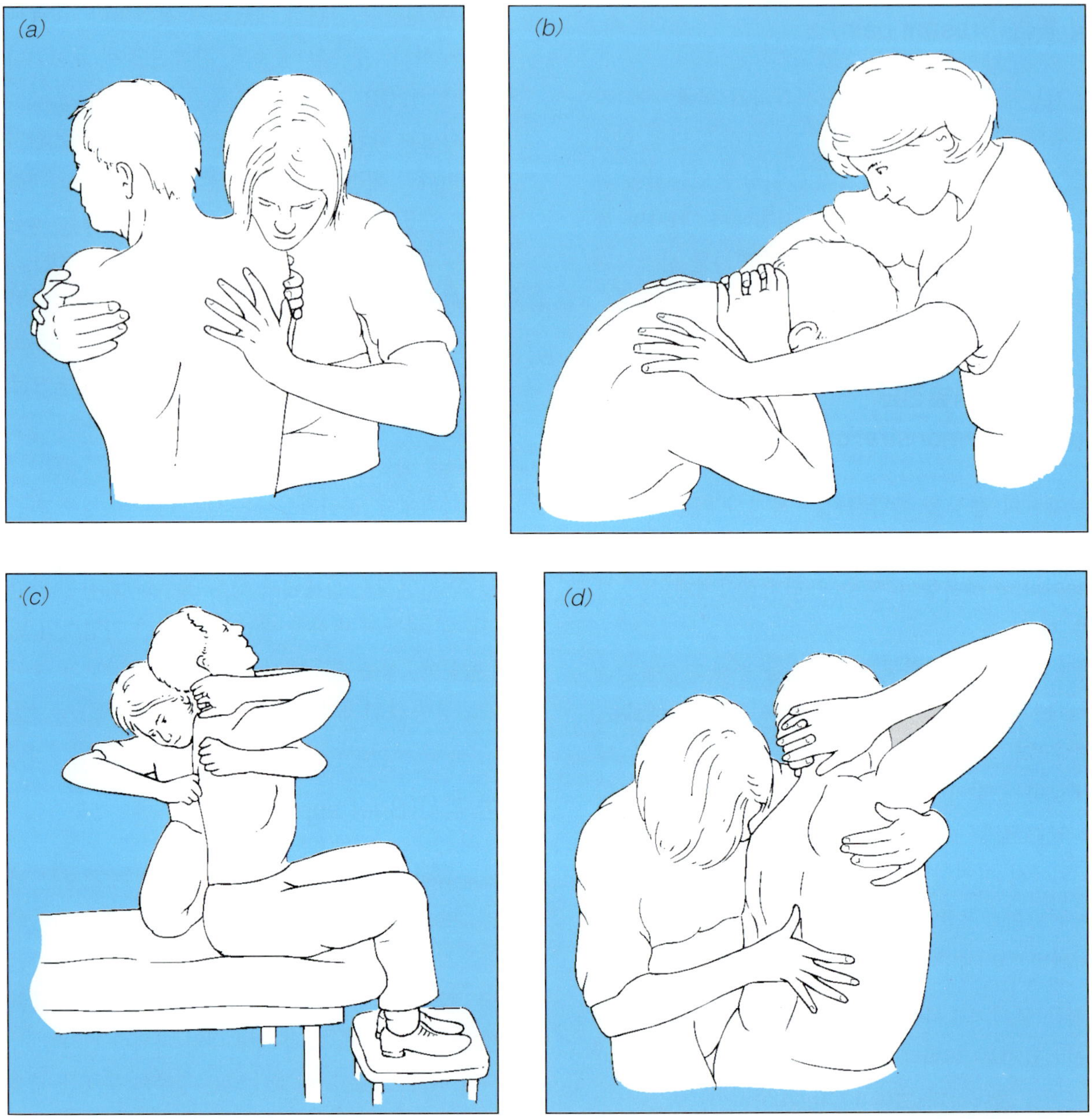

그림 11.2 과압박을 적용하는 예들: *(a)* 흉추 회전의 과압박; *(b)* 흉추 굴곡의 과압박; *(c)* 흉추 신전의 과압박; *(d)* 흉추 측방굴곡의 과압박

선 자세에서도 회전 검사를 수행할 수 있다. 이때 양팔로 팔짱을 끼거나 팔을 쭉 펴거나 또는 팔을 몸에 붙이고 검사할 수 있는데, 이런 선 자세에서의 검사들은 하부 흉추의 움직임을 검사하는 것이다.

환자에게 팔짱을 끼게 하고 앉은 자세에서 회전 검사를 수행한다. 흉추를 편 상태에서 회전 검사를 수행한다. 그리고 흉추를 굴곡시킨 자세에서도 회전 검사를 수행하고, 편 상태의 검사와 비교한다. 견갑골과 흉부에 압력을 가해 더 회전시킴으로써 과압박을 적용한다(그림 11.2a).

앉은 자세에서 상부 흉추 회전검사를 수행할 수 있다. 이때 환자의 자세는 깍지를 끼고 후두부에 손을 놓게 하고, 물리치료사는 환자의 하부 흉추를 고정한다. 이 자세에서, 만약 머리를 고정하고 어깨만 왼쪽으로 돌리게 하면, 주된 움직임이 상부 흉추와 중간 흉추에서 일어난다.

흉추 굴곡/신전(Thoracic flexion, extension)

경추 운동 검사에는 상부 흉추의 굴곡과 신전 검사를 포함시키고, 또 요추 운동 검사에는 하부 흉추의 굴곡과 신전 검사를 포함시킨다. 그리고 중간 흉추의 굴곡과 신전 검사는 앉은 자세에서 머리뒤로 깍지를 끼게 하고 검사한다. 이때 양 팔꿈치가 전방을 향하도록 주문한다.

굴곡(Flexion)

위의 자세를 선택한 후, 흉추를 굴곡하기 위해 환자에게 팔꿈치를 서혜부쪽으로 내려라고 주문한다. 물리치료사는 운동 범위, 운동에 따른 증상 반응과 질을 평가한다. 필요하다면, 물리치료사는 환자의 앞쪽에 서서 쇄골과 견갑골의 상단을 잡고 과압박을 적용한다. 과압박의 방향은 굴곡하고 있는 체간의 방향으로 적용한다. 이때 상부 흉추를 과압박하기 위해서는 머리쪽으로, 중간 흉추의 과압박은 수평으로, 하부 흉추의 과압박은 발쪽으로 적용한다(그림 11.2b).

신전(Extension)

굴곡 검사와 같은 자세를 선택한다. 다른 점은 요추를 굴곡하기 위해 낮은 의자 위에 양발을 또는 한 발을 놓게 한다. 양팔꿈치를 상방으로 향하도록 주문한다. 물리치료사는 운동 범위, 운동에 따른 증상 반응과 질을 평가한다. 물리치료사는 환자의 왼쪽 옆쪽에 선다. 필요하다면, 이때 물리치료사의 왼팔로 환자의 양팔 밑을 지나가게 하여 오른쪽 견갑골 부위를 고정하고, 오른손은 과압박할 부위의 흉추에 배치한 후, 신전시키는 방향으로 물리치료사의 체간을 측방굴곡하면서 과압박을 적용한다(그림 11.2c).

흉추 측방굴곡(Thoracic Lateral Flexion)

상부 흉추의 측방굴곡 검사는 경추 운동 검사에 포함되고, 하부 흉추의 측방굴곡 검사는 요추 운동 검사에 포함된다. 특정한 중간 흉추의 측방굴곡을 앉은 자세에서 검사하기 위해, 환자에게 양손을 머리 뒤로 하게 하고, 이때 양 팔꿈치를 벌리게 한다. 그리고 팔꿈치를 한쪽으로 기울이도록 주문한다. 물리치료사는 운동 범위, 운동에 따른 증상 반응과 질을 평가한다. 물리치료사는 환자의 오른쪽 옆에 서서 특정 추간 관절에 과압박을 적용한다. 그림에서 처럼 왼쪽으로 측방굴곡할 때, 물리치료사는 자신의 왼쪽 겨드랑이를 환자의 왼쪽 어깨 위에 배치하고, 오른손의 엄지를 흉추의 극돌기 측면에 배치한다. 그리고 환자의 측방굴곡을 증가하기 위해 자신의 양쪽 무릎을 굽힌다(그림 11.2d).

적용가능한 검사들(When applicable tests)

복합운동검사(Combined Movement Tests)

이 단계의 검사에서 환자의 증상이 발생하지 않거나 비교할만한 징후들이 없을 때, 복합운동검사와 같은 검사를 적용한다. 복합운동의 순서는 환자의 기능적 제한을 반영해야 한다.

다음의 예는 흉추 검사에서 이용될 수 있는 많은 복합운동의 순서 중 하나이다. 예를 들면, 먼저 흉추를 먼저 왼쪽으로 회전시킨 후에 왼쪽으로 측방굴곡시키고, 다시 오른쪽으로 측방굴곡, 신전과 굴곡시킨다.

1. 앉은 자세에서, 환자에게 체간을 최대 왼쪽 회전하도록 주문한다. 물리치료사는 이 자세에서 과압박을 적용하여, 환자의 증상을 평가한다(그림 11.3).
2. 왼쪽 회전의 과압박을 적용하면서, 물리치료사는 환자의 체간을 왼쪽으로 측방굴곡시킨다. 그리고 환자의 증상 변화를 관찰한다. 왼쪽으로 측방굴곡하는 동안, 같은 강도의 회전 과압박을 유지하는 것이 중요하다. 이것은 보기 처럼 쉬운 일이 아니다; 물리치료사는 오른쪽 겨드랑이로 환자의 오른쪽 어깨를 고정하면서 측방굴곡 시켜야 해 한다(그림 11.4).
3. 물리치료사는 오른쪽으로 환자의 체간을 측방굴곡시킨다. 이때 오른쪽 겨드랑이로 환자를 고정하고

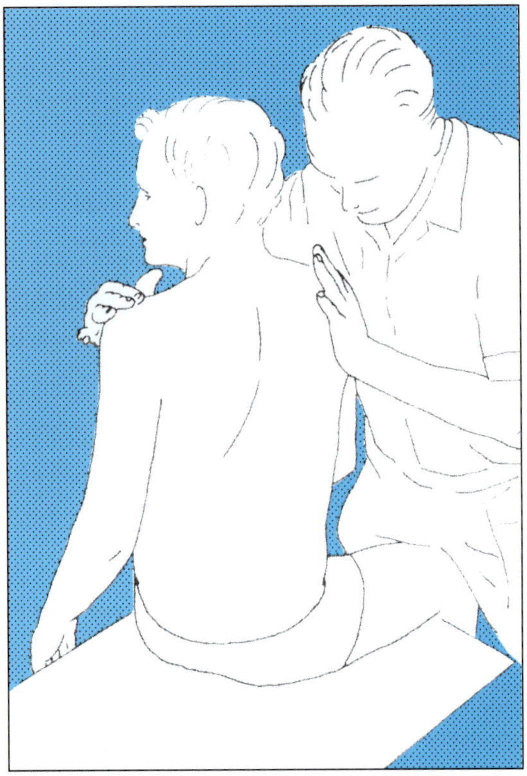

그림 11.3 왼쪽으로 회전시킨 후에 과압박

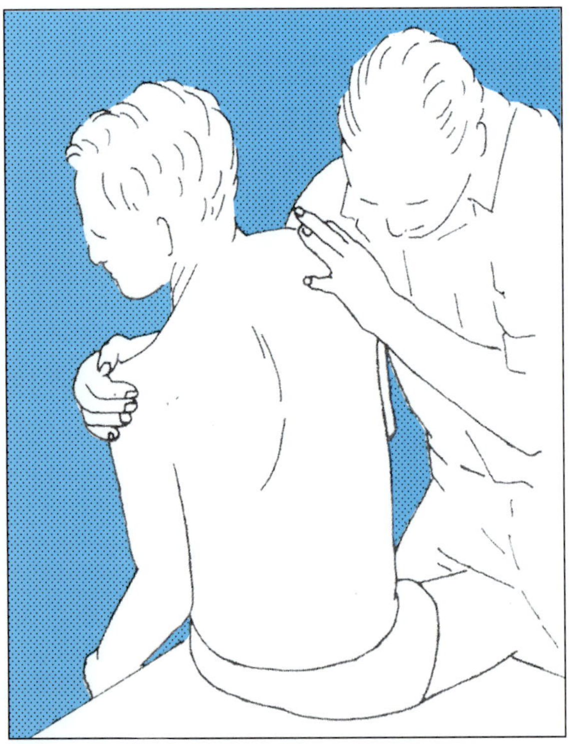

그림 11.4 왼쪽으로 회전시킨 후에 왼쪽 측방굴곡

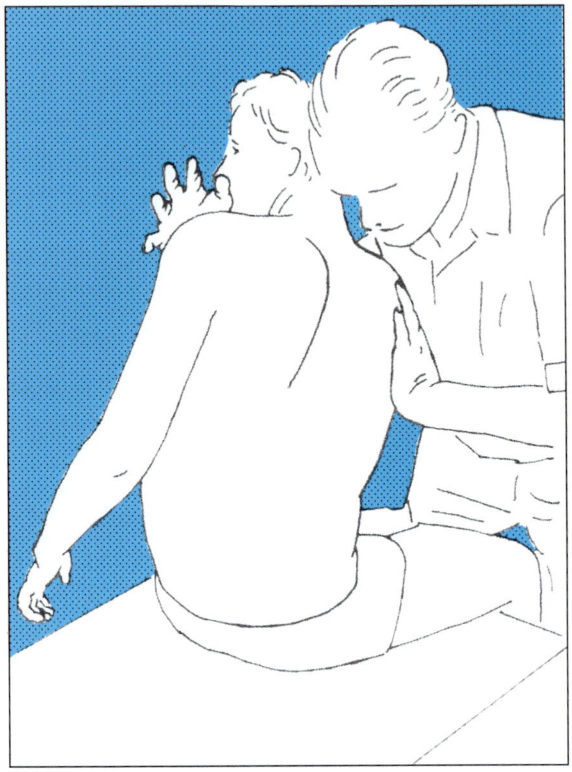

그림 11.5 왼쪽으로 회전시킨 후에 오른쪽 측방굴곡

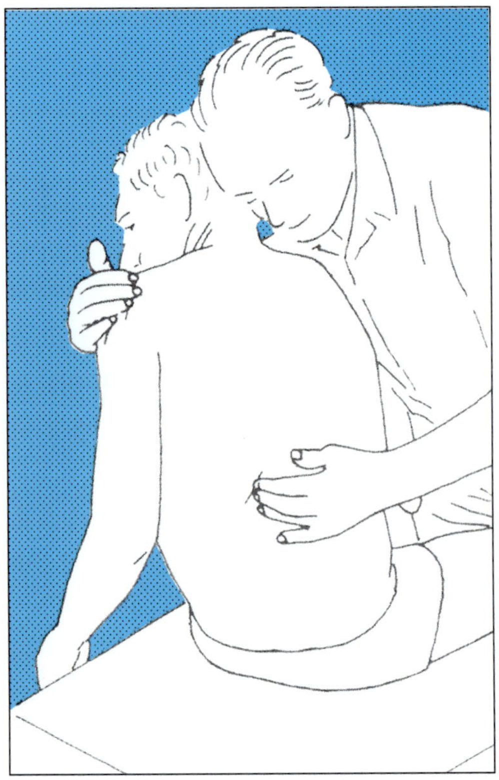

그림 11.6 왼쪽으로 회전시킨 후에 굴곡

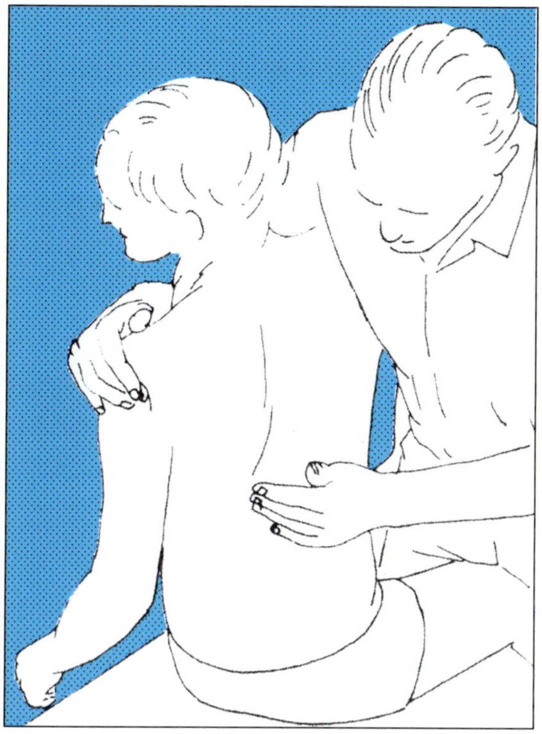

그림 11.7 왼쪽으로 회전시킨 후에 신전

측방굴곡을 조절한다. 그리고 환자의 증상 변화를 관찰한다. 같은 강도의 회전 과압박을 유지해야 한다(그림 11.5).

4. 왼쪽 회전의 과압박을 유지하면서, 물리치료사는 적절한 흉추 레벨에서 굴곡을 첨가한다. 그리고 환자의 증상 변화를 관찰한다(그림 11.6).
5. 물리치료사는 왼쪽 회전의 과압박을 유지하면서, 적절한 흉추 레벨에서 신전을 첨가한다. 그리고 환자의 증상 변화를 관찰한다. 물리치료사는 환자의 흉추를 신전시키기 위해, 양손을 사용하는 동안, 오른쪽 전완을 축으로 이용한다(그림 11.7).

압박 운동 검사 (Compression movement tests)

모든 생리적 운동은 압박에 관계없이 수행될 수 있다. 환자의 자세는 팔짱을 끼고 앉은 자세이고, 물리치료사는 환자의 뒤에 서서 자신의 체간으로 환자의 흉부를 고정한다. 이 자세에서 물리치료사는 양쪽 전완으로 환자의 어깨를 누르면서 압박하고, 양손으로 극상와(supraspinous fossa)를 잡는다. 그런 다음, 물리치료사는 체중을 더 싣기 위해 자신의 양손과 흉골 상부(약 T3 레벨)를 함께 이용한다. 이런 방법을 통해 환자의 흉추를 바닥쪽으로 압박한다.

물리치료사는 압박을 그대로 유지하면서 굴곡, 신전, 측방굴곡 및 회전 등의 국소 진동을 수행할 수 있다. 흉추에서는, 압박을 가하거나 압박을 가하지 않고 운동시킬 때, 통증의 양상이 거의 변하지 않는다.

두드리기 검사(Tap test)

만약 능동운동이 완전히 일어나고 증상이 없다면, 흉추를 굽힌 상태로 의자 위에 앉게 한다. 반사망치로 흉추의 극돌기와 늑골각 부위를 가볍게 두드린다. 하나의 극돌기나 또는 늑골각 부위에 예민한 압통이 나타날 수 있다. 이런 공명효과를 통해, 뼈의 탈무기질화, 스트레스 골절 또는 골종양 등을 발견할 수도 있다.

슬럼프(Slump) 검사

이 검사가 흉추 검사의 일부로 수행하지만, 적어도 대상자의 90% 이상이 약 T8/9 레벨에서 통증의 발생이 일어난다는 것을 반드시 기억해야 한다. 만약 환자가 T8/9에 통증이 있고 이것 때문에 치료받으려고 왔다면, 그리고 slump 검사를 하는 동안 통증이 증가되었다면, 척수관 구조물이 질병의 원인이 될 수 있다. 그런데, 이것을 결정하는 유일한 방법은 이 검사의 기준내에서 물리치료사의 지식과 경험을 바탕으로 그것과 비교 평가하는 것이다.

흉추 척수관 구조물의 가동성을 검사하기 위해, 슬럼프 검사를 변형한 길게 앉은 자세에서의 슬럼프(long sitting slump) 검사를 이용할 수 있다. 예를 들면, 이 자세에서 체간을 왼쪽으로 측방굴곡하여, 오른쪽 늑골을 검사하고 치료한다. 이것은 슬럼프 검사와 늑골-추체관절의 움직임을 통해 교감신경 사슬에 영향을 주는 방법이다.

상지신경검사(upper limb neural test, ULNT), 다리 뻗혀 들기검사(straight leg raise, SLR), 무릎 굽혀 엎드리기 검사(prone knee bend, PKB) 및 수동 목 굴곡검사(passive neck flexion, PNF)와 같은, 다른 신경역동적 검사(neurodynamic test)도 흉추검사의 일부로 고려되어야 한다.

촉진(Palpation)

환자는 양쪽 견갑골의 간격을 넓히기 위해 양팔을 아래로 떨어뜨리거나 또는 체간 옆에 붙여 엎드린 자세를 취한다.

땀 분포와 체온 변화 (Areas of sweating and temperature changes)

> 일반적으로 흉부 중심에서 체온의 상승이 있는지를 찾는다. 그러나 국소 체온 상승이 역학적 질병나 병리적 질병에 의한 염증에 의해서만 일어나는 것이 아니라, 또 다른 원인이 있을 수 있다.

먼저, 국소적으로 땀이 발생하는지를 관찰한다. 그 다음, 손가락 배측이나 손등으로 흉추의 체온 변화를 평가한다. 특히 늑골각(rib angle)들 사이와 흉부의 좌 · 우측을 비교한다. 일반적으로 체온 변화를 검사하는 방법은 흉추를 중심으로 해서 약 9cm 면적으로 나누어 체온 변화 부위를 찾는다. 이런 국소 체온상승은 역학적 염증이나 병리적 염증에 의해서만 일어나지 않기 때문에 다른 원인도 고려해야 한다.

연부조직변화(Soft tissue changes)

연부조직의 변화로써, 극돌기 사이의 조직(interspinous tissue)과 척추층판 사이(interlaminar)의 오목한 부위(trough area)에서 비후(thickening)가 발생되는 것이 좋은 예이다. 비후는 전반적으로 척추의 외측에서 발생하고, 또 편측 통증이 있는 쪽에서 주로 발생한다. 그리고 편측 통증처럼, 같은 레벨의 추간 관절에서 발생한다. 비후는 한개 이상의 추간 관절 레벨에서 같은 쪽에서 발생하거나, 또는 T5/6의 좌측 그리고 T4/5와 T6/7의 우측처럼 교대로 발생하기도 한다. 흉추 부위에서 발생하는 비후의 결(texture)은 일반적으로 오래된 것과 새롭게 생긴 것이 명확하게 구분되지만, 요추 부위에서는 그렇지 못하다.

> 흉추의 생리적 운동, 복합운동 및 압박운동으로는 연부조직의 통증을 일반적으로 유발시키지 못하지만 촉진으로는 통증을 유발할 수 있다. 그러나 촉진에는 항상 예외가 있을 수 있다.

처음 치료할 때, 하더라도, 환자가 골격계 계통의 상 복부 통증을 가지고 있다하더라도, 일반적으로 모든 생리적 운동을 할 때 통증이 발생하지 않는다. 심지어 복합운동과 압박 운동으로 검사했을 때도 마찬가지다. 그러나 촉진으로 그 증상을 발견할 수 있지만, 촉진의 예외가 항상 존재하기 때문에, 촉진을 주의깊게 수행하여 환자의 질병와 관련시켜야 한다. 이런 촉진의 신뢰성 때문에 모든 외과의사들까지도 촉진 기술을 배운다.

골성 변화와 위치 검사 (Bony changes and position tests)

흉추에서 이웃한 극돌기간의 상대적인 위치를 검사할 때, 가장 일반적인 두 가지의 소견은:

1. 비정상적으로 튀어나온 이웃의 극돌기보다 깊숙히 들어간 극돌기. 이것은 매우 유익한 소견이다. 즉, 극돌기가 깊숙히 들어간 것이 환자 증상의 원인임을 의미하거나, 또는 과도한 스트레스 아래에서 증상을 유발할 가능성을 가진 추간 관절 영역임을 의미한다.
2. 이웃한 아래 · 위의 극돌기에 비해 한쪽으로 전이된 극돌기

흉추가 회전하면, 횡돌기의 한쪽이 반대편의 다른 쪽에 비해 후방으로 튀어나오게 된다. 즉, 만약 T6의 극돌기가 오른쪽으로 돌아갔다면, T6의 왼쪽 횡돌기가 오른쪽

횡돌기 보다 튀어나오게 되는 흉추(T6)의 좌측 회전이 일어난다. 드문 경우이지만, 종종 이런 잘못된 척추 정열과 관련하여, 어떻게 극돌기가 돌아간 쪽에서 환자의 증상이 나타나게 되는지 놀라운 일이다.

한 극돌기가 깊숙히 들어가고 이웃한 극돌기가 튀어나와 있을 때, 튀어나온 극돌기 위를 압박하면, 대개 날카로운 통증이 유발되고, 반면 깊숙히 들어간 극돌기를 지속적으로 압박하면, 심부 통증이 유발된다. 이런 소견은 그들사이의 관절이 비정상임을 의미하고, 또 이 부위가 증상의 원인임을 의미한다.

추간 관절의 수동 종속운동(PAIVMs)

> 흉추에서 검사해야할 두가지 주요 운동은 정중 후-전(central posteroanterior) 압박과 횡단압박(transverse pressure)이다.

흉추에서 검사해야 할 두 가지 주요 운동은, 척추 극돌기의 정중앙에서 후-전 방향으로 압박하는 정중 후-전 압박 가동과 극돌기의 측면에서 옆으로 압박하는 횡단 압박 가동이다. 앞에서 언급했듯이, 이 두가지 운동은 촉지하는 손 지점과 운동 방향에 의해 변화될 수 있다. 검사 목적으로 이용되는 또다른 주요 운동으로는, 편측으로 적용되는 편측 후-전 압박 가동 운동이 있다. 그리고, 늑골추체 관절(costovertebral joint)과 늑골간 관절(intercostal joint)도 운동범위와 통증 반응을 평가할 수 있도록 반드시 검사되어야 한다.

이 책의 이전판에서, 횡단압박의 방향은 통증이 있는 쪽으로 압박가동해야 한다고 말했다. 이 의미는 이런 방향의 기법이 통증쪽의 공간을 넓혀서 통증이 발생되지 않게 한다는 것에 근거하고 있다. 그러나 이 의미가 반대 방향으로 가동시키지 말라는 것도 아니고, 또 이렇게 하면 통증이 유발된다는 것도 아니다. 이제부터 여기에 대해서 설명하고자 한다.

"D+I" 반응의 유용성은 6장에서 이미 언급되었고, 만성 질병의 경우에 있어 다른 검사운동이 유용하지 않을 때 이것을 적용해야 한다. 그러므로, 편측 연관통(referred pain)을 가진 만성 골격계 질병 환자를 1차적으로 검사할 때, 강조해야 할 촉진검사는 이웃한 3~4개의 극돌기를 연관통이 있는 쪽에서 없는 쪽으로 횡단압박 가동시키는 것이다. 이것의 목적은 연관통 유발시키는 것이다. 만약 이것을 우선적으로 행하지 않으면, 촉진검사의 반복으로 문제있는 관절이 민감하게 될 것이고, 그래서 2차 검사인 같은 횡단압박 가동이 "D+I"에서 연관통을 유발시키게 된다.

촉진에 의한 감별검사 (Differentiation test by palpation)

T7의 극돌기를 우측으로 횡단압박 가동할 때 통증이 유발되면, 통증이 T7/6 관절에서 일어나는지 또는 T7/8 관절에서 일어나는지를 결정할 필요가 있다. 이 기법에 대해서는 앞에서 충분히 설명했다.

단일 추간 관절들의 생리적 수동 가동범위 (PPIVMs)

앞에서 언급했듯이, 진동운동검사는 치료기법으로 적용될 때 보다 매우 느리게 수행되어야 한다(일반적인 법칙). 만약 빠르게 관절을 움직이면 운동의 질을 잘 느낄 수 없기 때문이다. 끝 느낌을 알기 위해 종종 과압박(over-pressure)을 적용할 수 있다. 다음 아래에서 몇 개의 추간 관절을 선택하여 그 운동을 기술하고자 한다.

C7-T4(굴곡)

시작 자세(Starting position)

환자는 앉아 있고, 물리치료사는 정중앙에서 약간 우측으로 환자를 마주 보고 서 있는다. 물리치료사의 왼손은 환자의 우측 어깨 위에 올려놓는다. 이때 왼손의 중지를 두 극돌기 사이에 배치하고, 시지로 위쪽 극돌기의 상연을 촉지한다. 그리고 약지로 아래쪽 극돌기의 하연을 촉지한다. 편안하고 견고한 왼손 파악(grasp)을 위해, 엄지의 볼(thumb pad)을 상쇄골와(supraclavicular fossa)위에 올려놓는다. 환자의 머리는 정중 시상면에

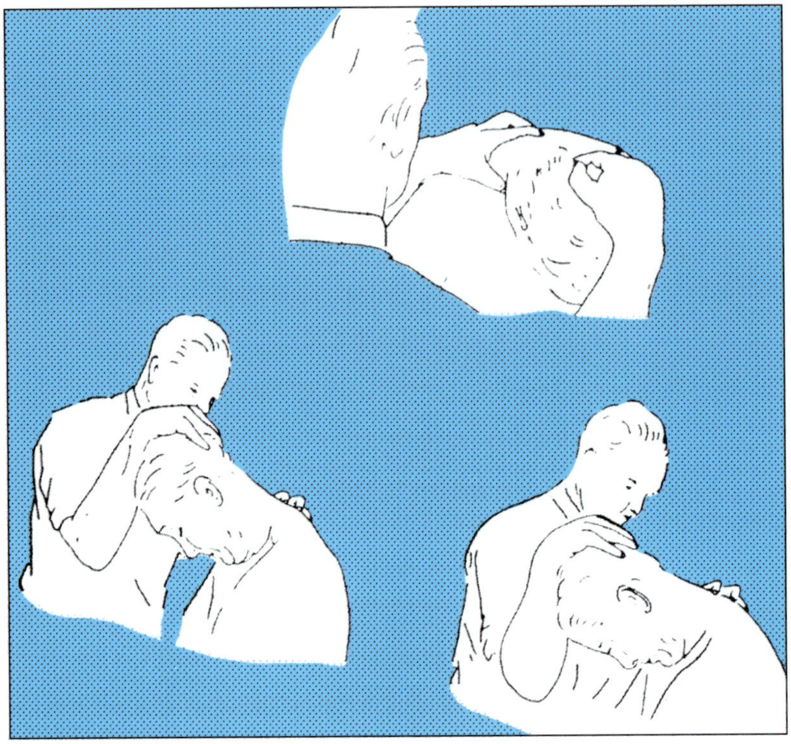

그림 11.8 추간 관절운동(C7-T4) - 굴곡

놓이도록 하고, 오른 손과 전완을 환자의 머리 위에 올려놓고, 손가락과 엄지로 항인대 근처의 후두골을 잡는다. 그리고 전완으로 머리의 앞쪽을 견고하게 압박할 수 있도록 손목을 굴곡시킨다(그림 11.8).

방법(Method)

물리치료사의 오른손과 전완으로 환자의 머리 움직임을 조절한다. 환자의 머리를 완전하게 조절하기 위해 모든 두피(scalp)가 손가락과 전완에 의해 팽팽하게 죄여져야 한다. 그리고 환자는 자신의 머리가 물리치료사에 의해 제대로 지지되는 느낌을 가져야 한다.

이 지점에서 느껴질 수 있는 운동의 양이 다른 지점보다 적게 일어난다면, 최대 추가적인 관절운동을 일으킬 수 있도록 두 가지의 보완동작(complementary actions)이 필요하다. 첫번째 보완동작은 전방굴곡으로서, 머리와 목의 진동운동을 최소 30° 전방 굴곡의 한계점까지 수행한다. 두번째는 후방신전으로서, 머리를 후방으로 30° 신전시킬 때, 운동을 일으키는 지레팔이 길기 때문에 극돌기를 촉지하는 세 손가락의 압박이 운동을 국한하는데 도움을 줄 수 있을 것이다.

머리와 목을 후방과 전방으로 움직일 때 극돌기들이 가까워지고 멀어지는 것을 2, 3, 4번째 손가락으로 느낀다.

C7-T4(굴곡/신전)

굴곡검사의 또다른 방법은 환자를 옆으로 눕힌 자세에서 실시한다. 이 자세는 회전과 측방 굴곡을 검사할 때 편리하다.

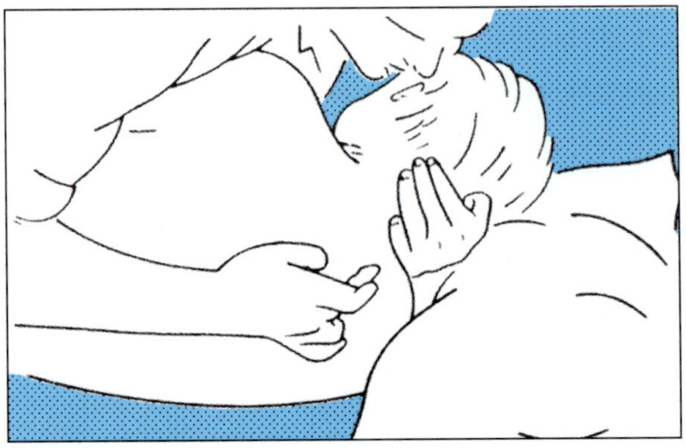

그림 11.9 추간 관절운동(C7-T4) - 굴곡/신전

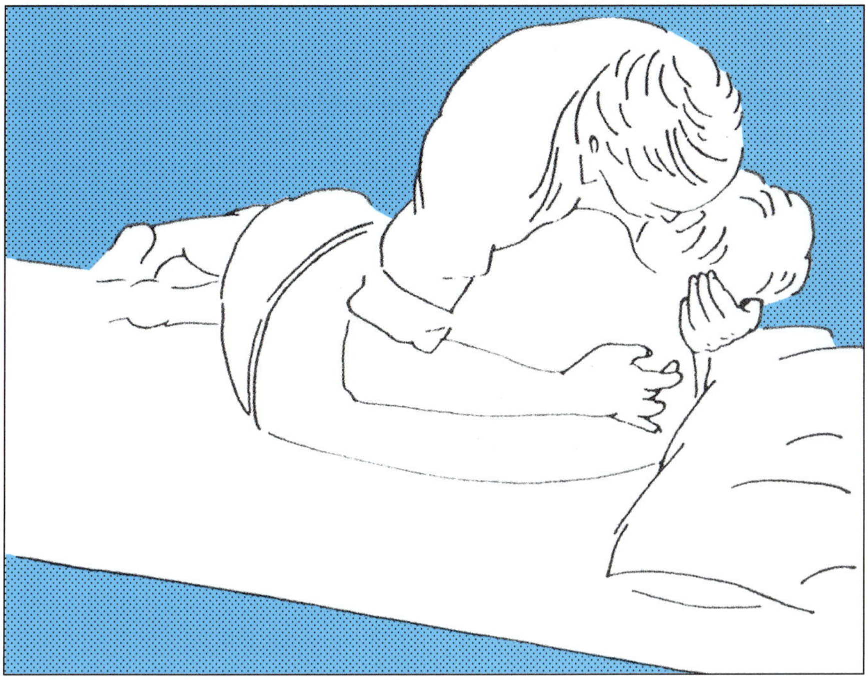

그림 11.10 추간 관절운동(C7-T4) - 측방굴곡

시작 자세(Starting position)

환자는 머리를 베개로 비고 치료대의 전방 가장자리 가까이에서 오른쪽으로 편안하게 옆으로 눕는다. 물리치료사는 환자의 앞쪽에 선다. 그리고 왼팔의 전완으로 환자의 머리를 받쳐 안고, 손가락으로 환자의 목 뒤를 감싼다. 이때 소지를 검사할 척추지점 아래까지 이르게 한다. 물리치료사는 자신의 왼쪽 어깨의 전면과 전완으로 환자의 머리를 고정한다. 그런 다음, 물리치료사는 환자의 흉곽을 고정하기 위해 자신의 몸을 앞쪽으로 기울여, 오른팔의 전완을 환자의 척추를 따라 놓는다. 그리고 시지와 중지의 볼(pad)을 위쪽으로 향하게 하여 극돌기 사이에 있는 공간을 촉지한다(그림 11.9).

방법(Method)

물리치료사는 왼팔로, 환자의 목 아래부위를 가능한 범위까지 굴곡과 신전시킨다. 이때 중요한 점은, 머리와 C6 이상의 극돌기가 움직여서는 안된다는 것이다. 왜냐하면, 이 부위들이 움직이게 되면, 검사해야 할 부위를 통제할 수 없거나, 또는 검사할 부위를 분리해서 검사할 수 없게 되기 때문이다. 검사할 특정 관절은 운동 범위의 한계점까지 환자의 머리와 목을 움직인다.

C7-T4(측방굴곡)

방법(Method)

시작 자세는 굴곡/신전과 같은 자세를 취한다. 이 방법의 목적이 특정 관절을 측방 굴곡하는 것이므로, 환자의 머리를 정중 시상면에 놓이게 한다. 측방 굴곡은 물리치료사가 환자의 머리를 껴안고 들어올림으로써 이루어진다. 경추-흉추 이행부(cervicothoracic junction)의 아래측에 배치한 왼손의 척골연으로 환자의 머리를 대부분 들어올린다(그림 11.10). 반대측 방향으로 측방 굴곡을 검사하려면, 환자를 반대편으로 눕히고 실시한다. 촉지하는 손가락으로 이웃한 극돌기 사이의 움직임을 느껴야 한다.

특정 추간 관절의 측방 굴곡이 제대로 일어나려면, 위쪽 극돌기를 먼저 움직이고, 그 다음에 아래쪽 극돌기가 움직이어야 한다.

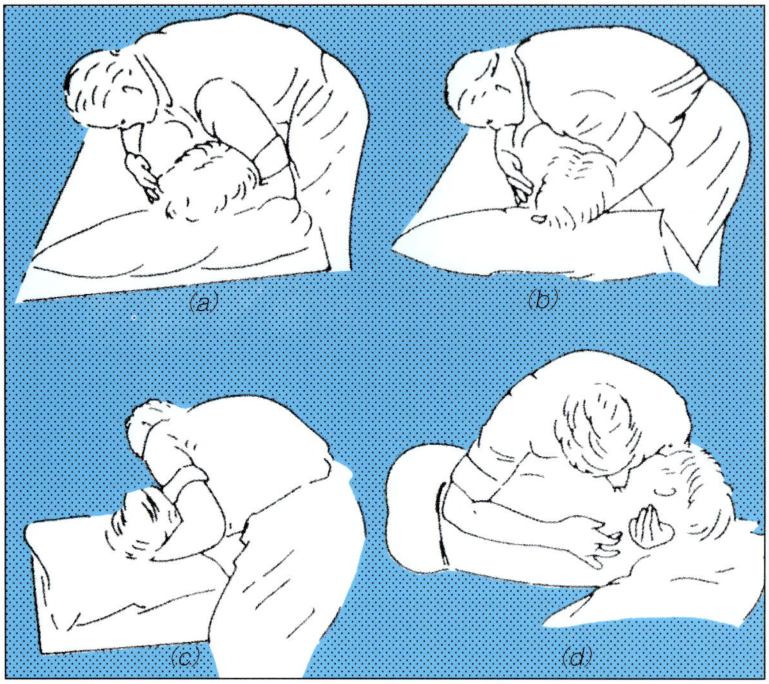

그림 11.11 추간 관절운동(C7-T4) - 회전

C7-T4(회전)

방법(Method)

시작 자세는 굴곡/신전과 같은 자세이다. 정확한 회전을 일으키기 위해서는, 머리와 목이 경사지거나 굴곡되지 않게 하고, 검사하는 관절만 움직여야 한다. 물리치료사는 오른손의 시지나 중지의 볼을 통해 위쪽 극돌기의 움직임을 느낀다. 이때 시지나 중지의 볼을 위쪽으로 향하게 하여 극돌기 사이의 공간을 촉진한다.

물리치료사는 왼쪽 어깨와 전완으로 환자의 머리를 감싸 안듯이 잡고, 또 소지와 소지구사이의 척골연으로 환자의 목 아래부위를 견고하게 잡는다. 그런 다음 환자의 아래 목 부위를 자신쪽으로 회전시킨다. 물리치료사는 환자의 흉곽을 고정하는 한편, 자신의 견갑골을 최대로 들어올림으로써 환자의 목을 회전시킨다(그림 11.11). 이런 운동을 정확하게 달성할 수 없기 때문에 이 부위의 다른 운동보다 더 많은 주의가 필요한다.

T4-11(굴곡/신전)

시작 자세(Starting position)

환자는 목뒤로 양손을 깍지 끼고 앉은 자세를 취하고, 물리치료사는 환자의 왼쪽 편에 서서, 자신의 왼팔을 회외시켜 환자의 왼쪽 상완 밑을 지나, 오른쪽 상완을 잡는다. 그리고, 오른손은 검사할 환자의 척추 바로 아래에 배치한다. 이때, 이웃한 극돌기의 움직임을 느끼기 위해 중지의 볼로 극돌기 사이의 공간(먼쪽)을 촉지한다.

방법(Method)

환자는 자신의 흉곽이 쉽게 굴곡되거나 신전될 수 있도록 이완해야 하고, 물리치료사는 자신의 왼팔로 환자의 상부 체간을 지지한다. 굴곡을 검사하기 위해, 물리치료사는 환자의 체간을 중립위에서 아래로 내리는데, 물리치료사의 오른손 중지가 움직임을 느끼기 시작할 때까지 내린다. 그리고, 환자는 깍지낀 팔을 들어올림으로써 중립위로 되돌아간다. 만약 환자의 몸이 이완되지 않고 뻣뻣하거나, 또는 물리치료사가 환자의 체간을 굴곡하려고 아래로 내릴 때 물리치료사의 체간이 왼쪽으로 측방 굴곡된다면, 약 20° 범위의 진동운동으로 환자의 체간을 움직여 주는 것이 좋다. 위 동작처럼, 만약 물리치료사가 자신의 체간을 왼쪽으로 측방 굴곡하여 환자의 체간을 굴곡시켰다면, 환자의 체간을 원위치로

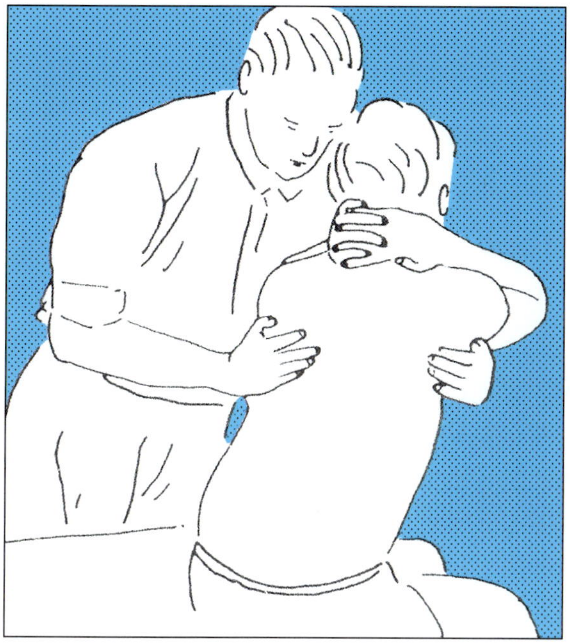

그림 11.12 추간 관절운동(T4-11) - 측방굴곡

다시 신전시킬 때는 자신의 왼팔로 환자의 체간을 들어올리는 것이 아니라 자신의 체간을 오른쪽으로 측방 굴곡하면서 환자의 체간을 들어올리게 된다.

신전검사는 굴곡검사와 똑 같은 방법으로 실행되는데, 다른 점은 물리치료사가 오른손의 손꿈치와 척골연으로 환자의 체간 신전을 도와준다는 점이다. 이런 동작을 할 때, 물리치료사는 중지의 볼(pad)을 이웃한 극돌기 사이의 일정한 위치에 계속 접촉시켜야 한다는 것이다. 환자 체간의 운동은 중립위에서 신전위로 움직인다. 이때 중요한 점은 검사하는 관절에서만 움직임이 일어나야 한다는 것이다. 오히려 체간의 움직임이 크면 좋지 못한 동작이 될 수 있기 때문에 검사할 때는 배제해야 한다.

T4-11(측방굴곡)

시작 자세(Starting position)

환자는 앉은 자세에서 목뒤로 양손을 깍지 낀다. 물리치료사는 환자의 왼편에 서서, 왼팔을 깍지낀 양팔 밑으로 해서 환자의 오른쪽 겨드랑이 뒷 부분을 잡는다. 이때 자신의 왼팔과 왼쪽 겨드랑이를 이용해 환자의 체간을 견고하게 고정시킨다. 물리치료사가 왼손을 높이 잡는 것은 체간의 상부를 검사할 때 필요하다. 그리고 T8이하를 검사할 때는 약간 아래 부위인 견갑골 하부를 잡는다. 물리치료사는 자신의 오른손 손꿈치를 검사할 부위의 환자 체간 배부(등쪽)의 왼쪽에 놓는다. 그리고 손가락을 펴서 체간을 고정시킨다. 이때 중지의 끝을 검사할 관절의 이웃한 극돌기 사이(먼 곳)에 놓는다(그림 11.12).

방법(Method)

물리치료사는 오른손의 손꿈치와 자신의 늑골연(costal magin)으로 환자의 체간을 이동시키고, 그리고 왼팔은 들어올리고 동시 왼쪽 겨드랑이를 아래로 누르면서, 환자의 체간을 자기쪽으로 측방 굴곡시킨다. 이때 중지의 끝으로 극돌기의 움직임을 촉진한다. 측방 굴곡하거나 다시 원위치로 돌아갈 때 촉진하는 중지의 끝으로 극돌기 사이의 공간이 열리고 닫히는 지를 느낀다.

반대 방향(오른쪽)으로 측방 굴곡할 때는, 위의 자세를 바꾸지 않은 채, 단순히 환자의 체간을 반대 방향으로 측방 굴곡시키면서 느낄 수 있다. 그러나 보다 정확한 검사를 하기 위해서는 반대쪽에서 검사할 필요가 있기 때문에, 반대쪽에서 실행하는 기술을 습득해야 한다.

T4-11(회전)

시작 자세(Starting position)

앉은 자세에서 회전 검사를 실행할 수 있지만, 누운 자세에서 검사하는 것이 보다 정확하고 쉽다. 환자는 오른쪽 고관절과 슬관절을 굴곡하여 오른쪽으로 눕는다. 물

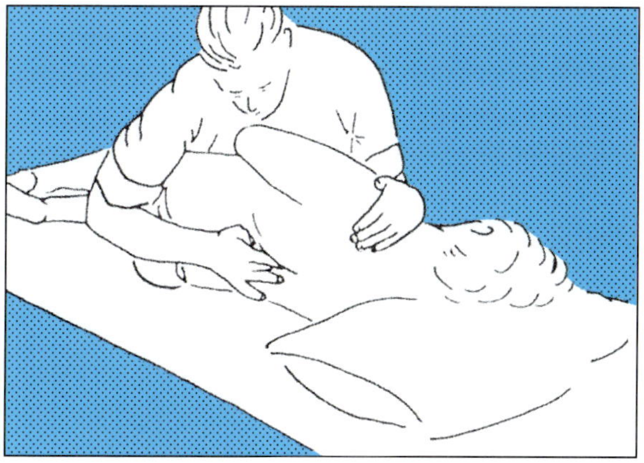

그림 11.13 추간 관절운동(T4-11) - 회전

리치료사는 환자의 앞쪽에 서서, 환자의 골반을 자신의 오른쪽 옆구리와 오른쪽 상완 사이에 끼울 수 있도록 자신의 체간을 환자의 체간 위로 기울인다. 이 자세는 환자의 골반을 고정하는 좋은 자세이다. 그런 다음, 물리치료사의 전완은 환자의 척추를 따라 놓는다. 이때 손은 움직임이 일어나는 곳에 놓는다.

그 다음, 이웃한 극돌기 사이의 움직임을 느끼기 위해 중지의 끝을 극돌기 사이 공간에 놓는다. 왼손으로, 환자의 견갑골 상부를 잡는다. 이때 가능하면, 견갑골 상부의 내측연을 잡도록 노력한다. 그리고 왼쪽 전완으로 환자의 흉골위를 고정한다(그림 11.13).

방법(Method)

물리치료사는 왼쪽 전완과 손을 이용해 약 20°로 원호를 그리면서 환자의 체간을 반복적으로 앞뒤로 회전시킨다. 이때 주의해야 할 점은 견갑흉곽(scapulothorax)의 움직임이 일어나서는 안된다. 상부 흉추의 추간 관절 움직임을 검사하기 위해, 원호(arc)의 움직임은 전두면 후방에서 일어나야 한다. 하부 흉추의 추간 관절(T10-11)을 검사할 때, 그 움직임을 평가하는데 이용되는 회전 운동은 전두면으로부터 후방으로 40-60° 사이에서 일어나는 원호운동이다. 촉진하는 손가락은 체간의 움직임을 따라가야 하며, 그리고 검사할 관절이 움직이기 시작할 때, 중지의 끝이 위쪽 극돌기를 압박하고 있음을 느끼게 된다. 아래쪽 극돌기가 움직이기 시작하는 시점을 기준으로, 그 추간 관절의 회전 범위를 결정한다.

검사와 치료 기법들 (Examination and treatment techniques)

관절가동술(Mobilization)

정중 후-전 압박기법 ↕ (Postero-anterior central vertebral ↕)

시작 자세(Starting position)

환자는 치료대 위에서 양손을 이마 아래에 놓고 엎드린 자세를 취하거나, 또는 편안한 쪽으로 머리를 돌리고 양팔은 체간 옆으로 붙이고 엎드린 자세를 취한다. 엎드린 자세의 결정은 팔을 머리 위로 올렸을 때 발생하는 흉곽의 타이트함에 의해 좌우된다. 머리 위로 팔을 올리면, 상부 흉곽의 움직임이 제한된다.

만약 낮은 치료대에서 환자의 상부 흉추(대략 T1-5)를 검사하고 치료할 때는, 물리치료사의 양쪽 어깨와 환자의 머리가 일직선상에 놓이도록 한다. 그리고 압박을 가하는 방향이 환자의 신체면과 수직되게 한다. 양쪽 엄지를 척추의 횡단 방향으로 향하게 하고, 이때 양쪽 엄지의 끝을 극돌기 위에 배치한다. 그리고, 엄지를 잘 고정할 수 있도록 양손의 나머지 손가락을 펴서 좌 · 우 흉곽 후벽을 잡는다. 극돌기가 너무 클 때는, 양쪽 엄지끝을 일직선상으로 배치하거나, 또는 동일 극돌기의 상연과 하연에 모두 접촉하도록 엄지의 측면을 붙여서 나란히 배치한다. 환자의 불편을 최소로 줄이고, 또 관절 움직임의 느낌이 매우 좋고 잘 조절될 수 있도록 하기 위해, 물리치료사는 엄지의 지절간 관절을 과신전시켜 압박력을 적용한다. 이때 압박력은 엄지를 통해 전달되어야 한다. 이 기법을 적용할 때, 물리치료사는 중수지절 관절을 약간 굴곡시켜 행하고, 엄지의 가장 부드러운 부분을 극돌기 위에서 배치해야 한다. 이때 환자가 편안해야 하는 것은 물론이요, 물리치료사의 손 내재근이 압력을 가하는데 어떤 방해도 받지 않아야 한다.

중간 흉추(T5-9)를 검사하고 치료하려면, 물리치료사는 환자의 옆에 서서, 양쪽 엄지가 서로 마주 보게 척추의 종축을 따라 배치한다. 양손의 나머지 손가락은 엄지의 아래 · 위로 벌려서 흉곽 후벽에 놓는다.

물리치료사는 환자의 한쪽 옆에서 서 있는 것이 더 편안할 것이다. 서 있는 위치는 환자의 허리 높이 정도이고 환자의 머리를 바라보고 서 있는다(낮은 치료대에서 환자를 치료한다면 훨씬 편안하게 적용할 수 있다). 이때 극돌기 위의 엄지 방향은 척추를 횡단하는 방향이다. 그 다음, 고정을 위해 각 손의 손가락을 펴서 반대측 흉곽 후벽에 배치한다.

하부 흉추(T10-11)를 검사하고 치료하려면, 물리치료사는 환자의 흉곽 형태에 따라 자세를 결정한다. 위에

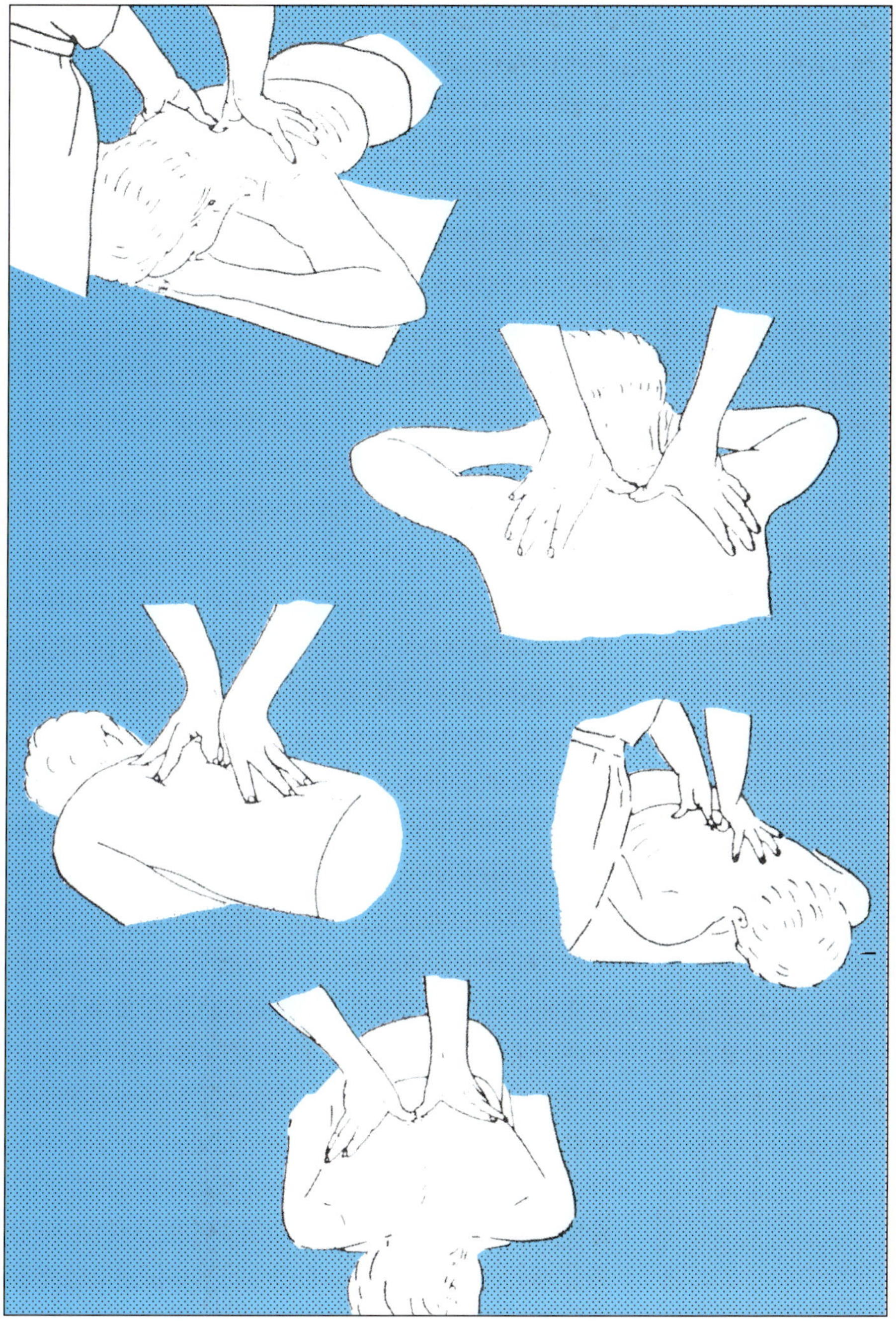

그림 11.14. 흉추부위. 정중 후-전 압박(↕)

서 언급한 후반부의 두 자세 중 하나를 선택할 수 있다. 이때 필수적인 사항은 압박을 가하는 방향이 신체면에 수직되게 이루어져야 한다는 것이다. 이것의 의미는 물리치료사의 어깨가 하부 흉추와 천골사이의 어느 한 부위 위에 수직으로 배치되어야 한다는 것이다(그림 11.14). 만약 환자가 신전시 통증이 있어 엎드린 자세를 취할 수 없다면, 가슴 아래에 낮은 베개를 받혀 둔다. 그러나, 환자에게 편안함을 제공할 수 있도록, 직접 두상골(pisiform)로 극돌기를 압박하지 않게 하는 것이 좋다. 요추 단원에서 설명되겠지만, 이와 비슷하게, 물리치료사는 5번째 중수골의 전내측연을 이용하여 극돌기 위를 압박할 수 있어야 한다(그림 11.14).

방법(Method)

관절가동술은 극돌기를 진동 압박함으로써 적용된다. 이때 발생되는 압박력은 신체에서 양팔을 통해 엄지로 전달된다. 이때 중요한 것은, 압박력이 손위의 체중에 의해 발생해야 되는 것이지, 엄지 자체의 누름에 의해 발생되어서는 안된다는 것이다. 그리고 나머지 손가락은 단지 환자의 등위에 펼쳐져서 놓일 뿐이지, 어떤 압박력도 제공해서는 안되고, 엄지를 위한 고정자(stabilizer)로써만 작용할 뿐이다. 손가락을 잘못 사용하면, 극돌기에 가해지는 엄지의 압박력을 쉽게 분산시키고, 또 엄지의 효율성을 잃어 버리게 만든다.

만약 물리치료사가 주관절을 약간 굴곡하고, 엄지의 지절간 관절을 과신전하고, 중수지절 관절을 약간 굴곡해서 압박력을 적용하다면, 그 압박력은 강한 스프링의 연결체 처럼 엄지의 끝으로 전달되게 될 것이다. 여러 관절에서 일어나는 이런 스프링 작용은 체중을 이용하는 관절가동술에서 쉽게 나타날 수 있다.

국소 변화(Local variations)

상부 흉추의 움직임을 일으키는데 요구되는 압박력의 정도는 경추에 요구되는 압박력보다는 훨씬 크고, 나머지 흉추 부위의 압박력 보다 약간 크다.

중간 흉추와 하부 흉추에서 일어나는 움직임의 양은 상당히 많은 편이다. 흉추의 움직임에 대한 느낌을 배우려면, 이 부위가 가장 적당하다. 그러나 상부 흉추의 움직임은 상당히 제한되어 있으며, 특히, T1/2가 가장 많은 제한을 가진다.

이용(Uses)

정중 후-전 압박은 경추에서의 회전 압박과 마찬가지로, 흉추에서 가장 유용하게 적용되는 방법이다. 흉추에서 시작되는 모든 증상에서, 이 방법을 가장 먼저 적용하는 것이 바람직하다.

정중 압박은 정중선상에 있는 증상이나 신체의 좌·우측에 동일하게 분포된 증상에서 좋은 결과를 가질 것이다. 그러나, 편측 증상이 있을 때, 특히 증상들이 불명확하거나 넓게 퍼져 있을 때도 적용될 수 있다.

치료에 대한 예들은, 장갑형 분포 증상, 흉추 배부 통증, 외상성 견갑대 통증 등이다.

추간관절의 회전성 후-전 압박 (Rotary postero-anterior intervertebral pressures)

시작 자세(Starting position)

환자는 치료대 위에서 편안한 쪽으로 머리를 돌리고 양팔을 체간 옆으로 붙이고 엎드린 자세를 취한다. 물리치료사는 환자의 옆에 선 자세를 취한다(이번 사례에서는 환자의 우측에 서 있는다). 물리치료사는 오른손을 환자의 척추와 우측 견갑골 사이에 놓고, 왼손은 척추와 좌측 견갑골 사이에 놓는다. 그리고, 두상골 부근의 소지구 외측연을 통해 압력을 전달한다. 최종 자세에 도달하기 위해, 첫단계는 각 손의 척골연을 환자의 등에 가로질러 평행하게 배치한다. 오른손은 검사하거나 치료할 관절의 약간 다리측에 배치하고, 왼손은 약간 원위부에 배치한다. 예비 단계로, 물리치료사는 척추를 중심으로 전완을 가로질러 놓고, 두상골을 척추방근과 척추사이에 배치한다. 그 다음 단계로, 연부조직을 팽팽하게 당긴다. 이것은 후-전 압박과 회전성 압박을 동시에 가함으로써 이루어진다: 회전성 압박은 전완의 방향을 바꾸어 줌으로써 이루어진다. 즉, 양손을 외측으로 움직이는 동시에, 오른손을 다리쪽으로, 왼손을 머리쪽으로 비틀거나 돌림으로써 적용한다. 연부조직이 팽팽해지고, 또 양손의 두상골이 동일 추간 관절에서 서로 반대쪽에 놓이는 단계가 최종단계이다(T6/7; 그림 11.15a).

방법(Method)

관절가동술을 사용할 때, 그 기법은 3가지 방향의 진동운동으로 구성된다: 후-전 방향, 머리-꼬리 방향 그리고 외측 방향이다. 매우 미세한 움직임으로 이 기법을 수행한다. 즉, 압박력이 전달되는 주된 접촉 지점인 두상골을 이용하는 것과, 또는 보다 넓은 부위에 편안하게 적용하는 모지구와 소지구를 동시에 이용하는 방법이 있다.

이 기법은 환자의 호흡에 맞춰 후-전 압박을 부드럽게 증가하고 감소함으로써 수행된다. 대개 물리치료사는 환자의 호기가 끝날 때 관절가동술을 적용한다. 이 기법

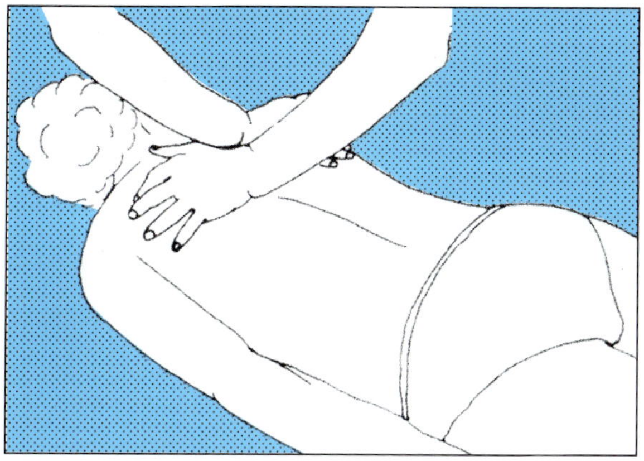

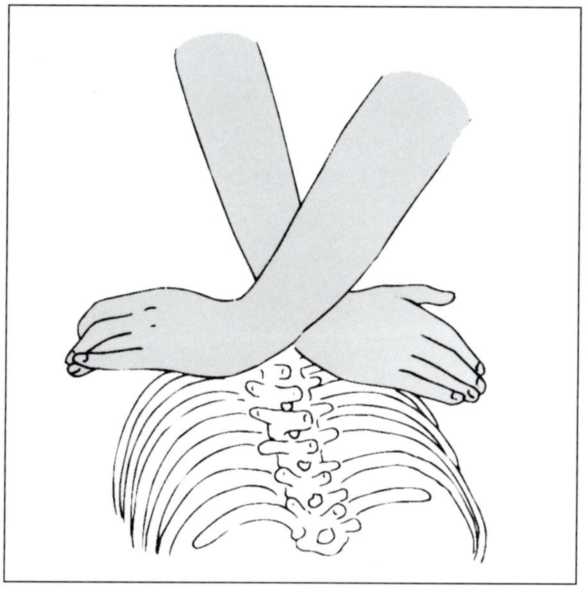

그림 11.15 추간 관절 움직임, 회전성 후-전 압박

은 요추의 경우에도 유용하게 적용될 수 있다.

이용(Uses)

움직임이 후-전 방향으로 일어날 필요성이 있을 때 이 기법을 선택한다. 그리고 극돌기가 직접 접촉될 수 없을 만큼 예민해져 있을 때도 선택될 수 있다.

단일의 늑골추체 관절, 늑골횡돌기 관절 및 추간 관절들은 그 가동 범위가 매우 작다. 위에서 기술한 방법인 이 기법을 손바닥으로 수행한다면, 이웃한 3-4개의 관절 부위에서 상당한 운동량이 일어날 수 있다. 이 기법을 통해 즉각적인 편안함과 움직임의 향상을 얻을 수도 있다(그림 11.15b).

횡단압박 ←•—

(Transverse vertebral pressures ←•—)

시작 자세(Starting position)

중간 흉추와 하부 흉추를 횡단 압박으로 관절가동할 때, 물리치료사는 환자의 이완을 돕기 위해 치료대 밖으로 양팔을 떨어뜨려 엎드리도록 하거나 또는 양팔을 체간 옆에 붙여 엎드리도록 한다. 그리고 환자가 편안할 수 있도록 머리를 한쪽으로 돌리게 한다. 이때 대개 물리치료사가 서 있는 쪽으로 머리를 돌리게 한다. 그러나, 머리의 위치가 상부 흉추의 회전에 어느 정도 영향을 줄 때는, 상부 체간의 회전이 일어나지 않도록 환자의 머리를 중립위에 놓고 이마로 지지하는 것이 바람직하다. 머리를 정중앙에 배치할 수 있도록 머리받침 부위에 구멍을 뚫려 있는 치료대가 좋다. 몇몇 경우에는, 흉추를 회전시키거나 또는 회전을 풀기 위해, 환자의 머리 자세를 이용할 때도 있다. 만약 Ⅳ+단계의 관절가동술로 강하게 치료할 필요성 있다면, 환자의 머리를 물리치료사 쪽으로 돌리게 하는 것이 좋다.

물리치료사는 환자의 우측 편에 서서, 양손을 환자의 등 쪽에 놓는다. 이때 엄지끝을 극돌기에서 약간 떨어진 우측에 배치하고, 나머지 손가락을 좌측 늑골 위에 펼쳐 배치한다. 왼손 엄지를 극돌기와 척추방근 사이의 고랑 안으로 끼워 넣어, 접촉하는 지점으로 작용시킨다. 그리고 오른손 엄지로 극돌기를 외측으로 압박한다. 극돌기에 접촉하는 엄지의 면을 가능하면 넓게 하는 것이 중요하다. 엄지가 극돌기에서 미끄러지지 않도록 하기 위해, 시지의 중수지절 관절의 복측면으로 엄지 지절간 관절의 상단을 견고하게 밀착시킨다. 이것은 고정을 목적으로 할 때 다른 기법들에 있어서도, 잘 선택되는 자세이다. 오른손 엄지는 힘을 가하는 엄지로써, 왼손 엄지의 손톱 위에 배치한다. 한쪽 엄지로만 극돌기를 쉽게 압박하기는 어렵기 때문에, 양손의 엄지를 겹쳐서 사용하는 방법을 선택한다. 그리고 엄지를 잘 고정할 수 있도록 양손의 손가락을 펴서 흉곽의 후벽에 놓는다. 이때, 수평면으로 엄지를 통해 압박력이 잘 전달될 수 있도록 손목을 약간 신전시킬 필요가 있다. 그리고, 왼손과 오른손의 엄지에 요구되는 약간의 다른 기능 때문에, 수평으로 배치하는 오른 전완과 달리, 왼팔의

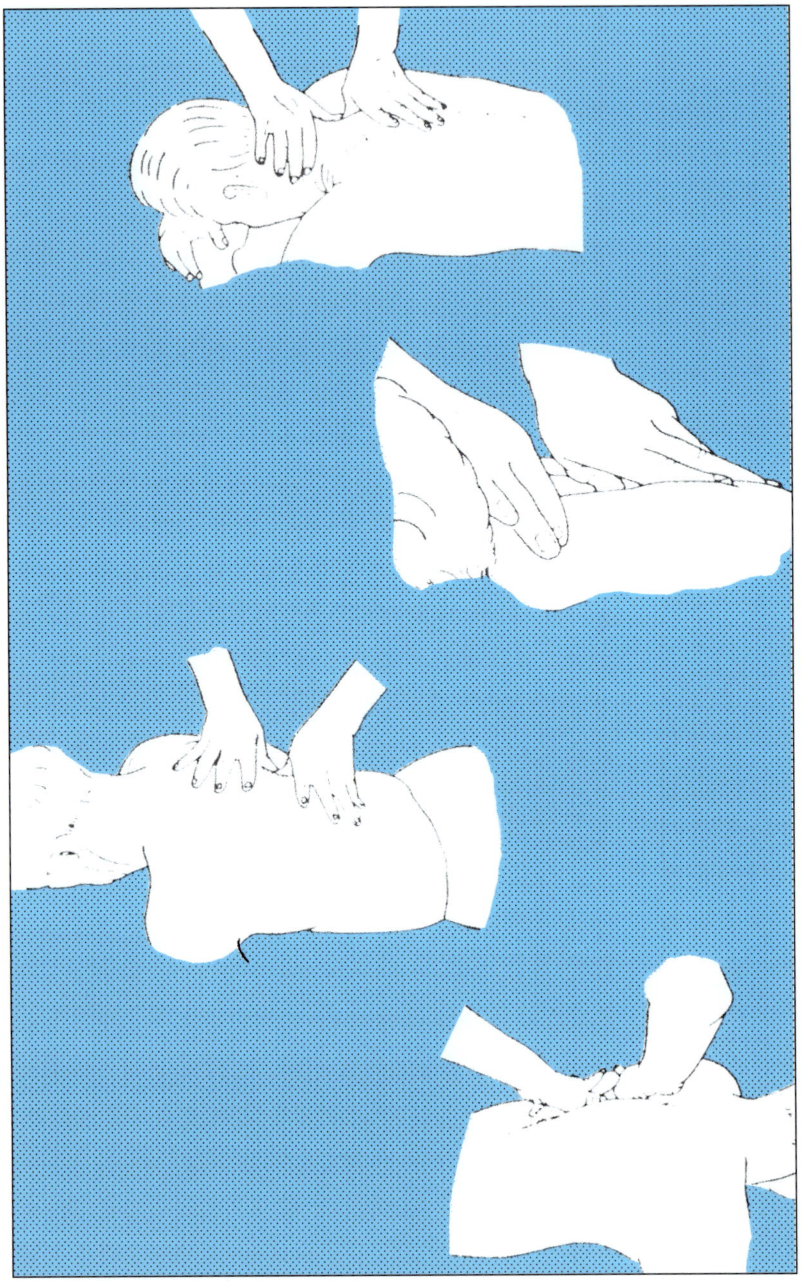

그림 11.16 흉추부위. 횡단 압박(←•—)

전완을 수평적으로 배치하지 않는다(그림 11.16).

방법(Method)

물리치료사는 엄지의 힘으로만 압박력을 발생시키는 것이 아니라 체간을 움직여서 그 힘을 엄지를 통해 극돌기에 전달한다. 추간 관절의 진동운동을 일으키기 위해서는 압박과 이완을 교대로 계속 반복한다. 부드러운 가동기법을 적용하기 위해서는, 압박력을 매우 약하게 적용한다. 가동기법을 강하게 적용하면, 환자의 체간이 움직이게 된다.

국소 변화(Local variations)

상부 흉추(T1-3/4)의 극돌기는 쉽게 만져지지만, 일어나는 움직임은 많지 않다. 특히 T1은 거의 움직임이 일어나지 않는다. 하부 흉추(T8/9-12)는 쉽게 움직여지기 때문에 압박력을 크게 적용할 필요가 없다. 검사나 치료시 이 두 영역에서 국소 압통이 일어날 수 있는데, 이것에 대해서는 크게 신경쓰지 않아도 된다. 중간 흉추의 경우에는 그 극돌기에 쉽게 접근할 수도 없고, 본태성 압통(natural tenderness)이 있기 때문에 관절가동술을 적용하기가 어렵다. 그리고, 통증의 상태가 본태성 압통에 첨가되어 일어난다면, 적절한 관절가동술을 적용할 수 없게 된다. 강한 관절가동술이 장기간 동안 적용되어야 할 경우에는, 접촉 지점으로써 엄지 위에 다른 엄지를 겹쳐 압박력을 가하는 것보다는 그 위에 두상골을 놓고 압박력을 가하는 것이 더 효과적일 것이다. 이 경우, 물리치료사는 나머지 손가락을 펴서 흉곽 후벽에 놓고, 자신의 체간에서 오는 압박력을 엄지와 손으로 전달하여 관절을 가동시킨다.

이용(Uses)

이 기법은 통증이 흉추 부위에서 편측으로 분포된 경우에 특히 유용하다. 이런 편측으로 통증이 있는 경우는, 통증이 없는 쪽의 극돌기 측면에 엄지를 촉지하여 통증이 있는 쪽으로 압박을 가한다. 이 기법을 사용할 때, 늑골각(angle of the rib)을 통한 후-전 압박으로 자주 늑곽(rib cage)을 가동시킬 필요가 있다. 만약 진전이 필요하다면, 물리치료사는 통증이 있는 쪽으로 압박을 하고 또 통증이 없는 쪽으로 압박을 가하여 그 관절 징후들을 명확하게 할 필요가 있다.

치료에 대한 예들은 심장질병에서 오는 통증, 견갑통, 흉부 배부 통증, 흉곽대(thoracic girdle) 통증, 복부 통증 및 애매한 통증 등이다.

편측 후-전 압박 (Postero-anterior unilateral vertebral pressure)

시작 자세(Starting position)

환자는 머리를 왼쪽으로 돌리고 엎드린 자세를 취한다. 이 때 양팔을 치료대 밖으로 떨어뜨리거나 또는 자신의 체간 옆에 붙인다.

중간이나 하부 흉추(T5-12)의 좌측 횡돌기를 가동시키려면, 물리치료사는 환자의 좌측에 서서, 환자의 등 위에 양손의 엄지끝을 서로 마주 보게 놓는다. 왼손의 손가락은 환자의 머리쪽으로 향하도록 펴서 흉곽 후벽에 놓고, 오른손은 다리쪽을 향하도록 놓는다. 물리치료사는 엄지를 이용해 횡돌기에 도달할 때까지 적은 압박으로 극돌기 부근의 근육을 움푹 들어가게 한다. 이때 편안하게 압박력이 전달될 수 있도록, 엄지의 중수지절 관절을 약간 굴곡하고 또 지절간 관절을 과신전한다. 작은 부위를 압박할 때는, 양쪽 엄지의 손톱을 맞닿도록 엄지의 끝을 세워 압박 부위를 작게 만들어, 편안한 지점에 놓는다. 이 자세에서, 양손의 엄지 중수지절 관절이 맞닿아야 한다. 물리치료사는 주관절을 약간 굴곡한 채로, 양쪽 어깨와 팔이 압박되는 지점과 일직선상에 놓도록 하고, 이때 압박은 환자의 신체면과 수직되게 적용되어야 한다.

흉추의 만곡 때문에, 상부 흉추(T1-4)를 가동시킬 때, 물리치료사는 환자의 머리 위치에 서 있거나, 또는 필요에 따라 물리치료사의 팔의 각도를 쉽게 변화시킬 수 있도록 어깨 부위(관절 가동시킬 부위)에 서 있는다. 가능하면 압박을 편안하게 적용할 수 있도록 횡돌기 위에 엄지의 접촉면을 넓게 하는 것이 바람직하다(그림 11.17).

방법(Method)

근복(muscle belly)이 압박을 가하는데 방해되지 않게 하기 위해서는 압박을 매우 고르게 적용해야 할 필요성이 있는데, 이것으로 뼈와 뼈가 잘 접촉할 수 있게 만든다. 이 기법을 적용할 때 환자가 불편함을 느낀다면, 주관절과 엄지에서 스프링 작용이 일어날 수 있도록 팔과 손의 위치를 바꾸어 줘야 한다. 이런 스프링 작용은 물리치료사의 엄지와 환자의 횡돌기 사이에서 느껴지는 딱딱한 느낌과 통증을 줄여준다.

일단 압박이 필요한 깊이 만큼 도달하면, 물리치료사는 체간을 이용하여 압박력을 증가하고 감소시켜 그 추간 관절에서 진동운동을 일으킨다.

국소 변화(Local variations)

늑곽의 구조와 거기에 있는 여러 구조물들의 연결부위 때문에, 이 관절가동술으로 큰 움직임을 유발하는 것은 거의 불가능하다.

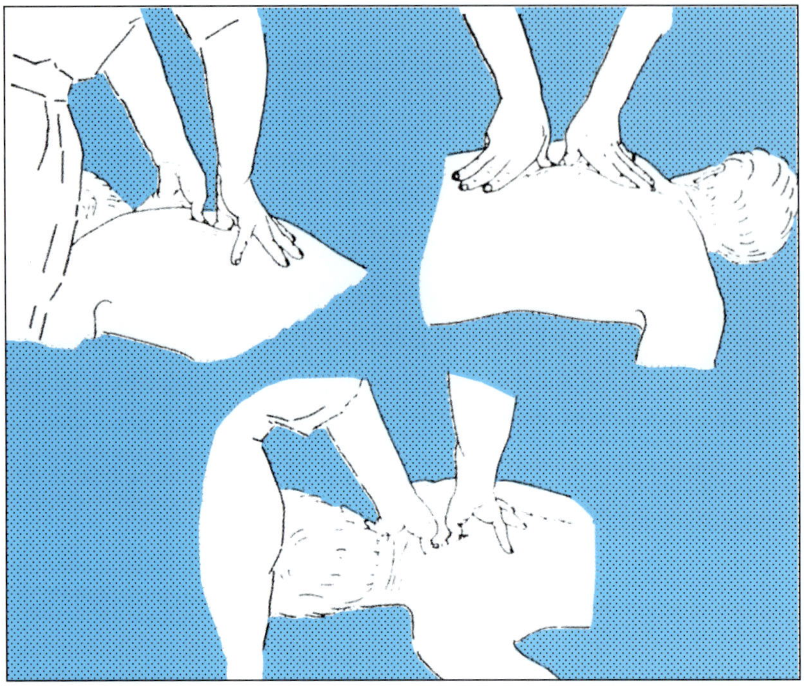

그림 11.17 흉추부위. 편측 후-전 압박
( )

몇몇 물리치료사들은 엄지 대신에 손을 이용하여 관절가동술을 적용하는 것이 더 쉽다고 말한다. 그러나, 손을 이용하는 방법을 권장하고 싶지는 않다. 왜냐하면, 엄지가 손보다 느낌을 더 잘 느낄 수 있고 또 작은 부위를 정확하게 관절가동할 수 있기 때문이다. 그러나, 손을 이용하는 방법의 큰 장점은 엄지를 이용할 때 보다 환자가 느끼는 불편함을 줄일 수 있다는 것이다. 그래서 손을 이용하는 방법으로 적용하면 보다 강하게 적용할 수 있는 것이다.

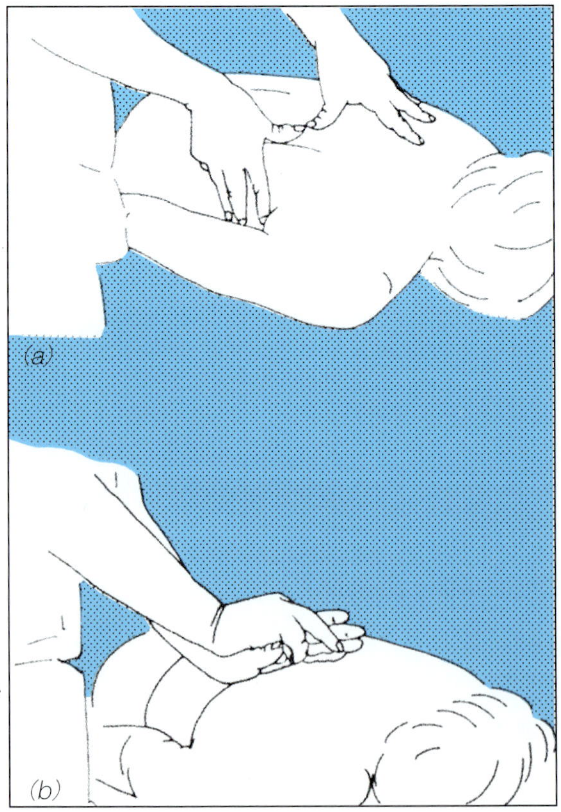

그림 11.18 (a) 엄지를 이용하는 늑골추체 관절의 편측 후-전 압박, (b) 손을 이용하는 늑골추체 관절의 편측 후-전 압박( )

이용(Uses)

흉추 부위에서 발생하여 통증이 편측으로 분포되었을 때, 편측 후-전 압박을 적용한다. 그리고 이 기법은 통증이 있는 쪽에 적용된다. 환자의 통증이 심하지 않는 경우에는, 통증이 있는 쪽에서 관절을 가동시켜야 좋은 결과를 얻을 수 있을 것이다. 근경련(spasm)이 있는 경우에 이 기법을 사용하려면, 압박을 고르게 적용해야 하고, 근경련이 이완되는 시간을 갖도록 서두르지 않아야 한다.

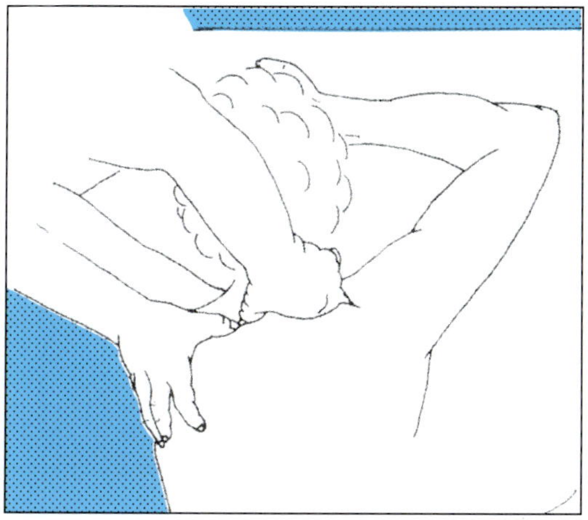

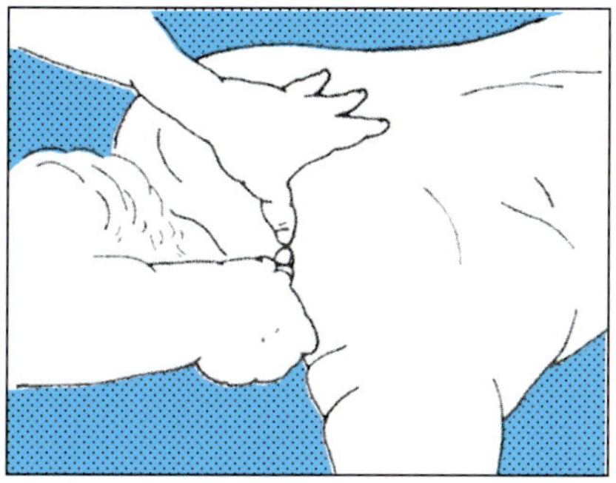

그림 11.19 승모근을 통해 첫번째 늑골 후방에서 적용하는 압박

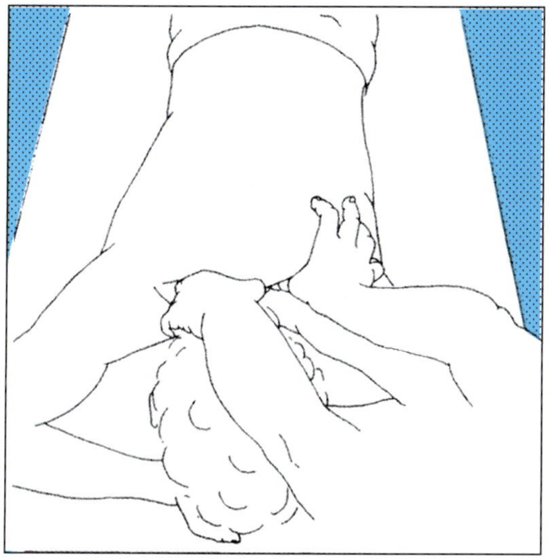

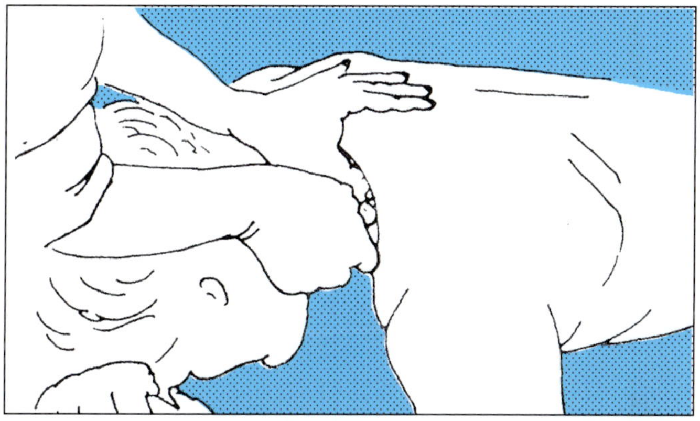

그림 11.20 승모근의 저면에 엄지를 놓고 첫번째 늑골 후방에서 적용하는 압박

늑골추체관절의 편측 후-전 압박 ↴ (Postero-anterior unilateral costovertebral pressures ↴)

시작 자세(Starting position)

환자는 양팔을 치료대 밖으로 떨어뜨리거나 또는 자신의 체간 옆에 붙이고 엎드린 자세를 취한다. 물리치료사는 가동기법을 적용하는 쪽에 서 있는다. 물리치료사는 엄지와 늑골사이에 접촉면이 최대가 되도록 늑골이 휘어지는 부위(늑골각)에 늑골을 따라 엄지를 배치한다(그림 11.18a). 다른 방법으로는, 움직임을 일으키기 위해 손의 척골연 전체와 소지를 이용할 수도 있다(그림 11.18b).

방법(Method)

진동운동은 엄지나 손에 의해 늑골로 전달된다. 그리고, 하나의 늑골각에서 일어나는 운동범위는 아래와 위쪽의 늑골각에서 일어나는 운동범위와 비교하여 검사한다. 잘못된 늑골의 움직임에 의해 발생하는 통증도 위나 아래쪽 늑골에 의한 통증과 비교하여 검사한다. 그리고, 한쪽 늑골의 운동범위와 통증도 반대측의 늑골과 비교한다.

국소 변화(Local variations)

첫번째 늑골. 첫번째 늑골에 대한 검사는 그 늑골을 촉지할 수 있는 부위 때문에 3가지 방법으로 그 기법이 적용된다는 점 때문에, 다른 늑골들의 검사와 약간 다르다.

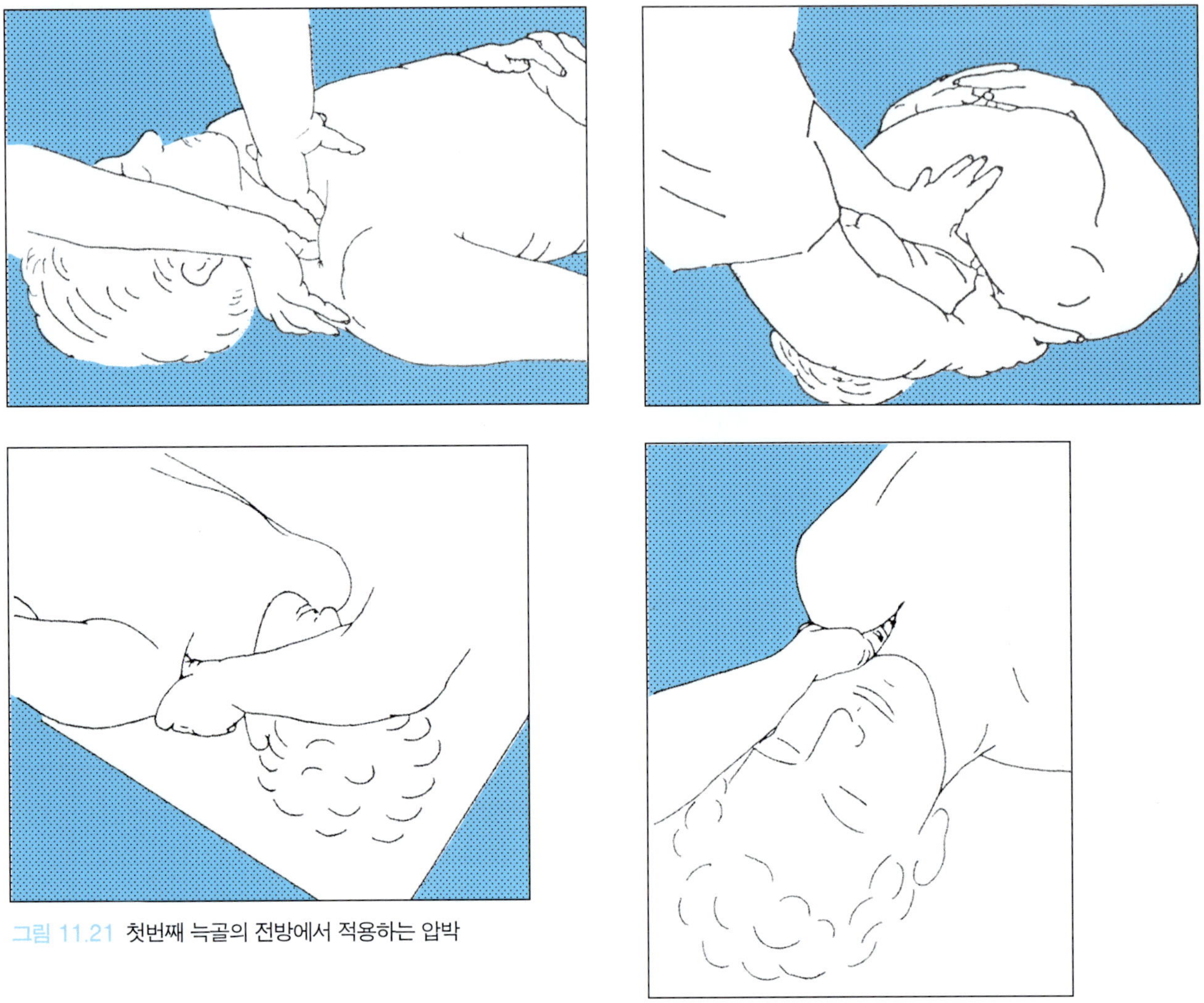

그림 11.21 첫번째 늑골의 전방에서 적용하는 압박

1. 승모근을 통해 늑골의 후방에서 압박력을 적용할 수 있다. 이때 압박의 방향은 후-전 방향 뿐만 아니라 발쪽으로 약간 경사지게 적용할 수도 있다(그림 11.19).
2. 다른 방법은, 물리치료사가 엄지를 승모근의 근복 저면(전방)에 놓고 후-전 방향으로 적용하거나 발쪽으로 약간 경사지게 적용할 수도 있다.
3. 세번째 방법을 적용하기 위해, 환자는 바로 누운 자세를 취한다. 그리고 물리치료사는 치료하고자 하는 쪽의 어깨 부위에 서서, 촉지할 수 있는 모든 부위를 대상으로 전-후 방향의 진동운동과 다리쪽 방향의 진동운동을 일으킨다(그림 11.21). 이 기법에 대한 기호는 ⤴ R1

다른 늑골들. 첫번째 늑골을 제외한 나머지 모든 늑골은 엄지에 의해, 늑골-연골 이행부와 흉골-늑골 이행부를 포함한 자신의 전체 길이에 걸쳐 검사될 수 있다. 이웃한 늑골 사이에서 일어나는 운동 자유도(df)도 검사할 수 있지만, 늑골들이 척추의 일부가 아니기 때문에 본 책에서는 늑골의 자유도에 대해 언급하지 않는다. 그러나, 늑골의 자유도에 대해서는 "『Peripheral Manipulation』(Maitland, 1970a)" 에서 언급하고 있다.

환자를 눕혀 놓은 자세에서 수행하는 기법들에 대해서는 다음 아래에서 설명할 것이다.

MAITLAND, G. d. (1970a). *Peripheral Manipulation*, 2nd edn. London: Butterworths.

이용(Uses)

흉추의 추간 관절을 치료할 때, 아래의 2가지 이유 때문에 늑골에 대한 가동기법을 포함시켜야 한다.

1. 환자의 통증이 추간 관절에서 시작되었는지, 아니면, 늑골-추체 관절에서, 또는 늑골-횡돌기 관절에서 시작되었는지를 명확하게 평가하기가 어렵다. 그러므로, 흉추의 추간 관절을 치료했을 때 적절한 향상이 일어나지 않았다면, 부가적으로 늑골각(rib angle) 부위에서 늑골에 대한 가동기법을 적용해야 한다.
2. 치료기법으로 늑골을 움직일 때, 추간 관절에서도 어느 정도 움직임이 일어나야 한다. 이런 복합성이 치료의 향상 속도를 촉진할 수 있을 것이다.

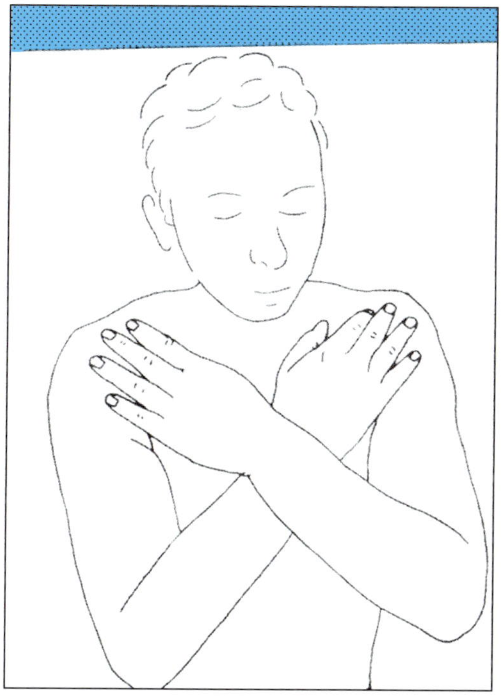

그림 11.22 흉추 회전 - 바로 누운 자세

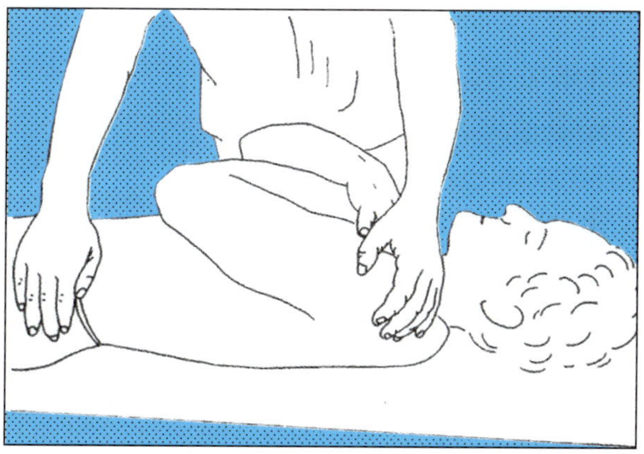

그림 11.23 흉추 회전 - 환자를 유지하기 위해 반대측 어깨와 골반을 잡는다

만약 늑곽과 관련된 부위에 통증이 있다면, 그 통증은 이웃한 늑골 사이에 있는 비정상(abnormality)으로부터 발생할 수도 있다. 물리치료사는 촉진을 통해 이웃한 늑골사이의 위치 이상과 움직임 이상을 발견할 수 있다. 늑골 통증에 대한 치료는 "『Peripheral Manipulation』(Maitland, 1970a)" 책에서 언급하고 있다.

흉추(T2-12) : 오른쪽 회전 기법

시작 자세(Starting position)

환자는 바로 누운 자세에서 양손을 교차시켜 서로 반대 어깨쪽 부위에 닿도록 한다(그림 11.22). 물리치료사는 환자의 오른쪽에 서서, 왼손으로 환자의 왼쪽 어깨를, 오른손으로 환자의 왼쪽 골반을 잡는다(그림 11.23). 그 다음, 환자의 왼쪽 어깨와 흉추가 치료대에서 떨어질 만큼 환자의 체간을 물리치료사 쪽으로 돌린다.

환자의 흉추에 접촉할 오른손은 엄지의 지절간 관절을 굴곡시키고, 또 중수지절 관절을 내전과 대립작용이 약간 일어나도록 만든 후, 시지의 종축과 엄지의 근위 지절골이 일직선상에 있도록 한다. 그리고 나머지 손가락은 흉추의 극돌기를 횡단하는 방향으로 배치한다.

회전할 척추의 극돌기 위에 오른손의 시지를 배치한다(그림 11.24). 그 다음, 환자의 체간이 물리치료사의 오른손 위에 놓이도록 눕힌다. 그리고, 물리치료사는 환자의 양쪽 전완이 물리치료사의 가슴 부위에 닿도록 자신의 몸을 앞으로 숙인다(그림 11.25).

MAITLAND, G. d. (1970a). *Peripheral Manipulation*, 2nd edn. London: Butterworths.

방법(Method)

물리치료사는 오른손 위에 환자의 체간을 돌려 눕힘으로써 관절가동술을 수행한다. 이 기법은 진동운동으로 행해진다.

늑골(2-12)의 관절가동술 (Mobilization of the ribs(R2-12))

바로 앞에서 선택한 자세와 같은 자세를 취하고, 다른 점이 있다면, 굴곡된 오른손 엄지를 늑골각 위에 배치한다. 이때 나머지 손가락은 흉추의 극돌기 쪽으로 향하게 한다. 오른손의 시지는 흉추의 극돌기에서 늑골이 부착된 횡돌기까지 넓게 접촉시킨다(그림 11.26).

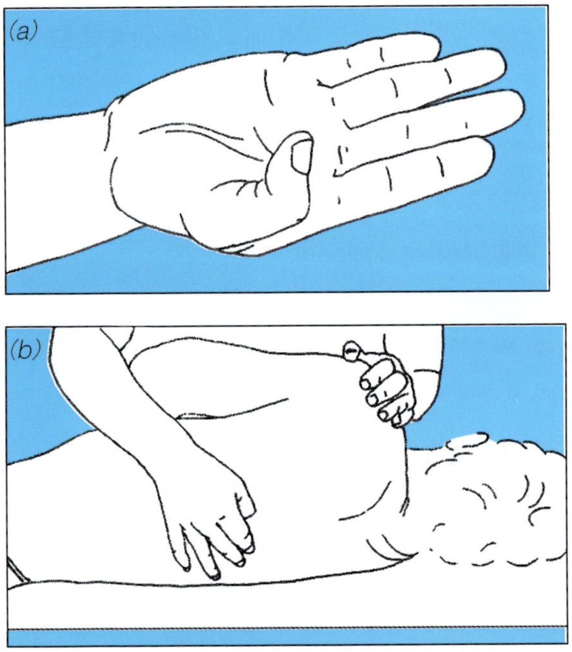

그림 11.24 흉추 회전 - (a)손의 모양, (b)손을 척추에 배치하는 모습

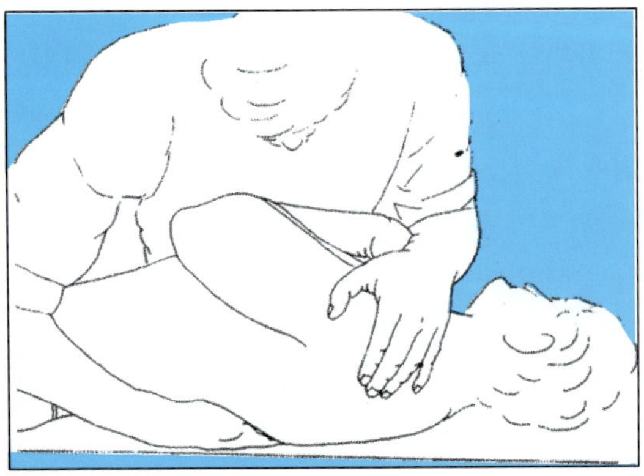
그림 11.25 흉추 회전 - 마지막 치료의 시작하는 자세

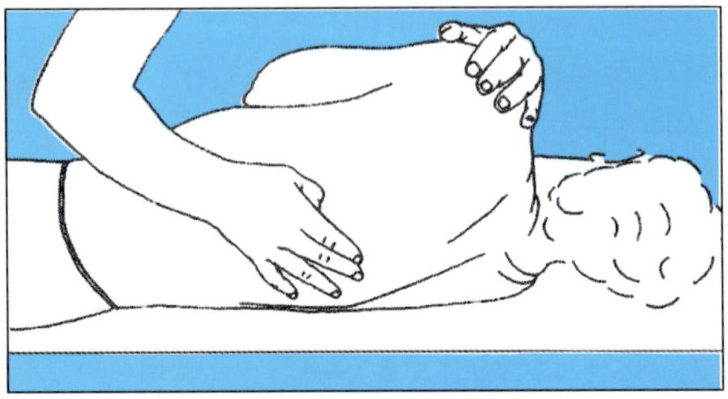
그림 11.26 늑골-추체 관절의 관절가동술

흉추 견인(Thoracic Traction)

치료의 예는 흉추 배부 통증이다. 흉추 견인은 경추와 요추의 견인 처럼 쉽게 적용될 수 있으며, 그 적용원리도 똑같다. 그러나, 경추와 요추 보다는 좋은 결과를 얻지 못하는 경우가 많는데, 그 이유는 흉곽 때문이다.

관절을 견인하는 자세의 원칙은 그 치료할 특정 관절을 관절가동범위 중 중간 범위에 두고 이완되게 해서 치료한다. 그리고 사용하게 될 견인의 양은 먼저 관절의 움직임을 보고 결정한다. 경추 견인에서 개괄적으로 설명한 것처럼, 환자의 증상 변화에 따라 견인의 양을 바꾸어 준다. 이미 경추 견인에서 언급한 것처럼, 증상과 징후의 변화를 보고 다시 치료해야 할 것인지를 결정한다.

상부 흉추 ↑ (Upper thoracis spine TT ↑)

시작 자세(Starting position)

환자는 바로 누운 자세를 취한다. 이때 환자의 목이 신전과 굴곡 사이의 중간 범위에 있도록 하기 위해 환자의 머리 밑에 1-2개의 베개를 받혀 준다. 경추 견인(경추 굴곡자세에서)에서 설명한 것과 똑같은 방법으로 경추 홀터(halter)를 설치한다. 만약 하부 흉추를 치료하거나 견인의 강도를 더 강하게 적용하려면, 몇가지 형태의 반대 견인(counter-traction)의 적용이 필요할 것이다. 척추의 원위 끝단을 고정하기 위해 골반 벨트

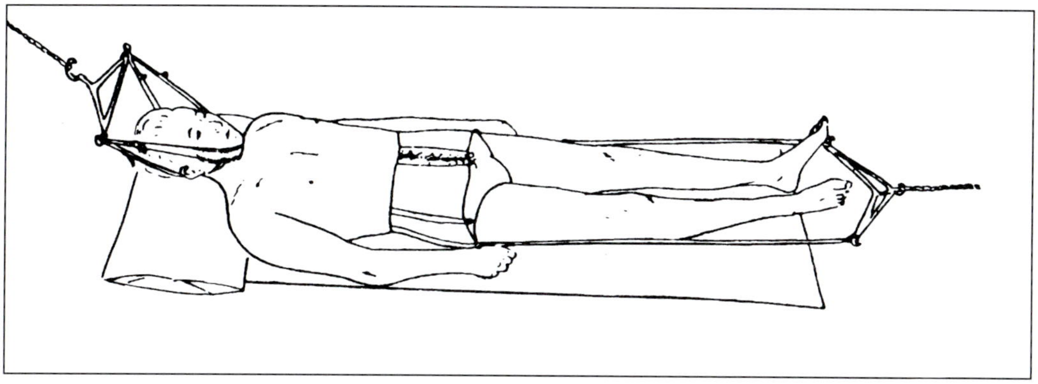

그림 11.27 반대 저항을 적용한 T1-10 견인법 (TT ↑)

를 착용하고 그것을 침대의 발쪽 끝에 연결한다. 그런 다음, 환자의 목을 당기는 각도가 수평면에 대해 약 45° 정도가 되도록 경추 홀터를 고정 지점에 연결시킨다. 그러나, 실제로 적용하는 각도는 상부 흉추의 후만 정도에 따라 변화될 수 있는데, 이때 흉추의 추간 관절을 굴곡과 신전 사이의 중간 범위에 놓고, 그 관절이 종축으로 움직일 수 있도록 각도를 맞추어야 한다. 견인을 적용하는 동안, 환자의 하부 흉곽에 걸리는 힘을 줄여주기 위해, 환자의 고관절과 슬관절을 굴곡시킬 수 있다(그림 11.27).

방법(Method)

흉추 견인은 양쪽 끝단이나 또는 어느 한쪽 끝단으로 조절될 수 있지만, 특별히 주의해야 할 것은 환자의 등과 견인장치 사이에 발생하는 마찰을 최소화 해야 한다는 것이다. 마찰을 최소화하는 견인 방법은 환자의 체간 무게를 부드럽게 들어올리거나 또는 견인장치로 부터 골반이 떨어지게 적용하는 것이다. 견인장치가 아래 · 위로 분리될 수 있게 견인장치를 상 · 하로 나눔으로써 마찰을 거의 완전하게 제거할 수 있다(접뚜껑식 견인장치). 견인을 해제할 때 특별한 문제가 발생하지 않지만, 가능하면 천천히 해제하는 것이 좋다.

하부 흉추 → (Lower thoracis spine TT →)

시작 자세(Starting position)

하부 흉추의 견인을 위해, 경추 홀터를 사용하지 않고 요추에서 사용되는 것과 비슷한 흉추 벨트를 사용한다. 보통 환자를 바로 눕혀 놓고 견인을 적용하는 것이 더 효율적이지만, 엎드린 자세에서도 적용할 수 있다.

흉추 벨트는 흉부를 고정시키기 위해 적용되며, 치료하고자 하는 관절 부위에 그 벨트를 적용한 후, 고정지점에 연결시킨다. 그 다음, 골반 벨트를 적용시키고, 그 벨트를 고정지점에 연결한다. 견인하는 방향은 환자 체간의 종축 방향으로 당긴다. 척추의 자세를 조절하기 위해 베개를 사용하기도 하는데, 이것은 견인할 부위를 굴곡과 신전 사이의 중간 범위에서 이완시킬 목적으로 사용한다(그림 11.28).

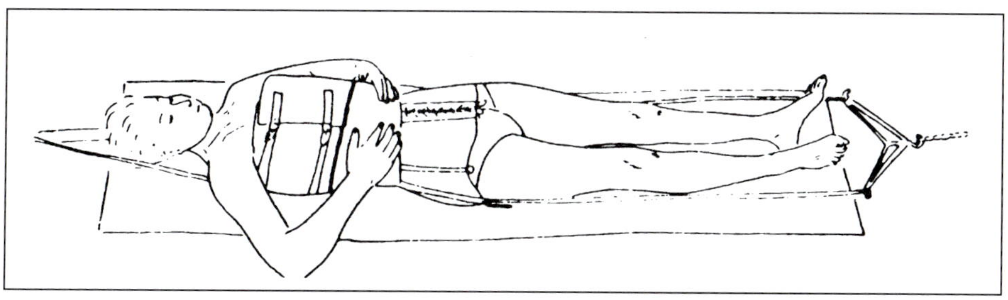

그림 11.28 T10-12 견인법 (TT →)

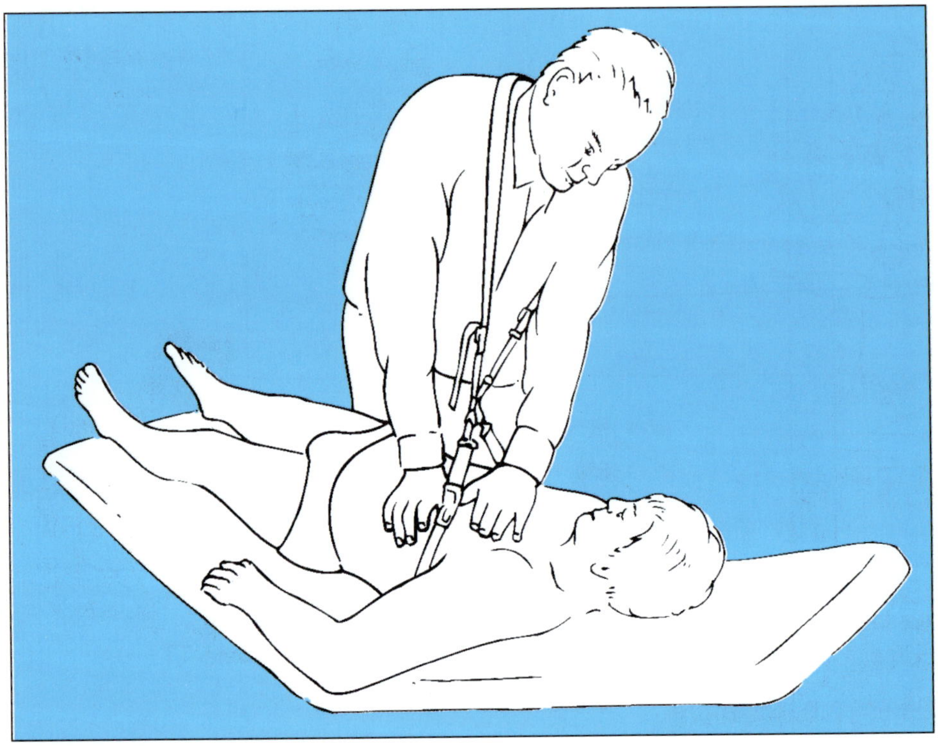

그림 11.29 흉골에서 적용하는 T6/7의 관절가동술과 결합된 중간 흉추의 견인

방법(Method)

하부 흉추 견인법은 양쪽 끝단이나 또는 어느 한쪽 끝단으로 조절될 수 있지만, 특별히 주의해야 할 것은 환자의 흉부와 골반 부위의 마찰을 줄여야 한다는 것이다. 앞에서 언급한 것과 같이, 접뚜껑식 견인대(roll-top couch)로 마찰을 줄일 수 있다.

차근차근 견인을 해제해야 하고, 잠깐이라도 휴식을 취하게 한 후에 환자를 일으켜 세워야 한다.

간헐적 견인을 하부 흉추에 적용할 수도 있는데, 이때 '휴식' 과 '유지' 의 시간은 경추 견인과 똑같이 적용한다.

국소 변화(Local variations)

흉추의 후만 정도는 사람마다 상당히 차이가 있으며, 물리치료사는 이 후만의 정도를 가지고 환자의 자세를 결정한다. 이론적으로, 견인 방향은 치료할 추간 관절의 추간판에 직각되게 적용한다. 대개 흉추 후만은 하부 흉추 보다는 상부 흉추의 자세에 영향에 미친다.

주의사항(Precautions)

견인이 요통을 일으키지 않도록 환자를 주의깊게 체크해야 한다. 경추 굴곡시의 견인에서 처럼, 상부 흉추 견인시에도 머리 홀터가 후두골 두통을 유발시킬 수 있는데, 이 두통을 없애는 방법은 이미 경추 견인 단락에서 언급했다.

이용(Uses)

이 견인법은 통증이 흉추 부위에 광범위하게 분포한 환자, 특히 퇴행성 흉추 환자에게 매우 유용한 가치를 가진다. 그리고 능동운동을 할 때 증상이 악화되지 않는 환자와 신경학적 변화가 있는 환자에게도 유용할 것이다. 또한 신경근(nerve root) 통증을 가진 환자에게도 선택적으로 적용할 수 있다. 관절가동술으로 좋은 결과를 얻지 못했을 때도 이 견인 기법을 적용할 수 있다.

환자는 대개 자신의 몸이 무엇을 원하는지(원하지 않는지)를 알 수 있기 때문에 물리치료사가 치료할 때 많은 도움을 줄 수 있다. 그림 11.29는 그런 경우의 좋은 예이다. 이 환자의 경우는 치료받을 때 얻어진 치료 향상이 계속 유지되지 않았기 때문에 물리치료사에게 큰 도움을 주지 못했다. 이 질병의 문제 레벨은 T6/7이었고, 그 동안 매우 부드러운 견인으로 치료되어 왔다. 어느 날 그 환자는 견인치료를 받고 싶다고 말했다. 또 그 환자는 위쪽 레벨의 흉추들이 오른쪽으로 돌아갔기 때문에 그 흉추를 후방으로 그리고 왼쪽 방향으로 치료하길 원했다. 그림 11.29는 환자의 흉골을 통해 가동기법을 적용했을 때 그 자세가 어떻게 얻어졌는가를 보여주고 있다. 환자는 처음 치료 후에 60% 정도 좋아졌고, 두번째 치료 후에 80% 좋아졌다고 말했다. 이런 환자의 주장을 듣고 치료를 중단했으며, 12개월이 지난 후에도 그 환자에게 재발이 일어나지 않았다.

등급 V 도수교정(Grade V manipulation)

다른 척추 영역에서 처럼, 이 관절가동술은 매우 빠르게 그리고 작은 진폭으로 수행되기 때문에, '도수교정'이라 부른다. 이 기법들은 일반적으로 하나의 추간 관절보다는 여러 추간 관절을 치료할 때 적용된다. 그리고 단일 추간 관절의 경우는, 그 움직임을 강조하고자 할 때 사용하며, 이때는 보다 국지적인 방법으로 적용되어야 한다. 여기서는 보다 국지적인 방법에 대해 설명하고자 한다.

추간관절 C7-T3 (외측 굴곡)

Intervertebral joints C7-T3(lateral flexion)

시작 자세(Starting position)

환자는 중간 높이의 치료대 위에 앉고, 물리치료사는 이 환자의 뒤에 서 있는다. 물리치료사는 환자에게 편안한 지지를 제공하기 위해, 환자의 왼쪽 엉덩이 옆에 자신의 왼발을 올려놓는다. 그리고 환자의 왼팔을 자신의 왼쪽 허벅지위에 올려놓게 하고, 자기쪽으로 편안하게 몸을 기울이도록 주문한다. 도수교정의 국지화(localization)는 물리치료사의 엄지끝을 추간 관절의 아래쪽 극돌기의 우측에 놓음으로써 완전하게 이루어진다. 압박력은 전두면에서 수평으로 엄지에 의해 적용하고, 이때 나머지 손가락은 펴서 환자의 우측 쇄골 부위로 향하게 한다. 그 다음 단계로, 물리치료사의 엄지에 긴장이 느껴질 때까지 환자의 머리를 우측 측방 굴곡시킨다. 측방 굴곡의 긴장을 유지한 채로, 환자의 목을 앞뒤로 움직이면서 굴곡과 신전 사이의 중간지점을 찾는다. 이 중간지

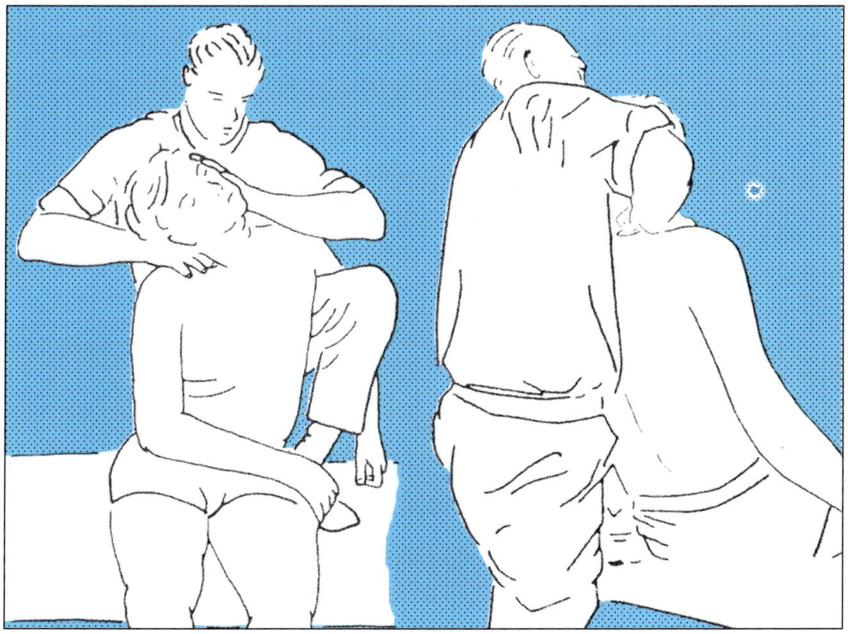

그림 11.30 C7-T3 추간 관절

점을 찾은 후에, 회전의 끝범위까지 진동운동을 작게 하면서 목을 회전시킨다(얼굴을 위쪽으로). 그런 다음, 물리치료사는 양쪽 전완을 서로 반대 방향으로 움직인다(그림 11.30).

방법(Method)

도수교정은 오른손 엄지에 의해 갑작스럽고 작은 범위의 진폭으로 행해진다. 이때 반대 방향의 움직임은 환자의 머리 왼쪽에 놓여진 물리치료사의 왼손에 의해 이루어진다.

추간관절 T3-10(PAs ↕)
Intervertebral joints T3-10(PAs ↕)

시작 자세(Starting position)

환자는 양손을 목뒤로 깍지 끼고 베개없이 눕는다. 물리치료사는 환자의 오른편에 서서 오른손으로 환자의 어깨를 잡고, 왼손으로 환자의 양쪽 팔꿈치를 감싼다. 그 다음, 물리치료사는 도수교정할 추간 관절의 아래쪽 극돌기를 촉지하기 위해 오른손을 이용해 환자의 몸을 비스듬히 들어올린다. 물리치료사는 계속 이 자세를 유지하면서, 오른손을 "가위-바위-보"의 가위처럼 중지, 환지 및 소지는 주먹 쥐듯이 굴곡하고, 반면 엄지와 시지는 쭉 편다. 그리고 지지를 잘 하기 위해 손가락으로 작은 패드를 쥘 수도 있다. 중지의 원위 지절골과 1번째 중수골 골두 사이에 아래쪽 극돌기가 놓이도록 환자의 흉추에 오른손을 배치한다(엄지는 머리 방향으로). 그 다음, 환자의 등과 치료대 사이에서 물리치료사의 오른손이 쐐기로 작용할 때까지 천천히 환자를 눕힌다. 환자의 체간 무게가 손등의 편평한 부위에 전달되도록 한다. 그리고 환자의 체간을 잘 움직일 수 있도록 전완을 바깥쪽으로 뺀다. 만약 치료대의 표면이 너무 딱딱하다면, 통증이 발생하기 때문에 위와 같은 손의 배치가 어렵게 된다. 도수교정을 잘 하기 위해, 물리치료사는 자신의 흉골 부위를 환자의 팔꿈치에 잘 부착시켜 압박을 가해야 한다. 그러나, 만약 과가동성 관절을 가진 환자라면, 목뒤로 깍지 끼는 것 보다는 양 손을 반대쪽 어깨를 잡도록 하는 것이 더 낫을 수 있다. 그런 다음, 물리치료사의 오른손에 관절 움직임이 느껴질 때까지, 환자의 체간을 천천히 굴곡/신전하면서 앞뒤로 움직인다(그림 11.31).

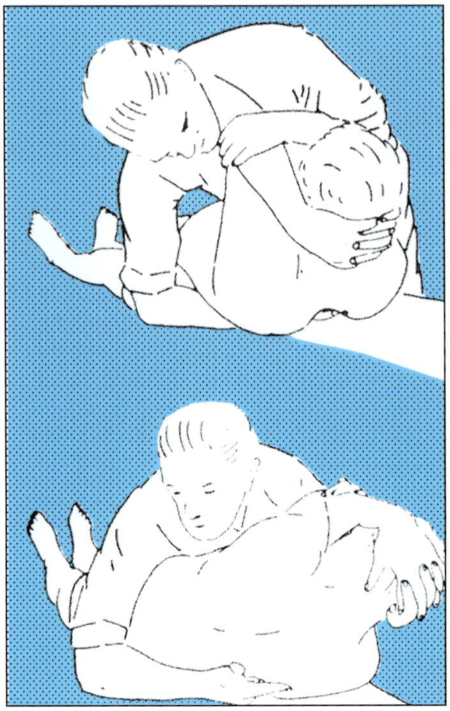

그림 11.31 T3-10 추간 관절(PAs ↕)

방법(Method)

물리치료사는 추간 관절을 신장시키기 위해 환자의 팔꿈치를 누르면서 압박을 가한다. 이때 도수교정을 가하는 방향은 환자 상완의 종축 방향이다. 이 트러스트(thrust)는 물리치료사의 오른손 위에 놓인 환자의 체간으로 전달되며, 주로 트러스트(thrust)를 환자의 호기(exhale) 끝단계에서 적용한다.

추간관절 T3-10(종축 운동) ←●→ Intervertebral joints T3-10(longitudinal movement ←●→)

시작 자세(Starting position)

환자는 허리를 펴고 치료대 위에 앉아서 양손을 목뒤로 깍지 낀다. 그리고 양 팔꿈치를 아래로 숙인다. 물리치료사는 환자 뒤에 서서, 환자의 겨드랑이 밑으로 자신의 양팔을 넣고 환자의 손목을 잡는다. 물리치료사가 환자의 손목을 잡을 때, 환자에게 팔꿈치를 아래로 숙이도록 이야기 하고 또 동시에 자신의 전완으로 환자의 늑골 측면을 꽉 누른다. 그런 다음, 물리치료사는 도수교정할 환자의 흉추 부위에 자신의 하부 늑골을 붙일 수 있도록 자신의 체간을 한쪽으로 약간 돌린다. 물리치료사는 자신의 하부 늑골로 관절의 움직임을 느끼면서, 그 관절의 중립위치를 찾기 위해 환자의 흉추를 굴곡/신전 시킨다(그림 11.32).

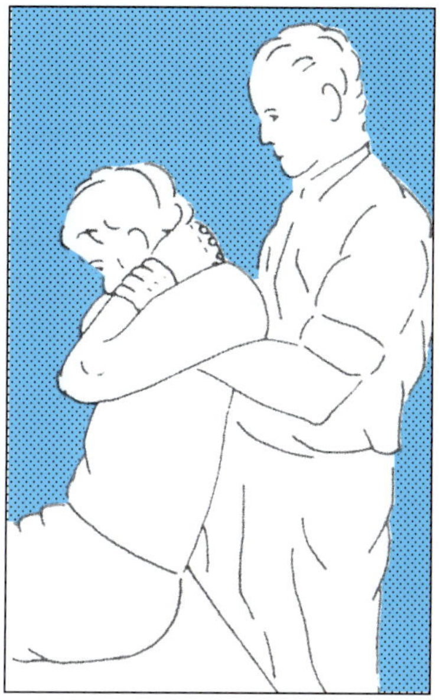

그림 11.32 T3-10 추간 관절(종축방향으로)

방법(Method)

물리치료사는 치료할 관절을 중간 위치로 유지하기 위해 굴곡/신전 운동을 최종적으로 조절한다. 그리고 들어올리기의 도수교정은 빠르고 작은 진폭으로 행해지며, 이때 적용되는 방향은 관절의 장축방향으로 이루어진다.

이 기법을 적용할 때 환자의 체간을 약간 신전시키기도 하는데, 이와 같은 부수적인 동작은 하부 늑골의 작은 움직임과 양팔의 작용에 의해 이루어진다.

추간관절 T3-10(회전 ↻)
Intervertebral joints T3-10(rotation ↻)

시작 자세(Starting position)

만약 물리치료사가 왼쪽 회전을 시도하다면, 그 환자를 치료대의 오른쪽 가장자리 끝에 앉게 한 후, 환자의 오른쪽 뒤에 선다. 환자는 꼭 껴안듯이 양팔로 가슴을 감싸고 자신의 체간을 왼쪽으로 돌린다. 중간 흉추를 치료할 때, 물리치료사는 왼손으로 환자의 오른쪽 어깨 부위를 잡기 위해 환자의 양팔을 감싸면서 잡고, 한편 오른손의 손꿈치는 치료할 관절의 우측 위쪽 늑골들의 선(rib line)을 따라 배치한다. 그리고 물리치료사는 환자

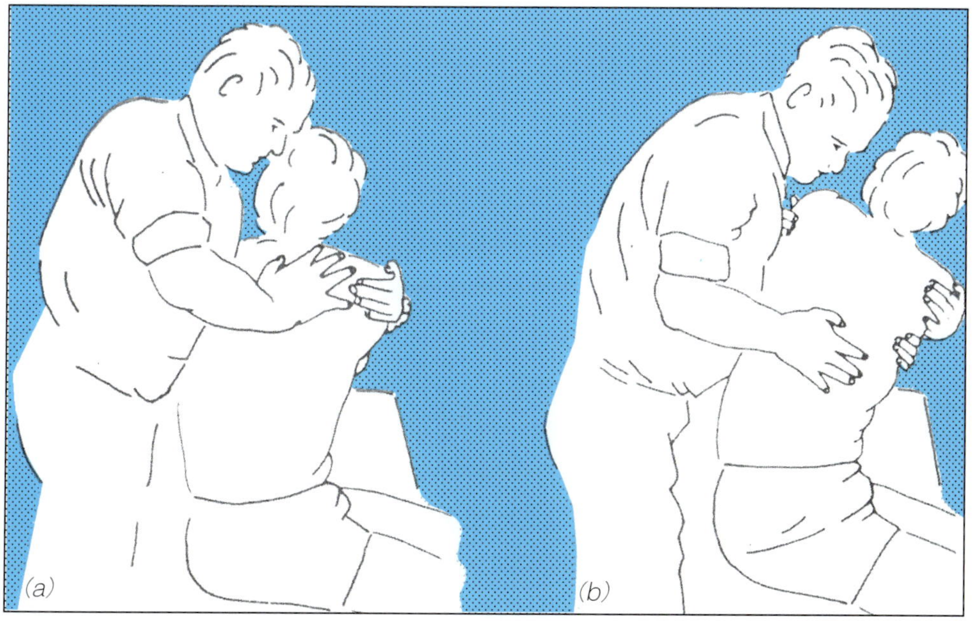

그림 11.33 T3-10 추간 관절(회전). *(a)* 중간 흉추 영역; *(b)* 하부 흉추 영역

의 왼쪽 어깨를 자신의 왼쪽 액와로 감싸듯이 안는다(그림 11.33a). 하부 흉추를 치료할 때, 물리치료사는 자신의 왼팔을 환자의 양쪽 팔 밑으로 통과시켜 감싸 안듯이 견갑골을 잡는다. 그리고 우측 늑골들의 선을 따라 오른손의 척골연을 배치한다(그림 11.33b). 위 두 기법 모두에서, 물리치료사는 연부조직들이 팽팽해지도록 가동범위의 끝지점까지 관절을 움직인다.

방법(Method)

도수교정은 물리치료사의 체간 움직임과 오른손의 압박에 의해 이루어진다. 물리치료사는 자신의 체간을 이용하여, 회전의 끝범위에서 앞뒤로 진동 회전시킨다. 이와 동시에 물리치료사는 오른손의 손꿈치나 척골연으로 지속적인 회전성 압박을 가한다. 도수교정은 가동범위의 끝지점에서 매우 빠르고 작은 진폭의 과압박을 적용함으로써 이루어진다.

사례(Case History)

특별한 목적을 가지고, 아래의 치료 사례를 본 장의 마지막 부분에 포함시켰다. 도수 물리치료사들은 많은 환자들이 담낭, 충수돌기, 난소 등과 같은 구조물로부터 오는 증상 때문에 복부 수술을 받는다는 것을 알고 있다. 종종 수술을 통해서도 증상이 좋아지지 않을 때, 도수 물리치료사에게 치료 받으려 오는 환자들이 많이 있는데, 이런 사실을 알고 있는 외과 의사들은 환자의 증상이 의심스럽고, 그 증상이 척추에서 시작될 수 있다라는 사실 때문에 환자를 진료할 때, 근골격계 검사도 함께 실시한다.

Mrs. R

다음의 내용은 환자에 대한 소화기과 의사의 보고서를 요약한 것이다.

사회적 위치('Social')

그녀는 40세 가정주부로 딸 하나를 두고 있고, 4주 전에 진료를 받았다. 남편은 운전학원을 운영하고 있어, 경제적으로 어려운 편은 아니었다.

과거 병력(Past history)

과거 병력으로는 천식을 앓았고, 7년 전에 급성 담석염이라는 진단받았으나, 담낭검사를 받지 않았다. 그 이후로 담낭 문제는 없었다. 그녀는 맹장수술과 자궁절제술 및 난관결찰술을 받았다. 또 1978년에 열공 탈장(hiatus hernia)을 진단 받았고, 가슴통증이 있을 때, 바륨 가루약을 장기 복용했다. 3년 전에, 가슴통증 때문에 심장 종합검사를 받았다. 젊은 나이임에도 불구하고 4년 전에 원인을 알 수 없는, 일시적인 우측 편마비를 경험했다. 그리고 상당한 기간동안 피임약을 복용했다.

체간의 우측 상부 통증(Right upper quadrant paine)

환자는 14년 전에 요통을 경험했고, 최근, 특히 5년전부터 다시 악화되었다. 그녀는 우측 견갑골 아래의 상부 흉부에 지속적인 작열통으로 고생해 왔으며, 동시에 체간의 우측 상부 통증 (Right Upper Quadrant Pain)이 발생했다 라고 말했다. 환자 스스로 복부와 배부(등)의 우측 상부에 통증이 있음을 발견했다. 이 통증은 기침이나 심호흡을 할 때, 또는 걸어다닐 때 더 심해졌다. 그녀는 초음파 담낭검사와 담낭조영도를 받았고, 이 두 검사에서 정상이라고 판명되었다. 그리고 7년 전에 급성 담석염이라고 진단받았으나, 위의 두 검사로 볼 때 급성 담석염을 앓지 않은 것 같고, 그때 오진이었을 가능성이 매우 크다. 그 환자는 걸어다닐 수 없을 만큼 갑자기 통증이 심해진 경우도 있었다 라고 말했다. 이 통증은 침대에서 잘 때나 이른 아침에 더욱 심해지기도 했다. 이런 불편 때문에 그녀는 오른쪽으로 누워 잘 수 없었으며, 바로 누워 자거나 왼쪽으로 잠을 잘 때 약간 호전되기도 했다.

폐쇄성 질문을 통해 그녀에게 약간의 장(bowel) 이상이 있음을 발견했다. 그녀는 마치 임신한 것처럼 복부가 팽만해지는 것을 알았고, 배변 후에 이 증상들이 해소됨을 알았다. 그리고 약간의 변비가 있을 때는, 체간의 우측 하부에 통증이 발생했고, 이 통증이 다리쪽으로 전파

되었다. 이 통증은 직장과 방광이 꽉 차 있을 때 더 악화되는 경향이 있었다.

그녀는 지방이 많은 음식을 과도하게 섭취한 후에 복부 증상이 발생한다. 라고 생각하기 때문에, 기름끼 많은 음식을 싫어 했다. 환자의 혈압은 140/190이었고, 육안검사를 통해 환자의 오른쪽 어깨가 상당히 내려가 있는 자세 이상을 발견했다: 그리고, 우측 회전 검사를 강하게 했을 때 통증과 증상들이 발생했다.

S상 결장 검사(sigmiodoscopy)에서 정상으로 나타났고, 또 혈액검사인 ESR(적혈구 침강반응), 헤모글로빈과 WBC(백혈구 검사)검사로도 정상이었다.

내가 환자를 처음 만났을 때, 그녀는 결장 증상을 가지고 있었고, 약 7년 전에 진단받은 담석염은 오진이었던 것으로 생각된다. 그리고 우측 상부 통증의 원인은 근골격계로부터 시작되었다. 라고 생각된다. 담즙질병가나 소화불량의 증거가 없었기 때문에, 내시경검사를 실시하지 않았다. 그녀는 결장 증상을 위해 바륨 관장치료와 몇가지 치료를 받았다. 나는 환자의 통증이 근골격계 질병 때문이라고 생각했기에, 정확한 평가를 위해 도수 물리치료사에게 환자를 의뢰했다.

신경근골격계 검사와 치료(Neuromusculoskeletal examination and treatment)

환자의 증상은 그림 11.34에 그려져 있다. 검사소견은 다음과 같다:

굴곡(Flexion)

환자는 무릎 밑 약 5cm 정도 밖에 뻗지 못하고, 이때 요통이 발생한다. 다시 원래 위치로 되돌아올 때 힘들고, 요통이 더 심해졌다. 이 검사운동을 끝마친 후에, 오른쪽 복부에서 통증이 발생했다.

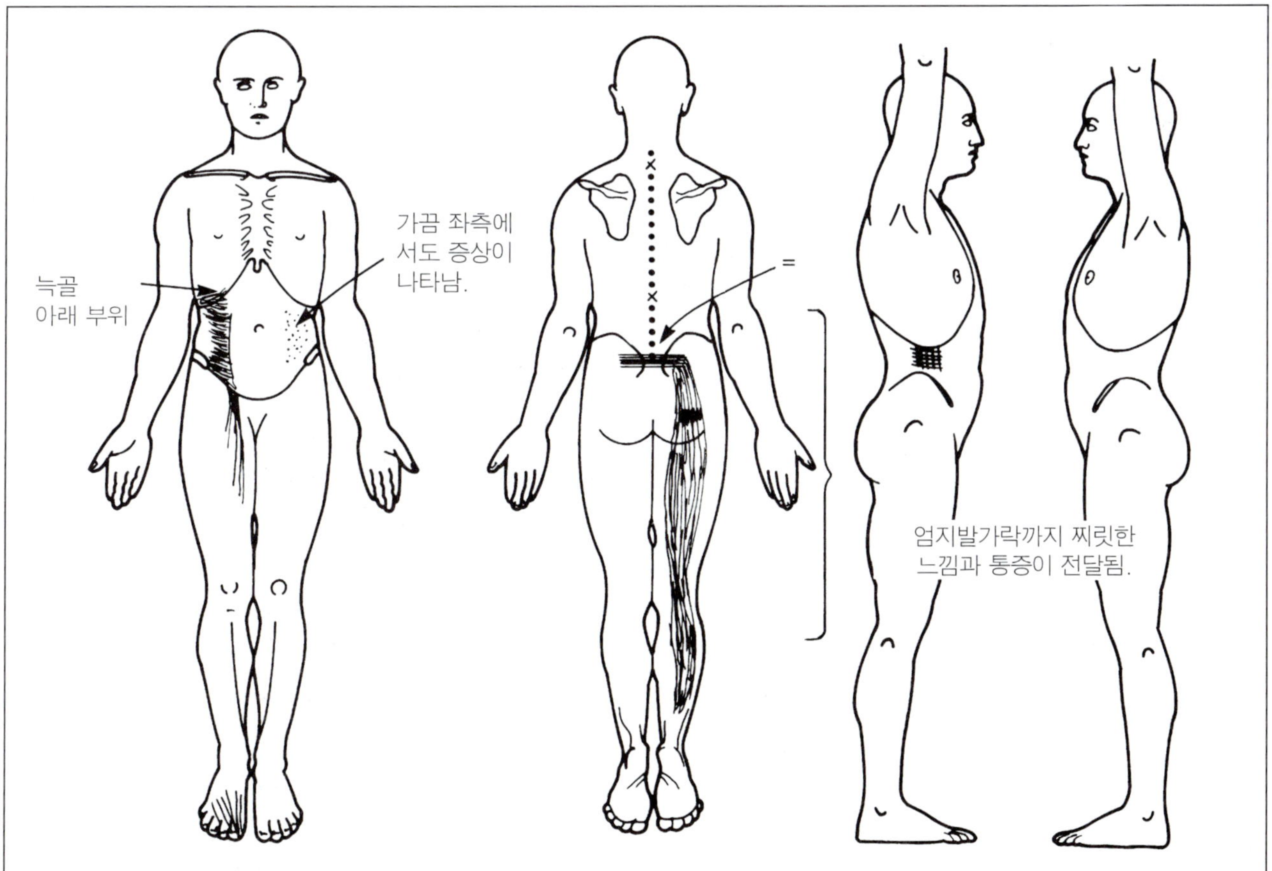

그림 11.34 환자의 증상 분포

굴곡자세에서, 흉곽을 오른쪽으로 회전할 때, 오른쪽 하지에 통증이 발생했다.

신전(Extension)

하부 요추의 신전 움직임이 전혀 일어나지 않았지만, 약간의 하부 흉부 신전으로도 오른쪽 하지와 복부에 심한 통증이 나타났다.

우측 측방 굴곡(Lateral flexion right)

이 움직임으로 요통이 발생했다.

좌측 회전(Rotation left)

좌측 회전은 우측 회전의 50% 수준 밖에 되지 않았다. 이 운동으로 하부 흉부에 통증이 발생했고, 복부와 오른쪽 하지의 전체로 통증이 전달되었다.

Slump 검사

슬관절 신전이 제한되어 있고, 하지와 복부에 통증이 발생했다: 복부 통증의 증가 때문에, 족관절의 배굴이 거의 일어나지 않았다.

우측 고관절 (Right hip)

통증 때문에 내전과 굴곡이 제한되었다. 이 통증은 먼저, 오른쪽 엉덩이 부위에서 시작해서 복부쪽으로 전파되었다.

촉진 (Palpation)

특히, L2-4의 극돌기 사이의 공간(우측)에서 뚜렷한 비후가 있었다. L2/3에서 가장 크게 비후되었고, 오래된 비후조직과 새롭게 생긴 비후조직들이 완전히 섞여 있어, 구분하기가 어려웠다.

치료(Treatment)

매우 부드러운 요추 견인, L1-5에 적용한 등급 II의 횡단 압박(우측방향으로)과 등급 II의 작고 부드러운 진폭의 고관절 회전운동(중립위에서) 등을 포함하여, 치료를 7번 실시했다. 그녀는 두 가지의 독립된 문제 즉, 고관절 질병와 척추 질병를 가지고 있었으며, 이 문제들은 서로에게 악영향을 주고 있었다.

4번째 치료부터 매우 부드러운 요추 견인을 적용했다. 견인을 적용하기 위해, 흉곽 하니스(harness)나 골반 하니스를 이용했다: 요추 견인장치의 움직이는 두 부분을 분리시킨 후 고정했고, 견인 치료할 때 편안한 마음을 가지도록 환자에게 주문했다. 단지 12분간 견인 치료를 적용했지만, 그녀는 복부 증상 뿐만아니라 허리 증상까지도 좋아지는 것을 느꼈다. 마지막 치료로써, 등급 II의 회전운동을 매우 부드럽고 천천히 고관절에 적용했으며, 그 결과로 엉덩이 통증이 완화되었다. 오른쪽 고관절에 다른 부가적인 방법(고관절을 중립위로 한 채 옆으로 눕히고, 발쪽으로 당겼다)과 함께 위의 치료를 계속 적용하여 환자의 증상을 더욱 완화시켰다.

이 치료는 격일로 6주간 실시되었으며, 증상이 좋아짐에 따라, 진폭의 크기를 약간씩 증가시키면서 치료했다. 마지막 6주 때, 환자의 움직임은 거의 정상으로 돌아왔고, 환자도 완치된 것 같다라고 이야기했다.

치료의 장기효과를 보다 명확히 평가하기 위해, 치료를 종결하고 3주 후에 의사에게 다시 진료 받도록 했다. 12개월 이후에 그녀를 다시 진료했으나, 그녀 스스로 완치되었다 라고 말했다.

12 요추(Lumbar spine)

박지환 · 권혁수 · 김택연 역

서론(Introduction)

임상적으로 요통의 가장 주된 원인부위는 추간판, 후관절, 천장관절이다.

요추 질병의 증상들은 척추의 다른 레벨에 비해 진단 내리기가 복잡하고 어려운 편이다. 요통의 양상과 수반되는 증상만으로는 통증을 야기시키는 정확한 원인을 제공하는 단서가 거의 없기 때문이다. 그러나 Bogduk(1997)의 임상경험에 의하면 요통을 일으키는 가장 중요한 요인들이 추간판(40%), 후관절(15%), 천장관절(15%)이라고 보고하였다. 그러나 이러한 구조들이 어떻게 질병을 초래하게 되었는지 임상적 양상만으로 입증할 근거가 거의 없는 것이다.

요추는 도수 물리치료사나 정형외과 의사의 주된 관심사가 될 뿐 아니라, 사람의 노동력을 떨어뜨리는 가장 큰 장애요인이 되기도 하다. 그러므로 요통의 성공적인 치료를 위해서는 요추에 관한 보다 분명한 해부학적, 생리학적, 생체역학적, 병리학적 이해로 더욱 구체적인 진단과 예후를 내릴 수 있는 우리의 부단한 노력을 요구하고 있다.

BOGDUK, N(1997). *Clinical Anatomy of the Lumbar Spine and Sacrum*, Edinburgh: churchill Livingstone.

개요(General)

요통을 간편하게 이해하기 위하여 요추를 크게 두 그룹으로 나누어 생각하도록 한다.

첫 번째 그룹(First group)

요통 환자들이 호소하는 연관통의 가장 빈번한 요인이 L4/5와 L5/S1 사이의 추간판이다.

이 그룹은 주로 요추의 하부에서 증상을 호소하는데, 그 원인이 추간판에 생체역학적 문제가 있는 환자들이다. 이 말은 척추의 다른 레벨에서는 결코 어떠한 퇴행성 변화가 없다는 이야기는 아니다. 다만 증상을 야기시키는 주 레벨이 L4/5와 L5/S1 사이의 추간판이므로 도수 물리치료사들에게 가장 관심을 끌게 된다는 의미이다. 또한 두 곳의 추간판만이 요통의 가장 큰 원인이 아니라는 사실도 이야기해 둘 필요가 있다. 여하간 지난 20여년간 서구사회에서는 요통 환자가 급격히 증가한 것으로 보고되고 있다. 현대인들은 앉아 있는 시간이 늘어나고 자동차를 많이 이용하게 되어 허리에 진동이 추가됨으로서 더욱 요통이 증가되고 있다는 것이다(Troup,

1978).

수중학적, 생체역학적 특성(hydrodynamic & biomechanical properties)을 지닌 추간판은 자신만의 독특한 기능을 지니고 있다. 추간판에 문제가 있는 환자들을 자세히 살펴보면 종종 자신의 위치감각이나 운동조절 능력이 떨어지는 것을 관찰할 수 있다. 추간판의 고유기능 질병과 통증은 이러한 신체적 능력을 제한하게 만든다. 환자들은 때로 '내 허리가 나를 잘 지지해주지 못하는 빈 유리병 같은 느낌이 든다' 고 말한다. 도수 물리치료사에 의한 관절 가동술(mobilization)치료는 추간판의 이러한 고유기능을 회복케 하는데 좋은 영향을 준다(Zusman, 1985).

요추 추간판은 교감 신경체(sympathetic trunk)와 회백 교련지(grey rami communicates)로부터 기시하는 신경총(n. plexuses)에 의해 지배된다는 새로운 증거가 제시되고 있다(Green 등, 1990). 이러한 사실은 신경들이 감각의 역할을 담당하고 있다는 강력한 증거가 된다. 그러므로 추간판은 척추동 신경(sinuvertebral nerves)을 통해 추간판의 윤상섬유에서 감각을 수용하고 있는 것이다.

Nakamura(1996) 등은 하부 요추 추간판에서는 교감신경을 경유하는 나름대로의 어떠한 감각경로를 갖고 있다는 가설을 발표하였다. 이는 추간판 문제로 인하여 요통 환자가 체성 감각통(somatic sensory pains), 특히 내장기에도 어떠한 증상을 일으킬 수 있다는 말이다. 흔히 허리추간판 환자가 추간판성 통증을 때로 메스껍다고 표현하는 경우가 여기에 해당된다 하겠다.

요통을 별로 호소하지 않는 추간판 손상이 MRI상 새롭게 보고되고 있는데, 윤상섬유 외층만 손상을 입었다면 체성통(somatic pain)을 주로 호소할 것이다. 이는 척추동 신경에 의해 지배되어지는 추간판의 치밀도에 따라 상응하게 된다(Bugduk, 1994b). 하지만 이러한 환자는 통증은 별로 호소하지 않으나 허리의 강직을 느낄 것이며, 이는 이미 추간판에 내부적 손상이 있다는 경고가 될 것이다.

TROUP, J. D. G. (1978). Driver's back pain and its prevention. A review of the posture vibratory and muscular factors, together with the problem of transmitted road-shock. *Applied Ergonomics*, **9**, 207-214.

ZUSMAN, M. (1985). Reappraisal of a proposed neurophysiological mechanism for the relief of joint pain with passive joint movements. *Physiotherapy Practice*, **1**, 64-70.

GREEN, G. J., BALJET, B. and DRUKKER, J. (1990). Nerves and nerve plexuses of the human vertebral column. *American Journal of Anatomy*, **188**, 282-296.

NAKAMURA, S., TAKAKASHI, K., TAKANASH, Y. *et al.* (1996). The apparent pathways of discogenic low-back pain evaluation of L2 spinal nerve infiltration. *Journal of Bone and Joint Surgery*, **78B**, 606-612.

두 번째 그룹(Second group)

> 자세의 변화, 근육의 불균형, 근 약화, 척추증이나 관절염, 역학적 질병들은 모두 요통의 한 원인이 될 수 있다.

이 그룹에 속하는 환자들은 잘못된 자세, 근육 불균형, 근 약화, 척추증이나 관절염, 역학적 질병에 의해 증상을 호소하는 집단으로서, 8장에서 대부분 다루었다. 자세의 변화, 근육의 불균형, 근 약화, 척추증이나 관절염, 역학적 질병들은 모두 요통의 한 원인이 될 수 있다.

주관적 검사(Subjective examination)

표 12.1에서 검사의 틀을 제시하였지만, 일부 항목에서는 필요에 따라 확대시킨 세부적인 검사가 요구될 것이다.

질병의 종류('Kind' of disorder)

환자의 주된 호소는 역시 허리, 엉덩이, 하복부, 사타구니, 다리의 통증이다. 환자의 어떠한 기능적 질병은 도

BOGDUK, N. (1994b). The innervation of the intervertebral discs. In: *Modern Manual Therapy of the Vertebral Column*, 2nd edn (J. Boyling and N. Palastanga, eds), pp. 149-161. Edinburgh: Churchill Livingstone.

표 12.1 요추의 주관적 검사

질병의 종류
환자가 왜 치료를 받고자 하는지 기록한다.
(i) 통증, 강직, 약화, 불안정성 등
(ii) 급성 발병
(iii) 수술후, 외상, MUA, 지지, 견인 등

병력
과거력과 현재력
병력에 따른 여러가지 이차적 질문

부위
통증, 강직, 재발, 약화 등이 있는가?
인체그림 챠트(body chart)에 표시하기 :
1. 증상이 시작된 부위
2. 이상감각 부위
3. 증상이 동반된 기타 부위
(i) 다른 척추부위
(ii) 질병이 있는 위 아래 관절부위
(iii) 기타 관련있는 관절들

증상의 양상

전체적인 양상
1. 언제 증상이 시작되었으며, (국소통과 연관통이) 왜 그런가?
2. 국소통과 연관통이 쉴 때에는 어떠한가? (하루 중 활동과 관련하여서는? 아침과 저녁의 증상은?)
3. 통증과 강직정도는?
4. 동작과 관련하여서는? (동작의 시작과 끝을 비교하여)

세부적인 양상
1. 증상을 일으키는 것은? 감소시키는 것은?
2. 요통을 일으키는 동작은(예, 체간 굴곡)?
3. 앉아 있는 자세에서 요통과 다리의 통증은(다른 지속된 자세에서는)?
4. 앉았다가 일어 설 때 혹은 보행시 처음 몇 발자국이 불편하지는 않은가?
5. 기침이나 재채기가 증상을 악화시키는가?

특별한 질문
1. 당신은 방광에 문제나 감각이상이 있습니까? (마미신경 압박증의 가능성)
2. 당신의 전반적인 건강상태는? 최근에 체중감소가 있습니까? (병력청취)
3. 최근에 X-rays 찍은 적이 있습니까?
4. 다른 질병으로 혹시 약을 복용하고 계십니까? (예; 스테로이드 치료를 받고 있는 골다공증 환자)

병력
1. 언제 발병하였는지?
2. 전에도 아픈 적이? 동반된 증상들은?
3. 증상이 더 좋아졌는지, 더 나빠졌는지?
4. 전에 치료받은 적이 있었는지, 있었다면 효과는?
5. 관련있는 사회-경제적 문제는?

주요 소견들은 별표(*) 해 둘 것

수물리치료적 검사를 통해 반드시 확인해 보라는 의미이다. 예를 들면, '아침에 일어나 양말을 신기 어렵다', '허리를 앞으로 숙이면 다리 아래로 당기는 듯한 통증이 나타난다' 등이다.

> 슬괵근 열상, 내측인대 좌상, 아킬레스 건염, 족관절 염좌 등과 같은 하지의 손상은 척추질병에 영향을 미치는 한 요소가 될 수 있다. 그러므로 환자의 병력(발병, 진행 등) 청취는 필수적이다.

도수 물리치료사는 환자 하지의 관절문제나 스포츠 손상에 대해 주의를 가져야 한다. 이러한 요소들은 척추문제를 일으키는 한 원인이 될 수 있기 때문이다.

예로, 만성 족관절 염좌로 고생하는 환자가 '10개월 전에 발목이 삐어 붓기가 가라앉았는데도 나는 여전히 아파 절룩거린다. 외용 크림을 발랐지만 별 차도가 없다. 의사가 콜티존 주사를 놓았지만 마찬가지다. 나는 더 이상 믿을만한 게 없다'. 이어지는 질문에 환자는 허리까지 아프다고 이야기하였다. 그가 넘어질 당시 허리가 돌아갔으며 그 결과 며칠간 허리가 뻣뻣했던 기억을 새삼 떠올린 것이다.

도수물리치료적 검사상 족관절 외측인대에 압통이 있었으나 운동에 따른 통증은 없었다. 하지 직거상(SLR) 검사상 아픈쪽 발목의 다리에서 약간의 제한과 허리의 국소통 및 강직이 있었다. 동측 L5 후전방 압박검사에서 압통과 강직이 나타났다. 요추에 대한 관절가동술 치료 이틀 후에 발목의 통증이 사라졌다.

증상 부위(Area of symptoms)

연구(Research)

지금까지 효과적인 요통 치료법에 관한 연구가 다양하게 시도되고 있다.

하지만 아직도 요통치료에 이거다 하는 소위 '황금 기준(gold standard)'은 없다. 그러나 영국의 National Clinical Standards Advisory Group(CSAG, 1996)에 의한 요통의 치료 지침서는 치료사에게 많은 도움을 주고 있다. 이 지침서에서는 요통에 대한 도수교정의 효과를 실험 검증하면서 다음과 같은 결론을 내리고 있다:

급성 요통 발병 후 6주 내에는 도수교정이 다른 치료형태에 비해 통증이나 활동성 그리고 환자 만족도에서 매우 높은 효과를 보이고 있는 바 …

> 요통에 대한 많은 치료 프로그램들이 요통 자체의 특성, 즉 임상적 다양성 때문에 큰 효력을 발휘하지 못하고 있다. 그러므로 환자 개개인의 요통 특성에 맞는 도수교정의 선택이 요구된다 하겠다.

출간된 모든 요통 프로그램의 저자들은 어느 한 곳에서 느끼는 국소적인 통증(예로, L4나 L5 극돌기) 환자를 L4/5 극간 사이를 가로지르는 통증의 환자와 동일하다고 생각하는 경우는 없는 것 같다. 다시 말하여 전자에서는 허리의 통증이 L3, L4와 S1으로 전개되는 것과 달리 허리를 가로질러 퍼지는 통증은 천추의 중간부나 하부로 전개되는 것이다. 이러한 부위의 요통은 허리 통증이 퍼지는 양상의 차이 때문인 것이 아니라, 한쪽이 다른쪽 보다 더 아프거나 허리 한쪽만 아플 경우로 설명할 수 있다. 이와 유사하게 둔부나 천장관절의 통증 환자도 범주가 다름에도 불구하고 종종 요통 조사 대상자로 분류하고 있는 실정이다. 전문적인 연구자들은 효과적인 도수교정을 제대로 선택하기 위해서는 환자 집단을 좀 더 세분화시킬 필요가 있다고 믿고 있다. 이것들은 주로 통증 부위(site-of-pain)에 관련된 문제이다. 이어 통증의 양상에 따라 환자집단을 분류할 필요가 있다.

부위(Site)

환자의 통증부위는 상위 경추 부분에서 언급하였듯이 세부적으로 찾아내는 것이 중요하다. 특히 환자가 장골능(iliac crest)에 통증을 호소하는 경우에는 더욱 그렇다. 즉 장골능 위에, 아래에 또는 자체에 통증이 존재하는지 우선 결정하는 것이 필수적이다. 마찬가지로 환자가 둔부에 통증을 호소할 경우 안쪽인지 바깥쪽인지 또는 가운데가 아픈지 파악할 필요가 있다; 또한 환자가 아픈 부위를 정확하게 손가락으로 가리킬 수 있는지 또는 모호하게 그냥 엉덩이가 아프다고 말하는지 알아 둘 필요가 있다.

환자가 호소하는 증상의 차이점을 구분하는 동시에 통증이 다리로 방사되면 나타나는 부위와 깊이를 파악하도록 한다. 예로, 증상이 심부통, 날카로운 통증, 타는 듯한 통증, 무거운 느낌 등의 구분과 실지 감각의 감소가 아닌 둔감(numbness), 짜릿한 느낌(tingling), 바늘로 쑤시는 듯한 느낌(pins & neddles) 등을 구별하도록 한다. 환자는 경련(빈도)이나 찬 느낌, 더운 느낌도 표현할 것이다. 한편 통증이 증가하는지 감소하는지, 다른 부위보다 통증의 증감 폭이 큰지 기억해 둘 필요가 있다. 도수 물리치료사는 환자의 예사롭지 않은 증상들에 대해 '생생하게' 기억(기록)하고 있어야 한다.

환자의 증상에 대해 특별히 기억하고 있어야 할 3가지 사항은 다음과 같다:

1. 환자는 허리가 아프다고 말하지만, 실지 원인 부위가 상요추부 심지어 흉요추부일 수 있다.
2. 요추의 질병으로 인한 증상은 일반적으로 하복부에 나타난다. 때로는 흔하지는 않지만 하복부 한쪽에서만 또는 사타구니에 증상이 나타나기도 한다.
3. 요수 신경근을 건드리는 일부 환자들은 다리나 발목에 증상을 호소한다. 요부의 문제인지 하지 관절에 문제인지 감별하려 할 때에는, 환자가 이전에 다리를 다친 병력과 관련성이 있는지 그 가능성 여부를 파악한다.

증상의 양상(Behaviour of symptoms)

환자가 허리나 엉덩이, 다리에 동시에 증상이 있다할지라도 그 정도는 각각 다를수 있다. 그러나 허리와 엉덩이 통증이 아주 다른 시간에 나타나는 경우는 드물다.

증상의 차이는 치료사로 하여금 도수물리치료적 검사

CSAG (1996). *Clinical Guidelines for the Management of Acute Low Back Pain*. London: HMSO

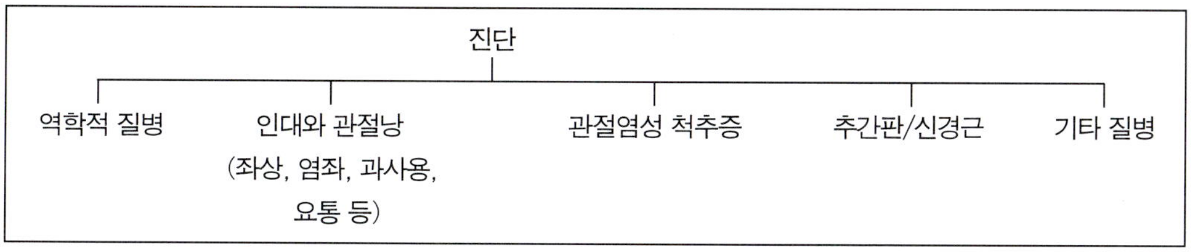

그림 12.1
진단학적 그룹

에서 동일한 구조에서의 다른 양상인지 또는 각기 다른 구조에서 기인하는 증상인지 감별하는데 필요한 운동검사를 결정하는데 도움이 된다.

기침이나 재채기할 때 나타나는 통증은 유용한 정보이다. 예를 들면, 다리에 방사통을 호소하는 요통 환자가 기침시 허리에 통증을 일으켰다. 그러나 기침시 다리에 통증을 야기시킨 경우라면 기침시 허리에만 통증을 일으킨 경우에 비해 증상을 호전시키기가 더 어려울 것이다.

다리에 방사통을 호소하는 환자가 오래 앉아 있거나 침대에 누워 있다가 아침에 일어날 때 요통 때문에 허리를 똑바로 펼 수 없는 경우와 허리는 제대로 펼 수 있지만 다리의 통증으로 처음 몇 발자국 떼기가 어려운 환자와는 아주 다른 문제이다. 후자의 환자는 전자의 환자에 비해 치료가 더 어려운 사례이다. 환자 증상의 기타 양상들은 표 12.1의 전체적인 양상과 세부적인 양상에서 나열하였다.

특별한 질문(Special questions)

환자의 전반적인 질병에 관련된 질문, 예를 들면, 마미신경을 침범한 증거가 있는지 찾아내는 것은 중요한 일이다(p. 20 참조). 만일 마미신경 압박의 초기 증상을 보이는 환자들은 의사의 확진이 있기 전까지 일단 도수교정의 대상에서 제외 될 것이다.

병력(History)

환자의 객관적 검사표에 의해 진행해 나가되, 요추질병에 관한 병력조사에서는 몇가지 파악해 둘 사항들이 있다.

환자의 정확한 병력파악은 효과적인 치료가 무엇이며 어떠한 아이디어를 구할수 있는 단서가 되기 때문에 매우 중요하다 하겠다.

1. 침범된 구조
2. 침범된 구조의 현재 상태
3. 병의 진행상태, 특히 자연스런 진행과정
4. 내원 당시 질병의 안정성 정도
5. 질병의 치료에 유익한 치료형태
6. 질병의 예후와 관리

서두에서 환자를 두 그룹으로 나눌 수 있다고 제안하였다(표 12.1). 좌상이나 염좌, 자세, 과사용, 타박에 의한 환자의 증상들은 적절한 질문을 통하여 비교적 쉽게 두 그룹으로 분류할수 있다.

> 요추의 추간판성 질병은 발병 양상과 증상 형태에서 어떠한 공통적인 패턴을 보인다.

요추의 추간판성 질병을 지닌 환자들은 질병 양상과 증상형태에서 일반적으로 공통적인 패턴을 보인다. 추간판성 질환자의 병력상 호소하는 일련의 요소들을 공통적으로 지니고 있으므로 질병의 진행정도나 치료과정에서 적절한 관리를 할 수 있다. 이러한 요소들은 환자 스스로 알고 있는 편인데, 흔히 하루일과가 끝나가는 시기에 상체를 비틀거나 돌릴 때 허리의 통증을 호소하게 된다. 일은 계속 수행할 수 있으나 점점 힘들어지며, 다음날 아침 침대에서 일어날 때 허리가 불편하다는 것을 새삼 깨닫게 된다. 통증의 유발 빈도는 추간판 질병이 현재 어떠한 상태이라는 것을 암시한다.

증상학적 측면에서 추간판에 문제를 갖고 있는 환자들은 아침에 일어나면 허리의 강직(back stiffness)이 약 10-30분간 지속된다. 오랫동안 앉아 있다가 똑바로 일어설 때도 비슷한 현상이 일어나기도 한다. 장시간 운전 후 차에서 나와 일어설 때도 불편 할 것이다. 오래 앉아 있다가 일어설 때 목 구부리기가 어렵다면(경막 징후, dural sign) 허리보다 목에 문제가 있을 가능성이 있다. 기침이나 재채기도 요통을 악화시킬 것이다.

추간판 질병은 사건을 거듭할 수록 더욱 악화되며, 다음 두 형태 중 하나로 발전된다. 하나는 허리손상시 요통만 일으키는 경우이고, 다른 형태는 허리손상이 거듭될수록 통증이 허리에서 다리로 내려가 결국 신경학적 변화를 초래한다.

연관통(referred pain)과 신경근통(radicular pain)은 매우 다양하여 감별학적으로 중요하나 여기서 자세히 다룰 내용은 아니다. 이 부분은 8장에서 정보를 얻기 바란다.

역학적 질병이나 잠김 형태의 요통은 대부분 갑작스런 외상성 병력을 지니고 있으며 바른 위치로 회복시키면 예방이 가능하다. 관절염성 척추증 질병은 병력상 사지관절의 어느 부위에서 관절염이 동반될 가능성이 높다는 사실이 중요하다. 하지만 척추의 어느 한 부위에서만 방사선 소견상 퇴행성 변화가 나타났다면 증상을 호전시키기가 쉽지 않을 것이다. 반대로 인접한 척추레벨에서 통증이 나타났다면 적절한 치료를 통한 좋은 예후를 어느정도 기대할수 있다.

분명한 사실은 환자의 병력만으로 모든 질병을 정확하게 파악할 수는 없는 것이다. 그러나 환자의 문제를 찾아내려는 치료사의 진지한 마음으로 질문을 하길 바란다. 여기에 관한 참고서적으로는 『*Practical Orthopaedic Medicine*』(Corrigan & Maitland, 1983)을 비롯한 관련서적들이 있다.

도수물리치료적 검사(Physical examination)

표 12.2 요부 질병에 필요한 도수물리치료적 검사를 요약하였다.

CORRIGAN, B. and MAITLAND, G. D. (1983) *Practical Orthopaedic Medicine*. London: Butterworths.

관찰(Observation)

환자의 요추 운동에 대한 굴곡, 신전, 측방굴곡, 회전검사시 각각의 동작에 따른 통증과 가동범위를 주의 깊게 살핀다. 이것이 검사의 첫 번째 주요 항목이 될 것이다. 두 번째 항목은 운동검사시 척추의 국소적 운동양상을 살피는 것인데, 예를 들면, 측방굴곡시 제한이 있다면 주로 L3 이하에서 제한이 나타났다고 기록해 둔다. 이러한 두가지 항목(가동범위와 국소적 운동)은 정밀한 카메라를 이용하여 사진을 찍어두면 서로 연결이 가능하다.

기립자세에서 어떠한 보호성 변형(protective deformity)이 나타난다면, 반드시 기록해 두고 바로 잡아야 한다(예, 측방 이동 교정). 환자가 현재 걷는 보폭이 당신의 평소 걸음걸이 인지도 물어 보도록 한다. 만일 통증이나 보호성으로 인한 것이라면 '이것이 무슨 큰 의미가 있는지요?' 또는 '이렇게 걷는 게 저에게는 편한 걸요'라고 말할 것이다. 때로 환자 배우자나 보호자에게 이러한 변형양상을 이야기해 보면 그들은 환자가 아플 때 심했다가 덜 아프면 그런 현상이 안 나타난다고 말할 것이다. 환자에게 나타나는 변형이나 변화는 그림으로 그려두는 것이 확실하다. 변형을 수동적으로 도수교정하거나 반대압을 줄 때, 만일 통증이 반복 재현된다면 통증과 관련된 변형일 것이다. 이러한 사항들은 환자 검사시 별표해 두어야 할 주요 사항이다.

기능적 재현/손상시 동작검사 (Functional demonstration/injuring movement)

환자는 자신의 허리 증상을 다시 일으키는 동작이나 활동들을 때로 재현시킬 수 있다. 매일 아침 신발끈을 묶을 때 허리가 아프다는 식으로 환자 자신이 증상을 일으키는 동작을 익히 알고 있는 것이다. 또한 허리를 다쳤을 때의 상황(예, 테니스 동작)도 재현할수 있을 것이다. 환자에게 손상시의 동작을 재현해 보라 하면서 치료사는 동작의 제한 범위나 증상의 반응을 분석한다. 이것

표 12.2 요추의 도수물리치료적 검사

관찰
- 의자에서 일어나기, 환자의 활동동작, 보행, 자세 등을 관찰한다.

기립자세
- 기타 관절(빠른 검사 Quick test)
- *아픈 쪽이나 불편한 방향으로 운동검사*(굴곡, 신전 등)
- 통증양상, 가동범위, 보호성 변형, 국소 압박, 척추의 가동성 검사(반복 운동, 운동속도 증가) 하부 요추관절을 검사하기 위해 선 자세에서 골반 운동에 따른 굴곡, 신전, 측방굴곡 검사(복합운동 검사 포함)
- 측방편위 검사

필요한 검사
- 지속적인 굴곡, 신전 검사(통증을 재현시키고자 할 때)
- 사분원 검사(Quadrants test)
- Tap 검사(사분원 검사에서 음성으로 나타날 때)
- 신경학적 검사
- 사지관절의 능동검사
- Canal 검사(앉은 자세에서 슬럼프 검사)

바로 누운 자세
- 수동 경추 굴곡검사: 가동범위, 통증(요부나 하지의 통증) (하지 직거상이나 슬럼검사와 병행할수도 있다)
- 수동 하지 직거상 검사: 가동범위, 통증 (기립자세와 비교)
- 천장관절 검사
- 신경학적 검사
- 근육통에 대한 저항검사 (기립자세에서의 굴곡과 하지 직거상 검사와 비교)
- 수동 사지관절 검사
- 불안정성 검사
- 수동 회전검사
- 측방 굴곡검사

엎드린 자세
- 수동 PKB 검사
- 신경학적 검사
- 근육통에 대한 저항검사
- 촉진
  - 연부조직 촉진(근육, 극간 사이)
  - 척추의 위치
  - 척추간 부수적 운동
  - 생리적 운동 자세에서 PAIVM 복합검사
  - 수동 사지관절 검사

옆으로 누운 자세
- PPIVM: 굴곡, 신전, 측방굴곡, 회전 그리고 굴곡 및 신전 불안정성 검사

다른 관련 요인에 대한 검사

기타 검사

의무기록지 점검(방사선 소견, 임상병리검사 결과 등)

주요 소견은 별표(*) 해 둘 것

이 평가에서 우선 순위(별표)가 될 것이다.

이 단계에서 의심스런 구조의 감별에도 도움이 된다. 예를 들면, 손상 당했을 때의 테니스 동작 재현으로 왼쪽 엉덩이의 통증을 다시 일으키게 한다. 이 동작들은 근본적으로 척추와 고관절의 회전운동 요소를 포함하고 있는 동작이다. 척추와 고관절에 대한 감별검사를 해보면 고관절보다는 척추에 관련되어 있을 가능성이 높다.

여기서는 확실한 근거를 얻기 위하여 척추나 고관절의 세부적인 검사가 추가적으로 필요할 것이다. 세부적인 검사를 통하여 초기에 세운 가설이 확인된다면 치료사는 치료에 힘을 얻게 된다.

기능적 운동이나 손상동작의 재현 검사의 차이점은 병의 호전에 속도가 떨어지거나 중지될 때 매우 유용한 가치가 있다. 몇 번의 치료후 통증이 재현되었던 테니스 동작을 환자는 좀더 신장시켜 수행하게 할 수 있을 것이다. 테니스 동작에서 척추 회전으로 재현된 엉덩이 통증에다가 아픈 쪽으로 체간의 신전과 측방굴곡을 추가시킴으로서 더욱 세부적인 감별검사나 도수교정을 시도할 수 있게 된다. 그리하여 요추 신전 및 동측 측방굴곡 자세에서 요추를 회전시키는 복합운동 도수교정이 보다 발전된 치료의 형태로서 그 효력을 발휘할 것이다.

요추 굴곡(Lumbar flexion)

요추의 굴곡검사는 다음을 포함한다.
- 전방굴곡(FF)과 똑바른 자세로 돌아오기
- 빠르게 굴곡한 자세에서 허리 펴기
- 굴곡, 골곡 및 회전 유지하였다가 허리 펴기 반복
- 경추 굴곡을 추가하여 전방 굴곡하기
- 왼쪽, 오른쪽 회전 상태에서 전방 굴곡하기
- 반쯤 굴곡한 상태에서 왼쪽, 오른쪽 회전하기
- 상부쪽 이하로 서서히 굴곡하기
- 보호성 변형을 동반한 굴곡하기

요추에서 전방굴곡은 매우 중요한 검사이므로 그 정도를 확실히 평가하여야 한다. 하부에서 상부로 돌아가지

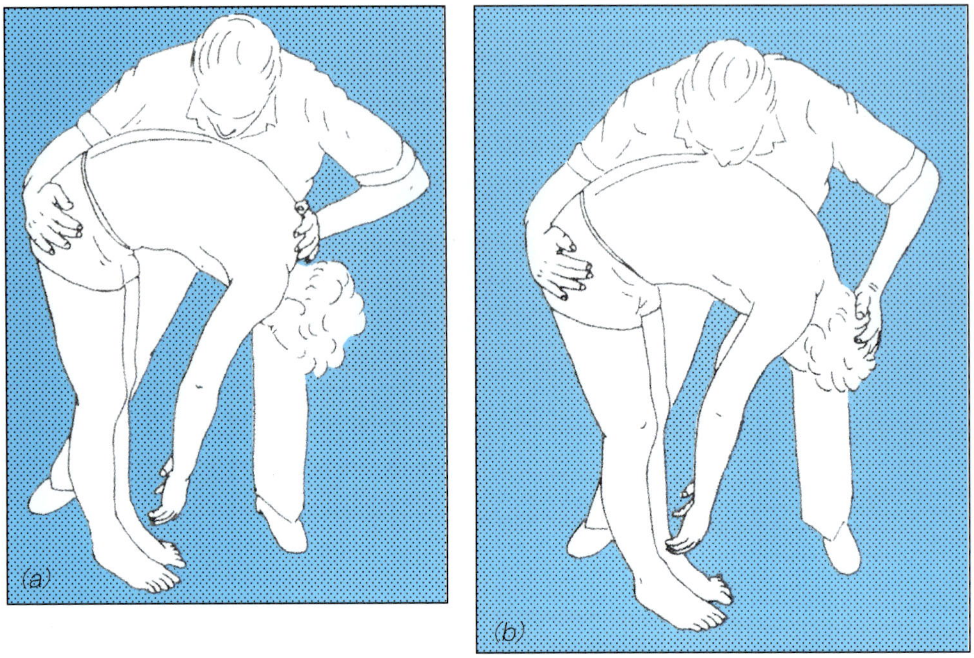

그림 12.2 요추 굴곡
(*a*) 상흉추부를 과압박하여
(*b*) 경추 굴곡을 추가하여

않는(unrolling) 굴곡이 순조롭게 잘 일어나는지도 살펴본다. 굴곡상태에서 기립자세로 돌아 올 때도 순조로운 동작이 이루어져야 한다. 한편 환자가 굴곡동작을 제대로 수행할지라도 기립자세로 다시 돌아올 때 정상적인 요추의 전만 형성에 지장을 받을 수가 있다. 이것은 기억해 두어야 할 비정상적인 요소로서 성공적인 치료를 위해서는 반드시 해결하여야 할 사항이다.

요추 굴곡과 관련하여 한가지 더 생각해 두어야 할 사항은 환자의 질병이 아직 충분히 밝혀지지 않았다는 사실을 기억할 필요가 있다. 전방굴곡에 추가적인 검사가 반드시 실시되어야 하는 것이다. 우선 환자에게 할수 있는 한 최대로 허리를 피라고 한 후, 치료사가 약간 더 미는(gentle over-pressure) 자세를 취한다. 이 자세에서 '자, 이제 앞으로 구부리세요' 말하면서 환자로 하여금 할수 있는데 까지 빠르게 체간을 구부리게 한다. 그후 허리를 피는 원 위치로 빠르게 돌아오게 한다. 정상적인 척추운동의 리듬에 어떠한 질병이 있다면 환자의 요통이 아직 완전하게 해결되지 않았다는 사실을 암시하는 것이다. 정상적인 척추에서는 전방굴곡 검사에서 리듬이 깨지지 않는 척추운동의 원만한 돌아가기(rolling)나 안돌아가기(unrolling)가 일어날 것이다.

굴곡시 환자의 질병이 아직 완전하게 규명되지 않았으므로 추가적인 변수들을 반드시 첨가하여 평가하여야 한다. 추가적인 검사들을 시행하지 않고 일반적인 운동검사와 촉진에만 의존한다면, 질병의 정확한 원인규명에 미흡할 것이다. 이와 같이 필요한 특수검사들은 확진하는데 이용될 것이다. 이러한 검사를 수행하기 위하여 환자에게 완전 체간 굴곡 및 그 자세 유지를 요구하도록 한다(물론 통증이 없어야 하겠지만). 이 자세에서 압박(5-10초 간)이 추가된다. 여기에서 다시 머리와 흉추, 요추를 완전히 왼쪽으로 돌린다. 반대방향으로도 실시한 후 원래 자세로 돌아온다. 그리고 환자에게 가능한 한 빨리 허리를 완전히 핀 자세로 똑바로 서라고 이야기한다. 정상이라면 바로 피는 과정에서 척추 후만이 발생하지 않은 채 유연하게 원 위치로 복귀할 것이다.

정상적인 요추 굴곡이라면 추가적인 두 검사 과정에서 시간이 절약되고 얻고자 하는 정보도 빠를 것이다. 첫 번째 검사는 경추 굴곡을 추가시켜 압박으로 발생된 통증(P1)의 반응을 관찰한다. 머리를 숙임으로서 (허리나 엉덩이의) 통증에 어떠한 변화를 보인다면 요추관절의 운동성 이상이라기 보다는 척추강 내의 통증성 조직에 기인한다고 보아야 할 것이다(그림 12.2).

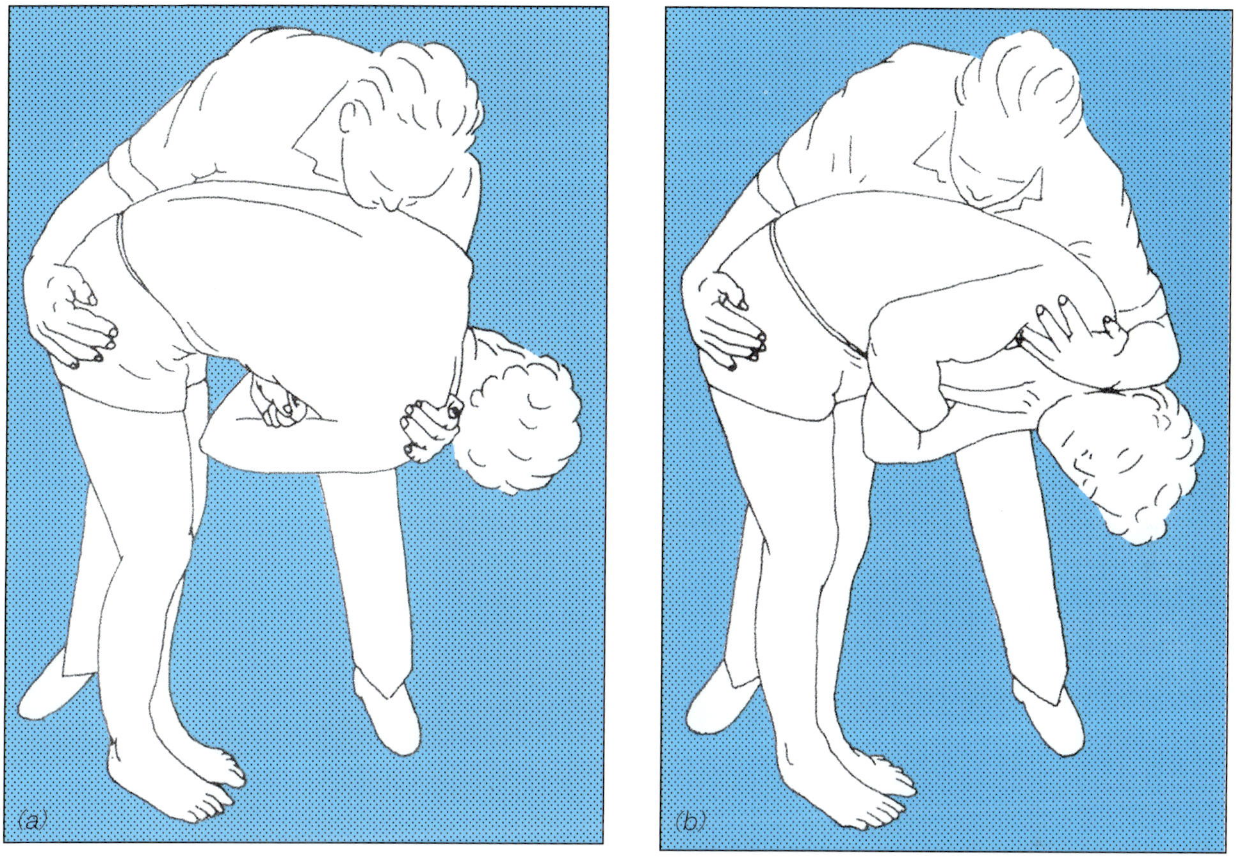

그림 12.3 과압박과 회전을 추가시킨 요추 굴곡 (*a*) 왼쪽 회전 (*b*) 오른쪽 회전

굴곡에 추가되는 두 번째 검사는 양팔을 끼고 어깨와 체간을 왼쪽으로 돌리는 것이다. 즉 굴곡에다가 회전을 결합시킨 복합운동 형태인 것이다. 여기에다 압박을 주면서 반응하는 통증에 주목한다. 이것은 앞서 기술한 확인검사(clearing test)와는 다른 것인데, 그 이유는 운동의 지속성이 없기 때문이다. 왼쪽방향으로 돌리기 위하여 치료사는 환자의 왼편에 서서 환자의 장골능을 잡고, 오른쪽 어깨를 돌린다.

회전시 잡아당기는 압박으로 환자의 어깨를 바닥으로 돌릴수 있으며 회전동작을 보조할수도 있다. 왼쪽 회전 검사 후, 오른쪽도 검사한다(그림 12.3).

검사 과정에서 보호성 변형(protective deformity, 1961년 Maitland가 명명한 좌골신경통성 측만증 ('sciatic scoliosis')이 나타난다면, 치료사는 반대압(변형의 반대방향)을 가하는 반복동작을 통하여 통증의 변화반응을 평가하도록 한다. 만일 통증이 확연하게 증가한다면 이러한 변형이 환자의 증상을 초래하는 질병과 직접적인 관계가 있다는 증거이다.

De Seze(1955)는 다양한 보호성 변형들을 잘 설명하고 있다. 그는 L4/5 추간판에 의한 L5 좌골신경통은 일반적으로 반대측에 변형을 일으키고, 요천주 추간판에 의한 S1 좌골신경통에서는 동측에 변형을 주로 일으킨다고 주장하였다. L4/5와 요천추 레벨의 추간판에서는 요추 후만이 거의 비슷하게 발생한다고 하였다. 때로 환자들은 통증이 있는 한쪽 다리로 설 때 요추 신전이나 통증측으로의 측방굴곡에 질병을 보이기도 한다. 비록 De Seze가 요통의 변형양상에 대해 잘 설명은 하고 있

MAITLAND, G. D. (1961). Some observatios on 'sciatic scoliosis'. *Australian Journal of Physiotherapy*, **7**, 84-87.

DE SEZE, S. (1955). Les attitudes antalgiques dans la sciatique discoradiculaire commune. *Seminare Hôpital Paris*, **31**, 2291.

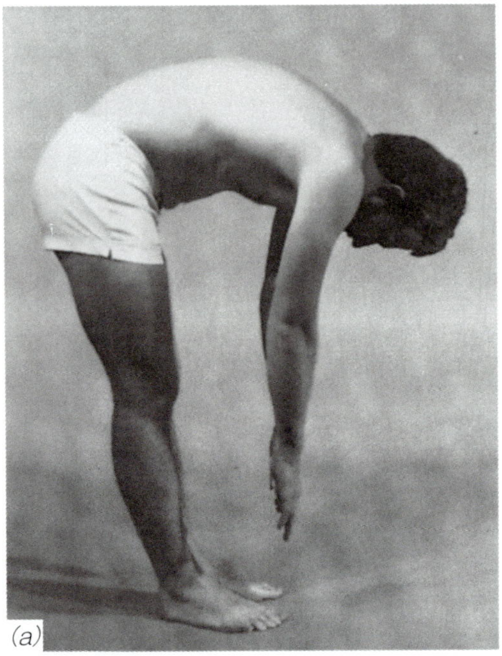

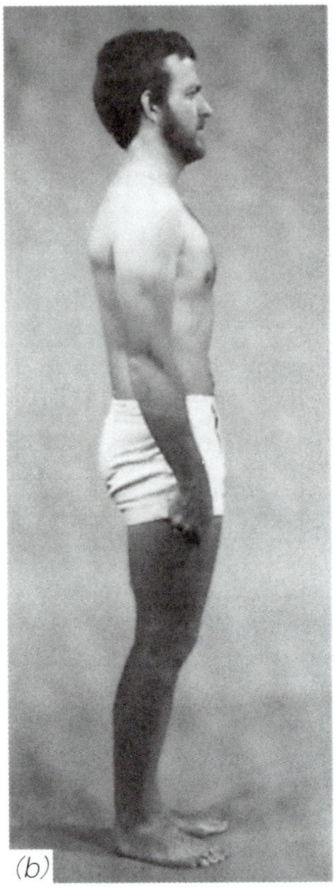

그림 12.4 요추 굴곡 (*a*) 위에서 아래로
(*b*) 아래에서 위로

었지만, 전반굴곡 과정에서 발생할수 있는 증상의 호(arc of list)에 대해서는 별로 언급하지 않았다. 증상의 호는 골곡검사 과정의 중간 1/3에서 흉추의 변형이 일어나거나 반대측 골반에서 변형을 일으킬수 있다. 이러한 변화의 양상을 그는 신전에서만 언급하고 있다. 부수적으로 굴곡근이나 신전근에 보호성 경련(protective spasm)을 일으킬 수 있는데, 만일 신전근 양쪽에 경련이 나타난다면 치료반응이 더딜 것이며, 한쪽에만 나타난다면 두 개의 척추에 현저한 전만증을 보일 것이다.

요추운동 검사에서는 독특한 양상이 있는데; 운동을 위쪽에서부터 수행하느냐, 아래쪽에서 위로 하느냐에 따라 통증의 반응이 전혀 다르다는 사실이다.

기립자세에서 모든 요추의 생리적 운동검사는 위로부터(대부분의 검사자가 위로부터 아래쪽으로 굴곡시켜 통증의 반응을 얻는다) 또는 아래로부터 각각 수행할수 있다. 그림 12.4-12.7은 그 예이다. 요추 하부 두 개의 추간판가 증상을 일으키는 원인이라고 의심될 경우에는 아래에서 위로 요추 회전을 일으키는 검사방법이 가치가 있을 뿐만 아니라, 도수교정하려는 척추 회전의 방향을 결정하는데도 도움이 된다. 예를 들면, 아래쪽부터 오른쪽으로 회전시 오른쪽 정강이에 심한 통증과 오른쪽 엄지 발가락에 둔감(numbness)이 나타났지만, 왼쪽으로 회전시에는 요통만 나타날 경우에는 골반을 왼쪽으로 회전시키는 도수교정이 우선적으로 선택될 것이다. 이러한 선택은 신경근 증상을 야기시키지 않으면서도 추간판에 영향을 미칠 수 있는 한 치료방법이 될 것이다.

요추 신전(Lumbar extension)

허리에 통증이 있는 환자들이라도 기립자세에서 요추신전을 해보라 하면 완전가동이 가능할 경우가 있다. 만일 요천추 레벨에서 통증이 나타난다고 사료되면 다음 검사들을 권한다. 선 자세에서 골반 굴곡(고양이나 개에서처럼 꼬리말기 동작)과 신전을 하게 한다. 체간을 뒤로 펴는 신전동작에서는 통증이 안 나타났지만 이 동작에

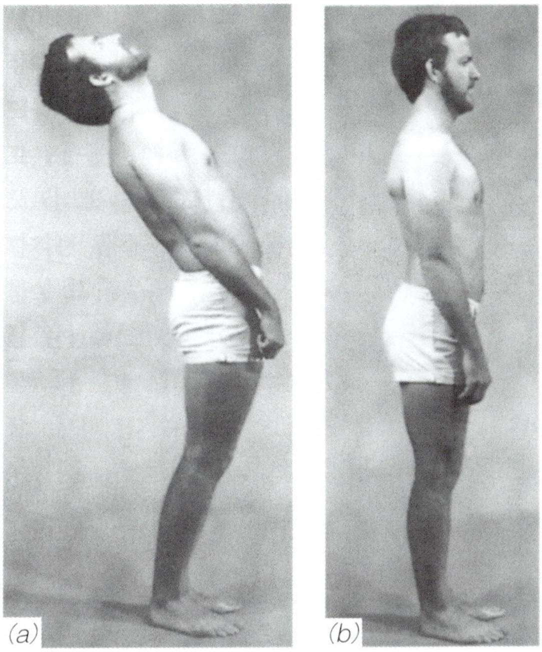

그림 12.5 요추 신전 (*a*) 위에서 아래로 (*b*) 아래에서 위로

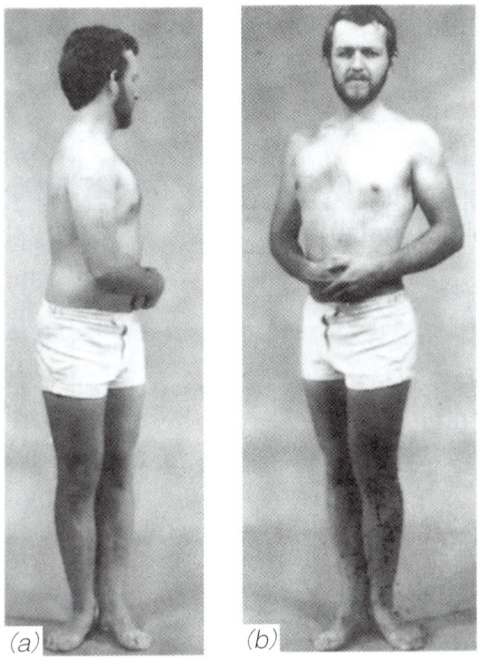

그림 12.7 요추 회전, 회전시 보통 연관통이 나타난다. (*a*) 위에서 아래로 (*b*) 아래에서 위로

서는 요통이 재현될 수 있다. 이러한 반응은 척추 신전에다 골반 신전이 추가되기 때문에 생기는 현상이다. 허리를 펼 때에는 위로부터 점차 하부 요추관절로 운동이 일어나기 때문에 요추 하부에서는 보호성 근 경련으로 통증을 일으키지 않는 것이 가능할 수 있는 것이다. 만일 요추 신전을 골반에서부터 위로 하게 한다면 하부에서 척추운동이 시작될 것이다. 이때 골반의 운동시 요통을 일으킨다면 그 원인이 요천추 관절일 가능성이 매우

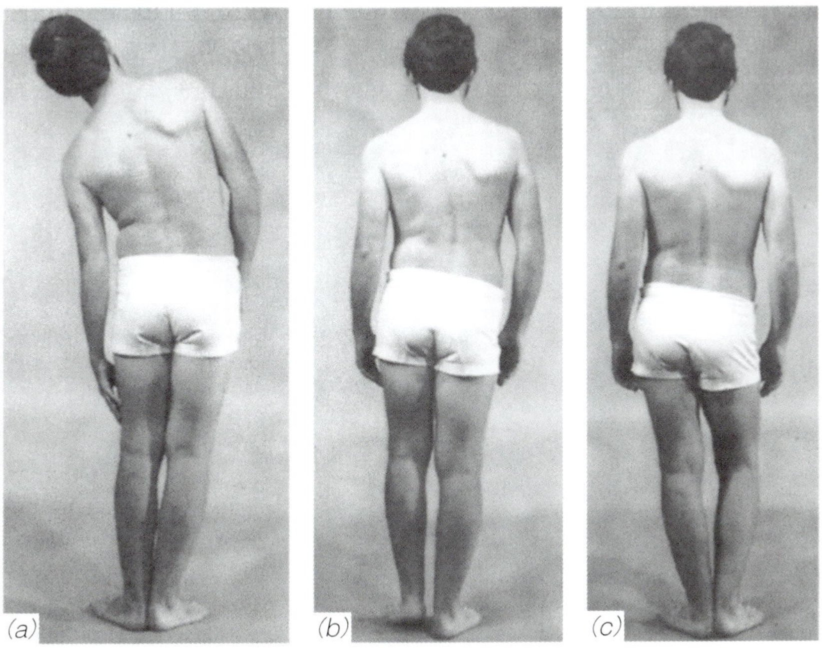

그림 12.6 요추 왼쪽 측방굴곡 (*a*) 위에서 아래로 (*b*) 왼쪽 엉덩이를 당기면서 아래에서 위로 (*c*) 오른쪽 엉덩이 떨어뜨리기

높다.

요통 환자가 완전 신전이 가능하거나 최소한의 요추 불편만을 호소할 경우에는 압박을 추가하는 검사를 실시하여 중요한 정보를 놓치지 않도록 한다.

같은 원리를 이용한다면 신전시 어느 부위가 강직되어 통증이 초래되는지, 또는 강직된 척추 위 아래 어느 레벨에서 문제가 있는지 구별해 낼수 있을 것이다. 이러한 감별은 촉지하고 있는 엄지와 검지의 위치 변화에 의해 알 수 있다(그림 12.8a). 여기에는 두 단계가 있다. 치료사는 왼쪽 팔로 환자의 어깨와 가슴을 잡아 허리를 피게 만든다. 이때 가볍게 잡아야 하며, 지속적인 압박은 삼가하도록 한다. 동시에 같은 정도로 오른쪽 엄지와 검지를 사용하여 허리를 피게 만든다. 이때 환자의 균형유지 지속이 필수적이며, 균형 유지는 환자의 머리와 턱 무게를 받치는 것이 아닌 환자의 머리카락만을 치료사의 왼쪽 상견갑부에 붙이도록 한다(그림 12.8b). 환자가 신전의 제한지점에 이르면 왼쪽 팔로 상체를 지그시 잡아당겨 환자의 머리와 턱을 지지하고 오른쪽 엄지와 검지로 후—전 압박(P-A pressure)을 가한다.

측방 굴곡(기립 자세에서) 〔Lateral flexion(in standing)〕

요추의 측방굴곡은 양쪽 운동의 가동범위와 질을 비교해 볼 수 있는 매우 가치 있는 검사이다. 측방굴곡의 가동성은 분절은 가동성 곡선(curve of segmental mobility)에 따라 측정하는 것이 가장 바람직하다. 환자의 뒤에 서서 양손을 어깨 위에 대고 약간 밀면서 측방굴곡의 능동범위가 넘어 가도록 기울인다. 그리고 환자의 오른쪽에 서서 왼손 엄지로는 요추 극돌기 오른쪽에 국소적인 과압박을 가한다. 오른손으로 환자의 왼쪽 어깨를 잡아 압박을 추가한다. 그런 다음 치료사의 무릎을 구부리면서 측방굴곡을 유도하며 이때 왼손 엄지로 압박을 가한다. 만일 환자와 치료사의 키가 현저하게 차이가 날 경우에는 오른손으로 환자의 체간을 잡도록 한다.

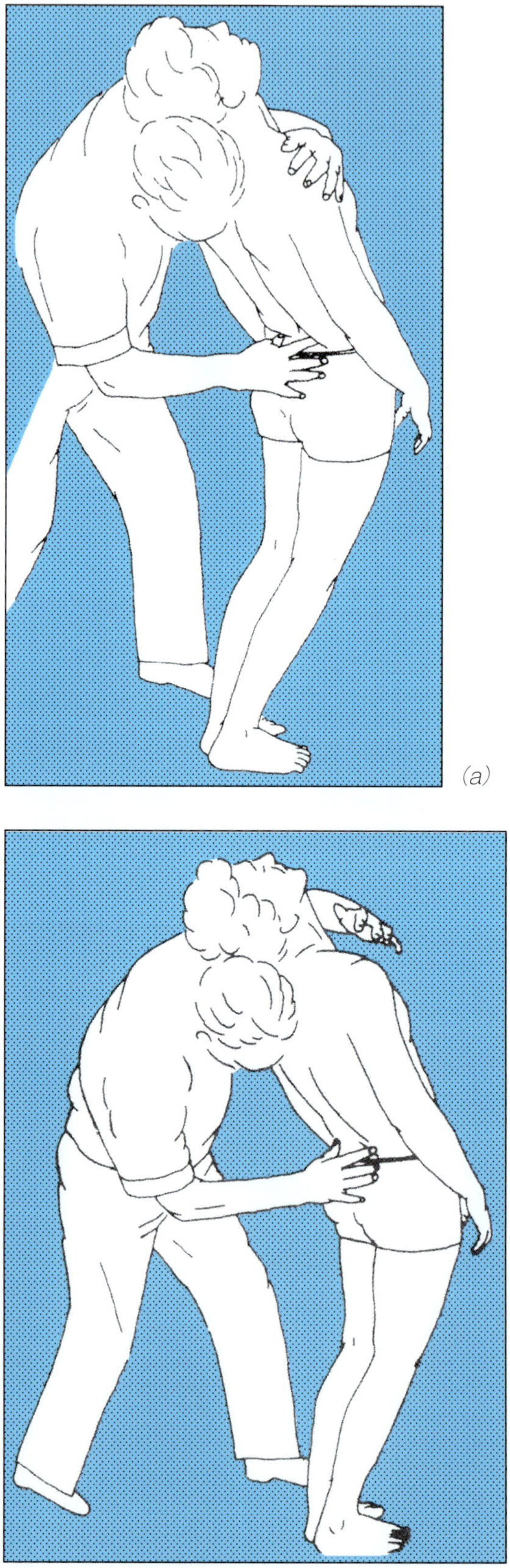

(a)

(b)

그림 12.8 과압박에 의한 요추 신전 (*a*) 준비자세 (*b*) 과압박하기

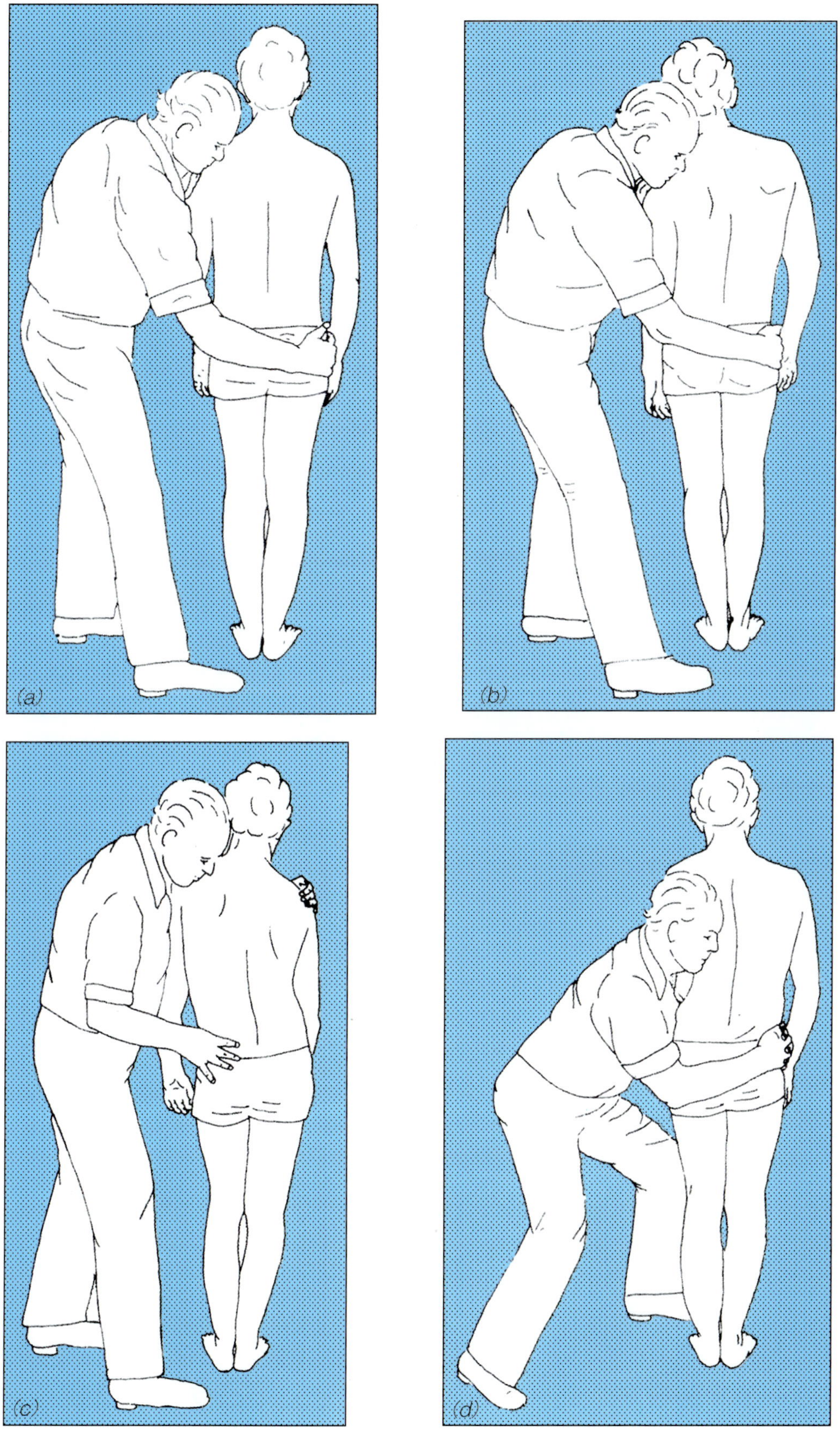

그림 12.9 (*a*) 측방 이동(lateral shift) (*b*) 오른쪽 측방 이동 (*c*) 왼쪽 측방 이동 (*d*) 과압박을 이용한 오른쪽 측방 이동

회전(Rotation)

요추의 회전은 앉은 자세나 선 자세 어느 쪽에서도 가능하나, 능동적인 회전은 다음에 설명할 복합운동(combined movements) 검사가 매우 유용하다.

측방 이동(Lateral shift)

골반에 대한 흉곽(thorax)의 측방이동은 요통에서 매우 중요한 부분이다. McKenzie(1981)는 이 검사가 비교적 정확도가 높고 만족스럽게 수행할 수 있다고 기술하였다. 그는 이 검사가 요통의 전체적인 근원의 단서를 제공해주는 매우 유익한 검사이기 때문에 도수 물리치료사들을 반드시 숙지해두어야 한다고 주장하였다. 여기서 McKenzie의 내용을 모두 다룰 수는 없지만, 최소한 McKenzie의 의도는 충분히 이해할 필요가 있다. 측방굴곡 검사방법은 환자의 선 자세로 설명하겠다.

환자의 왼쪽에 서서 오른손으로 환자의 오른쪽 장골능을 잡는다. 그리고 왼손은 환자의 왼쪽 어깨를 잡아 상부흉추부를 고정시킨후, 환자에게 이완하라 하여 어깨와 고관절 부위가 따로 놀수 있도록 한다. 양손에 동일한 반대압을 주어 환자의 요추 하부가 오른쪽 측방굴곡이 아닌 수평 이동이 일어나도록 한다. 측방 이동시 어떠한 통증이 나타난다면 기록해 둔다. 반대방향으로 검사하기 위해 그 자세에서 손의 위치를 바꿀수 있다. 이제는 치료사의 왼손을 환자의 오른쪽 어깨에, 오른손을 환자의 왼쪽 장골능을 잡는다. 이 자세에서의 측방 이동은 흉추부가 골반에 대해 왼쪽으로 수평이동할 것이다(그림 12.9).

오른쪽 이동시 강한 압박을 주기 위하여 치료사는 환자의 왼쪽에 서서 환자의 왼손을 치료사의 흉골-쇄골-견관절 사이에 위치시키고, 환자의 오른쪽 장골능을 치료사의 손으로 잡는다. 압박은 환자의 하부 늑골을 오른쪽으로 나란히 밀면서 동시에 치료사의 손으로 환자의 장골능을 왼쪽으로 나란히 잡아당기는 동작으로 수행한다(그림 12.9d).

McKenzie, R. A. (1981). *The Lumbar Spine. Mechanical Diagnosis and Therapy*. New Zealand: Spinal Publications.

적용가능한 검사(When applicable tests)

요추에서 굴곡과 회전 복합운동과 관련되어 나타나는 척추의 운동성과 통증, 운동의 질에 대한 평가는 검사의 의도와 치료 기술의 선택에 기초가 되는 강력한 정보가 된다. 복합운동 검사방법에 대해 일일이 언급하는 것은 좀 지루한 일일 것이다. 그렇기 때문에 최소한의 그림(주로 약어를 이용하여)으로 설명하려 한다. 질병을 일으키는 운동이나 기능의 분석은 환자의 증상을 재현시킬수 있는 복합운동 검사가 가장 효과적일 것이다.

굴곡상태에서의 복합운동 (Combined movements in flexion)

그림 12.10a - F. 환자의 ASIS을 감싼 오른쪽 손으로 환자의 골반을 치료사의 왼쪽 서혜부에 밀착시켜 확실하게 고정시킨다.

그림 12.10b - F+LFⓁ. 고정시킨 골반에서 체간굴곡을 유지하는 동안 환자를 왼쪽 측방굴곡시키면서 치료사의 왼쪽 손으로 압박을 가한다.

그림 12.10c - F+LFⓁ+RotⓁ. 왼쪽 손 전체를 사용하여 환자의 상체를 돌린다. 이때 확실한 골반의 고정이 필요한데; 오른손으로는 환자의 ASIS를 뒤로 강하게 잡아당긴다.

그림 12.10d - F+LFⓁ+Rot Ⓡ. 치료사의 왼손 전완과 손가락 전체를 사용하여 환자의 상체를 오른쪽으로 돌린다. 이때 환자의 측방굴곡 상태를 상실하지 않도록 치료사의 왼팔을 활용할 필요가 있다. 이 책에서는 측방굴곡과 회전운동을 각기 다르게 실시할수 있는 복합운동 검사방법을 모두 다루고 있다.

신전상태에서의 복합운동 (Combined movements in extension)

그림 12.11 - E. 신전위치에서의 검사방법과 주의할 점은 앞에서 언급하였다.

그림 12.12 - E+RotⓁ. 치료사의 왼쪽 손가락으로는 잡아당기고, 왼쪽 겨드랑이로는 민다. 오른손 엄지로 반대압을 줄 필요가 있다. 이 자세에서 왼쪽 측방굴곡이

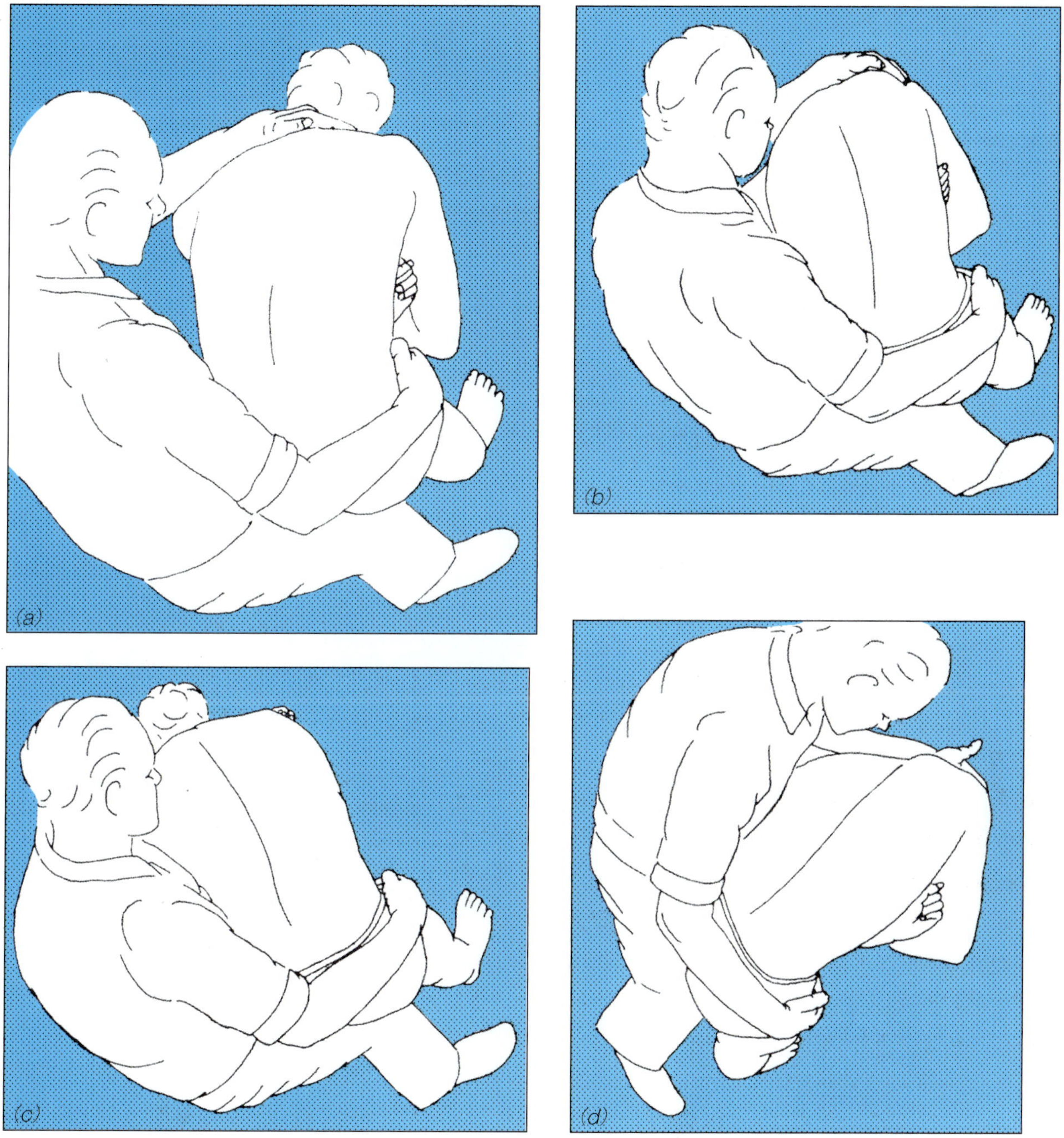

그림 12.10 굴곡상태에서 복합운동 검사 (*a*) F. (*b*) F + LFⓁ. (*c*) F + LFⓁ + RotⓁ. (*d*) F + LFⓁ + RotⓇ.

첨가된다면 이것이 곧 사분원 검사(quadrant test)가 될 것이다.

요추의 사분원 검사시 치료사는 환자를 돌리려는 쪽 뒤에 서도록 한다. 환자의 어깨 위에 손을 얹어 요추의 신전 제한을 유도한다. 그리고 환자의 머리를 치료사의 어깨로 받치고 손으로 신전압박을 가한다. 환자 어깨 위 양손을 사용하여 환자의 체간을 제한범위에 이르기까지 측방굴곡 및 회전시킨다(그림 12.13).

그림 12.14 – E+Rot Ⓡ. 환자의 왼쪽 어깨를 치료사의 어깨로 미는 동시에 치료사의 왼손으로 환자의 오른

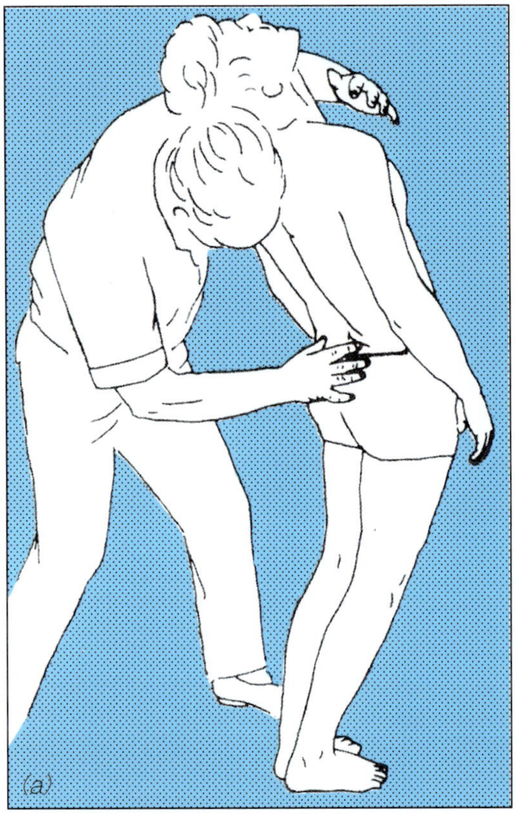

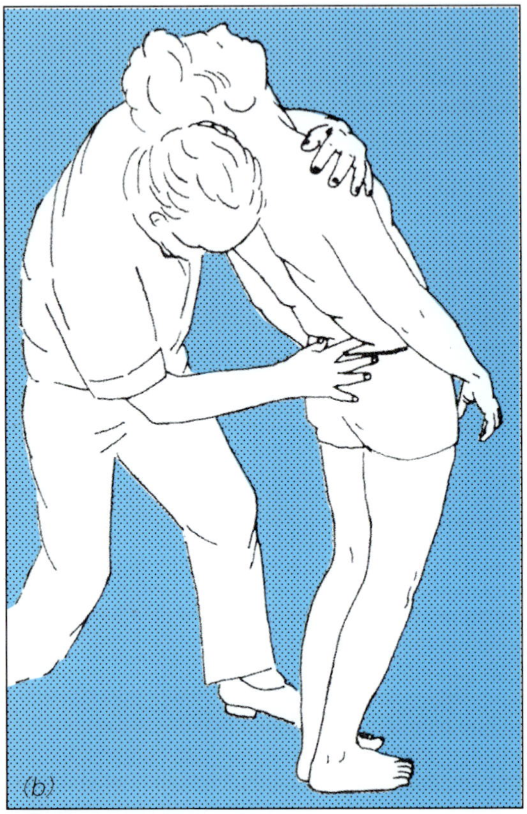

그림 12.11 신전상태에서 복합운동 검사 (*a*) 손을 뗀 자세 (*b*) 과압박

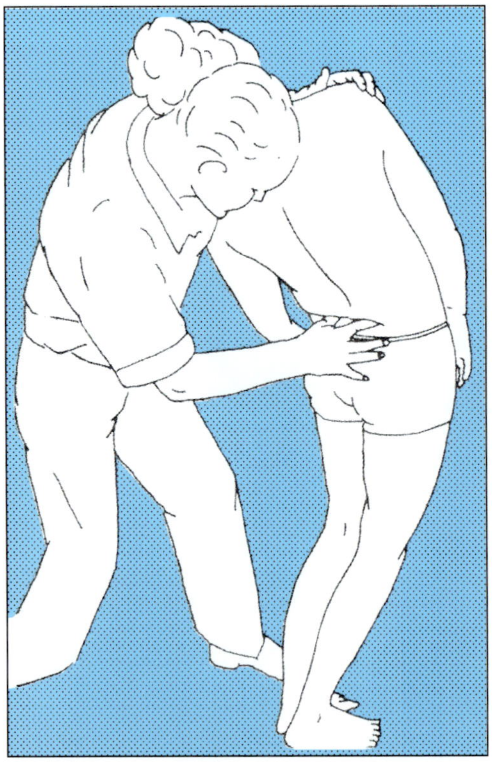

그림 12.12 신전상태에서 복합운동 검사

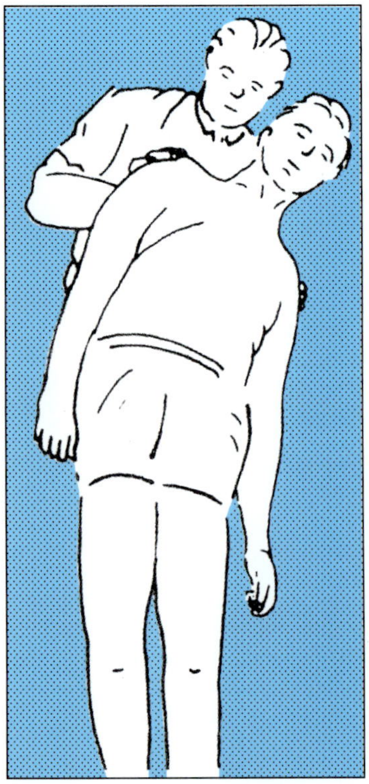

그림 12.13 요추의 사분원 검사

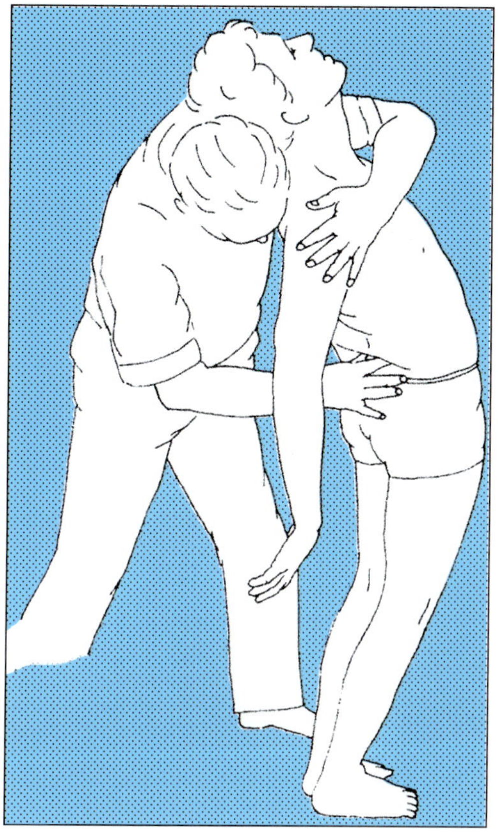
그림 12.14 E+Rot Ⓡ.

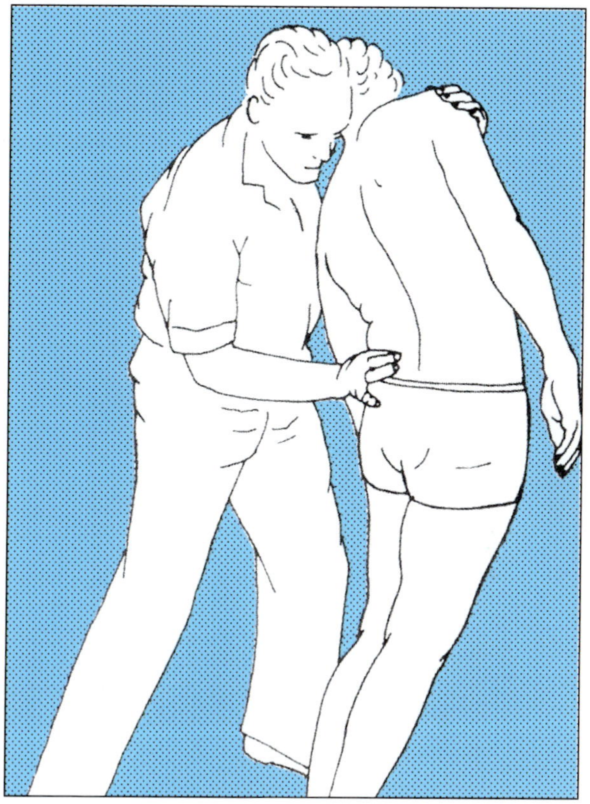
그림 12.15 왼쪽 측방굴곡에서의 복합운동 검사. LF Ⓛ

쪽 어깨를 뒤로 민다. 이대 치료사의 오른쪽 검지로 반대압을 준다.

왼쪽 측방굴곡 상태에서의 복합운동 (Combined movements in lateral flexion left)

그림 12.15 - LFⓁ. 척추레벨의 국소적 위치는 엄지와 검지 사이에 있는 치료사의 손칼퀴(web)와 엄지에 의해 달성되어지며, 중지로 지지한다. 치료사의 왼쪽 겨드랑이와 상체, 왼쪽 팔을 이용하여 압박과 안정성을 조절한다.

그림 12.16 - LFⓁ+E. 환자의 상체를 치료사의 쇄골-겨드랑이-팔과 손을 이용하여 신전과정에서 환자의 체간을 조절한다. 또한 치료사의 왼쪽 팔꿈치와 오른쪽 손가락 사이로 반대압을 줌으로서 척추의 신전레벨을 강조할수 있다.

그림 12.17 - LFⓁ+F. 체간을 관상면(coronal plane) 상태로 유지시킨다. 치료사의 왼쪽 주관절과 오른쪽 엄지

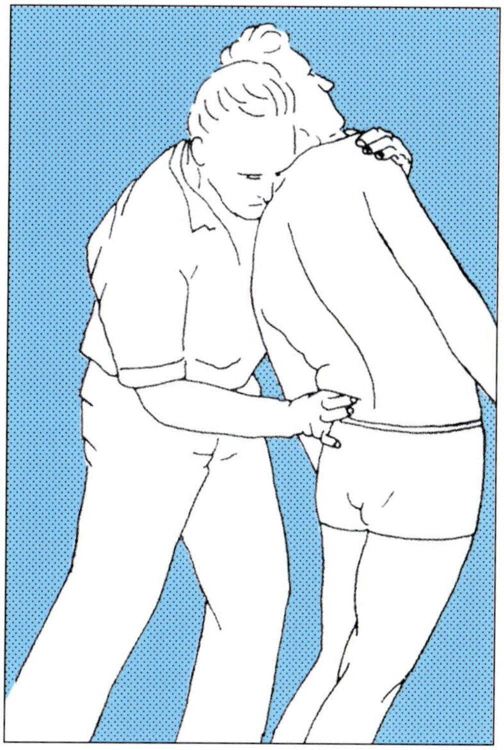
그림 12.16 LF Ⓛ + E

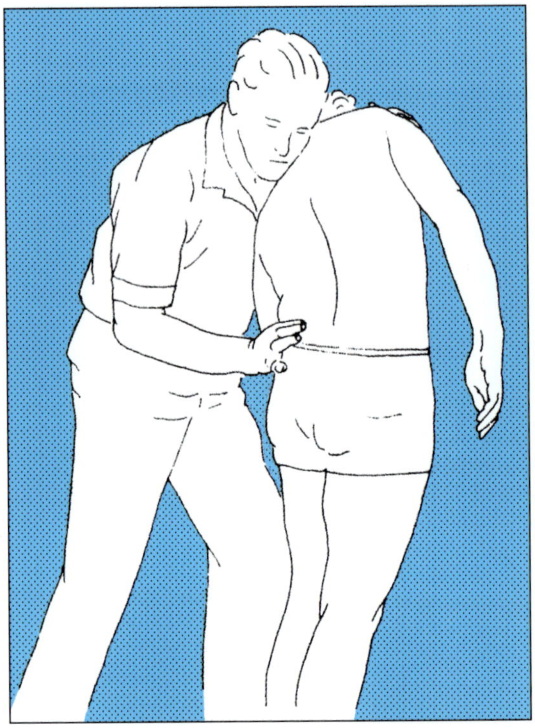

그림 12.17 LF Ⓛ + F

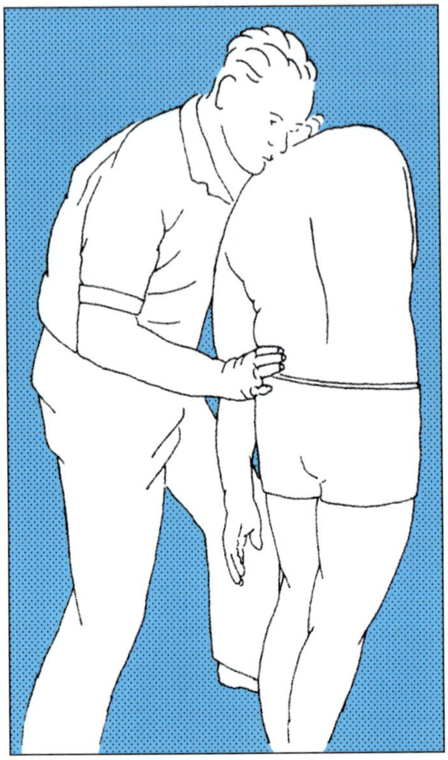

그림 12.18 LF Ⓛ + Rot Ⓛ

로 반대압을 적절히 줌으로서 척추 굴곡검사를 여러 레벨에서 시행할수 있다.

그림 12.18 - LFⓁ+RotⓁ. 이 검사를 위하여 치료사는 자신의 왼쪽 겨드랑이와 왼손을 최대한 사용하여 환자의 상체를 붙잡고 전체적으로 돌린다.

그림 12.19 - LFⓁ+RotⓇ. 상기 왼쪽 회전검사에서와 같이 치료사는 환자의 상체를 단단히 잡고 체간을 오른쪽으로 돌린다.

왼쪽 회전상태에서의 복합운동 (Combined movements in rotation left)

그림 12.20 - RotⓁ. 일단 환자를 완전 회전시킨 후(그림 12.20a), 이 자세에서 왼쪽 겨드랑이로 돌아간 체간 회전을 유지케 함으로서 오른손을 자유롭게 만든다.

그림 12.21 - RotⓁ+E. 신전위치에서 검사하려는 척추 레벨을 치료사의 체간과 팔로 잡고, 오른손 엄지와 검지로 그 레벨을 후전방으로 미는 압박검사를 실시한다.

그림 12.22 - RotⓁ+F. 회전에다가 굴곡이 추가되면 회전 긴장도가 증가할 것이다. 회전 긴장없는 단순한 굴

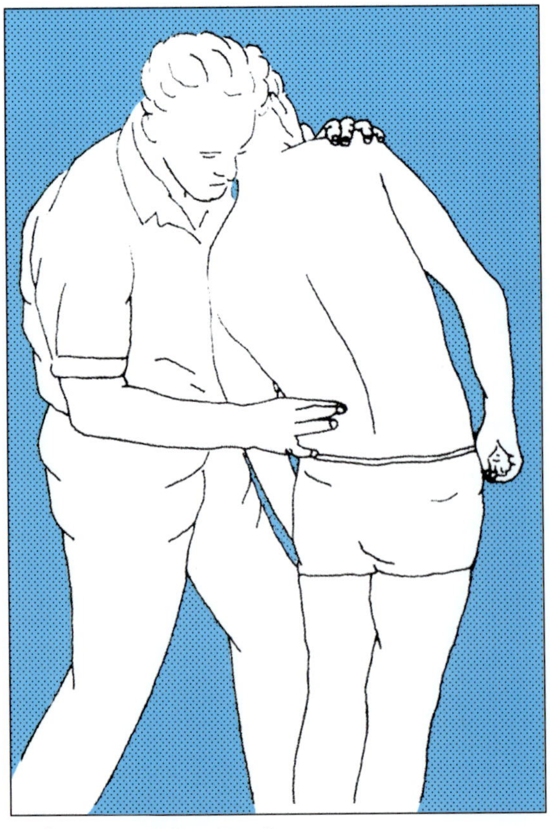

그림 12.19 LF Ⓛ + Rot Ⓡ

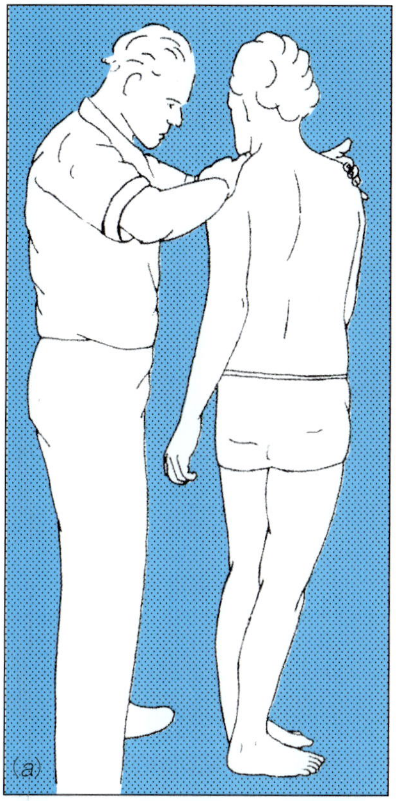

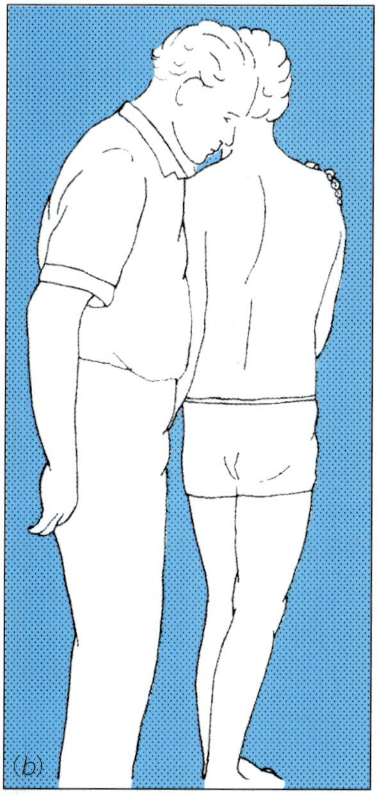

그림 12.20 왼쪽 회전에서 복합운동 (*a*) 시작 자세 (*b*) 다른 운동을 추가하기 전 끝자세

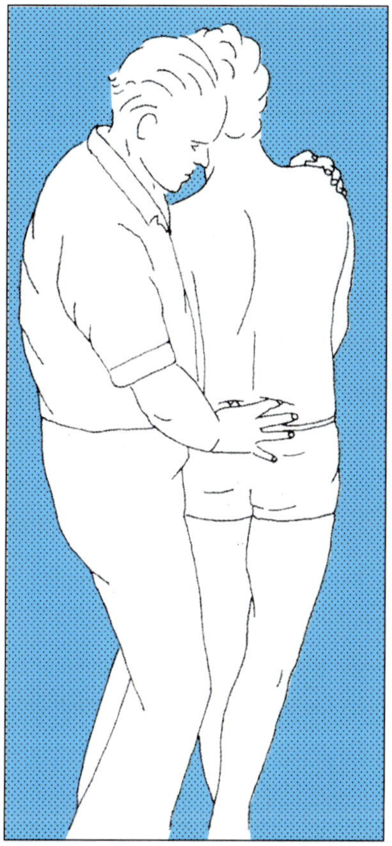

그림 12.21 Rot Ⓛ + E

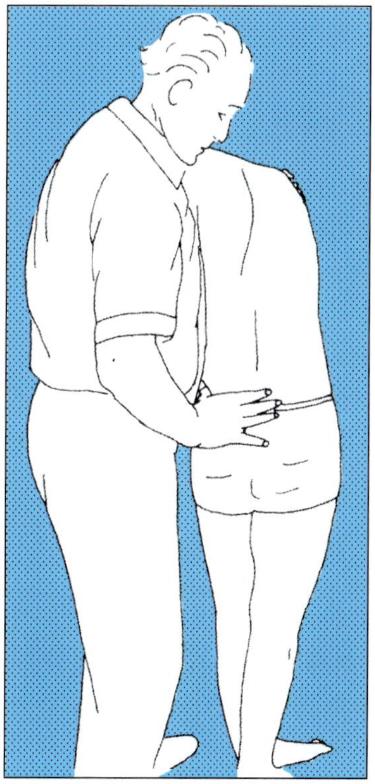

그림 12.22 Rot Ⓛ + F

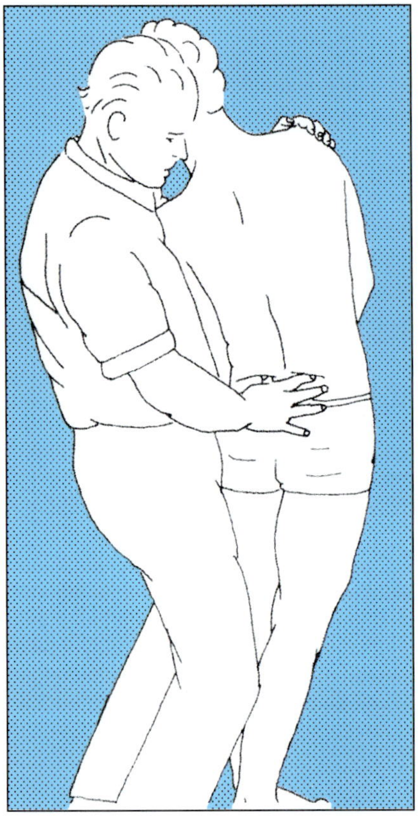

그림 12.23 Rot Ⓛ + LF Ⓛ

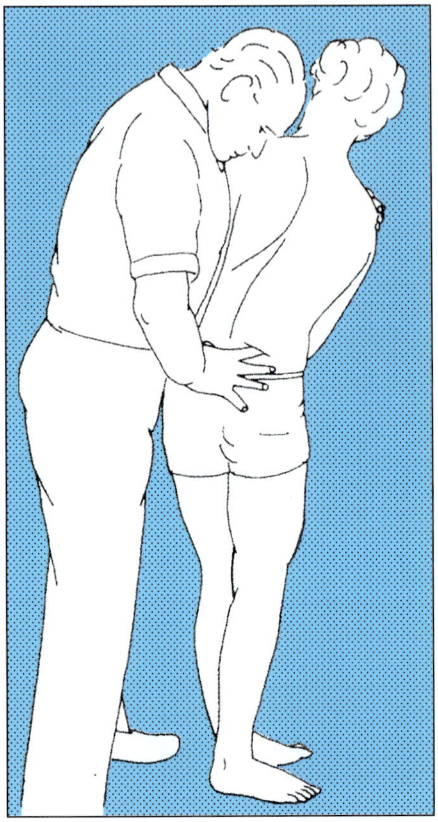

그림 12.24 Rot Ⓛ + LF Ⓡ

곡은 복합운동 검사로서 별 의미가 없을 것이다.

그림 12.23 - RotⓁ+LFⓁ. 환자를 왼쪽으로 측방굴곡시킬 때 오른쪽 엄지를 검사하려는 척추레벨에 위치시킨다. 이 측방굴곡에다 아래를 추가시킨다.

1. 환자의 왼쪽 어깨를 치료사의 겨드랑이로 눌러 척추 왼쪽에 압박요소(compression component)를 가미한다.
2. 환자의 왼쪽 어깨를 오른쪽 엉덩이 쪽으로 향하게 하면서 치료사의 왼쪽 겨드랑이로 압박을 주는 척추의 오른쪽에 전위요소(displacement component)를 가미시킨다.

그림 12.24 - RotⓁ+LFⓇ. 측방굴곡의 방향은 치료사의 오른쪽 어깨쪽으로 향하게 하는데, 이때 치료사의 왼쪽 겨드랑이로 환자의 왼쪽 어깨를 약간 들어올릴 필요가 있다.

그림 12.25 - RotⓁ+LFⓇ. 여러 형태의 복합이 가능하나, 여기서는 3 운동면에서 한가지 요소씩 추가시킨 복합운동 검사법이다.

촉진(Palpation)

Phillips와 Twomey(1993)는 척추의 수동운동검사와 촉진을 포함한 훌륭한 도수진단 방법을 개발함으로서 요추분절의 레벨을 증상학적으로 확인할수 있게 하였다. 도수진단이 특히 가치를 발휘하는 환자사례는 세부적인 척추분절에 대한 마취용 블록(anaesthetic block)을 시행할 때 특히 그러하다 하겠다.

PHILLIPS, D. and TWOMEY, L. (1993). Comparison of manual diagnosis with a diagnosis established by a unilevel lumbar spinal block procedure. *8th Biennial Conference of MPAA Proceedings*, pp. 55-61.

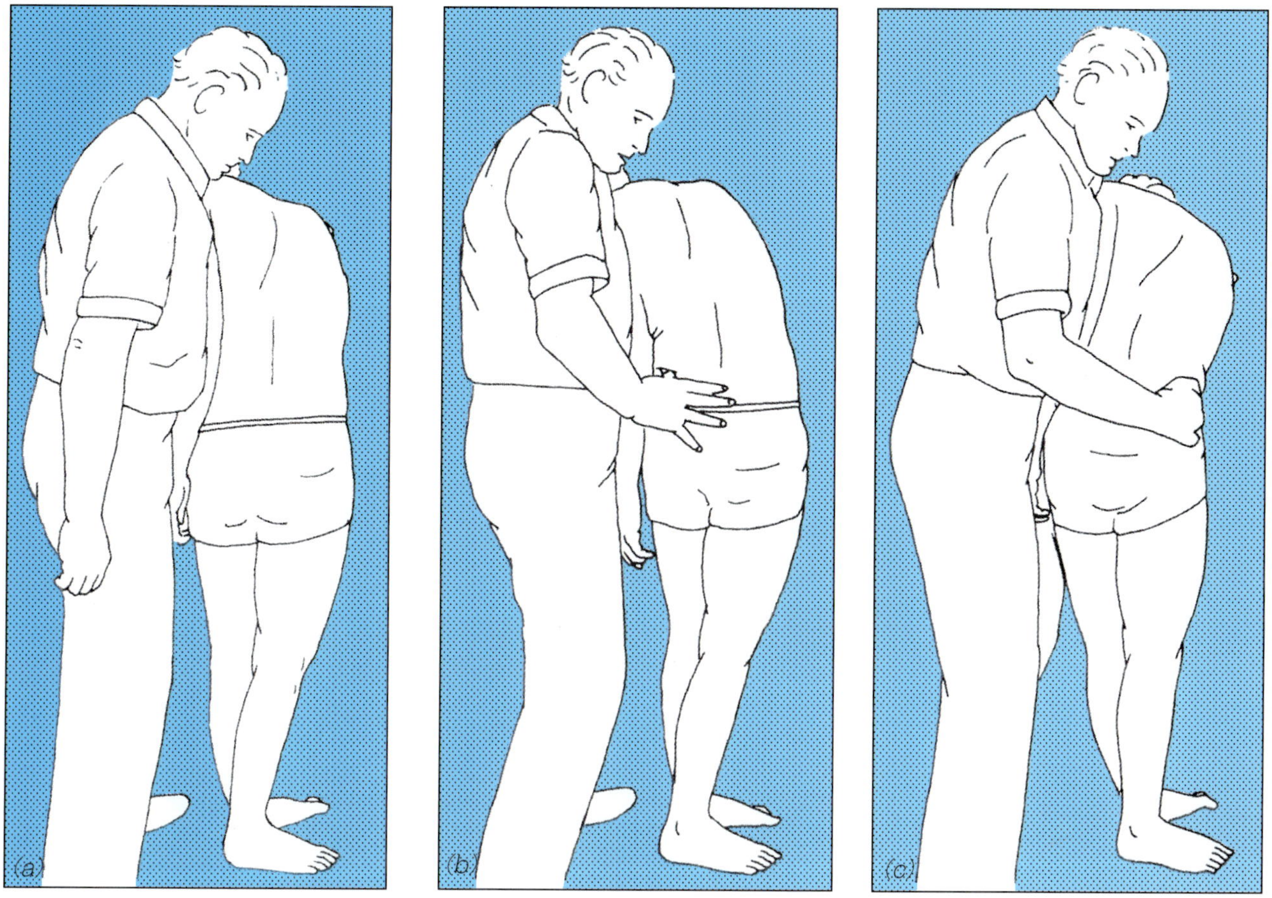

그림 12.25 *(a)* RotⓁ. *(b)* 굴곡추가 RotⓁ + F. *(c)* 오른쪽 측방굴곡 추가 RotⓁ + F+ LFⓇ

이미 언급하였지만 촉진의 첫 번째 단계는 땀(sweating)과 체온(temperature)의 측정인 것이다.

땀(Sweating)

발한은 초기 진찰에서 흔하며, 이 현상은 통증의 원인이 되는 추간 부위를 유동한 결과로 일어난다. 발한이 물리치료사에게 추간 부위의 결함만큼 중요하며 더 중요할 수도 있으며 비정상적인 증거물로 나타날 수 있다. 즉 정상 척추에 관절가동술을 하여 발한이 일어나지 않을 수 있다.

체온(Temperature)

요추는 방추상 부위이며, 주위보다 항상 따뜻하다. 장골능의 중앙수평 부위에 있으며, 그 가운데는 극돌기가 있다(그림 6.31). 환자가 그의 허리가 뜨거운 느낌을 가질 때가 많으며, 이러한 상태는 검사에서 확인된다. 온기에는 명확한 특징이 있다. 실제로 일을 한 부위와 표면에서 떨어진 부위에서 느껴질 수 있다. 이러한 현상이 있는 환자가 물리치료사에게 선택적으로 의뢰되었을 때, 질병과정으로 인한 염증뿐만 아니라 역학적 질병으로도 야기된다. 체온의 변화가 아주 명확할 때, 치료의 강도와 진행은 부드럽고 천천히 시행해야 하지만, 증가된 체온의 소멸속도는 아주 빠르다. 체온검사는 손등과 손바닥으로 평가해야 하며, 처음엔 대충 큰 운동으로 하고 점차 의심되는 곳이 있을 때 국소 부위를 위해서 어루만지는 크기를 줄여나간다. 치료 후에 체온검사는 아주 유용한데, 특히 의심되는 질병이 있을 때, 치료를 하고서 오해를 받을 수 있기 때문이다.

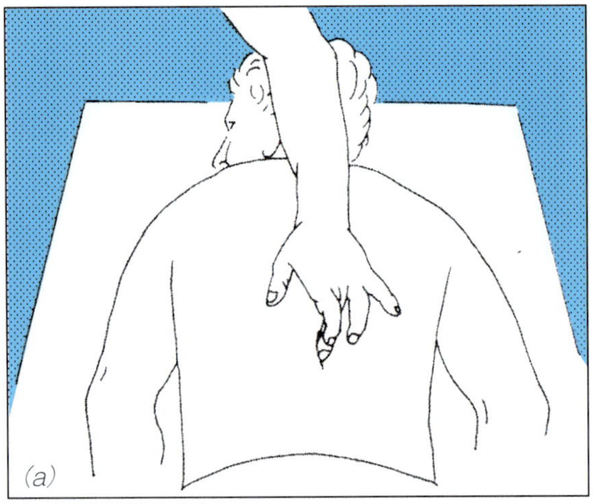

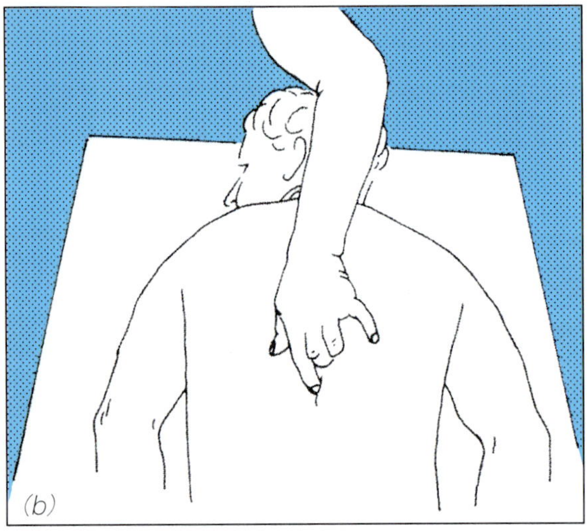

그림 12.26 *(a)* 가운데 손가락으로 오른쪽의 안쪽을 촉진. *(b)* 검지로 왼쪽의 안쪽을 촉진

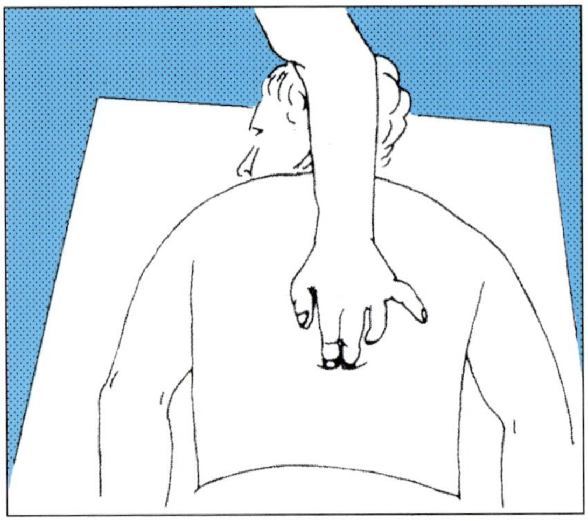

그림 12.27 후-전 깊이를 촉진

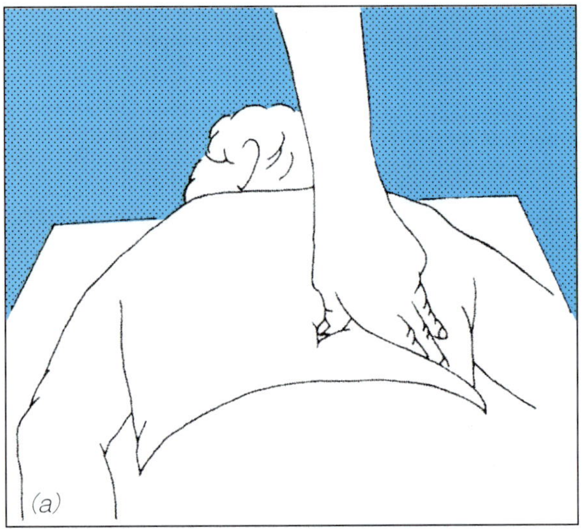

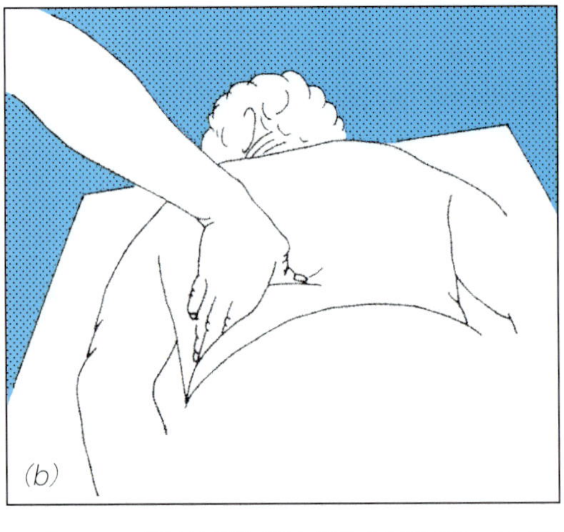

그림 12.28 극간부위의 심부촉진 *(a)* 오른쪽. *(b)* 왼쪽

연부 조직, 골 조직과 자세 (Soft tissue, bony tissue and position)

> 모든 요추의 극간 공간은 극돌기의 외측면에서 깊이 촉진해야 한다.

이러한 면은 6장과 10장의 한 가운데에 있다. 그러나 거기엔 흉추와 요추의 특별한 것들이 있다. 모든 요추 극간 공간은 극돌기의 외측면과 같이 통찰력을 갖고 면밀히 촉진해야 한다. 두껍게 된 부분은 돌기나 공간의 한쪽이나 양쪽에서 일어날 수 있으며, 극간 공간의 한쪽

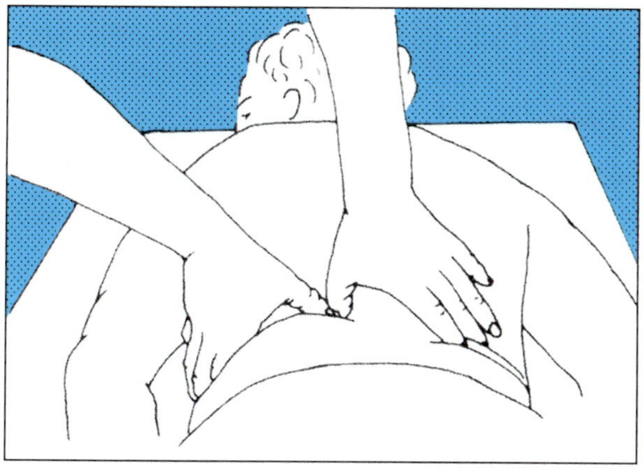

그림 12.29 척추 주위의 연부조직 구조물의 촉진

이나 양쪽이 두꺼워진 경성조직에 의해 완전히 덮여질 수 있다. 그림 12.26은 검사자가 자세를 바꾸지 않고 시행하는 것을 보여주고 있다. 검사자는 환자의 발을 보고 옆에 서서 가운데 손가락 끝을 이용하여 오른쪽 공간을 조사하고, 검지로 왼쪽 공간의 내측으로 찔러 넣는다. 측면에서 측면으로 빨리 변화를 주며, 한 부위에서 다음으로 위나 아래로 빠르게 진행해 나간다. 검지나 가운데 손가락의 이용은 극간 공간안을 촉진하는데 또한 필요하다. 그렇게 해 나갈 때, 손가락을 모아서 공간의 안쪽 깊이 들어가기 위해서 앞과 뒤로 가볍게 흔든다. 이것은 정상에서는 일어나지만 비정상에서는 일어나지 않는다(그림 12.27).

그림 12.28 - 극간부의 심부촉진. 아주 심부는 척추궁과 같은 심부라도 엄지손끝을 이용하여 할 수 있다. 보다 표면부위가 정상이면 이러한 심부의 평가를 시행해야한다.

그림 12.29 - 척추 주위 연부조직의 촉진. 양 엄지손끝을 이용하여, 심부촉진 프로빙을 여러 방향으로 시행한다 - 내측, 외측, 상방과 하방. 촉진은 추궁간부 뿐만 아니라 추궁과 인접한 추궁의 위와 아래 가장자리에 걸쳐 해야 한다.

추간관절의 수동 종속운동(PAIVMs)

이것들은 본 장의 기술편 서두에 완벽하게 기술하였지만, 이것들은 척추의 표면부위를 직접 접촉하는 기술들을 나타내고 있다. 6장에 언급한 바와 같이, 운동을 일으키는데 접촉지점의 변화가 요구되며, 운동방향을 주는데는 물리치료사의 팔의 기울기가 필요하다. 운동의 질과 범위를 평가하는데 이용되는 기술은 그림 12.37-12.41에 상세하게 언급하였다.

통증 반응(Pain response)

저가동성, 과가동성이나 보호성 근경련이 있는 부위를 결정하는데는 촉진에 의해 일어난 운동을 통증의 반응과 함께 평가한다. 과가동성이지만 통증이 없거나 저가동성이지만 통증이 없는 관절과 같이 통증과 운동간의 관계는 환자에 의해서만이 알 수 있다. 상요추에서 비활동성인 쉐르만 질병(Scheuermann's disease)이 있는 환자의 검사가 좋은 예이다. 통증이 질병이 있는 뻣뻣한 관절에서 일어날 수 있으며, 또는 보다 흔하게는 뻣뻣한 부위의 아래에서 가동성 기능이 일어나기 때문에 질병이 있는 부위의 위에서 느껴진다. 예를 들면, 후—전 압박을 주는 동안, 두 가지 특정 질문을 해야 한다:

1. '통증을 표면에서 느끼나요, 심부에서 느끼나요?' 표면의 통증은 질병과 관계없이 물리치료사의 손이나 엄지 아래에서 느끼거나 압박으로 인한 연관통을 일으켜서 비정상 반응을 나타낼 수 있다. 심부의 통증은 항상 비정상 반응이다.
2. '내 손아래에서만 통증이 있나요, 아니면 조금이라도 퍼지나요?' 통증이 퍼지면 비정상으로 분류한다.

하요추부 통증을 검사할 때, 필요하면, 상요추부도 포함시켜야 하는데, 이 부위에서 후전방으로 과압박을 지속적으로 주면, 하요추부 통증이 재유발 될 수 있기 때문이다.

이러한 촉진기법은 운동평가보다는 통증반응을 위해 시행되며, 척추전방전위성 통증의 검사에 특히 의미가 있다. 이 기법은 추체에 전—후압박을 준다. 이 기법은 수행할 때 천천히 시행해야 하며, 천골의 갑각에 이르기 위해 복부를 통해 점차적으로 파고든다. 접촉된 자세에서 검사를 철저하게 하기 위해 그곳의 어디든지 움직일

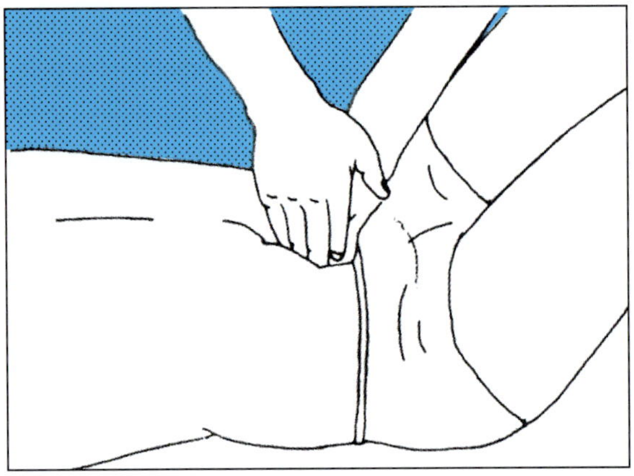

그림 12.30 전—후 압박

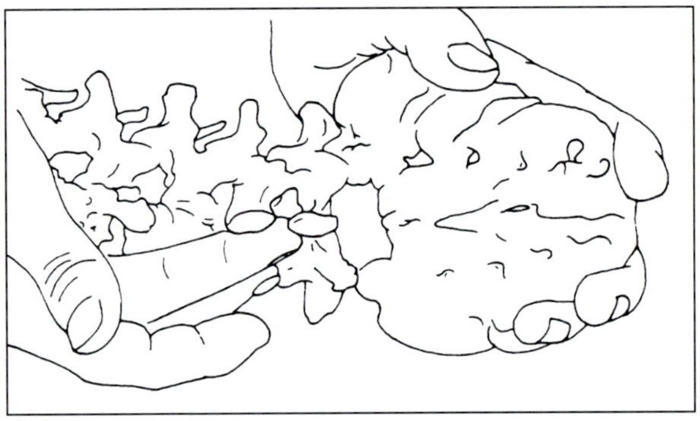

그림 12.31 추간 운동. 흉추11-천골1(측방굴곡). 요추를 위한 촉진하는 손가락의 위치

수 있다. 복부 불편은 양손의 손가락을 이용하여 적게 한다(그림 12.30). 이 기법은 하행대동맥의 압박을 피해서 하요추체에 적용하는데 효과가 있다.

단일 추간관절의 생리적 수동 가동범위 (PPIVMs)

이들 수동운동검사는 아래에 상세하게 기술하였다. 운동검사는 치료기법으로 이용할 때보다 속도를 느리게 시행해야 한다. 또한 검사운동은 허용범위의 끝에 이르러야 하며 운동의 끝느낌을 평가하기 위해 과압박을 가한다.

흉추11-천추1 (측방굴곡)

시작 자세(Starting position)

환자는 요추의 굴곡과 신전의 중간에서 이완되도록 하기 위해 고관절과 슬관절을 굴곡하고 오른쪽으로 눕는다. 흉부의 크기보다 고관절부위가 현저히 크면, 허리가 측방굴곡되면서 처지는 것을 방지하기 위해 베개를 허리에 대준다. 물리치료사는 환자의 발을 보고 앞에 서서 환자의 왼쪽을 가로질러 척추의 하부를 따라 하부늑골에 왼쪽 전완을 얹어놓고 오른쪽 전완은 좌골결절아래의 골반주위를 잡는다. 치료사의 왼쪽 가운데 손가락 끝이 추간 공간의 아래쪽에서 위쪽으로 향하게 하여 인접한 추골의 끝을 느낀다(그림 12.31).

방법(Method)

물리치료사는 오른쪽 전완과 손으로 환자의 골반과 상대퇴를 잡고 골반을 흔들어서 요추부가 아래에서부터 위로 측방굴곡 된다. 오른쪽 전완으로 환자의 왼쪽골반의 끝을 끌어당기고, 치료사의 오른쪽으로 환자의 대퇴를 통해 골반을 민다. 진동운동은 골반을 흔드는 방법으로, 고관절아래에서 대퇴의 축운동으로 일어난다. 운동

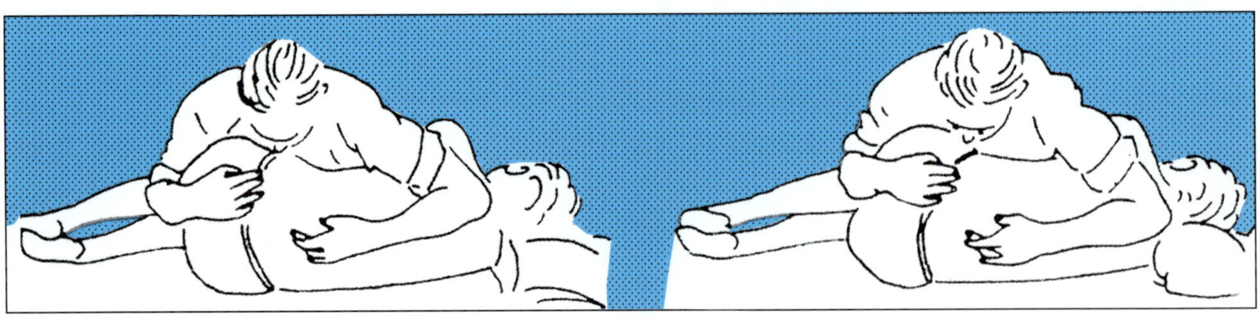

그림 12.32 추간 운동. 흉추11-천골1(측방굴곡)

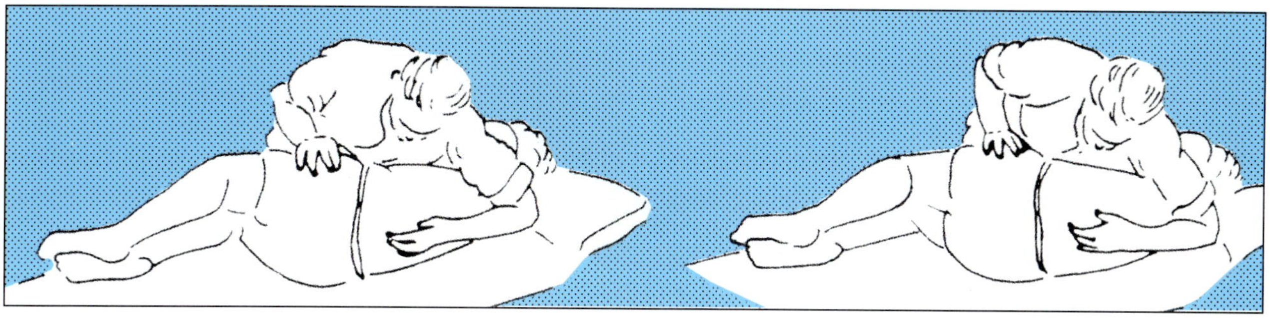

그림 12.33 추간 운동. 흉추11-천골1(회전)

유발이 쉽고 촉진하기 쉽다(그림 12.32).

환자의 반대쪽 측방 굴곡을 위해서는 돌아눕도록 한다.

흉추11-천추1(회전)

시작 자세(Starting position)

이 시작 자세는 측방굴곡과 유사하지만, 환자의 위쪽 무릎이 아래 무릎 위에서 자유롭게 미끄러지도록 한다. 물리치료사는 환자를 가로질러 상체를 굽혀서 아래로부터 극간 공간을 촉진하기 위해 왼쪽 전완을 환자의 허리를 따라 대고, 환자의 고관절을 마주보면서 몸통을 약간 비틀어 돌린다. 치료사의 오른손을 왼쪽 고관절의 위를 잡고, 손가락은 대전자 뒤에 펼쳐놓고 손꿈치는 대전자 앞에 놓는다. 오른쪽 전완은 왼쪽대퇴를 따라 고정한다(그림 12.33).

방법(Method)

물리치료사의 왼쪽팔과 몸으로 환자의 몸통을 고정하고 오른손으로 골반을 치료사 쪽으로 당겨서 회전시킨다. 오른쪽 무릎 위에서 위의 무릎이 앞으로 미끄러지면서 골반과 요추가 왼쪽에서 전방으로 회전한다. 이 운동과 보조를 맞추면서 촉지하는 손가락은 근위부에서 원위극 돌기가 전위되는 것을 느낀다. 골반을 원 위치로 되돌리는 동작엔 오른 손꿈치와 전완으로 하는 것이 효과적이다. 반대 방향 회전은 환자의 체위변화 없이 검사한다. 그러나 일관된 느낌은 반대쪽에서 반복하는 것이 최선

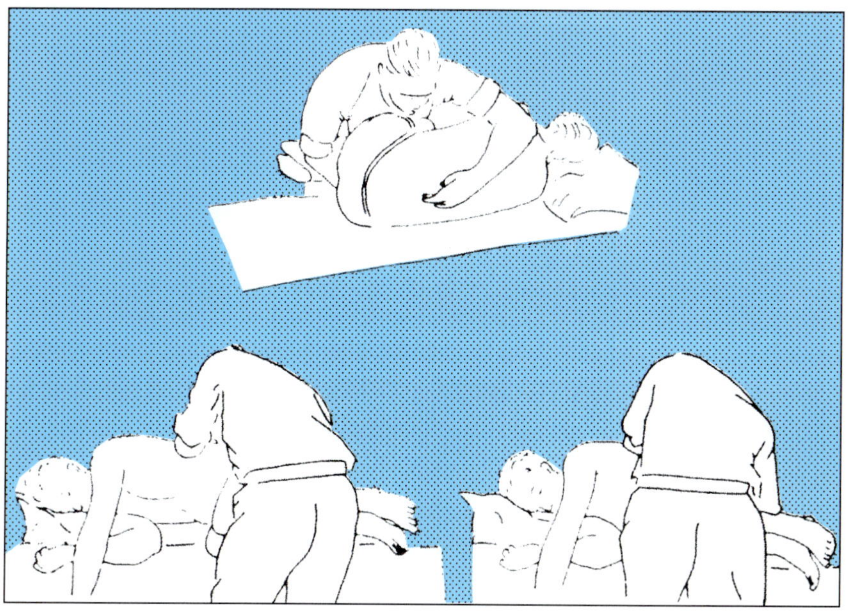

그림 12.34 추간 운동. 흉추11-천골1(굴곡/신전)

의 방법이다.

흉추11-천추1(굴곡/신전)

시작 자세Starting position)

환자는 고관절과 슬관절을 굴곡하고 오른쪽으로 눕는다. 물리치료사는 환자의 앞에 서서 오른쪽 무릎주위의 전방을 잡기위해 환자의 굴곡한 무릎아래와 뒤에 놓는다. 치료사는 환자의 무릎을 들어 치료사의 상대퇴위에 하퇴를 얹어서 환자의 무릎이 왼쪽대퇴를 지나게 한다. 치료사는 왼쪽 팔을 뻗어 몸통이 뒤로 회전하는 것을 방지하기 위해 환자의 견갑골하부에 놓고, 극간 공간에 두 번째나 세 번째 손가락의 끝으로 두 극돌기의 인접한 가장자리를 느껴서 검사한다. 민감도를 잃지 않고 보다 깊이 촉진하기 위해 가운데 손가락으로 두 번째 손가락의 손톱위를 보강한다(그림 12.34).

방법(Method)

척추의 수동운동은 환자의 무릎을 30° 범위에서 가슴쪽으로 앞과 뒤로 움직여서 일어난다. 과압력은 척추가 후방으로 미끄러지는 불안정이 있는지 신전의 끝에서 적용한다. 운동검사는 환자의 다리를 옮기도록 치료사의 골반을 측방으로 움직이면서 일어난다. 환자의 다리를 굴곡된 자세에서 풀어줄 때, 촉지하는 손이 척추를 압박하여 추간 범위를 넓게 하는데 도움을 준다. 극간의 열리고 닫히는 차이는 환자의 골반과 다리를 흔들면서 느낄 수 있다. 30° 범위에서 상요추의 운동을 촉지 할 때는 다리를 비교적 적게 구부리고, 하요추의 운동을 촉지할 때는 보다 많이 구부린다.

불안정(Instability)

특히, 시상면에서 과도한 운동성이나 불안정이 있는 하요추는 위의 기법을 약간 변화시켜서 검사한다. 신전 검사 시, 물리치료사는 인접한 척추의 바로 밑에서 하척추가 후방으로 밀리도록 대퇴축의 방향을 따라 민다. 불안정이 있을 때 하척추의 과도한 후방운동은 촉지 하는 손가락으로 평가한다. 같은 모양으로 물리치료사의 굴곡 평가에서 대퇴축의 선으로 당기면 굴곡 불안정이 있는 경우, 과도한 추간 운동이 일어난다.

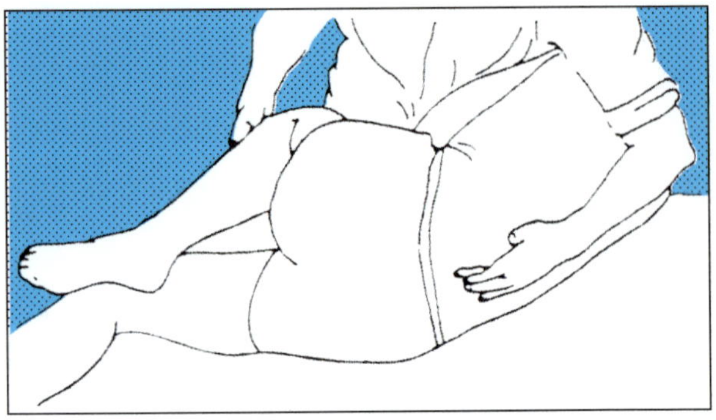

그림 12.35 추간 운동. 흉추11-천골1(굴곡/신전). 한쪽다리 기법

T11-S1(굴곡/신전)-한쪽 다리 기법

환자의 양다리를 이용한 기법이 어려운 경우엔 한쪽다리 기법을 이용한다. 그러나 아래에 있는 다리의 정확한 자세가 중요하다.

시작 자세(Starting position)

환자는 오른쪽으로 눕고 치료사는 고관절을 쳐다보면서 상흉부의 앞에 선다. 치료사는 왼손과 몸으로 환자의 몸통을 고정하면서 가운데 손가락으로 아래에서부터 인접한 극돌기 사이를 촉지하기 위해 왼쪽 전완은 등을 따라서 배치한다. 치료사의 오른손은 앞에서 환자의 왼쪽 경골 위부분을 잡는다(그림 12.35).

방법(Method)

물리치료사는 요추에 왼쪽 손꿈치로 압박을 줘서 신전을 돕는 동안 왼쪽고관절을 굴곡하고 굴곡을 풀면서 환자의 요추를 굴곡과 신전을 일으킨다.

척추운동의 질병. 추간판과 후관절의 변화를 일으키는 생리적 및 병리적 변화의 조사를 통해 보다 확실히 평가한다(Harris and Macnab, 1954). 정상척추의 단순 방사선사진이 또한 중요하다. 예를 들면, 척추의 외

HARRIS, R. I. and MACNAB, I. (1954). Structural changes in the lumbar intervertebral discs. theirr relationship to low back pain and sciatica. *Journal of Bone and Joint Surgery*, 36B, 304.

견과 위치, 그리고 추간판 공간과 추간공의 크기와 외관. 이러한 지식은 도수물리치료적 조사로 선천적 및 후천적 기형의 상관성이 있는지 알게 하는데 도움을 준다.

슬럼프 검사(Slump test)

척추관내의 통증 민감 조직의 운동검사는 요추간 관절의 운동과는 다른 중요한 검사이며, 정상운동인지 아닌지를 결정하기위해 모든 환자에게 포함되어야 할 검사이다.

슬럼프 검사는 공학자와 건축가에 의해 이용되는 용어이기 때문에 6장에서 그림으로 표시하였다. 이 검사는 경추와 흉추질병 뿐만 아니라, 요추 질병에도 이용되어야 하기 때문에 6장에 이 검사를 기술하였다.

흉추와 요추에 슬럼프동작을 하기 전에, 시상면에서 검사할 뿐만 아니라, 앉아서 측방굴곡이나 회전하여 과압력을 가하여 시행할 수 있다. 얻어진 정보는 운동범위와 환자에게서 유발된 증상간의 관계이다.

여기에서 추가할 것은 긴장된 한 부위를 풀어줄 때, 범위/통증반응의 변화이다. 예를 들면, 신전한 왼쪽 무릎은 신전한 오른쪽 무릎에 비해 30° 제한되고, 둔부통을 유발할 수 있다. 목의 굴곡을 풀어주면, 둔부통증이 사라지고 무릎의 신전이 15° 늘어날 수 있다. 이것은 가장 흔한 반응이다.

이 검사는 척추와 척추관 그리고, 그것에 따른 말초신경의 통증 민감 조직의 비정상운동을 밝혀내기 위해 시행된다. 징후가 척추관의 운동에 따라 나타날 때, 추간운동의 개선을 목적으로 치료초기에 중요하게 이용되어진다. 개선이 일관되지 않고, 척추관 운동으로 요추부의 증상이 유발되면, 치료를 추가하거나 바꾸어 주어야 한다. 경막은 인대조직과 다르기 때문에 아주 강한 관절가동술을 적용한다.

강한 관절가동술로 유발된 통증반응은 인대를 가동할 때 예상한 것보다 심하며, 인대에서 유발된 통증보다 진정되는데 많은 시간이 걸린다.

슬럼프 검사는 요추와 요천신경총의 모든 부분을 조사하는데 적당하다. 이를테면, 허리와 대퇴의 전방에 통증이 있는 환자는 척추관 구조물과 대퇴신경이 지배하는 범위를 평가할 필요가 있다. 옆으로 누운 자세에서 슬럼프를 검사한다. 슬관절 굴곡과 고관절 신전을 추가하면 대퇴전방에 통증을 유발할 수 있다. 경추굴곡을 추가하면 대퇴에 통증이 증가할 수 있으며, 다리가 팽팽해져서 고관절 신전이나 슬관절 굴곡이 적게 일어날 수 있다. 증상을 유발하는 기전의 한 부분으로서 신경조직과 밀접한 관련이 있는 반응이다(Butler, 1991).

Butler, D. S. (1991). *Mobilisation of the Nervous System*. Edinburgh: Churchill Livingstone.

검사와 치료법 (Examination and treatment techniques)

정기적으로 반복하면서 치료기법에 한하여 이용하지 않는다. Maitland기법에서도 그렇지는 않다. 그러나, 교육상황에서는 공식화된 원리가 요구되지만, 환자의 증상, 징후와 병리에 대해 완벽하게 기억해야 한다. 기법은 그 원리의 형식에 이어 기술하였다.

관절가동술(Mobilization)

정중 후-전 압박기법 ↕ (Postero-anterior central vertebral ↕)

시작 자세(Starting position)

환자는 팔을 옆으로 하거나 침상 밖으로 늘어뜨리고 엎드려서 머리는 편안한 쪽으로 돌린다.

아주 부드러운 관절가동술을 시작 자세에서 시행하고, 기법은 중앙부와 하부 흉추부에 정중 후-전 압박기법에서 묘사한 것과 동일하다. 그러나 엄지로는 강한 압력이 필요하며 환자에게 불편을 주기 때문에 부적절하며, 물리치료사가 느껴야 하는 감각을 잃게된다. 압력을 전달하는 수단으로서 손으로 하는 것이 좋다.

물리치료사는 환자의 왼쪽에 서서 왼손의 두상골과 유구골의 고리사이인 손의 척측연을 가동할 척추의 극돌기에 놓기 위해 허리에 댄다(이것이 편리한 기법이다). 환자의 어깨가 추골의 바로 위에 놓이게 하여 접촉

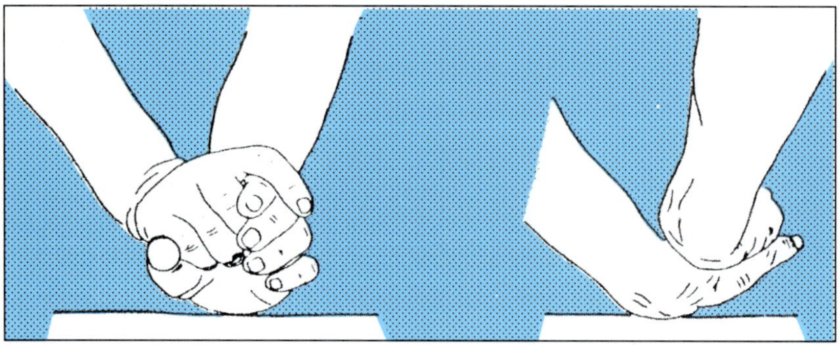

그림 12.36 정중 후-전 압박기법(↕)

의 대부분이 이 뼈가 되도록 하며 왼쪽손목은 완전히 신전하고 전완은 완전 회외와 회내의 중간에 놓이게 한다. 완전히 손목이 신전되면, 손의 척측연 전체가 접촉부위에 유지되지 않으며 정확한 위치를 잃게 된다. 왼손은 오른손의 손목으로 보강하는데, 오른손의 모지구와 하모지구를 오므려서 컵처럼 하여, 왼쪽 검지의 저부인 손목 요골면의 위에 놓는다(그림 12.36). 그런 다음, 오른손의 가운데 손가락과 네 번째 손가락 그리고 새끼손가락은 왼쪽 검지와 엄지사이에 놓고, 오른쪽 검지와 엄지는 왼손의 등에 놓는다.

오른손의 가운데 손가락, 네 번째 그리고 새끼 손가락과 모지구 사이를 왼손바닥으로 잡아서 안정되도록 한다.

손위에 물리치료사의 체중을 오른손으로 유지하기 위해 오른쪽 손목이 신전 되어야 한다. 물리치료사의 어깨

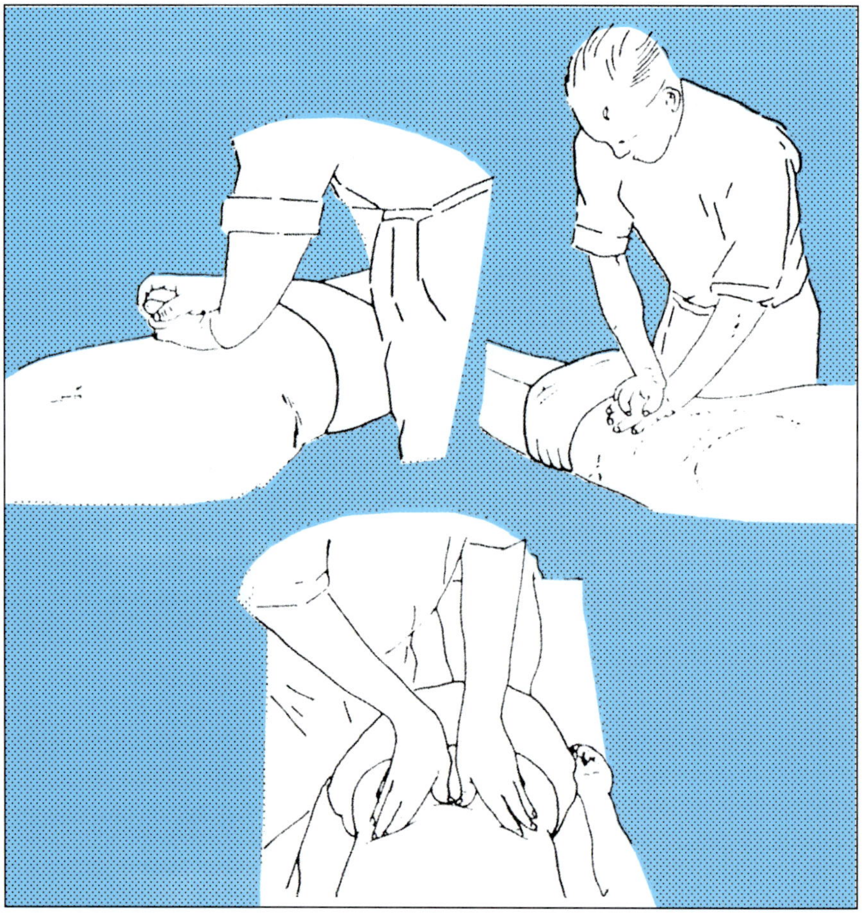

그림 12.37 정중 후-전 압박기법 (↕)

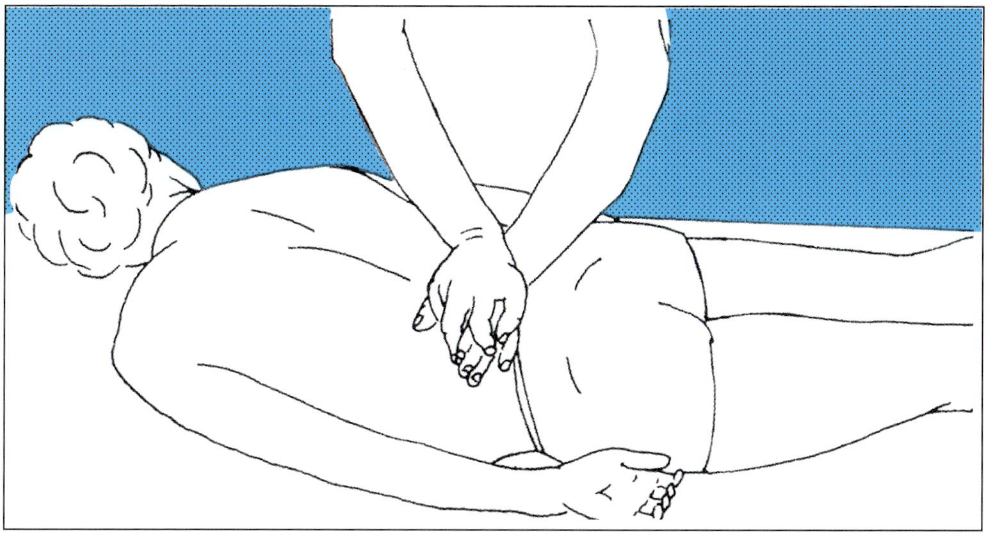

그림 12.38 오른쪽으로 측방굴곡이 결합된 동작에서 정중 후-전 압박기법 (in LF Ⓡ do (↕)

는 환자의 위에서 균형을 이루어야 하며, 주관절은 약간 굴곡한다(그림 12.37).

방법(Method)

환자의 척추기둥 위에 치료사의 체중을 점차 앞으로 움직여서 수직축으로 상체를 위와 아래로 진동운동을하여 척추에 진동운동을 일으킨다. 압력은 강한 스프링 활동처럼 팔과 어깨를 통해 전달된다.

국소 변화(Local variations)

요추에 관절가동술을 할 때, 자연스런 민감성을 느낄 수 없다. 운동을 느낄 수 있지만, 위의 부위보다 다섯째 요추부에서 적게 느껴진다. 환자가 과도한 전만이 있을 때, 배 아래에 작고 단단한 베개를 놓는 것이 관절의 자세에 필요하다. 베개를 이용하든지 않든지 물리치료사는 팔의 방향이 신체와 직각이 되게 하여 밀수 있도록 변화시키는 것이 필요하다.

이용(Uses)

정중 후-전 압박기법이 신체의 양쪽에 통증을 일으키는 요추에 가장 흔히 이용된다.

경추에서와 같이 이 방법은 퇴행성이나 오래된 손상으로 변화가 일어나거나 불량 자세로 인한 구조적 변화이든지 간에 현저한 골성변화를 일으켜서 요추부에 증상을 일으키는 환자에게 유용하다.

이 기법은 통증이나 보호성 근경련이 이 방향의 운동에서 느껴질 때 적용되지만, 이 상태에서 통증이나 경련이 유발되지 않게 시행한다.

치료의 예로 15장에서 만성 요부신경통, 요통, 둔부통, 척추성 국소질병, 미골통, 아동척추질병, 복부통과 막연한 통증을 게재하였다.

오른쪽으로 측방굴곡한 동반자세에서 정중 후-전 압박기법(LFⓇ ↕)Postero-anterior central vertebral pressure as combined movement, on lateral flexion right(in LFⓇ do ↕)

시작 자세(Starting position)

환자는 엎드리고 물리치료사는 환자를 엎드리게 하여 요추를 오른쪽으로 측방 굴곡시킨다. 환자의 몸통을 치료사에게 가깝게 위치시키고, 골반을 멀게 하고 다리는 가깝게 위치시킨다. 오른쪽 고관절은 외전시키고 왼쪽 고관절은 내전하여 그 자세에서 골반을 안정시켜서 오른쪽으로 요추를 측방 굴곡하기 위함이다.

환자가 올바른 자세에 놓이면, 치료사는 관절가동술을 할 부위에 손을 얹고 치료사의 어깨가 손위에서 수직이 되도록 한다(그림 12.38).

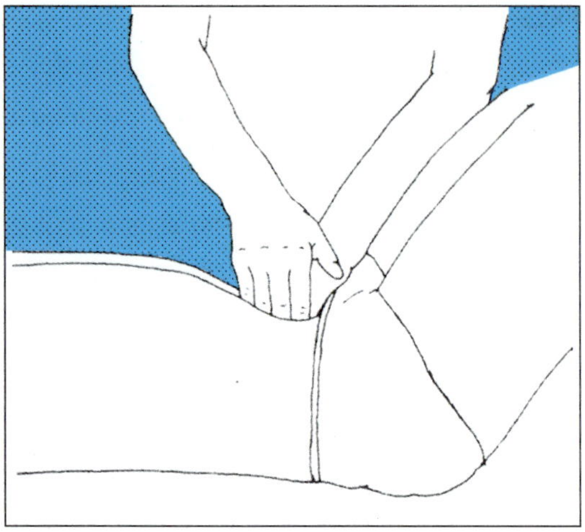

그림 12.39 정중 전-후 압박기법(↕)

방법(Method)

측방굴곡 자세만 제외하고 위에 언급한 것과 같은 기법이다.

이용(Uses)

이 기법은 단계 IV(조금 움직이면서 통증이 시작)나 단계 IV+빳빳함이 주로 있는 때에 이용한다.

정중 전-후 압박기법 ↕
(Anteroposterior central vertebral pressure ↕)

시작 자세(Starting position)

환자는 치료대에 발을 놓고 고관절과 슬관절을 구부리고 눕는다. 복벽이 느슨해지면, 치료사의 손가락이 천골갑각에 닿을 때까지 손가락을 아주 천천히 들어간다. 물리치료사는 가운데 세손가락을 포개서 배꼽과 치골결합의 가운데 중앙에 손끝을 댄다. 가능하면, 배에 불편함이 없도록 천천히 조심해서 손가락이 천골갑각에 이르도록 들어간다(그림 12.39).

방법(Method)

전후운동을 유발할 때, 원위지절간 관절을 완전히 펴서 천골과 손가락 끝이 넓게 접촉하도록 한다. 진동압력을 줄 때, 손가락과 손목의 모든 굴곡근은 이심성으로 하며 원심성으로 하지 않는다.

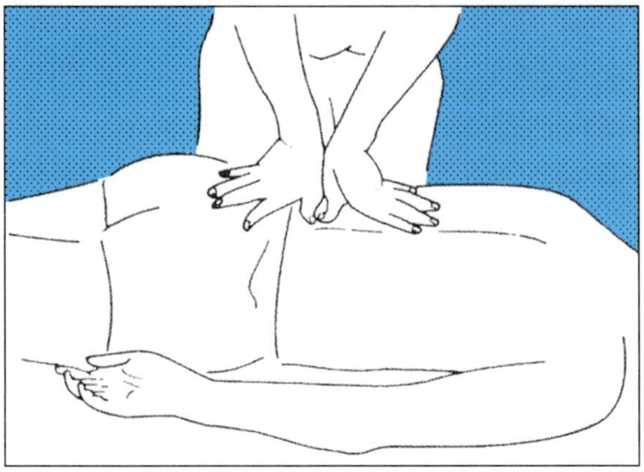

그림 12.40 편측 후—전 압박 (⌐•)

이용(uses)

이 기법은 하요추 질병에 이용하지만, 척추전방전위증이나 추간판 내의 질병으로 인한 통증환자에게 아주 유용하다.

편측 후-전 압박 ⌐• (Postero-anterior unilateral vertebral pressure ⌐•)

시작 자세(Starting position)

환자는 엎드려서 팔을 옆에 놓고 머리는 한쪽으로 돌린다. 이 기법을 척추의 왼쪽에 시행한다면, 치료사는 환자의 왼쪽에 서서 엄지의 등이 서로 마주보게 하여, 극돌기의 왼쪽옆에 댄다. 엄지를 포개지 않아야 엄지끝을 통한 감각이 무뎌지지 않는다. 손가락은 안정감이 있도록 펼친다. 엄지의 기저부는 가능하면 엄지끝의 바로위에 놓이게 한다. 이 자세는 엄지를 과신전하면 이루어진다(그림 12.40).

이 부위엔 근육용적이 크기 때문에 횡돌기를 확실히 느끼기는 어렵다. 그러나 엄지끝을 이용하여 압력을 천천히 가하면 근육용적의 대부분을 통과하여 단단한 뼈의 저부에 이를 수 있다.

방법(Method)

물리치료사는 양손 위에 어깨가 놓이게 하여 몸통의 압력이 팔을 통해 엄지에 전달되게 한다. 엄지는 스프링같이 압력을 주며 엄지굴곡근을 주동근으로 이용하지 않도록 한다.

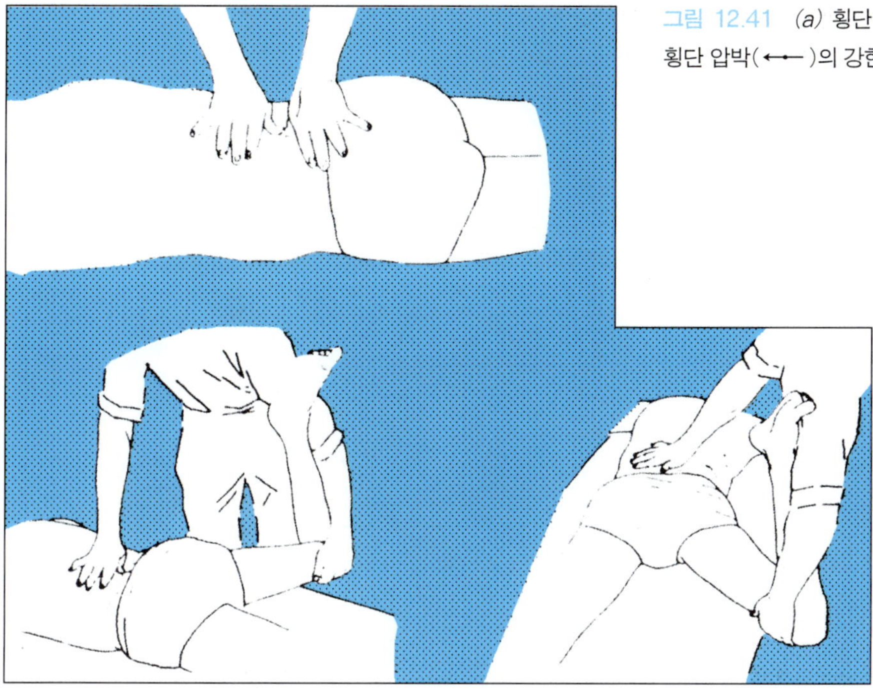

그림 12.41 *(a)* 횡단 압박(←•—)의 시작 자세. *(b)* 횡단 압박(←•—)의 강한 기법

이 기법을 시행하기 위해 사용하는 손은 후전중앙추골압력에서 언급한 것과 같은 손의 자세를 취한다(p. 395 참조). 양 손을 이용할 때의 단점은 압력이 국소화되지 못하며, 아주 미세한 운동의 비정상은 엄지로 느낄 수가 없다.

국소 변화(Local variations)

상과 중요추부는 횡돌기가 약간 길기 때문에 촉지하기가 쉽다. 하요추는 그러나 극돌기의 근처에서 촉지해야 하며, 근육용적을 통과해야 뼈의 기저부에 이를 수 있다.

이용(Uses)

이 기법은 심부의 지절간 근육의 경련이 있을 때 아주 효과적이다. 이 기법은 근경련이나 통증이 있는 쪽에서 시행하며 반응에 따라 각도에 변화를 준다.

횡단 압박 ←•—

(Transverse vertebral pressure ←•—)

시작 자세(Starting position)

환자는 엎드려서 팔은 치료대에 매달리게 하거나 몸 옆에 놓고 머리는 편한 쪽으로 돌린다.

치료사는 환자의 오른쪽에 서서 척추극돌기의 오른쪽에 엄지를 대고 관절가동술을 하기위해 환자의 허리에 손을 갖다 댄다. 왼쪽 엄지끝은 가능하면 넓게해서 극돌기의 오른쪽 외측면에 댄다. 오른쪽 엄지는 왼손 엄지손톱위에 놓아 보강하기위해 이용한다. 엄지의 지절간 관절은 과신전하고 중수지절간 관절은 약간 굴곡된 자세가 요구된다. 왼쪽 엄지가 극돌기에서 미끄러지지 않도록 두 번째 손가락 끝의 바닥면으로 쐐기자세가 되도록 한다. 양손의 손가락은 엄지의 자세에 안정성을 주기 위해, 환자의 허리에 펼치고 압력은 수평면 가까이에서 전완을 통해 엄지로 가한다(그림 12.41a).

방법(Method)

극돌기의 한쪽에 엄지를 통해 몸체의 압력이 가해질 때, 환자의 추간 관절에서 어느 정도의 운동과 회전운동이 일어난다. 압력은 부드럽게 반복해서 진동형태의 운동을 주며, 적은 압력으로는 작은 운동을 일으키고, 강한 압력은 큰 운동을 일으킨다.

국소 변화(Local variations)

운동은 요추 4번보다는 요추 1번에서 크며 요추 1번에서 쉽게 느껴진다. 극돌기는 하부보다는 요추1번과 2번에서 보다 쉽게 느낀다. 강한 압력이 요구되면 351쪽에 언급한 바와 같이 왼손엄지에 오른손의 두상골과 유구골의 갈고리가 있는 척측연을 대면 쉽게 할 수 있다(흉추 횡단 압박).

이용(Uses)

이 기법은 편측성으로 증상을 갖고 있을 때 큰 가치가 있다. 이러한 상황에서 통증이 없는 쪽에서 통증이 있는 방향으로 극돌기를 밀면, 환자의 증상과 징후가 개선되는 것을 보인다. 이 방법으로 통증이 있는 쪽의 관절이 열린다. 하요추부에 이 관절가동술을 이용할 때, 회전이나 후전중앙 추골압박보다는 덜 효과적이다. 상요추부에 적용하면 효과적이며, 상요추부에 증상이 있을 때 이 기법의 적용이 성공률이 높다. 강한 기법으로 관절의 신장이 요구된다면, 통증이 일어나지 않는 경우에 다음기법으로 적용될 수 있다.

시작 자세(Starting position)

위에 언급한 자세와 비슷하지만, 오른쪽 엄지끝을 관절가동술을 할 추골의 극돌기에 놓는다. 환자의 오른쪽 무릎은 직각으로 구부리고 치료사의 왼손으로 환자무릎의 안쪽을 잡아서 요람처럼 만든다(그림 12.41b).

방법(Method)

다리를 지렛대로 이용할 때, 고관절에서 운동이 일어나기 때문에 느슨함을 죄는 것을 조심해서 한다. 극돌기를 오른손 엄지로 밀고, 왼팔로 환자의 오른쪽 다리를 오른손 엄지아래에서 추골의 운동이 느껴질 때까지 외전한다. 진동운동은 오른손 엄지로 극돌기에 대고 왼손으로 환자의 다리를 움직이는 동반된 활동으로 일어난다. 범위는 느슨함을 약간 죈후에 관절가동술을 돕기 위해 대퇴를 움직여서 정해진다. 치료의 예는 척추염과 국소 질병이 있는 척추염성 척추를 15장에 게재하였다.

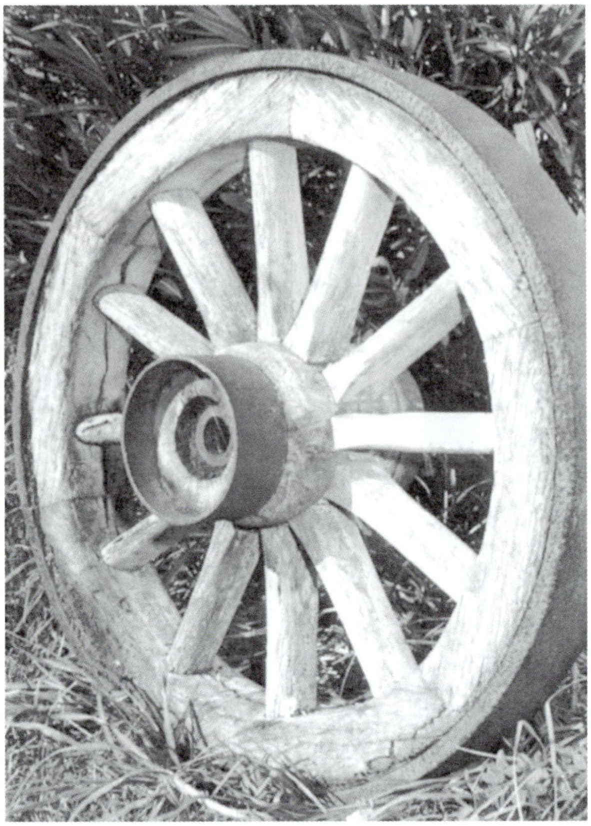

그림 12.42 사륜마차 바퀴 - 요추회전의 유추

회전(Rotation)

기법으로서 회전은 가장 중요한 기법이다. 도수 물리치료사는 다음의 사항이 요구된다:

1. 회전운동을 자유로이 구사할 수 있어야 한다.
2. 운동축의 중심이 어디에 있는지 알아야 한다.
3. 운동축의 중심을 변하게 하는 여러 가지 기법을 알고 있어야 한다.
4. 요추에 요구되는 다양한 시작 자세와 결합기법을 알고 있어야 한다.
5. 저부에서 상방으로, 상부에서 하방으로 회전하는 법을 알고 있어야 한다.

이들 개념들을 의식하여 고려하지 않으면, 그림12.44에 언급한 바와 같이 회전운동을 시행할 때, 회전의 중심이 척추의 중앙 어딘가에 있다고 대부분의 사람들은 생각

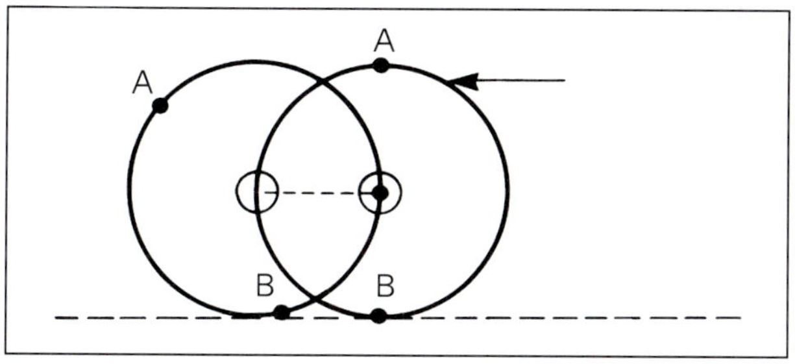

그림 12.43 회전시 A 와 B 점의 변화된 위치

한다. 이것은 잘못된 것이며, 치료침상의 하면과 바닥사이의 어딘가에 있다. 회전 III 등급 (그림 12.44)의 실행을 상상하면, 먼저 외측이나 후외측 가장자리로 움직여서 오른쪽 장골능이 침상에 닿게하고 환자의 왼쪽 장골능을 앞으로 흔들어, 운동의 끝에서 접촉점이 상전장골극으로 향하게 앞으로 움직인다. 그 결과, 왼쪽 장골능에 의해 그려진 회전아크의 중심은 치료침상의 상단보다 아래에 있어야 한다.

구력의 사륜마차 바퀴를 유추하여 이용한다면, 쉽게 이해될 수 있다(그림 12.42). 바퀴의 테두리는 장골능(천골과 복벽을 더한)을 의미한다. 요추는 복벽보다는 후방에 가깝지만, 바퀴의 축을 척추로 표현하는 것이 꼭 들어맞는 유추이다. 가장 쉬운 요추회전 기법을 시행할 때, 운동중심이 사륜마차 바퀴의 중심으로 생각하는 경향이 있다. 그러나 요추회전을 시행할 때에 일어나는 것처럼 골반을 아주 높은 면에서 전방으로 밀 때, 짧은 거리임에도 사륜마차 바퀴의 위 부분을 밀어서 전방으로 움직이는 것과 같이 축이 움직이는 면과 평행선을 이루며 전방으로 움직인다(그림 12.43).

추간관절에서 최대의 회전 비틀림이 일어나게 하려면, 사륜마차 바퀴의 점 B를 가능하면 뒤로 당기고, 동시에 점 A를 앞으로 움직인다. 이렇게 한다면, 바퀴의 축이 한점에 있고, 바퀴의 테두리는 이 축의 주위를 공전한다. 이것은 가능하며, 이 기법은 그림 12.50에서 볼 수 있다. '회전축의 순간중심' (Farfan, 1973)을 고려할 수 없어서, 분리해서 고려한다. 환자의 요추를 굴곡하거나 신전하고 회전을 할 때와 같이 별개의 관상축에서 회전의 시행을 고려할 때; 왼쪽이나 오른쪽으로 측방굴곡하는 것과 같이 별개의 시상축에서 회전의 시행을 고려할 때 염두에 두어야 한다. 회전기법을 임상에서 적용할 때 주된 관점은 다음과 같다:

1. 회전을 시행할 때, 증상이 유발되는가, 경감되는가:
   a. 시행할 때 있는가; 아니면
   b. 시행한 후에 있는가?
2. 어떤 병적인 질병을 갖고 있을 때 어떤 결과를 가져올 것인가?

다양한 요추 회전 기법들을 아래에 기술하였다.

회전기법 ↻ (Rotation ↻)

시작 자세(Starting position)

이 관절가동술을 위해, 환자는 베개를 베고 오른쪽으로 눕게 한다. 환자가 이완하는 동안, 물리치료사는 원하는 자세로 환자를 옮긴다. 환자의 어깨를 신전하고 주관절을 구부려서 배의 왼쪽에 손을 올려놓도록 왼쪽팔을 조절한다. 부드러운 회전을 이용할 때, 오른쪽보다는 약간 높게 하여 양쪽 고관절과 슬관절을 굴곡하고 환자의 흉부는 옆으로 누운 자세를 유지한다.

물리치료사는 환자의 뒤에 서서 양손으로 환자의 골반을 잡는다. 물리치료사는 골반을 굴곡이나 신전으로 기울이기 위해 잡는다; 골반에서 요추로 기울임이 전달된다. 회전범위가 더 일어나게 하려면, 물리치료사는 가슴이 위로 향하게 환자의 오른쪽 팔이 천장으로 향하도록 들어서 환자의 몸통을 회전시킨다. 회전범위는 환자의 유연성에 의해 결정된다. 그의 아래쪽 다리(오른쪽 다리)는 몸통에 대하여 약간 구부린다. 그러나, 이 다리를 약간 신전하거나 굴곡은 요추를 굴곡이나 신전하여 회전할 것인지에 따라 결정된다. 왼쪽 다리는 고관절과 슬관절을 굴곡하고 경골의 내측과가 침상가장자리를 벗어나게 하여 놓는다.

관절가동술을 하면서 부가적인 압력이 필요할 때, 위의 다리가 침상의 가장자리에서 매달리게 한다. 물리치

FARFAN, H. F. (1973). *Mechanical Disorders of the Low Back*, p. 54. Philadelphia: Lea & Febiger.

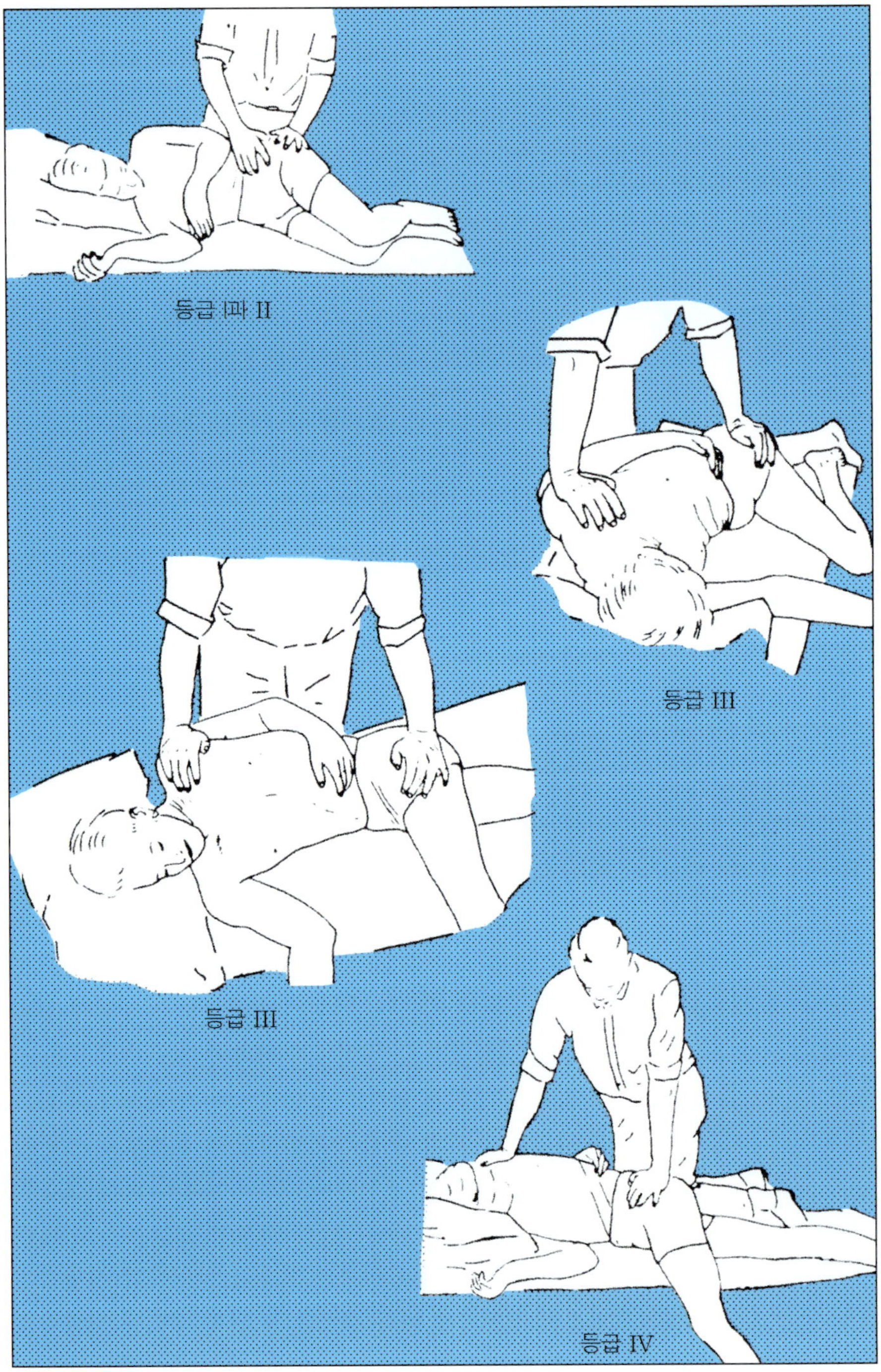

그림 12.44 회전

료사는 환자의 뒤에 서서 손바닥을 환자의 골반과 손가락을 앞으로 향하게 하여 왼쪽 어깨에 놓는다. 어깨 위의 손은 상완골두 위에 컵 모양을 하고 손가락은 흉근이 있는 앞으로 펼친다. 어깨에 통증이 있는 경우는 환자의 어깨를 약간 신전하고 물리치료사의 손을 압력을 가하기 위해 흉근쪽으로 이동시킨다. 골반 위의 손은 요추를 신전하여 회전하려면, 장골능 가까이에 놓거나, 굴곡하여 회전하려면, 대전자위에 놓는다. 환자의 요추를 굴곡과 신전의 중간에서 회전하는 기법을 시행할 때, 물리치료사의 양 어깨는 환자 신체의 가운데에 놓이게 한다. 주관절은 최소로 굴곡해야 한다. 요추를 신전하여 회전하려면, 물리치료사는 환자의 어깨쪽으로 약간 움직여서 변화된 자세에 의해 환자의 골반이 신전된 자세에서 더욱 열리도록 왼쪽 팔과 나란하게 한다. 굴곡하여 회전하려면 물리치료사는 왼쪽 팔로 골반을 굴곡하고 회전되도록 골반쪽으로 움직이는 것이 필요하다.

강한 관절가동술이 필요할 때, 환자의 자세는 변하지 않지만, 환자 뒤의 침상에 물리치료사의 무릎을 댄다. 물리치료사는 환자의 위에 체중을 직접 가하며, 환자의 둔부아래의 무릎으로 회전을 돕는다(그림 12.44).

방법(Method)

지레의 작용이 길기 때문에 물리치료사는 환자의 허리에서 운동이 일어나는 것을 항상 볼 수 있는 자세에 있어야 한다.

물리치료사의 왼손을 통해 일어나는 작은 진동운동의 부드러운 기법은 두 가지 기능이 있다. 첫째로 추간관절을 굴곡과 신전의 중간자세에서 골반을 잡는다. 둘째로 이 자세에서 골반을 잡는 동안, 왼손은 골반에 회전운동을 가한다. 흉추운동을 방지하기 위해 반대 압력이 요구되지 않지만, 순수한 회전운동이 일어나게 하는 데는 큰 주의가 요구된다.

시작 자세에서는 보다 강한 기법이 요구되지만, 회전운동은 중앙축에 대해서 골반(몸통이 아니고)에서 미미하게 일어난다. 어깨에 손을 얹어 고정하는 것이 몸통에 필요하지만, 이 반대압력은 어깨를 밀어 몸통이 후방으로 가게하지 않는다; 그것은 유지하는 것으로 흉부에서 골반운동의 방향을 따라 일어나지만, 제한적이다.

진동시 환자의 몸통을 앞과 뒤로 굴리면서, 회전의 양을 증가시키지 않고, 최대로 이완되게 하고 느슨함을 죄도록 한다.

그림 12.43에 설명한 바와 같이, 이 기법의 회전축은 침상면의 아래이다. 작은 변화의 기술은 아래와 같이 같은 견해를 적용한다. 그러나 요추 회전기법과 비교한다면, 사륜마차 바퀴의 축보다는 척추 근처에서 회전중심이 있는 것으로 보인다.

국소 변화(Local variations)

여기에서 얻을 수 있는 것보다 운동 감각이 두드러지며, 눈에 띄는 감각의 정도는 지레의 역할이 아주 큰데도 불구하고 얻어질 수 있다. 이것은 순서에 따라 움직이는 환자의 요추부를 지켜보는데 도움을 준다.

요추를 신전하고 회전하는 것은 중부나 상부 요추에 관절가동술을 이용할 때 좋으며, 굴곡하고 회전하는 것은 하부 관절에 좋다.

주의(Precautions)

때로는 환자가 요추부 회전치료를 받은 후에 경추부 불편이 증가 한다. 시작 자세의 개선에 필요한 것이 아닌 한, 환자가 편안을 느끼는 자세에서 머리자세를 변화시키지 않는 것이 좋다. 경추의 자극은 어려움 없이 진정되지만, 가능하면 일으키지 않는 것이 좋다.

하흉추부 자극이나 흉추부의 질병을 일으킬 가능성이 있는 경우에 강한 관절가동술로 실제의 문제를 일으키게 되므로, 주의가 요망된다. 하흉추부에 증상뿐만 아니라 요추부에 질병을 갖고 있는 환자를 치료하는 경우엔, 특별한 주의를 요한다.

회전을 통증이 있는쪽으로 골반을 너무 거칠게 회전하면, 연관통의 증상이 통증이 없는 다리에서 유발될 수 있다.

이용(Uses)

회전은 요추에 일어나는 통증을 치료하는데 가장 유용한 기법 중의 하나이다. 증상이 다리로 방사되거나 요추부에 한정하든지간에 그 분포가 편측성일 때 가장 가치가 있다. 증상이 중앙에 있지만, 징후가 편측성일 때, 이들 징후는 통증이 있는 쪽으로서 간주한다. 통증이 없는 쪽으로 눕는다면, 환자의 증상과 징후를 보다 성공적으로 경감시키는 기법이다. 즉, 통증이 있는 반대쪽으로 골반을 회전하기 위해 통증 있는 쪽을 위로 한다.

원위부의 연관통에 대하여 관절가동술을 적용하는데는 또 다른점의 강조가 요구된다. 기법을 수행하면서 증상이 일어나지 않아도, 범위의 초기에서 종종 악화를 일으킨다. 이러한 경우에 통증을 잘 일으키며, 병리변화는

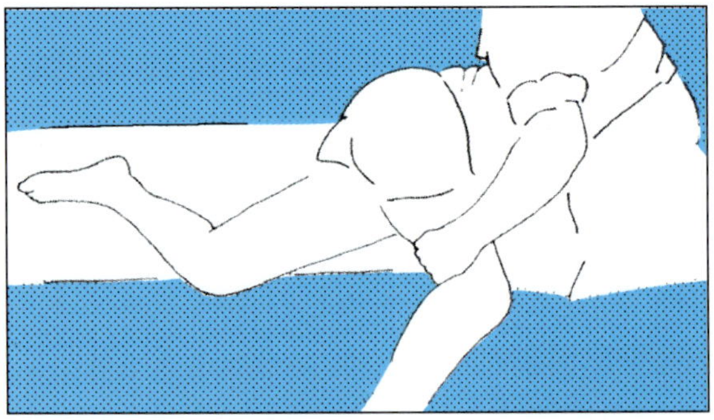

그림 12.45 회전의 대체방법(↻)

없다. 이러한 상황에서 허용범위내에서 같은 기법을 아주 적은 진폭을 시행하며, 흔히 개선된 효과를 보인다. 예를 들면, 등급 I의 요추회전을 이용하여 통증을 유발하지 않지만 약화시킬 수 있으며, 아주 부드럽고 작은 진폭인 등급 IV로 같은 회전을 시행하여 아주 좋은 개선을 보일 수도 있다.

회전의 대체방법 ↻
(Alternative method of rotations ↻)

물리치료사가 좋은 동작을 유발하기 위해 환자를 충분히 이환시키기 어려울 때, 대체 방법은 환자에게 안정감을 주어 보다 이완되게 한다.

시작 자세(Starting position)

환자는 침상앞의 가장자리에서 왼쪽으로 눕고, 아래쪽의 슬관절을 편안하게 약간 구부린다. 환자의 오른쪽 팔은

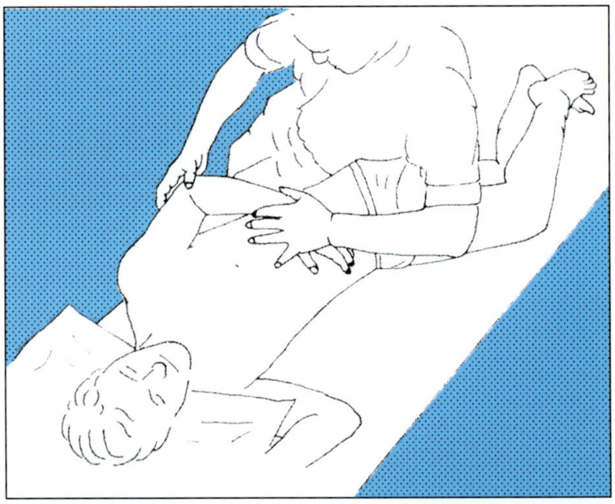

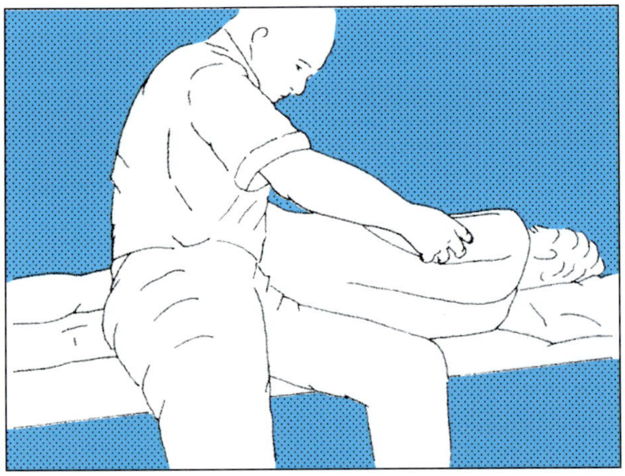

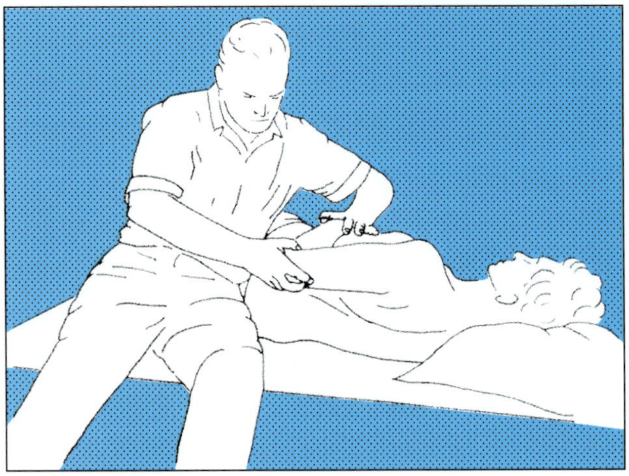

그림 12.46 위쪽에서 아래로 신전자세에서 회전
(in E do L_x ↻)

몸옆에 놓고 양 전완은 나란하게 해서 배앞에 놓으며 왼쪽 전완은 턱 가까이에 놓이게 한다. 치료사는 왼손으로 환자의 무릎안쪽을 잡기위해 오른쪽 대퇴의 원위부 뒤에 놓는다. 치료사는 환자의 오른쪽 다리의 고관절과 슬관절의 굴곡을 약 90°로 지탱한다(그림 12.45).

방법(Method)

치료사의 몸통과 오른쪽 팔로, 오른쪽 다리를 통해 오른쪽에서 골반이 앞으로 회전하는동안, 환자의 몸통을 안정시킨다. 이 기법에서 환자의 고관절을 외전이나 내전하지 않는 것이 중요하다. 다리는 단지 골반을 움직이기 위한 지렛대로서 이용되고, 그래서 요추가 회전된다.

이 운동을 돕기위해, 물리치료사는 환자의 등에 오른손을 이용한다.

1. 인접한 극돌기간의 회전을 느끼기 위해서이다.
2. 회전의 리듬으로 하부 극돌기를 들어줌으로서 특정부위의 회전을 돕는다.
3. 상부 추체의 극돌기를 뒤에서 고정하여 특정 관절에 보다 많은 운동이 일어나게 한다.

복합운동 자세에서 회전 (Rotation with combined movement positions)

요추회전과 같은 방향으로 시행하는 방법이며, 분명히 복합자세는 공동동작과 결과 모두가 바뀌어 질 수 있다.

1. 기술된 첫째 기법에서 회전운동은 꼭대기에서 아래로 수행된다(즉, 회전운동은 몸통을 뒤로 돌려서 수행된다)(그림 12.46).
2. 다음의 네가지 기법은 추간의 회전과 같은 방향(즉, L4의 아래에서 L5의 시계방향 회전(선자세에서 위에서 볼 때)이나, L5에서 L4의 시계 반대방향 회전)과, 복합운동 자세에서 같은 방향을 예로 들 수 있다.
3. 이들 네 가지 기법 중 앞의 세 가지는 치료면의 아래에 회전축이 있으며, 첫 두 기법은 환자의 오른쪽 장골아래에 축이 있으며 셋째 기법은 왼쪽 장골아래에 축이 있다. 넷째 기법은 추골안이나 근처에 축이 있다.

위에서 하방으로 신전자세에서 회전 ↺ (in E do Th ↺)

시작 자세(Starting position)

환자는 관절가동술을 할 상척추 관절높이의 복부에 왼손을 얹고 오른쪽으로 눕는다. 물리치료사는 환자 뒤에 앉아서 환자의 머리를 보면서 요추의 신전이 유지되도록 왼쪽골반을 이용하여 환자의 골반을 고정한다(그림 12.46).

방법(Method)

치료사의 오른손으로 왼쪽 주관절을 잡고, 왼손으로 환자의 왼손을 상복부쪽으로 미는데, 양 손을 이용하여 회전진동을 준다. 양쪽 골반의 고정을 똑같이 하지 않으며 치료사의 팔에 의해 운동방향이 반대로 일어나지만 고정을 하여 골반이 뒤로 구르는 것을 억제한다.

이용(Uses)

모든 요부의 복합운동 자세에서 회전은 순서에 따라 시행하며, 복합운동 검사에서 환자의 증상을 유발시킬 것인지, 피할 것인지를 결정한다.

아래로부터 상방으로 왼쪽 측방굴곡과 굴곡에서 회전 ↻ (lie on Ⓡ in F + LFⓁ, do L_x ↻)

시작 자세(Starting position)

침상의 머리쪽 끝을 올려서 환자의 요추가 측방굴곡되고 굴곡된 자세가 되게 한다. 물리치료사는 오른손가락으로 상전장골극 주변에서 왼쪽 골반을 견고하게 잡고, 왼손으로 왼쪽 둔부를 잡는다. 치료사는 양손으로 환자의 왼쪽 골반을 잡아서 단일체가 되게하여 하나로 움직이게 한다(그림 12.47).

방법(Method)

치료사는 환자의 골반을 잡고 환자의 팔을 향해 회전 압력을 가한다. 환자의 몸통에 반대압력이 필요하지 않다. 외전운동 방향은 요추굴곡과 왼쪽 측방굴곡이 증가되거나 유지되어야 한다.

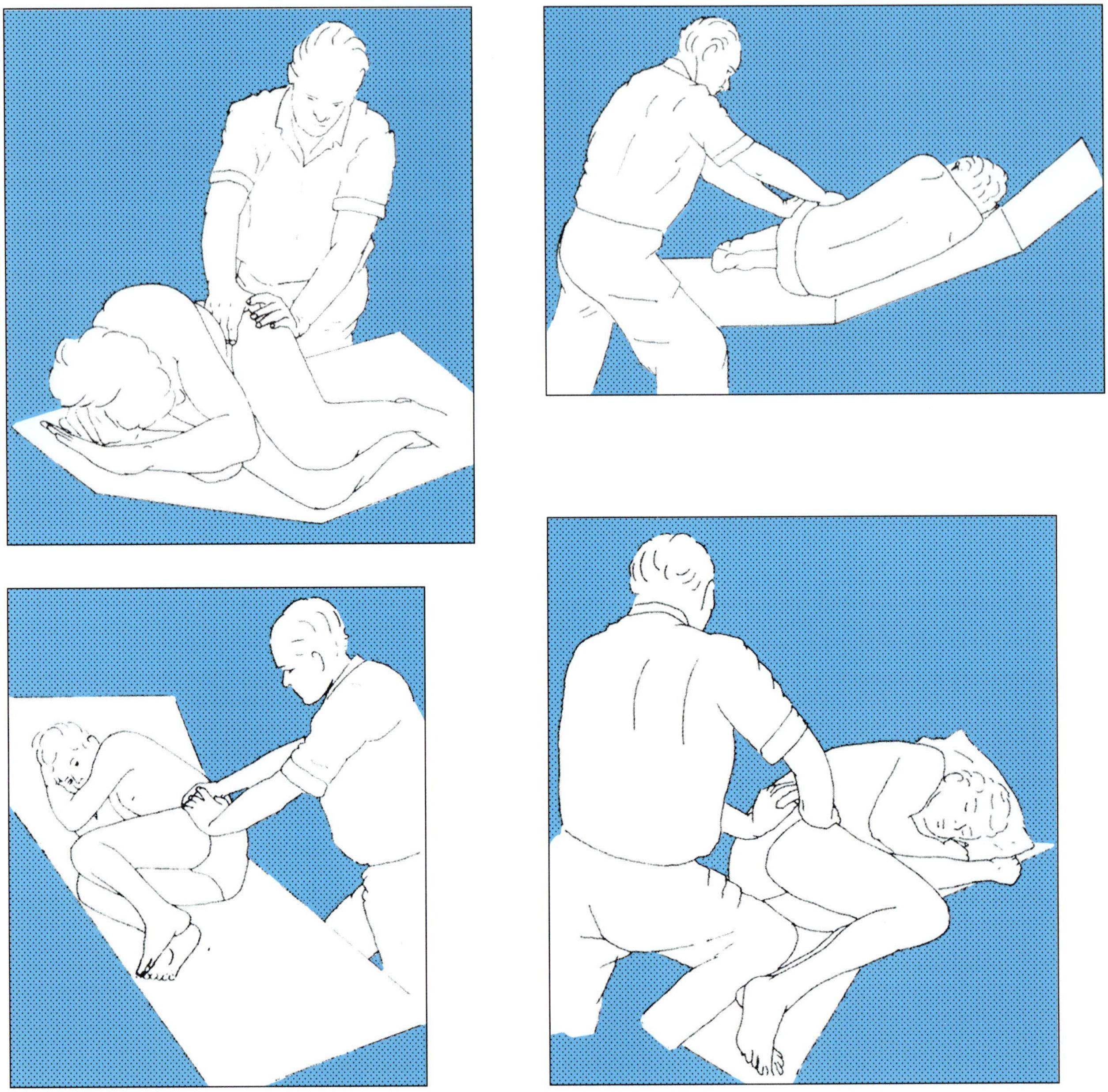

그림 12.47 아래쪽에서 위로 굴곡과 왼쪽 측방굴곡에서 회전 (in F + LF Ⓛ, do ↑ L_x ↺)

위로부터 아래로 왼쪽 측방굴곡과 굴국에서 회전 ↻ (lie on Ⓡ in F + LFⓁ, do Th ↻)

시작 자세(Starting position)

환자의 시작 자세는 앞에 기술한 방법과 같다. 그러나 물리치료사는 이 기법을 사용할 때, 후방회전을 억제하기 위해 골반으로 환자의 골반을 고정시킨다. 치료사의 오른손으로 왼쪽 주관절을 잡고, 왼손으로 환자의 왼손을 밀면서 하부 몸통이 단일체가 되게 한다(그림 12.48).

방법(Method)

회전운동은 요추를 왼쪽으로 측방굴곡하고 굴곡을 유지한 자세에서 치료사의 팔을 통해 환자의 몸통을 뒤로 돌림(즉, 왼쪽으로)으로서 일어난다.

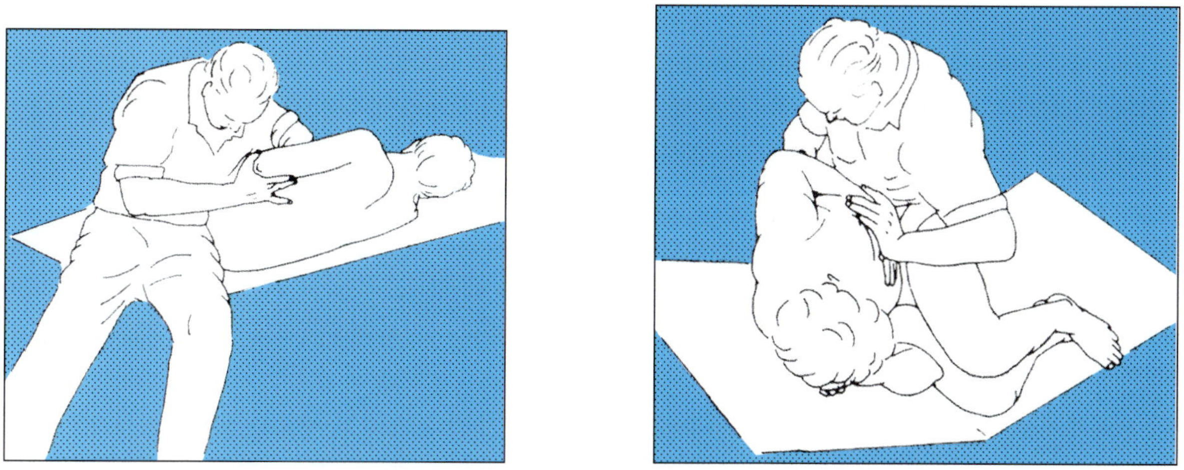

그림 12.48 위쪽에서 아래로 굴곡과 왼쪽 측방굴곡에서 회전 (in F + LFⓁ, do Th ↻)

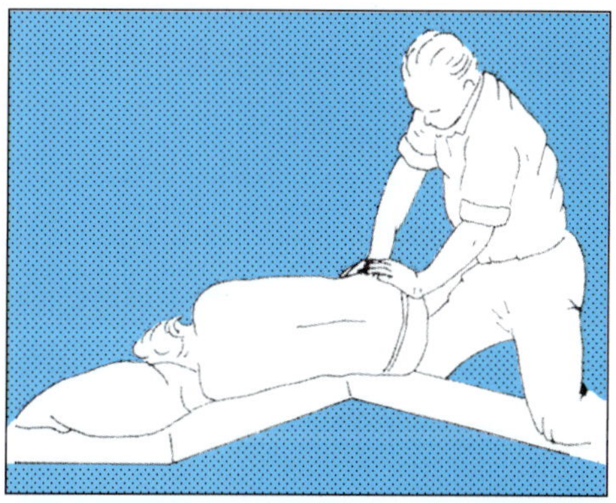

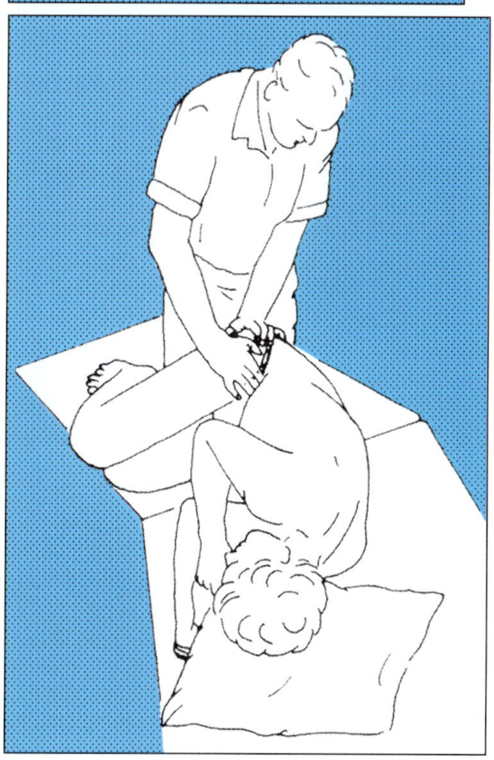

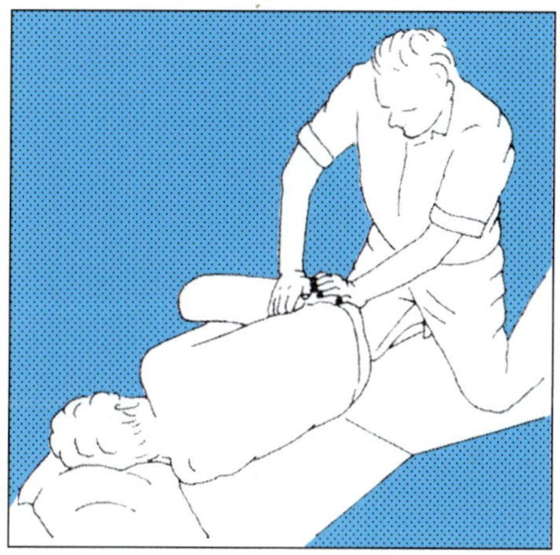

그림 12.49 아래쪽에서 위로 굴곡과 왼쪽 측방굴곡에서 회전 (in F + LFⓁ, do ↻)

아래에서 위로 왼쪽 측방굴곡과 굴곡에서 회전 ↺ (lie on Ⓛ in F + LFⓁ, do L_X ↺)

시작 자세(Starting position)

환자는 요추가 왼쪽으로 측방굴곡이 되도록 허리의 잘록한 부위가 위로 아치가 이루어진 침상에 왼쪽으로 눕게한다(평탄한 침상에서는 베개나 담요를 말아서 같은 자세를 만들어 준다). 도수 물리치료사는 환자의 둔부끝의 침상에 무릎을 대고 치료사의 양손과 환자의 오른쪽 장골이 안정된 단일체가 되도록 하여 장골능의 주위를 잡는다(그림 12.49).

방법(Method)

치료사는 팔로 체중을 이용하여 회전시킨다. 이 기법에서 반대저항은 필요하지 않지만, 회전운동이 일어나는 환자의 요추를 볼 수 있어야 하며 요추의 굴곡과 왼쪽으로 측방굴곡 자세를 유지해야 한다.

추골축에서 아래에서 상방으로 왼쪽 측방굴곡과 굴곡에서 회전(Rotation in flexion, and lateral flexion left, from below upwards with a vertebral axis)

이 기법은 척추자체를 위해서 침상의 바닥면의 아래에서부터 골반/요추회전축을 높이기 위해서이다.

시작 자세(Starting position)

환자는 요추를 굴곡과 측방굴곡한 자세로 오른쪽으로 눕고 물리치료사는 왼손으로 장골을 앞으로 밀기 위해 환자의 왼쪽 장골능을 잡으며, 전장골극이 앞으로 가도록 치료사는 환자의 오른쪽 장골을 뒤로 당긴다(그림 12.50).

방법(Method)

회전운동은 치료사의 왼손과 오른손이 반대 방향으로

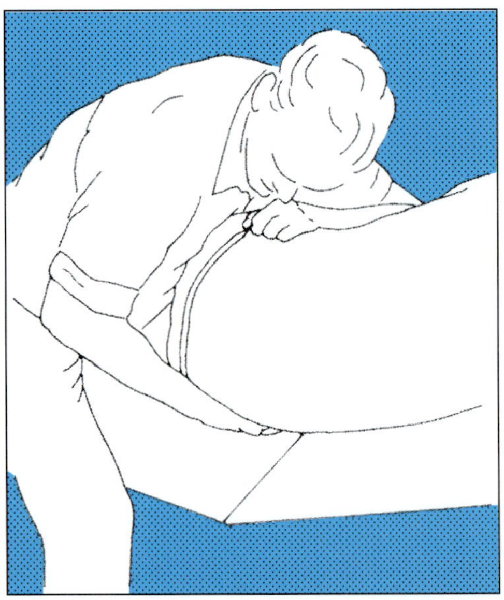

그림 12.50 추골축에서 아래쪽에서 위로 굴곡과 왼쪽 측방굴곡에서 회전(in F + LFⓁ, do Lx axis)

동시에 움직여서 일어난다. 치료사의 오른손은 침상에서 앞과 뒤로 미끄러지도록 골반의 아래에 놓고 양손을 똑같은 거리에 놓아 척추근처가 회전중심이 되게 한다.

하지 직거상하면서 회전( )

요추회전과 하지 직거상은 별개의 기법으로 언급되어 왔다. 그러나 때로는 요부 회전기법을 하면서 환자의 다리를 치료대 가장자리에 늘어뜨리는 것이 유용하다. 이것의 장점은 치료사에 의해 이루어지는 회전을 다리의 무게를 이용한다. 그러나 또 다른 중요한 점은 가장자리에 다리를 늘어뜨리는 활동이 하지 직거상 기법과 거의 같은 효과를 일으킨다. 확실한 하지 직거상 기법이 요구되는 상황에서, 물리치료사는 크게 벌려진 하지 직거상을 증강시키기 위해 환자의 앞에서서 치료사의 다리를 이용하기위해 요추의 회전을 약간 다르게 할 필요가 있다.

시작 자세(Starting position)

환자는 오른쪽으로 눕고, 물리치료사는 앞에 언급한 요추회전과 같은 자세를 취한다. 치료사는 환자가 무릎을 쭉펴서 침상 밖으로 매달리게 한다. 치료사는 환자의 앞에서서 오른쪽 다리는 환자의 종아리 뒤에 놓고 왼쪽 무릎은 환자의 왼쪽 무릎 앞에 놓는다. 치료사는 환자에게 기대서서 왼손으로 환자의 왼쪽어깨 앞에 컵모양을 하여 놓고, 치료사의 오른손은 환자의 왼쪽 고관절에 컵모양을 하여 놓는다. 치료사를 향해 오른쪽 전완을 뒤로 직접 가져갈 수 있도록, 필요한만큼 가로질러 기울인다(그림 12.51).

방법(Method)

물리치료사는 왼손으로 환자의 어깨를 고정하고 환자의 대퇴를 오른손으로 회전시킨다. 요추를 회전시키는 동시에, 무릎신전을 유지하고 고관절 굴곡 각도를 증가시키기 위해 치료사의 발을 축으로 하여 하지 직거상의 긴장을 증가시킨다.

주의(Precautions)

이 기법은 다른 방법을 시도할 때 까지는 이용하지 않아

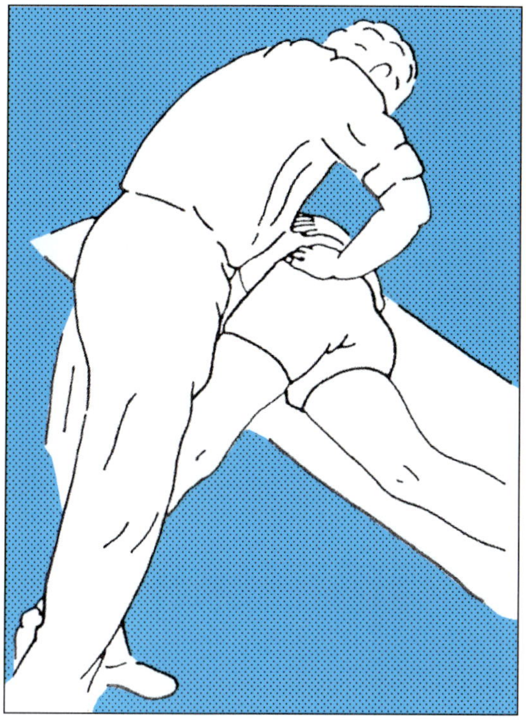

그림 12.51 하지 직거상하면서 회전(↶)

야 하며, 하지 직거상은 치료에서 필수적인 부분으로 알려져 있다. 통증이 오래되지 않고 질병이 안정적이지 않으면서 소근통이 다리로 재현되면 하지 않는다. 심한 요부 신경근통, 만성 요부 신경근통, 잠행성으로 발병한 하지통증, 요통, 급성요통, 국소질병을 보이는 척추증, 미골통, 아동 추간판 질병, 양하지통증을 15장 치료의 예에 게재하였다.

종축 기법 ←●→ 〔Longitudinal movement (←●→)〕

종축 운동을 일으키는 데는 두 가지 방법이 있다. 치료자는 환자의 한쪽다리 또는 두 다리를 이용할 수 있다.

두 다리 이용법 ←●→ (Using two legs ←●→ 2)

시작 자세(Starting position)

환자는 머리에 베개를 받치고 낮은 치료대 위에 똑바로 눕는다. 치료사는 환자의 발목과 발꿈치를 외측에서 잡고 환자를 바라보고 선다. 약간의 견인을 유지하면서 요추를 이완시키기 위해 굴곡과 신전의 중간자세 높이 만큼 환자의 다리를 들어 올린다. 그렇게 하기 위해선 수평면에서 25° 정도 환자의 다리를 들어 올려야 한다.

치료사는 한발을 한 발짝 앞서 서는 것이 바람직하다. 그리고 환자 발 위로 허리를 굽힌다. 그렇게하면 치료사의 몸과 팔을 최소한의 힘으로 최대의 견인력을 발휘하는 자세가 된다(그림 12.52).

방법(Method)

치료사는 환자의 발목을 약간 잡아당겨서 치료대와 환자의 접촉면이 느슨해지도록 한다. 치료사가 약간 구부린 자세에서 주관절을 굴곡하면서 견관절을 신전시키면 종축 운동이 발생한다. 부드러운 관절가동술로는 환자가 치료대를 따라서 움직이지는 않지만 강한 관절가동술에서는 3~6번 당기기(tugs)만 해도 힘이 전달되어 환자가 약간 끌려오게 된다. 환자는 이러한 운동이 발생하지 않도록 어떠한 노력을 해서는 안 된다.

한 다리 사용법 ←●→ (Using one leg ←●→ Ⓛ)

시작 자세(Starting position)

환자는 베개를 베고 똑바로 눕는다. 왼쪽 다리를 이용한 관절가동술(mobilization)에서는 치료사는 치료대의 왼쪽에 서서 발을 바라보고 선다.

이 기술은 환자의 다리가 신전된 상태에서 실시하는 것이 중요하다. 그러므로 치료사가 편안하게 효과적인 자세로 서기 위해서는 이 자세를 먼저 취하는 것이 좋다. 치료사는 환자의 왼쪽 발목을 잡고서 왼손을 아킬레스 건(Achilles tendon)부위의 외측에 위치시킨다. 그리고 오른손은 발등에 위치시키고, 외측과의 앞쪽 외측에 엄지를 대고, 손가락은 내측과와 발의 내측에 놓는다.이때 발목을 편안하게 감싸줘어야 한다. 치료사는 발을 치료대의 발쪽 끝을 향하게 하고 환자의 다리를 마주보고 한발 앞선 자세(walk-standing)로 서서 환자의 왼쪽 발 위를 향하여 구부린다. 환자다리의 각도는 한쪽 다리를 견인하는 동안 하요추부가 굴곡과 신전의 중간의 자세위에 위치하여 편안하게 하도록 해야 한다. 그리고 무릎관절은 신전상태로 이완되어야 한다.

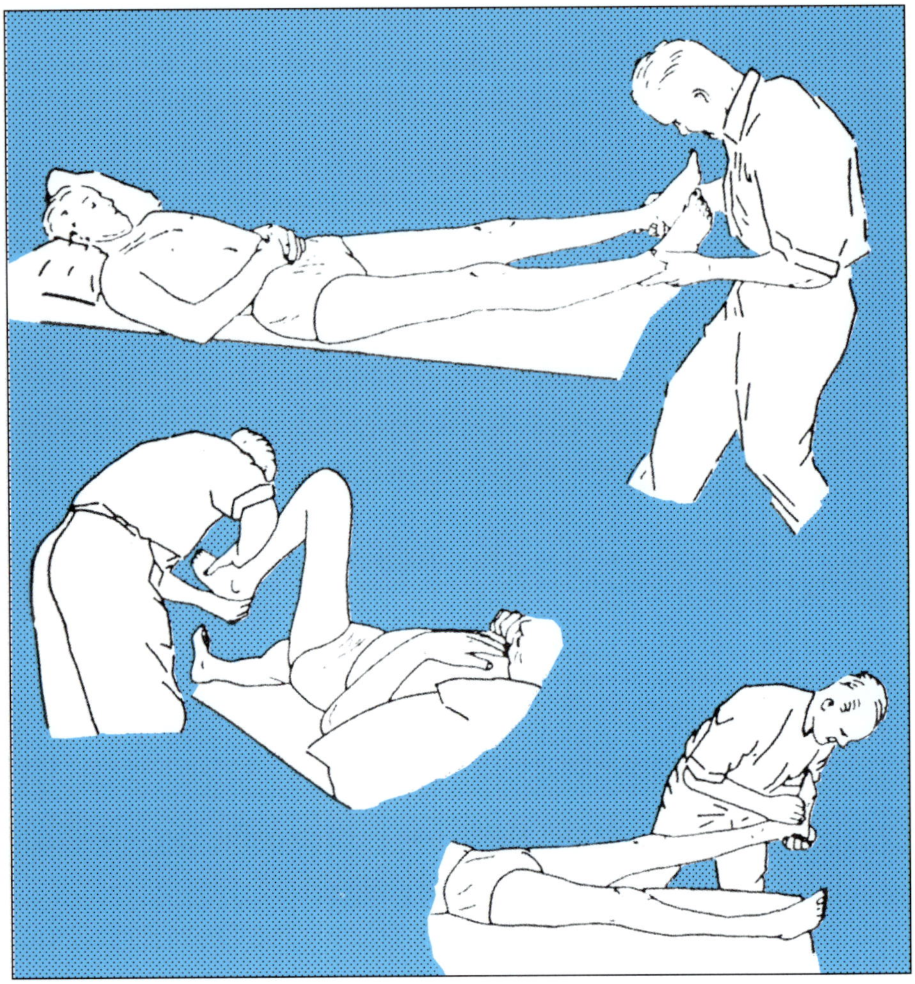

그림 12.52 종축 운동

표준시작 자세(true-starting positoin)라고 기술한 자세로 움직이기 위해 치료사의 발을 움직이지 않고 환자의 고관절과 슬관절을 굴곡시킨다. 관절가동술의 정도로 필요한 고관절과 슬관절의 각도를 조절한다. 기술(technique)을 더 강하게 사용하려면, 고관절과 슬관절을 더욱 굴곡시킨다. 관절가동술은 고관절과 슬관절 굴곡의 더 낮은 자세에서 시행하면, 그에 대응하여 더 약하게 일어난다. 환자의 다리를 이완되게 하기위해서 치료사가 오른쪽 전완을 사용하여 하퇴의 외측면을 지지해주면서 고관절의 외전을 막아주어야 한다(그림 12.52).

방법(Method)

굴곡위에서 치료사는 다리를 떨어뜨릴수 있도록 방향을 제시해준다. 그러나 먼저 운동에 앞서 다리를 조절할 수 있도록 위치시켜야 한다. 무릎을 이완된 완전 신전상태로 떨어뜨리면서 치료사는 다리를 계속 신장시키기 위해 환자의 발목에 부드럽고 빠르게 압박(gentle sharp pressure)을 준다. 환자의 발굽이 움직이는 선은 시작 자세에서 견인이 발생하는 지점까지 일직선이어야 한다. 그리고 그 선은 추간관절을 중간위치에서 관절가동술시키기 위해 처음 선택된 다리를 쭉 편 위치에 있다. 치료사의 동작과 슬관절을 신전시키면서 마지막에 다리를 동시에 내려 놓는 것이 매우 중요하다. 치료사의 팔과 환자의 다리가 동시에 흉부에 가까이 받치고 있어야 한다.

환자가 자연스럽게 무릎을 신전시킬수 없다면 환자에

게 부드럽게 발꿈치를 차도록 한다. 발목을 족배굴곡 시키면 더 도움이 된다.

치료사의 동작이 끝나면 바로 환자의 다리를 다음 운동을 위해서 고관절과 슬관절 굴곡 자세로 원위치시킨다. 재평가를 시행하기 전에 3~6번 운동을 시행해야 한다. 정확한 이완을 방해할 수 있으므로 환자는 미끄러지는 것을 막기위해서 치료대의 양쪽을 잡아서는 안된다. 환자가 치료대를 따라서 미끄러지면 치료사는 치료과정을 유지하지 위해서 치료사의 발을 움직여야 한다.

주의사항(Precautions)

한다리 사용시 환자가 다치지 않도록 치료전과 치료중에 환자의 고관절과 슬관절의 상태를 점검해야 한다. 두다리 사용법 시행중 허리통증이나 근경련(muscle spasm)이 발생하면, 부드럽게 시행하고 그 후에 정확하게 평가한다.

이용(Uses)

두다리 사용법은 통증이 고루고루 분포할 때 사용한다. 한다리 사용법(환측 다리 이용)은 4번째 요추 밑에서 기원하는 일측성 증상에 사용한다.

요추에 국한된 급성 통증에 약한 두다리 사용법(a gentle double-leg procedure)을 적용하는 것이 매우 유용하다.

치료예는 급성요통, 복부통증과 모호한 통증(vague pain)을 포함한다.

굴곡[Flexion (F)]

굴곡은 가끔 피해야 할 운동이라고 생각하지만 매우 부드운 기술과 강한 치료법 둘 다 치료에 필요할 때가 있다. 힘의 변화에 따라 구분한 네가지 치료법에 대해 설명 하겠다.

첫 번째 시작 자세(First starting position)

환자는 머리를 편안하게 한쪽으로 돌리고 팔을 몸통에

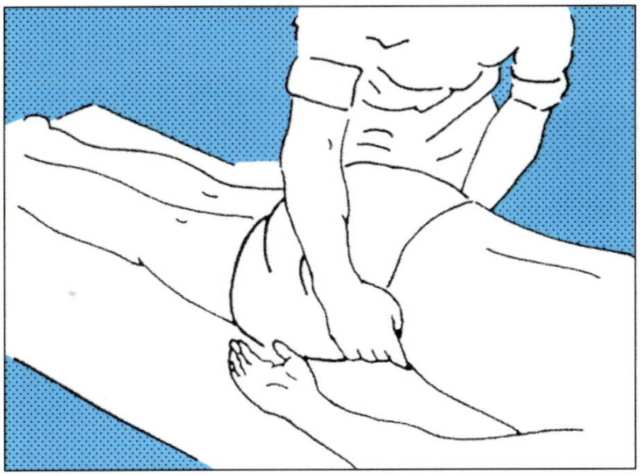

그림 12.53 굴곡 : 첫 번째 준비 자세(F)

붙이고 엎드린다. 치료사는 환자의 왼쪽 대퇴부위에서 골반부를 향해 선다. 치료사는 오른손으로 환자의 오른쪽 상전장골극(anterosuperior iliac spine)을 잡기위해 환자를 가로질러 기댄다. 왼손으로 환자의 왼쪽 상전장골극을 잡고서 치료사는 환자의 오른쪽 엉덩이에 오른쪽 전완을 갖다 댄다(그림 12.53).

방법(Method)

손으로 매우 부드럽게 당김으로써 치료사는 환자의 상부골반(upper pelvic)을 약간 들었다 놓았다 한다. 환자의 엉덩이(buttock)에 오른손으로 회전시킴으로써 운동을 편안하게 할 수 있다.

두 번째 시작 자세(Second starting positon)

환자는 치료대위에 발을 편하게 대고 고관절과 슬관절을 굴곡하고 바로 눕는다. 치료사는 환자를 바라보면서 환자의 몸통옆에 서서 환자 무릎 뒤에 치료사의 오른쪽 팔을 갖다댄다. 치료사는 환자의 왼쪽 슬와 외측의 오른손을 잡기 위해서 왼손을 환자의 대퇴앞으로 뻗는다. 치료사는 팔을 이용해 환자의 무릎을 들거나 팔을 당겨서 환자의 가슴쪽으로 무릎을 굴곡시킨다(그림 12.54).

방법(Method)

대부분의 동작은 치료사의 오른팔로 이루어지지만 왼

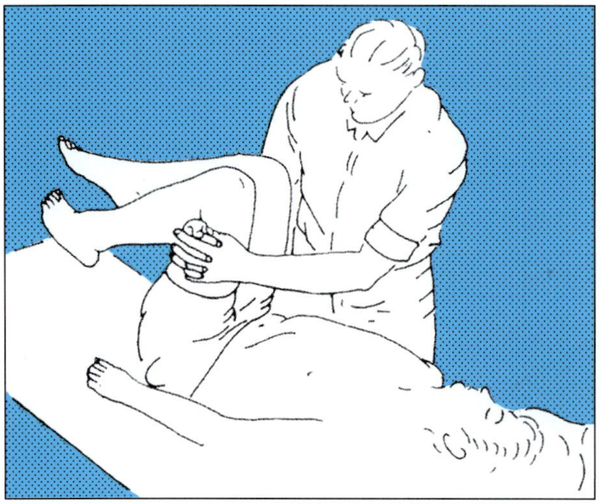

그림 12.54 굴곡 : 두 번째 준비 자세(F)

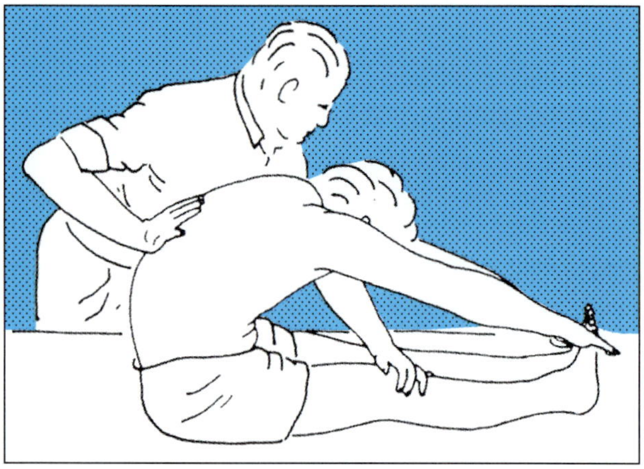

그림 12.55 굴곡 : 세 번째 준비 자세(F)

팔은 굴곡 동작을 보조해 준다. 치료사의 오른팔을 환자의 무릎 뒷면에 위치하고 있어서 골반을 들어올려 요추굴곡을 보조해 주면서 치료사는 환자의 대퇴를 따라서 견인을 시행할 수 있다. 굴곡하는 동안 어느 때라도 진동(oscillatory)을 주면서 굴곡을 시행할 수 있다.

세 번째 시작 자세(Third starting position)

환자는 손을 정강이에 얹고 다리를 쭉 뻗고 앉는다. 치료사는 환자의 왼쪽에 가까이 선다. 치료사는 왼손을 환자의 무릎에 놓고 오른손은 환자의 흉요추부에 가깝게 위치한다. 치료사는 걷는자세(walk-standing)로 선다. 치료사는 발을 향에 앞으로 구부린다(그림 12.55).

방법(Method)

네 단계의 기술이 있는데 첫 번째와 두 번째는 동일하다. 첫 번째 단계, 환자는 두손을 무릎에 떼고 발가락을 향해 또는 발가락 너머까지 부드럽게 뻗는다. 그리고 원위치 시킨다. 두 번째 단계는 이 부드러운 신장(gentle stretches)을 반복하는 것과 관계가 있다. 치료사가 몸통을 굴곡하면서 환자의 몸통을 움직이는 동안 치료사의 오른손을 환자의 흉요추부에 대고 가벼운 압력을 주면서 치료사는 두 번의 신장(stretch)을 시행한다. 세 번째 단계가 실질적인 관절가동술(mobilization)이며 앞의 두 단계를 강하게 시행한 것이다. 세 번째 단계는 치료사가 환자의 무릎을 누르고 효과적인 신장을 위해 치료사의 체중을 이용해서 환자의 흉요추부에 손을 대고 밀면서 환자는 가능한한 발가락 너머까지 쭉 뻗어야 한다. 네 번째 단계는 환자의 손을 무릎에 놓는 본래의 시작 자세로 되돌아오는 것이 필요하다.

네 번째 시작 자세(Fourth starting position)

환자는 발을 10cm(4 in) 벌리고 선다. 치료사는 오른쪽 발을 환자의 발 사이에 놓고 환자의 뒤에 선다. 치료사는 오른쪽 전완(forearm)을 환자의 중간 또는 하부 복부에 위치시키고 환자의 장골능(iliac crest) 부위에 대고 두 손을 견고하게 잡는다. 환자는 허리를 앞으로 구부린다. 그리고 치료사는 압력을 주는 내내 치료사의 전완의 위치에 따라서 환자의 굴곡 범위를 조절할 수 있다(그림 12.56).

방법(Method)

환자는 반복적으로 부드럽게 바운딩시키면서 굴곡한다. 치료사는 원하는 만큼 환자가 굴곡하게 하고 치료사의 팔을 당김으로써 환자가 단거리고 돌아오게 한다. 치료사가 팔을 당기면서 환자의 천골(sacrum)에 대하여 치료사의 오른쪽 관골을 지레대로 사용해서 뒤로 기댄다.

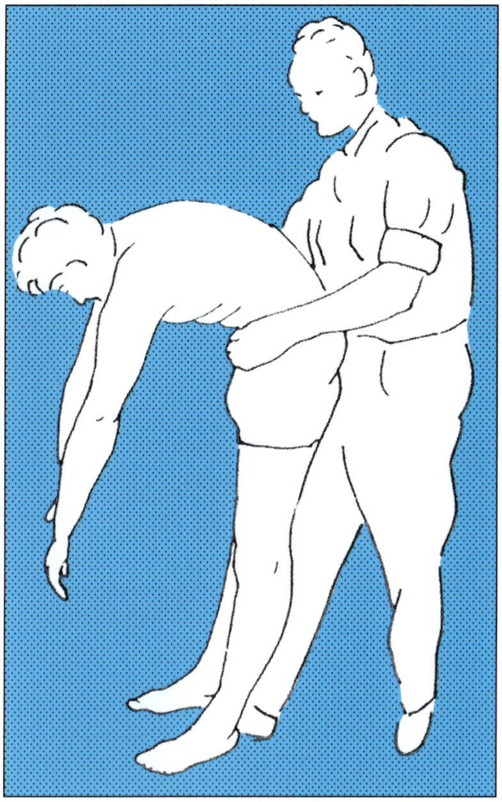

그림 12.56 굴곡 : 네 번째 준비 자세(F)

주의사항(Precautions)

세, 네 번째 방법은 추간판탈출(herniating disc)이 있으면 사용하지 않는다. 굴곡기법은 추간관절(the intervertebral joint)에 영향을 미치는 다른 기술이 효과가 없을 때 이용한다.

초기 시작은 부드럽게 실시하여 좀더 강한 기법을 사용해도 좋을지를 평가한 뒤 사용하여야 한다.

이용(Uses)

먼저 기술한 아주 부드러운 기술은 환자가 굴곡시 전만적 근경련(lordotic muscle spasm)이 있을 때 매우 유용하다. 세, 네 번째 기술은 이런 상황에서는 사용할 수 없다. 그러나 굴곡이 경련에 의해 제한되고 근경련이나 통증에 의해 제한 받지 않을 때는 유용하다.

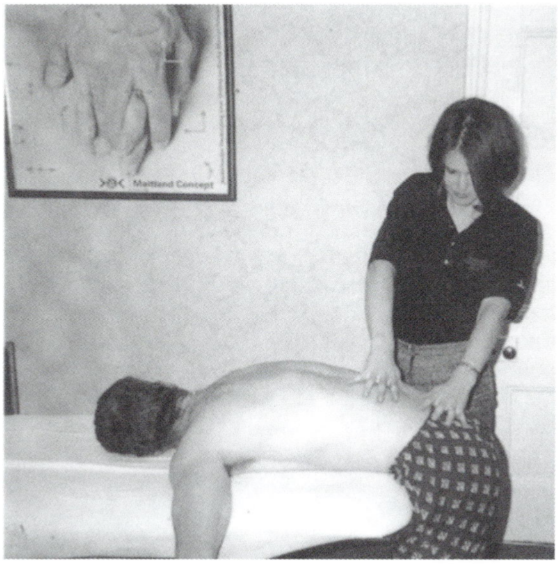

그림 12.57 굴곡위에서의 종속운동

굴곡위에의 종속운동 •⤵ (Accessory movement in flexion(e.g. IN Lx FF 20° do •⤵ L4))

시작 자세(Starting position)

환자는 치료대(plinth) 끝에 상전장골극(anterior superior iliac spine)을 대고 치료대위에 엎드린다. 환자는 관골을 지나 요추가 굴곡할 수 있게 치료대 밑에 무릎을 구부린다. 치료사는 환자의 오른쪽에 서서 앞에 기술한 것처럼 극돌기(spine) 오른쪽을 향하여 양 엄지손가락을 밀착시킨다.

이는 단일 편측 후-전 압박기법(posteroanterior unilateral vertebra pressure)과 같은 방법이다(그림 12.57).

이용(Uses)

이 기술은 굴곡이 잘되지 않을 때 끝범위에서 관절가동술시 유용하다. 다른 한편으로는 환자가 이런 자세를 취하기가 가장 편안할 때 통증을 줄여주는 기술(pain-relieving technique)로 사용하기에 좋다.

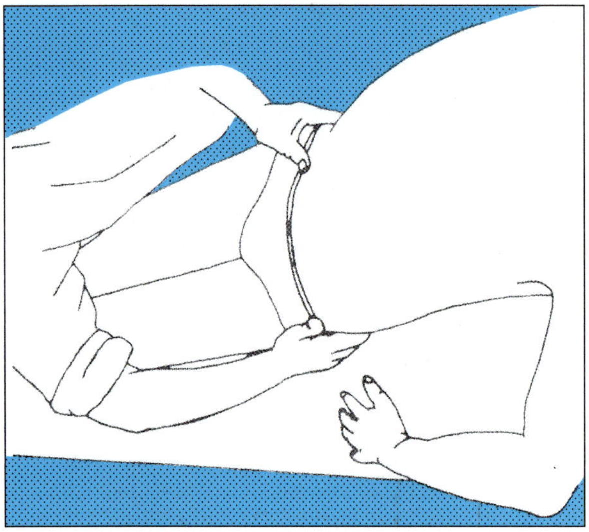

그림 12.58 회전

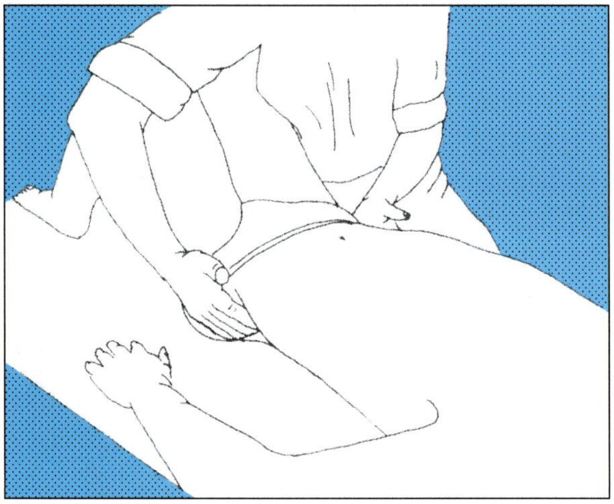

그림 12.59 신전

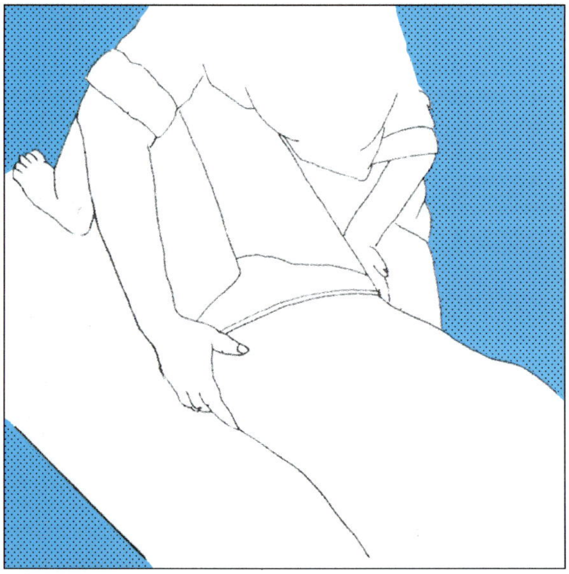

그림 12.60 굴곡

환자를 침상에 머무르게 하는 요통(Debilitating low back pain confining patient to bed)

유용하게 사용할 수 있는 매우 부드러운 관절가동술 기술이 여러 가지 있다. 첫 번째로 제1운동으로 양쪽 미측 방향 종축운동(bilateral longitudinal movement caudad)이 있다(그림 12.52 참조).

다음 기술은 매우 국소적이고 부드러운 방법으로 시행할 수 있다.

회전(Rotation)

시작 자세(Starting position)

환자는 고관절과 슬관절을 편안하게 굴곡하고서 똑바로 눕는다. 치료사는 겨드랑이로 환자의 무릎을 고정하고 장골능위에 손을 편안하게 놓는다. 골반을 오른쪽으로 회전시키기위해 치료사는 환자의 상전장골극에 왼쪽 엄지를 위치시킨다(그림 12.58).

방법(Method)

치료사는 두손을 동시에 사용해서 오른손으로 장골능을 들어서 앞쪽으로 굴리고 왼손으로 환자의 오른쪽 장골을 뒤쪽으로 회전시킨다. 이 기술은 천천히 부드럽게 시행하고 통증(pain)이나 경련(spasm)을 유발시키지 않도록 한다.

신전(Extension)

시작 자세(Starting position)

치료사가 오른쪽 액와로 지지해주면서 환자는 고관절과 슬관절을 편안하게 굴곡하고 눕는다. 치료사는 손바닥 전체를 외측 장골능 뒤편(posterior lateral iliac crest)에 위치시킨다(그림 12.59).

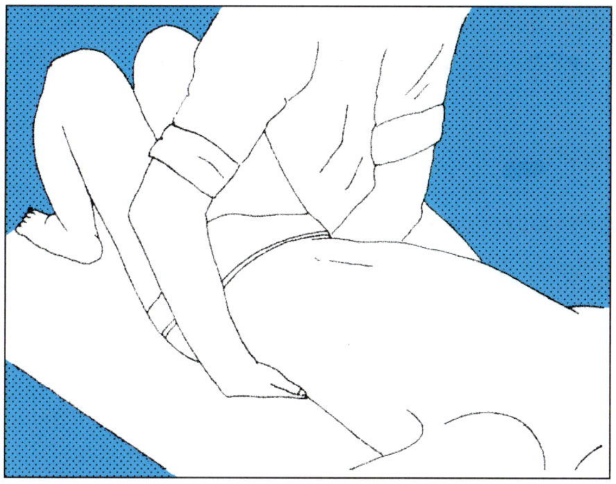

그림 12.61 후전방 운동

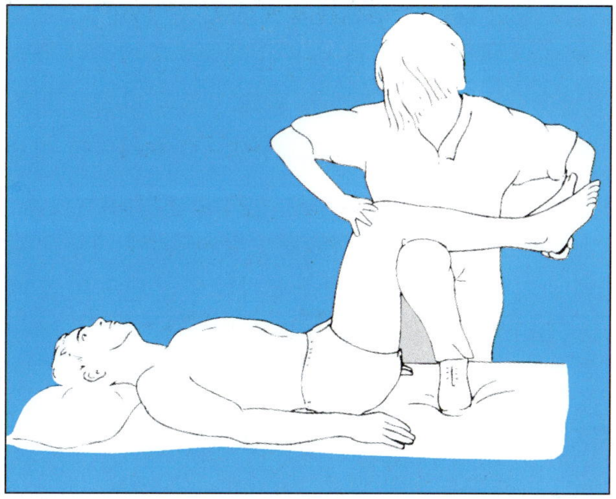

그림 12.62 하방에서 상방으로 굴곡, 신전, 측방굴곡, 회전 등을 시키기 위한 시작 자세. 대퇴와 골반을 함께 짝으로 사용한다.

방법(Method)

치료사는 손을 천장쪽으로 들어올리면서 매우 부드럽고 천천히 환자의 장골능에 진동(oscillatory movement)을 전달시킨다. 그러면 요추에서 신전이 발생한다.

굴곡(Flexion)

환자는 신전자세와 같이 자세를 취하고 치료사는 손을 대퇴골위 대전자 부위에 갖다 댄다. 치료사가 골반을 진동시키면서 굴곡하면 요추부에서 굴곡이 발생한다. 그리고 통증을 일으키거나 경련을 발생시켜서는 안된다(그림 12.60).

후전방 기법(Postero-anterior movement)

시작 자세(Starting position)

치료사의 손바닥을 가능한 환자 척추 가까이에 갖다 대는 것을 제외하고는 위의 단계와 같다(그림 12.61).

방법(Method)

허리를 들어올리는 동작시에 손가락으로 찌르는 느낌(poking feeling)이 나지 않게 해야 한다. 그러나 천천히 부드럽게 충분한 운동을 일으킬 수 있다. 강조되는 운동의 단계(level)는 다양하다. 격심한 통증이 있을 때는 극돌기(spinous processes)에 직접 손가락을 대서는 않된다. 그러나 운동이 개선되면 약간의 압력을 횡돌기(transverse processes)를 통해서 전달시킬 수 있다.

골반과 대퇴골을 이용한 하상방향 굴곡, 신전, 측굴, 회전(Flexion, extension, lateral flexion, rotation from below upwards and 'coupled' by using the femur and pelvis)

시작 자세(Starting position)

환자는 고관절과 슬관절을 각각 90° 굴곡하고 똑바로 눕는다. 치료사는 치료대 왼편에 서서 환자를 바라본다. 그리고 치료사는 오른쪽 발을 치료대에 올려 놓고 환자의 양다리를 들어 대퇴부를 환자의 무릎과 종아리 밑에 위치 한다. 치료사는 오른손으로 환자의 두 무릎을 잡고 왼손으로 발 뒤꿈치를 잡는다(그림 12.62).

방법(Method)

환자의 두다리와 골반을 지레(leverage)로 사용하며 굴곡, 신전, 측굴과 회전을 일으킨다. 굴곡시키기위해서, 치료사는 발 뒤꿈치를 들어올려 환자의 대퇴와 골반을 들어올리면 요추굴곡이 발생한다. 환자의 고관절과 슬관절을 내리면 신전이 발생한다. 왼쪽에서 오른쪽으로 또는 반대로 환자의 발을 수평으로 움직이면 측굴이 발생한다. 요추의 회전은 환자 무릎과 다리를 왼쪽에서 오른쪽으로 또는 반대로 평행으로 움직이면 발생한다.

요추의 부드러운 관절가동술이 필요하거나 피부가 민감하고 자극에 예민해서 척추에 직접 손을 댈수 없을 때 이 기술이 유용할 수 있다(그림 12.62).

하지 직거상(Straight leg raising)(SLR, Ⓛ)

추간관절 관절가동술을 시키기 위한 기술은 아니지만 하부요추질병치료(lower lumbar conditon)에 자주 사용하는 기본적인 관절가동술(mobilization)기술이다.

시작 자세(Starting position)

환자는 왼쪽다리를 치료사의 왼쪽 어깨 위에 올려놓고 바로 눕는다. 환자의 하지 직거상 범위가 제한 되면 필요한 만큼 자세를 낮게 유지한다. 치료사는 환자의 옆에 무릎을 꿇고 앉아서 왼쪽 무릎을 환자의 오른쪽 무릎 위에 가볍게 올려 놓고 환자의 오른쪽 다리의 신전을 유지하게 노력한다. 환자의 왼쪽 무릎의 신전을 유지하고 치료사는 왼손으로 환자의 다리를 약간 내회전 되게 한다. 이 자세에서 족관절 배측 저측 굴곡상태에서 족관절을 내반(inverson)과 외반(eversion) 할 수 도 있다(그림 12. 63).

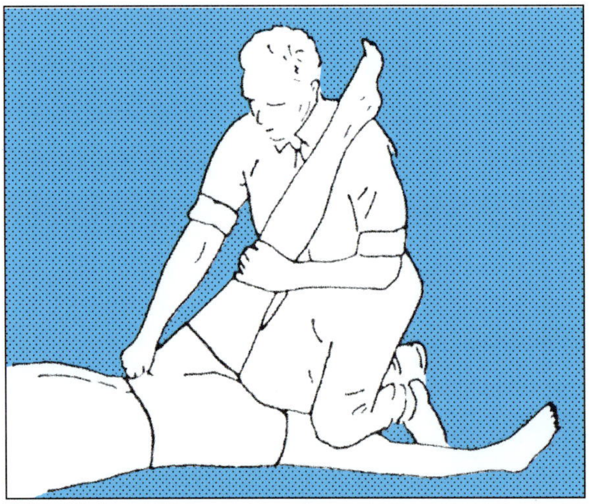

그림 12.63 하지 직거상(SLR Ⓛ)

방법(Method)

장력(tension)은 치료사가 웅크린 자세에서 몸통을 올렸다 내렸다 함으로써 일반적으로 단 한번의 빠른 신장운동 또는 작고 여러번의 진동운동(a series of small oscillatory movement)을 할 때 적용된다. 장력이 가해지면 환자는 통증이 있는 쪽 골반을 들어올릴 수도 있다. 골반을 들어올리면 엄지손가락으로 장골와(iliac fossa)를 눌러서 들리지 않게 할 수 있다. 동시에 환자는 왼쪽 다리를 내전 외회전 시킬 수 있다.

그러면 치료사는 왼손으로 환자의 다리를 내회전시켜서 잡고 있고 고관절을 약간 내전시키고 굴곡시켜 신장시키면 고관절의 외전과 외회전을 막을 수 있다.

주의 사항(Precautions)

하지에 심한 통증이나 지각이상이 있다면 이 기술을 사용하지 않거나 조심스럽게 평가한 후 매우 약하게 사용해야 한다. 신경학적 변화가 있을 때도 주의해야 한다. 그러나 이런 변화가 반드시 금기증을 의미하는 것은 아니다.

이용(Uses)

하지 직거상법(straight leg raising)은 증상(symptomes), 징후(signs)가 신경근(nerve root) 압박이나 다른 원인에 기인하든 통증이 신경근이나 그와 관련된 외피에서 유래된 것을 나타낼 때도 사용할 수 있다. 가장 일반적인 적응증은 약간의 통증을 동반한 한쪽의(unilateral) 하지 직거상 제한과 과압력(over pressure)시 골반 들림이 발생할 때이다. 이런 증상은 환자가 요통이나 하지통(limb pain)이 있을 때 나타날 수 있다. 어떤 상황에서는 하지 직거상 범위가 완전할 수 도 있다. 이 경우에는 이 기술은 신경을 관절가동술(mobilization)시키거나 신장시킨 것일 뿐이다.

운동제한이 근육적인 원인이면 이 기술을 사용하지 않는다. 그리고 다른 기술들이 충분히 신경근을 움직일 수 없어 효과가 없을 때 비로소 이 기술을 사용한다. SLR은 말초신경 entrapment의 신경학적 운동(neurodynamic mobility)을 개선시키는 데 유익하다.

등을 구부린 자세(Slump)

슬럼프 검사(slump test)자세는 관절가동술 치료기술로 사용할 수 있다. 다음의 경우에는 slump 자세를 사용한다:

1. 슬관절 신전이 제한되고 통증을 일으킬 때.
2. 발목의 배측굴곡시(dorsiflexion) 통증이 유발될 때.

한 가지 조건은 척추관증상(canal signs)에 적합한 위치에서 척추간 관절의 관절가동술이 개선되지 않거나 충분한 개선이 없을 때이다.

주의사항(Precautions)

하지 직거상에서 언급한 바와 같다.

요추견인(Lumbar traction)

치료 예는 다음을 포함한다. 심한 요추신경근통(severe lumbar nerve root pain) ; 만성요추신경근통(chronic lumbar nerve root pain) ; 하지의 잠행성 통증(insidious onset leg pain) ; 요통(low back pain) ; 국소부위의 척추염(spondylitic spine with localized lesion) ; 청소년기 추간판질병(juvenile disc lesion).

견인치료에 대한 많은 일반적인 잘못된 생각(false impression)이 있다. 그중 하나가 관절가동술과 견인치료를 별개로 생각하는 것이다. 이것은 아주 잘못된 생각이며 특히 이 방향(견인방향, 장축신전, 미측(caudad)으로의 종축운동)의 부드러운 운동이 환자에게 개선이 없을 때 부적당하다. 관절은 굴곡, 신전, 측방굴곡을 할 수 있으며 종속운동(accessory movement)으로 움직일 뿐 아니라 신연(distraction), 압박(compression)시킬 수 도 있다. 치료사가 이렇게 하면 관절가동술을 시키는 것처럼 보이지만, 치료사가 종축방향〔가죽멜빵(harness)과 기계를 이용해서〕운동을 사용하면 관절가동술이 아니고 견인처럼 보인다. 두 번째 잘못된 생각은 많은 사람들이 당기는 힘이 측정할 수 있을 만큼 충분히 척추를 신연시킬 수 있어야 한다고 생각하는 것이다. 많은 연구결과 척추를 분리시키는데는 136kg(300Ib)의 힘이 필요하다는 것이 증명되었다. 다른 저자들은 그 힘으로도 척추가 분리되지 않는다고까지 말한다. 이런 태도는 타당하지 못하다. 이 책 앞부분에서 1등급 운동이라고 언급했다. 그리고 참조(reference)는 관절가동술의 율동으로 이루어져 있다.- 첫째 아주 부드러운 기술 둘째, 지속적인 압력(근경련을 극복한). 견인은 단지 다른 방향으로의 운동이다. 그리고 매우 중요한 척추분절간 근육들(intersegmental intervertebral muscles)이 다른 어떤 방향으로의 운동을 보호하는 것과 똑같이 견인운동을 보호할 수 있어야 한다. 견인은 이 책에서 사용된 관절가동술과 같은 의미이다. 그러므로 아주 부드러운 제 1등급 견인이(3~4kg) 관절가동술 같이 효과적으로 사용되지 않는 것은 임상적인 이유가 없다.

견인치료법은 여러 방법과 많은 종류의 가죽 멜빵 사용에 대해 기술되었다. 어떤 필자(Lehmann and Brunner, 1958)는 견인치료를 서서(with the patient standing)하고 다른 필자는 누워서 한다고 기술하였다. 어떤 사람들은 척추상부를 고정하기 위해 흉부 belt를 사용하고 반면에 다른 사람들은 액와(axillae)에 패드(Crisp,1960)를 사용하였다. 어떤 사람들은 견인치료시 환자가 똑바로 누운자세에서 시행한다고 말하고 다른 사람들은 요추굴곡에서 시행해야 한다고 주장했다(Mennell. 1960).

어떤 사람은 치료대가 canvas천(canvas-top couches)으로 된 것을 사용하고(Scott,1955) 다른 사람은 roller가 달린 치료대(roller-top couches)를 사용했다(Judovich and Nobel,1957). 어떤 이는 지속적인 견인법을 시행하고(Cyriax,1975) 다른 이들은 간헐적인 견인법을 사용했다(Judovich and Nobel,1957). 도수 견인법에 대한 기술도 있다(Crisp, 1960)

모든 종류의 견인치료법에 관계된 이 밖의 저자들의 유용한 개괄적인 내용이 Licht에 의해서 제공되었다.

심한 신경근통(severe nerve root pain)이 있는 환자에게 보존적 치료를 하려면 요추견인치료(lumbar traction)를 시행해야 한다. 그러나 병원에서 24시간 지속적인 견인법을 시행할지 도수교정실에서 하루 30분씩 견인치료를 할지 결정해야 한다. 병실에 설비된 견인치료는 병원 보다 적은 비용으로 견인치료를 할 수 있기 때문에 특선된 치료법이다. 통증이 심할 때는 견인치료를 시작할 올바른 선택이 쉽지는 않다. 병원에서 지속적인 견인치료법을 사용할 때의 사용법은 다음과 같다.

병원에서의 견인치료(Hospital traction)

환자는 수평인 치료대와 머리부분이 25cm(10in) 올라간 치료대에 반듯하게 눕는다. 부드럽고 편안한 벨트(belt)를 환자에게 착용시키고 줄을 매어 스프레더(spreader)에 고정시킨다. 끝에 무게 추(weights)를 달기위해 스프레더(spreader)에서 한 줄을 연결해서 발의 끝에 있는 도르래(pulley)에 연결한다(그림 12.64). 환자는 계속 똑바른 자세(supine)로 누워있는 것이 좋지만 때로는 자세를 바꿀 수도 있다. 허리가 너무 아파서 환자용 변기(bedpan) 사용이 불편할 때는 환자는 화장실용품(commode facilities)을 사용할 수도 있다. Fowler자세(그림 12.64)는 환자가 누워도 요추후만이 줄어들지 않고 심할 때만 필요하다. Fowler자세가 필요하다면, 환자의 요추후만이 개선되자마자 먼저 기술한 정상적인 견인 자세를 사용해야 한다. 처음에는 견인력이 5kg정도여야 한다. 무게 추는 최고 9~11kg까지 하루에 약 1kg 정도씩 증가시킬 수 있다. 통상적으로 견인치료는 10일 동안 시행하면 충분하다. 환자는 3일 더 견인치료를 받으면 완전히 보행할 수 있을 것이다.

시작 자세(Starting position)

환자가 서 있는 동안 흉부주위를 벨트로 견고하게 고정시킨다. 다른 벨트는 환자가 누워 있을 때 골반에 두른다. 흉부와 골반 벨트에 옷이 끼지 않도록 확인한다. 그리고 환자는 견인치료대에 위를 보고 눕는다. 바로누운 자세(supine)에서 환자가 고관절과 슬관절을 굴곡할 필요할 수도 있다. 이 자세는 종축운동이 가장 잘 일어나게 하기 위해 추간관절을 굴곡과 신전의 중간위치에 위치시킨다.

흉부 벨트에 가죽끈을 메어서 치료대의 머리쪽 너머 고정점에 연결시키고 골반 벨트는 가죽끈에 연결하여 치료대의 발쪽 너머의 고정점에 연결시킨다. 환자에게 견인치료를 시행하기 전에 흉부와 골반부 가죽끈이 양쪽 가죽 멜빵에 느슨하지 않고 팽팽하게 해야 한다(그림 12.65).

방법(Method)

견인치료를 받기 위해 누워있는 동안 환자의 정확한 통증 부위와 정도를 평가해야 한다. 견인은 머리쪽 또는 발쪽에서 시행하거나 양쪽에서 시행한다.

그러나, 롤러식 견인치료대(roller-top traction couch)를 사용하지 않을 때는 환자와 치료대 사이의 마찰을 없애는데 주의를 기울여야 한다. 치료사는 벨트가 팽팽한지 환자와 치료대 사이의 마찰이 없어지지 않았나를 확인하기 위해 환자의 흉부와 골반을 교대로 올렸다 내렸다 해야 한다.

마찰이 없는 치료대(a friction-free couch)가 꼭 필요한 것은 아니지만 싸고 간단하게 만들 수 있다면 많은 장점이 있어서 여러 노력을 아낄 수 있다. 롤러식 치료

LEHMANN, J. F. and BRUNNER, G. D. (1958). A device for the application of heavy lumbar traction. *Archives oof Physical Medicine*, **39**, 696.

CRISP, E. J. (1960). *Disc Lesions and Other Intervertebral Derangements Treated by Manipulation Traction and Other Conservative Methods*. London: Livingstone.

MENNELL, J. McM. (1960). *Back Pain. Diagnosis and Treatment Using Manipulative Techniques*. London: Churchill.

SCOTT, B. O. (1955). A universal traction frame and lumbar harness. *Annals of Physical Medicine*, **2**, 258.

JUDOVICH, B. and NOBEL, G. R. (1957). Traction therapy, a study of resistance forces, preliminary report on a new method of lumbar traction. *American Journal of Surgery*, **93**, 108.

CYRIAX, J. (1980). *Textbook of Orthopaedic Medicine*, Vol. 2, 10th edn. London: Bailliére Tindall.

LICHT, S. (1960). *Massage, Manipulation and Traction*. Connecticut: Licht.

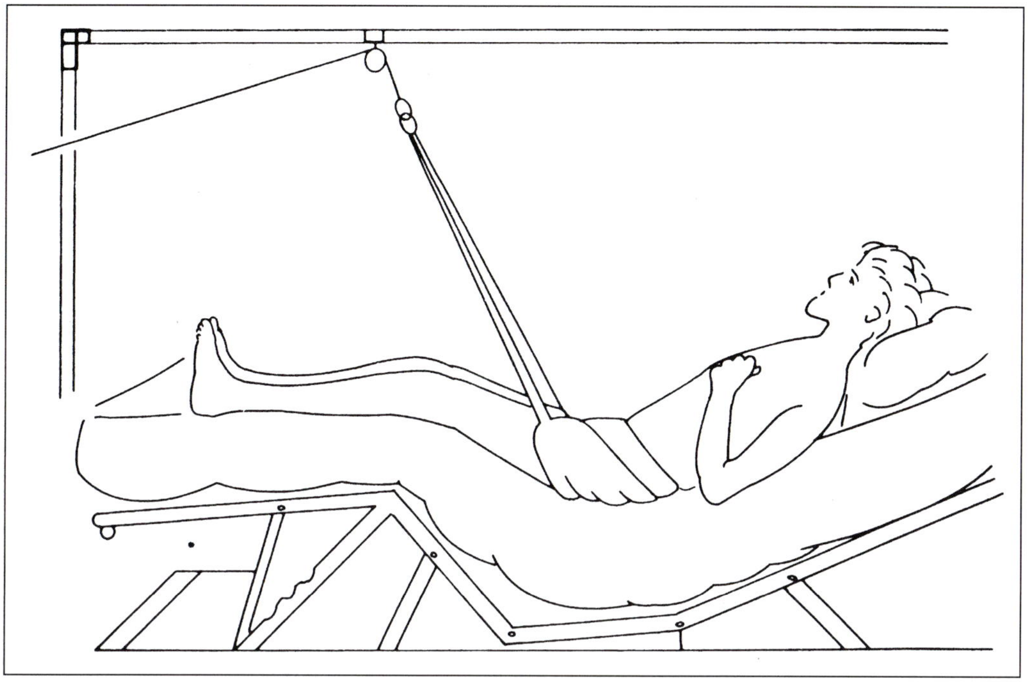

그림 12.64 굴곡 상태에서의 견인(Fowler 자세)

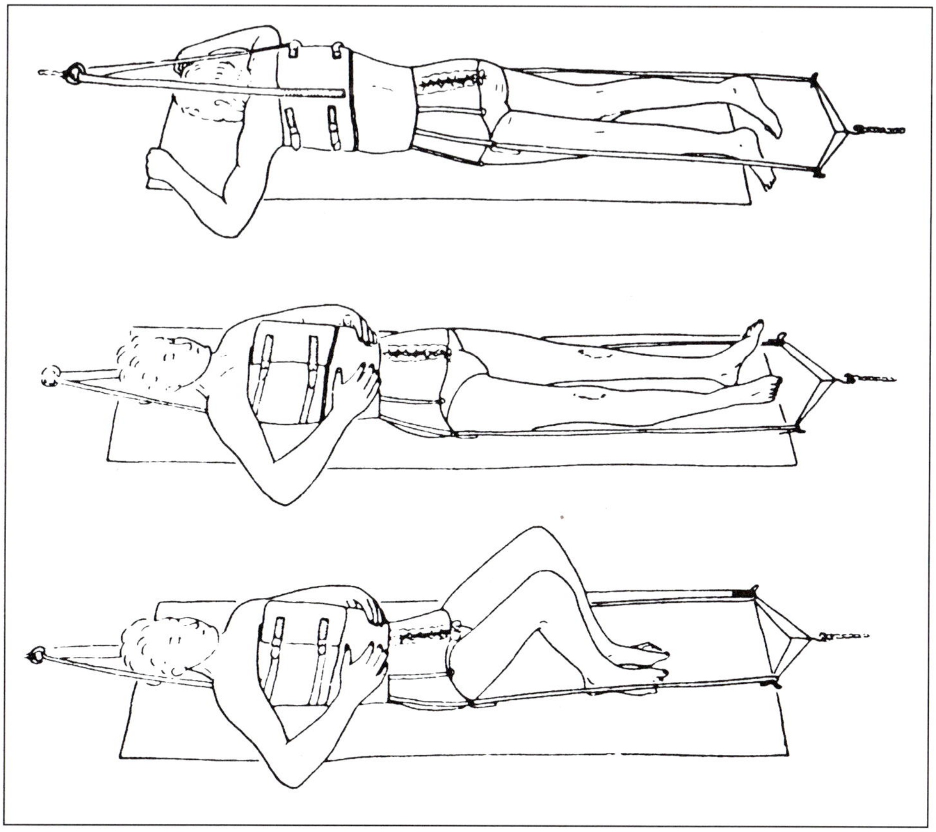

그림 12.65 요추 견인(LT)

대는 흉부가 고정되어 있고 요추부는 구를(움직일)수 있다. 그러나 이런 장비는 바람직하지 못하다. 효과적인 마찰 방지 치료대는 요추부 뿐 아니라 흉부에도 롤러(roller)가 있어야 한다. 환자가 치료대에 오르내릴 때 흉추부와 요추부 모두를 고정시킬 수 있고 견인치료 외의 다른 목적으로 치료대를 사용할 수 있어야 한다.

마찰방지 견인치료대(A friction-free traction couch)

마찰방지 견인치료대가 견인치료에 꼭 필요한 장비는 아니지만 환자와 치료사 모두에게 상당한 편리를 제공해 준다. 이러한 편리는 마찰방지 치료대와 그렇지 않은 치료대를 충분히 비교 사용함으로써 차이점을 확인 할 수 있다. 마찰방지 치료대를 사용하면 마찰을 없애는 시간을 절약할 수 있다. 하지만 가장 중요한 요소는 아마 척추에 직접적으로 효과를 구분하면서 견인력을 조금씩 가감할 수 있다는 것이다. 또 다른 중요한 요소는 견인치료시 저울(scale)을 사용하여 흉부와 요부 벨트 사이의 견인력을 정확하게 측정할 수 있다는 것이다. 특허를 받은(patented) 많은 여러종의 마찰방지 치료대를 사용할 수 있으나 대부분은 요추부는 움직이고 흉추부는 고정되어 있다. 약간이지만 견인치료시 흉추부도 움직이기 때문에 흉추부가 고정되어 있는 견인치료대를 사용하는 것은 바람직하지 못하다.

흉추부가 움직이지 않는다면 환자의 흉부와 치료대 사이의 마찰 때문에 견인력이 약간 멈추게 된다. 그러므로 요추부와 흉추부 모두 운동이 자유롭게 이뤄져야 한다. 견인치료대는 환자가 치료대에 오르내릴 수 있도록 고정(stable)시킬 수 있고 다른 치료목적으로 사용할 수 있어야 한다. 이러한 장비가 이미 언급한 치료대와 일치하고 상판이 목재(wood-top)이거나 상판 모서리가 목재로 된 개조된 치료대도 허용된다.

마찰방지 상판은 일반 치료대 위에 두 개의 1.85cm (3/4 in) 합판(plywood)을 한 쪽 끝에서 다른 쪽 끝까지 올려놓아 만든다. 그리고 치료대와 합판 사이에 roller 역할을 하는 dowel을 끼운다. 흉추부의 길이는 76cm(30in)이고 요추부의 길이는 107cm(42in)이다. 폭은 치료대와 동일하다. 치료대의 길이가 만약 1.98m(6.5ft)라면 흉추부의 머리쪽 끝을 치료대의 머리쪽 끝부분에 맞추어 흉추부와 요추부 합판을 치료대 위에 올려 놓는다. 그러면 요추부 합판의 발끝 부분 너머에 15cm(6in)의 빈공간이 생긴다. 직경이 1.85cm (3/4in)인 dowel을 길이가 치료대의 폭과 같은 것으로 4개를 준비한다. 그리고 dowel을 합판 밑에 치료대를 가로질러 위치 시킨다. 하나의 합판을 받치는데 2개의 dowel이 사용된다.

흉추부 합판이 미끄러져 치료대 밖으로 나가지 않도록 치료대의 머리쪽 끝부분에 목재를 댄다. 목재의 높이는 흉추부 합판을 dowel위에 위치 시켰을 때와 같은 높이로 한다(그림 12.66a). 요추부 합판이 치료대의 발쪽 밖으로 미끄러져 나가지 않도록 하기위해서는 요추부합판 밖의 치료대 바로 밑에 L-자 구멍(L-shaped hole)을 내고 거기에 맞게 U-자의 조각(a U-piece)을 만들어 끼운다(그림 12.66b). 치료대의 머리부분에 고정한 목재조각에 대하여 마찰방지 상판을 안정하게 고정시키

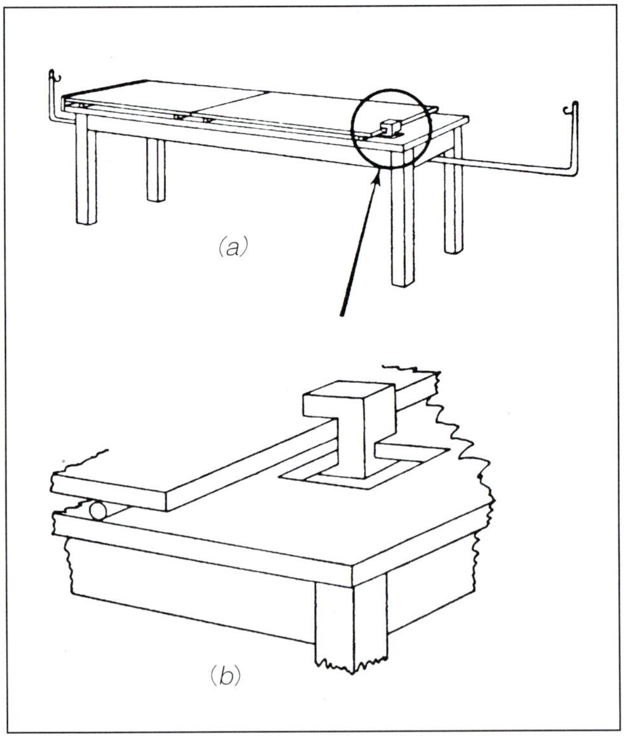

그림 12.66 (*a*) 롤러식 견인 치료대 (*b*) 롤러식 견인 치료대의 모서리 확대

기 위해 U-자조각(U-piece)을 치료대의 잘라낸 부분의 가장 넓은 부분에서 밑으로 내려고 다시 앞으로 밀어 합판의 위 부분과 치료대 위에 합판의 바로 밑에 꺽쇠를 채워 고정한다. 그리고 U-자 조각을 구멍(hole)의 작은 부분에 밀어 채운다. 이렇게 하면 환자가 치료대의 중간에 앉았을 때 요추상판의 발 부분이 들리는 것도 방지한다. 치료대를 견인 이외의 목적으로 사용할 때 반드시 합판이 들리지 않게 해야 한다. U-자 조각을 제거하면 흉추부와 요추부 합판은 각각 치료대의 발부분으로 자유롭게 이동시킬 수 있다.

4개의 dowel을 조심스럽게 위치시켜서 견인치료시 흉추부, 요추부합판이 충분히 구를 수 있게 하고, 다른 형태의 도수교정 목적으로 사용할 때는 상판이 안전하게 고정되어야 한다. 머리 끝 부분에 12.7cm(5in) 떨어진 곳에 dowel 하나를 놓고 다른 하나는 발 끝 부분에서 같은 위치에 놓는다. 각각의 흉추부, 요추부 합판은 머리부분의 dowel이 흉추부 합판의 끝에 닿기까지 27.5cm(12in) 구를 수 있다. 흉추부 합판의 다리쪽 밑에 위치한 dowel은 흉추부합판의 머리부분이 들리지 않으면서 환자가 두 합판이 만나는 지점인 치료대의 중간에 앉을 수 있게 해야 한다. U-자 조각을 잠금으로써 환자가 요추부합판의 머리쪽 dowel보다 더 머리쪽에 가깝게 앉을 경우 요추부합판의 다리 쪽이 들리는 것을 방지할 수 있다.

일반치료대를 고정할 수 있고 또 효과적인 마찰 방지 견인치료대로 바꾸는데 드는 총재료비는 비싸지 않고 인건비도 매우 싸다. 많은 물리치료사들이 가격이 비싸고 다른 일반 도수교정대로 사용하기에 거추장스러워서(cumbersome) 마찰방지 요추견인치료대를 갖출 수가 없기 때문에 싼 일반치료대를 견인치료대로 사용하기위해 두 개의 고정점을 제공하는 간단한 방법에 대해 기술하였다. 견인력은 끈과 도르래 장비를 사용해 효과적이다. 일반적으로 발쪽 끝에 끈과 도르래를 부착하고 저울은 반대편에 끼워 넣는다. 이런 방법은 빠르게 작용하기 때문에 wheel-operated 견인기보다 좋다. 또한 끈과 도르래 장치가 견인치료시 치료사가 견인력을 느낄 수 있게 한다.

견인치료 시작 후 가죽 멜빵을 팽팽하게 조정하는 것도 도르래 장치를 쓰는 것이 훨씬 쉽다.

내경이 3.17cm(1.25 in)인 관을 일반치료대 밑의 양쪽 끝에 금속끈으로 고정시키면 외경이 3.17cm보다 약간 작은 두께의 관을 양쪽 끝으로부터 고정된 관속에서 미끄러지게 할 수 있다. 두 개의 미끄러지는 내부관은 길이가 고정된 외부관의 1/2이어야 한다. 지주는 수직으로 놓았을 때 치료대보다 약 13cm(5in) 높아야 한다. 요추견인 목적으로 사용하지 않을 때는 움직이는 관이 고정된 관속에서 잘못 미끄러질 수도 있다. 사용시 두 관(tube)은 머리부에서 약 36cm(14in), 다리부에서 81cm(32in)의 거리 만큼 연장되어야 하다. 두 관은 치료대 양쪽 끝의 내 · 외관에 적절하게 위치한 구멍에 핀(pin)을 삽입하여 끝의 지주에 수직으로 고정시킨다. 이 거리는 발 끝에 줄과 도르래를 부착하고 머리쪽에 저울을 달기 위한 것이다. 치료대에 관하여 다양한 상표와 사용가능한 여러 종류의 치료대가 있지만 그것들은 모두 비싸다. 훌륭한 치료사는 특수한 치료대를 구입하지 않고도 일반 진찰대를 급조해서 사용할 수 있어야 한다. 특수 치료대는 힘을 아끼고 체중이 많이 나가는 사람을 치료할 때 부드럽고 율동적인 운동을 적용할 수 있다는 측면에서 여러 가지로 편리하다. 하흉추와 요추에 통증이 있는 환자에게 large-amplitude through range technique이 필요할 때 측방굴곡과 회전 기술의 사용에 관절가동술치료대의 축을 바르게 위치 시켜야 한다. Akron Therapy Products 회사는 여러 가지 축을 보여주는 자회사 치료대의 그림을 제공해 주었다(그림 12.67). 이시기에 저자가 알고 있는 측방굴곡의 축을 정확하게 한 유일한 치료대 였다. 각각의 그림 밑의 설명은 환자가 바로누운 자세에서 발생하는 운동의 방향으로 해석해도 좋다. 견인에 의해서 척추간운동이 얼마나 적은지 보여주기 위해 시행된 연구들은 약간의 무게만으로 환자의 증상이 경감되고, 개선되는 임상적 소견이 부족하다는 것을 말해준다. 매우 빈번히 마찰방지 견인치료대의 흉추부와 요추부를 쐐기(wedge)로 막아 서로 떨어지게만 해도 견인이 발생한다. 그러한 상황에서 환자는 움직이지 말아야 한다 - 숨쉬고 눈은 깜빡거릴

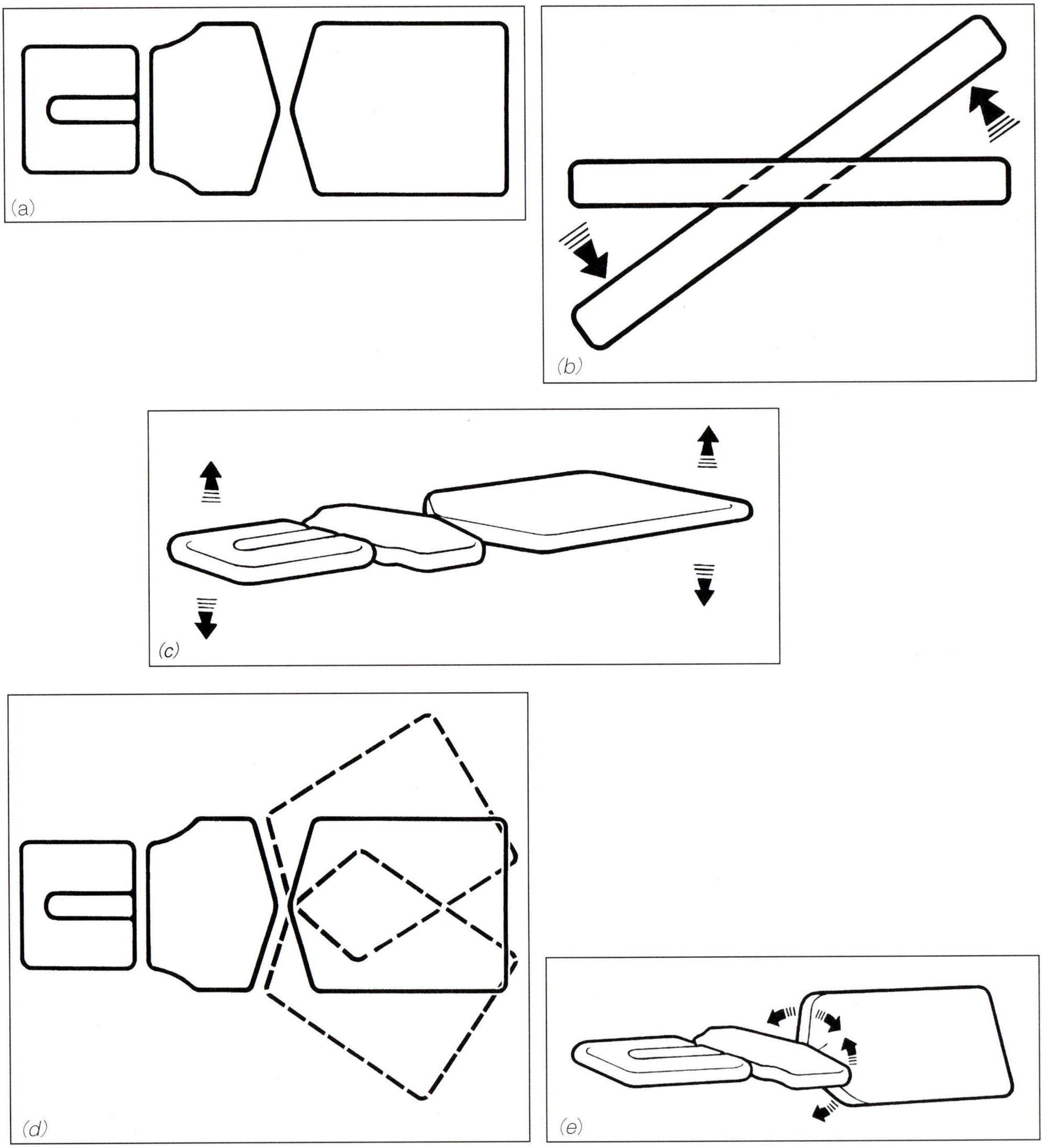

그림 12.67 관절가동술 치료대 (*a*) 편평한 바닥, (*b*) 회전, (*c*) 신전, (*d*) 측방굴곡, (*e*) 회전

수 있다.

견인은 척추를 분리시키고 추간판 사이의 음압(negative -pressure)을 발생시키는 목적이 아니다. 이 장에서 언급한 다른 치료법과 같이 견인은 mobiliza-tion 기술의 운동 방향중 하나이다.

환자가 처음으로 견인치료를 받을 때는 매우 가벼운 무게(≤ 13kg)를 사용하고 치료시간은 10분을 초과하지 않아야 한다. 환자는 팔을 머리위로 올려서는 안 된다. 견인치료를 하는 동안 환자가 책이나 신문을 볼 때는 치료대위에 팔꿈치를 대고 읽어야 한다. 요추가 움직이거나 기침을 할 때 발생할 수 있는 통증이기는 하지만 견인치료로 인해 허리통증이 발생하는지 주의깊게 살펴야 한다. 처음 견인치료시 환자가 허리에 통증을 느끼면 치료시간과 무게를 줄여야 한다. 견인력 13kg를 적용할 수 있다면 환자의 증상(국소적인 허리와 다리의 연관통)을 대기기간 10초 후에 평가해야 한다. 그리고 다음과 같은 조치를 취하다.

1. 심한 증상(특히 다리의 증상)이 완전히 경감될 때 무게를 적어도 반으로 줄여야 하고 치료 시간은 5분을 넘지 않아야 한다. 이러한 조치를 취하지 않으면 환자는 거의 확실히 현저하게 증상이 악화 될 것이다.
2. 13kg의 견인으로 증상이 최소한으로 줄었다. 그리고 이런 상황에서 견인력을 약 20kg까지 증가시킬 수 있으며 치료시간은 10분으로 할 수 있다. 그러나 20kg의 견인으로 증상(특히 심할 때)이 완전히 완화되면 견인력을 18kg 이하로 줄여야 한다.
3. 증상이 계속 남아있다면 견인력을 20kg까지 증가시키고 10분 동안 지속한다.
4. 증상이 악화되면 치료받기 전과 같은 무게로 견인력을 줄여야 한다. 그리고 치료시간은 5분으로 줄여야 한다.

견인력을 천천히 풀어주는 동안 환자는 골반을 좌우로 굴려서 살며시 골반을 움직이고 경사시켜야 한다. 골반을 움직일 때 통증을 느끼면 통증이 없어질 때까지 그 지점에서 견인을 멈추어야 한다. 견인이 끝나면 환자는 일어나기 전에 수분간 휴식을 취한다. 이것은 항상 필요한 것은 아니지만 처음 견인치료를 받았을 때는 필요하다. 치료 후 약 2시간동안 허리에 이상한 느낌이 나는 것은 일반적인 일이라고 환자에게 주지시켜야 한다.

진행방법(Method of progression)

처음으로 견인치료(strech)를 한 다음날 환자의 증상과 징후를 평가하고 견인치료전과 비교한다. 이런 사실로 보아, 견인 치료를 계속해야 할 것인지를 결정할 수 있다. 그리고 환자의 증상과 징후가 어떻게 변하는지 알 수 있다. 증상은 견인치료 후 곧바로 평가 할 수 있다. 그러나 굴곡은 가끔 유용한 정보를 제공해 주지는 않는다. 그리고 굴곡은 견인치료후 가끔은 더 제한받기 때문에 다음 견인치료의 중요한 기준이 되지 못하는 것이 확실하다. 환자가 굴곡하려 할 때 뻣뻣하고(stiffish), 느리고(slow), 힘들어 보이면 멈추게 하고 환자에게 느낌을 묻는다. 그리고 이것은 견인치료후에 가끔 나타나는 현상이며 견인치료가 별 도움이 되지 않는 것은 아니라고 설명해준다. 측굴과 신전을 재 평가하여 유용한 정보를 얻을 수 있다. 가끔은 과압박(over-pressure)을 주더라도 측굴은 통증을 일으키지 않을 수 있다. 그러나 좌우를 비교하면 확실한 제한이 있거나 잘 움직이지 않는다. 견인치료후 이러한 차이는 줄어들 것이다. 약간이지만 유사한 방법으로 신전은 더 잘 일어날 것이다.

다른 증상이 없을 때는 어떤 견인무게가 통증을 일으키는지 안다면, 견인 치료가 성공적으로 행해졌는지 아닌지를 보여주는 한 요소이다. 다음 치료에서는 불편함을 발생시키지 않고 무게를 증가시킬 수 있다. 이 경우에 환자의 질병은 호전되고 있는 것이 분명하다. 처음 견인치료를 하는 동안, 처음에 증상이 악화되면 견인무게를 줄여야 한다. 그리고 증상이 여전히 증가하고 징후가 악화되면 견인치료를 중단해야한다. 그러나 증상이 나빠지지 않고 징후가 악화되지 않으면 견인치료는 계속할 수 있다. 두 번째 견인치료를 하는 동안 첫 번째 치료시의 무게와 비교하기 위해서 증상이 증가하지 않고 적용할 수 있는 무게를 평가해야 한다. 무게를 높일 수 있다면 유리하게 진행될 것이다.

환자가 견인치료를 받고 있는 동안 증상이 완전히 누그러져서 처음 치료의 강도를 줄이면 증상의 변화와 일시적인 악화에 의해 견인치료의 방향을 제시 할 수 있다. 처음 3~4번 견인치료를 받으면 증상이 약간 개선될 수 있다. 견인치료를 계속해야할 때는 무게를 증가시키는 것이 아니라 치료시간을 늘리는 것이다. 견인치료 후 또는 15분 후에 악화되지 않는다면 견인무게를 점차적으로 증가시킬 수 있다.

조금 전에 논의한 두 경우이외의 상황에서는 무게

(weight)와 시간을 함께 증가시킨 수 있다. 일반적으로 평균무게는 30~40kg 사이이다. 그러나 때때로 진행속도가 너무 느리고 약하다고 생각될 때는 65kg까지 당길 수 있다. 신경근 증상을 일으키는 추간판질병(pathology)을 치료할 때 이외에는 15분 이상 치료해도 더 이상의 효과가 발생하지 않기 때문에 치료시간을 15분을 넘길 필요가 없다.

견인력(strength)무게를 제시했지만 저울이 치료하는 동안의 조정의 지표는 아니다. 사실 저울은 환자의 증상과 징후가 필요한 수준에 견인을 적용할 때 참고만 해야 한다. 저울로 측정하는 주목적은 기록을 위한 것이다.

척추의 다른 부위처럼 요추에 간헐적 견인요법(intermittent variable traction)을 사용할 수 있다 그와 같은 견인치료의 강도와 시간은 위에서 설명한 범위에 들어간다. 281쪽에서 논의한 것처럼 유지(hold)기와 휴지(rest)기는 다양하다. 불행하게도 아직은 당기고, 놓는 속도를 조절할 수 있는 간헐적 견인치료기가 없다.

X-선상에 현저한 퇴행성 변화(marked degeneration change)가 있는 척추 부분에 일반적인 통증이 있는 환자의 경우 휴지기(rest time)나 유지기(hold time)가 없는 간헐적 견인치료가 매우 유용하다. 더 좋은 견인기에 있는 것과 비교해서 당기고 놓는 속도를 2배로 할 수 있다면 더욱 좋다. 통증이 심하기는 하지만 종축방향의 운동이 필요한 것 같으면 속도를 반으로 줄이는 것이 좋겠다.

주의사항(Precautions)

가죽멜빵 사용으로 인한 불편감 이외의 가벼운 견인무게 사용시 발생하는 통증(soreness)은 없어야 한다. 이러한 생각을 가지고 견인치료시 허리에 불편함이 느껴질 때 더욱 큰 관심을 기울여야 한다. 허리에 불편감이 있는지를 알아보기 위해 견인치료를 시행하자마자 환자에게 기침을 하게 하고 요추를 똑바로 펴고 전만시켜보라고 하는 것이 바람직하다.

환자가 치료대에서 일어나는 것을 어렵게 하는 상황을 피하기 위해서 첫 번째 견인치료는 '허수아비 당김'(dummy run)이라고 여기는 것이 현명하다. 부주의하게 너무 강하게 견인한 후에는 - 특히 처음에 - 허리에 날카로운 통증 때문에 환자는 일어서지 못할 수 있다. 이것은 예측할 수 는 없지만 첫 번째 견인치료시 주의를 기울이면 피할 수 도 있다.

이용(Uses)

견인치료는 요추에서 기원하는 통증치료에 있어 중요한 세 가지 효과가 있다.

1. 허리부분에 국한되든지 아니면 다리로 내려가든지 간에 수일 또는 더 긴 시간이 지나고 점차적으로 나타나는 증상과 알려진 외상(any known trauma)에 진행되지 않은 증상은 견인요법에 의해 성공적으로 치료 될 수 있다.
2. 과도한 퇴행(excessive degeneration), 오래된 외상(old trauma), 자세불량으로 인한 심한 골변화(marked bony change)를 가지고 있는 요추에서 기인한 통증은 통상 가벼운 견인이나 다양한 간헐적 견인에 잘 반응한다.
3. 요추의 명확한 능동운동범위의 감소 없이 요추에 기인하는 통증은 일반적으로 도수교정보다 견인요법에 더 잘 반응한다.

관절가동술로 더 이상 진전이 없을 때는 견인치료를 항상 시도해야 한다. 주로 경직(stiffness)을 치료하기 위해서라면, 일반적으로 관절가동술의 효과를 평가한 후에 견인요법을 관절가동술에 더해서 사용할 수 있다.

간헐적 견인요법은 관절가동술 효과를 내기 위해서 일반적으로 사용한다. 특히 척추간 관절의 통증이 없는 운동제한이 있을 때 견인치료를 시행할 때는 가끔 도수교정보다 견인요법을 먼저 시행할 필요가 있다. 더 이상의 진척(further progress)이 없는 단계에 이른 특이한 환자(particular patient)를 견인치료할 때는 다시 관절가동술로 돌아오는 것이 바람직하다.

등급 V 도수교정(Grade V manipulation)

대부분의 관절가동술은 가능한 운동범위의 끝 또는 근

처에서 속도를 증가시킴으로서 도수교정처럼 사용할 수 있다. 두 가지(전체, 국소적) 도수교정에서 대개 중요한 요인 중 하나는 회전이다.

요추 회전 ↻ 〔Lumbar rotation (↻)〕

기호는 골반의 회전 방향을 나타낸다. 앞에서 기술한 관절가동술은 치료사가 힘을 갑자기 증가시키면서 도수교정으로 전환 할 수 있지만 시작 자세는 아래 기술한 것이 시행하기에 더 편하다.

시작 자세(Starting position)

환자는 베개를 베고 똑바로 눕는다. 치료사는 치료대의 오른쪽에 서서 환자를 바라본다. 그리고 방해되지 않도록 환자의 팔을 외전시킨다. 치료사는 왼쪽 어깨를 왼쪽 손으로 손바닥을 오므려서 잡는다. 오른손은 환자의 왼쪽무릎의 외측면을 잡고 고관절과 슬관절을 90° 굴곡시킨다. 그리고 무릎을 당겨 환자몸을 가로질러 바닥을 향해 내리기 위해서 환자의 고관절을 내전시킨다. 골반은 우측으로 회전시킨다. 왼쪽 다리가 치료대에 눌리지 않도록 준비할 때 자세를 잘 잡는다(그림 12.68).

방법(Method)

완전한 회전자세가 이루어졌을 때 치료사는 오른손으로 환자의 종아리 상부후외측을 잡기 위해서 오른손 자세를 바꾼다. 손바닥의 손목부를 비골두의 뒤에 놓고 손가락은 종아리의 밑을 향해서 뻗는다.환자의 어깨와

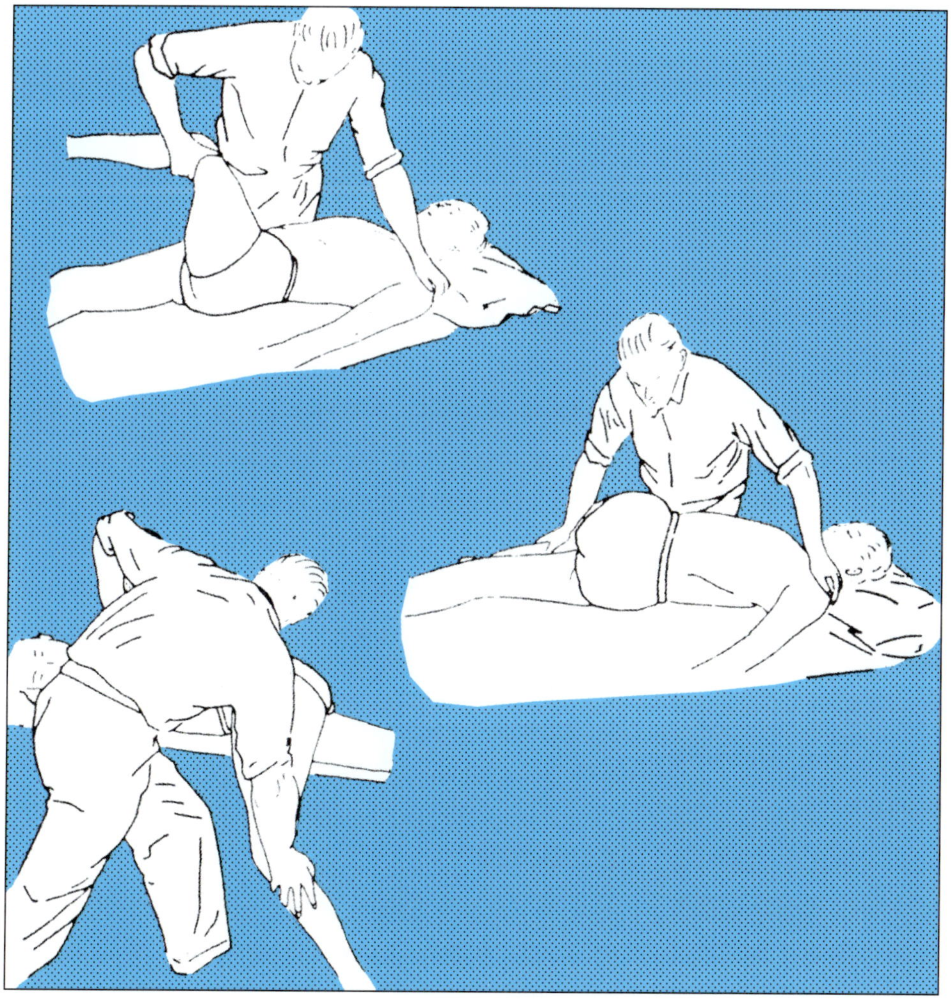

그림 12.68 요추 회전

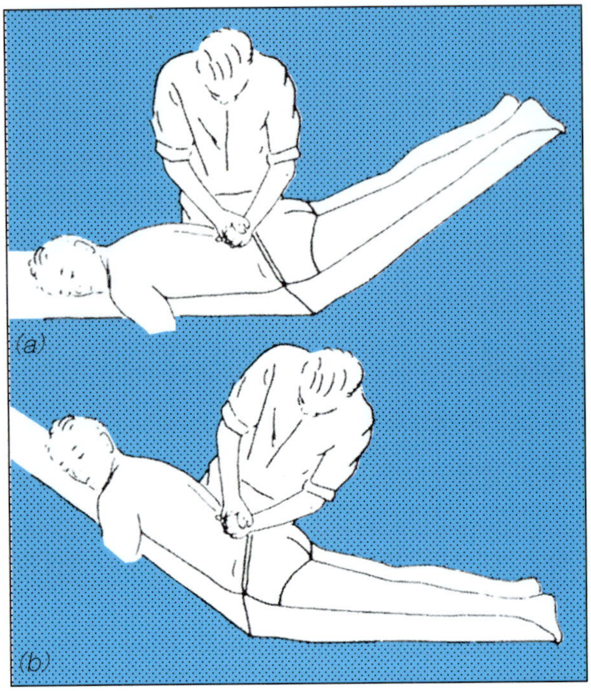

그림 12.69 후, 전방 척추 중앙부분 압력(요추) (*a*) 원위단 상승 (*b*) 근위단 상승

다리에 압박을 증가시키면 회전이 더욱 일어난다. 그리고 갑자기 회전추력(thrust)을 다리에 적용하고 어깨에 반대압(counter-pressure)을 강하게 준다. 가장 중요한 요소는 환자의 왼쪽다리의 운동 방향이 골반의 회전으로 발생되어야 하며 고관절의 내전으로 발생되어서는 안 된다. 아래 다리의 위치와 지렛대로 작용하는 다리의 고관절 굴곡 각도의 변화에 의해 허리의 굴곡 또는 신전과 함께 이런 회전을 할 수 있다. 이 국소적인 도수교정(더 빠른 속도로 행해진 관절가동술 일 뿐이다)은 다음에 기술한다.

정중 후-전 압박, 편측 후-전 압박, 횡단압박
(Postero-anterior central vertebral pressure, postero-anterior unilateral vertebral pressure and transverse vertebral pressure)

이러한 관절가동술을 도수교정으로 전환하기 위해서는 매우 작고 빠른 운동을 발생시키기 위해 관절의 운동범위 끝까지 신장된 자세에서 빠르고 작은 진폭을 증가시킬 필요가 있다. 이러한 작은 운동을 일으키기 위한 압력은 다른 척추에서보다 요추에 적용할 때 상당히 많이 필요하다. 요추의 도수교정의 효과를 증가시키기 위해서 환자의 흉추나 다리를 신전상태로 유지할 수도 있다. 그리하여 요추의 전만을 증가시킨다(그림 12.69).

추간관절 T10 - S1(회전 C.)
(Intervertebral joints T10-S1 (rotation C.))

시작 자세(Starting position)

환자의 오른쪽을 치료대에 대고 옆으로 눕게 하고 치료사는 치료대의 옆에서 환자의 정면을 바라보고 선다. 환자가 필요한 자세를 유지하도록 설명해주고 이 자세에서 환자에게 긴장을 풀도록 말하는 것이 바람직하다. 먼저 환자의 왼쪽 고관절과 슬관절을 굴곡시키고서 발등이 환자의 오른쪽 무릎 뒤에 오게 한다. 특별한 추간관절을 굴곡과 신전 사이에 위치시키기 위해 고관절을 약간 굴곡시킨다. 환자는 왼쪽 팔을 신전시키고서 어깨에 붙이고 팔꿈치를 굴곡시켜서 전완을 옆에 올려놓는다. 다음 단계는 추간관절의 회전과 관련해서 환자의 오른쪽 발을 천장쪽으로 당겨서 환자의 왼쪽 무릎이 치료대에서 들릴 때까지 환자의 흉부를 비튼다. 관절이 굴곡 신전간에 위치하고 있는지 잘 살펴야한다. 그리고 팔은 편안하게 외전 시켜서 방해되지 않도록 외회전시킨 자세를 취한다. 치료사는 환자 위에 기댄다. 치료사는 왼팔을 환자의 왼쪽 팔과 몸통으로 이루어진 삼각형모양에 집어 넣는다. 그리고 치료사의 왼쪽 상완을 환자의 왼쪽어깨에 위치하게 한다. 동시에 치료사는 오른쪽 상완을 환자의 왼쪽 고관절의 뒤에 위치시킨다. 이 자세에서 두 손이 자유로워 척추간 관절에 회전을 더 시킬 수 있다. 왼쪽 엄지손가락을 위쪽 척추의 극돌기 왼쪽 면에 대고 아래로 누르고 오른손의 중지(일반적으로 가장 힘이 센)로 아래 척추의 극돌기의 오른쪽 면에 대고 위로 당긴다(그림 12.70).

방법(Method)

최대 회전신장은 양팔로 환자를 앞뒤로 고정하고 요추의 위치를 조정할 필요가 있다면 엉덩이 위에 위치한

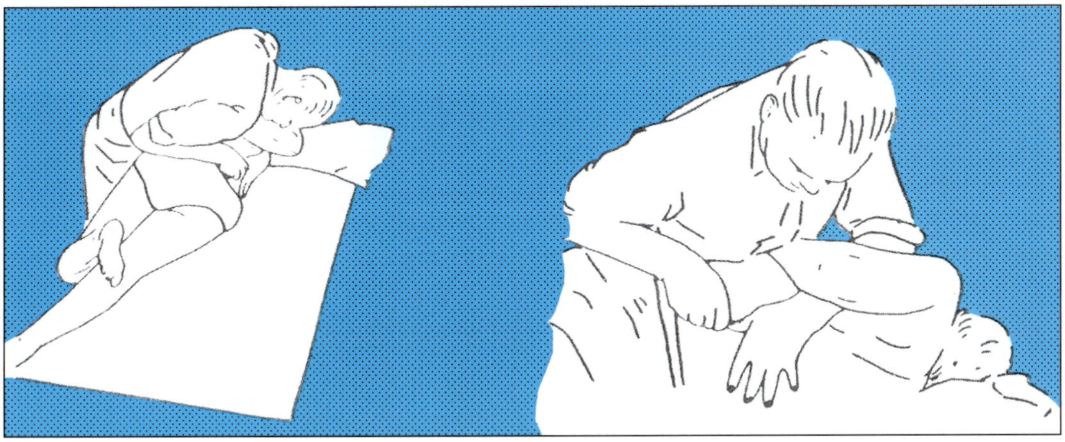

그림 12.70
추간관절,
T10~S1(회전)

치료사의 오른쪽 팔의 위치를 바꿈으로서 얻어진다. 서서히 더욱더 신장시키면 관절이 빈틈이 없을 때까지 극돌기에 대한 압력이 증가된다. 그러므로 도수교정은 두 팔로 미는 힘을 증가시키는 것과 인접한 극돌기에 압력을 빠르게 증가시키는 것으로 구성되어 있다.

사례 연구(Case history)

이 책의 끝부분에 사례연구가 있기는 하지만 여기에 치료사가 환자의 문제점과 비전형적인(atipycal)척추 질병을 어떠한 방법으로 수기치료 하는가에 대한 예를 포함하는 것이 유익하다고 생각한다. 이 상세한 사례는 임상 현상을 어떻게 이론과 연결시켰는지 잘 설명해 준다. 또한 환자의 문제가 가질 수 있는 다른 요소와 한 요소가 개선시킬 수 있고 다른 요소가 그렇지 못할 수 있다는 것을 증명해 준다. 이 환자의 질병은 치료사가 증상과 징후가 예견되거나 예상치 못한 변화에 치료기술을 어떻게 적응시켜야 하는지를 입증해 준다. 이 사례는 치료사가 편견이 없어야 하고 증상과 징후의 변화를 평가하고 편견이 없는 해석을 얼마나 상세하고 탐구적으로 해야 하는지를 설명해 준다.

Mr. L

18개월 전, 34세의 건장하고 허리가 아픈 병력이 없는 L씨는 왼쪽 엉덩이 부위의 통증 때문에 잠에서 깼다. 이틀간 L씨는 하요추부의 매우 심한 통증으로 고생했다. 주치의는 L씨가 전신에 통증을 호소했기 때문에 바이러스에 감염되었다고 진단했다. L씨는 독감에 걸린 것처럼 온몸이 아프지만 허리가 제일 아프다고 말했다. L씨는 전주(the previous week)에 휴가 중이었는데 무거운 것을 들고 난생 처음으로 파도타기(wind-surfing)를 했다. 발병 이틀 후 엉덩이 부위로 번지고 밤새 아팠으며 왼쪽발의 엄지발가락이 저렸다(? L5 신경근 증상). 며칠 후 엄지발가락 저림이 발 외측면과 외측 두 개의 발가락 저림으로 바뀌었다(? S1 신경근 증상). 18개월 전까지는 허리가 아픈 어떤 증상도 전혀 없었으며 가족력(familial component)도 없다. L씨는 6개월 동안 여러 가지 치료(정통적orthodox, 비정통적unorthodox인 치료)를 받았지만 소용없었다. 수일이 지나서 증상은 약화되었지만 완전히 없어지지는 않았다.

3주전에 넘어진 후 더욱 악화되어 요추천자(a lumbar puncture)를 했는데 음성으로 판정 받았다. 그 후 1주일간 병원에서 견인 치료를 받았다. 그 후 더 심해졌다. L씨가 물리치료사에게 왔을 때 증상은 다음과 같았다(그림 12.71).

1. L씨는 아침에 허리가 아프고 강직해서(stiffness) 깨곤 했다. 그리고 강직은 수 시간동안 지속되었다(비염증성 근골격질병에는 흔하지 않다).
2. 기침을 하면 허리와 왼쪽 종아리에 통증이 온다.

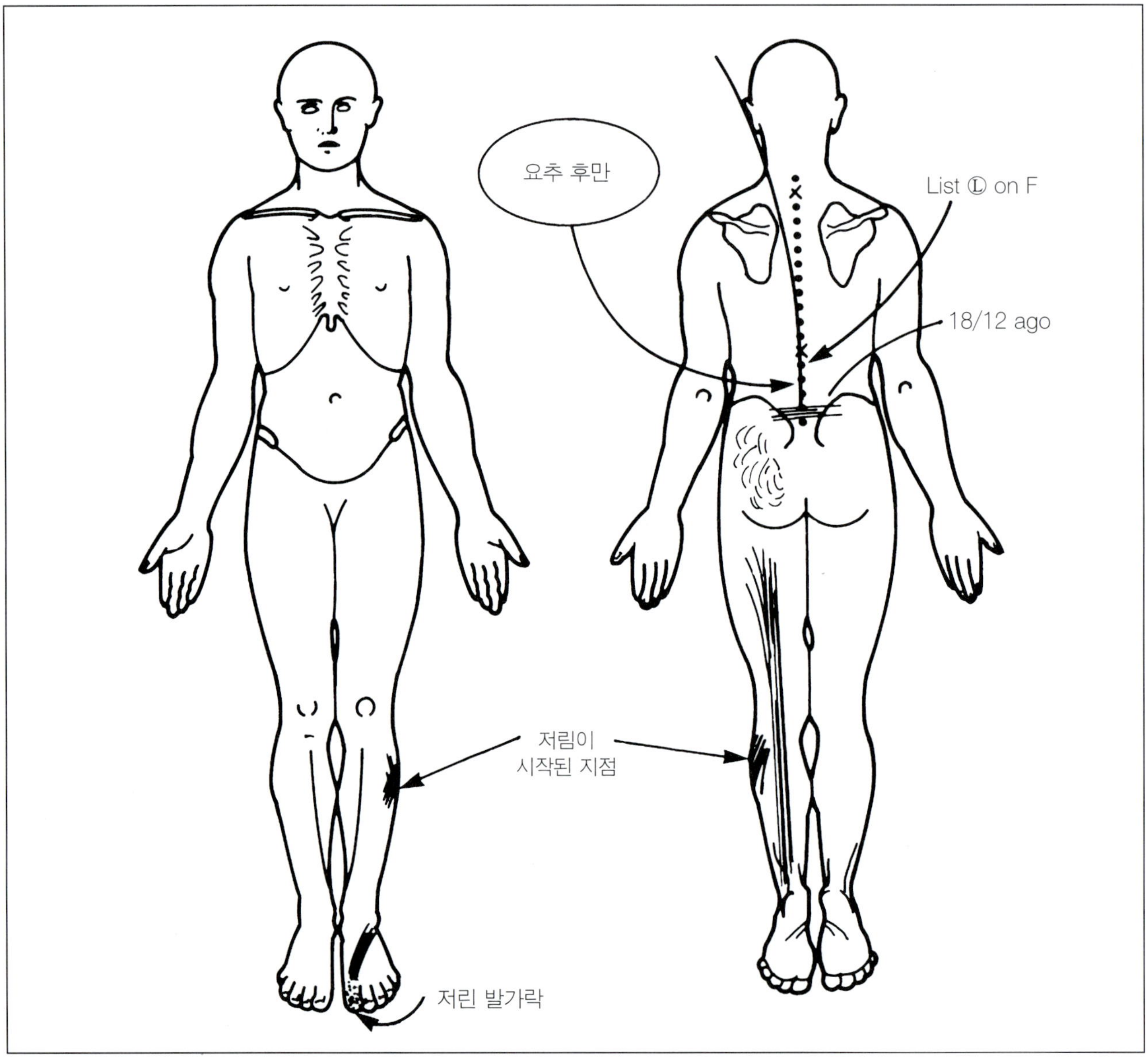

그림 12.71 인체도표. Mr. L

3. L씨는 매일 밤 indomethacin(Indocid)좌약을 사용해 왔고 통증을 줄이기 위해서는 꼭 필요하다고 생각했다(아마도 이것은 확실히 염증을 일으키는 요소가 있음을 의미한다).
4. 허리를 굽히면 허리와 다리에 심한 통증이 일어나고 똑바로 서면 곧바로 통증이 줄어든다(똑바로 서면 통증이 줄어드는 것으로 봐서 통증을 일으키는 치료기술도 금기증이 아닐 수 있다. 효과를 내기 위해서 사실은 치료기술이 다리의 통증을 일으킬 수 있다).
5. 1분 정도 서있으면 허리통증이 증가하고 다리로 내려간다(이것은 지속적 치료기술(sustained technique)을 사용할 필요가 있음을 의미한다).
6. 유일한 신경학적 변화(neurological change)는 종아리근의 약화이다.

L씨가 다른 곳에서 받은 도수교정은 증상을 불충분하게 개선시켰다. 이 치료법의 처음 세 가지는 L5의 PAs와 L4의 왼쪽의 일측성 PAs로 구성되어 있다. 후자는 치료기술의 율동에 따라 종아리에 통증이 유발됐다고 말

했다. 세 번째는 간헐적 견인요법이었는데 L씨에게 도움이 되지 못했다.

평가(Assessment)

5일 후에 나는 처음 L씨를 보았다.

1. L씨의 통증부위를 결정하기 위해 질문했을 때 L씨의 주된 통증은 다리의 후면임에도 불구하고 L씨가 "다른 통증(different pain)"이라고 말하는 종아리 후외측상부에 통증이 있다는 것을 알게되는 것은 흥미롭다.
2. L씨는 똑바로 설 수 없다. 사실 L씨는 요추후만증(lumbar kyphosis)이있다. 서 있으면 왼쪽 다리에 통증이 유발된다. 그리고 다리통증이 증가되기 때문에 L씨는 허리를 뒤로 펼 수 없다.
3. L씨는 굴곡시 동측에 list를 갖고 있다.((2)항과 (3)항을 보면 신경근통을 일으킬 수 있는 추간판질병을 가지고 있는 것 같다. 추간판 손상부위는 신경근의 내측이거나 신경근 소매(sleeve) 일 것이다. 그러므로 수동운동치료법이 도움이 되기는 더욱 힘들 것이다) 허리를 굴곡하면서 목의 굴곡은 다리통증 때문에 제한 받는다(L씨의 질병에 척추관 요소가 있는 것이 분명하다) 허리의 통증은 증가하지 않는다.(L씨의 허리통증의 원인은 아닌 것 같다, 하나의 구조물의 두 가지 양상 아마? 추간판?).
4. 굴곡사세에서 왼쪽으로 회전하면 거의 100 % 다리통증이 증가한다. 굴곡자세에서 오른쪽으로 회전하면 증상이 감소한다. 조금이지만 명확하게(치료적 관점에서 보면 다른 방향의 회전에 대해 다른 반응은 치료에 매우 도움이 된다). L씨의 경우 치료적 기술의 선택을 고려할 때 회전의 통증을 줄이는 방향으로 시행할 때 통증을 줄여주는 자세를 선택하는 것이 좋다.
5. 바로 선 자세에서 체간의 왼쪽으로 체간을 이동(shift)시키면 통증이 줄고 오른쪽으로 이동시키면 증상이 약간 증가되었다(이런 통증 양상으로 보건데 list는 L씨의 질병과 직접 관계가 있는 것이 분명하다).
6. 하지 직거상 왼쪽 35°; 다리후면에 통증유발. 오른쪽 하지 직거상 70°; L씨는 불편하고 땡기는(tight) 느낌이 나고 왼쪽발외측이 저린다고 말했다.(교차 SLR 반응 - 치료는 오른쪽 하지 직거상(SLR) 관절가동술을 포함할 필요가 있다.
7. 기립자세 L씨의 종아리 근육의 근력을 평가하면 약간 약해져 있다. 신경학적 약화(neurological weakness)를 의미하지만 통증억제반응 일 수도 있다.
8. 짧은 시간(30초)에 앉았다 일어나려고 할 때 L씨는 허리가 아프고 매우 심한 요추후만이 발생하며 통증이 소실되는데 15초 또는 그이상의 시간이 걸린다(후만증은 아주 빨리 진행되기 때문에 L씨의 허리를 아프게 하는 질병은 매우 유동적이다).
9. L씨의 다리통증은 처음 일어날 때는 소량이었다가 강도가 점점 증가되고 통증이 다리 아래고 내려가는 폭도 길어진다(L씨의 다리 통증을 일으키는 질병은 잠재적 요소를 가지고 있는 것을 의미한다).
10. L씨의 다리와 허리통증은 각각 유발 될 수 있다.(L씨의 질병은 적어도 두 가지 요소를 가지고 있음을 의미한다. 위의 (1)항에서의 정보를 더하면 L씨는 적어도 세 가지 요소를 가지고 있고 (4)항을 보면 제가지 요소를 가지고 있다.)
11. 저리는 느낌(tingling)은 엄지발가락 또는 발의 외측에서 느껴진다(이것은 두 개의 신경근이 관계할 가능성을 의미한다. 이것은 두 개의 추간판이 연관되어 있는 것을 의미할 수 있거나 환자가 해부학적으로 신경근의 형성이 비정상적일 수 있다(그림 8.2 참조).
12. L씨는 추간 관절의 운동뿐 아니라 척추관 운동 또한 비정상이다.

L씨의 질병은 확실히 비전형적이다. 신경근적 측면보다 추간판적 요소가 L씨를 더욱 쇠약하게 하는 것 같지만 확실히 신경학적 측면이 더 우선한다. 비전형적이란 어떤가 개개 요소의 검사 징후(examination signs)의

변화에 빠르게 반응해야 하며 적합한 치료의 변화에 반응해야 한다.

치료방법(Treatment)

신경근을 자극하는(irrtation) 추간판 기인성discogenic (앉은 자세에서 일어설 때)인 것 같기에

1. 증상과 징후가 확실히 편측(unilateral)일 때 회전 기술을 선택한다.
2. 증상을 완화시키는 자세와 통증유발을 피하는 방향으로 회전을 시행한다.
3. 다음치료기술을 생각하기에 앞서 척추관증상이 관절증상과 평행하게 개선되지 않을 가능성이 있다. 그러므로 SLR신장 이후에 필요할 수도 있다.

환자(Mr. L)는 왼쪽을 치료대에 대고 눕는다. 환자의 장골능에 수건을 말아 대주어서 왼쪽으로 측방 이동(shift)이 일어나게 한다(환자가 편안하게 이동한 자세; (5)항 참조). 환자는 허리에 통증이 있고 현저하게 제한된 신전자세를 피하는 자세를 유지하기 위해 약간 굴곡자세를 취한다. 골반과 관련하여 오른쪽으로 흉부를 회전시키고 오른쪽 다리를 척추관에 긴장이 발생하지 않도록 치료대위에 잘 올려놓는다(환자의 오른쪽 다리가 치료대 끝에 걸려 있으면 일어날 수 있다). 이 기술은 환자의 골반을 지속적인(sustained, 잠재적 요소 때문에 지속적인) 4등급 관절가동술 같이 왼쪽으로 회전시키는 기술이다(즉, 흉부를 오른쪽으로 회전하는 것과 같은 방향으로 그러나 아래에서 위 방향으로 시행한다).

- 기술을 시행하는 동안 환자는 다리증상이 완화 되는 것을 느낀다. 이것은 유익한 암시이다.
- 치료후 환자의 운동을 재평가하면 관절의 운동은 개선 됐지만 SLR은 변화가 없다.

치료기술은 반복한다. 그러나 더 확실하고 조금 오래동안 시행한다. 이 치료기술을 시행할 때 환자의 발저림은 모두 사라진다. 치료 후에

- 운동은 더욱 개선된다.
- 그러나 SLR은 아직 변화가 없다.
- 증상을 살펴보면 환자는 더 편안함을 느끼고 조금 더 바르게 설 수 있다.

네 번의 시행 후 L씨는 아주 많이 좋아졌다. 그러나 SLR은 좋아지기는 했지만 관절 운동만큼 많이 좋아지지는 않았다. 앉는 것도 개선되었다. L씨의 종아리 근력도 정상이다. 치료하는 동안 L씨는 L4/5 과 L5/S1사이에서 후종인대의 왼쪽 외측으로 약간의 후방 추간판 돌출이 있는 것으로 밝혀졌다.

추간판 기원적인 요소가 개선되었고 신경근징후(radicular symptoms)도 없기 때문에(거기에 종아리 근력도 개선 됨) 왼쪽 SLR은 치료기술로 사용되었고 4회의 치료를 한 후 L씨의 왼쪽 SLR은 완전한 범위가 나오고 통증도 없어졌다. 그러나 오른쪽 SLR은 아직 땡기는(tight) 느낌이 남아있고 약간의 왼쪽 다리에 통증을 유발시킨다. 치료기술로서 오른쪽 SLR을 사용했다. 땡기는 느낌이 없어지고 4시간 동안 지속되었다.

다음치료는 양쪽다리에 SLR을 시행하고 이전의 자세유지와 회전기법으로 끝낸다. 악화되지 않았어도 치료를 중단하고 한 달간의 모든 양상을 재검토한다.

한달 후 평가에서 L씨는 치료효과는 계속 유지되었을 뿐 아니라 앉고 일어나는 동작이 훨씬 편안 것으로 판명났다. L씨의 운동은 불편함이 거의 없고 완전한 범위가 나온다. L씨는 2개월 후 재검사를 받고 퇴원하였다. 특히, 'weak-link' 와 관련된 허리치료의 양상은 통증이 없이 해악이 축적되는 용량과 쉽게 손상을 입히는 요소를 알아낼 필요성이 특별히 강조되었다.(부록 4 참조)

이번 증례에서는 치료사가 환자의 질병과 연관된 병리를 이해해야 한다고 강조하였지만 치료사는 증상과 징후의 변화에 가장 크게 주목해야 한다. 예를 들면, L씨의 질병이 신경근 압박으로 진행하고 있을 지고 모를다는 사실이 SLR치료기술을 사용하지 않게 하지는 않았다. 왜냐하면 가능한 신경질병적인 증상이 개선되었고 있음직한 신경근징후 또한 개선되고 있기 때문이다. 그럼에도 불구하고 첫 번째 SLR 관절가동술은 한번만 시행했다. 그리고 약한 신장이었다. 24시간 평가는 SLR을 주의 깊게 계속해야 함을 암시한다.

13 천장골 부위 : 천장관절, 치골결합 (Sacroiliac region : sacroiliac joint, symphysis pubis)

윤홍일 역

서론(Introduction)

사실, 천장골 통증과 장애의 진정한 발병 원인은 알려져 있지 않다.

천장관절은 국소통과 연관통을 야기할 수 있는 관절로, 이에 대해 관심을 갖던 시기와 무관심의 시기가 있어왔다. 한때 모든 요통은 천장관절에서 시작된다고 여겨지던 시기가 있었지만, 이러한 분위기가 바뀌어 이 관절은 운동이 매우 적은 관절로 통증의 원인은 거의 아니라고 생각했다. 사실 천장골 통증과 장애의 진정한 발병 원인은 잘 알려져 있지 않다.

아마 이러한 혼돈의 주된 이유는 검사의 대부분이 천장관절에 관심이 있는 사람에 의해 행해졌고, 또한 천장관절이 움직일 때 다른 많은 관절이 동시에 움직이기 때문이다.

천장관절은 요추 2번부터 천추 4번 신경의 지배를 받는다. 그러므로 천장관절 문제로 인한 통증의 양상은 다양하다. 또한 이 관절의 운동은 매우 작아 이를 측정하기가 어렵다. 이러한 점들로 인해 천장관절에 대한 검사는 계획없이 무차별적으로 행해지게 되며, 결국 잘못된 진단 결론을 가져올 수 있다.

더군다나 관절을 쉽게 촉지 할 수 없는 점은 임상 증상의 도수평가를 어렵게 하며, 또한 천장관절에 대한 수동적 검사의 둔감한 반응은 환자가 진정 천장골 장애를 갖고 있다 하더라도 도수 물리치료사를 항상 고민에 빠지게 한다.

도수물리치료사는 천장관절 문제라고 진단내릴 수 있는 일련의 근거있는 결과를 알아야 한다.

그러나 도수 물리치료사는 알아내기 어려운 미묘한 임상적 실마리(단서)를 가지고 천장관절의 장애를 진단하거나, 꼭 그렇지는 않지만 많은 경우에 회상 즉 이전에 경험했던 천장관절 평가에 대한 기억에 의해 최종 결정을 하게 될 것이다. 그러나 이렇게 진단을 하였다 하더라도 결코 이것이 천장관절만의 문제라고 전적으로 확신하지는 못한다. 그러므로 도수 물리치료사는 천장관절 문제라고 진단내릴 수 있는 일련의 근거있는 결과를 알아야 한다.

그러나 일련의 관련된 상황이 오직 단 하나만 나타나 평가하기가 어려운 경우도 있으며, 또한, 비록 통증이 천장관절 부위에서 나타나더라도, 이 관절은 통증의 역학적인 원인으로 가장 일반적인 관절은 아니다 라는 것이 학자들의 견해이다.

천장골 주위에 통증이 있는 대부분의 환자는 천장골 장애를 가지고 있지 않다. 통증은 일반적으로 요천추로부터 전이 된다

천장관절 부위에 통증이 있다고 확인된 환자 중 대부분은 천장관절 장애를 가지고 있지 않다. 오히려 통증은 일반적으로 요천추로부터 전이된다. 이러한 이유로, 요천추 부위에 대한 검사는 필수적이며, 통증이 천장관절로부터 야기되는 것이라고 확신하기 전에 먼저 이 부위에 문제가 없다는 것을 밝혀야 한다(물론, 천장관절 검사는 양성이다). 또한 경우에 따라, 골반 검사를 할 때 치골 결합에 대한 검사도 해야 한다.

주관적 검사(Subjective examination)

천장골 장애는 20~30대에서 가장 빈번하게 나타난다. 노인들의 경우 천장골 부위의 통증은 척추에서 기인하는 통증 또는 변형성 골염(paget's disase)이나, 전립선암(prostate canser)으로부터 전이된 암에 의한 통증과 더 비슷하게 나타난다.

그러나 만약 환자가 어떤 동작을 할 때 종종 쿡쿡 찌르는 듯한 매우 심한 국소적인 심부 통증을 호소한다면 천장관절은 다른 구조와 함께 통증과 관련하여 고려되어야 한다.

증상 부위(Areas of symptoms)

진정한 천장관절 염좌와 좌상에 의해 나타나는 증상은 중앙선을 넘지 않는다. 고관절은 어긋나 있는 것 같고, 다리 전체가 무겁게 느껴질 것이다.

진정한 천장관절 염좌와 좌상에 의해 나타나는 증상은 손상측의 반대편에서 나타나지 않는다. 만약 통증이 출산(pregnancy) 또는 염증성 장애(inflammatory)없이 천장골 양측에서 나타난다면, 그것은 척추로부터 전이되는 증상일 것이다. Schwartzer(1995)등은 MRI와 통증 차단술(anaesthtic block)에 의해 서혜부(groin)의 통증은 천장골 장애와 관련이 있다는 것을 발견했다. 그러나 그것이 서혜부인지, 그 위인지, 그 아래인지 상세히 설명하지는 않았다.

천장관절과 관련된 증상이나 연관통은 항상 일정한 것은 아니다. 통증은 다리 안쪽에 나타날 수 있으며 남자의 경우 고환통으로 나타날 수 있을 것이다. 고관절은 제 위치에서 어긋나 있는 것처럼 느껴질 것이며, 다리는 전체가 무겁게 느껴질 것이다. 이러한 증상은 종종 신경조직, 척추 그리고 고관절로부터 기인하는 증상과 혼돈된다.

치골 결합에 의한 통증은 일반적으로 서혜부 또는 다리 안쪽의 연관통과 함께 관절 바로 위에 국소통으로 나타난다. 보행시에는 염발음(crepitus)이나 관절이 전단(shearing)되는 느낌 등의 증상이 나타날 것이다.

증상의 양상(Behaviour of symptom)

국소적인 천장골 좌상은 기립 또는 보행시 종종 체중 이동을 어렵게 한다.

천장골 문제와 척추, 고관절, 그리고 신경조직의 문제를 기능적으로 구별하는 것은 어렵다. 그러나, 도수 물리치료사가 천장관절 문제임을 확인할 수 있는 일관된 단서가 있는데, 이는 보행시 손상된 쪽으로 체중을 이동할 때 천장관절에서 꾹꾹 찌르는 듯한 통증을 느끼는 것이다.

급성기 환자는 통증으로부터 벗어날 수가 없다. 통증은 매우 오래 지속될 수 있으며 이로 인해 무기력하게 될 수 있다. 야간통과 지속적인 아침의 강직은 염증 장애의 적신호일 것이다. 체중 부하시 천장골에 통증이 있는 환자는 종종 통증 완화를 위한 굴곡된 고관절과 평평한 척추를 보일 것이다.

특별한 질문(Special questions)

골반 증상이 어디에 있던지, 자전거나 말을 타고난 뒤에 나타나는 안장 마비(saddle anaesthesia)에서와 같이

SCHWARTZER, A. *et al.*(1995). The sacroiliac joint and chronic low back pain. *Spine*, 20(1), 31-37.

생식기, 방광, 신장 등의 기능에 대해 질문하는 것은 관련이 있다.

병력(History)

천장골 통증은 일반적으로 출산시, 염증 장애가 있는 경우, 반복된 심한 스포츠 활동 후(크리켓 경기시 빠른 송구등), 과사용(overuse)으로 인한 좌상 등에 의해 나타난다. 뻣뻣한 고관절 또는 요추에 의한 골반의 부정렬과 장애도 천장관절의 좌상을 야기할 수 있다. 만약 골절 또는 엉덩방아를 찧는 등의 골반 외상의 병력이 있다면, 천장관절 손상을 의심하여야 한다.

도수물리치료 검사(Physical examination)

시진(Observation)

골반부의 시진은 천장골의 축(횡축과 시상축), 그리고 요추 만곡과 천골의 관계에 대한 이해가 있어야 한다. 시각적 차이는 장골능의 앞, 뒤, 위 그리고 대전자 좌, 우의 상대적 높이와 위치에 의해 보여질 것이다. 둔부와 복부 근육의 어떤 미세한 변화도 주의 깊게 관찰 되어져야 한다. 골반 경사(pelvic tilt)와 이동(shift) 또한 천장관절과 치골결합 장애를 일으킬 수 있다(표 13.1).

운동(Movements)

천장관절은 요추, 고관절과 함께 기능적으로 검사되어져야 한다. 그러나 이때 척추 또는 고관절 운동과 비교하여 골반 운동의 질에 유의하는 것이 유용할 것이다. 다시 말하면 천장관절의 운동을 기능적인 면에서 차별화 하려는 것은 유의하지 않다. 즉 천장관절 운동의 차이를 구별하기 위한 어떠한 시도도 가치가 없을 것이다.

적용가능한 검사(When applicable tests)

심한 스포츠 활동을 하는 동안 천장관절에서 통증이 나

표 13.1 천장관절의 도수물리치료적 검사

시진
- 의자에서 일어나기, 운동과 보행, 자세 등

기능 동작 검사
- 1. 장애에 의해 나타나는 기능적 운동 유무 관찰
- 2. 수행하는 운동의 정상과의 차이 비교

간단한 검사

능동 검사
- 규칙적으로는
  - 요추의 운동
- 필요하면
  - 기립자세나 누운자세에서 무릎을 가슴쪽으로 구부리는 동작

등척성 검사

관련된 구조

수동 운동
- 규칙적으로는
  - 바로 누운 자세, 장골의 벌림과 압박
  - 엎드린 자세, ↕ 천추 1부터 5 까지
    - ⌐ 과 ¬ 천추 1-5 그리고 장골 부위에서
    - ⟷ 장골의 외측으로
- 필요할 경우
  - 옆으로 누운 자세에서 회전
  - 고관절 90° 에서 양측 내전근과 외전근의 등척성 수축
  - ULNT

촉진
- \+ 인대의 단단함 또는 두께

환자 기록 확인

가장 중요한 내용에 별표

환자에게 설명하기

치골결절 검사

시진
- 의자에서 일어나기, 운동과 보행, 자세 등

기능 동작 검사
- 필요한 경우
  - 1. 장애에 의해 나타나는 기능적 운동 유무 관찰
  - 2. 수행하는 운동의 정상과의 차이 비교

간단한 검사

능동 검사(통증 또는 제한을 보기 위해 움직인다.)
- 규칙적으로는
  - 요추의 운동
- 필요하면
  - 기립자세나 누운자세에서 무릎을 가슴쪽으로 구부리는 동작

등척성 검사

수동 운동
- 규칙적으로는
  - 척추
  - 1. 장골 벌림과 압박 + 운동 유의
  - 2. 왼쪽 전상장골은 미측으로 + 오른쪽 전상장골극 두측으로 그리고 반대로도 검사
  - 3. 오른쪽 고관절이 신전하는 동안 왼쪽 굴곡 그리고 반대로도 검사.
  - 4. 양쪽 고관절 외전
  - 5. 양쪽 고관절과 슬관절 90° 굴곡된 상태에서 양 고관절의 외전
- 필요할 경우
  - 양 옆으로 교대로 눕기
  - 골반의 전, 후방 회전

촉진

환자 기록 확인

가장 중요한 내용에 별표

환자에게 설명하기

타나면, 창 던지기에서처럼 빠른 속도로 운동을 해 보거나, 크리켓 경기에서 볼을 빨리 굴릴때 발 뒤꿈치 당기와 같이 증상이 더 심하게 나타나는 동작을 반복하는 것이 필요할 것이다. 또한 수영의 접영을 하듯이 등을 신전시켜 통증을 유발시키는 자세를 유지하는 것이 필요하다.

이 경우, 운동의 속도, 반복 횟수, 유지 시간은 증상 재현과 재평가를 위한 측정으로서 활용 될 수 있다.

슬럼프 검사(slump), 하지 직거상 검사(SLR), 엎드린 자세에서 무릎 구부리기(prone knee bend)와 같은 동적인 신경검사는 골반증상이나 서혜부, 또는 둔부 통증이 신경 조직과 관계가 있는지를 결정하는데 유용하다.

고관절과 척추의 운동을 제외한 천장관절만의 운동 또한 골반 검사에서 절대 필요한 부분이다.

검사를 통해 하부 척추가 아닌 천장관절의 문제임이 발견되었을 경우 고관절과 척추의 운동 없이 천장관절만을 검사하는 방법은 단지 두가지이다(Grieve, 1980). 첫 번째 검사 방법은 환자의 증상을 재현하기 위해 장골(ilia)을 동시에 움직이며 양쪽 천장관절의 앞부분 그리고 뒷부분이 벌어지도록 하는 것이며. 두 번째는 장골에 대해 천골위를 압박하는 것이다.

검사와 치료 기법 (Examination and treatment technique)

전, 후방 열림 검사(Opening the anterior and posterior surfaces)

전방 열림 검사(Opening the anterior surface)

시작 자세(Starting position)

환자는 바로 눕는다. 무릎 밑에 작은 베개를 놓아 하부 요추의 이완을 돕고, 천장관절이 검사될 때 요추에서 일어날 수 있는 운동이 감소되도록 한다. 치료사는 환자의 얼굴을 보며 대퇴부 높이에서 오른쪽 옆에 선 후 팔을 교차시켜 오른손은 환자의 오른쪽 전상장골극(anterior superior iliac spine)에, 왼손은 왼쪽 전상장골극에 놓는다. 이것은 장골을 관상면(coronal plane)에서 치료사의 전완(forearm)이 향한 방향을 따라 왼쪽에서 오른쪽, 오른쪽에서 왼쪽으로 움직이기 위해 필요하다. 이제 환자의 하복부가 평평해 지도록 양손으로 좌, 우측 장골의 균형을 잡는다. 최대의 검사 결과를 얻기 위해 치료사의 흉골은 전완에 의해 닫혀 있어야 한다.

방법(Method)

양쪽 천장관절에서 전방 열림을 위한 스트레스를 주기 위해 치료사는 흉근(pectoralis muscles)을 사용하여 처음에는 아주 부드럽게 진동 동작(oscillatory action)을 시작한다. 점차 진동 폭을 넓혀 끝 느낌(단단한 느낌)에 도달하면, 이제 양쪽을 눌러 전상장골극이 벌어지게 한다. 이는 천장관절 전면에 스트레스를 주게 된다(후면은 압박된다). 국소적인 천장관절 통증이 나타나면 양성반응이다.

후방 열림 검사(Opening posterior surface)

시작 자세(Starting position)

환자는 바로 눕는다. 치료사는 위의 방법에서처럼 환자의 오른쪽 옆에 선다. 치료사는 손가락이 전상장골극의 전면을 향하도록 하여, 오른쪽 손바닥으로 환자의 왼쪽 전상장골극의 바깥쪽을, 왼쪽 손바닥은 오른쪽을 각각 잡는다. 이제 관상면에서 치료사의 오른손으로 환자의 왼쪽 전상장골극을 왼쪽에서 오른쪽으로 밀기 위해 치료사는 환자의 복부에 기대듯이 몸을 구부린다. 최상의 검사를 위해 치료사의 흉골은 환자의 복부와 가능한 가까워야 하며, 치료사의 팔꿈치는 손바닥보다 더 아래에 위치하여야 한다.

방법(Method)

이 검사에서도 강한 흉근을 사용한다. 손바닥 보다 아래 있던 치료사의 전완이 위로 움직이거나 기울어지면 천장관절 후면에 열림 스트레스를 주는 진동 동작이 이루

Grieve, G. P.(1980). *Common Vertebral Joint Problems*. London: Livingstone.

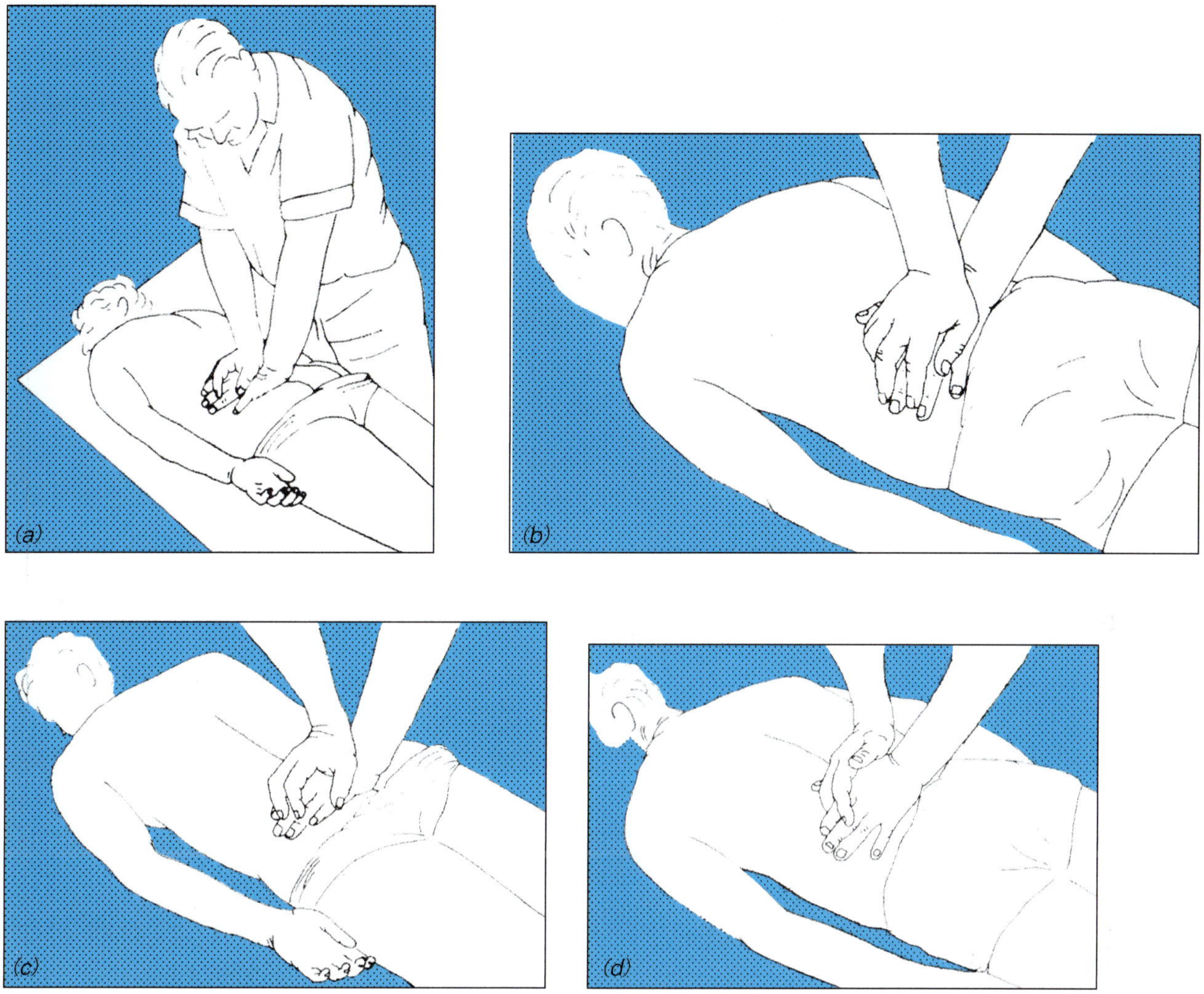

그림 13.1 후-전 압박 *(a)* 상부 천골 *(b)* 하부 천골 *(c)* 왼쪽 천장관절 *(d)* 외측 방향 압박

어진 것이다(앞면은 압박된다).

천골과 장골의 직접 압박 검사 (Direct presure over the sacrum and the ilium)

시작 자세(Starting position)

환자는 엎드려 눕는다. 먼저 치료사는 손을 천골의 윗 부분에 놓는다. 손 위치는 앞에서 설명했던 것과 같다.

방법(Method)

처음에는 제1천추 부위에서 부터 진동을 통한 압박을 시작하여(그림 13.1a) 천골의 마지막까지 모든 부위를 검사한다(그림 13.1b).

다음에는 후전상장골극 부위를 후-전 방향으로 압박한다(그림 13.1c). 이러한 검사는 여러 각도에서 이루어져야 한다. 예를 들면, 그림 13.1d는 왼쪽 후전상장골극에서 천골을 외측 방향으로 후-전 압박을 보여주는 것이다.

천장골에 대한 위의 검사는 요통을 가진 모든 환자의 경우 그것이 요추에 의한 것이든 아니든 간에 모두 행해져야 한다. 왜냐하면, 이 검사에서의 통증은 강직성 척추염의 첫 번째 증상이 될 수 있기 때문이다.

이제 통증의 원인이 천장관절에 의한 것이라고 여겨지면 횡축에서의 천골에 대한 골반의 회전 운동을 검사

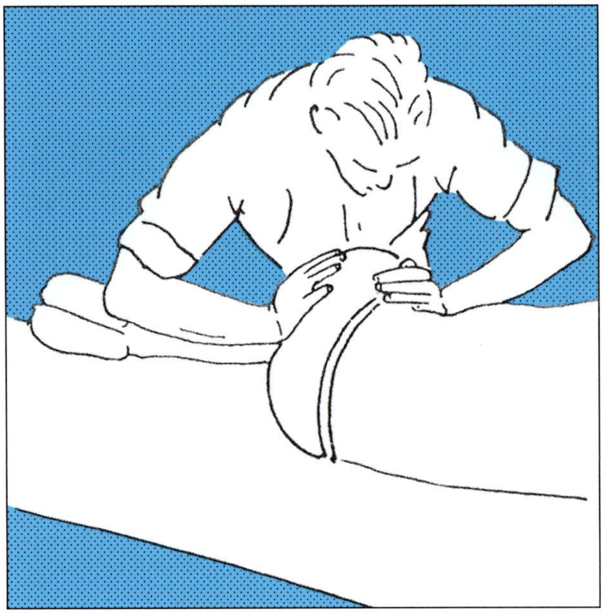

그림 13.2 요추 굴곡 방향으로 천장관절 운동

하기 위한 두 가지의 검사 즉 골반 윗부분을 후방으로 기울이는 후방 경사 검사와 전방으로 기울이는 전방 경사 검사가 더 행해져야 한다. 후방 경사는 일반적으로 척추 굴곡 또는 고관절 신전 활동과 관계가 있으며, 전방 경사는 척추 신전 또는 고관절 굴곡과 관계가 있다.

추가 검사(Futher tests)

골반의 후방 경사 검사 (Backward tilt of the upper pelvis)

시작 자세(Starting position)

왼쪽 천장관절을 검사하기 위해, 환자는 고관절과 슬관절을 90° 이하에서 편안하게 굴곡한 상태에서 오른쪽으로 눕는다. 치료사는 환자의 어깨를 바라보며 환자의 고관절 앞쪽에 선다.

치료사는 몸을 환자의 고관절 위에 기대듯이 숙이고, 오른 손은 환자의 고관절을 가로 질러 환자의 왼쪽 좌골결절(iscial tuberosity)의 후면을 손꿈치(heel of hand)로 접촉한다. 이때 치료사의 손가락과 전완은 환자의 고관절 위에서 얼굴을 향하도록 한다. 치료사의 왼쪽 손꿈치는 손가락과 전완이 골반 위에서 좌골결절을 접촉한 손가락과 마주보도록 하면서 전상장골극에 놓는다. 이제 치료사는 고관절 위에서 골반의 후방 경사에 대한 끝느낌에 도달할 때까지 골반을 전완의 방향으로 서로 밀어(서로 반대 방향) 신장시킨다(그림 13.2).

방법(Method)

양팔을 서로 반대 방향으로 밀어 골반이 후방으로 기울어 지도록 한다.

치료사는 천장관절에 회전에 대한 긴장을 주기 위해 전상장골극을 상후방향으로 좌골결절을 전방으로 민다. 검사는 후방으로 기울어지는 동작에서 뿐만 아니라 반대 방향 즉, 제자리로 돌아올 때도 되어진다. 이 검사는 왼쪽 고관절과 슬관절 90°를 유지하고, 오른쪽은 펴진 상태에서 반복되어질 수 있다. 이러한 자세는 척추를 상대적으로 더 신전시키는 효과가 있어, 특히 골반이 후방으로 기울어 질 때 상대적으로 요추에 적은 굴곡 긴장을 주게 되며 결국, 천장관절에 더 많은 회전에 대한 긴장을 주게 된다.

골반의 전방 경사 검사 (Forward tilt of the upper pelvis)

시작 자세(Starting position)

환자는 후방 경사 검사에서와 같은 자세를 취한다. 그러나 치료사는 환자의 고관절을 바라보며 환자의 허리 앞에 선다. 몸을 앞쪽으로 기울여 왼쪽 손꿈치를 환자의 장골능의 후외측에 놓는다. 손가락은 장골위에서 위쪽을 향한다. 오른손은 컵모양을 만들어 치골 결절 위에 놓고 환자의 대퇴 상부를 눌러 손꿈치가 가능한 깊게 위치하도록 한다. 손가락은 환자 둔부의 후방에 놓는다(그림 13.3).

방법(Method)

후방 경사에서 언급한 방법과 같이 교대로 압박을 가하는 방법을 사용하여 천장관절에 회전에 대한 긴장을 준다.

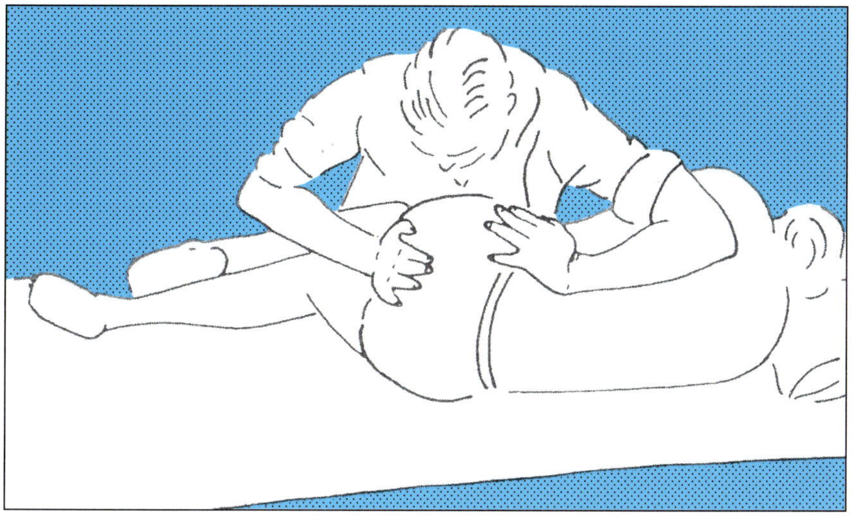

그림 13.3 요추 신전 방향으로 천장관절 운동

후방 경사 검사에서와 같은 이유로, 만약 왼쪽 다리가 펴지고 오른쪽 다리의 굴곡이 충분히 되어진다면, 요추가 굴곡되는 효과를 가져와 골반이 전방으로 기울어 질 때 상대적으로 요추 신전에 적은 긴장을 주게되며, 결과적으로 천장관절에 더 많은 회전에 대한 긴장을 주게 된다.

촉진(Palpation)

> 천골과 천골저 그리고 골반과 관련된 연부조직 변화에 대한 촉진은 핵심이다.

천장관절의 장애가 의심될 때 천골과 천골구(sacroiliac sulcus) 특히 연부조직 변화에 대한 촉진은 핵심이다. 그러나, 천장관절은 골반 전체의 주변 조직에 영향을 미치거나, 받기 때문에 천골과 천골저 뿐만 아니라 골반의 다른 부분에 대한 촉진도 매우 중요하다.

이런 면에서 천장관절과 관련하여 촉진해야 할 부위는 둔부 조직의 여러 층으로 좌골신경, 천골 결절 인대, 천골극 인대와 부위 치골 결합, 치골지, 전상장골극과 회음부, 대퇴부의 대퇴신경과 외측 근피신경 등을 포함한다. 이를 통해, 천장관절 좌상 그리고 골반의 비정렬과 관련된 조직의 변화를 발견할 수가 있다.

이러한 부위의 촉진은 재평가와 진단에 대한 재 확인 등에 유용한 가치가 있다. 예를 들면, 천골구는 요추 강직이나 통증이 있을때 압통을 촉지할 수 있는데, 만약 천골구의 압통이 요추로부터 전이된 것이라면, 요추 치료 후 통증 감소가 현저히 나타나는데, 이는 재촉진을 통한 재평가에 의해 확인할 수 있다.

치료 기법(Treatment technique)

검사 동작에서 양성 반응이 나오고 인접한 관절들도 의심되어 질 때, 먼저 통증을 재현시키는 방법이 사용 되어져야 한다. 처음에는 단지 최소한의 불편감을 유발하는 정도의 관절가동술이 행해져야 하며, 24시간 후에 평가를 통해 더 강한 단계의 치료를 할 것인지 아니면 부드럽게 할 것인지를 결정한다.

Well(1986) 또한 천장관절과 골반 문제에 대한 치료와 관련있는 포괄적인 기법을 기술했다.

사례(Case history)

가정주부 P모씨(Mrs. P)

주관적 검사(Subjective examination)

2주전, 34세의 가정주부 P모씨는 3개월 된 아들을 침대에서 드는 순간 왼쪽 후전상장골극 부위에 날카롭고

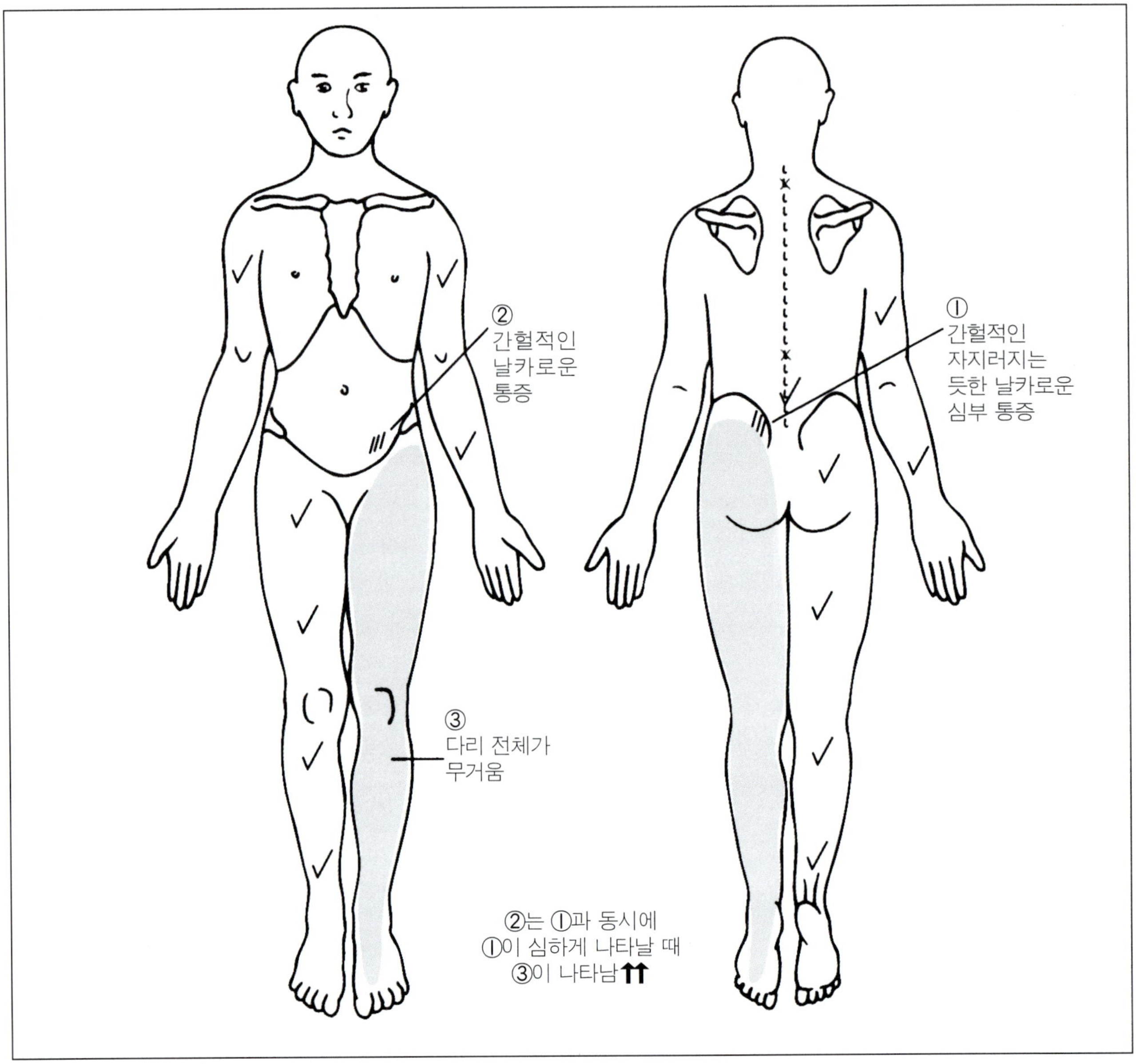

그림 13.4 사례 인체도표

자지러지는 심부 통증을 느꼈다. 그녀는 무엇인가 어긋났다는 생각이 들었다. 통증은 삐걱거리는 느낌과 함께 나타났다. 이전에도 대략 임신 8개월 경부터 가끔 걸을 때 이 부위에서 쿡쿡 찌르는 듯한 통증을 느껴왔었다.

WELLS, P. E.(1986). Examination of the pelvic joint. In: *Modern Manual Therapy of the Vertebral Column*(G. Grieve, ed.), pp. 590-604. Edinburgh: Churchill Livingston.

체중이 왼쪽다리에 실릴때마다 서혜부 바로 위에서 날카롭고 자지러지는 통증이 나타나(그림 13.4), 왼쪽 다리로 체중을 지탱하고 서 있을 수가 없었다. 앉아서 왼쪽다리를 가슴쪽으로 끌어당기거나, 또는 옆으로 누워서 다리를 구부리고 새우잠을 자면 통증이 이완 되었다.

통증이 심할 때는 몇시간 동안 지속되며, 다리 전체가 무겁게 느껴지곤 했다.

고혈압은 없으며, 일반적으로 건강상태는 좋았으나, 애기가 잠을 잘 자지 않아 피곤해 했다. 부루펜(Brufen)을 복용했으나 약간의 통증 감소 만이 있었다.

도수물리치료적 검사(Physical examination)

기립자세에서 하복부의 이완과 요추의 전만이 있었으며, 골반은 전방 경사를 보였다. 고관절은 약간 굴곡되어 있으며 왼쪽 다리로는 약간의 체중 지지만 하고 있었다. 체중을 몇 센티미터만 왼쪽으로 옮겨도 왼쪽 후전상장곡극에 심부 통증이 증가하였다.

전방 굴곡(Forward flexion)

손가락이 발목에 닿을 때 후전상장골극에서 심부 통증이 나타났으며, 이 자세에서 머리와 목을 더 숙이도록 하였으나 증상에는 아무런 영향을 주지 않았다.

신전(Extension)

신전을 하자마자 약 5° 정도에서 후전상장골극에 심한 심부 통증이 나타났다.

측방 굴곡(Lateral flexion)

왼쪽으로 측방굴곡할 때 마지막 부분에서 약간의 불편함을 느낄 정도의 심부 통증이 나타났다(쪼그려 앉기를 할 때 운동은 제한 없이 양호했으며, 다른 통증이나 불편감도 없었다).

슬럼프 검사(Slump)

슬럼프 검사 자세에서, 무릎을 20° 정도 구부렸을 때 보다 신전했을 때 후전상장골극에 심부 통증이 더 나타났다. 머리와 목의 굴곡과 신전 동작을 추가하였으나 증상에는 변화가 없었다.

하지 직거상(SLR)

왼쪽 하지 직거상 검사의 70°에서 통증을 느꼈다. 이 상태에서 추가로 실시한 발목의 굴곡과 신전에는 아무런 변화가 나타나지 않았다.

고관절 굴곡/내전(Hip F/ADD)

왼쪽 고관절의 수동적 굴곡 100°에서 후상장골극에 심부 통증이 나타나, 추가로 내회전을 실시하였으나 증상에는 아무런 변화가 없었다.

장골 압축과 분리(Iliac approximation and separation)

장골 접근, 즉 후방 열림 검사를 실시하자마자 왼쪽 후상장골극에 심부 통증이 나타났다.

왼쪽 골반의 후방 회전
(Rotation backward of the left side of the pelvis)

이 검사에서 왼쪽 후상장골극의 심부 통증이 감소되었다.

촉진(Palpation)

후-전과 편측 후-전 압박시 요추 3-5번에 뻣뻣하며, 압통이 있었다. 천골구는 촉진시 두꺼우며 단단한 느낌과 통증이 있었다. 왼쪽 후상장골극의 편측 후-전 압박시 심부 통증이 나타났으며, 외측 압박(pressure direct laterally)할 때 통증이 더 심하게 나타났다.

치료(Treatment)

세 가지의 치료 방법 중 먼저 왼쪽 골반의 후방 회전 기법을 사용하여 관절가동술을 시행했다. 왜냐하면 이 환자의 경우 앞에서 시행한 검사에서 이 방법이 왼쪽 후상장골극 부위의 자지러지는 심부 통증이 감소되는 주된 방향이기 때문이다. 치료 후, 다리의 통증 강도와 지속 시간은 감소되었지만 보행은 여전히 불편했다. 고관절 굴곡 내전도 조금 좋아졌으나, 척추 신전은 변화가 없었다.

골반 후방회전 기법에 대해 더 이상의 호전이 없어서 이번에는 후상장골극의 심부 통증에 영향을 주기 위한 기법으로 횡단 압박을 사용한 더 직접적인 기법을 선택하였다. 통증을 재현하기 위해 등급 III의 관절가동술을 선택하였다. 치료 후 즉시 신전에 호전이 있었으며, 보행시 왼쪽 다리에 더 많은 체중을 지지할 수가 있었다. 몇일 후 다음 내원에서 그녀는 치료 후 편안하게 보행을 했으나 가끔 한 세번 이상 치료전과 같은 통증이 나타났

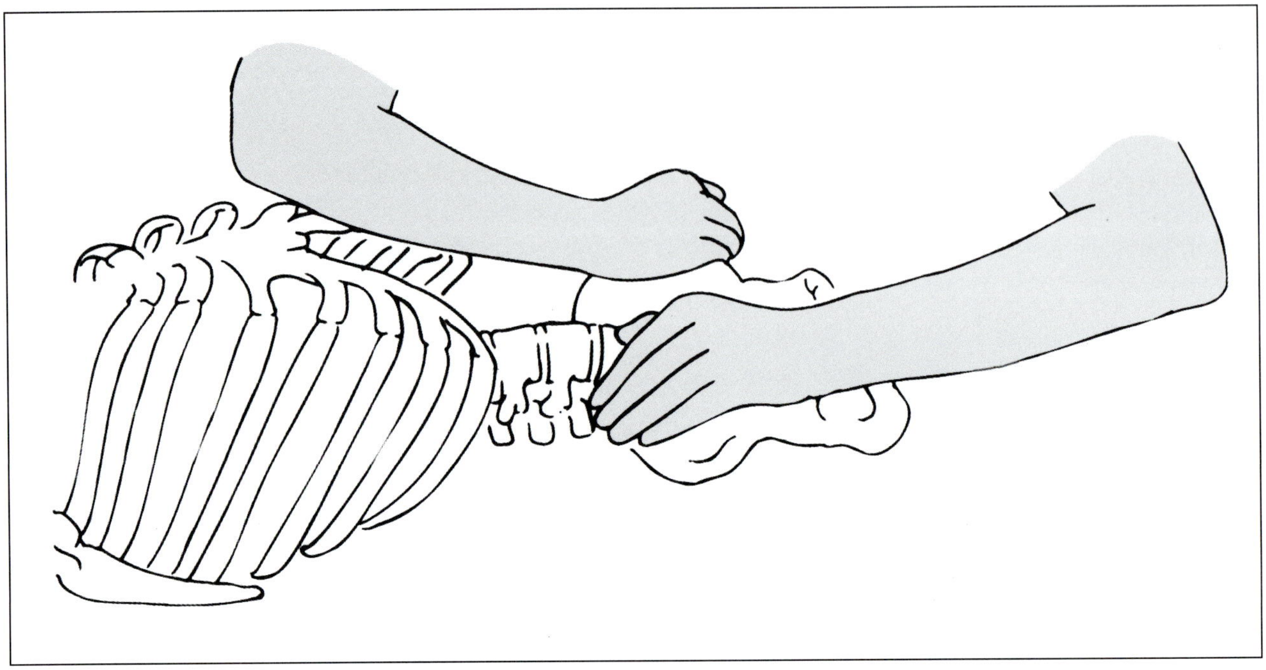

그림 13.5 오른쪽 전상장골극은 두측으로, 왼쪽 전상장골극은 미측으로 밀기

었다고 말했다.

이것은 치료에 의해 후상장골극에 의한 증상은 이완되었지만 무엇인가 다른 이유가 있는 듯 했다. 요추가 뻣뻣하기에 요추 3, 4, 5의 왼쪽을 편측 후-전 기법을 사용하여 관절가동술을 하기로 결정하였다. 치료 후 척추의 이완과 함께 신전은 증가되었으나, 후상장골극의 심부 통증은 여전히 남아 있었다. 후상장골극의 재검사를 하자 이제는 편측 후-전방 기법에서 통증이 가장 심했다. 이 기법으로 세 번 정도 치료하자 보행과 후상장골극의 심부 통증이 50% 정도 호전되었다.

이후 약 2 주동안 환자는 개인 사정으로 내원하지 못했다. 그동안 통증은 거의 없어졌으며, 단지 고관절 굴곡 내전에서만 증상이 남아 있었다. 마지막으로 고관절 굴곡 내전 관절가동술을 시행하였다.

가정 프로그램으로 골반과 복부의 안정화 운동을 교육하였다.

치골 결합(The symphysis pubis)

치골결합 장애에 의한 증상은 통증이 관절주위에 나타나는데, 특히 한쪽 다리로 체중을 지지할 때 더 심하다. 치골결합과 관련된 검사는 다음과 같다.

- 장골의 압축(Spreading an approximation of ilia)
- 골반의 전 후방 회전
- 침대가장 자리에 누워 오른쪽 다리를 침대 밑으로 떨어트려 충분히 신전되도록 고정한 후 왼쪽 다리를 굴곡시킨다.
- 바로 누운 자세에서 고관절과 무릎을 90° 정도 굴곡시킨 후 고관절을 외전시킨다. 양쪽 무릎을 내측에서 바깥쪽으로 동시에 압박을 준다.

치료(Treatment)

왼쪽 전상장골극은 미측으로, 오른쪽 전상장골극은 두측으로(Left anterior superior iliac spine caudad, right anterior superior iliac spine cephalad)

시작 자세(Starting position)

환자는 바로 눕고 치료사는 왼쪽에 선다. 오른손을 왼쪽 전상장골극의 위쪽에 놓고, 이를 아래로 밀기 위해 팔꿈

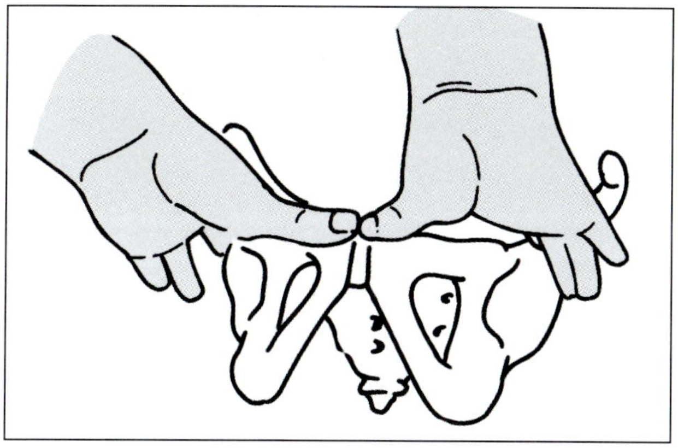

그림 13.6 치골결합의 관절선 밀기. 이 기법은 변형하여 오른쪽 ⟓ 치골지를 또는 왼쪽 ⟔ 치골지를 방향으로 압박하며 밀기 위해서도 사용 할 수 있다.

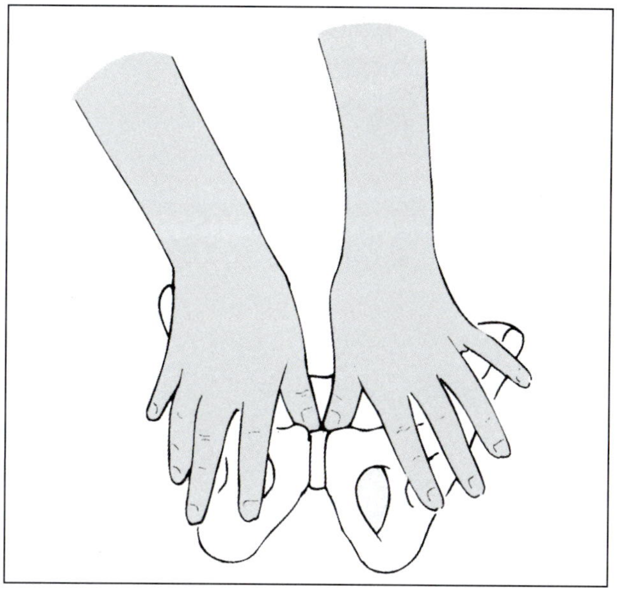

그림 13.7 ⟵•⟶ 치골결합의 관절선 미측 밀기. 이 기법은 변형하여 치골지의 오른쪽 왼쪽 또는 치골지나 관절선의 아래면에 압박을 줄 수 있다.(⟵•⟶ 두측)

치는 환자의 왼쪽 어깨를 향하도록 한다. 왼손은 오른쪽 전상장골극의 아래 부분에 놓고 위로 밀기 위해 팔꿈치는 대퇴선과 나란하게 위치한다.

방법(Method)

치골결합의 운동은 치료사가 양쪽 흉근을 사용하여 전상장골극을 두측과 미측으로 서로 반대 방향으로 운동으로써 일어난다(그림 13.5).

다른 종속운동 (Other acessory movements)

치골결절의 더 국소적이며, 종속운동은 엄지 손가락을 사용하여 행해질 수 있다:

관절선 (↑)
치골지 (⟔, ⟓) (그림 13.6)
미측 (⟵•⟶) (그림 13.7)
두측-관절선(⟵•⟶)

14 천미 부위와 미골간 부위 (Sacrococcygeal and intercoccygeal regions)

홍순미 역

서론(introduction)

이 부위는 통증이 아주 흔히 발생하지만, 요천추 부위에서 생긴 연관현상(referred phenomenon)으로 인한 통증인지, 아니면 관절 장애로 인한 국소적 통증인지 결정하기가 늘 쉬운 것은 아니다. 각각의 경우에 촉진을 하면 통증이 발생한다. 앉은 자세에서 골반운동 검사(pelvic movement)를 할 때 통증이 나타나면, 원인을 찾기 위해 감별검사(differentiation test)를 이용한다. 딱딱한 의자에 앉아서 골반운동 검사를 할 때 생기는 통증반응(pain response)과, 같은 의자에 푹신한 받침(padded block)을 각 좌골결절에 놓고 같은 골반운동 검사를 했을 때의 통증반응을 비교한다. 이런 자세로는 미골에 아무런 압력이 가지 않는다. 만성 미골통의 경우 관절가동술(mobilization)이 거의 효과가 없을 때, 슬럼프 검사나 SLR을 하는 것이 중요한데, 이것은 이 부위의 신경가동성(neural mobility) 제한이 신경가동술(neural mobilization techniques)을 이용하면서 쉽게 치료될 수 있기 때문이다(Butler, 1991).

BUTLER, D. S. (1991). *Mobilisation of the Nervous System.* Edinburgh: Churchill Livingstone.

검사(Examination)

촉진(palpation)

촉진은 검사 중 가장 중요한 부분이다. 분절들의 정렬(alignment of the segments)을 필수적으로 가장 먼저 봐야하고, 촉진운동검사(palpatory movement)에 대한 통증반응은 두 번째 순서이자 가장 중요한 것이다.

검사와 치료기술 (Examination and treatment techniques)

정중 미골 후-전 압박 (postero-anterior central coccygeal pressure)

시작자세(Starting position)

환자는 엎드린 자세이고, 치료사는 엄지손가락 끝의 패드를 넓게 놓아 중간 미골(mid-coccyx)위를 덮을 수 있도록 한다(그림 14.1).

방법(Method)

기술은 비슷한 기술에서 설명된 것과 같지만, 여기서는 뼈-뼈 접촉으로 통증이 생기는 것을 피하는 것이 중요하다(그림 14.1).

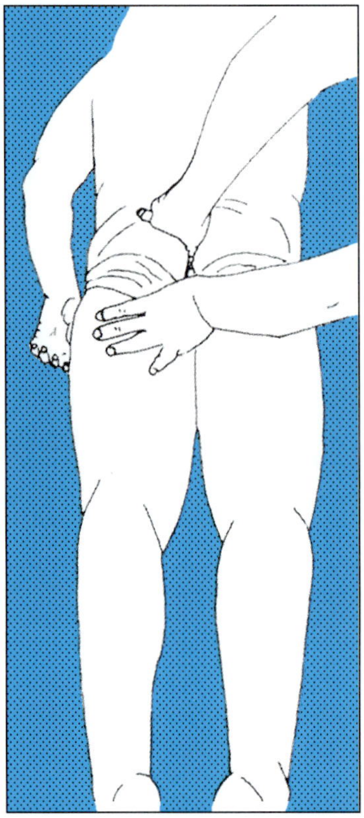

그림 14.1 정중 미골 후-전 압박

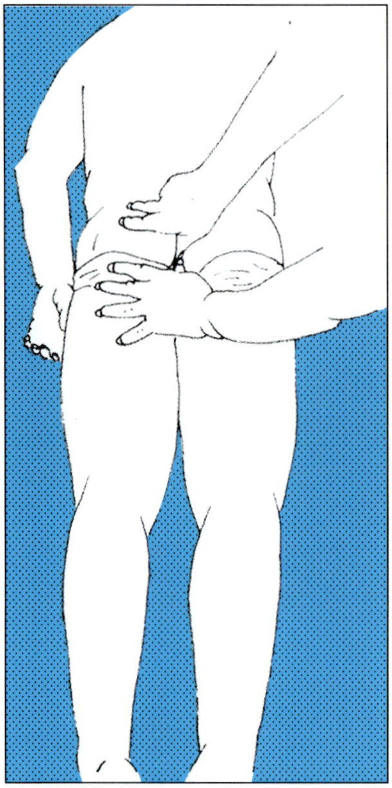

그림 14.2 미골 횡단 압박

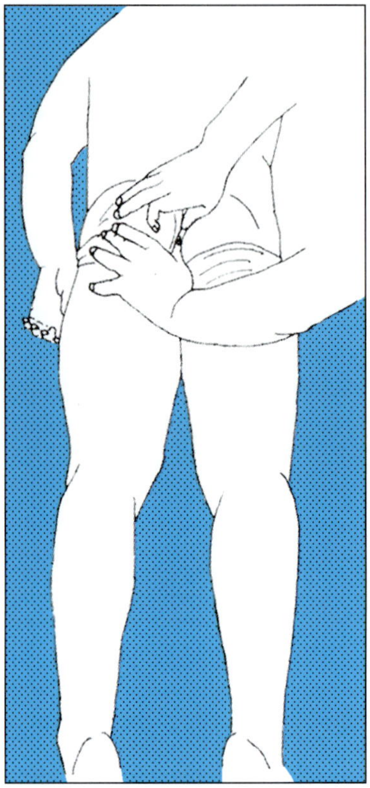

그림 14.3 미골 전-후 압박

부드러운 운동 검사(gentle movements)로 시작해야 하며, 통증반응이 허용할 때만 등급 깊이(depth of the grade)를 올려야 한다. 기술에 있어 다음으로 이뤄진 방법을 가장 많이 사용하는 것이 중요하다.

1. 한번에 1mm의 변화범위까지 접촉부위를 다양하게 분류한다.
2. 압력의 각도를 다양하게 한다 - 두부, 미부, 좌, 우, 그리고 이들을 결합하여.

시술로 인한 통증과 장애로 인한 통증의 차이를 알아야 하는데 환자는 때로 그 차이를 집어낼 수 있기 때문이다. 환자가 장애 때문이 아니라 치료사의 엄지 때문에 통증이 생긴다고 믿는다면, 치료사는 모든 아픈 느낌이 완전히 없어질 때까지 엄지의 접촉을 변화시키고 그걸 유지해야 한다.

미골 횡단 압박 (Transverse coccygeal pressure)

시작자세(Starting position)

위의 기술에서 달라진 점은 치료사가 엄지손가락 패드를 환자의 왼편으로 향하게 하고 미골의 오른편에 그것들은 놓는 것이다(그림 14.2).

방법(Method)

접촉통증(contact soreness)과 다양한 경사도에 대해 위의 기술과 같은 상황이 적용된다. 전체 미골의 외측선에 닿는다면, 이 기술은 엄지를 아주 깊이 위치시켜 유지해야 한다.

미골 전-후 압박 (Anteroposterior coccygeal pressure)

시작자세(Starting position)

도수 물리치료사의 엄지만 바꾼다. 이번에 치료사는 미골의 전외측 가장자리(anteroateral margin)에 닿을 때까지 미골을 따라 엄지를 깊숙이 눌러내려야 한다.

방법(Method)

그림 14.3과 같이 기술을 한 쪽으로 시행할 수 있는데 이것은 운동방향이 각지게 기울어지도록(angled inclination) 한다. 각각의 엄지를 접촉한 같은 쪽 전외측 지점에서 각각의 방향위로 시행할 수도 있다. 그런 다음 엄지로 미골에 동시에 압력을 가하면, 직전후 운동 검사(straight anteroposterior movement)가 이뤄진다. 전후운동을 위해 항문이 가까워질 필요는 없다.

치료기술(Treatment techniques)

예상된 통증반응을 유발하는 검사기술들이 치료기술로도 사용된다. 그러나, 고강도의 기술에 대해 좋지 않은 반응이 생기지 않는다고 알 때까지는 등급 II 또는 III 기술을 사용하는 것이 현명하다.

15 치료의 예들 (Examples of treatment)

홍순미 역

적절한 사례(case history)가 각각의 개별적 치료기술 끝부분에도 언급된다.

이 책의 앞부분에서는 주로 기법과 적용원리를 설명했다. 이제 이러한 지식을 실행에 옮겨야 한다. 물론, 감독하에 환자를 치료하는 것(supervised treatment of patient)이 가장 좋은 방법이지만, 몇 개의 사례(case history)를 자세히 설명해 놓았다. 이런 것들이 각 단계를 취한 이유와 앞으로의 결과를 암시해 줄 것이다.

앞으로의 사례(case history)에서는 이전에 언급되지 않은 검사 양상들이 있을 것이지만, 치료시 발생하는 모든 비정상들이 포함되었다고 추정할 수 있다. 사례(case history)가 나열되어 있으므로 빠르고 쉽게 이용할 수 있는 참고가 된다. 각 병력마다 환자가 호소하는 통증부위를 나타내는 빠른 참고 그림이 있고, 특별한 원인을 나타내는 제목이 있다.

검사(Examination)

검사에서는 환자 병력의 고유 양상과 관련 증상을 다루었고, 다음으로 나뉘어진다.

1. 치료시기에 있었던 상태의 병력을 나열하는 간략한 언급
2. 첫 방문한 환자의 검사 시 나타나는 상호의 신체 소견들

치료(Treatment)

진단명이 중요하기는 하지만, 검사에서 나타나는 증상과 징후들의 명확한 판단이 참으로 중요한 쟁점(issue)이다.

치료는 다음으로 나뉘어진다.

1. 물리치료와 관련된 일반적 원칙 목록.
2. 시행한 치료와 그것의 효과, 그리고 어떤 변화와 관련된 요인들을 기록.

다음 단락이 치료에 대한 의사결정의 초기 단계에 학생들을 안내하고, 또한 환자가 그런 치료를 받게될 때 도수 물리치료사가 도달해야 하는 치료결과를 평가하는 임상가들을 안내해주기를 희망한다. 이 사례(case)들은 읽혀지기 위해서가 아니라 참고자료로서, 그리고 학생들의 안내자로서의 의도를 가지고 있다.

이 책의 기본은 검사에서 발견된 증상과 징후들에 치료를 연관시키는 것이었다. 많은 임상가들은 이런 개념을 받아들이지 못했다. 진단이 가능하지 않으면, 도수교

정을 시행해서는 안 된다는 것은 이치에 맞는 것이다. 하지만, 두 가지 상황이 적용된다. 첫째, 때때로 진단을 내리는 것이 불가능하고 관절가동술(mobilization)이 진단학적으로 시행될 수 없을 때. 둘째, 진단은 가능하더라도, 필요한 치료 형태를 안내해 줄 암시가 반드시 충분한 것은 아닐 때. 이것은 하나의 진단명 아래에 여러 관련 증상과 징후들 중 어느 하나가 나타날 수 있기 때문이며, 이들 각각에 따라 치료 접근이 달라진다는 것을 암시하기도 한다. 일단은 진단이 중요하지만, 검사에서 나타나는 증상과 징후들의 명확한 판단이 참으로 중요한 쟁점(issue)이다. 이것은 또한 우리의 생각의 한계를 없애준다. Stoddard' s Manual of Osteopathic Practice(Stoddard, 1969)는 진단명에 치료를 확실히 관련시켰지만, 오히려 더 넓게 분류가 가능하다.

예를 들면, 처음의 네 가지 사례(case history)에서 환자 모두의 진단명은 신경근이 압박된 추간판 병변 (diagnosis of disc lesion with nerveroot compression)이다. 하지만, 검사에서 그들의 증상은 현저히 틀렸으며 각기 다른 방법으로 치료받았다. 이것은 증상과 징후가 중요한 부분으로 작용하기 때문이며 많은 고려를 해야 한다.

STODDARD, A. (1969). *Manual of Osteopathic Practice*. London: Hutchinson Medical Publications

치료(Case histories)

다루게 될 사례(case history)가 표 15.1에 있다.

신경근(Nerve root)

중증의 경추 신경근 통증 (severe cervical nerve-root pain)

검사(Examination)

병력(History)

42세 남성으로 11월에 우측 견갑골에 뚜렷한 원인 없이 통증이 발생했다. 2주 지나서 증상이 가라앉았지만 완

표 15.1 다루어진 사례(case history)

요추	경추
중증의 경추 신경근 통증	심장장애처럼 보이는 통증
중증의 요추 신경근 통증	극상근 건염처럼 보이는 통증
잔존하는 간헐적 신경근 통증(residual intermittent)	편두통처럼 보이는 통증
만성요추 신경근 통증(ache)	견갑골 통증
다리통증의 잠행성 발병(insidious onset)	급성 사경
뚜렷하지 않은 다리 증상	경추관절 잠김
요통(low back pain)	찌르는 듯한 후두부 통증
급성 요통	'장갑 '분포형 증상
L1 둔부 통증	
국소병변이 있는 척추염성 척추	**흉추**
미골통	흉추 배부통(thoracic backache)
유년기 디스크 병변	외상성 대상통
양측성 다리 통증	복통과 모호한 징후

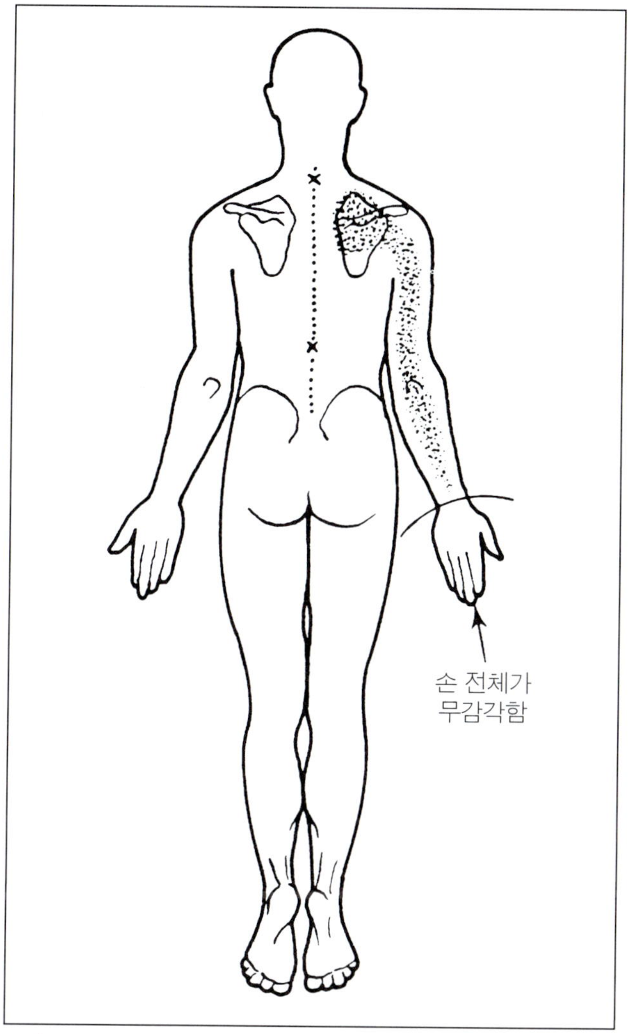

그림 15.1 중증의 경추 신경근 통증

전히 사라지지는 않았다. 1월에 증상이 재발했으나 3주 지나서 안정되었다. 증상은 4월에 다시 재발했으며 4일이 지나며 점차 우측 팔로 퍼졌다. 4월에 발병하고 3주 후부터 치료를 시작했다. 처음 봤을 때 그는 통증 때문에 너무나 괴로워했다. 통증이 있는 주요 부위 두 곳은 우측 견갑골과 우측 전완이었다. 또한 손 전체가 붓고 무감각하다고 호소했다(그림 15.1).

신체적 소견(Physical findings)

모든 경추운동과 팔운동은 완전가동범위에 있었지만, 경추신전, 오른쪽 측방굴곡, 오른쪽 회전을 할 때 오른쪽 견갑골 통증이 발생했다. 이 세 가지 운동을 제한범위에서 지속할 경우 오른쪽 전완 증상이 발생했고 오른손에 전체적으로 따끔거림(tingling)이 나타났다. 경추운동 검사 후에 증상이 현저히 악화되었는데, 5분이 지나서 진정되었다. 뚜렷한 신경학적 변화라고는 오른쪽 상완삼두근의 중등도 약증(moderate weakness) 뿐이었다.

치료(Treatment)

치료지침(Guiding factors)

1. 중증의 경추 신경근 통증이 있는 경우 보존적 치료(conservative treatment)로서 도수 물리치료사의 관점에서 생각할 것은 견인뿐이다.
2. 아주 쉽게 악화되므로 초기 치료는 아주 부드러워야 한다.
3. 이 단계에서는 어떤 형태의 관절가동술(mobilization)도 적절하지 않다.
4. 환자는 처음 7일 동안은 증상이 크게 향상된다고 느끼지 못할 수 있음을 알아야 한다. 그렇더라도 우리는 점차 진전이 나타나는 것을 징후로서 평가할 수 있어야 한다.
5. 환자에게 첫 치료 후 어느 정도 악화될 수 있다고 주의를 줘야 한다.

첫날(First day)

바로 누운 자세에서 경추굴곡 상태로 아주 부드러운 경추 견인을 15분간 시행했다. 5일 동안 매일 견인치료를 하고, 마지막 2일 동안은 신장 시간(duration of each stretch)을 늘렸다. 5일째 환자의 견인시간은 25분이었다. 이 단계에서 신전검사시 견갑골 부위의 통증이 약간 감소했고, 그 자세로 좀더 오래있어야 팔 증상이 나타났음에도, 환자는 전혀 향상되지 않았다고 느꼈다.

6일째(Sixth day)

6일째 환자는 더 좋아지는 느낌이라고 말했으며 견인을 30분까지 연장했다.

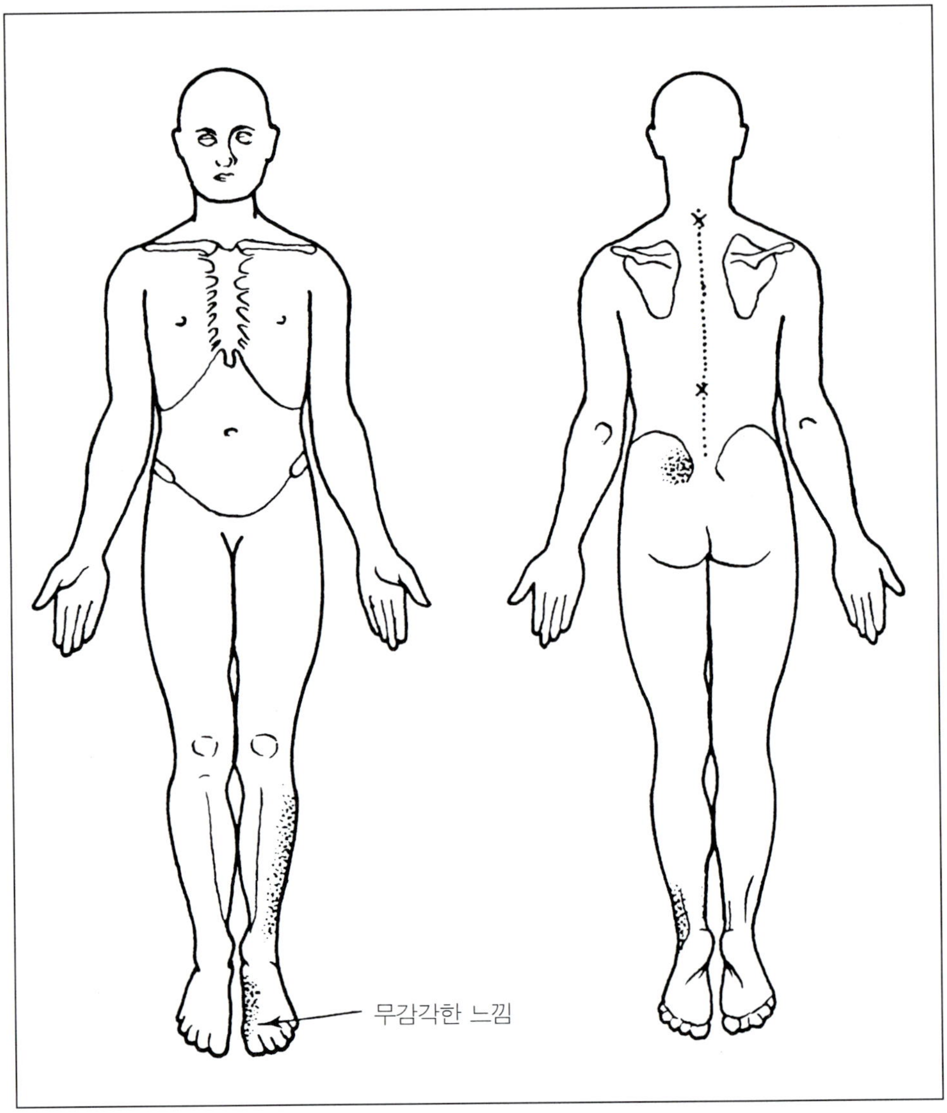

그림 15.2 중증의 요추 신경근 통증

11일째(Eleventh day)

11일째 환자는 70% 향상되었다고 느꼈으며 이 단계에서 지속적인 신전을 해도 아무 증상이 생기지 않았다.

15일째 팔의 컨디션이 최상이라고 말했으며 운동 대부분이 증상 없이 이루어졌다. 치료를 중단했으며 2주 후에 다시 관찰(review)했다. 그 때의 증상은 90% 향상되었고 환자를 괴롭히지 않았다. 운동은 통증없이 이루어졌으며 상완삼두근의 근력(power)은 변화가 없었다.

중증의 요추 신경근 통증 (severe lumbar nerve-root pain)

검사(Examination)

병력(History)

45세 남성으로 6주전 물건을 들다 갑작스런 요통이 발생(onset)했다. 3주에 걸쳐 하퇴와 발의 증상과 근약화가 발생했다. 그는 병원에 입원해서 12일간 지속적 견인을 받았다. 그리고 지속적인 물리치료를 위해 의뢰되었다(그림 15.2).

신체적 소견(Physical findings)

전방굴곡시 무릎까지 겨우 닿았으며 이 자세에서는 허리쪽 통증만 있었다. 신전은 완전가동범위였고 통증은 없었다. 왼쪽 측방굴곡 40°에서 제한이 있었고 허리통증이 생겼으며, 45°에서 허리통증이 증가하고 발에도 통증이 나타났다. 전경골근은 1, 장무지신근은 2, 발가락 신전근은 2+.

치료(Treatment)

치료지침(Guiding factors)

1. 가장 먼저 생각해야 할 치료가 견인일 수 있다. 하지만, 환자가 병원에서 견인을 해왔고 증상이 상당히 감소했기 때문에 관절가동술(mobilization)을 함으로써 환자의 운동이 더 신속하게 마지막까지 향상될 수 있을 것이다.
2. 관절가동술(mobilization)을 사용하기로 한다면, 증상이 편측성이고 통증이 추간판 때문인 것 같기 때문에 전체적 회전(general rotation)을 선택한다.
3. 현저한 신경학적 변화가 있을 경우 치료는 부드럽고 조심스럽게 해야 하고, 신경학적 변화에 대한 평가를 매일 시행해야 한다.

첫날(First day)

골반이 우측으로 회전되도록 요추회전을 아주 부드럽게 등급 Ⅳ로 시행했다. 이 기술을 2회 사용한 후 평가를 내렸다. 하퇴의 증상이 호전되었음을 느꼈고 왼쪽 측방굴곡이 조금 향상된 것으로 보였다. 왼쪽 SLR은 변화가 없었다.

2일째(Second day)

환자의 운동(movement)을 평가했을 때 변화는 없었지만, 환자는 때때로 다리가 호전되었을 것이라고 생각했다. 같은 기술을 반복했는데 이번에는 3회를 시행했다. 그 기술로 굴곡과 SLR이 5cm(2in) 향상되었지만, 증상의 변화는 없었다.

3일째(Third day)

환자의 증상과 징후에 변화가 없었으므로 치료를 바꾸기로 했다. 견인을 선택했는데 요추 회전의 진동운동(oscillatory movement)이 어떤 변화를 일으킬 것으로 보았기 때문에 지속적 견인 대신 간헐적인 변경 가능한 견인을 이용했다. 12kg의 무게로 10분간 했는데 5초 정지에 휴식 시간은 없도록 했다.

4일째(Fourth day)

환자가 약간 향상되었음을 뚜렷이 느낀다고 했기 때문에 치료를 12분간 반복했다.

5일째(Fifth day)

환자는 여전히 약간 향상되었다고 느꼈으며, 굴곡과 SLR이 5cm(2in) 증가된 것을 유지했다. 좀 더 빨리 향상될 것인지를 보기 위해 견인에다 회전을 추가하기로 했다. 따라서, 14kg으로 15분간 견인을 한 후 회전을 부드럽게 2회 실시했다.

6일째(Sixth day)

환자가 다시 악화되는 느낌이라고 보고했으며 이전에 획득된 굴곡이 약간 감소했다. 그래서, 견인만 하고 다른 치료는 전혀 하지 않기로 결정했다. 견인은 무게를 매일 조금씩 늘려서 나중에는 25kg으로 15분간 하게 되었다.

14일째(Fourteenth day)

이 단계에서 환자의 증상은 최소화되었으며 전방굴곡이 70% 회복되어 정강이 2/3지점까지 닿을 수 있었다. 왼쪽 SLR은 70°였으며 통증은 없었다. 근력 검사에서 장무지 신근과 발가락 신전근은 정상이었고, 전경골근은 거의 완전히 회복되었다 .

잔존하는 간헐적 신경근 통증 (residual intermittent nerve-root pain)

검사(Examination)

병력(History)

35세 여성으로 4개월전 신경근을 압박하는 추간판 병변으로 진단 받았다고 말했다. 견인으로 첫 달에 증상이 많이 감소되었다. 그 이후로는 치료를 받지 않았는데, 왼쪽 팔꿈치에 아직 간헐적인 증상이 있는 것을 발견하였다. 다시 물리치료를 했지만 이번에는 증상에 도움이 되지 않았다. 그녀는 하루에도 여러 번 왼쪽 팔꿈치에 간헐적 증상이 있음을 호소했다. 증상이 오래가거나 심하지는 않았지만 불쾌했다(그림 15.3).

신체적 소견(physical findings)

경추운동과 팔운동 모두 완전가동범위였으며 통증이 없었다. 지속적인 사분원 운동(quadrant movement)에서도 통증은 없었다. 환자의 왼쪽 상완삼두근이 현저히 약화되어 있었지만, 반사활동은 정상이었다. 촉진검사를 함으로써, 왼쪽 C6/7 추간관절(intervertebral joint)에서 최소한 50%의 운동 상실이 있음을 쉽게 알 수 있었다.

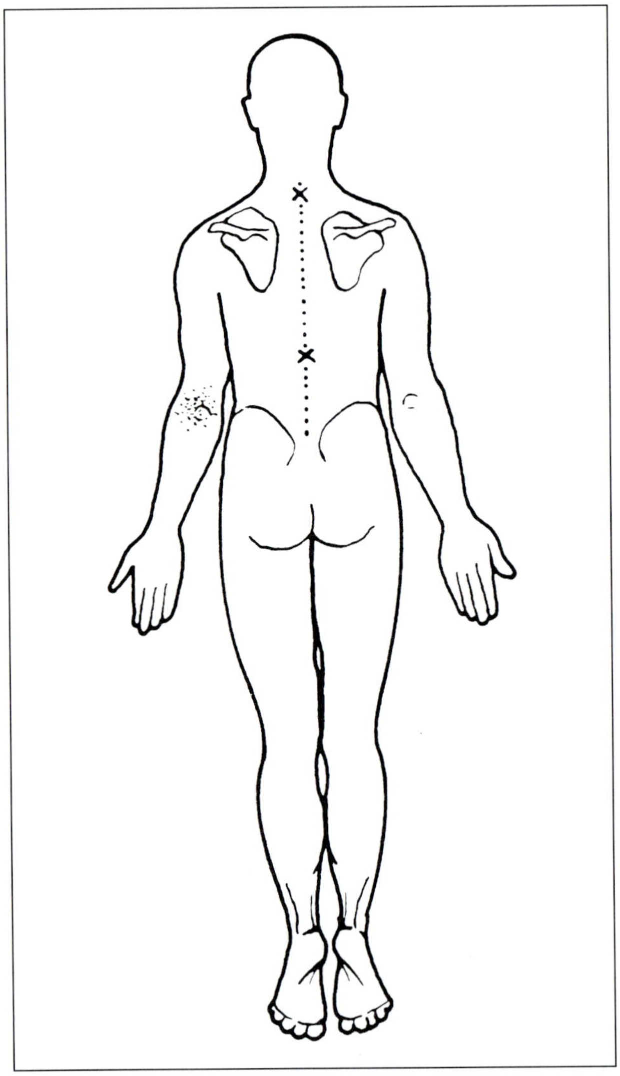

15.3 잔존하는 간헐적 신경근 통증

치료(Treatment)

치료지침(Guiding factors)

1. 증상이 편측성이므로, 편측 후-전 압박(postero-anterior unilateral vertebral pressure)과 회전(rotation)사이에서 기술을 선택한다.
2. 견인은 이전에 시도해서 효과가 없었을 뿐 아니라 증상이 심하지 않기 때문에 필요치 않다.
3. 관절가동술(mobilization)이 효과면에서 견인보다 더 빠르므로 우선 시도되어야 한다.
4. 관절 징후(joint signs)가 촉진으로만 발견되었기 때문에, 첫 번째 치료운동으로 이 증상을 이용하는 것이 현명하다.

첫날(First day)

C6/7의 왼쪽에 편측 후-전 압박(postero-anterior unilateral vertebral pressure)을 1분씩 3회 시행했다. 치료를 지속할 때 이 운동이 약간 향상되는 것처럼 보인다는 것이 유일한 평가였다. 첫 치료 후 악화될 수 있다고 환자에게 주의를 주었고, 증상의 양상에 대해 어떤 변화라도 생기면 기록하도록 했다.

2일째(Second day)

환자는 이전에 증상이 발생했던 횟수에서 최소한 50%가 감소했다고 보고했다. 촉진검사에서 전날 향상된 운동이 계속 유지되고 있었다. 치료를 반복했다.

3일째(Third day)

환자는 이전의 증상이 거의 없어졌지만, 증상이 다시 생기면 이전만큼 불편하다고 보고했다. 치료를 반복했으며 3회 끝무렵 운동이 거의 정상으로 느껴졌다. 치료를 더 할 필요가 있는지를 알기 위해 일주일간 치료를 중단하기로 했다. 증상이 재발할 조짐이 보이면, 치료받으러 오라고 충고했다.

일주일 뒤(One week later)

증상이 사라졌기 때문에 환자는 만족해했고, 치료는 종결되었다 .

만성 요추 신경근 통증 (Chronic lumbar nerve-root ache)

검사(Examination)

병력(History)

35세 남성으로 8년에 걸쳐 요부 증상이 재발되었었다. 지난 18개월간 왼쪽 다리에 약간의 증상이 있었다. 이전에 몇 차례 정골 요법의 치료로 증상이 잘 제거되었었다. 2달 반 전 정원에서 잡초를 뽑다가 둔부와 다리를 따라 약간의 증상이 있음을 알았다. 시간이 갈수록 증상이 커져서 3일 후에는 지속적 통증(constant ache)으로 되었다. 이것 때문에 앉기가 힘들어져서 사무원 일을 하기에 불편해졌다. 정골 요법사(osteopath)가 통증을 제거할 수 없었기 때문에, 의사에게 가서 진찰 받았으며, 물리치료를 처방받았다(그림 15.4).

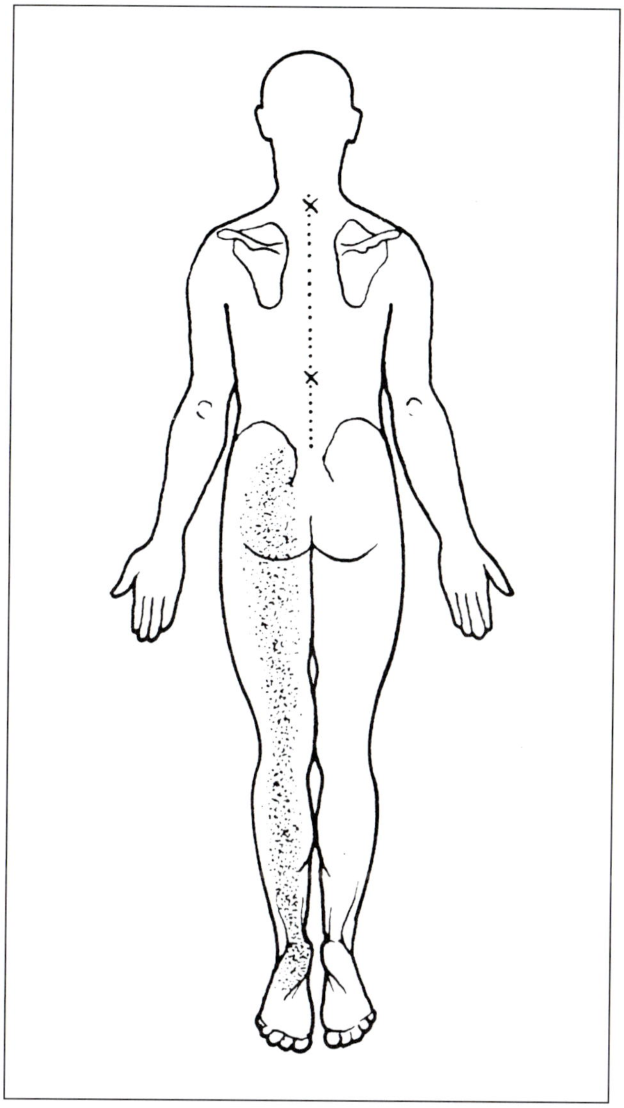

15.4 만성 요추 신경근 통증

신체적 소견(Physical findings)

굴곡은 바닥에서 23cm(9in) 이내였으며, SLR은 60°에서 제한되었다. 환자의 두 가지 운동 증상 외에 통증은 없었다. 장딴지근이 약간 약화되었고, 발바닥 바깥쪽에 따끔거림(tingling)이 약간 있었으나 감각변화는 없었다. 반사는 정상이었다.

치료(Treatment)

치료지침(Guiding factors)

1. 아마도 추간판가 원인인 신경근 문제이므로 회전과 견인 사이에서 치료 기술을 선택한다.
2. 환자의 증상이 심하지 않고 관절가동술(mobilization)의 효과가 더 빠르므로 먼저 회전을 실시하는 것이 현명하다.
3. 신경근이 관련되어있으므로 SLR을 나중 단계(later stage)에 기술로써 이용하는 것이 꼭 필요할 것이다.

첫날(First day)

환자의 증상이 과민하지(irritable) 않다고 보았기 때문에 회전을 약간 강하게 지속적 방법으로 사용하기로 했다. 골반이 우측으로 회전하면서 이루어진 회전을 강하게 지속했다. 4회 반복했다. 치료 말미에 환자가 증상이

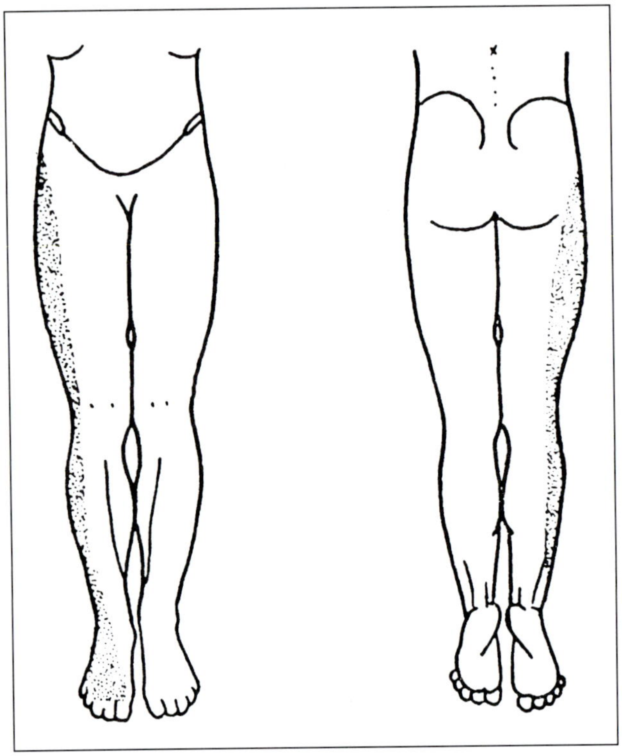

그림 15.5 다리 통증의 잠행성 발병

약간 수월해지는 것 같다고 했고, SLR이 5cm(2in) 향상되었다. 굴곡도 향상되었다.

2일째(Second day)

환자는 운동 범위가 약간 증가한 것을 유지하고 있음에도 거의 같은 느낌이라고 보고했다. 회전을 반복하기로 했으며, 여기에 정중 후-전 압박(postero-anterior central vertebral pressure)을 추가했다. 이것을 시행한 후 운동이 5cm 더 증가했다.

3일째(Third day)

통증이 약간 감소했고 운동범위는 유지되었다. 치료를 반복했으며, 환자는 치료 후에 종아리가 훨씬 더 편안해진 느낌이라고 보고했다.

5일째(Fifth day)

5일째 견인을 추가했으며 이것으로 환자는 훨씬 좋아졌다고 느꼈다. 운동은 향상되고 있었으나 더 느리게 진행되어 치료를 좀 더 빠르게 진행시켜야 겠다는 생각이 들었다.

7일째(Seventh day)

이 단계까지 견인을 하고 난 뒤 정중 후-전 압박과 회전을 시행했다. 여기에 강한 신장으로써 SLR을 추가했다. 이틀 뒤, 환자는 증상 대부분이 없어진 느낌이라고 말했다. 운동은 거의 정상으로 보였으며 치료를 종결했다.

다리 통증의 잠행성 발병 (Insidious onset of leg pain)

검사(Examination)

병력(History)

35세 여성으로 10년 동안 여러 차례 요통이 있었으며 그때마다 침상에서 안정을 취해야 했다. 모든 증상은 작은 물건을 들면서부터 갑자기 시작되었다. 3개월 전 오른쪽 대퇴 외측의 표면에 통증(ache)이 있는 것을 알게 되었다. 통증은 처음에는 간헐적이었지만 일주일 뒤에는 지속적이었다. 따끔거림(tingling)도 하퇴와 발의 외측으로 커졌으며 나중에는 발등에 통증과 무감각까지 생겼다(그림 15.5). 이 증상들이 3주에 걸쳐 커졌다. 의사가 석고재킷(plaster jacket)을 6주간 착용하도록 했지만 증상이 좋아지지 않았다. 석고재킷(plaster jacket)을 제거하고 3주 뒤에 도수교정(manipulation)과 견인을 받기 위해 내원했다.

신체적 소견(Physical findings)

전방굴곡시 바닥에서 40cm(16in) 지점까지 닿을 수 있었다. 이 운동(movement)을 할 때, 다리 통증이 증가하였고 체간을 왼쪽으로 기울어지게 하는 좌골신경통성 측만(sciatic scoliosis)이 확연해졌다. 다시 기립자세로 돌아오면 측만증은 소실되었다. 측만증이 나타날 정도로 전방굴곡한 상태에서 실시한 오른쪽 측방굴곡은 아주 제한적이었고, 약간의 요통이 생겼다. 다른 모든 운동(movement)들은 뻣뻣하기는 했지만, 많이 아프지는 않았다. 척추 위에 강한 압박(firm pressure)을 가했을 때 통증이나 근경련은 생기지 않았지만, 요추의 척추간 긴장(intervertebral tightness)이 전체적으로 느껴졌다. 오른쪽 SLR은 20°가 덜 되었고, 다리 전체의 뒤쪽에 통증이 있었다. 반사, 감각, 근력은 모두 정상이었다.

치료(Treatment)

치료지침(Guiding factors)

1. 천천히 발병(slow onset)하는 이런 형태는 도수교정(manipulation)보다 견인(traction)이 더 잘 반응한다.
2. 전체적인 추간 운동(intervertebral movement)제한이 증상의 원인이라면, 견인보다는 관절가동술(mobilization)이 더 효과적일 것이다.
3. 이 환자에게는 견인과 관절가동술(mobilization)을 조합하는 것이 도움이 될 것이다.
4. 관절가동술(mobilization)을 시도한다면, 먼저 회전을 선택해야 한다.
5. 신경학적 변화가 없고 SLR 제한이 심하지 않기 때문에 증상을 완전히 제거할 가능성이 높다.

첫날(First day)

관절가동술(mobilization)을 포함시키기 전에 견인의 효과를 평가하기 위해 견인을 먼저 실시하기로 했다. 바로 누운 자세에서 10분간 아주 부드러운 견인을 시행했다. 견인하는 동안 다리 통증이 감소했으며 견인을 풀었을 때도 편안했다. 5분간 휴식한 후 SLR을 했을 때 10°가 향상되었다. 환자는 집으로 가서 휴식을 취하도록 했다.

2일째(Second day)

환자는 견인을 하고 나서 좋아졌다고 느꼈다. 허리쪽에 아무런 불편함이 없었다. 전방굴곡이 5cm(2in) 향상되었고, SLR은 10° 증가된 것이 유지되었다.

견인을 반복했는데 요통과 관련한 문제가 전혀 없었기 때문에 엎드린 자세에서 시행했다. 15분간 강한 견인(35kg)을 시행하면서 다리 통증이 모두 없어졌다. 견인을 풀었을 때 통증이 다시 약간 생겼다. 잠시 휴식을 취하고 SLR을 측정하니 더 증가했다.

3일째(Third day)

환자는 좀 더 좋아졌다고 느꼈다. 전방굴곡이 바닥에서 32cm(13in) 지점까지 였고(2.5cm 향상), SLR은 여전히 10°가 부족했다.

같은 강도로 견인을 했으며, 증상이 제거되는 비슷한 느낌을 경험했다. 30분간 견인했다.

4일째(Fourth day)

첫 날과 비교하면 상당히 호전되었으나, 진전되는 속도가 지난 이틀동안 감소해 왔다. 전방굴곡이 31cm(12in) 부족하고, SLR은 5° 부족했다.

더 강한 견인(70kg)을 시행하고 긴 휴식을 취하도록 했다.

5일째(Fifth day)

전방굴곡이 25cm(10in) 부족하고, SLR은 완전히 다 되었으며, 증상이 더 향상되었다.

더 빨리 전진되어야 한다고 느꼈기 때문에, 관절가동술(mobilization)을 시작했다. 환자가 왼쪽으로 누운 자세에서 회전을 4회 실시했다. 각 운동(movement)을 시행한 후 전방굴곡이 향상되었는데 첫 번째와 두 번째 실시 후에 5cm(2in)가 향상되었고, 세 번째 실시 후 2cm(0.8in), 네 번째 실시 후 1cm(0.4in)가 향상되었다. 관절가동술(mobilization)을 하고 나서 강한 견인을 시행했다.

6일째(Sixth day)

환자는 훨씬 더 좋아졌다고 느꼈다. 허리가 더 자유로워졌고 다리 통증은 거의 사라졌다. 전방굴곡은 증가된 범위에서 유지되었고, 손가락 끝이 바닥에서 11cm(3in) 지점까지 왔다. SLR은 정상이었다.

회전을 반복한 후 전방굴곡이 바닥에서 2cm(0.8in) 지점까지 증가했다. 견인도 반복 시행했다.

7 – 9일째(Seventh–ninth day)

5, 6일째의 치료를 반복했으며 10일째 환자의 모든 증

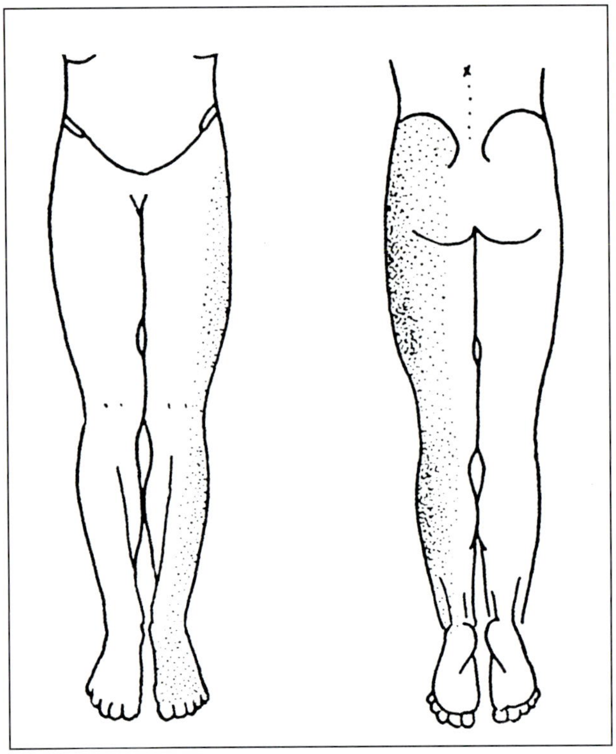

그림 15.6 뚜렷하지 않은 다리 증상

상이 완전히 사라졌다. SLR은 정상이었고 좌골신경통성 측만증의 모든 증상이 사라지면서 전방굴곡은 완전범위였다. 7일째 따끔거림(tingling sensation)이 모두 없어졌다. 첫 날 검사한 것과 비교해 모든 능동운동과 수동운동이 훨씬 자유로워졌다.

뚜렷하지 않은 다리 증상 (Poorly defined leg symptoms)

검사(Examination)

병력(History)

45세 남성으로 2년 동안 왼쪽 발등에서 시작해 점차 하퇴, 대퇴, 둔부 외측까지 퍼지는 간헐적인 따끔거림을 느꼈다(그림 15.6).

2주전 심장 문제로 병원에 입원했는데 그 기간동안 증상이 악화되어 발등의 따끔거림과 함께 왼쪽 둔부, 대퇴, 하퇴 외측의 지속적인 둔통(dull ache)을 치료하게 되었다.

신체적 소견(Physical findings)

척추의 능동운동은 완전가동범위였고 통증이 없었는데, 예외로 전방굴곡은 손가락 끝이 바닥에서 13cm(5in) 지점에 갔을 때 왼쪽 다리 뒤로 끌어당기는 느낌(dragging feeling)이 생겼다. 요추 수동운동에서 4, 5번 요추체 사이의 굴곡-신전운동(flexion-extension movement)이 현저히 제한되었다. 다른 척추 검사, 천장관절, 고관절은 정상이었다.

의사는 환자가 이틀 뒤 시골집으로 돌아가야 했으므로 이틀간의 치료를 의뢰했다.

치료(Treatment)

치료지침(Guiding factors)

1. 객관적인 증상은 L4/5 강직(stiffness) 뿐이다.
2. L4/5 추간 관절(intervertebral joint) 운동을 보호하는 근 경련(muscle spasm)이 없다.
3. 치료 가능한 시간이 이틀밖에 없고, L4/5 강직이 지금 상태까지 오는데는 최소 2년이 걸렸기 때문에 관절가동술(mobilizing technique)로 시작하는 것은 시간 낭비이다.
4. 위의 3가지 사항을 볼 때, L4 와 L5사이의 추간 관절(intervertebral joint)을 도수교정(manipulation)하는 것으로 시작하는 것이 가장 좋을 것 같다.

첫날(First day)

L4/5 관절에 집중된 회전성 도수교정(rotary manipulation)을 오른쪽으로 2회, 왼쪽으로 2회 시행했다. 시행할 때마다 전방굴곡 범위가 증가해서 환자는 왼쪽 다리에 끌어당기는 느낌(dragging feeling)이 전혀 없이 발가락에 닿을 수 있었다. 처음보다 다리 통증이 좋아졌고 발이 따끔거리는 것은 4번의 도수교정(manipulation)후에는 없어졌다.

2일째(Second day)

환자는 여전히 발가락에 닿을 수 있었고, 다리와 둔부 통증이 모두 사라졌다. 도수교정(manipulation)후에 따끔거림은 간헐적으로 되었고 덜 심해졌다. L4/5 관절이 도수교정(manipulation) 후에 욱신거렸다(sore).

첫 날의 치료를 반복했는데 이것으로 발의 따끔거림이 깨끗해졌다. 재검사(re-testing)에서 L4/5 운동이 상당히 향상되었다.

환자는 10일 뒤에 증상이 전혀 남아있지 않다고 보고했다.

경추(Cervical)

심장질환처럼 보이는 통증 (Pain simulating cardiac disease)

검사(Examination)

병력(History)

54세 남성으로 7년 전 메니에르병(Menière's disease)과 청각소실로 치료받았다. 그로부터 3년 후 한밤중에 아주 안 좋은 왼쪽 흉통과 팔 통증이 한 차례 발생했다. 나중에 이 통증이 발생하기 전 며칠동안 목이 약간 뻣뻣(stiffness)한 느낌으로 잠에서 깨어났었음을 기억했다. 그 당시 의사는 심장문제 때문에 통증이 생겼다고 생각했고 그것을 치료했다.

10일 전 왼쪽 흉통과 팔 통증 때문에 다시 잠이 깼고, 그 때 이후로 견딜 수 없을 정도였다(그림 15.7).

의뢰하는 전문의(referring specialist)는 심장장애의 증거가 거의 없고, 목 운동이 제한되어 있기 때문에 진단을 내리기 위해(diagnostic trial) 도수교정(manipulation)과 견인을 해야 한다고 했다.

신체적 소견(Physical findings)

목운동이 현저히 제한되었다. 신전은 불가능했고, 전방굴곡, 왼쪽 측방굴곡, 왼쪽 회전은 60°가 덜 움직였으며, 오른쪽 측방굴곡과 오른쪽 회전은 거의 25°로 제한되었다. 목운동은 전부 팔의 통증을 유발시켰다.

방사선상 C6 추체가 수직으로 좁았으며 후관절(apophyseal facet)들이 지나치게 겹쳐짐으로써 C6/7 추체간 공간(interbody space)이 확연히 좁아져 있었다.

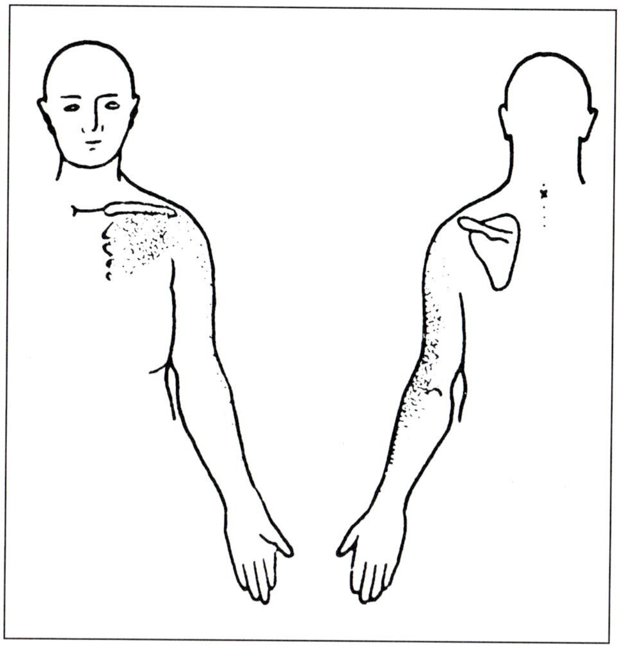

그림 15.7 심장 장애처럼 보이는 중증의 왼쪽 흉통과 팔 통증

치료(Treatment)

치료지침(Guiding factors)

1. 심장장애처럼 보일 수 있는 왼쪽 가슴과 팔의 통증은 T4 또는 C7 수준에서 일어날 수 있다.
2. 아주 심한 증상과 팔의 통증이 확연히 증가하면서 제한되는 모든 운동들 때문에 도수교정(manipulation)보다는 견인이 선호된다.
3. 운동제한이 확연하고 뚜렷한 통증이 생기면서 전방굴곡이 제한되기 때문에 결과가 늦어질 수 있다.
4. 견인을 하면서 통증이 가라앉고, 굴곡이 자유롭게 될 때, 결과를 촉진하기 위해 관절가동술(mobilization)을 사용할 수 있다.

첫날(First day)

신전이 매우 제한되었기 때문에 굴곡(약 35°)상태에서 경추 견인을 시행했는데, 통증이 거의 완전히 제거되었다. 치료는 두 차례의 신장(stretch)으로 이루어졌는데 각각 10분씩이었다. 견인을 풀 때마다 통증이 다시 나타났다. 환자에게 첫 치료 후 증상이 재발할 가능성이 있음을 주의시켰다. 그는 치료하는 동안 자신의 사무일(clerical business)을 계속 하려고 시도하고 있었다.

2일째(Second day)

운동과 통증의 정도가 첫 날과 거의 비슷했다. 견인을 반복했는데, 15분 동안 신장했다. 견인을 풀었을 때도 어느 정도 경감되어 있었다.

3일째(Third day)

통증이 약간 감소했고, 회전이 약간 증가했다. 견인을 반복 시행했다.

4–7일째(Fourth–seventh day)

매일 견인을 하면서 계속해서 큰 진전이 있었다.

8일째(Eighth day)

이 단계까지 통증이 감소되었고, 모든 운동의 제한이 줄어들었다. 전방굴곡시 통증이 없었으며 가슴과 팔 전체에 통증이 있었다.

증상이 덜 심해지고, 전방굴곡시 통증이 없었기 때문에 견인을 계속하면서 관절가동술(mobilization)을 시작하기로 했다. 오른쪽 경추 회전을 3회 실시하면서 전완 통증이 없어졌고 상완 통증이 감소했는데, 흉통은 계속되었다.

그 다음에 T1과 T5 사이의 흉추 극돌기를 오른쪽에서 왼쪽으로 횡단 압박(transverse vertebral pressure)으로 누르면서 3회 관절가동술(mobilization)을 시행했다. 이것으로 흉통은 제거되었지만, 전완 통증은 아주 조금만 좋아졌다.

견인을 평소대로 시행했고, 이것으로 전완 통증이 완전히 제거되었다.

9일째(Ninth day)

통증은 평소만큼 완화되었지만 운동(movement)은 이전보다 더 많은 진전이 있었다. T1~T5의 관절가동술을 함으로 흉추 통증(soreness)이 증가했으므로 이 날은 견인만 시행했다.

10일째(Tenth day)

국소압통(local tenderness)이 향상되었으므로 8일째의 치료를 반복했다.

하루 걸러 관절가동술(mobilization)을 하고 견인을 매일 시행한 결과 13일째에 운동이 자유롭게 되었고, 간혹 팔에 아픈 감각(sensations of ache)이 나타났다.

극상근 건염처럼 보이는 통증 (Pain simulating supraspinatus tendinitis)

검사(Examination)

척추에서 관절까지 통증이 관련된 경우가 흔히 있으며 때로는 다음의 예처럼 어깨 통증의 원인(origin)을 찾는 것이 어렵다. 연관통인 경우 관절 징후(joint signs)는 운동시 통증은 있지만 제한적이지는 않다는 것이다. 때로는 관련 있는 부위(견갑골처럼)에 통증이 있어 검사자에게 지침이 되기도 하지만, 반드시 그렇지도 않다. 때로는 어깨 통증이 목에서 발생한다는 것을 알려줄 척추 증상이 전혀 없을 때도 있다. 발견할 수 있는 방법은 목을 치료하고 어깨 통증을 관찰하는 것뿐이다. 목이 원인일 경우, 치료반응은 항상 즉각적이고 평가를 더 쉽게 만들어준다. 말초 관절(peripheral joint) 통증의 원인이 척추인 경우는 고관절과 견관절에서 흔하고, 주관절과 슬관절에서는 덜하다. 다음의 사례(case history)를 한 예로 들어보겠다.

병력(History)

25세 젊은 남성으로 오른쪽 어깨 통증이 2개월간 지속되어 물리치료를 받기 위해 의뢰되었다. 18일 전 어깨에 콜티손 주사를 맞았는데 심각한 반응을 일으켰다.

환자는 증상이 점차로 시작되었으며 이전에 아팠거나 다친 적이 없다고 말했다. 증상으로는 밤에 어깨 통증(ache)이 있었고, 낮에는 팔을 움직일 때 어깨 맨 위에서 쿡쿡 찌르는 통증이 있었다(그림 15.8).

신체적 소견(Physical findings)

중간범위로 외전(mid-range abduction)하는 동안 어깨

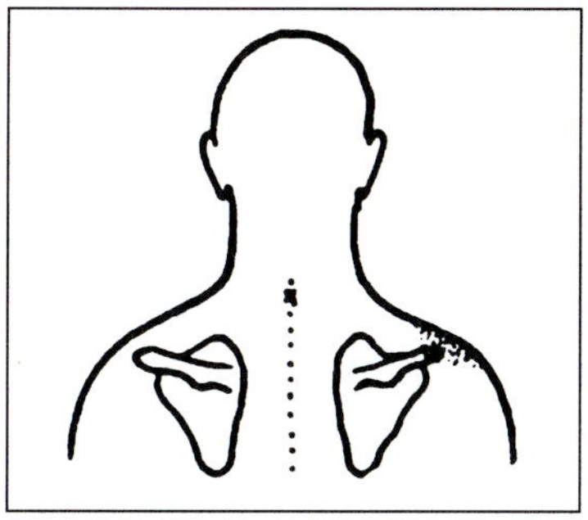

그림 15.8 경추 원인으로 인한 어깨 증상

맨 위에서 통증호(arc of pain)가 느껴졌고, 극상근의 정적 수축(static contraction)도 어깨 맨 위의 통증을 일으켰다. 견쇄관절(acromioclavicular joint)과 관절와 상완관절(glenohumeral joint)의 수동운동은 통증이 없었다. 모든 경추 운동은 완전범위였고 통증이 없었다. 오른쪽 극상근 건이 정지하는 지점에 약간의 압통이 있는 것을 제외하고는 모든 조직이 정상적인 느낌이었다.

치료(Treatment)

치료지침(Guiding factors)

극상근 건에 중점을 둔 어깨 치료는 건에 심부 마찰 마사지(deep-fraction massage)와 전기치료를 함으로써 시행한다.

1-10일째(First-tenth days)

치료시작 후 열흘동안 밤에 어깨가 아프지 않을 때가 몇 번 있었다. 하지만, 외전시 통증호(arc of pain)는 그대로 남아있었다. 11일째 통증부위가 극상와(supraspinous fossa)의 중간으로 옮겨갔다.

11일째(Eleventh day)

새로운 위치에 통증이 생겼으므로 경추운동을 재점검했는데 완전가동범위였지만, 오른쪽 회전과 신전시 오른쪽 극상와 통증이 생겼다. 환자에게 좀 더 자세히 질문하니, 어깨 통증이 생기기 약 2주전에 이 부위에 통증이 있었음을 기억해 냈다. 또한 최근 몇 년간 때때로 아침에 깰 때 목이 약간 뻣뻣했으며 일어나고 1~2 시간 내에는 항상 풀렸던 것도 언급했다. 경추 왼쪽 회전 관절가동술(mobilization)을 1분간 진동(oscillation)으로 시행했고, 경과가 좋다는 평가가 나와 2회 더 반복했다. 그리고 나서 외전시 나타나던 통증호(painful arc)가 없어졌으며, 경추운동시 통증이 없었다. 극상근의 정적검사(static test) 역시 통증이 없었다. 어깨의 국소치료를 종결했다.

12일째(Twelfth day)

환자는 훨씬 좋아진 느낌이었지만, 경추 오른쪽 회전시 아직도 극상와 통증이 생겼다. 경추 신전과 견관절 외전은 여전히 통증이 없었다. 왼쪽으로 회전하는 관절가동술(mobilization)을 3회 반복했고 그 결과 목운동시 통증이 없어지게 되었다.

13일째(Thirteenth day)

어깨 맨 위의 통증이 재발했고, 외전시 통증호(painful arc)도 재발했다. 오른쪽 경추 외전은 다시 오른쪽 극상와 통증을 발생시켰다. 경추를 왼쪽 회전으로 관절가동술(mobilization)시키는 치료를 반복했으며, 이로 인해 외전시 나타나는 통증호를 포함한 모든 증상과 징후가 사라졌다.

14일째(Fourteenth day)

환자는 아무 통증이 없었고, 목과 어깨 운동시 통증이 없었기 때문에 치료를 취소했다.

그 후 치료 (Treatment of further developments)

2주 후 극상와 통증이 약간 재발했는데 이틀 연속으로 경추 왼쪽 회전하는 관절가동술로 깨끗이 없어졌다. 환자는 그 후 4개월간 증상이 없는 것으로 알려졌다.

이 사례(case history)를 통해 운동시 통증호(painful arc)가 있는 모든 어깨문제(shoulder condition)를 경추의 관절가동술(mobilization)로 치료해야 한다고 결론 내려서는 안 된다. 정확히 말하면, 그런 증상들이 경추요소(cervical component)를 포함하는 것이다. 어깨에서의 변화를 평가하는 동안 경추요소를 먼저 치료하는

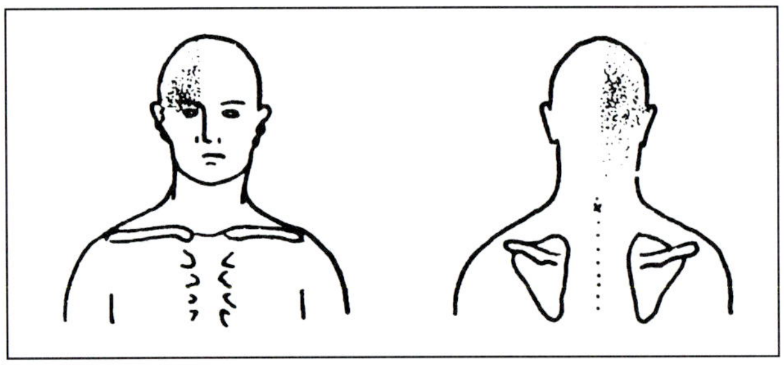

그림 15.9 목과 머리의 통증

것이 유용하다. 초기 치료기간(initial treatment session)이나 24시간 평가 기간에 어깨가 향상되는 것이 거의 없거나 전혀 없으면 치료를 어깨에 집중해야 한다.

편두통처럼 보이는 통증 (Pain simulating migraine)

검사(Examination)

병력(History)

40세 여성으로 의사가 편두통이라 진단했던 21년의 병력을 지니고 있었다. 이번에 통증이 없었던 최장기간은 2년이었다. 통증이 발생할 때마다 증상이 목의 뒤에서 시작해 오른쪽 후두부로 퍼져 머리를 거쳐 오른쪽 귀와 오른쪽 전두 영역까지 갔다. 환자가 심한 진동으로 표현하는 그 통증은 2~8일간 지속되었고 초기단계에 침상에서 안정을 취해야만 했다. 통증 증상과 동반해 오심(nausea)이 생기고, 시야가 흐릿해졌다. 유일한 전구 증상은 '행복감' 이었다(그림 15.9).

신체적 소견(발생 말기에) [Physical findings(at the end of an attack]

머리와 목운동은 사실상 완전가동범위였지만 굴곡과 신전시 오른쪽 목 윗부분에 전체적인 불편감(general discomfort)이 생겼다. 오른쪽 측방굴곡시 C1 수준에서 목 양쪽에 중간정도의 통증(moderate pain)이 생겼고, 왼쪽 측방굴곡시 C1의 오른쪽만 아팠다. 왼쪽 회전은 정상이었지만 오른쪽 회전시 C1의 오른쪽에 통증이 생겼다.

치료(Treatment)

치료지침(Guiding factors)

1. 환자의 증상은 심하지만, 중립위치에서 부드럽고 지속적인 견인으로 증상이 상당히 호전될 수 있다.
2. 회전은 보통 목 문제(neck condition)를 호전시키는 가장 좋은 방법인데, 특히 편측성일 때 그렇다.
3. 일단 C1의 오른쪽 통증(검사운동으로 나타날 수도 있는)이 제거되면 발병할 때만 치료를 하며 따라서 마지막 결과(end-result)가 늦게 나타날 수도 있음을 환자에게 설명해야 한다.
4. 치료시 발병의 심한 정도를 감소시켜야 하고, 발병과 발병사이 통증이 없는 시간을 연장시켜야 한다.
5. 발병(attack)이 시작되면 그 시각에 구애받지 말고 즉시 치료를 시작해야 한다.
6. 발병하는 동안 치료를 하면서 기술 중간에 휴식시간을 길게 넣어야 하므로 치료시간(treatment session)은 길어질 수도 있다.
7. 여러 과정에서 예상되는 변화는 다른 척추 증후군에서 기대되는 정도와 같아야 한다.
8. 첫 번째 목표는 모든 경추운동시 C1의 오른쪽에 통증이 생기지 않도록 하는 것과, 이런 통증이 없어짐으로써 환자의 통증주기(pain cycle)를 어떻게 변화시키는지를 아는 것이다.

1–3일째(First–third days)

회전 관절가동술(rotation mobilization)을 부드러우면서 지속적으로 시행했는데(왼쪽에만), 첫날에는 2회, 2일째와 3일째는 4회 실시했다. 이것으로 C1의 오른쪽에 느껴지던 통증이 점차 사라졌다.

4일째(Fourth day)

환자가 발병과 동반되는 모든 점들을 얘기했지만, 보통 머리가 쿡쿡 쑤시는 통증(throbbing head pain)은 없었다. C1의 오른쪽 통증이 재발했고, 더 두드러졌다.

중립자세에서 10분간 부드러운 견인을 실시했는데 오심(nausea)이 줄었고, 흐릿한 시야도 깨끗해졌다. 견인을 풀었을 때 이 증상들이 재발하지 않았다. 5분간 휴식하고 견인을 반복했다.

5–6일째(Fifth and sixth days)

오심(nausea)은 덜해지긴 했지만, 4, 5일째 치료 후 각각 2시간, 4시간 후에 나타났으며 여전히 존재하고 있었다.

매일 두 차례(two periods) 견인을 반복(한번은 20분, 다음은 10분간)했는데, 약간의 향상이 있었을 뿐이다.

7일째(Seventh day)

시야는 정상이었고 오심도 없어졌지만, 회전할 때 C1의 오른쪽 통증은 여전히 있었는데 특히 오른쪽 회전할 때 오른쪽 전두부 통증이 약간 생겼다.

왼쪽으로 회전하는 관절가동술(rotation mobilization to the left)을 훨씬 더 강해진 진동으로 4회 실시했다. 이것으로 모든 증상과 징후가 사라졌다.

8일째(Eighth day)

환자는 기분이 좋다고 했으며, 남아있는 유일한 증상은 머리를 완전 신전하고 나서 오른쪽 측방굴곡, 오른쪽 회전할 때 C1의 오른쪽에 생기는 통증이었다.

왼쪽으로 회전하는 관절가동술(rotation mobilization to the left)을 강한 완전 범위로 2회 실시했고 그 사이 10분간 휴식했다. 이 결과 환자를 검사할 때 통증이 없었다.

그 후 치료-1 (Treatment of further developments-1)

환자는 열흘(평상시 보다 훨씬 긴 기간)동안 증상이 생기지 않았다가 그 후 목의 오른쪽에 통증이 재발했는데, 이 통증은 머리 오른쪽을 지나 전두부까지 방사되었고, 시야가 흐려졌고 오심이 생겼다.

검사에서 오른쪽 회전을 하면 C1 수준에서 목의 오른쪽에 통증이 생겼다. 이 통증은 강도와 부위가 커진 것으로, 만일 회전에다 오른쪽 측방굴곡과 완전 신전을 같이하면(upper cervical quadrant), 오른쪽 편두통까지 나타났다.

첫날(First day)

환자에게 2시간의 치료시간 동안(during a 2-hour period) C1-2에 오른쪽으로 횡단 도수교정(transverse manipulation)을 3회 실시했으며 그 사이에 긴 휴식을 취했다. 증상이 상당히 호전되었고 운동할 때 통증이 덜해졌다.

2–3일째(Second and third days)

환자는 약물에 의지하지 않게 되어 기분이 좋았다. 증상이 거의 없었으며 3일째까지 오른쪽 측방 굴곡과 신전 자세에서 회전을 검사할 때 오른쪽 전두부 통증이 약간 생길 뿐이었다.

오른쪽 횡단 도수교정(transverse manipulation)을 반복했으며 휴식시간이 덜 필요하게 되었으므로 중간에 더 짧게 쉬었다. 3일째 치료가 끝날 무렵, 다시 환자의 증상과 징후가 없어졌다.

4–5일째(Fourth and fifth day)

한밤중에 가벼운 오른쪽 편두통(hemicranial ache)(통증은 아님)이 재발했는데 이는 치료를 계속해야 한다는 것을 알려주는 것이었다. 오심이나 시야가 흐릿해지는 증상은 없었다. 4, 5일째 치료하는 동안, 종축 운동(longitudinal movement)인 오른쪽 회전과 정중 후–전 압박(postero-anterior central vertebral pressure)을 차례로 실시했는데, 이것으로 증상이 증가되었기 때문에 가라앉히기 위해 왼쪽 회전을 다시 시작해야 했다. 이제 이 경우에는 왼쪽으로 회전하는 도수교정(rotation manipulation to the left)이 효과적인 치료임을 알 수 있다.

6–7일째(Sixth and seventh day)

오른쪽으로 횡단 도수교정(transverse manipulation to the right)하는 기술만 사용했으며, 치료시간 끝 무렵 다시 환자의 증상과 징후가 없어졌다.

그 후 치료-2
(Treatment of further developments-2)

환자는 13일 동안 증상이 생기지 않았는데, 이는 더 향상된 것을 뜻한다. 그리고 나서 약간의 오른쪽 전두부 통증과 함께 오른쪽 후두부와 주변 목에 중간정도의 통증이 발생했다. 오심감(the feeling of nausea)은 최소였다. 오른쪽 회전으로 흔히 생기는 통증증상이 있었다.

첫날(First day)

이 단계에서는 견인 없이 왼쪽으로 회전하는 도수교정(manipulation)이 환자에게 가장 효과적인 치료였으며, 안전하면서 강력하게 시행될 수 있다고 알고 있었다. 오심이 심하지 않았기 때문에 도수교정 중간에 긴 휴식은 필요치 않았다. 왼쪽으로 회전하는 것을 아주 강하고 지속적인 진동운동으로 4회 실시하고 도수교정 플릭(manipulative flick)을 했다. 환자의 왼쪽 목이 너무 아파서(sore) 치료를 더 할 수 없었다. 오른쪽 능동 회전시 거의 통증이 없었고, 오심과 두통이 모두 없어졌다.

2일째(Second day)

오심은 없었고 전두부 통증만 약간 있을 뿐이었다. 오른쪽 회전시 여전히 C1의 오른쪽에 통증이 조금 생겼다.

왼쪽 최대범위로 강제로 회전하는 것을 3회 실시했고, 증상과 징후가 완전히 제거되었다.

그 후 치료-3
(Treatment of further developments-3)

3주 이상동안 증상이 생기지 않았다. 그 후에 오른쪽 전두부 통증이 경하게 발생했다. 오른쪽 능동 회전할 때뿐만 아니라 오른쪽 측방굴곡과 신전을 같이 시행해도 통증이 없었다.

첫날(First day)

오른쪽으로 횡단 도수교정을 2회 실시하고 30분 동안 휴식했다. 증상이 재발하지 않았기 때문에 더 이상의 도수교정은 필요치 않다고 생각했다.

1957년에 이 치료를 시행했는데 1965년 환자가 사망할 때까지 발병하지 않았다고 한다.

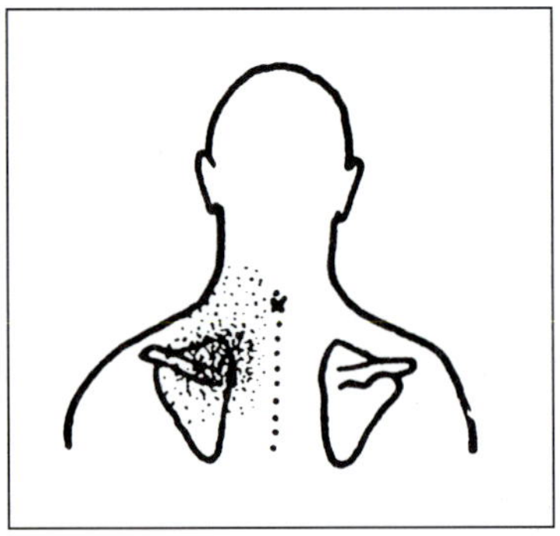

그림 15.10
견갑골 통증

견갑골 통증(Scapular pain)

검사(Examination)

병력(History)

40세 여성으로 일주일 전 하품하면서 기지개를 켤 때 왼쪽 견갑골 위로 날카로운 통증(sharp pain)을 느꼈다. 그 후 2시간 동안 통증이 조금 더 커졌고, 더 넓게 펴져 아래쪽 목(lower neck)의 왼쪽과 견갑골의 중상부위(middle and upper scapular area)까지 느껴졌다(그림 15.10). 그 후 증상은 변화가 없었다.

환자는 일년 전에 비슷한 경험이 있었으며 치료 없이 4일 후 회복되었다.

신체적 소견(Physical findings)

증상으로는 지속적으로 괴롭히는 견갑골 통증이 있었는데 움직이면 악화되고, 쉬면 부분적으로 제거되었다. 몸통과 어깨운동은 완전범위였고 통증이 없었지만, 경추운동은 매우 제한되어 있었고 견갑골 통증을 유발시켰는데, 왼쪽 측방굴곡과 오른쪽 회전은 예외였다. 전방굴곡은 50%가 덜 되었고, 신전을 시작하는 것은 가능했지만 통증 때문에 더 이상의 운동을 할 수 없었다. 왼쪽 회전은 50%에서 제한되었고 오른쪽 측방굴곡은 처음 몇 도를 제외하고는 통증 때문에 할 수 없었다(이렇게 한 쪽으로 회전이 제한되고, 반대쪽으로 측방굴곡이 동시에 제한되는 것은 흔한 일이 아니다). 이들 운동 때문에 왼쪽 견갑골 통증이 현저히 증가했다. T2와 T4 사이에 있는 극돌기 위에만 압통이 있었다.

치료(Treatment)

치료지침(Guiding factors)

1. 견갑골 통증은 경추 또는 상흉추 문제로 발생할 수 있기 때문에 양쪽 다 치료해야 할 수도 있다.
2. 경추운동이 너무나 제한적이므로 이 부분을 먼저 치료하는 것이 현명하다.
3. 갑작스런 발병상태에서는 일반적으로 견인보다는 도수교정(manipulation)에 훨씬 더 빨리 반응한다.
4. 여기서는 오른쪽 회전이 주요 기술이 될 것이다.

첫날(First day)

오른쪽으로 회전시키는 경추 관절가동술을 20초간 매우 부드럽게 실시했다. 그 후 경추신전과 오른쪽 측방굴곡이 20° 증가했다. 그 기술을 반복했는데, 진동시킬 때 통증이나 근 경련이 없었기 때문에 더 강한 압박으로 실시했다. 회전을 3회 적용한 뒤 환자는 신전과 오른쪽 측방굴곡이 50% 가능했다. 굴곡은 완전히 되었고 왼쪽 회전은 20°만 부족했다. 이런 모든 운동이 아직 견갑골 통증을 일으켰다. 치료 후에 증상이 악화될 수 있다고 환자에게 주의를 주었다.

2일째(Second day)

증상이 악화되지 않았고 환자는 훨씬 좋아진 느낌이었다. 가동범위는 첫 치료 후 획득한 범위를 그대로 유지하고 있었다. 관절가동술을 똑같이 시행했는데, 이번에는 7회를 시행했다. 마지막 두 번의 회전 적용에서는 진전이 없었지만 전반적인 운동이 훨씬 향상되었다. 굴곡과 오른쪽 측방굴곡은 완전범위였고 통증이 없었다. 왼쪽 회전은 10° 증가해서 이제 마지막 10°가 부족한 상태인 반면, 신전은 10° 증가해서 아직 30°가 부족하다. 이 두 가지 운동 모두 왼쪽 견갑골 통증을 유발했다.

3일째(Third days)

향상된 운동이 유지되었으며, 2일째 진전이 더 느려졌기 때문에 관절가동술에 상흉추를 포함시켜야 한다고 결정했다. 2일째에 회전으로 얼마나 많이 향상되었는가를 알고 있으므로, 흉추와 경추 관절가동술의 비교치를 평가하기 위해 흉추 관절가동술을 먼저 실시했다. T2-T4의 극돌기 오른쪽으로 횡단 압박(transverse vertebral pressure)을 가했다. 이 기술을 1분간 안정되게 시행했다. 그 결과 머리의 왼쪽 회전과 신전이 여전히 통증을 유발시키기는 하지만, 완전범위로 되었다. 횡단 압박(transverse vertebral pressure)을 2회 더 적용시킨 후 모든 통증이 없어졌다.

4일째(Fourth day)

환자는 머리를 완전 신전 또는 왼쪽으로 완전히 회전할 때 왼쪽 견갑골 부위에만 통증을 느꼈다. 마지막 치료에서 T2-T4의 극돌기 쪽으로 횡단 압박(transverse vertebral pressure)을 가한 후 경추를 향해 오른쪽으로 회전시켰다. 관절가동술 이후 모든 운동이 통증 없이 되었다. 그 다음날 환자의 증상과 징후가 없었으므로 치료를 더 할 필요가 없었다.

급성 사경(Acute torticollis)

검사(Examination)

병력(History)

16세 소년으로 이틀전 새벽 3시에 목 오른쪽 부분의 통증 때문에 잠에서 깼다. 이전에 목에 문제가 있었던 적이 없었으며 발병 며칠 전에 어떤 색다른 일을 하지도 않았었다. 또한 불쾌하지도 않았었다(그림 15.11).

신체적 소견(Physical findings)

머리와 목이 약 35°의 왼쪽 측방굴곡과 약간 전방굴곡된 자세로 있었다. 환자는 침대에서 하루를 푹 쉬고 나서도 나아지지 않았다고 말했다.

능동 굴곡은 완전범위였지만, 오른쪽 목에 중간정도의 통증이 생겼다. 신전과 오른쪽 측방 굴곡은 통증 때문에 심하게 제한되었다. 좌우 회전시 통증이 있었는데, 왼쪽 회전이 완전범위인 반면, 오른쪽 회전은 중간정도

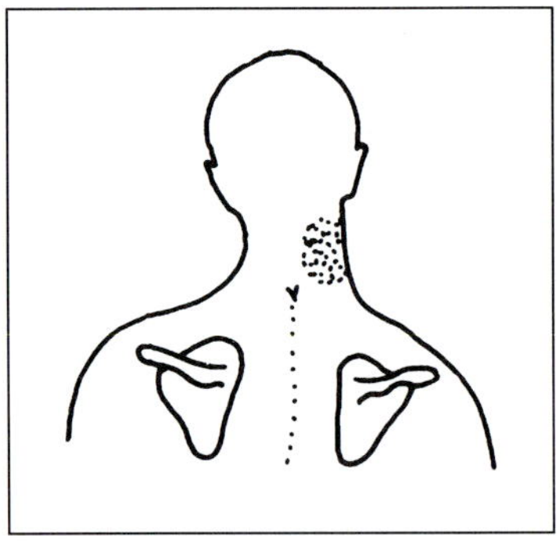

그림 15.11 급성 사경

로 제한되어 있었다.

치료(Treatment)

치료지침(Guiding factors)

1. 목에 약간의 굴곡 변형이 있기 때문에 측방 굴곡 변형만 있는 경우보다 결과가 더 늦을 것 같다.
2. 하루 휴식으로 별 차이가 없었다면 이런 증상과 징후를 가진 환자들만큼 빨리 혹은 쉽게 치료반응이 나타날 것 같지 않다.
3. 도수교정(manipulation)을 한다면 환자의 편안함에 맞춰 부드럽게 시행해야 한다.
4. 가동범위 증가를 위해 적은 양의 관절가동술술을 시행하고, 그 뒤 통증(soreness)이 가라앉을 동안 향상된 것을 유지하기 위해 부드러운 견인을 시행한다면 최상의 결과를 얻을 것이다. 그 후에 관절가동술술을 더 시행할 수도 있다. 이런 주기(cycle)를 진전이 최대로 될 때까지 반복해야 한다. 치료의 마지막 부분에는 견인 단계가 있어야 한다.
5. 환자가 목을 신전할 수 없기 때문에 굴곡상태에서 신전을 해야 할 것이다. 이것은 관절가동술에도 적용된다.
6. 치료 후 환자는 목을 베개로 받치고 휴식을 취해야 할 것이다.
7. 처음 이틀간 치료하는 동안 현저히 향상되었다가 밤새 악화된다면, 진전상태를 유지하도록 소프트 칼라(soft collar)가 필요할 수도 있다. 이런 상황에서는 칼라(collar)를 오랫동안 사용해서는 안 된다.
8. 증상이 오른쪽에 있기 때문에, 이상적인 기술은 왼쪽으로 회전시키는 것이다. 하지만, 변형이 있으므로 생리적 회전운동(physiological rotary movement)이 일어나는 것을 조심해서 확인해야 할 것이다.

첫날(First day)

먼저 왼쪽으로 회전시키는 관절가동술술을 시행했다. 이것은 목을 편안히 굴곡시킨 상태에서 했다. 통증과 경련에 의해 허용되는 범위의 한계까지 부드럽게 회전시켰다. 한계에 도달했을 때 경련 없는 범위를 항상 늘리고자 시도하면서 부드러운 진동을 실시했다. 약 1분간 지속했다. 한 번의 관절가동술로 아주 확연한 향상이 있었기 때문에, 바로 누운 자세에서 굴곡한 채 견인을 하기로 했다. 이것은 15분간 시행했다. 이렇게 함으로써, 다음번 관절가동술을 하는 것이 초반에 관절가동술을 더 하는 것에 비해 더 효과적이고 환자가 덜 불편해 하게 된다.

15분간의 견인 후 변형각도가 감소했지만, 여전히 오른쪽 측방굴곡이 현저히 제한되어 있었다. 신전은 상당히 증가했다. 왼쪽으로 회전시키는 관절가동술을 3회 반복했는데 더 많이 향상되었다. 관절가동술을 하는 동안 회전이 더 수월해졌고, 근 경련이 많이 줄었다. 견인을 반복했다.

그리고 나서 측방굴곡 범위는 정상의 50%였고, 신전은 정상의 75%였는데, 각각의 운동이 여전히 오른쪽 목의 통증을 유발시켰다. 변형의 징조가 여전히 어느 정도 있었지만, 환자는 통증없이 정상적인 머리 위치를 받아들일 수 있었다. 회전을 3회 반복했다. 이 단계에서는 훨씬 더 강하게 실시할 수 있었다. 견인을 반복했다.

그 후, 마지막 신전시 통증이 생겼고, 오른쪽 측방굴곡은 완전범위의 75%였고 변형은 거의 없어졌다. 왼쪽으로 회전시키는 관절가동술을 2회 더 반복했고, 견인을 재적용했다. 그리고 나서 운동은 조심스럽게나마 완전히 되었고 변형은 없어졌다.

환자에게 적절한 목 지지물을 사용해 휴식하도록 했다. 그가 고무베개를 사용해왔기 때문에 그것의 단점을 설명해줬다. 고무는 그 형태를 유지하려는 경향이 있기 때문에 잠잘 동안 이완된 목을 지속적으로 자극하게 된다. 이것은 하찮은 것으로 보일 수 있지만, 불안정한 목을 쉽게 자극하기에 충분하다. 치료에 모든 도움을 주기 위해, 환자에게 일반적인 솜 베개나 깃털 베개를 흔들어 가장자리로 내용물을 보내고 리본으로 가운데를 가볍게 묶어 좁게 함으로써 나비모양으로 만드는 것을 보여주었다. 환자를 눕도록 해 좁은 부분이 목 아래를 받치도록 했고, 양 날개로 머리를 안정시키게 했다. 그리고 나서는, 엎드리든지 옆으로 눕든 목과 머리가 적절히 받쳐졌다. 만약 필요하면, 통증 제거를 위해 더 굴곡시키려고, 작은 베개를 '나비' 모양 베개 아래 일시적으로 넣어 사용할 수 있다.

2일째(Second day)

변형은 거의 없어졌고, 신전은 완전범위였지만, 운동의 한계점에서 오른쪽 통증이 약간 발생했다. 오른쪽 측방굴곡은 약 25%로 제한되었다. 왼쪽 회전은 완전범위였고 통증이 없었지만 오른쪽 회전은 한계점에서 통증이 발생했다. 예상했던 것 보다 더 많은 진전이 있었고, 따라서 환자에게 불편함을 초래하지 않고 더 시행할 수 있었다.

왼쪽 회전을 강한 진동으로 반복했다. 이것을 3회 시행한 후 오른쪽 측방굴곡은 거의 완전범위가 되었는데, 회전을 더 많이 반복한다고 더 많이 향상되지는 않았다. 왼쪽으로 회전할 때 신전은 이제 완전범위였고 통증이 없었다. 오른쪽 측방굴곡과 오른쪽 회전은 둘 다 마지막에 통증(terminal pain)을 발생시켰다. 치료를 변화시켜 왼쪽으로 측방굴곡시키는 관절가동술을 2회 실시한 후 약간 향상되었다. 더 강해진 방법으로 인해 환자의 목이 아팠기 때문에 바로 누운 자세에서 굴곡상태로 견인했다.

이것 후에, 변형은 없어졌고, 오른쪽으로 회전할 때만 통증이 생겼다. 강한 회전을 한 번 시행했는데 이번에는 오른쪽이었다. 관절가동술로 인해 생긴 통증(soreness) 때문에 평가 내리기는 힘들었지만, 환자에게 집에서 쉴 필요는 없다고 이야기했다.

3일째(Third days)

변형은 없었고, 완전한 오른쪽 측방굴곡과 완전한 오른쪽 회전시에만 오른쪽 목의 통증이 생겼다.

견인 없이 왼쪽으로 회전시키는 도수교정을 2회 실시했는데 그 후, 운동들이 통증없이 되었다.

경추관절 잠김(Cervical joint locking)

검사(Examination)

병력(History)

15세 소녀로, 농구를 하다가 갑자기 머리를 왼쪽으로 돌렸는데 이 자세로 고정되어 버렸다. 목 오른쪽에 통증을 느꼈다. 이전에 목을 다쳤거나 어떤 증상이 생겼던 적이 없었으며 다른 건강이 안 좋은 곳은 없었다(그림 15.11).

신체적 소견(Physical findings)

환자는 머리 신전, 오른쪽 측방굴곡 또는 오른쪽 회전을 할 수 없었다. 추간관절의 수동운동(passive intervertebral movement)으로 검사하니 C2/3 관절이 고정된 것으로 나타났다.

치료(Treatment)

치료지침(Guiding factors)

1. 쉽게 발생했기 때문에 쉽게 제거될 수 있다.
2. 먼저 부드러운 종축 운동(longitudinal movement)과 회전을 시행해야 한다.
3. 관절가동술이 도움이 안되면, 부분적인 도수교정(localized manipulation)을 이용해서 C2/3 관절을 오른쪽에서 열어야 한다.
4. 운동시 여전히 통증이 있더라도, 첫 날 완전한 운동범위를 회복해야 한다.

첫날(First day)

종축 운동(longitudinal movement)의 시도는 성공적이지 못했다. 다음에 왼쪽 회전을 시도했는데 약간 향상되었다. 그 운동을 반복해도 더 이상의 도움은 안되었다.

그 다음, 국소적인 대각선 전방운동(localized diagonal thrust)을 사용했고 환자의 머리를 왼쪽으로 기울이고, 경련을 우선 제거하기 위해 그 자세를 참을성 있게 잘 유지하도록 했다. 한 번의 도수교정으로 운동이 완전히 회복되었다. 도수교정 후에 추간 관절의 수동운동(passive intervertebral movement)의 범위를 검사해서 범위가 회복되었는지 확인했다. 통증(soreness) 제거를 위해 온열과 마사지를 시행했다.

2일째(Second day)

운동은 정상이었지만, 통증(soreness)은 여전히 남아있었다. 완화치료(palliative treatment)를 시행했는데 도수교정은 더 이상 필요치 않다고 생각했다.

찌르는 듯한 후두부 통증 (Shooting occipital pain)

검사(Examination)

병력(History)

38세 남성으로 5주전 세면대에서 굽히고 나서 C1 수준에서 목을 가로지르는 날카로운 통증이 지속되었다. 이후로 머리를 움직일 때마다 통증이 있었다.

그는 머리를 돌릴 때 C1 수준에서 상경부(upper neck)를 지나는 '찌르는 듯한' 통증(pain) 과 C1에서 T1까지 중심선을 따라 내려가는 통증(ache)을 호소했다(그림 15.12).

신체적 소견(Physical findings)

경추 굴곡시 상경추(upper cervical spine) 부위에 당기는 느낌(pulling feeling)이 생겼는데 조심스럽게 하면 완전범위까지 되었다. 신전과 측방굴곡시 통증은 없었다. 양쪽으로 회전하는 것은 완전범위였고 하후두 부위(suboccipital area)에 중간정도의 통증이 생겼는데 모든 운동을 천천히 시행해야 했다. 굴곡이나 회전을 빠르게 했을 때 날카로운 하후두부 통증(sharp suboccipital pain)이 생겼다.

의뢰하는 의사는 다음의 순서대로 견인과 도수교정(manipulation)으로 치료할 것을 요청했다.

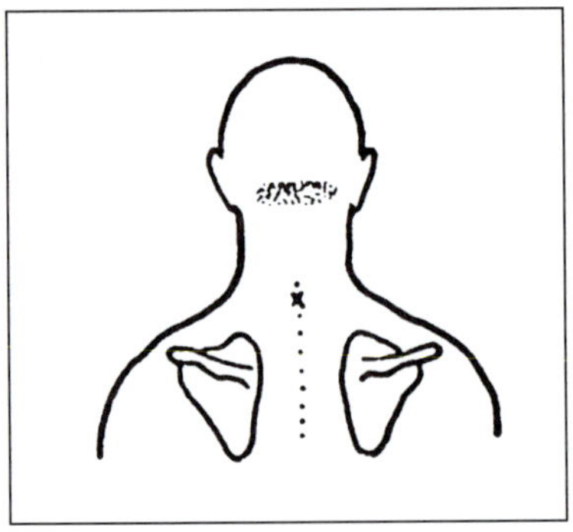

그림 15.12 운동시 발생하는 찌르는 듯한 후두부 통증

치료(Treatment)

치료지침(Guiding factors)

1. 주 증상이 운동시 나타나는 날카로운 통증(sharp pain)이므로 효과 없는 방법은 즉시 바꿔야 한다.
2. 갑작스런 발병으로 즉시 제한이 왔고, 2~3일 후에 점차 더 나빠지지 않는 경우 견인보다는 관절가동술(mobilization)이 더 도움이 될 것이다.
3. 상경추 문제(upper cervical condition)가 중경추 문제(mid-cervical condition)보다 일반적으로 치료하기 더 힘들다.
4. 비록 일반적으로 정중 후-전 압박(postero-anterior central vertebral pressure)은 여러 증상이 같이 있을 때(evenly distributed symptoms)는 최상의 방법이지만, 경추에 있어서는 회전이 일반적으로 가장 효과적인 방법이다.
5. 견인을 사용한다면 굴곡상태에서 보다는 중립자세에서 견인하는 것이 더 좋은데, 이는 상경추(upper cervical spine)에서 문제가 발생하고 있기 때문이다.
6. 환자는 한 번에 이틀 연속으로밖에 치료를 받을 수 없고 한 주가 지나서야 다음 치료를 받을 수 있기 때문에, 효과가 있을 경우에는 통증(soreness)이 있더라도, 2일째 치료를 오랜 시간 하는 것이 합리적일 것이다.

첫날(First day)

처음에는 중립자세에서 견인을 부드럽게 시행했는데,

하는 동안 움직일 때 느껴지는 통증이 호전되지 않았기 때문에 점차 증가시켜 10분간 강한 견인(firm traction)을 적용했다. 견인 후 하후두부에 타는 듯한 느낌과 목이 전체적으로 느슨해지는 느낌은 있었으나 날카로운 통증은 나아지지 않았다. 빠른 진전이 없었기 때문에 견인을 계속하는 것은 무의미하게 보였다.

환자가 누워있는 상태에서 진동기법으로 종축 운동(longitudinal movement)을 적용했다. 20초 후 왼쪽 회전이 향상되었는데, 다른 운동은 변화가 없었다. 2회 더 반복했는데 더 이상의 변화는 없었다.

현재 오른쪽 회전이 왼쪽 회전보다 더 많은 통증을 일으키므로 다음 관절가동술(mobilization)에는 왼쪽 회전을 이용하기로 했다. 우선 첫째로 진동기법을 시행했고, 다음에는 견인 없이 도수교정(manipulation)을 시행했다. 이것으로 향상된 것이 없었기 때문에 오른쪽 회전에 같은 순서대로 시도했다. 그 날 치료는 더 이상 하지 않았고 환자에게 치료 후 증상이 악화될 수도 있다고 주의를 주었다.

2일째(Second day)

환자가 밤새 많은 찌르는 듯한 통증 때문에 힘들었다고 보고했지만, 이런 증상들은 이날 평상시 수준으로 줄어들었다.

견인과 회전은 실패했기 때문에, 다음에 정중 후-전 압박(postero-anterior central vertebral pressure)을 C1과 C2에 집중해서 부드럽게 시작해 약 15초간 사용했다. 이 기술 후에 회전운동의 자유도가 즉시 향상되었다.

통증없이 할 수 있는 운동의 자유도가 안정되게 향상되었기 때문에 이 관절가동술(mobilization)을 계속 시행했다. 환자가 일주일간 올 수 없었기 때문에, 점차 압박을 증가시키며 12회를 시행했다. 환자에게 다시 증상이 일시적으로 재발할 수 있다고 주의를 주었다.

3일째(Third days)(일주일 후)

환자는 지난 번 치료를 받고 30분 후 구토했고 많은 찌르는 듯한 하후두부 통증(a lot of shooting suboccipital pain)이 생겼었지만, 그 다음날 현저히 향상된 느낌이었고, 그 이후 통증이 거의 없었다. 현재의 증상은 '머리 돌릴 때 제한되는 듯한 느낌이지만, 진짜 날카롭게 찌르는 통증은 없는' 상태이다.

똑같은 후-전방 중심 척추 압박(postero-anterior central vertebral pressure)을 5회 더 시행했다. 이것으로 회전이 통증없고 제한 없이 되었다.

4일째(Fourth day)(그 다음날)

환자는 완전범위로 빠르고 능동적인 회전을 할 경우 약간의 통증을 느끼는 것 말고는 정상적인 느낌이었다. 구토는 재발하지 않았다. 3일째 했던 치료를 반복하고는 완전범위에 자유로운 회전이 가능하게 되었다.

환자는 모든 증상이 없어졌다고 일주일 뒤 편지로 알려왔다.

요추(lumbar)

요통(Low back pain)

검사(Examination)

병력(History)

43세 여성으로 요통(backache)과 허리를 움직일 때 생기는 통증으로 평소 하던 집안일을 다 못하게 되었다. 20세 이후 보통 심한 일을 하고 난 뒤 여러 차례 요통이 발생했었다.

현재 증상은 2주 동안 지속되었는데 그 동안 나아지지 않았다(그림 15.13).

잠깐 쉬면 통증이 감소되었지만, 밤에 침대에 누워 완전히 쉬게되면 허리가 뻣뻣해졌다. 움직이면 강직(stiffness)이 즉시 사라졌지만, 요통(backache)은 저녁에 훨씬 더 나빠졌다. 앉아있으면 요통이 증가했고 의자에서 일어설 때 항상 힘들었다. 재채기를 하면 심한 요통이 생겼다.

신체적 소견(Physical findings)

전방굴곡시 환자의 하부 요추(lower lumbar spine)가

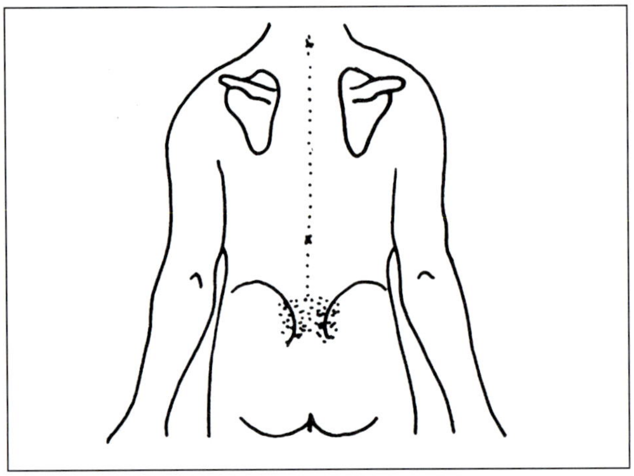

그림 15.13 방사선상 심한 퇴행성 변화와 관련된 통증

전만 되었고(lordosed), 겨우 무릎까지 닿았으며 더 이상의 운동은 통증 때문에 힘들었다. 후방굴곡은 제한되어있고 오른쪽 측방굴곡이 왼쪽 측방굴곡보다 더 제한되어 있고 통증이 더 심했다. 회전과 SLR은 정상이었다. 요추는 통증부위(L4-S1)에서 전체적으로 민감(tender) 했다. 방사선상 L4추체가 L5위에 거의 앉아 있으며 왼쪽이 붙어있었다. 요천추 추간판 공간(lumbosacral disc space)은 매우 좁았는데, 왼쪽이 더 좁았다. 이것 때문에 L4-S1까지 오른쪽으로 볼록한 측만증이 생겼고, 대략 L4에서 왼쪽으로 볼록하고 약간 회전된 보상성 측만증(compensating scoliosis)이 생겼다. 하부 추간관절의 수동운동(passive intervertebral movements)은 통증 때문에 운동범위를 적절히 검사할 수 없었다.

치료(Treatment)

치료지침(Guiding factors)

1. 방사선상 심한 퇴행성 변화와 관련되어 운동시 통증이 있을 때는 부드러운 진동기법의 관절가동술이 때로 도움이 된다.
2. 증상은 양측성이지만, 오른쪽으로 측방굴곡했을 때 통증이 더 심해졌다. 오른쪽이 주 통증 부위이기 때문에 오른쪽 회전기법의 관절가동술을 사용하는 것이 더 좋을 것이다.
3. 점차적으로 발병한 증상은 일반적으로 도수교정보다는 견인에 더 잘 반응한다.

첫날(First day)

정중 후-전 압박(postero-anterior central vertebral pressure)을 선택해 L4와 L5위에 아주 부드러운 진동기법으로 20초 동안 시행했다. 전방굴곡이 더 제한되어 환자는 바닥에서 50cm(20in) 지점까지 겨우 닿을 수 있었다.

관절가동술(mobilization)을 부드러운 진동기법의 회전으로 바꿔 환자가 왼쪽 옆으로 누운 자세에서 시행했다. 이것으로 전방굴곡 범위가 향상되었기 때문에 3회 반복했다. 전방굴곡이 바닥에서 30cm(13in) 지점까지 향상되었다. 환자에게 악화될 수 있다고 주의를 주었다.

2일째(Second day)

환자는 치료 후 잠시동안은 더 좋아진 느낌이었지만 집에 도착할 때쯤 증상이 매우 나빠져서 밤에 힘들었다고 말했다. 검사해 보니, 전방굴곡은 여전히 바닥에서 30cm(13in) 지점이었다. 치료기술보다는 치료 양이 악화의 원인인 것 같아 왼쪽으로 누운 자세에서 회전을 3회 반복했다. 더 악화될 가능성을 줄이기 위해 치료를 3회에서 중단했다. 전방굴곡이 겨우 5cm(2in)만 향상되었다.

3일째(Third days)

환자가 또 밤에 힘들었다고 말했다. 전방굴곡은 바닥에서 25cm(10in) 지점이었다. 다음 단계로 견인을 생각했다. 운동이 필요했으므로 간헐적인 가변적 견인(intermittent variable traction)을 사용하기로 했고 12kg을 5초 '정지' 와 '휴식' 이 없도록 10분간 시행했다. 환자는 이런 가벼운 무게에서는 통증이 제거되는 느낌이지만, 더 강하게 하면 요통이 생길 것 같다고 했다.

견인을 풀 때 중간 정도의 허리 통증(moderate back soreness)이 생겼다. 짧은 휴식 후 환자는 견인 전보다 좋아진 느낌이라고 했다. 전방굴곡은 견인 직후

잠깐동안 더 뻣뻣해지는 경우가 있기 때문에 검사하지 않았다.

4일째(Fourth day)

환자는 훨씬 좋아진 느낌이었으며 전방굴곡이 이제는 바닥에서 20cm(8in) 지점이었다. 견인을 반복했다.

5–9일째(Fifth–ninth day)

매일매일 안정되면서 확연한 진전이 있었고, 견인의 압박을 매일 조금씩 늘려 9일째 30kg으로 견인했을 때 허리에 아무런 불편함이 없었다. 견인시간은 15분을 초과하지 않았다.

5번째 견인(9일째) 후에 모든 운동이 완전범위로 통증없이 능동적으로 되었으며 환자는 집안일 하는데 불편함이 없었다.

급성 요통(Acute back pain)

검사(Examination)

병력(History)

62세의 몸이 무거운 남성으로 지난 5년 동안 비교적 가벼운 요통이 3차례 발병했는데 각각 사소한 일에서 갑자기 생겼다. 현재의 발병은 일주일 전 정원에서 잡초를 뽑은 후 약간의 요통(backache)으로 시작되었다. 통증은 나아졌지만 3일 전 8시간 동안 운전하고 난 뒤 악화되었다. 증상이 점점 심해지고 변화되어 움직일 때 나타나던 통증(ache) 정도에서 날카로운 통증(sharp pain)으로 변화되어 걷는 것도 점차 못하게 되었다. 침상에서 이틀동안 아무런 증상의 진전이 없자 의사가 도수교정을 의뢰했다. 치료할 때에 환자는 요추 중심에서 날카롭게 찌르는 통증 때문에 움직일 수 없어 침상에 누워있었다(그림 15.14).

신체적 소견(Physical findings)

SLR, 장골을 펴고 압축하는 것(spreading and compressing the ilia)과 경추굴곡 외에는 환자가 움직일 수 없어 검사할 수 없었다. SLR은 양쪽 다 거의 완전

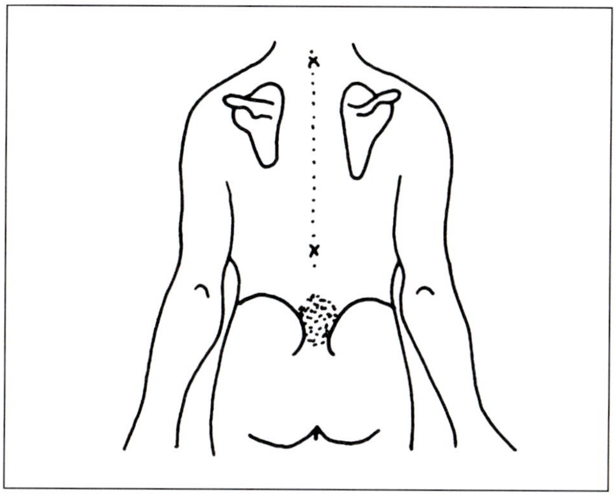

그림 15.14 침상에 누울 수 밖에 없는 급성 요통

범위였는데 왼쪽 다리보다 오른쪽 다리를 들 때 요통이 더 많이 생겼다. 턱을 가슴에 대면서 경추굴곡을 할 때 요통이 약간 생겼고, 천장관절 검사는 음성이었다.

치료(Treatment)

치료지침(Guiding factors)

1. 결론 내리기엔 검사가 너무 제한적이었지만, 적어도 증상이 허리에 한정되어 있고 SLR은 좋다.
2. 오른쪽 다리와 왼쪽 다리를 비교할 때 SLR에 대한 반응이 약간 다르다는 사실로 인해 환자가 좀 더 움직일 수 있을 때 편측성 기술이 필요할 수 있다.

첫날(First day)

그렇게 움직이지 못하는 환자에게 가능한 유일한 기술이며 환자 증상의 특성상 최상의 선택은 종축 운동(longitudinal movement)이다. 그 운동은 다리를 이용해 3차례 당길 때(tugs), 부드럽지만 재빨리 시행되었다. 그것을 할 때마다 증상 부위에 현저한 통증이 생겼다. 이후에 경추 굴곡시 생기는 통증이 줄었다. 당김(tugs)을 반복하고 나서 경추 굴곡 통증이 없어졌다. 오른쪽 SLR은 완전범위지만 아직 요통이 약간 생기는 반면, 왼쪽 SLR은 정상이 되었다. 환자는 여전히 침상에서 움직이려고 하지 않았다. 오른쪽 다리만 이용하여 종축

운동을 하기로 했다. 이것은 두 다리 기술과 같은 방법으로 시행되었는데 환자가 찰 수 없는 것이 분명하기 때문이었다. 각각 두 번씩 당기는 것을 2회 실시했다. 그리고 나서 오른쪽 SLR은 정상이었다. 몇 시간 동안 약간 악화될 수 있다고 환자에게 주의를 주었다.

2일째(Second day)

약간의 증상 재발만 있었고 환자는 돌아다닐 수 있었지만 구부리지는 못했다. 그의 두드러진 통증('catching' pain) 대부분이 없어졌다. 검사에서 어깨가 왼쪽으로 이동된 보호성 측만증(protective scoliosis)이 약간 있었다. 전방굴곡은 매우 제한되었고 L5 수준의 중심성 통증(central pain)을 일으켰다. 오른쪽 측방굴곡은 매우 제한되었고 통증이 있었으나 왼쪽은 완전범위였고 통증이 없었다. 후방굴곡, SLR, 경추굴곡은 모두 정상이었다.

왼쪽으로 기울어진 보호성 측만증(protective scoliosis)과 전 날의 편측성 SLR은 비록 증상은 중심성이지만 편측성 문제(주로 오른쪽)가 있음을 암시한다.

환자가 왼쪽으로 누운 자세에서 회전 관절가동술을 시행했다. 2회의 회전 후 보호성 측만증(protective scoliosis)이 없어졌고, 오른쪽 측방굴곡은 완전 범위였고 통증이 없었다. 전방 굴곡은 향상되었지만 아직 제한되었고 통증이 있었다. 회전을 2회 반복했는데 더 이상의 향상은 없었다. 환자에게 한 시간동안 휴식을 취하고, 그 후 증상이 악화되지 않는다면 가능한 한 많이 걸을 것을 권유했다.

3일째(Third days)

환자는 악화되지 않았으며 하루종일 일어나 있었다. 증상도 거의 없었다. 측만증이 재발했지만 오른쪽 측방굴곡은 완전범위였고 통증이 없었다. 전방굴곡은 아직 제한적이었다.

회전을 2회 반복한 후 측만증이 제거되었고 전방 굴곡이 일부 향상되었다. 이 기술을 2회 더 반복했으나 아무 변화가 없었다.

환자의 오른쪽 다리로 차는 동작(kicking action)을 이용하여 종축 운동(longitudinal movement)을 4회 실시했다. 처음 세 번은 할 때마다 전방굴곡 범위가 증가하여 거의 완전범위까지 되었으나 4번째에는 진전이 없었다. 환자에게 정상적으로 돌아다니라고 했다.

4일째(Fourth day)

측만증은 없었고 전방굴곡만 약간 제한되었다. 환자는 거의 정상 느낌이라고 말했다.

회전을 2회 반복하고 환자의 오른쪽 다리를 이용해 종축 운동(longitudinal movement)을 2회 적용했다. 그리고 나서 전방굴곡은 완전범위였고 통증이 없었다.

전방굴곡은 정상을 유지했으며, 치료를 종결했다.

L1 둔부 통증(L1 buttock pain)

검사(Examination)

병력(History)

55세 남성으로 6개월 전 힘든 삽질을 하는 동안 5일에 걸쳐 오른쪽 둔부 통증이 점차 커졌다. 그는 일을 계속할 수 있었고, 통증(aching)이 악화되지도 나아지지도 않았다. 그가 '조정(adjustments)'이라 부르는 효과 없는 오랜 치료 후에 그 고장 의사에게 갔다. 일주일간의 침상안정이 효과가 없자 의사는 도수교정을 더 시도할 것을 제안했다(그림 15.15).

신체적 소견(Physical findings)

증상은 오른쪽 상둔부(right upper gluteal area)에 표면적으로 느껴지는 지속적 통증이었다. 통증(ache)은 중간 정도의 활동이나 휴식에 큰 변화가 없어 보였다. 척추운동은 모두 뻣뻣했지만, 신전(둔부 통증을 일으킴)을 제외하고는 통증이 없었다. 흉요추부가 후만 되어 있었는데, 환자는 항상 그랬었다고 말했다. 둔부나 척추에 압통은 없었지만 L1과 L2 극돌기에 강한 압박(firm pressure)을 주면 깊숙한 곳에서 보호적인 근 경련이 느껴졌다. 이 압박을 적용하면서 위, 아래 수준과 비교할 때 후-전 방향(postero-anterior direction)으로의 운동 제한이 느껴졌다. 환자에게 질문해 보니 조정

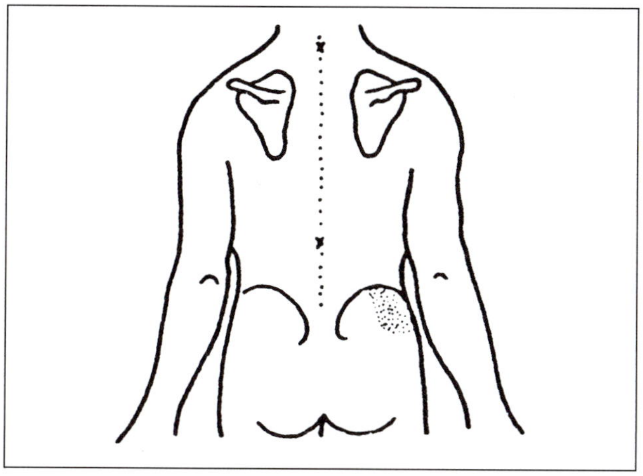

그림 15.15 L1 둔부 통증

(adjustments)에 의한 치료에는 요추 회전, 하요추로의 압박, 환자가 엎드린 자세에서 환자의 다리를 채찍손잡이로 이용하여 만들어내는 요추 채찍질 소리 동작(whip-cracking action of back)이 있었다.

치료(Treatment)

치료지침(Guiding factors)

1. 환자가 다른 곳에서 도수교정으로 치료받았던 것이 성공적이지 못했을 때 증상을 완화시키는 것은 더 힘들어질 수 있다.
2. 이전 치료에서 채찍질 소리(whip-cracking)와 압박(pressure)은 하부 요추에만 효과가 있었을지 모른다. 회전은 상부 요추보다 하부 요추 치료에 더 유익하다.
3. 상부 요추 부위에 있는 심부경련과 후-전 운동(postero-anterior movement)의 제한을 볼 때, 정중 후-전 압박을 사용하여 이 수준에서 관절가동술을 하는 것이 더 좋을 것이다.
4. 상부 요추에서 둔부 통증이 일어날 수도 있다.
5. 이전 치료에서 회전은 도움이 되지 않았기 때문에 정중 후-전 압박 또는 횡단 압박(transverse vertebral pressure)으로 시작하는 것이 더 좋을 것이다.
6. 증상이 천천히 커졌고 조정(adjustments)에 반응하지 않았기 때문에 치료를 견인으로 시작하는 것이 더 좋을 수 있다.

첫날(First day)

근 경련이 있고 증상이 상부 요추의 원인으로 생겼을 가능성이 있기 때문에 T12와 L2 사이에서 관절가동술하는 것으로 시작하기로 했다. 정중 후-전 압박을 강하게(firmly) 줘서 근 경련을 일으키지 않는 한 최대 압박을 주고자 했다. 이 압박으로 1분간 그 부위를 관절가동술했다. 이 과정으로 환자의 증상이나 징후가 아무 것도 변하지 않았다. 근 경련이 감소된 느낌이 있었으므로 이 기술을 2회 더 반복했다. 치료 끝 부분에 둔부 통증(ache)이 50% 가벼워졌다.

2일째(Second day)

변화는 거의 없었지만 환자는 6개월만에 처음으로 조금 나아진 느낌이라고 생각했다. 이것은 치료가 아마도 적절한 수준으로 가고 있음을 말해주는 것이었다. 정중 후-전 압박을 반복했는데 중간중간에 극돌기를 왼쪽에서 오른쪽으로 미는 횡단 압박(transverse vertebral pressure)을 시행했다. 각 기술을 4회 적용한 결과 증상에 있어 두드러진 향상이 있었다.

3-6일째(Third-sixth days)

이번 4일 동안 2일째의 치료를 반복했다. 매일 증상이 점점 감소되어 6일째 후-전 운동(postero-anterior movement)이 정상 느낌이었고 근 경련은 없었다.

3일째에 일상적 치료에다 견인을 같이 했다면, 전체 치료시간이 1~2일 단축되었을 수도 있다. 하지만, 확실히 성공적이라고 밝혀진 방법(measure)을 변화시키는 것은 현명하지 못한 것으로 보였다.

국소 병변과 겹친 척추염성 척추(spondylitic spine with superimposed localized lesion)

검사(Examination)

병력(History)

노인으로 신장감염 때문에 침상에서 안정을 취한 후 왼

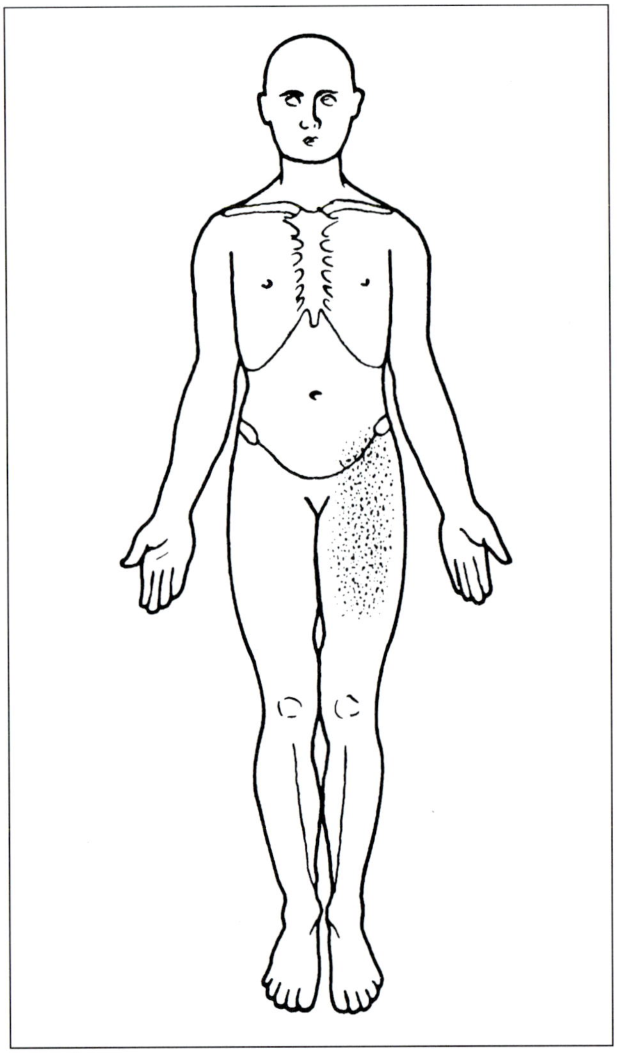

그림 15.16 추가된 국소적 통증

쪽 서혜부와 대퇴사두근 부위에 날카로운 통증이 발생했다. 간헐적인 날카로운 통증과 지속적인 둔통(dull ache)을 호소했다(그림 15.16).

신체적 소견(Physical findings)

방사선상 요추 전체에 현저한 척추염성 변화가 있었다. 요추 운동검사에서 신전과 왼쪽 측방굴곡이 현저하게 제한되어 왼쪽 대퇴 통증을 초래하고 있는 것이 드러났다. 다른 모든 운동은 통증이 없었다. L2/3 부위를 촉진해 본 결과 오른쪽으로 미는 횡단 압박(transverse pressure)을 관절에 가할 때 오른쪽 대퇴사두근 통증이 생겼다.

치료(Treatment)

치료지침(Guiding factors)

1. 국소 관절 병변이 있고 많은 척추염성 변화가 있는 노인 환자를 치료하는 것은 아주 어려울 것이다.
2. 국소적 관절가동술 기술이 전체적 기술보다 더 도움이 될 것이다.
3. 만약 견인을 한다면, 지속적 형태보다는 간헐적 가변적 형태(intermittent variable type)여야 한다.
4. 모든 적절한 기술을 같이 사용해야 할 것이다.

첫날(First day)

L2/3 수준과 이 관절의 위, 아래에서 왼쪽으로 횡단 압박(transverse pressure)을 주는 것을 3회 시행했다. 신전과 왼쪽 측방굴곡이 향상되었지만 여전히 운동시 통증이 매우 심했다.

2일째(Second day)

첫 날 치료이후 바람직하지 못한 반응이 없었기 때문에 횡단 압박(transverse pressure) 후에 간헐적 가변적 견인을 추가했다. 견인은 부드럽고 짧게 했다. 12kg을 3초 정지에 휴식 없이 10분간 했다.

4일째(Fourth day)

신전과 왼쪽 측방굴곡 범위가 점차적이지만 느리게 향상되는 것으로 보았기 때문에 기존 치료를 계속하면서 정중 후-전 압박을 추가했다.

6일째(Sixth days)

골반을 오른쪽으로 돌리는 요추 회전 기술을 추가했다.

그 후(Subsequent days)

이 치료를 매일 3주간 계속했으며 치료시간 끝 무렵 환자가 3일 동안 다리 통증이 없었으며 골프 18홀을 문제없이 돌 수 있었다고 했다. 치료를 종결했다.

미골통(Coccygodynia)

검사(Examination)

병력(History)

34세 여성으로 6개월 전 안장 넓은 자전거를 평소와 달리 장시간 탄 후 미골 부위에 통증이 발생했다. 통증이 점점 증가하여 앉아서 영화 한 편을 다 볼 수 없을 정도가 되었다. 오래 앉고 난 뒤 최소 1시간 정도 그 부위가 아팠지만 다시 앉지 않을 경우에는 증상이 없었다.

16세 이후로 정원 일이나 힘든 집안 일을 하고 난 뒤 가벼운 요통이 있었지만 이번 증상은 지난 6개월 동안 변하지 않았다(그림 15.17).

의뢰하는 의사는 환자의 증상이 국소적인 미골 부위보다는 요부(low back)에서 발생할 수 있다고 느꼈으므로 증상의 원인을 평가하는데 도움을 주기 위해 허리 방향으로 도수교정 치료를 해 볼 것을 의뢰했다.

신체적 소견(Physical findings)

모든 요추 운동은 완전 범위였고 통증이 없었지만, 환자가 딱딱한 의자에 앉아 뒤로 10° 기댈 때 미골 통증이 유발되었다. 미골과 요천추 관절은 압박을 줄 때 압통이 있었다.

치료(Treatment)

치료지침(Guiding factors)

1. 각 치료기간 동안 진전이 있음을 알려주는 것은 압박에 대한 압통과 딱딱한 의자에 앉아 뒤로 기댈 수 있는 능력뿐이다.
2. 증상이 편측성으로 분포되어 있지 않기 때문에 관절가동술의 첫 순서로 정중 후-전 압박을 선택해야 한다.
3. 압통이 안내역할을 하는 것 중의 하나이므로, 환자가 미골통(coccygeal soreness)을 평가하는데 헷갈릴 수 있는 요통(back soreness)을 일으킬 가능성을 피하기 위해 회전으로 치료를 시작하는 것이 더 좋을 수 있다.
4. 회전을 첫 번째 관절가동술로 사용했다면, 한 번의 치료시 한쪽만을 시행해야 하고, 그리고 나서 다음 24시간 동안의 앉는 능력을 평가해야 한다.

첫날(First day)

관절가동술 치료시 먼저 정중 후-전 압박을 부드러운 진동 기법(oscillating procedure)으로 L3에서 L5까지 시행했다. L5 위에 약간의 압통이 있었지만, 근 경련은 없었다. 앉아서 뒤로 기울이는 능력을 재평가하니 여전히 10° 운동 이후에 통증이 발생했다. 그 방법을 2회 더 반복한 후 뒤로 기울이는 각도가 20°로 증가했다. 관절가동술을 더 시행했지만 더 증가하지 않았고, 그래서 치료를 중단했다.

2일째(Second day)

환자는 좋아진 느낌이 없었지만, 지금은 앉아서 뒤로 20°를 기대야 미골통이 발생했다. 이 진전이 유지되었기 때문에 정중 후-전 압박을 반복하기로 했다. 처음에 3회 반복하고 나서 앉기검사에서 5° 향상되었는데 네 번째 이후에는 아무 진전이 없었다.

3일째(Third days)

요부(lower back)의 불편함이 상당히 증가했고, 오랫동안 앉는 능력은 향상되지 않았다. 앉아서 뒤로 15° 기울

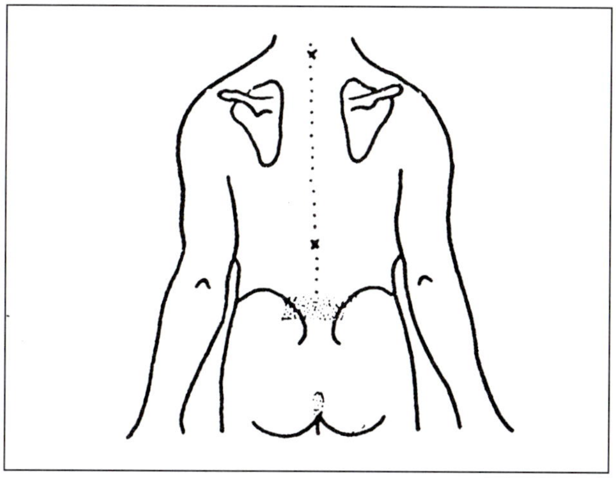

그림 15.17 미골통

일 때 미골통이 발생했다. 이것은 원래 범위로 거의 돌아간 것이다. 그 다음 관절가동술로 왼쪽으로 누운 자세에서의 회전을 선택했다. 이쪽은 단지 하루에 한 방향만 사용해야 하기 때문에 선택한 것이다. 4회 적용한 후 앉기 검사에서 10°의 증가 (25°까지)가 있었다.

4일째(Fourth day)

아무 진전이 없었고 앉기 검사는 전날의 25°를 유지하고 있었기 때문에 오른쪽으로 누운 자세에서 회전을 적용했다. 이 기술을 3회 적용한 후 앉기 검사에서 10°의 증가 (35°까지)가 있었는데, 네 번째 회전 후에는 더 향상되지 않았다.

5일째(Fifth day)

모든 요부 불편함(low back discomfort)이 없어졌고 환자는 평소보다 더 오래 앉아 있어야 미골통이 생긴다는 것을 인식했다. 검사에서 미골 위의 압통은 거의 같았지만, 앉아서 뒤로 기울이는 검사는 35°범위를 유지했다. 환자가 오른쪽으로 누운 자세에서 회전을 3회 반복했으며, 그 후 아무 불편함 없이 앉아서 뒤로 기울일 수 있었다. 또한 미골 압통도 현저히 줄었다.

6일째(Sixth days)

환자는 통증없이 앉을 수 있는 능력이 정상의 80%까지 회복되었다고 생각했다. 촉진할 때 압통은 거의 없었지만, 앉아서 뒤로 기울일 때 한계점에서 미골의 불편함이 느껴졌다. 회전을 4회 반복한 후 앉기 검사는 정상이었고 압통도 없어졌다. 진전을 평가하기 위해 일주일간 치료를 중단하기로 했으며 증상이 악화되면 더 일찍 찾아오라고 제안했다.

일주일 후(One week later)

통증은 가끔 있을 뿐이었고 이 시기동안 환자는 극장에 두 번 갔었다. 앉기 검사는 정상이었고 촉진시 통증은 없었다. 회전 관절가동술을 4회 반복했고 치료를 종결했다.

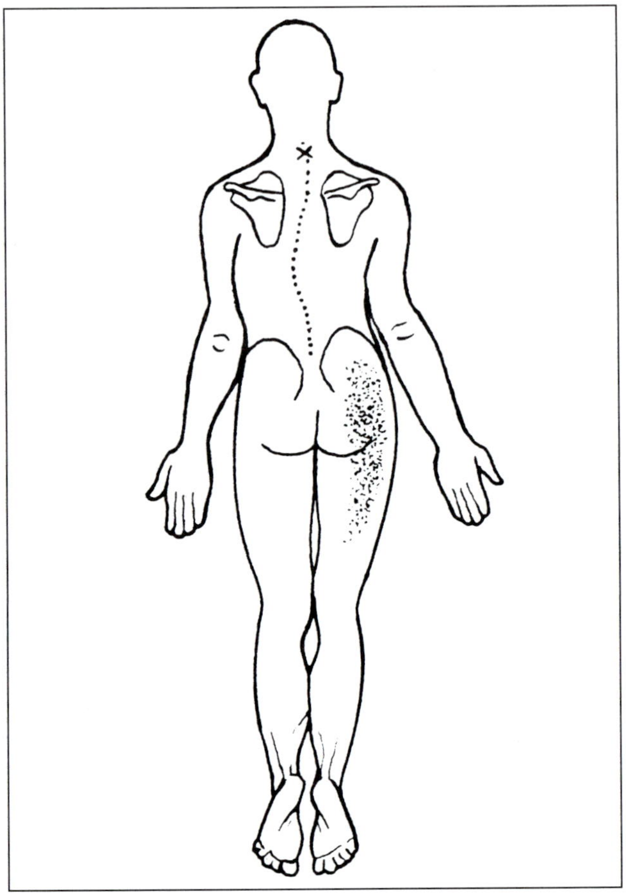

그림 15.18 유년기 디스크 병변

유년기 추간판 병변(Juvenile disc lesion)

검사(Examination)

병력(History)

19세 젊은이로 보트사고 이후 오른쪽 둔부에 통증이 발생해 슬괵근 부위까지 커졌다. 요부 손상(back injury)의 과거력은 없었다. 증상은 심하지 않았지만 정상적인 작업을 못할 정도였고 밤에 편히 쉴 수 없었다(그림 15.18).

신체적 소견(Physical findings)

똑바로 선 자세에서 환자는 대측성 경사(contralateral tilt)를 가지고 있었는데, 이것은 전방굴곡의 제한으로 인해 증가했다. 무릎보다 더 아래로는 닿을 수 없었는데, 이는 둔부나 다리의 통증보다는 긴장(tightness) 때문에 더 제한이 오는 것이었다. 오른쪽 SLR 역시 40°로 제한되었지만, 다른 모든 운동은 완전범위였고 통증이 없었다. 신경학적 변화는 없었다.

치료(Treatment)

치료지침(Guiding factors)

1. 환자가 젊기 때문에 치료반응이 느릴 것이다.
2. 진단명이 추간판 병변이므로 회전과 견인이 가장 중요한 기술이다.
3. 기술들을 아주 강하게(firmly) 사용해야 할 것이다.
4. 치료를 하면 징후가 좋아지는 만큼은 아니지만 증상이 좋아지는데 효과가 있을 것이다.

첫날(First day)

골반을 왼쪽으로 회전하는 것을 4회 시행했는데, 보기에는 별 차이가 없어 보였지만, 환자는 다리가 더 자유로워진 느낌이라고 말했다.

2일째(Second day)

환자는 4시간 동안 다리가 자유로운 느낌이었지만 그 뒤 이전상태로 돌아갔다. 치료를 반복했고 정중 후-전 압박을 추가했다. 치료 후 다시 다리가 자유로워진 느낌을 얻었다.

3일째(Third days)

3일째에 증상이 그 전과 같아졌지만, 다리가 자유로운 느낌이 더 오래갔다. 치료를 반복했고 견인을 추가했다. 다시 자유로운 느낌이 생겼으며 비슷한 시간동안 유지되었다.

그 후(Subsequent days)

회전, 중심 압박, 견인 치료를 5일 동안 반복했다. 이 기간동안 증상이 훨씬 가벼워졌다. 다음 치료까지 자유로움이 유지되었고 측만증이 50%까지 감소했다. SLR과 전방굴곡은 본질적으로 같았지만 범위의 한계에서 느껴지던 통증은 확실히 감소했다. 치료를 중단했고 1개월 뒤 환자를 검사했다. 이 단계에서 증상은 계속 없었고 운동은 대략 같았다. 12개월 후 검사에서 측만증이 없어졌고, SLR과 전방굴곡은 30% 향상되었지만 정상은 아니었다. 하지만, 이 범위에서 통증이 없었다.

양측성 다리 통증(Bilateral leg pain)

모든 환자가 관절가동술이나 도수교정 치료에 반응하는 것이 아닌 것은 확실하다. 하지만, 비록 치료가 성공적이지 못하더라도 방법론적이고 적극적인 태도로 적용한다면 의뢰 의사(referring doctor)에게 이득이 되는 만큼 결과가 아주 확실해 질 수 있다. 때로는 환자가 수술이 필요하고 보존적 방법에 반응하지 않을 수 있다. 비록 그렇더라도 확실한 결과에 도달하는데 필요한 치료가 보통 몇 가지 되지 않으므로 도수교정을 시도해 보는 것이 뜻밖의 결과를 낳을 수 있다.

검사(Examination)

병력(History)

27세 여성으로 5년간 요부 문제와 둔부, 슬괵근 부위로 방사되는 간헐적 증상의 병력이 있었다. 다리로 통증이 퍼지기 전인 첫 18개월간 요통이 있으면서 잠행성으로 발병하였다. 이 기간동안 집안 일을 계속할 수 있었다. 병원에 입원하기 2주전, 바닥 높이의 찬장을 청소하였는데 30분간 구부린 자세로 일한 후 똑바로 설 수 없었다. 병원에 입원해 지속적인 요추 견인을 했다. 11일 후, 증상이나 징후가 전혀 향상되지 않았다(그림 15.19).

신체적 소견(Physical findings)

검사에서 환자는 굴곡시 무릎까지 겨우 닿을 수 있었고, 왼쪽으로 전혀 측방굴곡할 수 없었다. 오른쪽 측방굴곡은 완전범위의 약 50%였고, 신전은 겨우 10°였다. 왼쪽 SLR은 30°, 오른쪽은 45°였다. L4와 L5 극돌기에 압박을 줌으로써 일어나는 운동은 모든 방향에서 50%로 제한되었고 그 지점에서 강한 보호작용으로 근 경련이 생겼다. 신경학적 변화는 없었다.

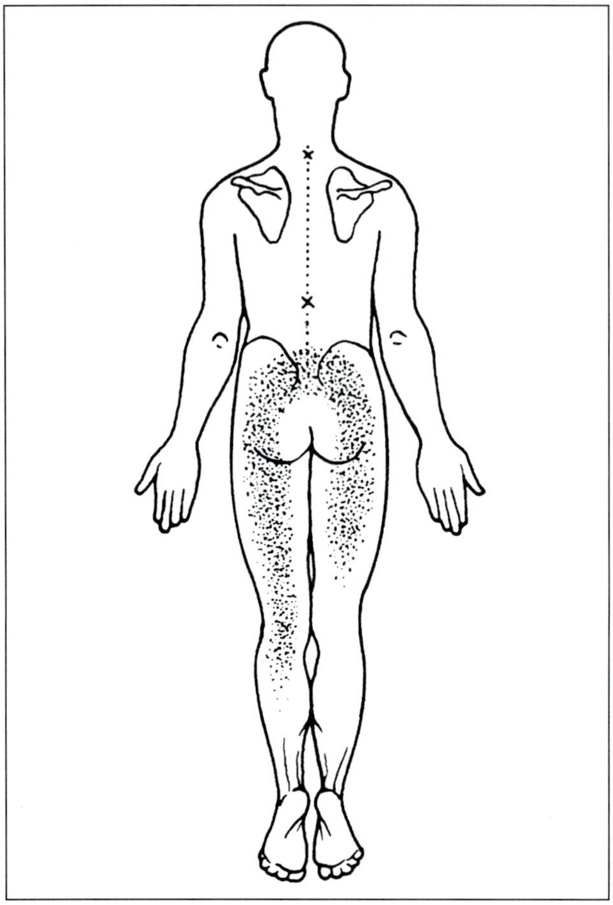

15.19 양측성 다리 통증

치료(Treatment)

치료지침(Guiding factors)

1. 증상의 원인이 추간판 장애에 의해 야기되는(discogenic) 것 같다. 따라서 가장 성공할 것 같은 치료기술은 회전과 견인이다.
2. 환자에게 지속적인 견인을 시행했으나 효과가 없었다. 따라서 견인을 더 하더라도 성공할 것 같지 않다.
3. 요추에 관한 명확한 정보를 주기 위해 연속적으로 빨리 사용할 수 있는 기술에는 회전, 정중 압박(central pressure), 견인, 그리고 아마도 SLR이 있다.
4. 양측성 다리 증상이 있는 환자는 항상 치료에 대한 반응이 늦고 도움주기가 어렵다.
5. 이 환자는 운동제한이 현저할 뿐 아니라 많은 통증이 있기 때문에 악화를 방지하기 위해 기술적용시 주의를 기울여야 할 것이다.
6. 가능한 한 빨리 치료 효과를 확신하기 위해 아주 신중한 평가를 해야 할 것이다.
7. 만약 회전을 사용한다면 양쪽 징후와 증상의 관점에서 볼 때 왼쪽이 주가 되는 방향이다.

첫날(First day)

오른쪽 회전을 등급 I로 먼저 적용했다. 하지만, 시행하는 동안 증상을 자극했기 때문에 SLR이나 다른 증상이 전혀 호전되지 않았다. 같은 운동을 아주 부드러운 등급 IV로 시도했다. 이 기술을 하는 동안 통증이 덜 생겼다. 검사에서 전방굴곡이 5cm(2in) 향상되었고, 왼쪽 측방굴곡은 운동의 처음 증상을 보였다. 그 기술을 반복했지만 더 이상은 향상되지 않았다. 환자는 허리쪽 증상이 훨씬 더 악화되었다고 보고했다.

2일째(Second day)

증상으로 볼 때, 환자는 훨씬 더 악화되었다. 하지만, 악화된 것은 다리 증상이 아니라 허리였다. 검사에서 굴곡과 왼쪽 측방굴곡은 진전된 것을 유지했다. 같은 회전을 다시 시도했지만 근 경련 때문에 이전에 도달했던 것만큼 좋은 운동을 할 수 없었다. 재검사에서 운동은 더 향상되지 않았다. 그 회전을 중단하기로 하고 반대쪽으로 회전을 시도하기로 했다. 이 기술은 오른쪽보다 좀 더 어렵게 되었고 운동향상이 나타나지 않았다. 그 다음 환자가 엎드린 자세에서 정중 후-전 압박(postero-anterior central vertebral pressure)을 시도했지만, 초기 검사했던 날보다 더 악화된 것으로 나타났다. 아주 부드러운 등급 I 기술을 사용한 뒤 운동을 재평가했는데 변화가 없었다.

3일째(Third days)

환자는 다시 허리 쪽이 더 악화된 느낌이라고 말했다. 운동은 첫 날 치료 후에 얻어진 결과에서 변하지 않았다. 회전과 정중 후-전 압박(postero-anterior central vertebral pressure)의 시도는 2일째보다 더 하기 힘들었다. 더 이상 치료를 계속하는 것은 확실히 의미가 없었다. 척수조영상(myelogram) 결과 큰 요천추 중심부 돌출이 나타났고, 감압술(decompression surgery)로 증상이 제거되었다.

흉추(Thoracic)

'장갑' 분포형 증상 ('Glove' distribution of symptoms)

흔히 T4 증후군이 언급된다. T4/5 관절이 항상 연관되는 것을 의미하는 것이 아니라 (T3-T7으로 언급되기도), 분명치 않은 특성의 증상이 자율신경계를 통해 관련되어 있음을 의미한다. 팔이나 머리에 증상이 나타날 수 있다. 증상의 특성은 무디고(dull), 머리, 손 또는 팔 전체에 나타난다. 다음의 예는 T4 수준에서 국소적으로 증상이 나타난 예이다. 비록 증상이 나타날 때마다 적절한 흉추 관절에서의 징후가 항상 발견되지만, 이것이 필수적이지는 않다.

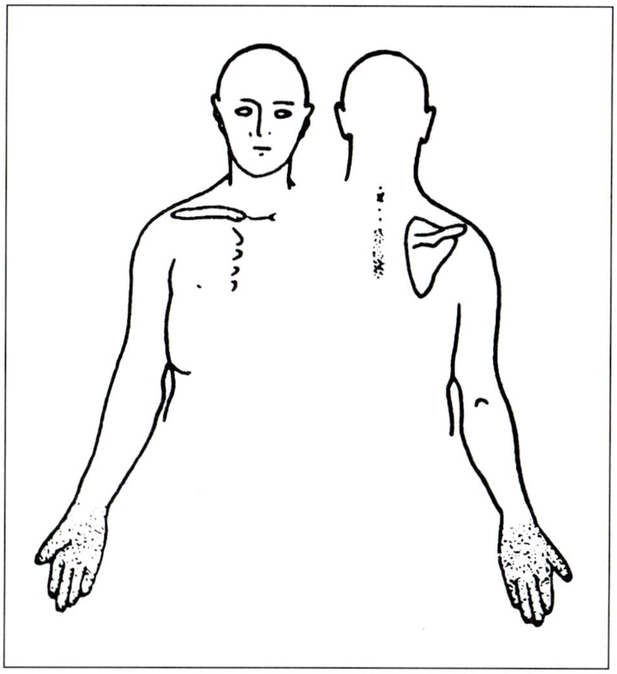

15.20 '장갑' 분포형 증상

검사(Examination)

병력(History)

42세 여성으로 오른손 전체에 나타나는 간헐적인 '핀으로 찌르는 듯한(pins and needles)' 증상을 호소했다. 이 증상은 낮 동안 최소한 다섯 차례 나타나고, 매번 한 시간정도 지속되었다. 밤에는 아무 증상이 없었다. 지난 2년간 이 증상들이 덜 심했었지만 최근에 강도와 시간이 증가했다. 그녀가 아는 한, 2년전 발병의 원인 또는 최근 이 증상이 증가한 원인이 될 만한 손상(injury)이나 좌상(strain)은 없었다.

중흉추 부위(mid-thoracic area)에 가장 민감한 부위가 있었는데 수년간 변화가 없었다. 이 부위를 강하게 문지르면 민감도가 떨어지지만, 부드럽게 문지르는 것은 참을 수 없었다(그림 15. 20).

견인과 관절가동술이 처방되었다.

신체적 소견(Physical findings)

전방굴곡이 경추운동 중 통증이 생기는 운동이었다. 이 운동은 완전범위의 40%가 부족했으며 어깨에서 손목까지 오른팔 앞면을 따라 날카로운 통증을 일으켰다. 체간과 상지 운동은 완전범위였고 통증이 없었다. 경추에서는 압통이 없었지만, T5는 매우 민감했고 (tender), 이 부위에 압박을 가하면 오른쪽 팔꿈치 부위에 통증이 생겼다. 머리 빗는 동작을 하면 손에 따끔거림이 생겼고 손을 활발하게 흔들면 증상이 제거될 수 있었다.

치료(Treatment)

치료지침(Guiding factors)

1. 이 증상들을 설명해 줄 갑작스런 또는 외상성 원인이 없기 때문에 가장 먼저 시도할 기술은 견인이 될 수 있다.
2. 중립 자세에서의 견인을 하기 전에 굴곡상태에서 견인을 해야 하는데, 이는 증상을 볼 때 상경추(upper cervical origin)가 원인일 가능성이 거의 없기 때문이다.
3. 관절가동술에서 경추회전을 정중 후-전 압박(postero-anterior central vertebral pressure) 이전

에 사용해야 하는데, 이는 증상이 편측성으로 분포하기 때문이다.

4. 위의 기술들로 증상이 제거되지 않으면, T5 영역의 관절가동술을 포함시켜야 한다. 팔로 가는 자율신경이 T8 정도에서부터 생긴다는 것을 기억해야 한다.

첫날(First day)

굴곡상태에서 견인을 강한 압박(firm pressure)(약 15kg)으로 적용했다. 치료시간에 손에 아무 증상이 나타나지 않았기 때문에 견인 압박이 증상에 적절하다고 평가할 수 없었다. 견인을 풀었을 때 목의 굴곡은 약간 향상되었지만, 머리를 빗을 때 여전히 손의 따끔거림이 생겼다. 굴곡 상태에서 견인을 15분간 더 적용한 후, 목 운동과 손의 따끔거림은 변화가 없었다.

2일째(Second day)

환자는 손 증상의 강도가 약간 감소한 느낌이었지만, 머리 빗을 때 느껴지는 불편함은 변하지 않았다. 목 굴곡은 전날 약간 향상된 것을 유지하고 있었다. 굴곡상태에서 견인을 반복했는데, 이전 견인에서 좋아지든 아니면 나빠지든 변화가 거의 없었기 때문에 이번에는 훨씬 더 강하게(25kg) 수행했다. 20분과 15분의 시간동안 시행했다. 치료 후 목 굴곡이 5° 더 증가했는데(전체 향상은 약 10°), 머리 빗기 검사는 여전히 변화가 없었다.

3일째(Third days)

목 굴곡은 약간 증가한 것을 그대로 유지했지만, 손 증상은 더 향상되지 않았다. 견인을 더 강하게 하기 위해 중립에서의 견인으로 바꾸었고 환자가 거의 의자에서 들릴 정도의 압박을 적용했다. 이 자세에서 머리 빗기 검사를 시도했는데 여전히 따끔거림이 생겼지만 강도가 약해졌다. 중흉추 부위(mid-thoracic area)의 통증 때문에 두 번째 견인후 목 굴곡이 이전보다 5° 감소했고 머리 빗기 검사는 변화가 없었다.

4일째(Fourth day)

환자는 치료받기 이전과 같은 느낌이라고 말했으며, 검사에서 진전이 없는 것처럼 보였다. 치료를 견인에서 관절가동술로 바꿨으며, 첫 번째 기술은 왼쪽으로의 경추 회전이었다. 아무 부작용 없이 강한 견인을 했던 것을 상기하면서 관절가동술을 1분간 지속했다. 이것 후에 머리 빗기 검사는 변화가 없었고 목 굴곡은 10° 증가하였다. 회전을 더 강하게 반복했으나 증상이나 징후에 아무런 변화가 없었다. 아무런 진전이 없었기 때문에 다음 관절가동술로 강한 정중 후-전 압박을 시행했으며 C4와 T1 사이의 극돌기 왼쪽에 대하여 횡단 압박을 3회 번갈아 사용했다. 하지만 이 기술들을 계속 사용할 근거가 될 만큼 충분한 변화가 나타나지 않았다. 따라서 경추 측방굴곡을 시도하기 전에 중흉추(mid-thoracic spine)를 관절가동술을 하기로 했다. 정중 후-전 압박을 팔꿈치에 통증이 생기지 않을 압박으로 T3에서 T7까지 적용했다. 진동을 1.5분간 지속했다. 이 치료 후 목 굴곡은 완전범위였고 통증이 없었으며 머리 빗기 검사는 약 50% 정도 향상되었다. 관절가동술을 반복하는 동안 국소 통증이나 연관통을 일으키지 않고 압박을 현저히 증가시킬 수 있었다. 관절가동술을 세 번째 적용하고 나서, 머리빗을 때 손의 따끔거림이 생기지 않았다.

5-7일째(Fifth-seventh day)

4일째 치료 후 증상의 심각성과 기간이 상당히 줄었고 목 굴곡은 팔의 앞쪽 통증을 여전히 일으키지만 완전 범위로 유지되었다. 정중 후-전 압박을 T3와 T7 사이에서 팔꿈치 통증이 생기지 않게 반복했으며 다시 증상과 징후가 없어지게 되었다. 6일째 치료 후 환자의 무증상이 유지되었지만 T5가 계속 민감했으므로(tender) 관절가동술을 7일째에 반복했다.

그 후 치료 (Treatment of further developments)

1개월 후 증상이 가볍게 재발했는데 중-흉추 부위(mid-thoracic area)를 이틀동안 관절가동술한 후 제거되었다.

이 사례(case history)는 비전형적인 증상이 나타날 수 있고, 실제로 나타나고, 때로는 덜 확실한 부위를 기

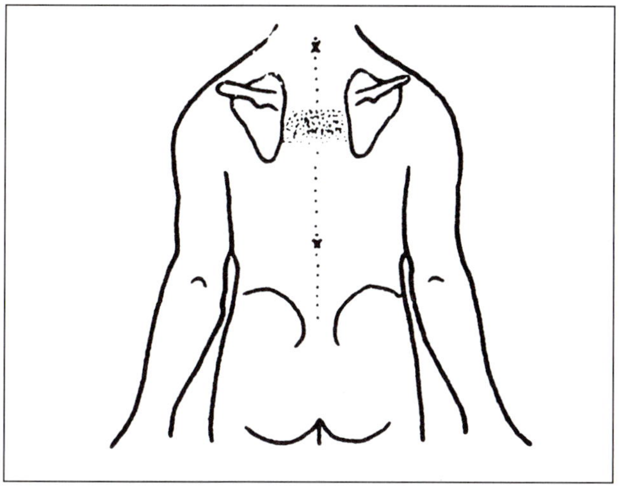

그림 15.21 흉추 배부통

꺼이 치료해야 하는 것을 치료사가 알고 있어야 하기 때문에 포함시킨 것이다.

흉추 배부통(Thoracic backache)

검사(Examination)

병력(History)

31세 여성으로 4년 전 처음으로 흉추 배부통을 감지했다. 흔히 하지 않는 힘든 일을 하고 난 뒤 통증이 왔으며, 2주가 지나야 가라앉았다. 이 발병(attack) 이후에 어떤 일이든 특히 힘든 일을 한 뒤 비슷한 통증(aches)이 생겼는데, 일하면서 갑자기 통증이 발생하지는 않았다. 통증(ache)은 2주 후에 가라앉았다. 최근에 통증이 지속되었는데 힘든 일을 하면 항상 더 악화되었다. 매일 아침 깰 때마다(그림 15.21), 이 흉추 부위에 심한 강직이 느껴졌는데 일어나 30분 정도 있으면 강직이 사라졌다.

신체적 소견(Physical findings)

증상이 척추 양쪽에 고루 분포되어 있었다. 양성 징후는 거의 없었다. 몸통의 회전은 각각 20~25°로 제한되었고, 양쪽 운동시 T8/9 부위의 왼쪽으로 2.5cm(1in) 지점에 통증이 생겼다. 추간관절(intervertebral joint)을 수동으로 검사했을 때 T4/5 사이와 T5/6 사이에서 회전이 제한되었다. T4, T5, T6 극돌기에 아주 심한 압통이 있었으며 T3와 T7에도 약간 있었다. 이 부위의 극돌기에 강한 압박(firm pressure)을 주면 강한 근 수축이 일어나 척추간 운동을 제한했다.

치료(Treatment)

치료지침(Guiding factors)

1. 경련 범위 내에서 관절가동술을 지속적으로 해야할 것이다.
2. 증상은 고루 분포되어 있지만 왼쪽이나 오른쪽 회전 시 왼쪽에 통증이 있으므로 편측성 기술이 필요할 수도 있다.
3. 흉추는 먼저 정중 후-전 압박에 가장 잘 반응하고 다음으로 통증 부위 쪽으로 가하는(이 경우에는 왼쪽) 횡단 압박에 잘 반응한다.
4. 이 환자는 다음의 세 가지를 제거해야 한다. 통증(ache), 일어날 때의 강직(stiffness), T4와 T6 사이의 운동제한과 함께 오는 압통이 그것이다. 압통과 운동제한은 관절가동술이 도움을 줄 것이고, 통증(ache)과 강직(stiffness)에는 견인이 필요하다.

첫날(First day)

정중 후-전 압박을 먼저 T3에서 T8 까지의 극돌기에 적용했다. T4와 T6 사이에 심한 압통이 있었기 때문에 더 부드러운 압박이 필요했다. 약 1.5분 동안 그 부위에 진동을 꾸준히 주었다. 국소화된 압통 때문에 근 경련을 유발할 수도 있는 진동을 깊게 주지 않아서 경련으로 인한 장애는 전혀 없었다. 이 과정 후에 각 방향으로의 회전이 10° 증가했고, 통증은 여전히 왼쪽에 있었다.

이런 부드러운 진동의 관절가동술을 3회 더 반복했다. 범위는 증가했으나 아직 완전범위는 아니었고, 회전을 했을 때 왼쪽 통증보다는 흉추전체에 통증(soreness)이 느껴졌다. 잠깐 쉰 후, 환자는 통증(ache)이 치료 전보다 줄었다고 생각했다.

증상이 증가할 수 있다고 적절한 주의를 주었고, 그녀가 아는 한, 증상을 악화시킬 수 있는 일을 삼가라고 요청했다.

2일째(Second day)

일어날 때의 통증(ache)과 강직(stiffness)은 변화하지 않았다. 환자의 등 중심이 아팠으며(아마 관절가동술 때문인 듯), 왼쪽 회전시 왼쪽 통증이 생겼으나 이제는 완전범위에서 15°만 부족한 상태였다.

같은 정중 후-전 압박을 시행했는데, 좀 더 강하게 했다. 그 부위가 아프기는 했지만 근 경련 수준까지 압박을 증가시킬 수 있었다. 이것을 4회 반복했는데 진동을 유지하면서 1.5분씩을 소요했다. 그리고 나서 운동범위는 완전범위였고 통증은 없었지만, 척추가 매우 아팠다.

통증(soreness)이 가라앉도록 하고 더 유익한 평가를 위해 48시간 동안 치료를 중단하기로 했다.

3일째(Third days)

치료 다음날 환자는 등이 아팠으나 덜 심해졌다고 보고했다. 일어날 때의 강직은 변화가 없었다. 회전은 이제 약간만 제한되어 있으나 여전히 왼쪽 통증을 일으켰다. 치료 시작 때보다 압통이 줄었으며 이제 근 경련은 없었다.

정중 후-전 압박을 지속적인 진동으로 부드럽게 4회 반복했으며, 중간 중간에 T3에서 T7까지 극돌기의 오른쪽을 통증이 있는 왼쪽으로 미는 횡단 압박을 시행했다. 이것을 3회 시행했다. 회전은 완전범위가 되었고 통증은 없었는데, 이제까지의 치료 중 최상의 결과였다.

다시 모든 통증(soreness)이 가라앉도록 3일간 평가를 중단하기로 했다.

4일째(Fourth day)

모든 통증(soreness)이 사라졌고 배부통(backache)은 거의 없었다. 하지만, 환자는 여전히 일어날 때 강직이 있었으며 회전은 완전범위임에도 흉부 부위에 전체적인 통증이 생겼다.

운동은 정상적으로 보였으나 약간의 배부통(backache)과 강직이 남아 있어 견인을 하기로 했다.

척추간 회전(intervertebral rotation)의 수동범위가 향상되어 거의 정상이었다. 약간의 제한이 남아 있어서 관절가동술을 반복해야 한다고 결정했다. 만약 이 운동이 향상되지 않았다면 척추간 관절들을 도수교정해야 되었을 것이다.

3일째 치료의 진동기술을 반복했다. 근 경련은 없었고 통증이 거의 없었다. 그리고 나서 환자를 15분과 10분 동안 견인했다. 경추 줄(cervical halter)을 당기는 각도는 수평에서 약 30°였고 환자는 요통이 없었지만 고관절과 슬관절을 굴곡했다.

5일째(Fifth day)

아침에 훨씬 좋아진 느낌이라고 했다. 통증(ache)은 없었으며 일어날 때 강직도 거의 없었다. 추간관절(intervertebral joint)에서의 운동을 검사하는 능동 회전과 수동 회전 둘 다 정상이었다.

관절 가동은 하지 않았지만, 견인을 15분과 10분 동안 2회 반복했다.

환자는 마지막 치료 후 배부통과 강직이 전혀 없었다고 일주일 후에 보고했다.

외상성 대상통(Traumatic girdle pain)

검사(Examination)

병력(History)

33세 남성으로 일주일 전 교통사고로 왼쪽 상부 폐엽의 허탈과 T5 수준에서의 대상통(오른쪽보다 왼쪽이 더 크다)을 겪고 있었다. 흉통 때문에 호흡이 어려웠고 기침하는 것은 불가능했으며 왼팔을 머리 위로 올릴 수 없었다. 2개의 신경차단(nerve block)을 했지만 일시적인 제거만 되었다(그림 15.22).

신체적 소견(Physical findings)

체간은 마치 모든 움직임을 피하려는 것처럼 굳어 있었는데, 머리 운동이 흉통을 유발하기 때문이었다. 체간 왼쪽에서, 흉곽 주변의 척추에서 흉골까지 T5 수준으로 지속적인 통증이 방사되었다. 가볍고 간헐적인 오른쪽 통증은 휴식으로 가라앉았다. 체간 왼쪽 회전은 그 부위 전

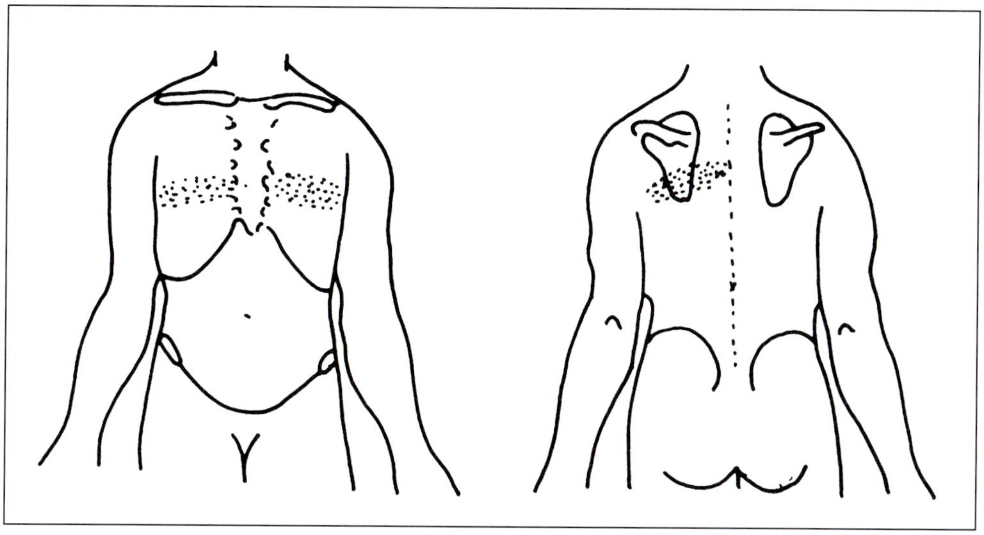

그림 15.22 외상성 대상통

체에, 특히 10° 회전 후 왼쪽 뒷부분에 통증을 일으켰다. 오른쪽 회전은 40° 이후에 통증을 일으켰다. 체간의 측방굴곡시 왼쪽 측방굴곡은 움직이는 시작 부분에 통증이 생겼으며 오른쪽 측방굴곡은 20% 이후에 통증이 생겼다. 체간 굴곡은 다른 운동에 비해서 더 쉽게 되었지만 여전히 천천히 해야 했다. 체간의 확실한 운동을 전혀 하지 않은 상태에서 머리와 목을 50% 신전하면 흉부통(thoracic pain)이 생겼다. 경추 왼쪽 회전은 20° 부족했는데 역시 흉부통(thoracic pain)을 일으켰다. T3에서 T6까지의 극돌기 위에서 압통이 가장 두드러졌다.

치료(Treatment)

치료지침(Guiding factors)

1. 증상이 심하고 운동이 전체적으로 제한되어 있으므로 관절가동술을 아주 부드럽게 해야 한다.
2. 환자가 통증 때문에 바로 누울 수 없어 견인이 힘들 것이지만, 앉은 자세에서는 할 수 있다.
3. 증상과 징후가 편측성으로 심하지만, 정중 후-전 압박이 흉부에 쓰이는 주요 기술이고 증상이 양쪽으로 퍼져있으므로 이 기술이 가장 좋은 방법일 것이다.

첫날(First day)

정중 후-전 압박(postero-anterior central vertebral pressure)을 T2에서 T7까지 극돌기 위에 아주 부드럽게 시행했다. 관절가동술을 너무나 부드럽게 해서 경련이나 통증을 피할 수 있었고 2분 동안 지속했다. 체간 왼쪽 회전이 10°에서 25°로 증가했다. 이 방법을 2회 더 반복한 후 왼쪽 회전이 45°로 되었다. 팔을 들어올리는 것을 포함해 다른 모든 운동도 향상되었다. 환자는 그 통증이 '혹독했었다(sting taken out of it)' 고 말했다. 관절 통증을 피하기 위해 그 날 치료를 중지하기로 했다. 그 날 증상이 심해질 수도 있다고 주의를 주었다.

2일째(Second day)

환자는 5시간 동안은 멋진 기분이었지만 아침에 더 나빠진 느낌이라고 보고했다. 검사에서, 팔운동은 향상된 것이 유지되었고 체간 왼쪽 회전은 30°가 가능했다. 이것이 환자가 더 나빠진 느낌이라고 말한 예로서 아마도 치료 통증(treatment soreness) 때문인 듯한데, 환자의 증상은 향상을 보였다. 환자는 5일 정도는 증상이 향상됨에도 불구하고 심한 통증을 호소하고 더 나빠지는 느낌이 계속될 수 있다. 하지만, 징후의 향상은 치료사가 기술을 선택하도록 인도해 준다. 더 강한 방법(firmer procedure)으로 정중 후-전 압박을 반복했는데 첫 날보다 더 불편했지만 여전히 근 경련을 일으킬 만큼 충분히 강하게(firmly)는 시행하지 않았다. 그 방법을 3회 반복했고 그 결과 체간 왼쪽 회전이 60°까지 증가하였다.

3일째(Third days)

환자는 훨씬 좋아진 느낌이었고 체간 왼쪽 회전이 45° 가능했다. 횡단 압박(transverse vertebral pressure)을 T2~T7 극돌기의 오른쪽에서 좀 더 통증이 있는 왼쪽으로 움직이며 사용했다. 이 기술을 2회 적용한 후 체간 왼쪽 회전이 65°까지 가능했다. 이 기술은 얻어진 결과에 있어, 이전에 사용했던 방법보다 더 우위에 있는 것으로 보이지는 않았다. 그 뒤, 정중 후-전 압박을 2회 시행해 왼쪽 회전이 75°까지 통증없이 되었다. 과정의 전체적 진전도는 만족할 만하다고 생각되었다.

4-6일째(Fourth-sixth day)

정중 후-전 압박과 횡단 압박(transverse vertebral pressure)을 조합한 치료를 계속했는데 번갈아 가면서 4회 실시했다. 이 관절가동술은 증상의 진전이 있었으므로 매일 압박을 서서히 증가시켰다. 견인은 두 가지 이유 때문에 시행하지 않았다. 과정의 진전도가 만족할 만했고 환자는 그의 완전한 직업 이행능력을 다시 시작했으므로 치료에 필요한 최소한의 시간만을 낼 수 있었다. 6일째 통증은 겨우 불쾌한 정도(nuisance value)였으며, 운동은 체간 왼쪽 회전과 신전이 여전히 약간의 왼쪽 흉부 통증을 일으켰지만 완전 범위였다. 팔운동은 정상이었고 숨쉬거나 기침할 때 아무런 불편함이 없었다.

그 후 치료(Further treatment)

격일로 3회 치료를 했다. 이것은 그의 업무가 많았기 때문이다. 전에 사용했던 같은 과정을 강하게 반복했으며 마지막 방문 때 운동은 정상이었고 통증이 없었으며 통증(ache)이 사라졌다.

복통과 모호한 증상 (Abdominal pains and vague signs)

다음의 사례(case history)는 진단을 내리기 위해 도수물리치료를 사용한 불확실한 진단의 예이다. 이 장에서는 비록 경험적인 치료 형태이지만 어떻게 도수교정이 능동적이지만 안전한 제거적 치료로서 방법론적이고 적극적으로 사용될 수 있는지를 보여주는 내용이 있다.

검사(Examination)

병력(History)

12세 소녀로 수영경기 훈련을 하고 있었다. 18개월 전 수영을 하다가 왼쪽에 심한 복통이 한차례 생겼는데, 물에서 들어올려져야 했다. 3주 후 다시 수영을 할 수 있었고, 때로 격통(twinge)이 생길 뿐이었다. 2개월 전 왼쪽 복부에 모호한 증상이 재발하기 시작해 점차 지속적으로 되어 완전한 수영 훈련을 받을 수 없었다. 환자에게 질문해 보니 6개월 전 '풀 밖에서의' 훈련 중에 T12와 L2 사이에서 등을 가로지르는 가벼운 아픔(soreness)이 있었다고 보고했다(그림 15. 23).

치료할 당시의 유일한 증상은 수영 또는 정도는 덜하지만 오래 걸은 후에 생기는 복부 왼쪽 통증이었다. 의뢰 의사(referring doctor)는 일시적으로 수영을 중지해야 하지만 도수물리치료를 시도한 뒤 진행을 평가하기 위해 다시 물로 돌아가야 한다고 제안했다.

신체적 소견(Physical findings)

검사에서 모든 능동 운동시 통증이 없었지만, 능동적 왼쪽 측방굴곡은 오른쪽 측방굴곡과 비교해 T12와 L2 극돌기 사이에서 제한이 있는 것처럼 보였다. 척추간 운동범위를 수동적으로 검사해 보니 T12와 L1 사이, L1과 L2 사이에 제한이 있었다.

환자가 엎드린 자세에서 T12 극돌기 왼편을 오른쪽으로 밀면서 강한 압박을 주면 때때로 복부 왼쪽에 통증이 생겼다.

치료(Treatment)

치료지침(Guiding factors)

1. 치료 해야할 만큼 심한 지속적 증상을 가진 젊은 사람은 비슷한 증상을 지닌 중년보다 때로 도움을 주기가 훨씬 더 어렵다.

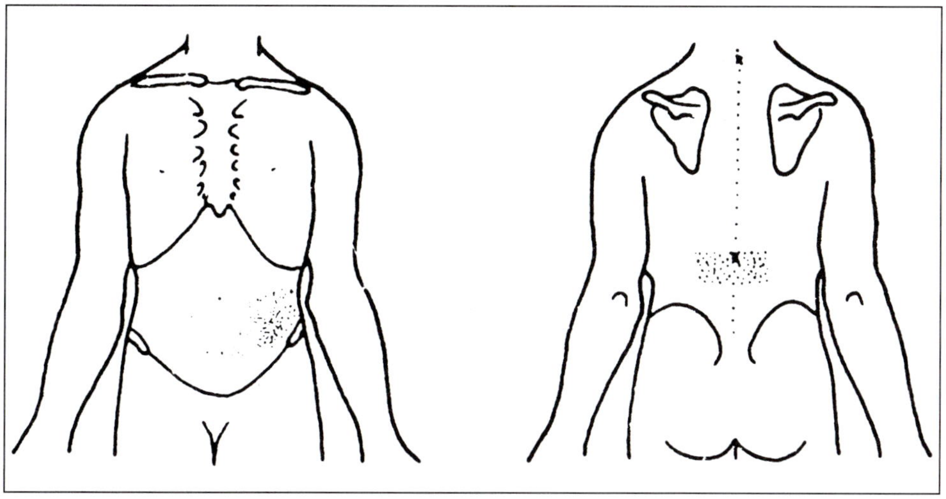

그림 15.23 젊은 환자에서 복통과 모호한 징후

2. 만약 증상이 흉요추 접합부에서 일어난다면, 사용할 주요 관절가동술 세 가지는 정중 후-전 압박, 횡단 압박, 회전인데, 요추에서 사용한 것처럼 선호되는 순서는 적혀진 대로이다.
3. 이 환자는 T12와 L2 사이의 능동 운동 범위에 제한이 있으므로 횡단 압박(transverse vertebral pressure) 관절가동술을 운동 회복을 위해 사용하거나 또는 통증이 있는 쪽으로 극돌기를 미는 일반적 원칙을 사용할 수 있다. 이 원칙들 각각은 횡단 압박(transverse vertebral pressure)을 말하지만 방향은 반대쪽이다.
4. 만약 관절가동술로 증상이 좋아지지 않으면, 척추간 관절 T12-L1과 L1/2를 도수교정할 수 있다.
5. 진전을 알려주는 유일한 두 가지 안내표시는 보행시 통증과 수영할 때의 통증이다. 만약 보행을 통제해 안내표시로 사용한다면, 보행시 통증이 없어질 때 수영검사를 타당성 있게 시도할 수 있다.

첫날(First day)

정중 후-전 압박과 T11에서 L2까지의 극돌기의 왼쪽으로 향하는 횡단 압박(transverse vertebral pressure)을 함께 선택해 왼쪽 측방굴곡의 능동적 제한을 줄이고자 했다('통증 쪽으로 미는' 원칙에는 반대됨). 이 두 가지 관절가동술을 각 방향에서 3회 시행했다. 환자에게 통증의 타이밍과 심각도를 평가하기 위해 아침식사 전에 3.2Km(2miles)를 걷도록 했다.

2일째(Second day)

환자는 460m(500yd) 이후와 다시 830m(900yd) 이후에 짧은 시간동안(short duration) 왼쪽 복통이 있었다고 했다. 능동적 왼쪽 측방굴곡은 변화 없는 것처럼 보였고 전날 치료 때문에 국소적으로 약간의 척추 통증(soreness)이 있었다. 환자가 악화되거나 호전된 것을 추정할 근거가 없었기 때문에 전날의 치료를 반복했다. 환자에게 아침식사 전 걷기 검사를 반복하도록 했다.

3일째(Third days)

통증이 이 날 아침에는 걸으면서 덜 심했다. 왼쪽 격통(twinge)이 550m(600yd)에 한 번, 740m(800yd)에 한 번 있었다. 이것은 진전 가능성을 암시하는 것이므로 같은 관절가동술을 반복했다.

4일째(Fourth day)

걷기 검사에서 나타난 격통이 전날과 거의 같았다.

측방굴곡에 변화가 없어 보였다. 측방굴곡이 향상되었어야 하고 또한 걷기 검사가 3일째 치료 후에 더 진전되었어야 한다고 느꼈다. 따라서 치료를 횡단 압박만으로 바꿨으며 T11과 T12의 극돌기 오른쪽을 통증있는 쪽으로 밀도록 했다. 이것을 4회 시행했고 각각 약 1분간 지속했으며 중간중간에 환자의 능동적 왼쪽 측방굴곡을 평가했다. 이 운동은 변화가 없어 보였다.

5일째(Fifth day)

오늘 아침에는 걸으면서 아무 통증이 없었으며 검사에서 왼쪽 측방굴곡이 약간 향상되었다. 4일째의 치료를 반복했으며 0.8Km(반 마일)의 수영을 하도록 했다.

6일째(Sixth days)

수영하면서 두 번의 순간적인 격통(twinge)만을 느꼈다. 측방굴곡이 약간 더 향상되었다. T12 왼쪽으로 가한 아주 강한 압박은 더 이상 복통을 일으키지 않았다. 4일째와 5일째의 치료를 반복했고 3.2Km(2마일)의 수영을 하도록 했다.

7일째(Seventh day)

수영을 늘렸어도 증상이 생기지 않았다. 측방굴곡은 6일째와 달라진 것이 없어 보였다. 전날 정상적인 수영훈련을 했어도 아무 증상이 생기지 않았기 때문에 치료를 중단하기로 했다.

4개월 후 환자는 완전한 여름 훈련 프로그램의 끝 무렵에 더 이상 아무 문제가 없었다고 보고했다.

16 동물 물리치료 (Physiotherapy for animals)

박흥기 역

물리치료 영역에서 동물 치료는 한 가지 방법을 제외하고는 사람의 치료와 다를 바 없다: 그 차이점은 가장 간단한 형태이지만 모든 물리치료사가 다 잘하는 것은 아닌 비언어적인 의사소통이다. 동물을 치료할 때는 개, 고양이, 침팬지, 말 등과 즉시로 친밀한 관계를 수립하는 것이 중요하다.

이러한 이유에서 Amanda Sutton과 그녀의 말(그림 16.1)의 사진은 Amanda와 Frontline 잡지 편집 참모장인 Jane Tonkin의 승인으로 게재되었다. Frontline은 공인된 물리치료 잡지로써 Amanda는 Frontline 잡지사에서 우수상을 받았다. 이 사진을 포함한 몇 가지 이유로, 다시 언급하면, 무엇이 가장 인상깊은가?

Amanda의 눈을 보아라. 눈은 반을 감고 아래를 바라보고 있다. 그녀의 전체적인 안면은 깊이 집중하고 있는 것을 표현하고 있다. 지금 그녀의 왼쪽 전완, 손목, 그리고 손에서 무엇을 볼 수 있는가를 주목하며 말이 편안하게 휴식하듯 부드럽게 감싸안은, 말의 갈기 위에 그녀의 왼손으로 고정하는 방법을 볼 수 있다. 그녀의 오른손은 왼손과 비슷하게 안정되고, 말의 이마 위를 부드럽게 쓰다듬는다. Amanda의 오른쪽 손가락을 자세히 본다면 동일하게 감싸고 있는 것을 볼 수 있고, 이상적인 도수물리치료사들의 손 둘레의 생김새와 특별히 강조하는 것은 말에게 신뢰와 안락함을 느끼도록 편안하게 말을 감싸주는 것이다. 그녀의 오른손 엄지손가락을 살펴보면 당신은 Amanda의 엄지가 물리치료사에게 이상적인 모양(엄지의 원위부)으로 운좋게도 태어났다는 것을 알 수 있을 것이다. 심지어 그녀의 전완까지도 말의 머리와 목을 매우 편하게 감싸도록 되어있다. 말을 치료할 때 그녀의 집중된 표정을 볼 수 있다. 그녀가 치료를 위하여 시도하는 것이 무엇이건 말에게 안정과 신뢰를 주기에 완벽하다.

만일 학생들같이 물리치료 훈련과정을 시작하는 사람은 양손과 마음에 이러한 품성이 있어야 하고, 학생들은 가급적 많은 이상적인 품성을 갖고 훈련을 마쳐야 할 것이다.

비언어적 의사소통을 사용하는 말조차 'Amanda여, 당신이 하는 것이 무엇이든 나는 당신이 하고 있는 모든 치료에 대하여 신뢰를 갖는다' 라고 말하는 듯 보인다. 이 사진은 또한 이상적인 치료사의 손을 보여줘서 이 장에 소개되었다.

효과적인 동물 물리치료는 그들의 신뢰를 얻는 것이 필수적이기에 운동을 시작하는 속도는 느리고, 일정하고, 부드러워야 한다. 그리고 치료사는 동물이 어떤 비언어적 의사소통에 즉시로 반응하는 것을 인지하는 것

SUTTON, A.(1966). Animal therapists run to victory. *Frontline*, Nov 20. p. 16.

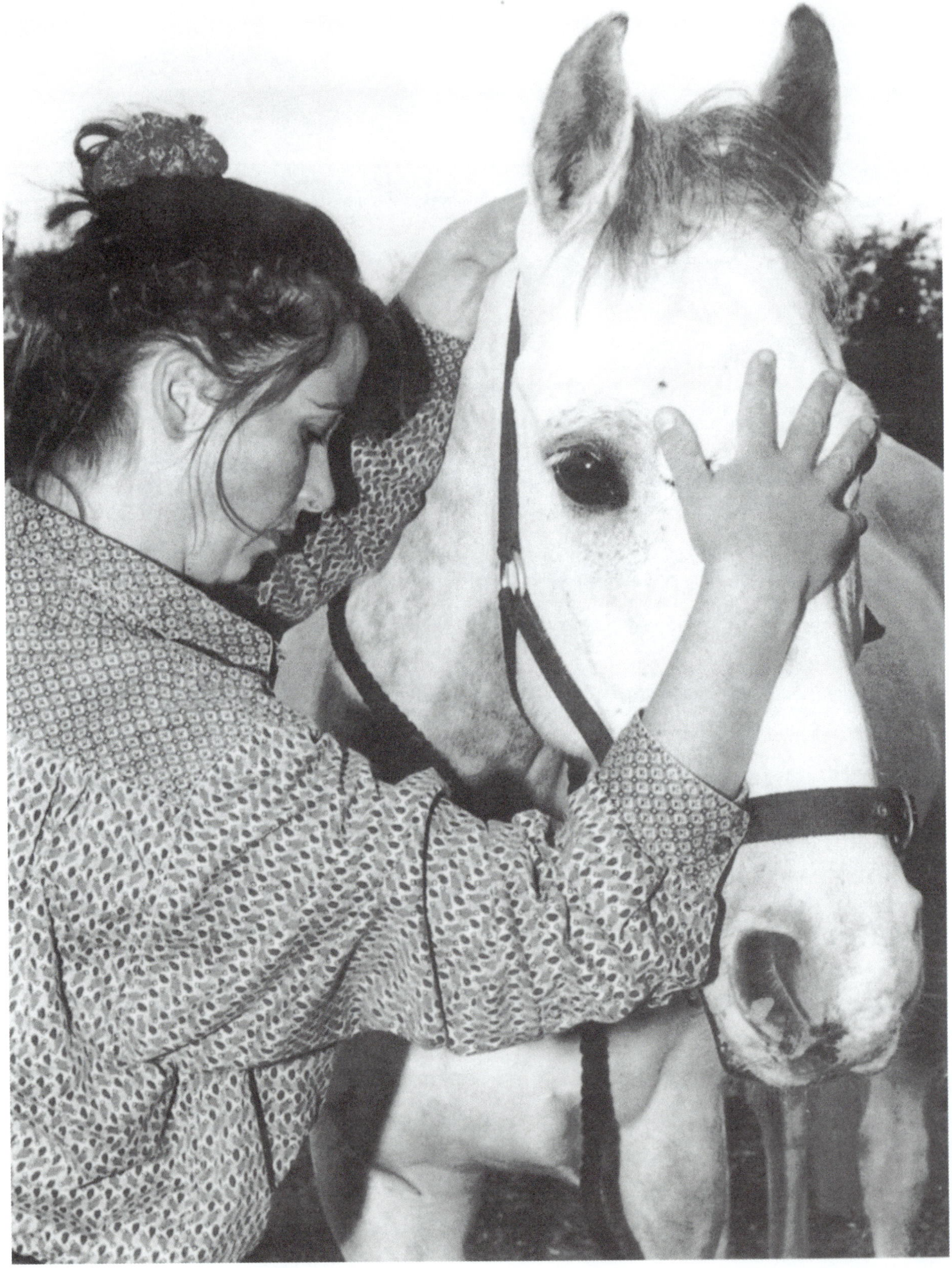

그림 16.1 Amanda Sutton 과 말

이 필요하다.

훈련(Training)

동물 물리치료를 위한 특별한 훈련과정은 필요치 않고, 단지 보조물리치료사나 마취사가 필요할 수 있다. 보조물리치료사는 개 같은 작은 동물에게는 필요치 않다. 그러나 주인이 동물에게 신뢰를 좀더 빠르게 줄 수 있다면 지극히 도움이 될 것이다.

나는 Tom Ahern박사와 같이 한 치료에서 발견한 가장 흥미있는 것은 말에게 관절가동술(물리치료하는 것)을 사용한 것이다. 도수 물리치료에 의해 변화된 결과는 사람에서와 같이 장애에 대해 다양성있게 치료했을 때 동물들도 빠르고 극적으로 회복되었다. Ahern은 그의 저서 『Passive Motion Therapy』에서 비척추관절과 연부조직(건과 인대)의 회복을 집필하고 있다.

말의 흉/요추는 상대적으로 부동성 구조다: 가장 큰 가동범위는 요천추 관절에 존재한다. 이 영역은 말이 서 있기에 적합하도록 한다. Ahern은 말의 척추에서 가장 큰 가동범위인 경추부위에 특히 더 주목하였다.

치료과정에서 마취의 사용으로 말은 좀더 이완되고 그리고 좀더 안정된다. Ahern은 10-12주 후 이 과정을 반복한다. 그러나 단기간 안에 말들을 치료하는 것이 2-5%좋아질 가능성이 있다. 단기간에 말을 치료하는 것이 유해하지는 않다.

다음의 인용은 저자로부터 허락을 받은 것으로 사람에 상응(Ahern, 1996)하는 것을 기술하였다.

> 2년 동안 정맥염 또는 유사한 장애로 앞발 끝이 계속적으로 쑤시고 절룩거려온 말의 사례로써 9주 전 처음으로 만났을 때, 말을 '급성통증'으로 안락사를 시킬려고 생각할 만큼 심각하였다. 경추의 긴장을 수반하기 때문에 우리는 CVMUA(Cervical vertebral mobilization under anaesthesia; 경추 통증과 뻣뻣함을 치료하기 위한 물리치료)를 이용하기로 결정하였다. 처음 CVMUA를 한 8주 후 상태는 80% 호전되었다. 두 번째는 그 다음 수행되었다. 그리고 2주 후 말은 임상적으로 정상으로 나타났다.
>
> 내가 짐작하기에 경추의 주변에 비정상적 압박 또는 긴장이 있었을 것이다.

Ahern(1994)은 마취 하에서 경추의 관절가동술에 대하여 『Equine Veterinary Science』잡지에 논문을 썼었다. 수록을 허락해 준 저자와 출판사 모두에게 고마움을 전한다.

사례(Case history)

6살된 경주마에게 3년 동안 양쪽 앞발에 간헐적인 절룩거림이 일어났다.

진단과 치료(Diagnosis and treatment)

말발굽의 통증과 주상골 유사 장애로 진단되었고, 장애는 발견되지 않았다. 발굽(coffin) 관절 내 코티손 주사의 임상적 반응은 효과가 없었다. 저자가 검사하기 8주 전 곡초를 더 많이 주어서 말의 체중 증가를 시도한 것이 근판염을 일으키기 시작했다. 말은 전형적인 '미부쪽 경사'를 나타냈다. 그리고 앞발의 한쪽에서 다른쪽으로 계속적으로 몸무게가 옮겨지고 있다. 단지 말발굽 검사자 관점으로는 말이 광폭한 상태라고 표현될 수 있었다. 따라서 결과가 예측될 수 있는 자료로 사용될지 모르지만, 외측 앞발가락의 압박에 대한 반응은 그 당시에 측정되지 못했다. 이것이 적어도 3년 넘게 실행되어온 말발굽 검진이었다. 경추 관절을 촉진한 후 중요한 통증반응을 C1, C2와 하부 경추영역에서 이끌어 냈다. 마취하에서 경추 물리치료를 하였다. 더 이상 약물투여는 하지 않았고, 사료 또는 환경적 변화들도 제공되지 않았다.

AHERN, T.J.(1994). Cervical vertebral mobilization under anaesthesia(CVMUA). A phsical therapy for the treatment of cervico spinal pain and stifness. *Journal of Equine Veterinary Science*, **14**. 540-545.
AHERN, T.J.(1992). Pain of spinal origin(PSO). *Centaur*, IX(1). 6-17.

말의 상태는 서서히 향상되었고, 그리고 3주에 걸쳐 편측(오른쪽) 절름거림이 구별되었다. 8주 동안 절름거림은 3주전에 비하여 완화되었다. 이때 마취하에서 두 번째 물리치료가 수행되었다.

다음날 말의 상태는 역행되어 양측 앞발에 절름거림이 심했다(걷기도 힘들었다). 회복은 6일에 걸쳐 점차적으로 진행되었고, 7일째 말의 상태는 2차 물리치료 전 상태와 유사하게 되었다. 14일째에는 명백하게 절름거리는 흔적이 없었고, 말은 2주 후 안정적으로 경주를 할 정도로 회복되었다. 절름거림이 회복되어 작은 목장에서 스스로 할 수 있는 운동량을 증가시켰다.

말은 경주에 참여했다. 트레이너와 기수에 의하면, 이 말은 2살 때 처음으로 사람을 태운 이후 절름거려 그들은 주의를 하였다고 한다. 세 살 초에 재발이 되어 좋아지다 나빠지기를 반복하여서 이 경주마를 회복시키는데 극단의 처방이 필요하게 되었다(Ahern 1995).

논의(Discussion)

진단하기 어려운 절름거림은 말의 수의학에서 흔히 일어나는 일은 아니다. 다섯 가지 경우, 반복되는 진단적인 정밀검사는 절름거리는 원인을 해명하는데 실패했다. 검사에서 다섯가지 모든 경우에서 중요한 것은 경추 통증, 만성 절름거림이 나타나고 그리고 하나 또는 양쪽 앞발 말발굽들의 얇은 각질(corial) 과민증이 명백하게 나타났다. 항염 약물에 대한 음성반응은 절름거림의 원인에 염증성 조건이 아니라는 것을 나타낸다. 1번 사례만이 예외였다.

지각 과민증, 지각 과소증 그리고 냉에 대해 지단통증, 그리고 기계적 자극은 교감신경 장애와 관련되어 임상적으로 발견되는 것이다. 기계적 자극에 지단 통증보다 지각과민은 말발굽검사기 압력에 대한 반응으로 설명되고, 이 압력은 강한 각질이 가로질러 적용되어진 것이지 민감한 얇은 진피에 직접 작용한 것은 아니다. 압력의 대부분은 강한 각질에 의해 흡수된다. SMP원인에 대한 많은 제언들은 사고의 악순환을 수반한다. 이런 악순환은 구심성 신경의 수용기를 포함한 말초 구조물의 외상이 일어날 때 발생하는 것으로 생각된다. 손상받은 신경에서 시작되는 잘못된 정보는 척수로 전달되어 정상적인 체성감각과정을 왜곡시키고, 유해한 정보의 전달과 관련된 과도한 활동을 초래하게 만든다.

그러나 반대로 체성신경로와 자율신경로 쪽으로 가는 신경전달의 혼란이 일어날 가능성도 존재한다. 이것은 직접적인 신경병리를 통해 일어나거나 또는 경추 통증과 경추 가동성의 감소로 인한 교감 신경 사슬의 신경-생체역학적인 방해를 통해 일어나기도 한다. 사람의 교감신경간과 교감신경절의 주위나 내부에서 광범위한 병리해부학적 변화가 명확하게 나타나고 있다. 경추의 교감신경간도 역학적으로 외상을 당할 수도 있다. 원숭이의 편타성 손상(whiplash)에서 경추 교감신경총의 손상이 관찰되어졌다. 다섯 가지 경우는 여기서 연구되었고, 마취하에서 경추의 물리치료는 오직 치료의 형태로 이용되었다. Slater와 그 동료들(1991)은 신경의 교감 신경간 또는 교감 신경에 역학적 영향 없이 척추를 가동시키는 것이 가능하다고 생각했다. 사례 1과 3에서 마취하에서 2차 경추 물리치료 후 절름거림의 일시적인 회복은 이러한 생각의 산물이라 할 수 있다. 최근 말 족부 연구에서 동정맥 문합의 정지에서 마지막 전달되는 교감신경의 기능을 좀더 이해하는데 유용하게 되었다.

결론(Conclusion)

마취하에서 두 번의 경추 물리치료로 앞다리의 만성 절름거림의 제거는 경추 통증, 척추의 운동 감소 및 절름거림의 감소 사이에 보다 더 직접적인 연결이 있다는 것을 시사한다. 얇은 각질의 지각과민증의 정복은 절름거리는 하지요소의 회복을 동반함을 설명한다. 교감신경계는 관찰된 교대되는 걸음과 절름거림의 상위와 하위요소 사이의 가장 가능한 연결이다. 말초와 말초신경손상은 병력에 기록되지 않았다. 그러나, 검사는 교감신경간의 직접 또는 간접으로 발생된 경추 신경타박, 그리고/또는 변화된 경추 신경 생체역학을 암시하는 것은 변화된 신경 전달의 근원이 되는 것이 더 있을 것 같다.

척추 관절가동술 : 마취하에서 경추가동을 특별히 참조(Spinal mobilization therapy : with particular reference to cervical vertebral mobilization under anaesthetic)

T.J. Ahern은 수의사 세계에서 척추 관절가동술의 선구자 중의 한사람이다. 그가 고맙게도 허락해준 다음 것은 그가 1997년 출판을 위하여 준비해놓은 논문의 초록이다.

이것은 관절과 신경학적인 혼합물의 가동성을 복구시키려 시도하는데 사용된 기술의 하나다. 그것은 능동운동치료의 한 형태이다. 예를 들어, 운동은 치료사의 조절하에서 시작되었다. 느린 운동은 치료사에 의해 선택된 방향, 진폭 그리고 압력으로 선택되어진다. 치료사는 이 운동들의 조절에서 모든 시간을 투자했기 때문에 부적절한 힘들은 적용하지 않았다. 운동들은 시간간격을 확장하기 위하여 운동의 유용한 범위의 끝에 유지되어질 수 있다. 관절들은 결코 제한되는 범위를 지나지 않았다.

치료사들이 전형적인 물리치료 과정인 매우 빠른 속도로 트러스트(thrust)를 사용했던 것은 관절가동의 진폭을 조절하기에 보다 덜 용이하였다. 본래 범위를 초과해서까지 이루어지는 트러스트 운동은 척추 외상을 치료하기 보다는 오히려 손상을 일으킬 수 있다.

가동은 단일관절 복합체에서 처음의 운동으로 성취되거나 관련된 일련의 복합체들을 통하여 압박으로 성취된다. 동물의 크기와 위치 그리고 개별적 구조를 고려하여 촉진한다. 작은 동물들은 자주 국소화된 치료를 한다. 한편 같은 형태의 치료는 큰 동물에서는 성취하기가 어렵다. 치료사는 작은 동물, 특히 흉요추에서 척추극돌기를 통하여 압박을 가하는 것으로 자주 운동을 시작한다. 후방과 측방 양쪽의 운동은 경추와 요추 영역에서 가능한 부위다.

척추치료 대부분의 형태에서 2가지의 가장 중요한 금기증은 척추골절, 특히 부정유합의 경우, 그리고 이차적 외상으로 척추의 불안정, 퇴행성 뼈 또는 관절장애이다. 척추동맥의 혈관장애는 사람에서는 중요한 문제이나 동물에서는 덜 중요하게 나타났다.

마취하에서 경추 관절가동술(Cervical vertebral mobilization under anaesthetic)(그림 16.2)

마취를 이용한 이 과정은 말을 위하여 특별하게 구성되었다. 대체적으로 진행된 척추 관절가동술의 직접적 결과 같은 어떤 특별한 변화들은 단독 치료후 1-2주 빠르게 보고되었다. 다음의 문제들이 포함되었다.

1. 경추 가동범위 감소는 척추 가동성 감소의 직접적인 결과로 교대걸음과 굴곡하에서 능력 감소, 측굴, 유연한 걸음의 변화 또는 걸음이 안되는 결과를 가져온다.
2. 행동의 변화들은 대부분 촉진(과진통)과 압박(기계적-이질통)의 과민한 반응에 의해 일어난다. 예로, 최초의 안장, 배댓끈 또는 압박굴레, 말사육자(특히 소리가 큰 사람과 그리고 적극적으로 다루는 사람 또는 기수에 의해)이다. 밀폐공포증의 징후(화물칸에 적재되거나 경주 시작 전 출발문에서 거부하는 것)는 불안해서 출구를 향해 급히 달려 나가려고 하는 것이다. 거기다가 다른 말들의 접촉을 회피(귀를 쫑긋 세우거나 뒷발질로 다른 말을 멀리하기)한다; 이러한 말들은 자주 무리의 밖에서 발견되거나 자신과 다른 경주마들 사이에서 경주하지 않을려고 한다.

동물치료에서는 비정상적인 상황이 존재한다는 것을 인식하여 좀더 꼼꼼이 척추와 예외 상황을 연구하여 촉진하는 것이 필요하다. 호주 물리치료사들은 세계적인 선구자로 여겨졌고, 그들의 경험과 연구는 수의학에도 영향을 끼쳐오고 있다.

SLATER, H. (1991). Adverse neural tension in the sympathetic trunk and sympathetic maintained pain syndromes. *Proceedings of the Confeerence of Manipulative Physiotherapists Association*, Australia, pp. 214-219.

AHERN, T. J. (1994). Cervical vertebral mobilization under anaesthetic (CVMUA). A physical therapy for the treatment of cervico-spinal pain and stiffness. *Journal of Equine Veterinary Science*, **14**, 540-545.

AHERN, T. J. (1996). Reflex sympathetic dystrophy syndrome (RSDS). Complex regional pain syndromes - type 1, neuropathic pain: equine perrspectives. *Journal of Equine veterinary Science*, **16**, 463-468.

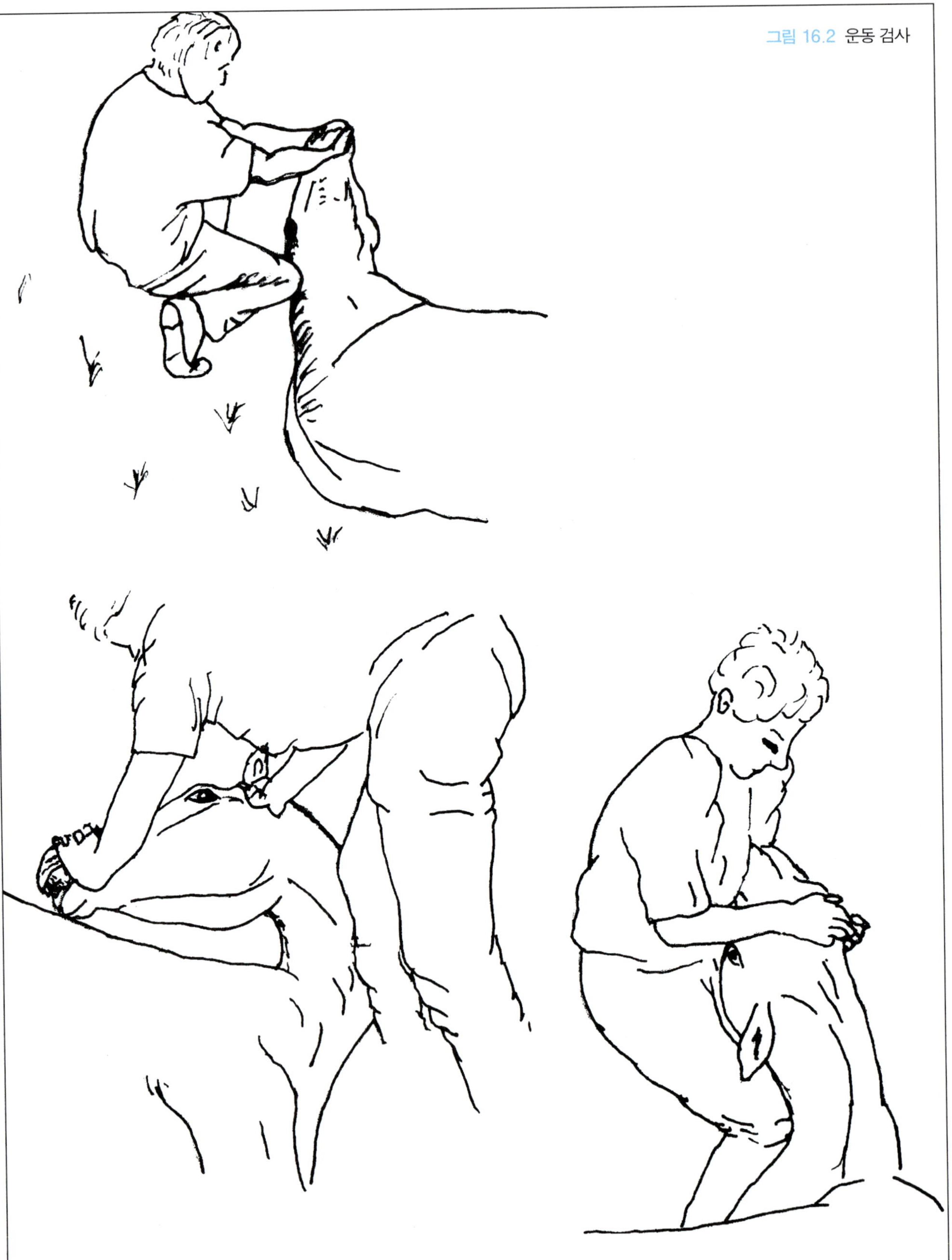

그림 16.2 운동 검사

부록 1

운동도표 이론과 운동도표의 모음 (Movement diagram theory and compiling a movement diagram)

박흥기 역

지리학은 지도없이는 이해할 수 없을 것이다. 지도는 여러가지 혼동스러운 사실들을 한 눈에 알아볼 수 있게 해놓은 것이다. 이제 나는 경제학[제 6장 참조] 이 변화할 수 있는 것들에 대한 것만 제외하고는 예측 가능해질 것이고, 지리학보다 어렵지 않다고 할 수 있다. 만약에 누군가가 동작지도를 제공한다면 말이다.

(Snow, 1965)

> 운동도표는 도수물리치료사가 어떤 수동운동 방향의 검사를 하는 동안 수동운동의 질과 양을 알아내어 재현시키는 동적 지도다. 이것은 신체에서 일어나는 비정상적인, 즉 통증, 저항, 경련 등 모든 것을 포함한 것이다.

운동도표: 교육 보조, 의사소통의 의미 그리고 자가학습(The movement diagram: A teaching aid, a means of communication and self-learning)

운동도표는 교육 보조와 의사소통의 수단으로 점진적으로 기획되었다. 검사시 극돌기(그림 10.59)의 압박으로 경추 3/4 척추간 관절의 후-전 운동이 초래된다고 말하고, 이 검사 방법이 초보자들에게는 다소 좀 어렵겠지만, 운동도표는 가동범위, 통증, 저항과 근육경련의 운동을 분석하도록 만든다. 또한, 손상된 운동에서 이 요소들의 상호작용하는 방법을 분석하도록 만든다.

> 운동도표는 운동의 여러 가지 등급들이 갖는 비정상 관절징후의 관련을 이해하는 것이 중요하다.

운동도표(그리고 또한 운동의 등급)는 수동운동과 같은 치료형태를 사용하는 것이 필수적으로 중요하지 않다. 그렇지만, 그들은 환자가 비정상 관절증상을 갖는 운동의 여러 가지 단계들의 관계를 이해하는 데 중요하다. 능력있는 도수치료사들에게는 비록 중요하지 않을지라도, 물리치료의 개념교육을 가르친다면, 가장 높은 수준으로 사용될 수 있다. 운동도표는 운동이 검사되어졌을 때 느낄 수 있는 서로 다른 요소를 분리하고자 할 때 중요하다. 따라서 운동도표는 다른 사람을 가르치거나 또는 자신이 공부하는데 중요한 것이고, 한편 진행되는 환자를 분석하고 치료기술과 그들의 증상과 징후를 이해하는데 효과적이다.

Snow, C. P. (1965). *Strangers and Brothers*. p.67. London: Penguin Books.

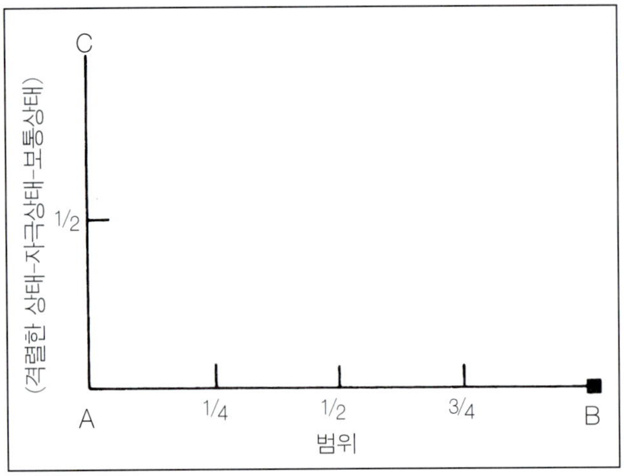

그림 A 1.1 운동도표의 시작

운동 도표에서 표현되는 요소들은 통증, 불수의 근 경련 보호 그리고 경련-자유저항 또는 강직이다.

도표에서 관련되는 요소들은 통증, 경련- 자유저항(예, 강직) 그리고 근경련을 관절 검사에서 발견하고 그들의 관련된 강도와 유용한 범위의 모든 부분들에서 행위와 서로간의 관계이다. 관절가동술의 이러한 반응은 매우 세분된 방법으로 보여진다. 운동도표의 이론은 처음에 분류해놓은 요소들로 이 부록에서 설명되어진다. 500쪽에 있는 특수한 환자의 한 관절에서 운동의 한 방향을 위한 도표는 연습 도표이다.

이상의 각각의 요소들은 그들 자신의 주제의 연장이고, 그리고 이 부록 안에서 논의가 되고 있는 것은 다음의 방법들에서 신중하게 다루어진다. 경련(spasm)은 관절장애로 인하여 이차적으로 오는 근경련을 보호하고, 경직(spasticity)은 상위운동신경장애의 원인으로 근육에서 수의적으로 발생하는 것이다. 흔히 이 수의적 수축은 통증을 경험하는 속성이 대부분이다. 아직까지 관절에서는 검사자가 검사하는 과정에서 환자의 불안이 직접적으로 매우 관련이 있다. 부주의하게 다루면 이러한 반응을 일으키나, 실제 임상적으론 드물게 발견된다. 근경련의 자유 저항(경직)은 단지 임상적인 관점에서 논의되었다. 즉 병리학적 원인에 대한 논의는 경직이 포함되었다.

운동도표는 통증, 신체적 저항과 근경련의 행위를 위하여 그려진 그래프로 편집되어 있고 각각의 느낌(수평선 AB)과 강도 또는 각각의 질(수직선 AC)에서 범위의 위치가 묘사되고 있다. 수동운동의 끝을 나타내는 점 B는 능동운동의 끝을 넘어 다양하게 놓여있다(그림 A1.1).

기본선 AB는 출발자세 A로부터 정상적 수동범위 제한인 B까지 어떤 운동범위를 재현하고, 기억할 것은 어떤 관절에서 환자의 운동을 검사했을 때, 만일 단단한 균형잡힌 압박이 통증없이 가해졌다면 정상이다. 운동이 크거나 작게 묘사되거나, 한 관절 또는 관절의 집단에서 함께 작용하거나 또는 C4의 극돌기의 후 - 전방 운동이 2mm가 되거나 또는 중립위에서 왼쪽으로 경추회전을 90° 하거나 차이가 없다.

연부조직의 순응 때문에 어떤 관절의 끝범위(예로, 뼈와 뼈가 맞닿는 느낌)는 생리적 또는 병리적 문제를 갖는 연부조직이다. '끝범위'의 이러한 범위는 가동성이 있는 점일 것이고, 또는 범위선상에서 깊이 또는 위치를 가질 것이다. 등급 IV와 같이 '끝범위'의 범위를 통한 절반의 위치와 양(+) 또는 음(−)의 징후의 둘 중의 하나에서 적합은 이 '끝범위'의 점이 적용되어진 것으로 힘이 그려진다(A. Edwards의 unpublished observations).

운동의 출발자세인 점 A는 다양하고 그리고 치료사의 원하는 효과를 얻기위한 기술에 의해 선택된다.

운동의 출발 자세인 점 A는 또한 다양하다. 그것의 자세는 극단의 범위인 반대편 B일 수도 있고 또는 중간범위일 수도 있다. 어느 것이든 도표에서 적절하다. 예로, 경추의 회전이 나타나고 통증 또는 제한이 오직 가동범위의 마지막 10°에서 일어난다면, 도표에서 90° 경추회전보다 마지막 20°로 기본선에 표시되고, 3가지 요소들의 행위는 좀더 명백하게 설명된다. 분명한 목적에서 점 A는 기본선 AB에 의해 표현되는 출발 범위로 정의된다. 위의 예에서 기본선이 90°로 표현된다면, A는 똑바로

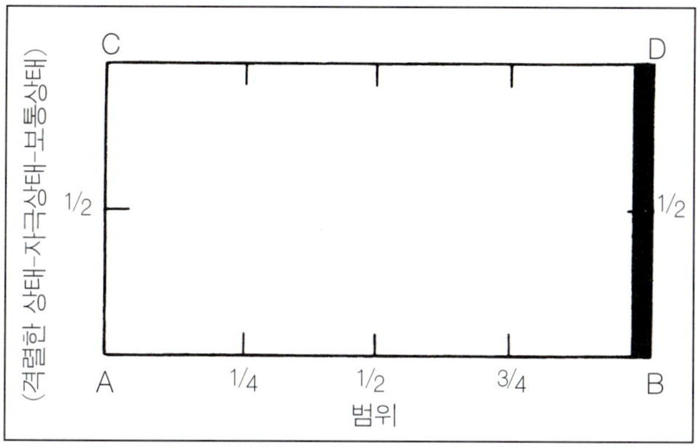

그림 A1.2 운동도표의 완성

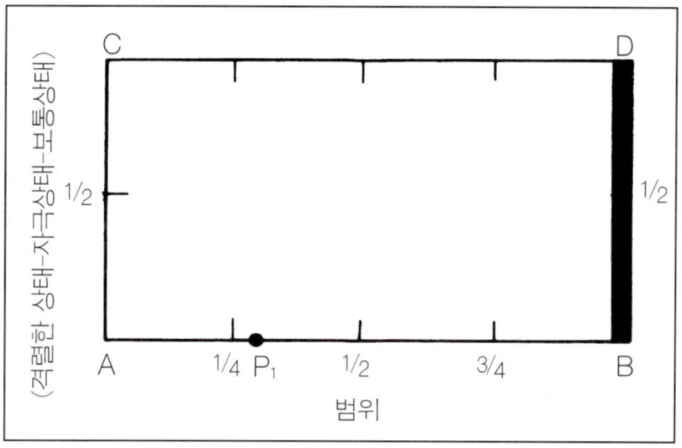

그림 A1.3 통증의 발생

전면 꼭대기에 표시된다. 마찬가지로 기본선이 20°로 표시된다면 A점은 왼쪽으로 70° 회전된 꼭대기에 표시된다(회전의 정상 평균범위는 각 측면이 90°이기 때문이다).

점 B는 수동운동의 끝을 나타내고, 그리고 능동운동의 끝을 바로 넘어 다양하게 놓여진다.

운동도표는 수동운동을 검사할 때 느낄 수 있는 것을 묘사하는데 사용되고 있고, 수동운동의 끝에서 재현되는 B점은 완벽하게 이해되어져야 하고, 그리고 이것은 다양하게 놓여진다. 그러나 능동운동의 끝을 넘어서 있다는 것이 매우 중요하다.

수직축 AC는 도면에 나타난 요소들의 질 또는 강도를 나타낸다. A점은 요소가 전혀 없는 것을 나타내고 C점은 요소의 질이나 강도가 최대인 것을 나타낸다. 검사자는 사람에 따라 달라진다. '강도'에 관련된 '최대'라는 말은 명백함을 의미한다. C점의 의미는 통증이 최대이고 검사자는 자극하는 것을 조절한다. '질'에 관련된 '최대'는 다음 2가지 부분에 관련된다. 그들은 다음과 같다.

1. *자극* – 검사자는 통증이 매우 강하지 않더라도 운동검사를 중지하지만 그러나 평가시 큰 통증에서도 운동검사를 지속한다면 악화되거나 느린반응이 있을 수 있다.
2. *상태* – 엉덩이 통증이 P_1에서 나타났을 때, 그러나 운동이 계속되면 통증은 다리 아래로 확산되고 위 장딴지 영역의 하슬괵근에 유발통증이 도달되었을 때 검사자는 멈춰야 한다.

각 요소에 관련된 '최대'의 의미는 뒤에 다시 논의된다. 기본도표는 B와 C로부터 그려져 D에서 만나는 수직과 수평선으로 완성된다(그림 A1.2).

기본선 AB의 다른 변화들은 507쪽에 설명되어 있다.

통증(Pain)

P_1

환자가 어떤 통증을 전혀 느끼지 않는 경우 성립되는 최초의 요인이 안정된 상태에서인지 또는 단지 움직이는 상태에서인지, 운동에서 통증이 시작된다면, 그의 통증은 오직 운동으로 온다고 짐작된다.

첫 단계는 관절을 느리게 그리고 검사하는 범위안에서 주의깊게 움직이고, 어떤 불편한 느낌이 있다면, 즉시 말하도록 환자에게 요구한다. 불편한 느낌을 처음 느끼는 자세를 기록하여 둔다.

둘째 단계는 통증이 없는 범위의 서로 다른 부위에서 몇가지 작은 진동운동으로 구성되고, 통증이 처음 느끼는 범위에서 가동범위가 늘어나도록 점차 더 많이 움직인다. 이러한 것들은 통증이 일어나는 정확한 자세를 성

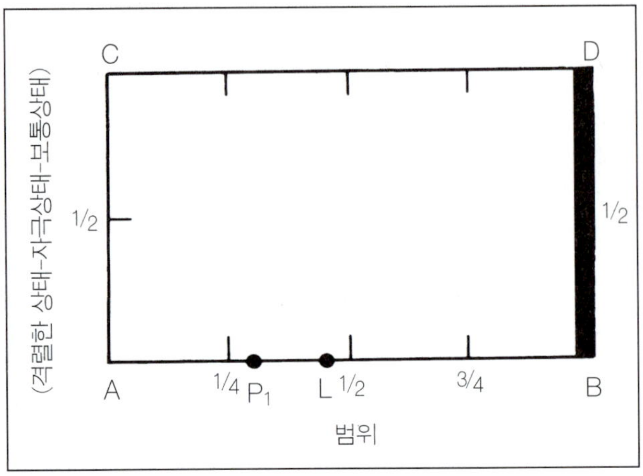

그림 A1.4 범위의 제한

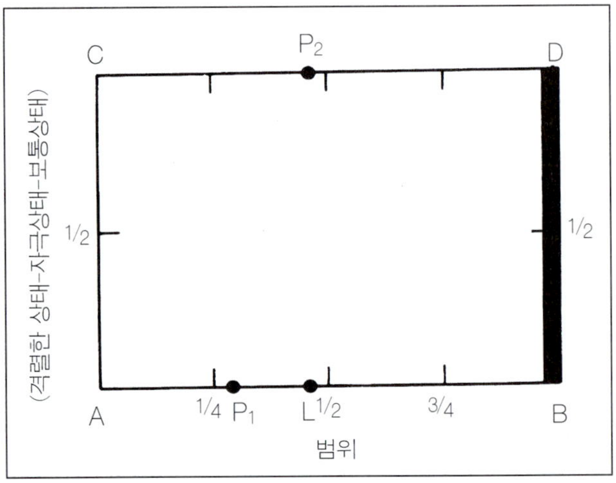

그림 A1.5 통증의 최대 질 또는 강도

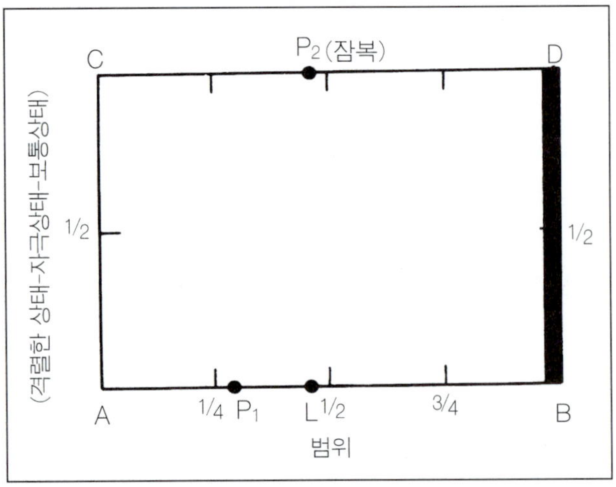

그림 A1.6 통증의 최대 질 또는 강도의 잠복반응

립시킨다. 충분한 치료가 수행되고 통증이 맨 처음 일어난 자극을 정신적으로 참을 수 있다면, 재발의 위험은 없다. 이것이 일어나는 점을 P_1이라 부르고, 그리고 P_1은 도표의 밑선에 표시된다(그림 A1.3).

P_1이 성립되는 두가지 단계;

1. 처음에 단일한 느린 운동
2. 작은 진동운동

만일 심한 통증이 타당성이 있다면, 처음 단일 느린 운동으로 통증점의 발견은 진동운동으로 발견되는 것보다 범위가 더 깊어질 것이다. 통증이 어디에서 느끼는가는 느린 운동으로 처음 발견하고, 진동운동 검사는 재발이 일어나지 않을 범위에서 달성될 것이다.

L(a)은 어디에 있는가?

다음 단계는 운동의 유용한 범위를 결정한다. 이것은 제한된 범위에 도달될 때까지 P_1을 바로 넘어 관절을 느린 운동으로 움직인다. 맨밑의 선에 표시된 이 점이 L(그림 A1.4)이다.

L(b)은 무엇인가?

다음 단계는 어떤 구성요소가 더 이상의 운동을 막거나 제한하는가를 결정하는 것이다. 이 상태에서 우리는 오직 통증에 대해 논한다. P_2는 다음 최대의 질 또는 강도로 L위에 수직으로 표시된다(그림 A1.5). 어떤 한 위치에서 통증의 질 또는 강도는 통증이 전혀 없는 것과 제한 사이의 도표의 수직 축상 어느 곳인가에 놓이는 것으로(예 A와 C사이) 평가된다(예 C). 물리치료사가 최대로 표현되는 도표에서 통증의 최대 강도 또는 질을 실현하는 것에 중요한 것은 자극을 준비하는 것이다. 이 점은 좋은 범위 안에 있고, 그리고 환자가 참을 수 있는 수준을 기술하는 것과는 전혀 다르다. 물론 이 방법에서 '최대'의 평가는 전체적인 목적이고, 그리고 사람에 따라 바뀐다. 그것이 실제적인 강도다. 학생들과 강사와 'L'과 P_2를 비교했을 때 차이가 나는 것은 학생들이 너무 둔한 손을 갖거나 너무 쑥스러워한 경우일 것이다.

L(c) 질

통증의 '최대' 질 또는 강도 때문에 L에 운동의 멈춤을 결정하고 그리고 CD선상에 P_2점을 표시하고, P_2를 표현하는데 제한하는 것이 필요하게 된다; 만일 그것이 통증의 강도라면, 통증은 L에서 멈추기 위한 이유이고, 다음 P_2는 이러한 것을 제한하게 한다: 'P_2(강도)'.

그러나 만일 검사자가 어떤 잠복반응이 있다고 믿고 통증이 심하지 않은 범위를 움직일 수 있다면, 다음 P_2는 이러한 것들에 제한된다: 'P_2(잠복)' (그림 A1.6).

P_1 P_2

다음 단계는 P_1과 P_2사이에서 움직이는 동안 통증의 행위를 설명한다. 통증이 있는 범위 안에서 운동으로 통증이 증가한다면 선과 만나는 P_1과 P_2는 직선을 이룬다 (그림 A1.7). 그렇지만 통증은 이 방법으로 증가되지 않을 수 있다. 통증은 불규칙하게 증가될 수 있고, 도표는 곡선이나 각이 나타난다. 통증은 처음 약 3/4 범위에서 처음 느끼고 그리고 최초로 빠르게 변할 수 있고, 다음

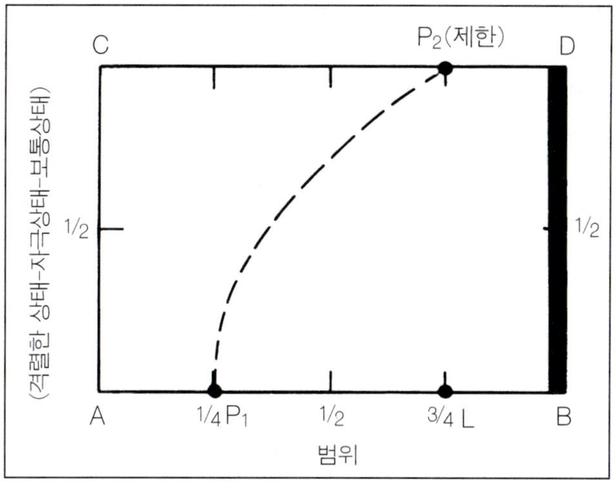

그림 A1.8 통증의 불규칙한 증가

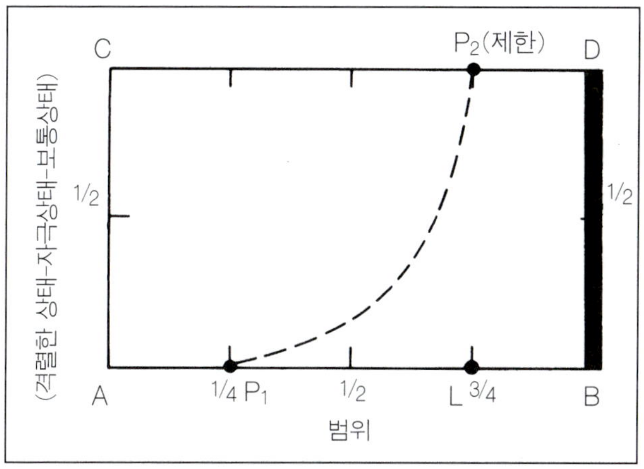

그림 A1.9 3/4 범위에서 통증이 최대에 도달되고 있다.

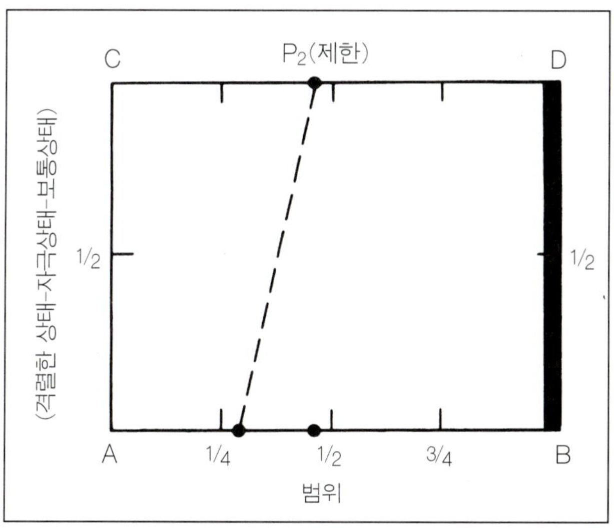

그림 A1.7 운동으로 통증이 증가된다. —— = 통증

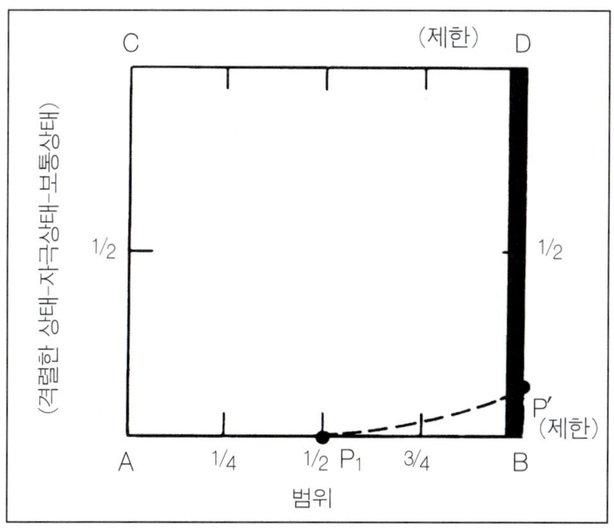

그림 A1.10 강도에 제한이 없는 통증

에 운동은 3/4의 범위에 도달할 때까지는 느끼지 않는다(그림 A1.8).

다른 예에서, 통증은 1/4 범위에서 처음 느낄 수 있고 그리고 통증이 갑자기 변할 때까지 낮은 수준에 남아있고, P_2는 3/4 범위에 도달된다(그림 A1.9).

예로 관절의 운동에서 완전가동범위를 방해하는 것으로 통증을 제시했다, 그러나 제한에서 실제로 통증은 강도를 제한시킬 수는 결코 없다. 그림 A1.10은 작은 통증이 가동범위의 중간범위에서도 느낄 수 있다는 예이다. 그러나 통증은 이 범위 안에서 이 점을 바로 넘어 겨우 변하고 그리고 정상범위의 끝은 운동의 완전 범위를 제한하는 어떤 장애 없이 도달될 수 있다. 거기에는 L점이 없고, 그리고 P' 은 그 점에서 통증과 관련된 증상을 지시하는 수직축 BD 선상에 나타난다(그림 A1.10). 이것이 접촉되고 있는 수학적인 '프라임' 의 사용은 그것 자신이 가지고 있는 수치를 표현하는 것이고 오직 요소들에서 단위이다*(옥스포드 사전)*.

부록의 시작에서 언급한, 관절이 안정 상태에서 통증이 있다는 예제로 돌아가서, 평가는 안정시에 나타나는 통증의 양과 질을 평가해야하고 그리고 이것은 수직축 AC위에 P로 나타난다(그림 A1.11). 운동은 통증이 증가되기 시작하는 원래의 수준까지 느리고 주의깊게 시작한다(그림 A1.12의 P_1). 이 점을 넘어서는 통증의 행

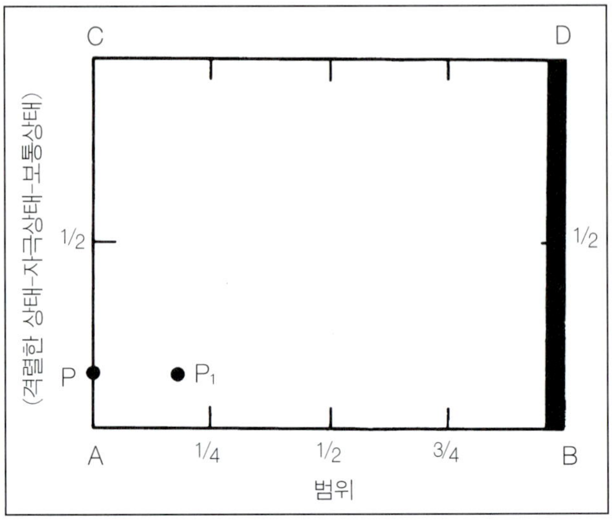

그림 A1.12 통증을 증가시키기 시작하는 수준

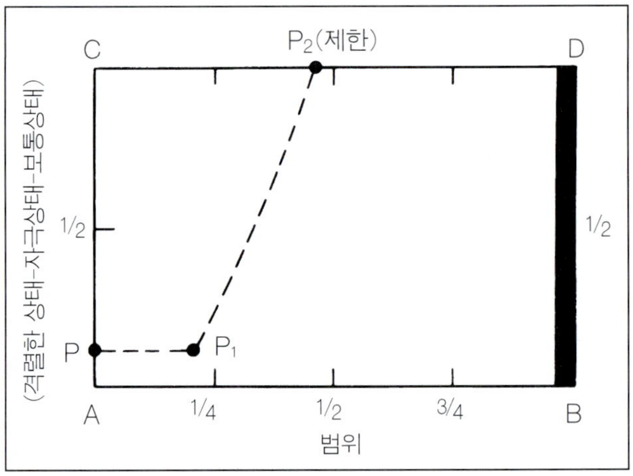

그림 A1.13 뒤따르는 운동에 의한 통증

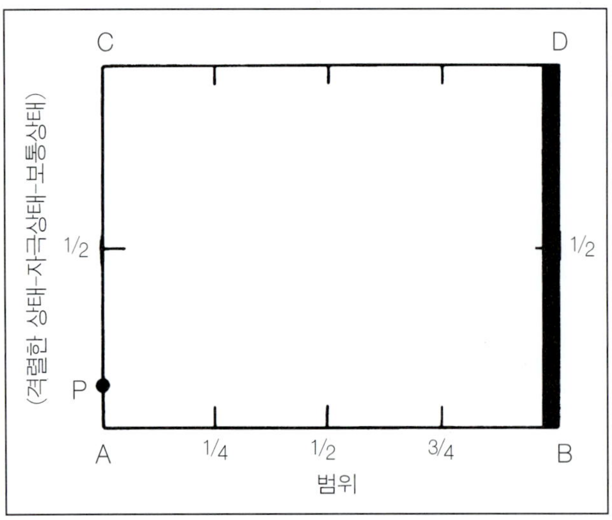

그림 A1.11 쉬는 상태에서 통증

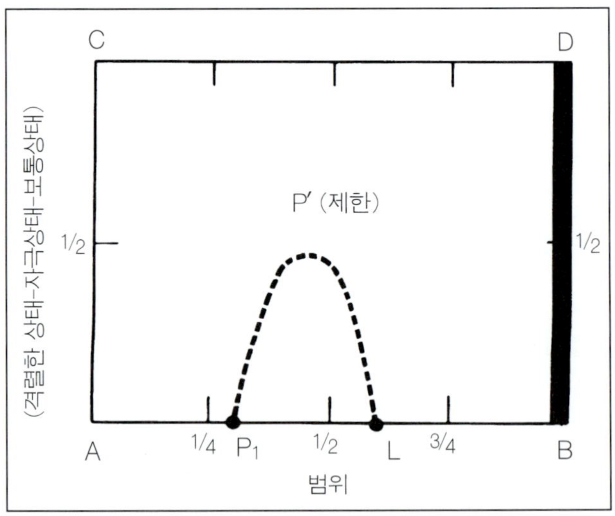

그림 A1.14 통증 호(arc)

위는 이미 설명되어진 방법으로 그려지고, 그리고 이러한 도표의 예제는 그림 A1.13에서 볼 수 있다. 관절이 안정 상태에서 통증이 있을 때, 징후는 잘못 다룸으로 쉽게 악화된다. 그렇지만, 만일 검사가 주의 깊게 기술적으로 다루어진다면, 문제가 없을 것이다.

통증에 대한 이 평가를 다시 강조하는 것은 오직 주관적이다. 그럼에도 불구하고, 평가는 대단히 중요한 방법으로 표현되고 그것으로 인하여 학생들은 통증의 서로 다른 반응을 배울 수 있고, 그리고 환자들의 통증패턴의 다양한 평가(appreciation)는 환자들간의 치료기량, 물리치료사의 더 많은 경험에 의한 판단으로 평가(assessment)의 형태를 심사숙고하게 할 것이다.

통증 호(arc)는 그림 A1.14에서 보여지는 것처럼 수동운동으로 일어나는 것으로 그려진다.

저항(근 경련없이)
(Resistance (free of muscle spasm)

이 저항들은 근육 또는 활막의 단축, 반흔조직, 가동성 관절의 변화, 그리고 많은 다른 비근육성 경련성 경향의 적응에 의해 일어날 수 있다.

수동적으로 움직이고 완전하게 이완되었을 때 정상관절은 기름이 잘 처진 듯 마찰이 자유롭게 느껴진다(Maitland, 1980). 그것은 마치 젖은 비누가 유리 위에서 미끄러지는 것 같다. 운동의 범위안에서 최소한의 저항을 갖는 완전 가동범위를 통하여 자유로운 달리기, 마찰이 자유로운 운동 사이에서 차이를 구별하는 것은 치료의 형태에서 수동운동을 사용하는 물리치료사들을 위하여 중요하다.

파열이 시작되는 점으로부터 인대의 신장을 적용하는 힘의 탄성 도표가 그려졌을 때, 도표는 '기본영역', '직선영역' 그리고 '소성영역'을 포함한다: 소성영역 위에 '파열 영역'이 있다(그림 A1.5).

MAITLAND, G.D.(1980). The hypothesis of adding compression when examining and treating synovial joints. *Journal of Orthopaedic and sport physical therapy*, **2**, 7-14.

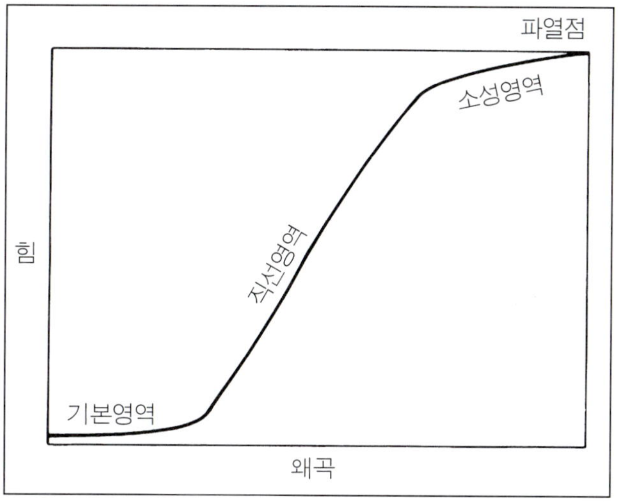

그림 A1.15 탄성 도표

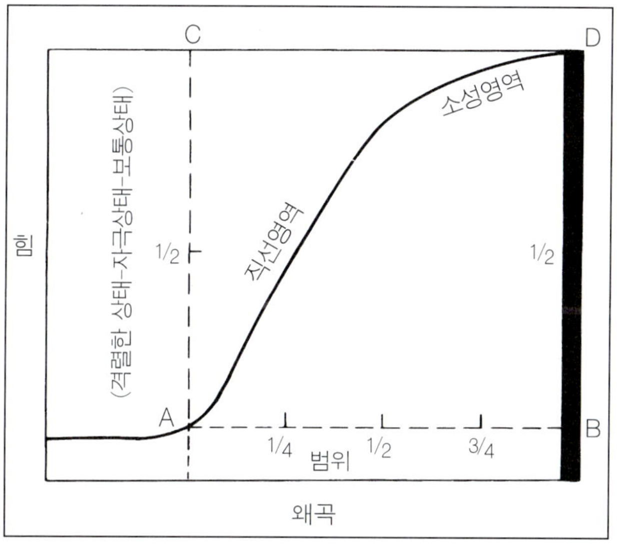

그림 A1.16 탄성 도표 안에서 운동 도표(ABCD). 점으로 각을 이루는 영역(ABCD)은 탄성영역의 일부분으로 비정상 저항을 표현하기(R_1R_2 또는 R_1R') 위한 운동도표의 기본이다.

물리치료사가 관절의 운동을 표현하는 비정상 저항을 평가했을 때, 물리적 법칙의 상태는 운동을 시작하는 그 순간의 저항의 정도여야 한다. 저항은 움직이는 방향의 반대방향에서 평가되고, 그리고 물리치료사가 감지할 수 없을 정도의 미세한 것일 수도 있다. 이것은 탄성도표에서 도표가 시작되는 '기본영역'이고, 그리고

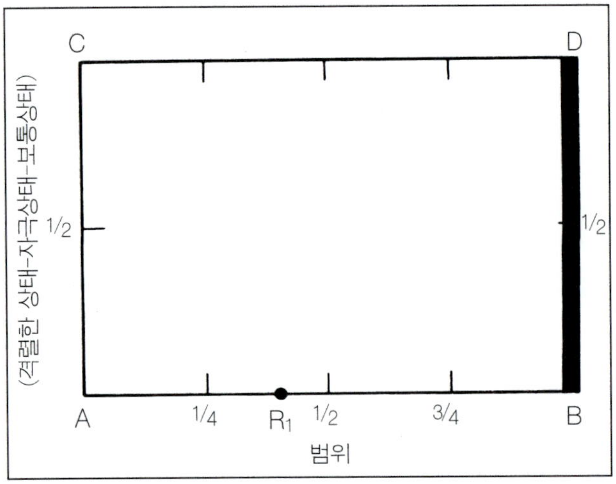

그림 A1.17 R_1의 위치

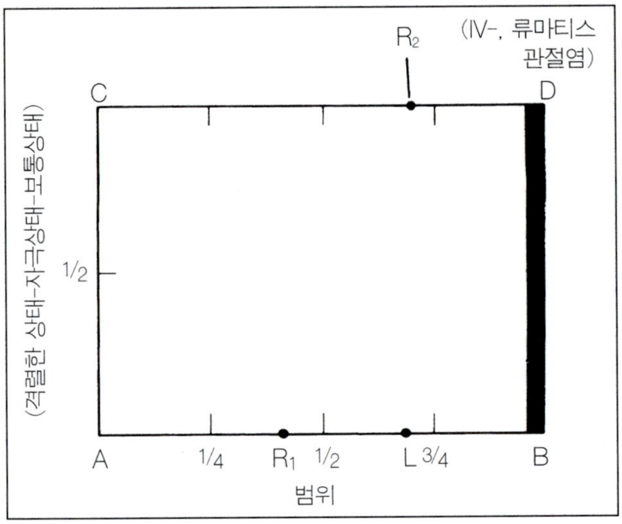

그림 A1.18 제한되는 R2

물리치료사에 의해 사용되어온 운동도표에서는 빠져 있다.

운동도표의 형태에서 시작도표의 부분은 단지 선형영역에서 환자의 운동을 검사했을 때 저항 행위의 임상적 발견으로 표현된다(그림 A1.16).

R_1

저항을 평가할 때, 관절의 자유로운 운동의 평가를 하는 가장 좋은 방법은 한 손으로 관절의 주위를 지지하여주고, 다른 손은 가동범위의 선택된 방향으로 전후로 진동시키는 것이다. 만일 이 운동이 마찰을 자유롭게 느낀다면, 다음의 진동운동은 가동범위 안에서 좀더 깊게 움직일 수 있다. 이 방법으로 전체적으로 이용할 수 있는 범위를 평가할 수 있다. 두 환자를 오른쪽 면과 왼쪽 면을 비교한 경험으로, 물리치료사는 운동에 대한 식별할 수 있는 최소 저항을 빠르게 배울 것이다. R_1점이 만들어지고 기본선인 AB상에 표시된다(그림 A1.17).

L-어디에 있고, L-무엇인가(L-where, L-what)

관절의 운동은 가동범위의 제한을 갖는다. 만일 저항이 운동을 제한한다면, 가동범위는 기본선상 L에 표시되고 그리고 평가된다. L위쪽의 수직으로, R_2는 저항으로 가동범위가 제한되는 것을 보이기 위하여 CD상에 그려진다. R_2는 물리치료사가 어떤 딱딱한 부분을 압박하기에는 너무 약한 것을 의미하는 것은 아니다. 그것은 물리치료사가 압박하는 것이 준비되어 있지 않은 곳을 바로 넘은 저항의 강도를 의미한다. 예를 들면, 류마티스성 관절염 같은 것으로 현저하게 부드러운 R_2로 표현되는 강도의 제한이다. 그 결과 P_2에서, R_2는 제한이 필요하다. 제한이 만일 약하다면〔예, R_2(IV-, RA)〕 두 종류가 필요한데, 처음 것은 강도를 의미하고, 두 번째는 운동이 약한 강도에서도 일정하게 정지하는 이유를 보여준다. R_2가 강한 저항(예, R_2(IV++))일 때, 강도는 단지 적용될 때에만 필요하다(그림 A1.18).

R_1 R_2

다음 단계는 R_1과 L사이 즉 R_1과 R_2사이의 저항을 결정하는 것이다. R_1과 R_2 사이 저항은 R_1과 L사이의 가동범위 안에서 전후의 운동으로 평가되고, 그리고 저항을 묘사하는 선은 도표 상에 그려진다(그림 A1.19). 통증으로 저항은 변화를 갖을 수 있고, 예는 그림 A1.19에

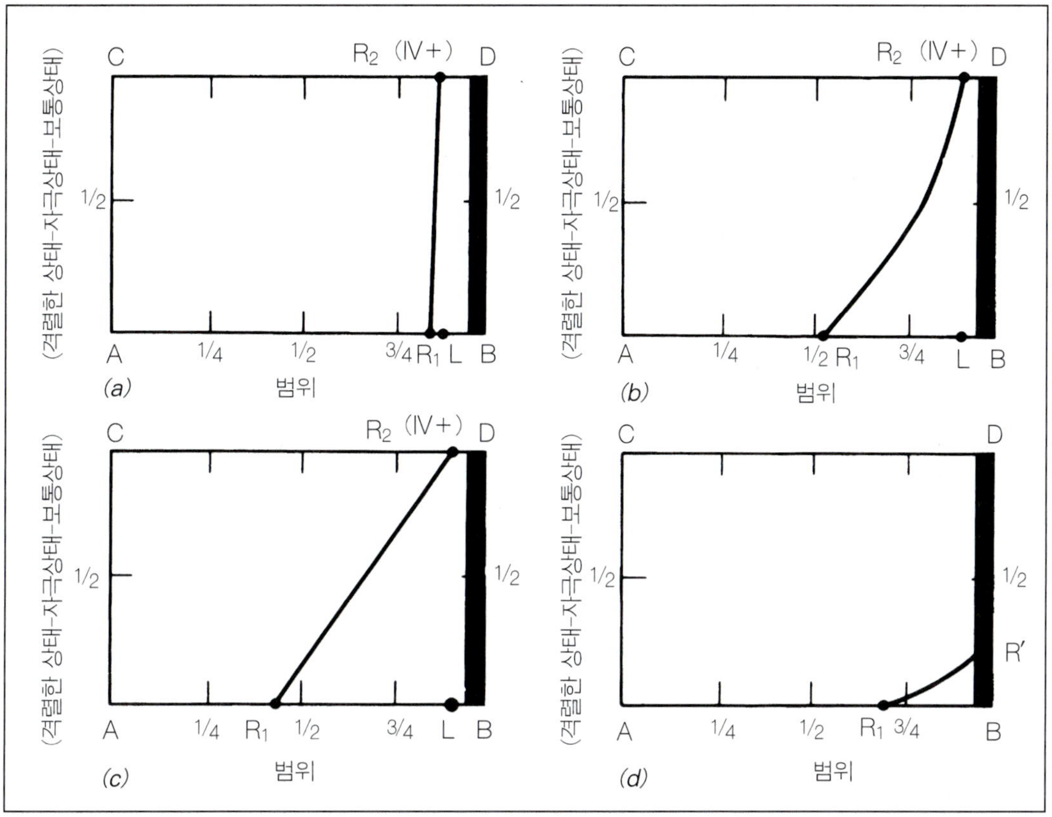

그림 A1.19
경련이 없는 저항

서 보여진다.

앞에서의 저항은 관절의 외적인 구조와 관련되어졌다. 그렇지만, 만일 표면을 압박하는 것과 같은 방법일 때는, 관절 내부에서 저항이 느껴질 것이다. 이러한 저항은 그림 A1.20에서와 같이 표현된다.

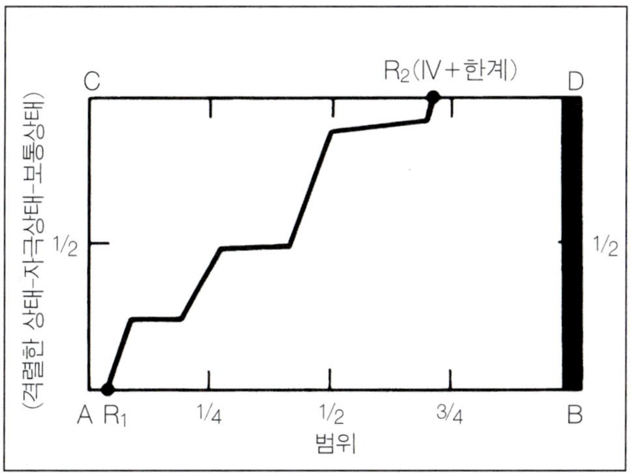

그림 A1.20 염발음(crepitus)

근 경련(Muscle spasm)

여기서는 단지 2가지 종류의 근 경련만을 다룬다: 하나는 항상 가동범위를 제한하고 그리고 가동범위의 적은 부위를 점유하고, 그리고 다른 것은 통증 있는 운동을 막기 위하여 빠른 수축이 일어나는 것이다. 경련이든 또는 강직(stiffness)이든 간에 가동범위의 제한은 (1)저항이 있는 점 바로 넘어 다소, 그리고 (2) 서로 다른 속도에서 성취되는 반복되는 운동으로 정확하게 평가되는 것이 흔하다. 근 경련은 능동적으로 되감기는 힘을 보여준다. 대조적으로, 저항은 질적인 것을 갖지 않는 근육 활동성의 자유이다. 차라리 그것은 가동범위 안의 어떤 주어진 점에서 일정한 강도를 갖는다.

다음의 예제들은 그러한 것들을 확실히 도울 수 있다.

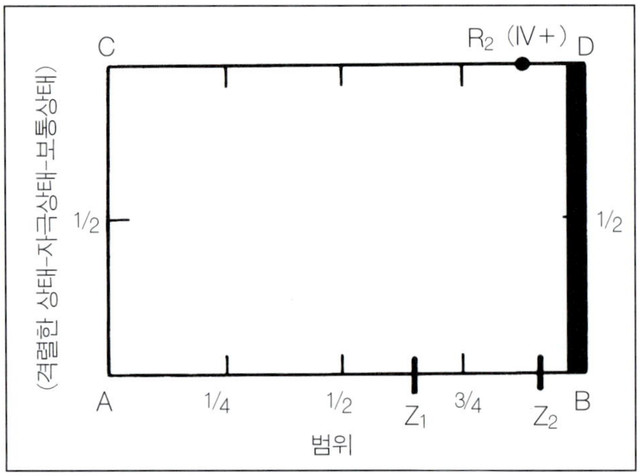

그림 A1.21 Z_1과 Z_2 사이에서 느끼는 수동운동의 저항

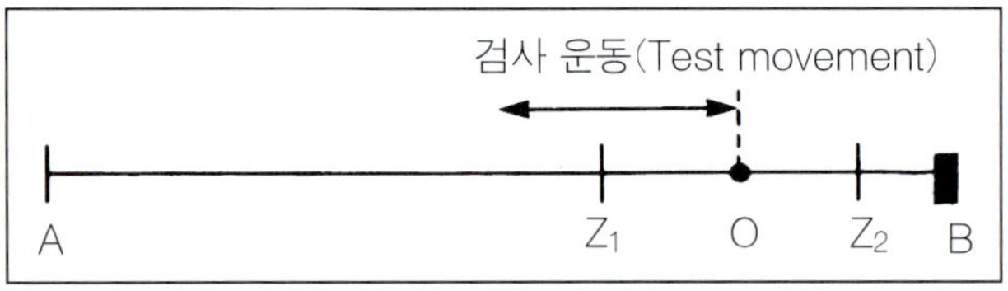

그림 A1.22 근 경련으로 서로 다른 저항

만일 수동운동에서 저항이 운동도표(그림 A1.21)의 기본선 AB상 Z_1과 Z_2 사이에서 느낀다면, 그리고 만일 이 구역이 '근경련이 없는 저항' 이라면, Z_1과 Z_2 사이의 'O' 점(A Z_1 O Z_2 B (그림 A1.22))에서, 저항의 강도는 얼마나 빠르고 느린 운동이 진동으로 나타나는가는 정확히 동일하게 무시될 것이다. 그렇지만 만일 구역이 근경련이 있고 운동 검사가 다른 속도로 'O' 점에 도달된다면, 저항의 강도는 증가될 것이고 그리고 더 커지고, 속도도 증가될 것이다(그림 A1.22).

또한, 강도의 어떤 증가는 가동범위의 깊이에 직접적으로 비례하고, 운동의 속도에 상관없이 수행된다; 즉, 운동의 한 점에서 느끼는 저항은 가동범위의 더 깊은 점에서 느끼는 것보다 항상 적다.

두 가지 종류의 근 경련 중 처음 것은 강철스프링처럼 느낄 것이고, 특히 만일 운동검사에서 속도와 가동범위의 위치가 변한다면, 운동검사에 반하여 뒤로 밀

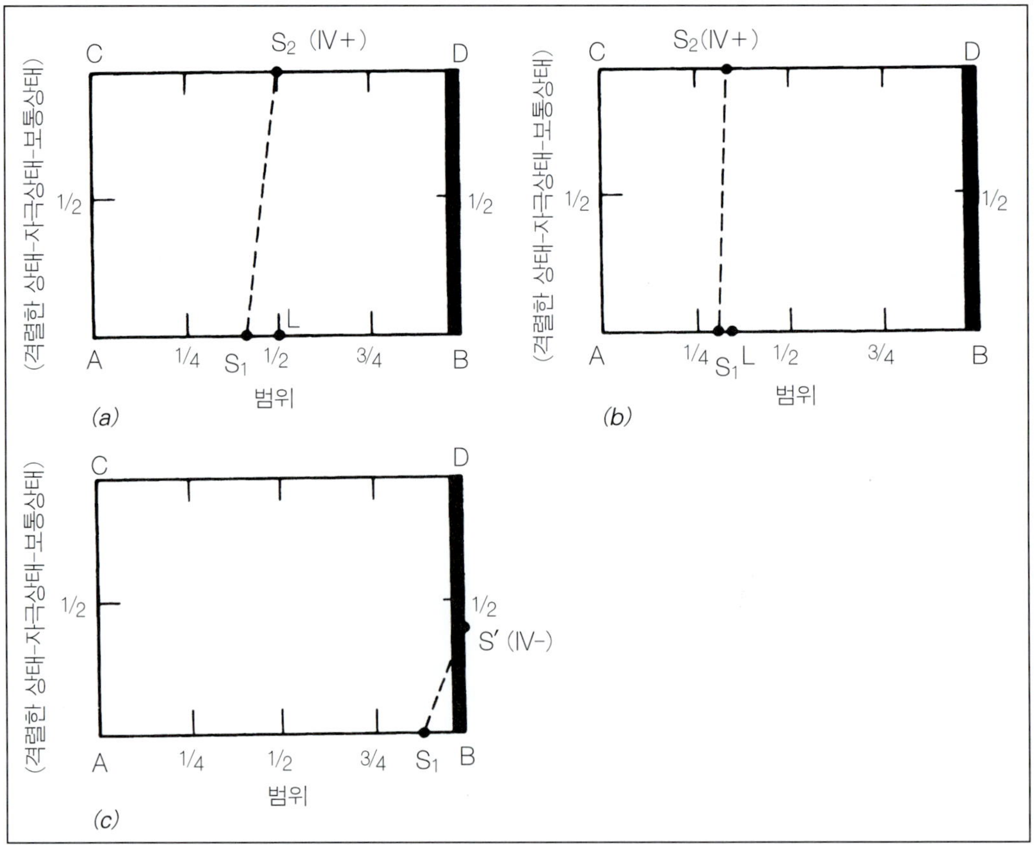

그림 A1.23
근 경련. - - - = 경련

리게 될 것이다.

S_1

경련의 검사는 경련이 처음 나타난 점에서 관절의 운동으로 수행되고, 그리고 이 점은 S_1으로 기본선상에 나타난다. 추가된 운동은 다음에 시도된다. 만일 최대 강도가 끝 범위 전에 나타났다면, 근 경련은 제한되는 요인이 된다.

L–어디에 있고, L–무엇인가(L - where, L - what)

이 제한은 기본선상에 L로 표시되고, 그리고 S_2는 L의 수직 위의 CD선상에 표시된다. P_2와 R_2, S_2는 강도와 질(예로 S_2 IV-, 매우 날카롭다)의 용어에서 적합성을 필요로 한다.

S_1 S_2

근 경련을 위한 도표는 S_1과 S_2 사이에서 그려진다(그림 A1.23). 근 경련으로 제한된 범위에 있을 때 그것은 항상 빠르게 최대에 도달되고, 그리고 가동범위의 적은 부분만을 점유한다. 따라서 근 경련은 항상 수직선 가까이에 표시된다(그림 A1.23 a, b). 관절의 문제가 덜 심한 어떤 예에서, 적은 경련은 서서히 증가되고 그러나 전체 운동이 결코 중단되지 않는 것은 끝 범위 바로 전에 느낄 수 있기 때문이다(그림 A1.23c).

근 경련의 두 번째 종류는 환자의 통증의 심한 정도에 직접적으로 비례한다. 가동범위가 변화되고 있는 부분에서 관절의 운동은 빠른 근 수축을 민감하게 제한하는 원인이다. 이것은 항상 매우 통증있는 관절이 적당한 주의 없이 움직일 때 일어나고, 그리고 만일 관절이 잘 지지되고 그리고 부드럽게 움직여진다면, 완전하게 회피되어질 수 있다. 이 경련은 반사형태로, 검사하는 동안 매우 빠르게 동작으로 나타난다. 근 수축의 매우 유사한 종류는 환자의 능동운동으로 일어나고, 통증이 날카롭게 일어난다. 만일 물리치료사가 환자의 검사동작 속도를 변화시키면, 경련이 일어나는 속도 때문에 반사 경련과 능동적 경련은 빠르게 구별된다 — 반사경련은 갑작스런 운동으로 좀더 빠른 반응이 일어나고 다음 능동적 경련이 일어난다. 운동의 범위를 제한하지 않는 경련의 두 번째 종류는, 검사동안 주의 깊게 다룸으로 항상 제외시킬 수 있다.

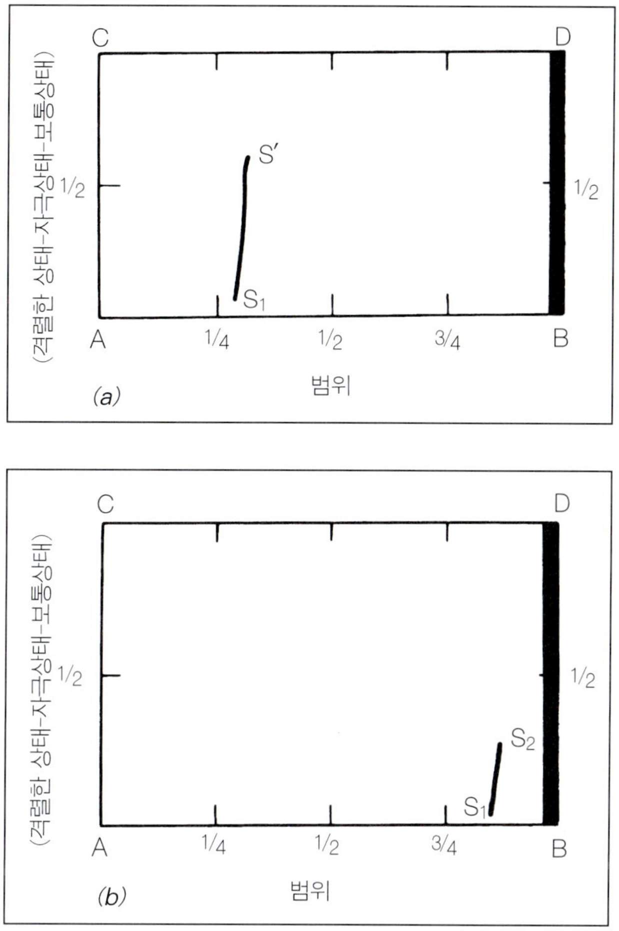

그림 A1.24 운동의 범위를 제한하지 않는 경련

수직선 가까이에서 이 경련의 종류는 기본선 위로 그려진다: 기본선 상에서 높이와 위치는 경련이 쉽게 발생하는지 여부를 알려준다. 또한 그것의 강도에 대한 정보를 준다. 두 가지의 단적인 예를 볼 수 있다(그림 A1.24 a, b).

수정(Modification)

기본선 AB의 수정은 가동범위가 오직 10° 밖에 안된다

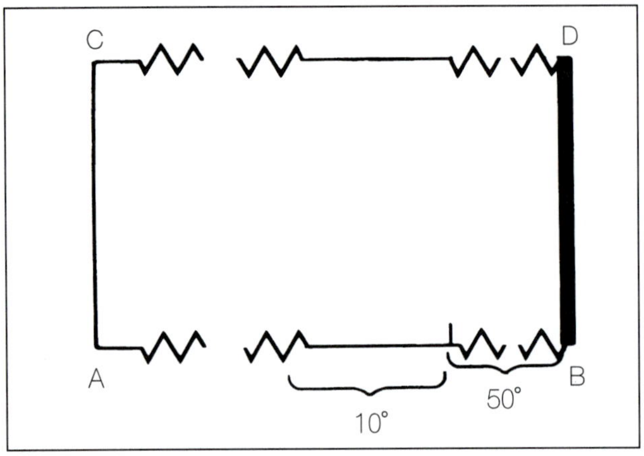

그림 A1.25 수정된 운동 도표

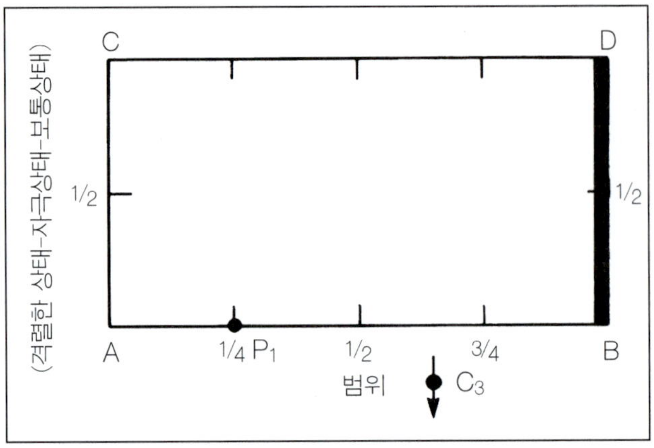

그림 A1.27 통증이 처음 느끼는 점

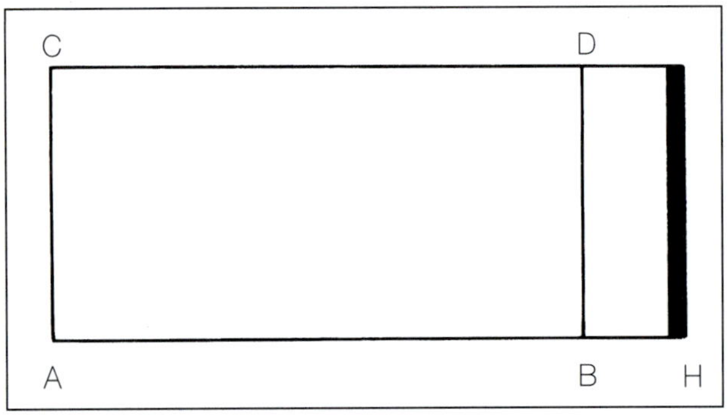

그림 A1.26 과도한 운동 관절에서 운동도표의 구성

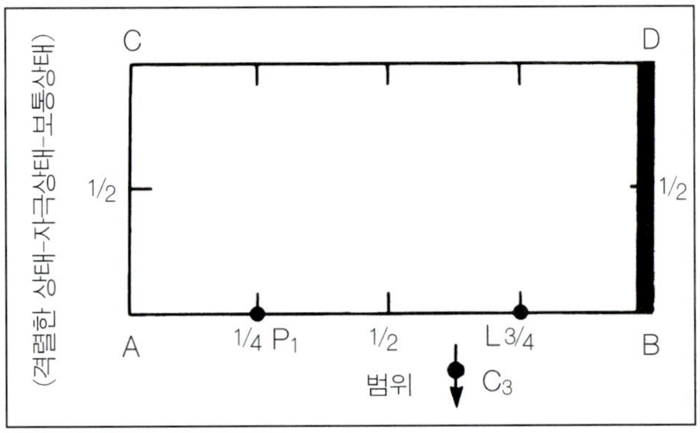

그림 A1.28 가동범위 제한

고 했을 때 의미 있게 사용되어질 수 있다. 그러나 B에서 50°는 짧다. 이 운동의 도표는 그림 A1.25에서 보여지고 그리고 정지되어 있어야 하는 B와 L사이의 가동범위의 운동을 묘사하는데 사용된다. 과도한 운동이 있는 관절운동에서 기본선 AB는 앞에서 보여준 것과 같고, 운동의 등급은 논의되고 그리고 운동의 윤곽은 그림 A1.26과 같다.

운동 도표의 분리된 요소들의 그림의 길이에 대한 논의는, 그들을 모두 전체에 맞추는 것이 지금 필요하다.

운동도표의 편집 (Compiling a movement diagram)

이 책은 질병이 있는 관절의 서로 다른 운동으로 존재하는 통증의 종류와 행위에 대하여 중요하게 강조하는 역할을 하고 있다. 통증은 환자에게 대단히 중요하고, 그리고 그 결과 관절의 운동검사에 우선한다. 다음에서 도표가 어떻게 공식화되는지를 보여준다. 경추3번(예를 들면)의 극돌기를 후-전 방향으로 압박해서 경추3/4 관절을 검사할 때, 처리순서는 다음과 같다.

단계 1. P_1(Step 1. P_1)

경추 3번의 극돌기를 후-전 방향으로 압박을 부드럽게 서서히 증가시키고, 환자에게 처음 통증을 느꼈을 때 말하도록 한다. 가동범위중 이 통증점을 기록하고, 물리치료사는 극돌기의 압박을 약간 완화하고 작은 진동운동을 수행한다. 다시 치료사는 환자에게 다시 통증을

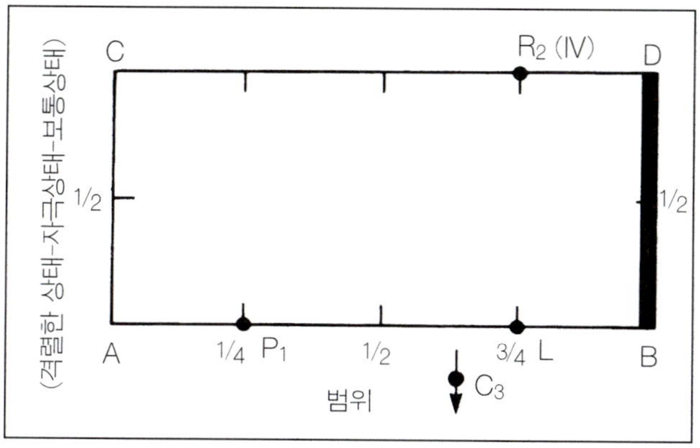

그림 A1.29 운동을 제한하는 경련-자유저항

느끼면 말하도록 한다. 만일 통증을 느끼지 않으면 진동은 가동범위 안에서 약간 깊게 실시한다. 역으로, 만일 환자가 통증을 느낀다면 진동운동은 가동범위 안에서 중단한다. 가동범위의 다른 부위에서 이 진동들로 인해, 통증이 있는 점은 운동으로 처음 느끼는 것을 확인할 수 있고 그리고 다음은 운동도표의 기본선 P_1에 기록된다(그림 A1.27). P_1의 범위에서 위치의 판단은 물리치료사가 느끼는 것으로 진동을 시킴으로 가장 잘 선택되고 느낌은 1/4 범위, 다음에 1/3 범위, 다음에 1/2 범위다. 이런 의미로 P_1은 매우 정확히 평가되어질 수 있다. 그 결과 두 가지 단계로 P_1은 성취된다.

1. 단일 느린 운동
2. 작은 진동운동

단계 2. L - 어디에(Step 2. L - where)

P_1을 찾았으면 물리치료사는 환자가 가동범위의 제한점에 도달될 때까지 후-전방 운동으로 가동범위 안에서 더 지속할 수 있다. 치료사는 정상가동범위와 관련된 위치가 어디인지를 구별하고, 그리고 운동도표의 기본선에 L점을 기록한다(그림 A1.28).

단계 3. L - 무엇인가(Step 3. L - what)

저가동성 관절에서, 다음 단계는 왜 운동이 L점에서 멈추어졌는가를 결정한다. 이것은 검사자가 환자의 관절

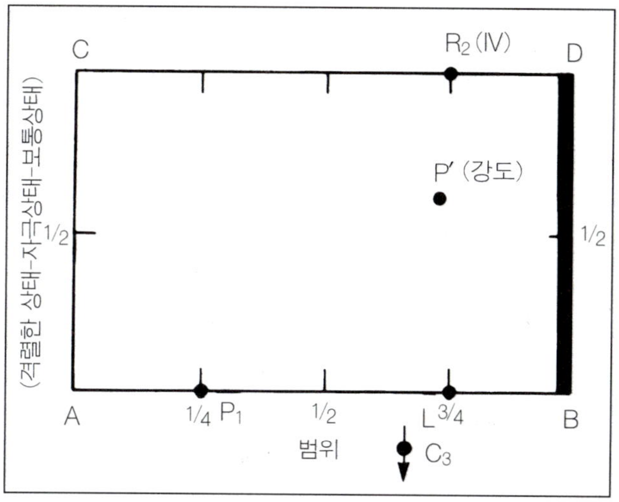

그림 A1.30 L에서 통증의 특성과 강도

을 움직일 수 있는 만큼 움직여왔다는 의미다. 그러나 환자는 B에 도달될 수 없다. L이 위치하는 곳을 결정한 것은, 검사자는 환자가 왜 L에서 멈춤을 선택하는지; 무엇이 B에 도달되는 것을 막는지? 우리가 가정해 본다면, 이 예의 목적에서 L 바로 넘어 운동을 막는 근 경련의 신체적 자유 저항이 있었다. L 위에 있는 수직선상에 있는 점은 R_2로 표시되어있는 수평선상의 CD와 만난다(그림 A1.29).

R_2는 검사자가 신장을 더 진행하는 것을 막기 위한 저항에 대하여 적응되는 단어나 상징이다. 예를 들면, 환자는 류마티스성 관절염을 가지고 있을 수도 있고, 더 이상 진행되지 않을 수도 있다(그림 A1.29).

단계 4. P′을 정의하다(Step 4. P′-and defined)

물리치료사는 다음으로 가동범위를 제한하는 통증의 강도 또는 성질을 결정한다. 이것은 두 가지 값에 관련하여 추정할 수 있다: (1) 최대로 느끼는 것이 무엇이고, 그리고 (2) 무통과 최대로 하고 싶은 것의 중간(50%)이 무엇인가? 이런 의미에서 통증의 강도는 상당히 쉽게 분명해지는데, 이러한 능력이 있는 물리치료사는 정확하게 추정하는 위치에 L의 위쪽 수직 상에 P′를 놓는다(그림 A1.30). 만일 L에 제한 요소가 P_2였으

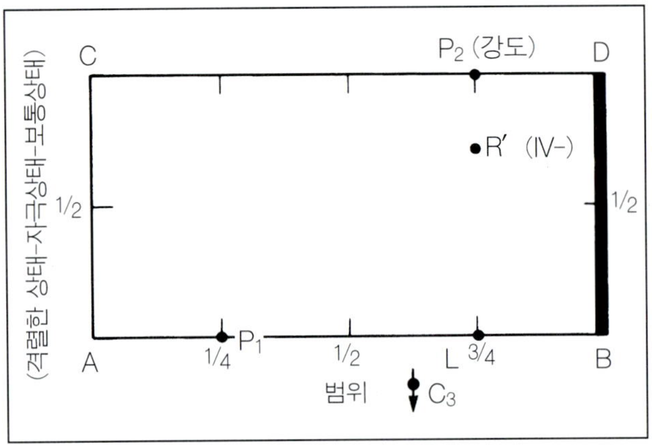

그림 A1.31 경련-자유 저항의 특성과 강도

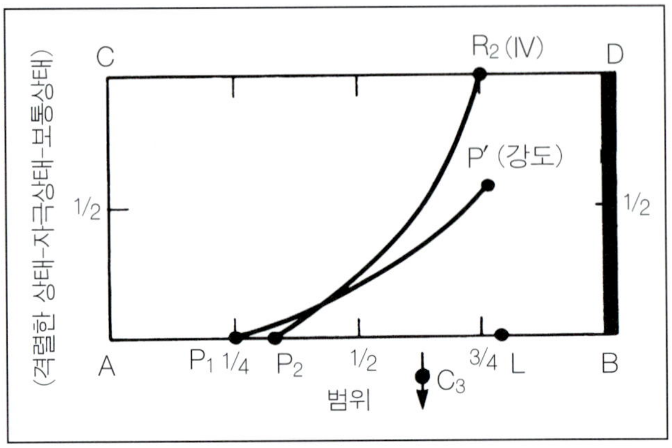

그림 A1.34 저항의 반응

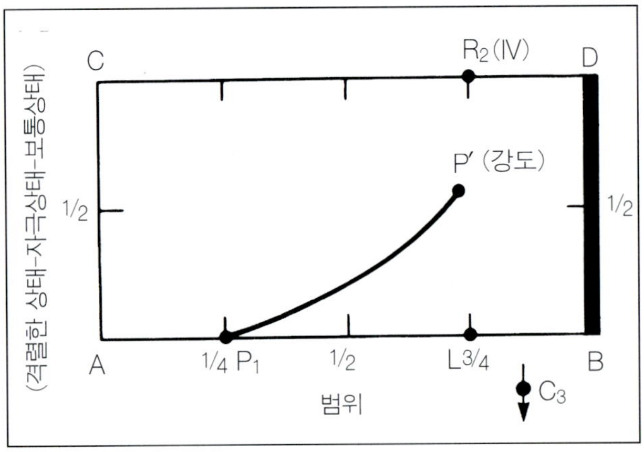

그림 A.1.32 통증의 양상

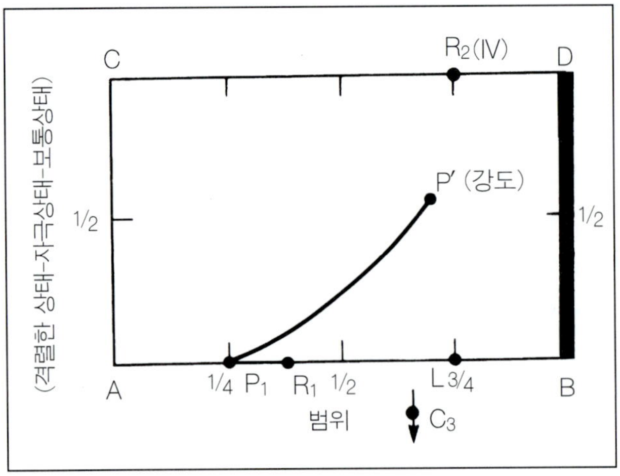

그림 A1.33 저항의 시작

면 다음으로 단계 4는 특성이나 R′ 의 강도를 추정할 수 있고 그것을 정의한다(그림 A1.31).

단계 5. P_1 P_2 또는 P_1 P′ 통증의 양상 (Step 5. Behaviour of pain P_1 P_2 or P_1 P′)

경추 3/4번 관절은 그 다음 P_1과 L사이에서 후 - 전방으로 운동을 결정하고, 환자의 손과 얼굴 양쪽을 주시하고 그리고 또한 P_1과 P_2사이 또는 P_1과 P′ 사이에서 통증의 양상이 어떤지 환자에게 묻는다. 실제로, P_1과 L사이의 통증이 더 좋게 생각되는데, 이유는 L 통증은 P_2 또는 P′ 으로 표현될 수 있기 때문이다. 통증의 양상이 표현되는 선이 운동도표 상에 그려지고, 즉 선분 P_1 P_2또는 P_1과 P′ 사이는 완성된다(그림 A1.32).

단계 6. R_1(Step 6. R_1)

통증의 표현이 완성되었으면, 저항은 숙고되어졌어야 한다. 이것은 P_1보다 가동범위 안에서 좀더 뒤쪽에 물러나 있는 것으로 만족되고, P_1점은 진동운동을 주의 깊게 적용하면서 주의 깊게 느끼고, 어떤 저항의 존재 유무를 결정한다. 그것이 시작되는 곳은 기본선 AB에 R_1으로 표시된다(그림 A1.33).

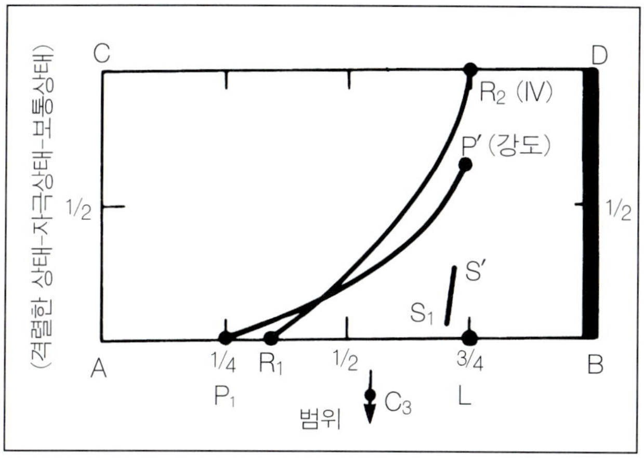

그림 A1.35 경련의 강도

표 A1.1 편집된 운동도표의 단계들

운동을 제한하는 저항이 있는 곳	통증이 운동을 제한하는 곳
1. P_1(a) 느림	1. P_1(a) 느림
(b) 진동	(b) 진동
2. L - 장소	2. L - 장소
3. L - 무엇(그리고 정의하다)	3. L - 무엇(그리고 정의하다)
4. P′ (정의하다)	4. $P_1 P_2$ (반응)
5. $P_1 P'$ (반응)	5. R_1
6. R_1	6. R′ (그리고 정의하다)
7. $R_1 R_2$(반응)	7. R_1 R′ (반응)
8. S(정의되다)	8. S(정의되다)

단계 7. $R_1 R_2$ 저항의 양상 (Step 7. Behaviour of resistance $R_1 R_2$)

R_1과 L 사이의 관절의 운동으로 저항의 양상은 결정될 수 있었고 그리고 관절 R_1과 R_2 사이에서 도표상에 그려졌다(그림 A1.34). 이것은 또한 R_2를 확정하거나 정의하는데 필요하다.

단계 8. S_1 S′ (Step 8. S_1 S′)

만일 근 경련이 없었다면 이 검사 동안에 느껴졌을 것이고 환자의 통증이 심하지 않다면, 물리치료사는 경추 3번에서 후 - 전방의 진동운동을 지속했을 것이다. 그러나 어떤 경련이 돌발될 수 있는지는 진동을 좀더 날카롭고 예리하게 실시한다. 만일 경련이 발생되지 않았다면, 운동도표에 기록되는 것이 없다. 그렇지만, 근 경련이 빠르고, 예리한 반사 형태라면, 운동을 방해하는 것이 나타나고, 이것은 돌발되는 근 수축이 어떻게 쉽게 또는 어렵게 나타내는지 방법이 운동도표상에 그려진다. 이것은 만일 돌발되는 근수축을 일으키기 쉬웠다면 A를 향한 경련 선상에, 그리고 어려웠다면 B를 향한 경련 선상에 자리하는 것으로 알 수 있다. 근 수축이 돌발되는 경련의 강도는 경련 선에서 S′ 의 높이로 표시된다(그림 A1.35).

운동을 위한 이러한 도표는 모든 성분들의 반응을 보이기 위하여 편집(compile)된다. 이것은 검사에서 발견된 요인들 사이에서 어떤 관계를 평가하는데 가능하다. 주어진 조건하에서 치료의 구별을 안내하여주고, 특히 치료운동의 '등급' 과 관련된다 - 통증이 치료되고 있는지 또는 치료가 저항에 영향을 받는지 어떤지를 결정하여 준다.

단계들의 정리(Summary of steps)

운동 도표의 편집은 복잡하게 보일 수도 있다. 그러나 그렇지 않다. 이것은 도수물리치료의 훈련 부분에서는 매우 중요하다. 왜냐하면 관절을 수동적으로 움직였을 때 환자가 느끼는 것을 확실하게 이해하는 것이 물리치료사의 힘이기 때문이다. 이 장은 어떤 어림짐작을 차단하거나, 또는 치료에 대한 접근을 아무렇게나 하는 것을 차단하는 논문들의 고찰들이다. 표 A1.1은 저항이 운동을 제한하는 곳의 단계과 통증이 운동을 제한했을 때 단계들의 운동도표를 편집해 놓은 것이다.

수정된 도표의 기본선
(Modified diagram base line)

> 유용한 가동범위의 한계가 있는 곳은 매우 한정되고 그리고 오직 완전 가동범위의 매우 적은 비율만이 운동도표의 요소들을 점유하고 있을 때, 운동도표는 기본선을 깨뜨려서 수정할 수 있다.

유용한 가동범위의 제한이 있거나 또는 없을 때는 매우 한정적(예, L은 B로 부터 멀다)이거나, 또는 운동도표의 요소들이 오직 완전 가동범위의 매우 적은 비율만을 점유하고 있을 때 운동 도표의 기본선은 수정이 필요하다. 이것은 그림 A1.36에서 기본선의 파괴로 성취된다. 중간 영역은 다음으로 최소의 완전가동범위의 어떤 부분에서, 표현되는 어떤 길이를 확인할 수 있다. 검사 소견이 완전 가동범위의 단지 5°로 최종적으로 발견되었을 때, 가동범위 안의 A점은 변화되고, 그리고 AB선은 그림 A1.37에서 쉽게 확인된다. 이 예는 A로부터 B까지 8°이고, A의 1/4은 2° 등등을 보여준다.

예-50%의 가동범위 제한
(Example - range limited by 50%)

L에서 현저한 강직(stiffness)은 B가 운동도표의 수정된 형식을 필요로하기 전에 상당한 거리가 있다. 예로 골절이 있는 상태에서 장시간 서 있는 경우 무릎의 굴곡이 제한될 것이다. 첫 번째 요소는 R_1, 그리고 R_1 사이의 거리와 L은 오직 12°이다. 통증은 오직 신장(stre-tching)(그림 A1.38)으로 발생된다. 만일 운동도표가 수정되지 않은 형식에서 그려졌었다면 그림 A1.39와 같다.

그림 A1.39에서 도표가 깨끗한 것은 중요한 도표의 공간을 낭비하는 것이고, 그리고 해석이 어렵다. 동일한 관절의 운동에서 발견된 것들은 운동도표의 수정된 형식으로 표현되고, 좀더 명백하게 되고 그리고 좀더 유용하다. 도표의 기본선의 수정된 형식(그림 A1.38)은 오

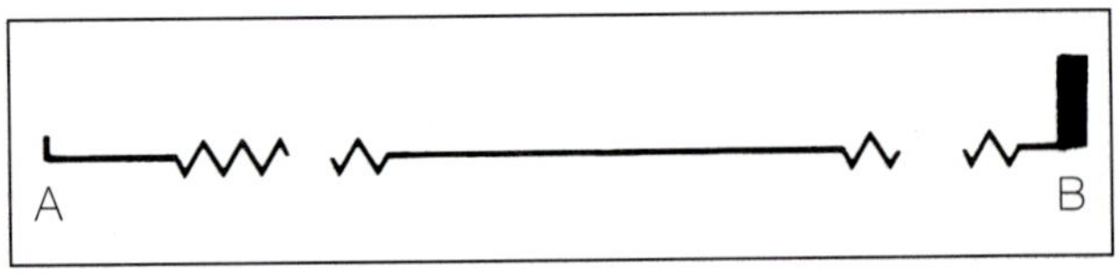

그림 A1.36 수정된 도표의 기본선

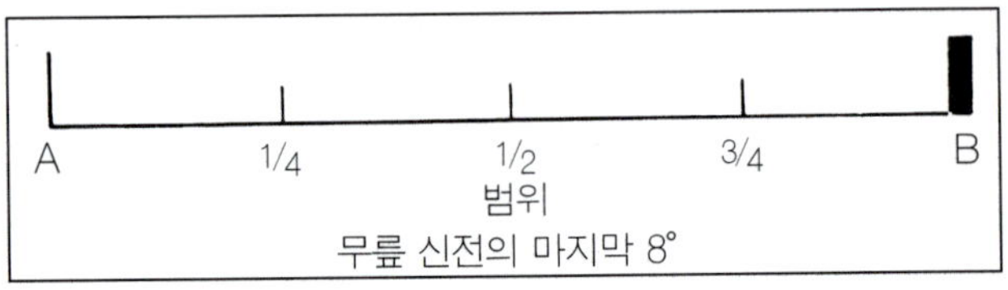

그림 A1.37 무릎 신전의 마지막 8°

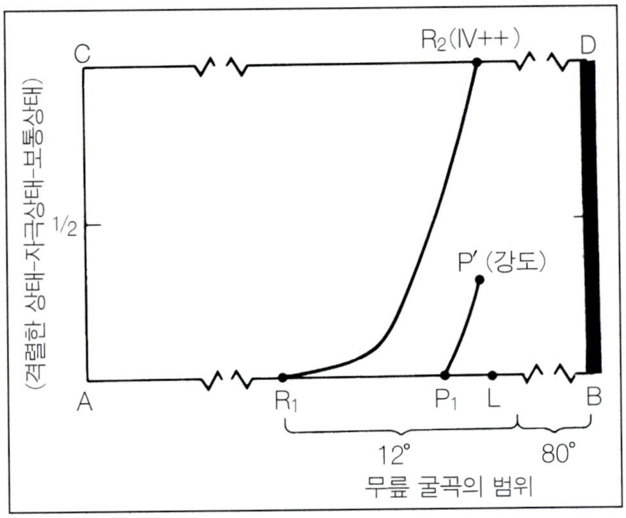

그림 A1.38 수정된 도표의 사용

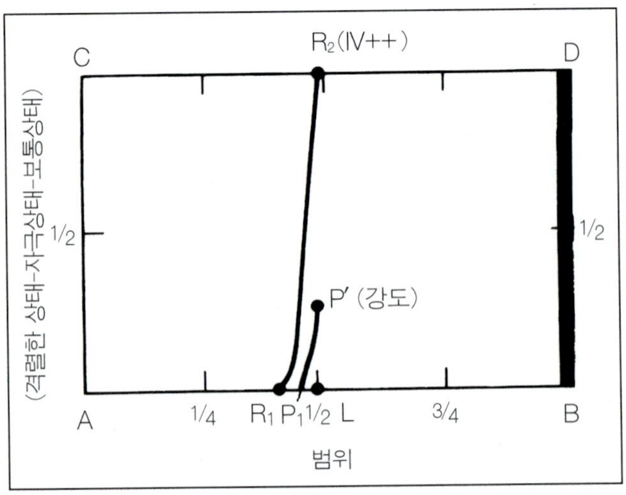

그림 A1.39 50%의 가동범위 제한. 수정되지 않은 도표를 보여주고 있다(160° 무릎 굴곡).

직 고정되어있는 두가지 외적인 측정이다:

1. L과 B 사이의 측정.
2. R_1과 L 사이의 측정.

R_1에서 L이 12° 라고 안다면, R_1에서 P_1까지 약 7° 라는 것을 쉽게 볼 수 있을 것이다. 운동요소를 나타낼 수 있는 만큼 충분히 공간이 증가되었기 때문에, 행동 양상(behavior)도 쉽게 설명될 수 있을 것이다.

부 록

2 운동도표의 임상적 예 (Clinical examples of movement diagrams)

박흥기 역

과가동성(Hypermobility)

과가동성에 대한 오해들을 해명할 목적으로, 그리고 치료사들이 함부로 치료하지 않도록 하기위해 이 예를 제시하고 있다.

통증이 오기전, 만일 과가동성이었다면(C3에서 후전방으로 동일한 C3/4 관절이 검사되어진 것의 사용, , 운동도표의 기본적인 체제는 그림 A2.1에서 보여진다.

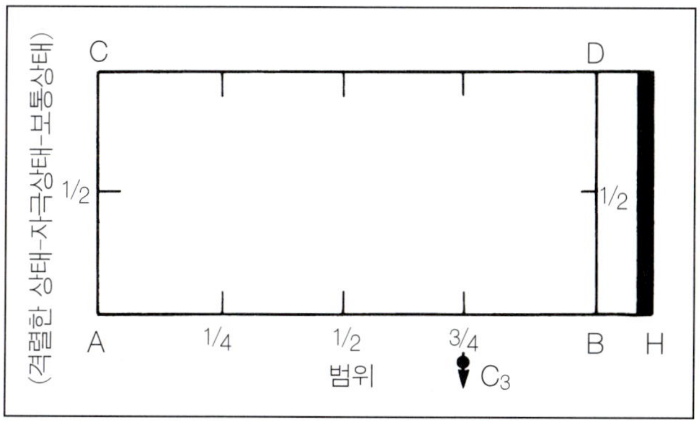

그림 A2.1 과가동성 범위에서 운동도표

단계 1. P_1(Step 1. P_1)

방법은 예제 1과 동일(그림 A2.2).

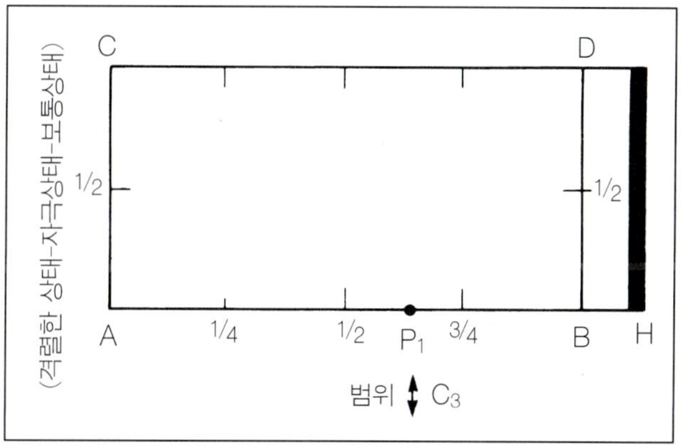

그림 A2.2 과가동성 관절 P_1

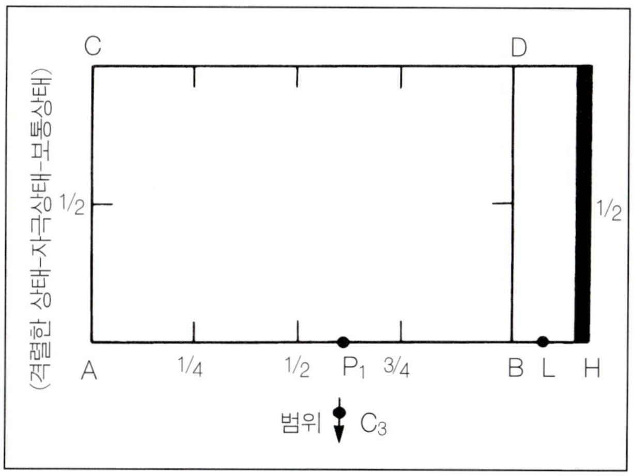

그림 A2.3 과가동성 관절, L - 어디에

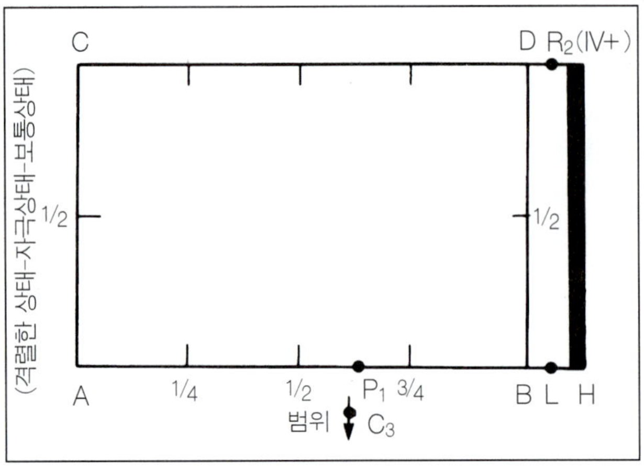

그림 A2.4 과가동성 L-무엇(그리고 정의)

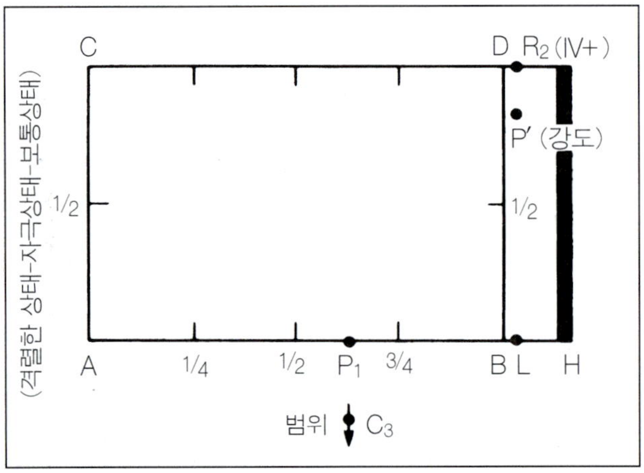

그림 A2.5 과가동성 관절, P' - 정의

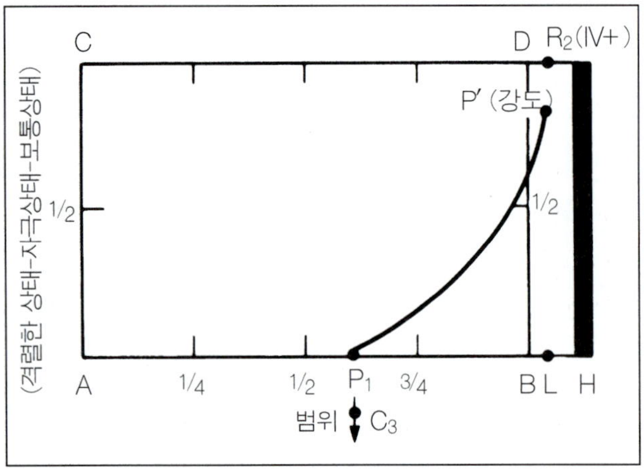

그림 A2.6 과가동성 관절, P_1P' 양상

단계 2. L-어디에(Step 2. L - where)

방법은 예제 1과 동일(그림 A2.3)

단계 3. L-무엇(그리고 정의한다)
(Step 3. L - what (and define)

방법은 예제 1과 동일하다(그림 A2.4)

단계 4. P' 을 정의하다(그림 A2.5)
(Step 4. P' define)

단계 5. P_1 P' 양상(그림 A2.6)
(Step 5. P_1 P' behaviour)

단계 6. R_1 (Step 6. R_1)(그림 A2.7)

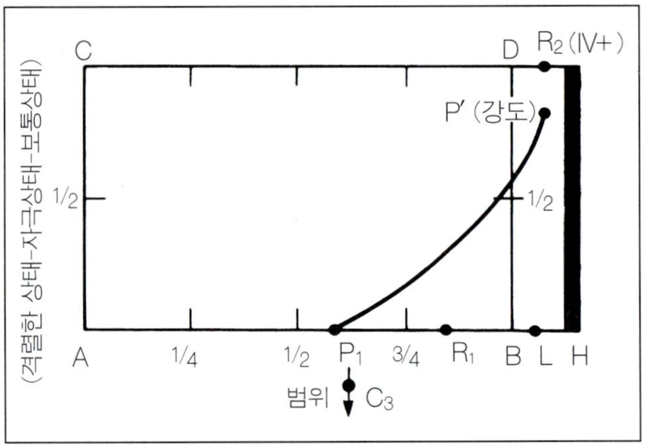

그림 A2.7 과가동성 관절, R_1

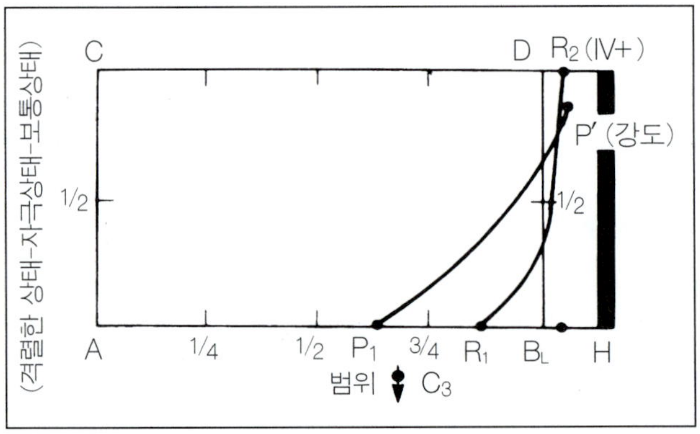

그림 A2.8 과가동성 관절, R_1R_2 반응

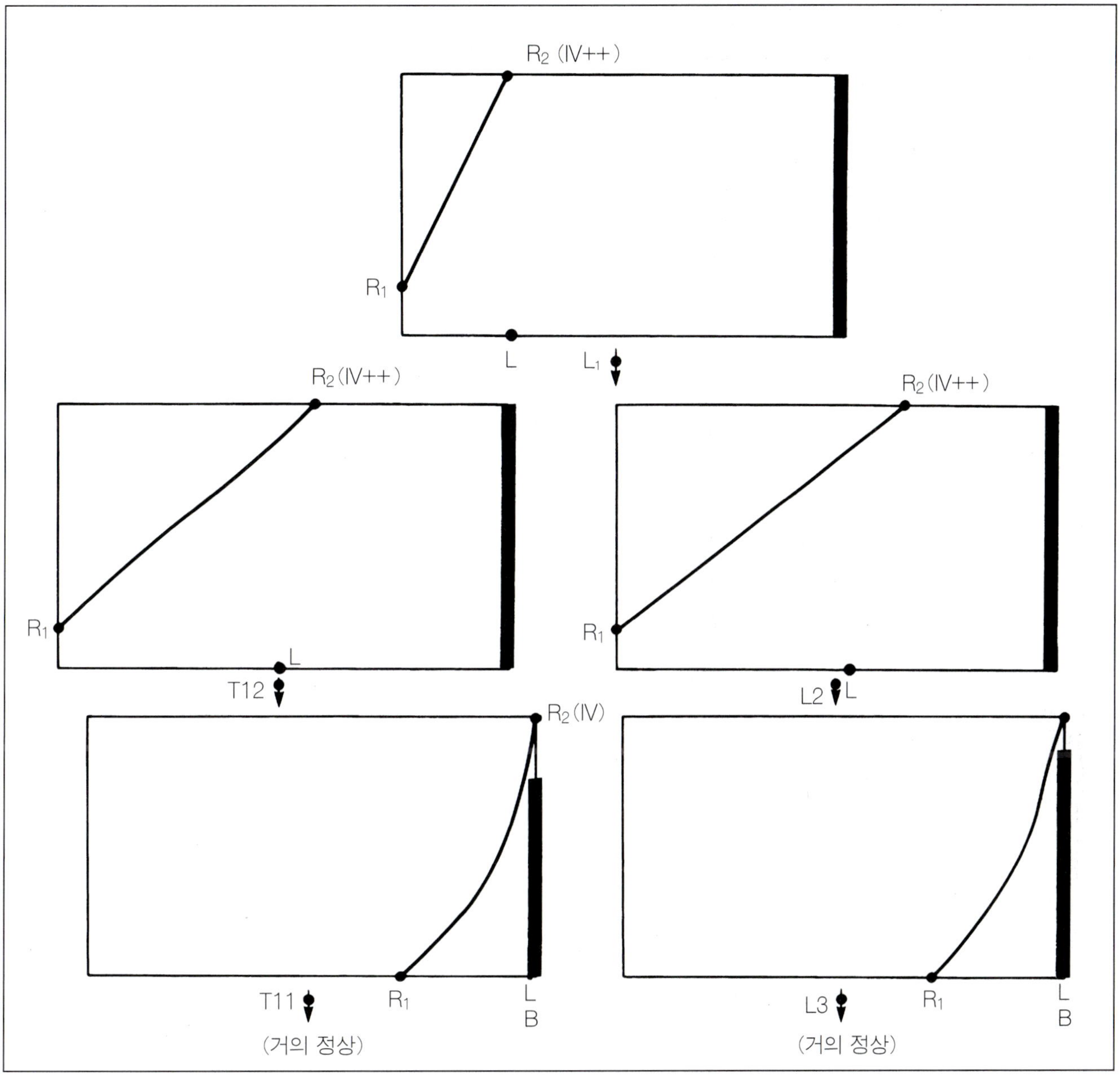

그림 A 2.9 비활동적인 쇼에르만 척추

단계 7. R_1 R_2 반응(그림 A2.8)

치료(Treatment)

과가동성은 도수치료에서 금기증은 아니다. 과가동성을 갖는 대부분의 환자들은, 통증이 있게되는 한가지가 관절에 과가동성을 경향을 갖는다. 그 때문에 과가동성에서 사용되어온 것과 같은 동일한 원리에서 치료된다. 그것이 검사에서 가동범위(L)에 제한이 있던지 간에 차이가 없게 만드는 것은 평균 정상가동범위의 끝을 바로 넘어 발견되고(이상의 예에서, L이 B 바로 넘어에 있다) 또는 정상가동범위 전(L은 B의 옆에 있다)이다.

쇼이에르만 병(Scheuermann' s disease)

도수 물리치료사들은 청소년기에 강직(stiffness)과 관련된 요통인 비활동적인 쇼이에르만 병을 가진 환자를 자주 치료하게 된다. 운동도표들은 쇼이에르만 병을 가진 환자 척추 위에 정중 후-전 방향으로 척추를 압박하여 끝느낌의 특성을 강조한다.

이 운동도표들은 오직 저항(자유로운 근 경련)요소를 표현한다. L1에서 특이한 후반의 정점을 취하고, 그리고 환자는 엎드려, 후-전방 운동과 신전의 가동범위의 제한을 발생하는 척추에 둔다(도표의 기본선 위 A점)(그림 A2.9).

젊은 청년에서 흥미있는 논평이 될 수 있는데 5번 부근의 척추 위를 후-전 압박으로 저항을 느끼는 것으로 알 수 있고, 골연골염(Scheuermann병)은 방사선학적 흔적이 확실하기 전에도 존재한다. 5번의 척추와 관련하여, 위와 아래는 정상 가동 범위이고, 5번 척추의 중간은 약간 돌출된 극돌기를 가질 것이고 후-전방 압력에 저항을 느낄 것이다. 중앙으로 돌출된 이웃의 척추는 경직되고 두 개의 척추에 동일한 압박의 저항 정도를 가질 것이고, 강직의 정도는 두 정상 척추사이의 중간이다.

척추염이 있는 경추 (The spondylitic cervical spine)

국소 경추 증상의 치료를 위해 의뢰된 대부분의 노인 환자들은 마모성 퇴행성 변화들을 갖고 있다. 비록 이런 변화들이 어느 정도 운동을 제한하고 불편을 초래하지만, 이들 변화들 자체가 환자의 현재 문제를 반드시 일으키는 것이 아니다. 그렇기 때문에 도수 물리치료사는 통증없이 완전한 운동범위를 얻는 것을 목표로 잡지 않는다. 운동 범위의 회복은 증상을 일으키지 않을 정도인 '절충적' 목표이다. 증상이 사라졌을 때 환자는 정상으로 회복되었다고 생각할 것이다.

이러한 양상은 자주 일어나는데 그들은 운동도표의 조건 안에서 훌륭한 기술을 발휘할 수 있다.

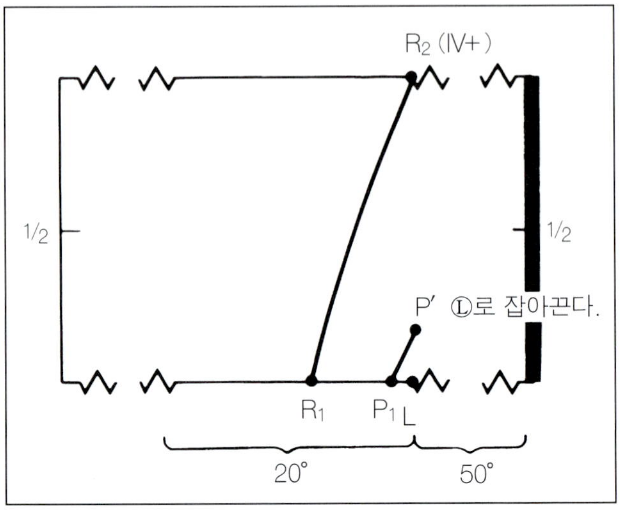

그림 A2.10 경추 오른쪽 회전, 정상 운동 도표(척추염의 척추)

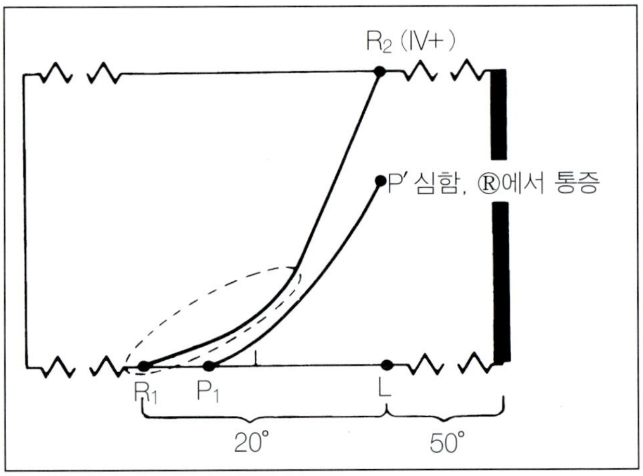

그림 A2.11 경추 오른쪽 회전. 징후적인 운동 도표(척추염의 척추)

그 예로, 특히 차를 후진할 때, 오른쪽으로 머리를 회전하는 것을 주의해야 하는 환자로서 그의 오른쪽 중간 경추 영역의 불편이 증가되기 때문에 치료를 받아야 할 노인 남자의 경우이다.

치료를 받기 전에 그는 머리가 오른쪽과 왼쪽이 동일하게 회전할 수 있다고 믿고 있고, 운동할 때 통증이 없었다. 이것은 자주 있는 예로, 그의 경추회전의 정상범위는 약 35-40°였다. 환자가 정상이였다고 판단되었을 때 이것은 운동도표에서 기술되는데(즉, 특히 하나의 척추간 레벨 보다는 차라리 모든 경추에서 회전같이), 도표는 그림 A2.10과 같다.

환자가 자신의 머리를 오른쪽으로 돌려서 경추 통증이 있을 때, 그의 경추를 오른쪽으로 회전했을 때, 운동도표에서는 작은 차이가 있었다(그림 A2.11). 이 차이들은:

1. P_1 P' (통증감각의 의미있는 변화)
2. R_1 R_2(저항으로 변화된 반응)

그림 A 2.11의 P_1은 저항이 없어진 행위 R_1 R_2의 새로운 곡선의 처음 부분(점선으로 둘러싸인 부분)이라면 '정상' 으로 돌아올 것이다. 만일 치료가 성공적이라면, R_1 R_2 선은 저항의 반응이 원래 직선으로 돌아올 것이다(그림 A2.10에서 R_1 R_2). 그림 A2.11에서 P_1 P' 은 그림 A2.10의 P_1 P' 으로 다시 돌아올 것이다.

> 저항의 작은 변화를 정확히 판단하는 것은 참으로 놀랄 일이다.

독자들은 이러한 작은 저항변화를 평가하는 것이 불가능하다고 믿고 있다(그림 A2.11에서 점선으로 둘러쌓인 부분). 그렇지만, 만일 그들이 운동도표의 수정을 요구하는 훈련이 그들 자신에게 적용된다면—즉, 오히려 본능에 의하여 수동운동을 하는 것보다 수동운동을 정밀하게 하여 그들이 느낀 것을 분석하면—그들은 그들이 판단할 수 있는 정확함에 놀라게 될 것이다(Evans, 1982).

EVANS, D. H.(1982). Accuracy of Palpation Skills. Unpublished thesis, South Australian Institute of Technology.

정밀한 검사 및 운동 도표 (Examination refinements and movement diagrams)

권혜정 역

경사도와 접촉점의 변화 (Varied inclination and contact points)

경사각과 접촉점을 변화시키는 목적은 환자의 증상과 비교하여 증상을 유발시키는 운동을 찾기 위해서 이다.

앞장에서는 촉진 검사 기법 적용시 (1) 1~2° 보다 작은 경사각 안에서 (2) 1mm 또는 그와 유사한 접촉점 안에서 변화시켜야 한다고 설명했다. 이 검사 기술의 목적은 환자의 증상과 비교하여 증상을 유발하는 운동을 찾는 것이다. 정중 후-전 압박으로 운동을 검사한다면 시상면(sagittal) 방향을 다음과 같이 기울일 수 있다.

1. 두측/미측(cephalad/caudad)
2. 좌측/우측
3. 위의 다양한 조합

각 극돌기 위의 접촉점은 기준이 되는 두 개의 이분 돌기(bifid process)에서 다음으로 바꿀 수 있다.

1. 하나의 돌기
2. 한 돌기의 위/아래
3. 한 돌기의 내측/외측
4. 이의 다양한 조합
5. 두 개의 돌기의 접촉 시에도 (1)-(4)와 같은 변화를 줄 수 있다((3)은 좌측/우측으로 바뀐다).

이와 같이 환자는 우측 승모근의 상부로부터 우측 어깨 위 부분까지에 이르는 일반적인 중간 부위의 경추 통증을 호소한다. 촉진에 의한 검사 시 C5의 극돌기를 경사면과 접촉부를 변화시키면서 운동을 가할 때 운동 도표는 다음과 같다;

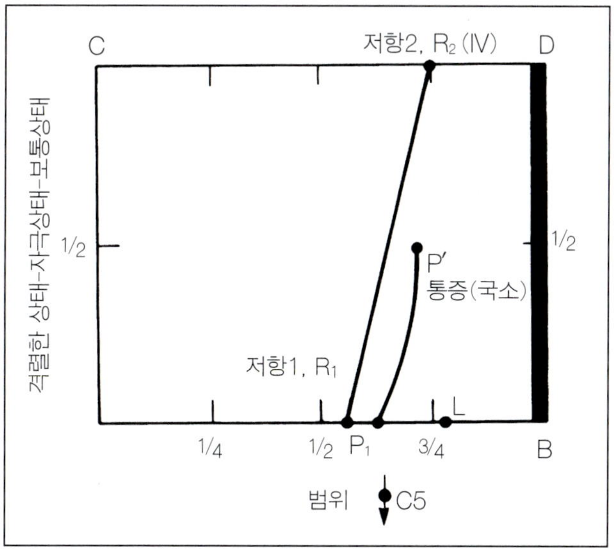

그림 A3.1 정확한 시상 후-전방 운동, 엄지를 C5의 이분 극돌기에 갖다댄다.

1. 각 엄지를 각각의 C5 이분 극돌기(bifid supinous process)에 대고 정확한 시상 후-전 운동을 가한다(그림 A3.1).
2. 시상 후-전 운동을 우측 이분 돌기에 더 강조하면 통증 반응을 변화시키고, 그림은 (1)과 비교하였을때 비슷하였다(그림 A3.2).
3. 접촉점을 좌측 이분 돌기의 외측으로 옮기고 우측을 향해 10° 방향으로 기울이면 매우 다른 반응이 나타난다(그림 A3.3). 이 변화는 이전의 두 검사와 비교했을 때 의미있는 차이가 없다.
4. 검사가 여기에 제시된 순서로 이루어진다면 다음과 같은 생각을 하게 될 것이다. '지금까지 우측 이분 극돌기의 압박에서 운동이 가장 제한되었고 통증이 상견갑와까지 퍼지는 반응을 보였다. 내가 접촉을

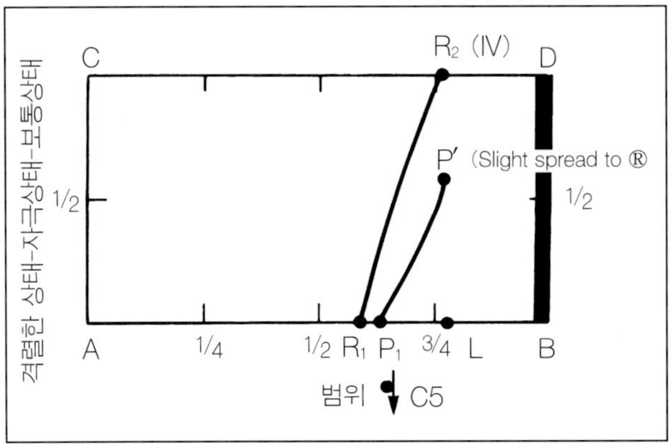

그림 A3.2 C5 우측 이분 극돌기를 강조한 시상 후-전 운동

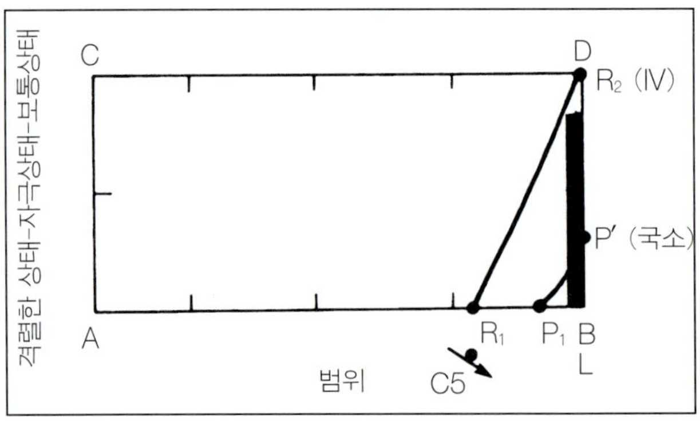

그림 A3.3 C5 좌측이분 극돌기의 측면과 우측으로 10° 이동한 지점의 시상 후-전 운동

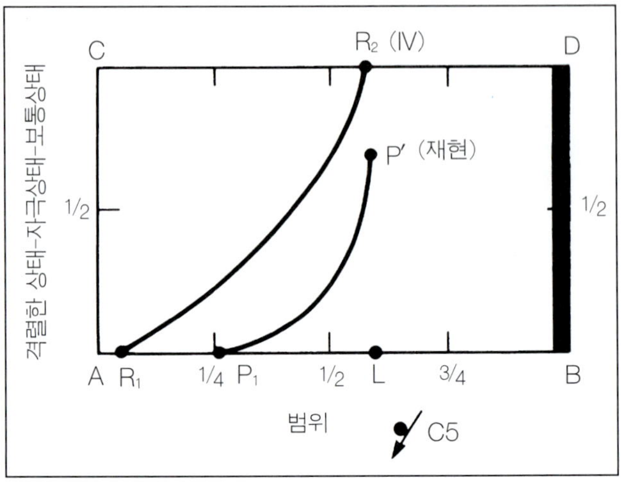

그림 A3.4

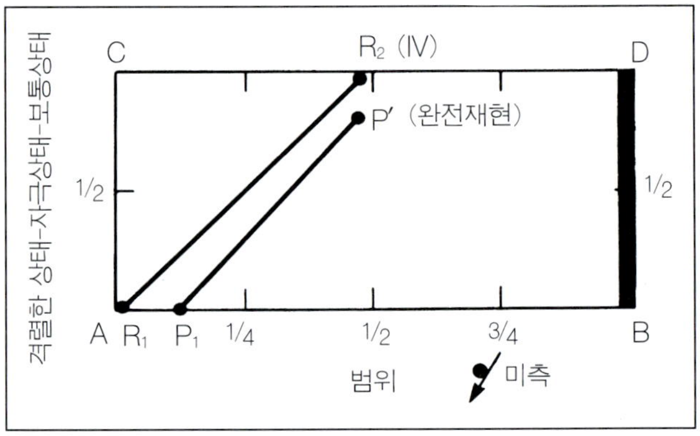

그림 A3.5

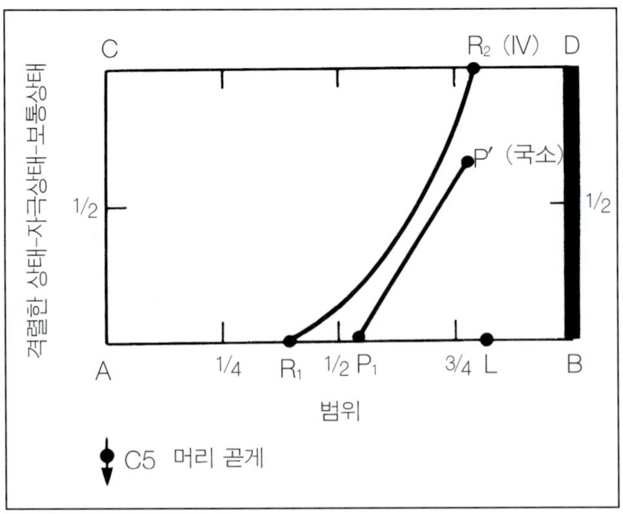

그림 A3.6 환자의 머리를 곧게 한 자세에서 중심 후-전 운동

우측 이분 돌기의 외측으로, PA를 20° 정도 좌측으로 기울인다면 어떤 통증 반응을 일으킬까?' (그림 A3.4) 이 통증 반응은 증상과 훨씬 더 공통점이 있다. 운동은 둘다 더 빽빽해지고, 이전의 운동에서 보다 더 유사한 통증 양상을 갖는다.

5. '이것을 치료 기술로 사용하기에 충분할 것인가? 같은 접촉점에서 약간 미측(caudad)으로 기울여 적용해보아야 겠다.' (그림 A3.5) 확실히 '통증을 일으키는' 이러한 통증 반응은 매우 유용하다. 환자의 증상과 비교하기에 좋은 또 다른 요소는 통증에 대한 저항 양상의 유사성이다.

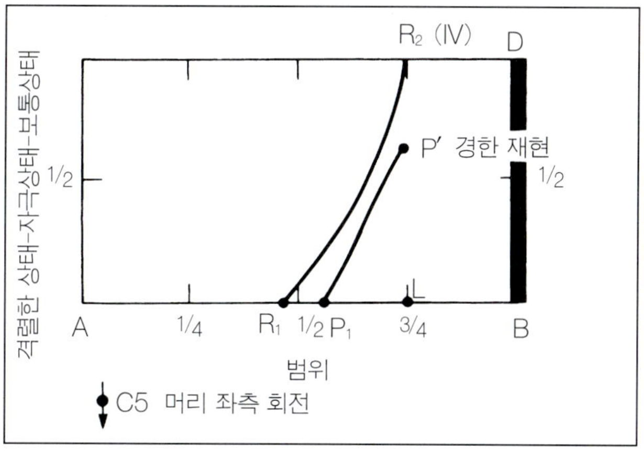

그림 A3.7 머리를 좌측으로 회전하여 그림 A3.6과 같은 운동 실시

이 논의는 한 단계 더 진행하여도 수행될 수 있지만 어느 정도 다른 방향에서 이루어진다. 도수 물리치료사가 엄지 촉진 운동을 치료 기술로 사용하기로 결정했다면 치료사는 다음 중에서 선택해야 한다.

1. 치료 기술로 그림 A3.3을 택하여 환자의 통증을 피한다.
2. 증상을 유발시킨다. 즉, 그림 A3.5를 적용한다.
3. 그림 3.4를 이용하여 매우 안전한 경로를 택하되 등급 Ⅳ나 그 정도를 적용하여 통증을 적게 유발되도록 한다.

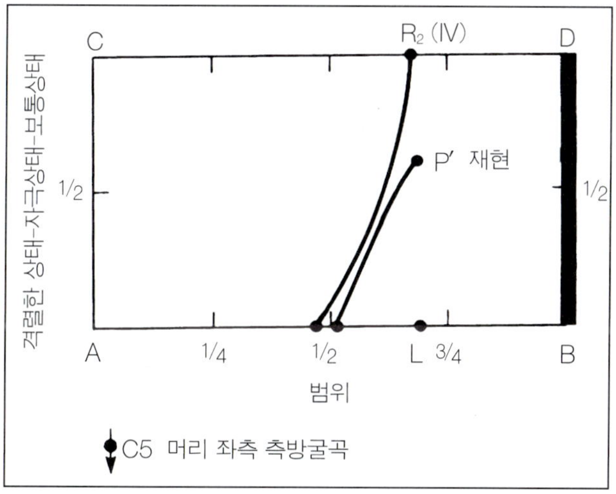

그림 A3.8 머리를 좌측으로 측방굴곡하여 그림 A3.6과 같은 운동 실시

복합 자세에서 시상 후-전 운동 (Sagittal postero-anterior movements in combined positions)

> 복합 자세에서 후-전 운동은 환자의 증상을 일으키는 운동을 찾는 수단으로 유용하다. 이는 그 후 치료 기술이나 치료의 진행으로 적용될 수도 있다.

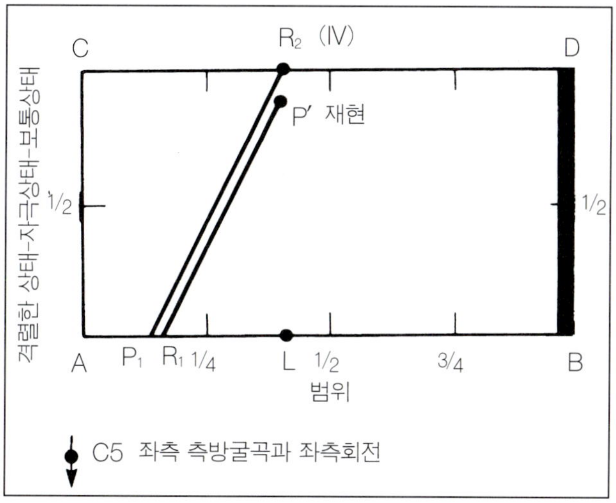

그림 A3.9 머리를 처음에 좌측으로 측방굴곡한 후 좌측으로 회전하여 시상 후-전 운동실시

이 책에서는 검사 및 치료시 복합 운동의 가치를 강조했다. 환자가 신전, 좌측 측방 굴곡, 좌측 회전 및 C5의 좌측 관절 지주(pillar)에 중심 후-전 운동을 가할 때 좌측

상견갑부에서 증상을 나타낸다고 가정해 보자;

1. 정중 후-전 운동을 환자의 머리를 반듯이 한 상태에서 가했다면 운동 도표는 그림 A3.6과 같을 것이다.
2. 같은 시상면 후-전 운동을 머리를 좌측으로 회전한 상태에서 가했다면 도표는 그림 A3.7과 같이 달라질 것이다.
3. 머리를 좌측으로 굴곡한 상태에서 가해지는 시상면 후-전 운동은 그림 A3.8과 같은 운동 도표를 나타낼 것이다.
4. 먼저 환자의 머리를 좌측으로 굴곡하고 이 자세에서 좌측을 회전한 상태에서 후-전 운동을 가하면, 그림 3.9와 같이 나타날 것이다.

변화시키는 방법은 끝이 없기 때문에 도수 물리치료사는 과정이 예측대로 따르지 않는다면, 유용한 가능성들을 인식하고 그들을 개발할 수 있어야 한다.

하나의 장애가 있는 환자의 서로 다른 운동 도표 (Diagrams of different movements on a patient with one disorder)

하나의 장애가 있는 환자의 여러 운동방향에 대한 도표를 그리는 것은 이러한 방향들 중 어느 것이 치료 기술로서 더 효과적인지를 결정하는데 도움이 된다. 또한 재평가를 통해 환자의 증상 및 징후와 운동 도표간의 관계를 결정할 수 있을 것이다.

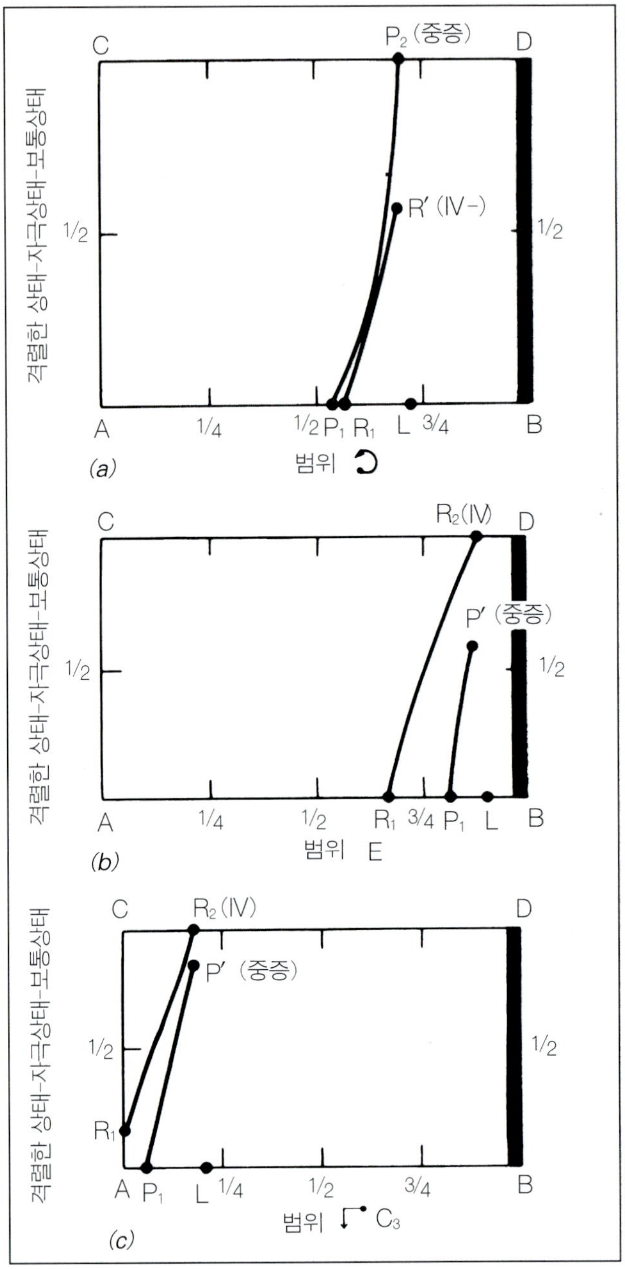

그림 A3.10 좌측 경추 중앙부 통증, *(a)* 경추 좌측회전시 , *(b)* 신전시, *(c)* C3의 좌측면에 후-전 편측 척추압박(4mm)

환자의 운동을 평가할 때 환자의 좌측 중-경추부(mid-cervical)통증을 일으키는 세 개의 주요 운동이 있다. 그 운동이 좌측 회전, 신전과 C3의 좌측에 편측 후-전 압박이라고 가정해보자. 각 움직임의 운동 도표는 그림 A3.10과 같다.

세 개의 운동 도표는 서로 다르며 치료 기술로 무엇이 사용될지를 결정하는 데에도 다른 영향을 미친다. 또한 한 가지가 선택되고 성공적이었다면 세 가지 운동 도표에서 모두 같은 효과를 보이기를 기대할 수 있을 것이다. 그러나 두 가지는 호전되고 세 번째는 그렇지 않았으며 또한 환자는 기분이 나아진 것을 느끼지 못했다면 또 다른 변화된 운동 도표가 치료 기술로 사용될 수 있을 것이다.

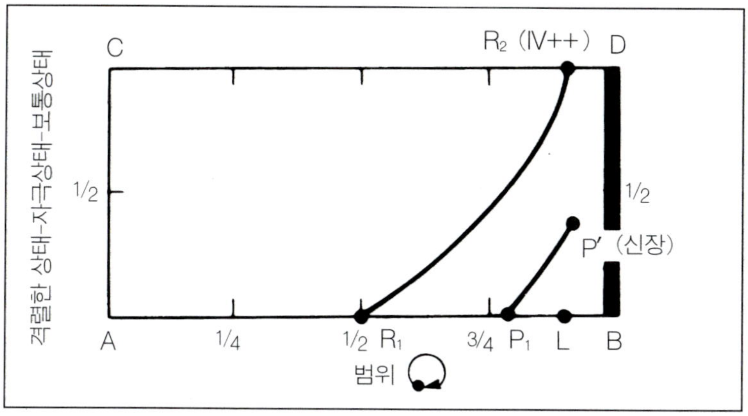

그림 A3.11 그림 A3.10에서와 같은 환자에게 우측으로 경추 회전 하였을 때.

머릿속에 새겨야 할뿐 아니라 또 한가지 중요한 부분이 있다. 설명된 세 가지 운동도표 뿐 아니라 우측으로의 회전도 유용한 유형이 될 것이며 치료 기술로도 유용할 것이다(그림 A3.11).

그림 A3.10과 A3.11은 기준이 되는 생리적 운동과 종속 운동과 관련된 것이다. 이는 복합 운동이 부가되면 더욱 복잡해진다. 그러나 복합 운동이 검사의 일부로 사용되고자 한다면, 도표는 이 부록의 초반에 설명한 것과 같은 방식으로 적용된다.

부록

4 임상 정보(Clinical tips)

이 부록의 내용은 척추 도수치료에만 국한된 것이 아니라 척추 질병의 모든 치료와 관련된 요소들이며 또한 몇몇 저자들이나 치료사들에게는 충분한 신뢰성이나 적합한 설득력을 주지 않을 수도 있다. 언급된 요점들은 꼭 서로 연관되는 것은 아니며, 약간의 논란의 여지가 있는 것들로 간단하게 분리된 설명으로 제시하였다.

근 경련(Muscle spasm)

요추의 보호적 요소들은 적어도 부분적으로 근육에 의한 것이다.

많은 논문과 책에서 척추 문제 특히, 하 요추부(low lumbar spine)의 문제로 인한 근경련에 대해 기술해 왔다. 요통이 있는 환자는 의심의 여지없이 보호적 요소를 동반한다. 이는 적어도 일부는 근육으로 인한 것이며, 신전근의 EMG 반응이 없음에도 불구하고 대부분의 임상인들은 근경련이 있다는 사실에 대해 의심하지 않는다. 몇몇 학자들은 환자가 누운 자세에서 경직은 사라진다고 주장한다. 이는 EMG 반응의 결여에 대한 해석일 뿐 사실이 아니다. 이러한 설명은 누운 자세에서 사라지는 경직은 길이가 긴 신전근(long back muscle extensors)에 국한된 것이며 인접 척추간의 분절간 내재근(intrinsic intersegmental muscle)에 대해서는 충분히 고려하지 않은 것이다. 이 근육들은 통증성 자세로부터 관절을 보호하기 위해 경련 상태를 지속한다.

분절간 근 경련은 환자가 누워있을 때도 촉진을 통해 느낄 수 있다.

분절간 근 경련은 환자가 복와위로 누운 상태에서 촉진을 통해 느낄 수 있다. 관절에 가해지는 부하가 환자가 누운 상태에서는 감소되므로 근 경련도 줄겠지만 EMG 반응에 기록되는 것처럼 완전히 사라지진 않는다.

질병(Disorders)

여기에는 다음의 세 가지 요소를 고려할 수 있다.

1. 구성 요소(components)
2. 외풍의 영향(Effects of draughts)
3. 관절성 환자(Jointy people)

구성 요소(Components)

> 역학적 요소(mechanical component)와 결합하여 잠재적 활동성 퇴행 과정(subclinical active degenerative process)을 겪고 있는 관절 질병도 있을 수 있다.

도수 물리치료사에게 치료를 의뢰한 수많은 근골격계 질병는 단순한 역학적 질병만은 아니다. 그들은 염증과 같은 특성의 잠재적 요소도 갖고 있다. 이들 잠재적 구성 요소는 추간판의 활동성 퇴행 과정이나 후관절(zygapophyseal)의 골관절염성 과정일 수도 있다. 다른말로 하면, 관절 질병 중에는 역학적 요소와 결합하여 잠재적인 활동성 퇴행과정이 동반된 것일 수도 있다는 것이다.

도수 물리치료사들은 역학적 요소로 인한 증상은 회복시킬 수 있지만 잠재성 요소에 대해서는 거의 회복시킬 수 없다. 이러한 경우에는 운동과 '요통관리(back care)' 를 지도하는 것이 필수적이다.

외풍의 영향(Effects of draught)

> 외풍 상태에서 잠을 잔 것 때문에 경부에 통증이 시작됐다는 환자의 말을 믿어라.

근골격계 질병을 치료하는 사람들이 모두 외풍 상태에서 앉거나 누워있었기 때문에 목이나 등의 질병을 악화시키거나 유발시켰다는 환자의 말을 받아들일 준비가 되어있는 것은 아니다. 어떤 환자들은 에어컨으로 인한 차가운 공기로 인해 증상을 일으켰다고 말하기도 한다. 대부분의 임상인들은 요통이 외풍 상태에서 잠을 자면서 발생됐다고 환자들이 말하는 것을 들었을 것이다. 이 사실을 믿어야 한다.

이 증상은 쉽게 치료될 수 있는 전형적인 환자군이지만 재발을 방지하는 것이 어렵다. 경추에 문제가 있으면 날씨가 춥든 덥든 간에 스카프를 사용하는 것이 매우 유용할 것이다.

요추에는 '붉은 플란넬제 벨트' 를 사용하는 '노년기 여성의 이야기' 가 있는데, 이런 벨트를 사용하여 효과를 본 환자들도 있다. 중요한 점은 다음과 같다;

1. 벨트가 붉을 필요는 없다.
2. 플란넬제는 신체에 직접 둘러서는 안된다.
3. 따뜻한 플란넬제는 요추부에만 덮어서 벨트의 위와 아래보다 더 따뜻하게 지켜준다.

관절성 환자(Jointy people)

> 여러 관절에서 증상을 일으키는 환자를 '관절성(jointy)' 이라 생각한다.

이 주제는 다음의 세 범주 중 하나에 속하는 환자를 의미한다. 이 제목만으로 보면 여러 관절에 증상을 갖고 있는 환자군만을 의미한다. 한 류마티스 전문의는 이들을 '급성 관절 자각(acute joint awareness)' 을 가진 사람들이라고 한다.

첫 번째 집단은 하 경추부의 통증 치료를 위해 찾은 사람들이다. 증상은 인접부로 퍼지기도 하지만 국소부에서 나타난다. 이 환자들이 초기 가동 치료를 통해 호전되었을 때 그들은 중-흉추부 통증을 언급할 것이다. 이 부위 역시 치료되고 호전되었다면 그 다음은 하 요추부 통증을 언급할 것이다. 이러한 환자들은 이 세 영역 중 하나 이상의 증상 자각에서 완전히 자유로워질 수 없다. 관절가동술을 사용하여 악화된 증상을 하부로 내려보낼 수도 있지만 환자의 척추의 특정 부분을 가볍게 가동하는 방법을 가족 중 한명에게 가르치는 것이 더 효과적이다(수영 또한 유용한 운동이다).

두 번째 집단은 여러 말초 관절에 간헐적인 증상이 있는 환자군이다. 이러한 증상들은 관절 통증이 규칙적인 패턴을 나타내지 않는다. 이들은 관절가동술로도 도움이 될 수 있겠지만 증상의 총체적인 관리에 중점을 두어 가족 중 한사람에게 집에서의 치료법을 지도해 주는것이 중요하다.

세 번째 집단은 위의 두 집단이 복합적으로 나타나는 환자들이다. 즉, 척추와 말초관절 모두 증상을 나타내는 것이다. 이러한 경우는 그리 흔하지 않다.

기록(Recording)

> 기록의 패턴은 물리치료 수단의 어떤 형태에도 적용된다.

치료 기록의 패턴이 필요하다는 사실은 명백히 제기되어왔다. 도수치료의 기록에 대해 이 책에서 사용한 패턴은 다른 도수치료법에도 적용될 수 있다. 예를 들면, 초음파를 치료 회기의 일부로 적용했다면, 이 치료 적용의 전, 후의 증상 반응 모두를 도수치료 기술에서와 같은 방식으로 기록해야 한다(표 A4.1). 치료 방법의 일부로 운동이 적용됐을 때 각 운동 유형의 효과는 통증 반응에서와 마찬가지로 유사하게 평가하고 기록되어야 한다. 초음파의 기록보다 운동의 기록이 더 중요하다. 운동의 선택 및 효과는 치료 회기에서 평가되어야하고 환자가 집에서 운동을 했을 때에도 같은 평가가 이루어져야 한다. 그는 집에서의 운동 회기 동안에도 증상과 운동범위를 기록해야 한다. 회기의 전과 중, 후에 도수 물리치료사와 같은 방법으로. 이러한 철저한 과정을 통해서만 치료의 효과를 평가할 수 있다.

평가(Assessment)

> 요통이 있는 환자는 특정한 방법으로 누운 자세에서 일어나고 일어난 상태에서 눕는 것을 볼 수 있다. 이는 무효한 평가 기준일 수 있다.

요추 증상이 있는 환자의 치료 회기 시, 일부 도수 물리치료사들은 환자가 치료대에서 눕고, 일어서는 일상적 방식을 알아야 한다고 믿고 있다. 예를 들면, 그들은 환자에게 누운 자세에서 일어날 때 옆으로 돌아 누우면서 고관절과 슬관절을 90° 굴곡하고 팔을 밀어 몸을 일으키고 하지를 바닥으로 떨어뜨리면서 일어나야 한다고 고집한다. 이 과정을 역으로 하면, 앉은 자세에서 눕는 방법이 된다. 다음의 설명은 이와 관련이 있다;

1. 환자가 요추부에 심한 통증을 호소하며 누운 자세에서 일어나는데 어려움이 있을 때 그는 통증을 최소화하여 일어나는 방법을 터득할 것이다. 그가 만족스런 방법을 찾지 못했을 때에만 위와같은 지도가 필요하다.
2. 치료대에 오르고 내릴 때 환자의 방법과 어려움의 정도는 무효한 평가 '기준(asterisk)'이다. 환자는 어떤 수단을 사용하든지 치료대에서 내려오는 방식 때문에 위험하지는 않으며 평가 가치를 과잉 강조할 필요가 없다.

표 A4.1 초음파 치료 기록의 예

C2-4의 관절 기둥(pillar)에 지속적 US 1 Watt cm^2 적용.	C/O는 더 편해졌다.
국소 발열. '진정시킴'	O/E Rot^n ®. 범위는 같지만 P는 없음

운동(Exercise)

> 운동은 하나씩 적용해야 하며, 치료 회기시 재평가해야 한다.

척추 문제에 대한 다섯 가지 주요 운동 종류는 다음과 같다.

1. 안정화 운동(stabilizing exercise)
2. 가동화 운동(mobilization exercise)
3. 근력 강화를 위한 운동
4. 근 작용의 속도 증가를 위한 운동
5. 근 작용의 지구력 증가를 위한 운동

요추에서는 운동과 관련된 두 가지 다른 요소들이 있다. 신전 운동과 비교한 굴곡 운동; 여러 분절에 뻗쳐있는 긴 근육과 비교한 분절간 근육의 운동. 다음과 같은 네 가지 사항을 기억해야 한다.

- 원칙적으로 운동은 하나씩 적용해야 하며 치료 회기

에 이루어져 운동 시와 후의 효과에 대한 완벽한 기록을 통해 평가해야 한다. 환자가 집에서 운동을 한다면 그는 같은 평가 방법을 배워야 한다.

- 운동의 강도와 반복 횟수를 증가시키려면 증가 전에 최소 48시간 이상 주어야 한다.
- 통증성 관절증이나 척추증성(spondylitic) 관절의 운동 범위 회복을 위해 가동 운동을 적용한다면 이는 무중력 상태나 진자 상태에서 이루어져야 한다. 이들은 자유롭게 천천히 통증없이 이루어져야 한다.
- 대부분의 경우에서 운동시 국소 통증을 일으키는지는 문제되지 않지만 운동이 끝난 후에 증상이 빨리 가라앉는 것이 근본적이다. 운동 후 30분 이상이 지나도 증가된 증상이 계속된다면 다음 단계 전까지 운동을 줄이거나 수정하거나 또는 중단한다.

수영은 위의 다섯가지 운동 부류 모두에 적용되기에 훌륭한 운동이다. 주의를 기울여 환자가 초기에 과하게 하지 않도록 한다. 전신 운동에 적응되지 않은 사람들 중 몇몇은 첫 회기에서 10-15분 이면 충분하다.

재발(Recurrences)

많은 논문, 서적 및 팜플렛에서 이 주제에 대해 다루고 있으며 다음의 사항들을 제시하는 유일한 목적은 적합하게 고려되고 있지 않는 몇몇 이슈를 제기하는 것이다.

운동(Exercise)

일단 증상이 완화된 척추 질병 환자 모두에게 일상적인 장기 계획(regular long-term basis)을 이행하기 위한 운동 프로그램을 교육할 필요는 없다. 재발 방지를 위해 모든 환자에게 운동을 지시한다면 이러한 결정은 의미가 적다. 후에 환자들은 2주간만 운동을 하고 그 이후에는 잊었는데도 5년간 허리에 아무런 문제가 없었음을 발견할 수 있다. 장기간 계획으로 운동을 계속해야하는 환자의 비율은 적다; 대부분은 한달 이내에 포기할 것이다.

운동의 필요성에 대한 평가는 환자에게 운동이 증상을 유발시킬 수 있으므로 '요통관리(back care)'를 가르치는 것이 좋으며, 재발할 수 있을 때는 운동을 쉬게 하는 것이 가장 좋다. 경미한 일로 인해 단기간 내에 재발되었다면, 예방 운동의 목적 뿐만 아니라 운동의 가능한 가치를 인식했기 때문에 운동을 계속할 것이다. '가능성'이란 말은 병리 상태가 이들을 예방할 수도 있기 때문에 넣는것이다.

하요추부 추간판성 질병(discogenic disorder)의 재발 방지를 위한 운동 중에는 주의를 기울여 생각할 필요가 있는 부분들도 있다. 운동은 이들 모든 질병에 일률적으로 적용되어서는 안된다. 추간판 손상의 상태, 병리의 진행단계나 계속적인 잠재적 활동성 과정 등은 운동 프로그램을 방해할 것이다. 운동이 해로울 수도 있으며 따라서 점진적으로 적용하고 주의깊게 관찰해야 한다는 것은 기본적으로 알아야 한다.

하요추부 추간판 질병의 특정 상태에서 굴곡운동이 좋은지, 신전운동이 좋은지에 대한 의문이 종종 생기게 된다. 환자의 치료 프로그램에서 이상적인 결과는 환자가 강한 굴곡과 신전을 모두 할 수 있어야 하는 것이다. 양방향으로의 등척성 운동은 관절의 운동이 거의 일어나지 않기 때문에 등장성 운동보다 덜 위험하다. ; 그러나 운동시 추간판 내 압력은 증가한다. 그러므로 추간판 병리가 통증을 일으킬 때에는 굴곡 운동시 주의를 요한다.

베개 (Pillows)

> 가능하면 경부 통증이 있는 환자에게 깃털 베개를 권한다.

어떤 환자는 베개가 통증의 원인이 되어 증상이 지속되거나 재발되는 경부 질병을 갖고 있다. 베개와 관련하여 두가지 중요한 사항은 다음과 같다.

1. 환자의 자세와 관련한 베개의 크기
2. 환자의 질병을 악화시키는 베개의 내용물

베개의 높이는 머리와 목을 완전히 받쳐주고, 중립위를 유지할 수 있는 정도여야 한다. 베개의 내용물은 주먹으로 움푹꺼지게 만들고 주먹을 빼면 움푹꺼짐이 남아있어야 한다. 탄력 물질의 특성 때문에 움푹꺼짐이 빨리 없어질수록, 목에 나쁜 영향을 더 줄 수 있다. 즉, 쉽게 질병을 입게 된다. 복와위에서는 경추 추간관절이 한 방향으로 완전 신장되기 때문에 환자는 복와위로 잠을 자면 안된다.

침대(Beds)

정상 상태에서는 단단하고 평평한 침대가 가장 좋다. 그러나, 환자의 경우엔 개인마다 매우 다르다. 환자의 골반이 넓고 흉곽이 좁으며 옆으로 누워야 한다면 딱딱한 침대보다는 푹신한 침대가 좋을 것이다.

환자에게 하요추 증상이 있는 경우 대개 굴곡시엔 편하고 신전시엔 불편하거나 그 반대일 것이다. 요추는 (1) 요추 아래에 작은 받침을 대고 다리를 펴거나(신전) (2) 요추 받침없이 고관절과 슬관절을 굴곡하여(굴곡) 앙와위로 누워있는 동안 굴곡이나 신전 자세를 유지할 수 있다. 그러나, 어느 쪽으로든 환자가 편한 자세로 눕고 적절한 신전이나 굴곡 상태로 요추를 쉴 수 있도록 고관절과 슬관절 굴곡 각도를 취하는 것이 훨씬 더 좋은 방법이다.

경추의 경우와 마찬가지로 복와위는 요추 증상이 있는 환자에게도 나쁘다. 복와위가 가장 편하다는 환자들도 있겠지만, 복와위에서 잠을 자는 경우에는 자세의 변경이 매우 어려워지게 된다.

외풍(Draughts)

이는 위에서 논하였으나 이 사항은 중요한 고려사항이며 반복할 가치가 있다.

약한 결합(Weak link)

치료가 요구될만큼 심한 증상이 있는지를 스스로 아는 것이 중요하며 치료가 얼마나 성공적이었든지간에 그는 증상이 없는 상태에서도 항상 '약한 결합'을 갖고 있다. 사슬 고리(척추)에 많은 부하가 가해지면 그 고리는 가장 먼저 무너지게 되는 약한 결합(추간 관절)이 될 것이다.

축적 가능성(Capacity to accumulate)

질병의 원인이 된 약화된 구조는 작은 충격이 '낙타의 등을 쓰러뜨릴 마지막 지푸라기'가 되는 단계에 이를 때까지 증상 없이 손상을 축적하는 능력이 있다는 것도 설명되어야 한다. 이들 환자들은 과도한 활동을 해도 아무런 문제가 없다고 해서 자신의 질병이 다 나아서 격한 활동을 계속 반복해도 된다는 의미가 아니란 것을 깨달아야 한다.

재발을 일으키기 쉬운 일들에는 다음과 같은 것들이 있다는 것을 설명해 주어야 한다.

- 무거운 물건 들기
- 운동의 제한 지점에 가까운 자세에서의 지속적인 활동
- 갑작스러운, 예상치 못한, 보호받지 않은 운동
- 바이러스. 바이러스는 '약한 연결'에 손상을 더 쉽게 일으키는 요소이다. 손상을 주는 운동은 사소했으나 바이러스에 의해 먼저 손상이 일어날 수도 있다. 더 드물게 척추 강직과 통증이 바이러스가 해결된 후에도 계속될 수 있다. 이러한 징후와 증상은 모방 에피소드일 수 있으며 도수 치료에 반응할 것이다.

환자들은 약화된 결합이 과로하고, 전신이 피곤할 때 정신적 또는 육체적인 스트레스 하에서 위에 열거한 세가지 사건에 의해 손상받기 더 쉽다는 것을 알아야 한다.

완쾌 불가(Never cleared)

도수 물리치료사가 하나 또는 두가지 치료를 끝낸 후에도 많은 환자들에게서 척추나 요추의 증상이 재발되곤 한다. 이러한 환자들이 도수 물리치료사를 찾아올 때는 모든 검사 운동은 특히, 척추의 촉지까지 포함하여 정확하게 평가가 이루어져야 한다. 재발을 일으키는 많은 대

부분의 환자들은 증상이 없어져서 치료를 중단했지만 추간 관절의 관절 징후는 완전히 치유되지 않았기 때문이다. 이러한 환자의 경우, 관절 징후를 그들에게 보여주고 이 관절 징후가 '깨끗이' 사라질 수 있는지 여부를 설명해 준다. 재발은 더 넓은 범위로 분포되고 약하게 나타날 것이다. 질병의 상태 때문에 모든 관절이 완전해질 수는 없다는 것을 이해한다면 환자에게도 도움이 될 것이다. 재발 방지를 위해 노력하는 것이 가장 중요한 점 중 하나이다. 이는 척추 질병을 치료하는 이들이 종종 간과하는 부분이다.

치료 유지(Maintenance treatment)

'무증상(subclinical) 및 급성 관절 인식(acute joint awareness)' 과 같은 일종의 관련성 질병을 갖고 있는 사람들은 치료를 지속함으로써 도움을 받을 수 있는 환자들이다. 이 치료는 아래의 두 방법 중 하나로 이루어질 것이다.

1. 이 전에 언급한 것처럼, 가족 중 다른 일원들에 기술을 가르쳐서, 이들이 환자의 이상적인 수준의 증상을 유지할 수 있도록 기본적인 기술을 수행하도록 하는 것이다. 도수 물리치료사는 증상이 악화된 상태에서 사라지지 않을 때에만 환자를 진찰하면 된다.
2. 어떤 환자들은 치료를 지속하지 않는 경우보다 더 나은 상태를 유지하기 위해 4~8주마다 한번씩 치료를 받기도 한다.

가정에서의 치료와 지속적 치료 유지간에 균형을 이루도록 지도하며 도수 물리치료사는 종종 인용되는 '잠자는 개를 자게 놓아두라' 는 사실을 머릿속에 새겨야 한다.

참고문헌(Bibliography)

References can be chosen and used like statistics; that is, they can be selected to say what you want them to say.

Some writers of reviews place emphasis not only on the *number* of references quoted, but also on the proximity in time which they bear to the article or book being reviewed. Such people, on reviewing the 6th edition of this book, may make such comments. However, this book should be read as a clinical text based on more than *50* years of clinical experience bound by regimented self-criticism and teaching. It is not an academic exercise, the text of which is justified by a long list of modern references. The references have been selected for their clinical relationship. The year of publication is unimportant, but the clinical significance is.

One of the best books on backache has been written by a world-respected author on the subject. The book is *Backache* by Ian Macnab, and has no bibliography.

AGNOLI, A. L. (1976). Anomale wurzelabgange im Lumbrosacralen Bereich und ihre klinische Bedeutung. *Journal of Neurology,* **211**, 217-228.

AHERN, T. J. (1992). Pain of spinal origin (PSO). *Centaur,* **IX**, 6-17.

AHERN, T. J. (1994). Cervical vertebral mobilization under anaesthetic (CVMUA); physical therapy for the treatment of cervicospinal pain and stiffness. *Journal of Fquine Veterinary Science,* **14**, 540.

ARGYLE, M. (1975). *Bodily Communication.* London: Methuen.

BANDLER, R. and GRINDER, J. (1975a). *Patterns of Hypnotic Techniques,* Vol.1, pp.15-17. California: Meta Publications.

BANDLER, R. and GRINDER, J. (1975b). *The Structure of Magic,* Vol.1, Ch. 2. Palo Alto, CA: Science and Behaviour Books.

BATESON, G. (1980). *Mind and Nature, A Necessary Unity, pp.37,* 38, 122. London: Fontana.

BERNINI, P., WIESEL, S. W. and ROTHMAN, R. H. (1980). Metrizamide myelography and the identification of anomalous lumbosacral nerve roots. A report of two cases and review of the literature. *Journal of Bone and Joint Surgery,* **62A**, 1203-1208.

BLADIN, P. and MERORY, J. (1975). Mechanisms in cerebral lesions in trauma to high cervical portion of the vertebral artery-rotation injury. *Proceedings of the Australian Association of Neurology,* **12**, 35.

BOGDUK, N. (1978). The lumbar zygapophyseal joints. Their anatomy and clinical significance. *Proceedings of Symposium on Low Back Pain, Sydney, Australia.*

BOGDUK, N. (1980a). Lumbar dorsal ramus syndrome. *Medical Journal of Australia,* **ii**, 537-541.

BOGDUK, N. (1980b). The anatomy and pathology of lumbar back disability. *Bulletin of the Post-Graduate Committee on Medicine,* **36**, 2-17.

BOGDUK, N. (1987). Innervation, pain patterns and mechanisms of pain production. In: *Physical Therapy of the Low Back* (L. T. Twomey and J. Taylor, eds), Ch. 3. Edinburgh: Churchill Livingstone.

BOGDUK, N. (1994a). Cervical causes of headache and dizziness. In: *Grieve's Modern Manual Therapy,* 2nd edn., pp.317-332. Edinburgh: Churchill Livingstone.

BOGDUK, N. (1994b). The innervation of the intervertebral discs. In: *Modern Manual Therapy of the Vertebral Column,* 2nd edn. (J. Boyling and N. Palastanga, eds), pp.149-161. Edinburgh: Churchill Livingstone.

BOGOUK, N. (1997). *Clinical Anatomy of the Lumbar Spine and Sacrum,* 3rd edn. Edinburgh: Churchill Livingstone.

BOGDUK, N. and TWOMEY, L. T. (1991). *Clinical*

Anatomy of the Lumbar Spine, 2nd edn. Edinburgh: Churchill Livingstone.

BOGOUK, W., WILSON, A. S. and TYNAN, W. (1982). The human lumbar dorsal rami. *Journal of Anatomy,* **134**, 383-387.

BRAIN, R. (1957). The treatment of pain. *South African Medical Journal,* **31**, 973.

BRAIN, L. and WILKINSON, M. (1967). *Cervical Spondylosis and Other Disorders of the Cervical Spine*. London: William Heinemann.

BRIEG, A. (1978). *Adverse Tension for the Central Nervous System. An Analysis of Cause and Effect Relief by Functional Neurosurgery*. Stockholm: Almqvist and Wilksell.

BRIEG, A. (1978). *Adverse Tension in the Central Nervous System: An Analysis of Cause and Effect*. Relief by Functional Neurosurgery. Stockholm: Almqvist and Wilksell; London: Churchill Livingstone.

BREMNER, R. A. (1958). Manipulation in the management of chronic low backache due to lumbosacral strain. *Lancet,* **i**, 20.

BREMNER, R. A. and SIMPSON, M. (1959). Management of lumbosacral strain. *Lancet,* **ii,** 949.

BREWERTON, D. A. (1964). Conservative treatment of the painful neck. *Proceedings of the Royal Society of Medicine,* **57**, 163-165.

BREWERTON, D. A. (1986). *The Doctor's Role in Diagnosis and Prescribing Vertebral Manipulation*. In: *Vertebral Manipulation,* 5th edn. (G. D. Maitland, ed.), Ch. 2. London: Butterworth-Heinemann.

BUTLER, D. 5. (1991). *Mobilization of the Nervous System,* pp.3-30. Melbourne: Churchill Livingstone.

BUTLER, D. 5. (1999). *The Dynamic Nervous System*. Adelaide: NOI Press.

CHARNLEY, J. (1951). Orthopaedic signs in the diagnosis of disc protrusion. *Lancet,* **i**, 186.

CLOWARO, R. B. (1958). Cervical discography; technique, indications and use in diagnosis of ruptured cervical discs. *American Journal of Roentgenology,* 79, 563.

CLOWARD, R. B. (1959). Cervical discography. A contribution to the aetiology and mechanism of neck, shoulder and arm pain. *Annals of Surgery,* **150**, 1052-1064.

CLOWARD, R. B. (1960). The clinical significance of the sinu-vertebral nerve in relation to the cervical disc syndrome. *Journal of Neurology, Neurosurgery and Psychiatry,* **23**, 312-326.

COPE, S. and RYAN, G. M. 5. (1959). Cervical and otolith vertigo. *Journal of Laryngology and Otolaryngology,* **73**, 113.

CORRIGAN, *B*. and MAITLAND, G. D. (1983). *Practical Orthopaedic Medicine*. London: Butterworths.

CRISP, F. 1. (1960). *Disc Lesions and Other Intervertebral Derangements Treated by Manipulation, Traction and Other Conservauve Methods*. London: Livingstone.

CSAG (1996). *Clinical Guidelines for the Management of Acute Low Back Pain*. London: HMSO.

CYRIAX, J. (1978a). *Textbook of Orthopaedic Medicine*. Vol.1, 7th edn., p.747. London: Bailliere Tindall.

CYRIAX, J. (1978b). *Textbook of Orthopaedic Medicine*. Vol.1, 6th edn., p.709. London: Bailliere Tindall.

CYRIAX, J. (1980). *Textbook of Orthopaedic Medicine,* Vol.2, 10th edn. London: Bailliere Tindall.

CYRIAX, 1. (1982). *Textbook of Orthopaedic Medicine,* Vol.2, 8th edn., p. 281. London: Baillière Tindall.

CYRIAX, J. H. and CYRIAX, P.1. (1993). *Cyriax's llliustrated Manual of Orthopaedic Medicine,* 2nd edn. London: Butterworth-Heinemann.

DEBONO, F. (1980). *Lateral Thinking*. Harmondsworth: Pelican Rooks.

DE KLEYN, A. and NILUWENHOYSE, A. (1927). Schwindelanfalle und Nystagmus bei emer bestimmten Stellung des Kopfes. *Acta Otolaryngologica,* **VII**, 155-157.

DE PALMA, A. F. and ROTHMAN, R. 11. (1970). *The Intervertebral Disc*. Philadelphia: Saunders.

DL SEZE, 5. *(1955)*. Les attitudes antalgiques dans Ia sciatique discoradiculaire commune. *Seminare Hopital Paris,* **31**, 2291.

DREYFUSS, P., MICHAELSON, M. and FLETCHER, D. (1994). Atlanto-occipital and lateral atlanto-axial joint pain patterns. *Spine,* **19(10)**, 1125-1131.

DURRELL, S. (1996). Expanding the scope of physiotherapy: clinical physiotherapy specialists in consultant's clinics. *Manual Therapy,* **1(4)**, 210-213.

DWYER, A., APRILL, C. and BODGUK, N. (1990). Cervical zygapophyseal joint pain patterns 1: a study in normal volunteers. *Spine,* **15(6)**, 453-457.

EDGAR, M. A. and PARK, W. M. (1974). Induced pain patterns on passive straight-leg raising in lower lumbar disc protrusion. *Journal of Bone and Joint Surgery,* **56B**, 658-667.

EDWARDS, B.C. (1979). Combined movements of the

lumbar spine, examination and clinical significance. *Australian Journal of Physiotherapy,* **25**, 4.

EDWARDS, B.C. (1980). Combined movements in the cervical spine (C2-7). Their value in examination and technique choice. *Australian Journal of Physiotherapy,* **26**, 5.

EDWARDS, B. (1992). *Manual of Combined Movements.* London: Churchill Livingstone.

ELVEY, R. L. (1979). Brachial plexus tension tests and the patho-anatomical origin of arm pain. *Proceedings of Multi-Disciplinary international Conference on Manipulative Therapy, Melbourne, Australia,* pp.105-111.

ETHELBERO, S. and RUSHEDE, 1. (1952). Malformation of lumbar spinal roots and sheaths in the causation of low backache and sciatica. *Journal of Bone and Joint Surgery,* **34B**, 442-446.

EVANS, D. H. (1982). Accuracy of Palpation Skills. Unpublished thesis, South Australian Institute of Technology.

EVANS, D. H. (1994). The reliability of assessment parameter: accuracy and palpation technique. In: *Grieve's Modern Manual Therapy,* 2nd edn. (J. Boyling and N. Palastanga, eds). Edinburgh: Churchill Livingstone, pp. 539-46.

EVANS, P. (1997). The T4 syndrome. Some basic clinical aspects. *Physiotherapy,* **83(4)**, 186-489.

FARFAN, H. F. (1973). *Mechanical Disorders of the Low Back,* p.54. Philadelphia: Lea & Febiger.

FARFAN, H. F. (1975). Muscular mechanism of the lumbar spine and the position of power and efficiency. *Orthopedic Clinics of North America,* **6**, 135-144.

FEINSTEIN, B., LANOTON, 1., JAMESON, R. and SCHILLER, F. (1954). Experiments on pain referred from deep somatic tissues. *Journal of Bone and Joint Surgery,* **36A**, 981-997.

FRYMOYFR, 1. W., POPE, N. H., COSTANZA, M. C. *et al.* (1980). Epidemiologic studies of low- back pain. *Spine,* **5**, 419-423.

GLOVER, J. R. (1960). Back pain and hyperaesthesia. *Lancet,* **i**, 1165.

GLOVER, J. R. (1977). Characterization of localized pain. In: *Approaches to the Validation of Manipulation Therapy* (A. A. Buerger and J. S. Tobis, eds), p.175. Springfield, IL: Charles C. Thomas.

GOGGIN, J. E. and WILDER, D. G. (1980). Epidemiologic studies of low-back pain. *Spine,* **5**, 419-423.

GOWERS, F. (1979) *The Complete Plain Words.* Harmondsworth: Penguin Books.

GRANT, R. (ed.) (1988). *Clinics in Physical Theory of the Cervical and Thoracic Spine.* New York: Churchill Livingstone.

GRANT, R. (1994). Vertebral artery insufficiency: a clinical protocol for pre-manipulation testing of the cervical spine. In: *Modern Manual Therapy of the Vertebral Column,* 2nd edn. (J. Boyling and N. Palastanga, eds), pp.71-180. Edinburgh:Churchill Livingstone.

Gray's Anatomy (1981). 36th edn., p.438. Edinburgh: Longman.

GREEN, D. and JOYNT, R. (1959). Vascular accidents to the brain stem associated with neck manipulation. *Journal of the American Medical Association,* **170**, 5.

GREEN, G. 1., BALJET, B. and DRUKKER, 1. (1990). Nerves and nerve plexuses of the human vertebral column. *American Journal of Anatomy,* **188**, 282-296.

GREGERSON, G.C. and LUCAS, D.B. (1967). An in-vivo study of the axial rotation of the human thoraco-lumbar spine. *Journal of Bone and Joint Surgery,* **49A**, 247-262.

GRIEVE, G. P. (1980). *Common Vertebral Joint Problems.* London: Livingstone.

GRIEVE, G. P. (1981). *Common Vertebral Joint Problems.* Edinburgh: Churchill Livingstone.

GRIEVE, G. P. (1988a). *Common Vertebral Joint Problems,* 2nd edn. Edinburgh: Churchill Livingstone.

GRIEVE, G. P. (1988b). Diagnosis. *Physiotherapy Practice,* **4**, 73-77.

GRIEVE, G. P. (1989). *Common Vertebral Problems,* 2nd edn. Edinburgh: Churchill Livingstone, p.473.

GRIEVE, G. P. (1997). *Letters to the Editor. Manual Therapy,* **2(2)**, 106-107.

GROEN, G. J., BALJET, B. and DRUKKER, J. (1990). Nerves and nerve plexuses of the human vertebral column. *American Journal of Anatomy,* **188**, 282-293.

HARRIS, R. I. and MACNAB, 1. (1954). Structural changes in the lumbar intervertebral discs. *Journal of Bone and Joint Surgery,* **36B**, 304-322.

HIRSCH, C., INCLEMARK, B. and MILLER, M. (1963). The anatomical basis for low back pain. *Acta Orthopaedica Scandinavica,* **33**, 1-17.

HOCKADAY, 1. M. and WHITTY, C. W. M. (1967). Patterns of referred pain in the normal subject. *Brain,* **90**, 481-495.

INMAN, V. T. and SAUNDERS, J. B. de C. M.

(1944). Referred pain from skeletal structures. *Journal of Nervous and Mental Diseases,* **99**, 660-667.

JEFEREYS, E. (1991). *Prognosis in Musculoskeletal Jnjury: A Handbook for Doctors and Lawyers*. London: Butterworth Heinemann.

JUDOVICH, B. and NOBEL, G. R. (1957). Traction therapy, a study of resistance forces, preliminary report on a new method of lumbar traction. *American Journal of Surgery,* **93**, 108.

JULL, G., BOGDUK, N. and MARSLAND, A. (1988). The accuracy of manual diagnosis for cervical zygapophyseal joint pain syndrome. *Medical Journal of Australia,* **148**, 233-236.

JULL, G., TRELEAVEN, J. and VERSACE, G. (1993). Manual examination of spinal joints: is pain provocation a major diagnostic cue for dysfunction? *Proceedings of the F'ighth Biennial Conference of the Manipulative Physiotherapists, Association of Australia, Perth,* pp. 40-42.

KAKAMURA, S., KAZUHISA, T., TAKAHASHI, Y. *et al*. (1996). The apparent pathways of discogenic low-back pain. *Journal of Bone and Joint Surgery,* **78B**, 606-612.

KAPANOJI, A.J. (1974). *Trunk and Vertebral Column. The Physiology of the Joints*. Vol.3, 2nd Fdn. London: Churchill-Livingstone.

KEELE, K. F. (1967). Discussion on research into pain. *Practitioner,* **198**, 287.

KELLOREN, J. H. (1939). On the distribution of pain arising from deep somatic structures. *Clinical Science,* **4**, 35-46.

KELSEY, J. L. and HARDY, R. J. (1975). Driving of motor vehicles as a risk factor for acute herniated lumbar intervertebral disc. *American Journal of Fpidemiology,* **102**, 63-73.

KENNEALLY, M., RUBENACH, H. and ELVEY, R. (1988). The upper limb tension test: the SLR of the arm. In: *Clinics in Physical Therapy of the Cervical and Thoracic Spine,* Vol.17 (R. Grant, ed.). Edinburgh: Churchill Livingstone.

KEON-COHEN, B. (1968). Abnormal arrangement of the lower lumbar and first sacral nerves within the spinal canal. *Journal of Bone and Joint Surgery,* **50B**, 261-265.

KRUEGER, B. and OKAZAKI, H. (1980). Vertebral-basil distribution infarction following chiropractic cervical manipulation. *Mayo Clinic Proceedings,* **55**, 322.

LANCE, 1. W. (1993). *Mechanisms and Management of Headache,* 5th edn. London: Butterworth-Heinemann.

LANDO, A. (1994). Temperature testing by manipulative physiotherapists in spinal examination. In: *Grieve's Modern Manual of the Vertebral Column,* 2nd edn. (J. Bayling and N. Palastanga, eds), pp.547-554. Edinburgh: Churchill Livingstone.

LERMANN, J. F. and BRUNNER, G. D. (1958). A device for the application of heavy lumbar traction. *Archives of Physical Medicine,* **39**, 696.

LEWIS, J., RAMOT, R. and GREEN, A. (1998). Changes in mechanical tension in the median nerve: possible implications for the upper limb tension test. *Physiotherapy,* **84(6)**, 254-261.

LEWI'S, K., KRAET, G. L. and LEVINTHAL, D. H. (1951). Facet synovial impingement - a new concept in the etiology of lumbar vertebral derangement. *Surgery, Gynaecology and Obstetrics,* **93**, 439.

LICHT, 5. (1960). *Massage, Manipulation and Traction*. Connecticut: Licht.

LISS, L. (1965). Fatal cervical cord injury in a swimmer. *Neurology,* **15**, 675.

LOEBL, W.Y (1973). Regional rotation of the spine. *Rheumatology and Rehabilitation,* **12**, 223.

LYSELL, F. (1969). Motion of the cervical spine. *Acta Orthopaedica Scandinavica,* Supplement 123.

MACDONALD, R. (1970). *Black Money,* p.74. London: Collins-Fontana Books.

MACNAB, I. (1971). Negative disc exploration. An analysis of the causes of nerve root involvement in 68 patients. *Journal of Bone and Joint Surgery,* **53A**, 891-903.

MACNAB, I. (1977) *Backache*. Baltimore: Williams & Wilkins.

MAITLAND, G. D. (1957). Low back pain and allied symptoms, and treatment results. Medical *Journal of Australia,* **ii**, 851.

MAITLAND, G. D. (1961). Some observations on sciatic scoliosis. *Australian Journal of Physiotherapy,* **7**, 84-87.

MAITLAND, G. D. (1966). Manipulation- mobilization. *Physiotherapy,* **52**, 382-385.

MAITLAND, G. D. (1970a). *Peripheral Manipulation,* 2nd edn. London: Butterworths.

MAITLAND, G. D. (1970b). Application of manipulation. *Physiotherapy,* **56**, 1-7.

MAITLAND, G. D. (1978). Acute locking of the cervical spine. *Australian Journal of Physiotherapy,*

24, 103-109.

MAITLAND, G. D. (1980a). The hypothesis of adding compression when examining and treating synovial joints. *Journal of Orthopaedics and Sports Physical Therapy,* **2**, 7-14.

MAITLAND, G. D. (1980b). Movement of painsensitive structures in the vertebral canal in a group of physiotherapy students. *South African Journal of Physiotherapy,* **36**, 4-12.

MAITLAND, G. D. (1982a). Examination of the cervical spine. *Australian Journal of Physiotherapy,* **28**, 6.

MAITLAND, G. D. (1982b). Palpating examination of the posterior cervical spine: the ideal, average and abnormal. *Australian Journal of Physiotherapy,* **28**, 3.

MAITLAND, G. D. (1984). Canal signs and their significance in treatment. *Clinical Proceedings of the Low Back Pain Manipulative Therapists' Association of Australia, Melbourne,* pp.119-133.

MAITLAND, G.D. (1986). *Vertebral Manipulation,* 5th edn. Oxford: Butterworth-Heinemann.

MAITLAND, G. D. (1990). *Peripheral Manipulation,* 3rd edn., pp.155-156. London: Butterworths.

MACAREY, M. B. (1986). The first treatment session. In: *Modern Manual Therapy of the Vertebral Column* (G. Grieve, ed.), pp. 661-672. Edinburgh: Churchill Livingstone.

MCCALL, I. W., PARK, W. M. and O'BRIEN, J. P. (1979). Induced pain referral from posterior lumbar elements in normal subjects. *Spine*, **4**, 441-446.

MCKENZIE, R. A. (1981). *The Lumbar Spine. Mechanical Diagnosis and Therapy*. New Zealand: Spinal Publications.

MELZACK, R. and WALL, P. (1984). *The Challenge of Pain*. Rarmondsworth: Penguin Books.

MENNELL, J. McM. (1960). *Back Pain. Diagnosis and Treatment Using Manipulative Techniques*. London : Churchill.

MESDAGFI, H. (1976). Morphological aspects and biomechanical properties of vertebro-axial joint (C2-3). *Acta Morphologica Neurologica Scandinavica*.

MILLER, J. (1978). *The Body in Question*. London: Jonathan Cape.

MOONEY, V. and ROnERTSON, J. (1976). The facet syndrome. *Clinical Orthopaedics and Related Research,* **15**, 149-156.

NACREMSON, A. and MORRIS, J. M. (1964). In vivo measurements of intradiscal pressure. *Journal of Bone and Joint Surgery,* **46A**, 1077.

NAKAMURA, S., TAKAKASHI, K., TAKANASH, Y. *et al.* (1996). The apparent pathways of discogenic low-back pain evaluation of L2 spinal nerve infiltration. *Journal of Bone and Joint Surgery,* **78B**, 606612.

NATHAN, H. and FEUERSTEIN, M. (1970). Angulated course of spinal nerve roots. *Journal of Neurosurgery,* **2**, 349-352.

Original article (1966). Pain in the neck and arm: a multicentre trial of the effects of physiotherapy. *British Medical Journal,* **i**, 253.

PAINTAL, A. S. (1960). Functional analysis of group III afferent fibres of mammalian muscles. *Journal of Physiology (London),* **152**, 250-270.

PARKE, W.A. (1975). *Applied Anatomy of the Spine. The Spine Vol.].* Philadelphia: Saunders, pp.19-47.

PENNING, L. (1978). Normal movements of cervical spine. *American Journal of Roentgenology*.

PHILLIPS, D. and TWOMEY, L. (1993). Comparison of manual diagnosis with a diagnosis established by a unilevel lumbar spinal block procedure. *8th Biennial Conference of MPAA Proceedings,* pp. 55-61.

PHILLIPS, D. R. and TWOMEY, L. T. (1996). A comparison of manual diagnosis with a diagnosis established by a uni-level spinal block procedure, *Manual Therapy,* **1(2)**, 82-87.

PHILLIPS, H. and GRIEVE, G. P. (1986). The thoracic outlet syndrome. In: *Modern Manual Therapy* (G. Grieve, ed.), Ch. 35. Edinburgh: Churchill Livingstone.

PRATT-THOMAS, H. and BERGER, K. (1947). Cerebellar and spinal injuries after chiropractic manipulation. *Journal of the American Medical Association,* **133**, 9.

QUINTNER, J. (1989). A study of upper limb pain and paraesthesiae following neck injury in motor vehicle accidents: assessment of the brachial plexus tension test of Elvey. *British Journal of Rheumatology,* **28**, 528-533.

RECAMIER, M. (1838). *Revue Medecine France,* **1**, 74.

ROLANDER, S.D. (1966). Motion of the lumbar spine with special reference to the stabilizing effect of posterior fusion. *Acta Orthopaedica Scandinavica,* Supplement 90.

RYAN, G. M. S. and COPE, 5. (1955). Cervical vertigo. *Lancet,* **ii**, 1355.

RYAN, G. and COPE, 5. (1959). Cervical and otolith vertigo. *Journal of Laryngo logy and Otology,* **73**, 113.

SCHEENAN, S., BAUER, R. and MEYER, J. (1969). Vertebral artery compressions in cervical spondylosis. *Neurology,* **10**, 968.

SCHWARTZ, G, and GEIGER, J. (1956). Posterior inferior cerebellar artery syndrome of Wellenburg after chiropractic manipulation. *Archives of Australian Medicine,* **97**, 352.

SCHWARTZER, A., APALL, C. and BOGDUK, N. (1995). The sacroiliac joint and chronic low back pain. *Spine,* **20(1),** 31-37.

SCOTT, B. O. (1955). A universal traction frame and lumbar harness. *Annals of Physical Medicine,* **2**, 258.

SHELLHAS, K., LATCHAW, R., WENNLING, L. and GOLD, L. (1980). Vertebrobasilar injuries following cervical manipulation. *Journal of the American Medical Association,* **244**, 13.

Shorter Oxford Dictionary on Historical Principles, 3rd edn. Oxford: Oxford University Press.

SINCLAIR, D. C., FEINDEL, W. H. and FALCONER, M. A. (1948). The intervertebral ligaments as a source of segmental pain. *Journal of Bone and Joint Surgery,* **30B**, 515-521.

SLATER, H. (1991). Adverse neural tension in the sympathetic trunk and sympathetic maintained pain syndromes. *Proceedings of the Conference of Manipulative Physiotherapists Association, Australia,* p.214-19.

SMITH, R. A. and ESTRIDGE, M. N. (1962). Neurological complications of head and neck manipulation. *Journal of the American Medical Association,* **182**, 528.

SMYTH, M. 1. and WRIGHT, V. (1958). Sciatica and the intervertebral disc. An experimental study. *Journal of Bone and Joint Surgery,* **40A**, 1401.

SNOW, C. P. (1965). *Strangers and Brothers*. p. 67. London: Penguin Books.

STODDARD, A. (1959). *Manual of Osteopathic Technique*. London: Hutchinson.

STODDARO, A. (1969). *Manual of Osteopathic Practice*. London: Hutchinson Medical Publications.

SUTTON, A. (1966). Animal therapists run to victory. *Frontline,* Nov.20, p.16.

TAYLOR, J. R. and TWOMEY, L. T. (1993). Acute injuries to cervical joints: an autopsy study of neck sprain. *Spine,* **18**, 1115-1122.

TAYLOR, 1. R. and TWOMEY, L. T. (1994). Anatomy of injuries. In: *Physical Therapy of the Cervical and Thoracic Spine,* 2nd edn. (R. Grant, ed.), p.21. New York: Churchill Livingstone.

The Age. (1982). 21 August.

TROUP, J. D. G. (1978). Driver's back pain and its prevention. A review of the postural, vibratory and muscular factors, together with the problem of transmitted road-shock. *Applied Ergonomics,* **9**, 207-214.

TROUP, J.D.G., HOOD, C.A. and CHAPMAN, A.E. (1968). Measurements of the sagittal mobility of the lumbar spine and hips. *Annals of Physical Medicine,* **9**, 308-321.

TULSI, R. S. and PERRETT, L. V. *(1975)*. The anatomy and radiology of the cervical vertebrae and the tortuous vertebral artery. *Australian Radiology,* **19**, 258-264.

TWOMEY, L. and TAYLOR, J. (1994) The lumbar spine; structure, function, age changes and physiotherapy. *Australian Journal of Physiotherapy,* **Jubilee issue**, 19-31.

TWOMEY L. (1992) Anatomy of the cervical spine. *Proceedings of the International Federation of Orthopaedic Manipulative Therapists* (S. Paris, ed.), p.82. Vail, USA:IFOMT.

TWOMEY, L. T. and TAYLOR, J. R. (1987). The lumbar spine, low back pain and physical therapy. In: *Physical Therapy of the Low Back* (L. T. Twomey and J. R. Taylor, eds), p.303. New York: Churchill Livingstone.

TWOMEY, L. T. and TAYLOR, J. R. (1992). Pathology of whiplash. *Proceedings of the Jnternational Federation of Orthopaedic Manipulative Therapists* (S. Paris, ed.), p.84. Vail, USA: IFOMT.

TWOMEY, L. T. and TAYLOR, J. R. (eds) (1994).*Physical Therapy of the Low Back,* 2nd edn. New York: Churchill Livingstone.

VAN BAAR, M. E., DEKKER, J. and BOSVELD, W. (1998). A survey of physical therapy goals and interventions for patients with back and knee pain. *Physical Therapy,* **78**, 33-42.

WENER, H. (1994). Spine update. The natural history of disc herniation and the influence of intervention. *Spine,* **19(19)**, 2234-2238.

WELLS, P. E. (1986). Examination of the pelvic joints. Tn: *Modern Manual Therapy of the Vertebral Column (G*. Grieve, ed.), pp. 590-604. Edinburgh: Churchill Livingstone.

WHITE, A. A. and PANJABI, M. M. (1978). *Clinical Biomechanics of the Spine*. Philadelphia: Lippincott.

WORLD HEALTH ORGANIZATION (1980). *The*

International Classification of Impairments, Disabilities and Handicaps. Geneva: WHO.

WORLD HEALTH ORGANIZATION (1997). *ICIDH2, International Classification of Impairments, Activities and Participation. Beta-] Draft for Field Trials*. Geneva: WHO.

WRIGHT, A. (1995). Hypoalgesia post- manipulative therapy: a review of potential neurophysiological mechanisms. *Manual Therapy,* **1(5)**, 11-16.

WYKE, B. (1976). The lumbar spine and back pain. In: *Neurological Aspects of Low Back Pain* (M. Jayson, ed.), pp. T89-256. New York: Grune & Stratton.

ZEIG, J. (ed.) (1980). *A Teaching Seminar with Milton H. Erickson,* p.159. New York: Brunner-Mazel.

ZUSMAN, M. (1985). Reappraisal of a proposed neurophysiological mechanism for the relief of joint pain with passive joint movements. *Physiotherapy Practice,* **1**, 64-70.

찾아보기(index)

ㅋ

ㅌ

ㅍ

ㅎ